# 2019年医师资格个性化、多样化辅导班次

## 超值精讲班
经典班次科学搭配
专家答疑事半功倍

### 3大提分阶段
· 基础学习阶段
· 冲刺精讲阶段
· 考前应试阶段

### 6大教学服务
· 高清课件
· 移动看课
· 学习记录
· 答疑精华
· 在线答疑（24小时）
· 支持下载

**3套考前模拟试卷**

当期考试结束后
一周关闭课程

## 无忧通关班
智能交互式课件
因材施教精准提分

### 8大提分阶段
在超值精讲班基础上增加
· 技能强化冲刺
· 技能应试技巧
· 技能实战模考
· 技能提高直播
· 刷题直播阶段

### 8大教学服务
· 高清课件
· 移动看课
· 学习记录
· 答疑精华
· 在线答疑（24小时）
· 支持下载
· 智能交互课件
· 入学评测

**4套考前模拟试卷**

报名/技能/考试未过
第二年重学

## 双师取证班
双师教学 全程教辅领读
配备高分计划 一年取证

### 13大提分阶段
在无忧通关班基础上增加
· 导学起航阶段
· 考纲解析阶段
· 技能考情分析
· 名师冲刺导学
· 教辅每周领读

### 13大教学服务
· 高清课件
· 移动看课
· 学习记录
· 答疑精华
· 快速答疑8-16小时
· 入学测评
· 支持下载
· 智能交互课件
· 高分学习计划
· 易错问题分析
· 薄弱考点练习
· 月测试直播解读
· 教辅领读

### 5大社群服务
· 专属社群服务
· 班级排名
· 阶段性学习总结
· 教辅老师督学
· 直播课预告提醒

**5套考前模拟试卷**

报名不过退费
考试不过续学

## VIP签约特训营
双师教学一对一指导
班级管理效果倍增

### 20大提分阶段
在高效取证班基础上增加
· 笔试实战模考
· 零基础破冰
· 报名复习指导
· 专项精讲指导
· 技能应试密训
· 一年两试加课
· 围考试期应试技巧

### 14大教学服务
· 高清课件
· 移动看课
· 学习记录
· 答疑精华
· 快速答疑（1小时）
· 支持下载
· 智能交互课件
· 入学评测
· 高分学习计划
· 易错问题分析
· 薄弱考点练习
· 名师直播答疑
· 个人基础评估
· 月测试直播解读

### 9大社群服务
· 30人小班管理
· 班级排名
· 阶段性学习总结
· 教辅老师督学
· 直播课预告提醒
· 考点精粹
· 语音重点
· 教辅群内答疑
· 学习建议

**8套考前模拟试卷**

第一年不过续学
第二年不过退费

扫码查看课程及购买

扫码免费试听课程

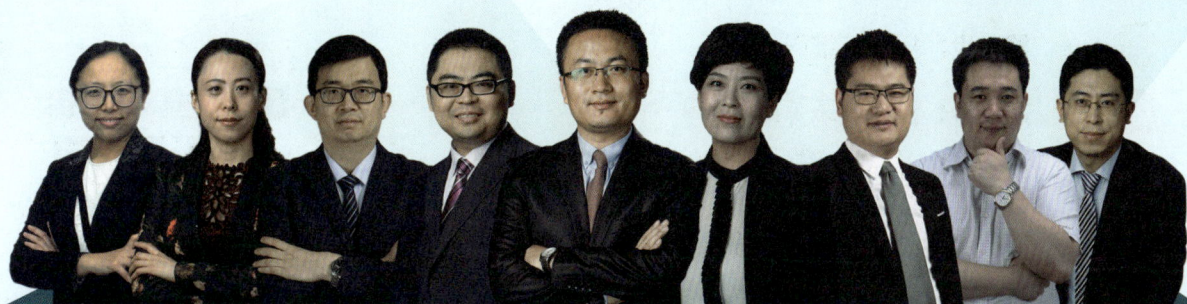

# 防伪码使用方法

01 **第一步：** 扫描二维码

02 **第二步：** 进行登录（或注册）

03 **第三步：** 填写信息

04 **第四步：** 刮开封面覆盖涂层，输入激活码

05 **第五步：** 下载医学教育网APP

06 **第六步：** 享受服务

正保医学教育网
www.med66.com

激活码 刮开涂层 扫码享服务

医师

序列号：

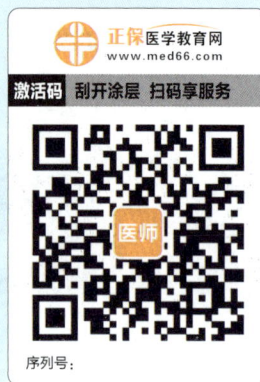

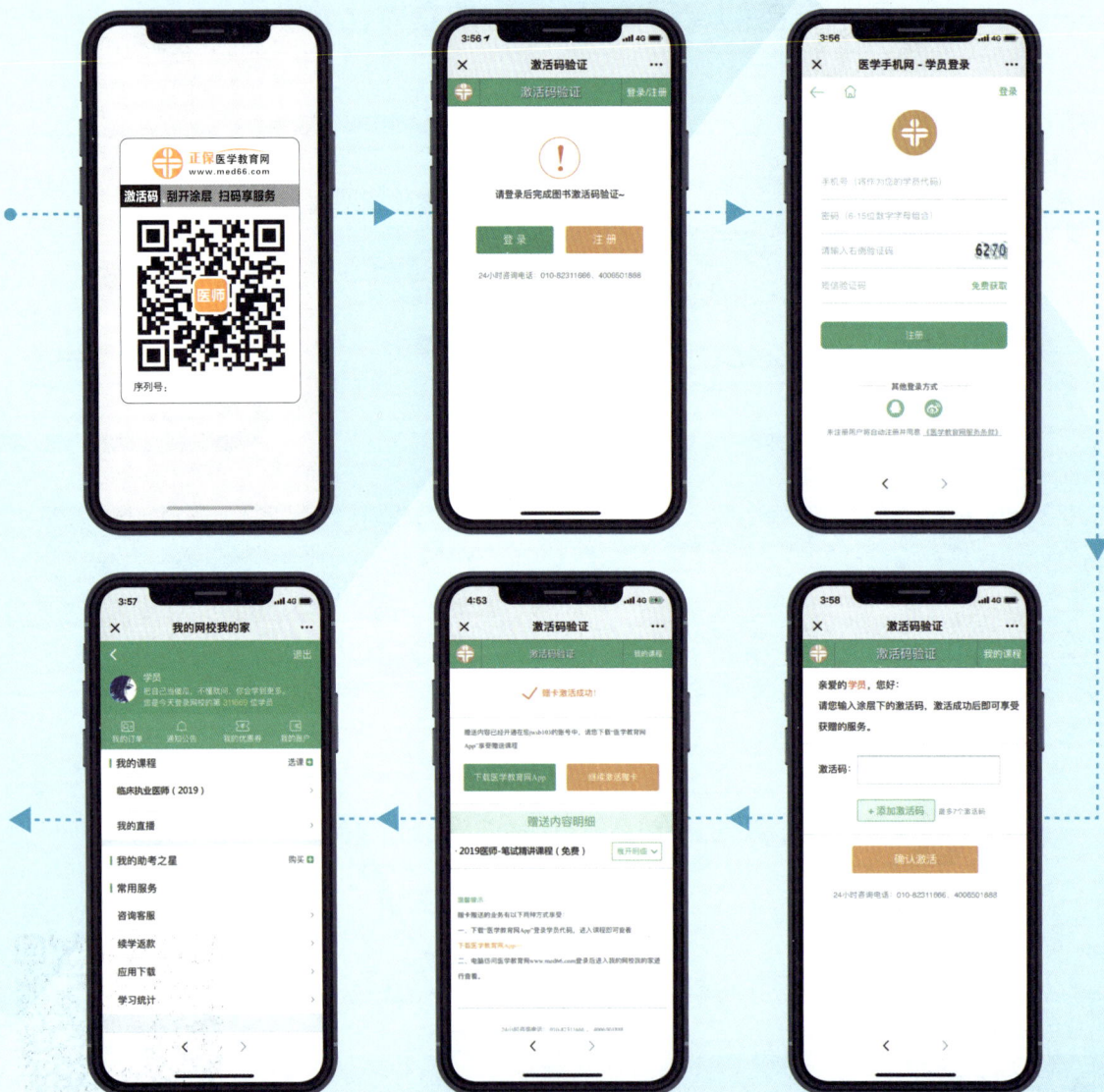

正保医学教育网
www.med66.com

美国纽交所上市公司（代码：DL）

梦想成真®
系列辅导丛书

# 2019 国家医师资格考试

# 临床执业医师

# 课堂讲义 基础/人文

■ 医学教育网 编　■ 汤以恒、叶冬、景晴、庄严 主编

云南出版集团
云南科技出版社

**图书在版编目(CIP)数据**

临床执业医师课堂讲义. 基础/人文 / 医学教育网编
. --昆明：云南科技出版社，2018.12
ISBN 978-7-5416-8791-4

Ⅰ. ①临… Ⅱ. ①医… Ⅲ. ①临床医学–资格考试–
自学参考资料 Ⅳ. ①R4

中国版本图书馆 CIP 数据核字(2018)第 286987 号

医学教育网　编

责 任 编 辑　肖　娅
封 面 设 计　董　丹
责 任 校 对　张舒圆
责 任 印 刷　蒋丽芬
特 邀 编 辑　赵　雪

书　　　　号　ISBN 978-7-5416-8791-4
印　　　　刷　三河市鑫鑫科达彩色印刷包装有限公司
开　　　　本　850 mm×1092 mm　1/16
印　　　　张　38
字　　　　数　800 千字
版　　　　次　2018 年 12 月第 1 版
印　　　　次　2018 年 12 月第 1 次印刷
定　　　　价　69.00 元

出 版 发 行　云南出版集团公司　云南科技出版社
地　　　　址　昆明市环城西路 609 号
网　　　　址　http://www.ynkjph.com/
电　　　　话　0871-64192752

# 前　言

**正保远程教育**

发展：2000年~2019年：感恩19年相伴，助你梦想成真

理念：学员利益至上，一切为学员服务

成果：18个不同类型的品牌网站，涵盖13个行业

奋斗目标：构建完善的"终身教育体系"和"完全教育体系"

**医学教育网**

发展：正保远程教育旗下著名品牌之一

理念：上医学教育网，做成功医学人

成果：每年为我国医疗领域培养了大量专业人才

奋斗目标：成为所有医学人的"网上家园"

**"梦想成真"书系**

发展：正保远程教育主打品牌系列辅导丛书

理念：你的梦想由我们保驾护航

成果：图书品类涵盖执业医师、执业助理医师、执业药师等
多个专业领域

奋斗目标：成为所有医学人实现梦想路上的启明灯

## ☼ 课堂讲义特色

### 1. 疑义相与析

"梦想成真"系列课堂讲义，均由网校名师操刀主编，讲义内文与课程环环相扣，凡有疑惑之处，在听课的同时自然融会贯通。

### 2. 巧拙两无施

单纯罗列知识点是不够的，讲义中还附有大量易混易错总结，利于考生加以辨识，构建完整的知识体系，提高复习效率。

### 3. 敏而好学，好问则裕

随书配送24小时答疑服务，医学教育网老师会实时在线解答您做题时遇到的问题。

## ☼ 最佳产品链搭配

《实践技能步骤图解》包含技能考试各分站要点，各项操作逐步详解以及历年考生易错环节。

《通关必刷模拟试卷》精准模拟考试强度和难度，是冲刺阶段必备的学习工具。

《专项训练3600题》全面包含各大系统中的高频考点，便于考生在做题中逐步总结提升。

《课堂讲义同步强化训练》便于看书、听课后进行习题训练，特别适用于基础薄弱、需要循序渐进的考生。

# 目 录 Contents

## 第四篇　药理学

## 第五篇　医学心理学

## 第六篇　医学伦理学

## 第七篇　卫生法规

## 第八篇　预防医学

# 第九篇 医学微生物

# 第十篇 医学免疫学

## 第十一篇　解剖学

## 第十二篇　病理生理学

# 第一篇

# 生理学·课堂讲义

本篇主编：景晴

## 考情分析

> 考什么？看我的书！看不懂？听我的课！
>
> ——景晴寄语

### 历年考情概况

　　下表总结的内容，是重点里的重点、考点里的考点——大家集中火力攻克这些考点，性价比最高，可以用最小的时间成本获取最多的分数。但是，下表中未提到的内容，并不是完全不考，只是考到的概率相对较低。您可以根据自身学习能力，选择性攻克。

（大纲要求的 本书包括的 今年要考的）

| 常考知识点 | 历年常考内容 | 历年分值 |
|---|---|---|
| 绪论 | 内环境与稳态的概念 | 0 |
| 细胞的基本功能 | 细胞膜的物质转运功能 | 2 |
| 血液 | 血液的理化特性<br>尤其是血浆渗透压的形成与生理意义；凝血系统、抗凝系统、纤溶系统——三位一体、协调统一 | 1 |
| 血液循环 | 心泵功能的评价；<br>影响心输出量的因素；<br>心肌的生物电活动和生理特性；<br>动脉血压、静脉回心血量的影响因素；<br>微循环的生理意义；<br>组织液的生成与回流；<br>压力感受性反射 | 4~5 |

### 关于图书二维码，您需要知道——

　　亲爱的读者，在每本课堂讲义的开篇页，均附有赠送课程（听听老师怎么讲）。请扫描对应二维码，下载并安装"医学考试电子书APP"，即可拥有以上增值服务。如需更多视频课程，建议选购医学教育网网上辅导课程，详情见本书彩页。

续表

| 常考知识点 | 历年常考内容 | 历年分值 |
|---|---|---|
| 呼吸 | 肺通气的阻力(肺泡液-气表面张力、气道阻力及其影响因素);<br>评价肺通气功能的指标(尤其是时间肺活量、肺泡通气量的定义及意义);影响肺换气的因素(通气血流比值);<br>气体在血液中的运输(影响氧解离曲线的因素);<br>呼吸的调节($CO_2$、$O_2$、$H^+$对呼吸的调节机制) | 2~3 |
| 消化 | 胃肠激素的作用、分泌的调节;<br>胃液(成分和作用、胃排空、调节胃液分泌的因素) | 1~2 |
| 能量代谢 | 影响能量代谢的因素;<br>体温调节 | 1 |
| 泌尿系统 | 影响肾小球滤过的因素(肾血浆流量、有效滤过压);<br>葡萄糖的重吸收(重吸收部位、肾糖阈,糖尿出现的原因);<br>尿生成的调节(渗透性利尿、抗利尿激素、醛固酮及其分泌的调节) | 1 |
| 神经系统 | 中枢兴奋传递的特点;<br>感觉投射系统(特异性投射系统与非特异性投射系统的比较);<br>牵张反射(反射弧的特点、腱反射和肌紧张的比较);<br>外周神经递质和受体<br>(递质、受体、作用以及对整体功能的调节) | 1~2 |
| 内分泌系统 | 下丘脑和垂体的内分泌功能(激素的种类、英文简称、功能的联系);<br>调节钙磷代谢的激素(调节机制) | 1 |
| 生殖系统 | 卵巢周期;雌、孕激素的生理作用 | 0 |

### 易错考点摘要

| 考点 | 考查角度 |
|---|---|
| 内环境 | 属于内环境的有:组织液、血浆、脑脊液、淋巴液;<br>不属于内环境的有:胃液、关节液、泪液等 |
| 体液调节的主要方式 | 神经调节特点:强大、精准、快速,但维持时间短暂;<br>体液调节特点:弥散、广泛、持久,但起效较慢 |
| 反馈 | 负反馈的生理意义:维持稳态;<br>正反馈的生理意义:使排尿、排便等一旦开始,迅速完成 |
| 物质跨膜转运 | 血液中的葡萄糖进入细胞:不耗能、易化扩散;<br>小肠、肾小管吸收葡萄糖:耗能、继发主动转运 |
| 血浆渗透压 | 晶体渗透压:调节细胞内外水平衡,调节抗利尿激素的释放;<br>胶体渗透压:调节血管内外水平衡,影响组织液的回流 |
| 血压的影响因素 | 外周阻力——主要影响舒张压;<br>心脏每搏出输出量——主要影响舒张压;<br>大动脉弹性——主要影响脉压 |
| 降压反射 | 血压突然升高——兴奋副交感神经——血压下降;<br>血压突然降低——兴奋交感神经——血压升高 |

更多内容详见【敲黑板】板块

### 本篇学习方法或注意事项

(1)基础不好,半斤八两:事实上,大家都认为自己基础不好,都觉得这门课难,所谓"半斤对八两"么!谁比谁都不强。景老师建议您,首先从心理上接受"有点难"这个事实,然后才能以平常心,认真、理性对待。

(2)打蛇七寸、擒贼擒王:"生理生化,必有一挂"、"学好三理和一化,再学什么都不怕"——这两句话简单粗暴地说明了《生理学》这门课的重要性及其难度。然而,考试分值却只有15~20分,犹如"鸡肋"。我们的应对策略应是——打蛇打七寸、擒贼先擒王！不求高分，但求通关！其中有 8~10 分集中在第三、四、五章，大家一定要集中火力，重点突破。

（3）以用定考、学练结合：生理学难，不是难在知识点本身，而是难在题目。看书也好、听课也好，都仅仅是对知识的理解和掌握，然而题目却是考察对知识的应用。只是一味的背书，会事倍功半。建议用做题代替死记硬背、用做题检验复习效果、用做题训练解题技巧，这样的复习备考才是到位的、接地气的。

（4）科学偷懒、智慧求助：如果您自行看书感觉到吃力，千万不要逼迫自己去"较劲"。就算您用一个月时间搞定了《生理学》，那也意味着毅力上的成功，考试上的失败。要知道，时间才是我们最宝贵的成本！

执业医师《生理学》的网络课程亦是由我负责讲授，每天听课 3~4 小时的话，10 天即可完成生理学一遍复习。本套教材与网络课程配套使用，既全面系统（书），又重点突出（课）；既能深入（书），又可浅出（课）；既严肃认真（书），又轻松活泼（课）。总之，书与课的搭配最完美噢！

# Learning plan
# 学习时间规划表

| 第01天 第 章 | 第02天 第 章 | 第03天 第 章 | 第04天 第 章 | 第05天 第 章 | 第06天 第 章 |
|---|---|---|---|---|---|
| 听老师的课 □<br>复习讲义 □<br>做习题 □ | 听老师的课 □<br>复习讲义 □<br>做习题 □ | 听老师的课 □<br>复习讲义 □<br>做习题 □ | 听老师的课 □<br>复习讲义 □<br>做习题 □ | 听老师的课 □<br>复习讲义 □<br>做习题 □ | 听老师的课 □<br>复习讲义 □<br>做习题 □ |
| 第07天 第 章 | 第08天 第 章 | 第09天 第 章 | 第10天 第 章 | 第11天 第 章 | 第12天 第 章 |
| 听老师的课 □<br>复习讲义 □<br>做习题 □ | 听老师的课 □<br>复习讲义 □<br>做习题 □ | 听老师的课 □<br>复习讲义 □<br>做习题 □ | 听老师的课 □<br>复习讲义 □<br>做习题 □ | 听老师的课 □<br>复习讲义 □<br>做习题 □ | 听老师的课 □<br>复习讲义 □<br>做习题 □ |
| 第13天 第 章 | 第14天 第 章 | 第15天 第 章 | 第16天 第 章 | 第17天 第 章 | 第18天 第 章 |
| 听老师的课 □<br>复习讲义 □<br>做习题 □ | 听老师的课 □<br>复习讲义 □<br>做习题 □ | 听老师的课 □<br>复习讲义 □<br>做习题 □ | 听老师的课 □<br>复习讲义 □<br>做习题 □ | 听老师的课 □<br>复习讲义 □<br>做习题 □ | 听老师的课 □<br>复习讲义 □<br>做习题 □ |
| 第19天 第 章 | 第20天 第 章 | 第21天 第 章 | 第22天 第 章 | 第23天 第 章 | 第24天 第 章 |
| 听老师的课 □<br>复习讲义 □<br>做习题 □ | 听老师的课 □<br>复习讲义 □<br>做习题 □ | 听老师的课 □<br>复习讲义 □<br>做习题 □ | 听老师的课 □<br>复习讲义 □<br>做习题 □ | 听老师的课 □<br>复习讲义 □<br>做习题 □ | 听老师的课 □<br>复习讲义 □<br>做习题 □ |
| 第25天 第 章 | 第26天 第 章 | 第27天 第 章 | 第28天 第 章 | 第29天 第 章 | 第30天 第 章 |
| 听老师的课 □<br>复习讲义 □<br>做习题 □ | 听老师的课 □<br>复习讲义 □<br>做习题 □ | 听老师的课 □<br>复习讲义 □<br>做习题 □ | 听老师的课 □<br>复习讲义 □<br>做习题 □ | 听老师的课 □<br>复习讲义 □<br>做习题 □ | 听老师的课 □<br>复习讲义 □<br>做习题 □ |
| 第31天 第 章 | | | | | |
| 听老师的课 □<br>复习讲义 □<br>做习题 □ | | | | | |

注意：每天的学习建议按照"听课→做题→复习讲义"三部曲来进行；另：计划一旦制订，请各位同学严格执行。

# 第一章 绪 论

## 一、机体的内环境

### (一)体液

体液是机体所含液体的总称,为含有复杂成分的水溶液。正常成年人体液总量占体重的60%,按其分布部位不同分为细胞内液(40%)和细胞外液(20%)。细胞外液约3/4为组织液;其余1/4为血浆、淋巴液和脑脊液等。

细胞膜既是分隔细胞内液与组织液的屏障,又是两者之间相互沟通的窗口;毛细血管既是分隔血浆与组织液的屏障,也是两者相互沟通的门户。

### (二)机体内环境

机体生存在两个环境中,一个是不断变化着的外环境(自然环境),另一个是比较稳定的内环境。人体内绝大多数细胞并不与外界环境相接触,而是浸浴于机体内部的细胞外液中,因此细胞外液是细胞直接接触和赖以生存的环境,称为机体内环境。

敲黑板

属于内环境的有:组织液、血浆、脑脊液、淋巴液;

不属于内环境的有:胃液、关节液、泪液等。

### (三)稳态

也称自稳态,是指内环境的理化性质,如温度、pH、渗透压和各种成分等的相对恒定状态。内环境理化性质的相对恒定并非固定不变,而是可在一定范围内变动但又保持相对稳定的状态,简言之,是一种动态平衡。

在生理学中,稳态的概念已被大大扩展,不再局限于内环境理化性质,而是扩大到泛指体内从分子、细胞、器官、系统到整体水平各种生理活动保持相对稳定的状态。

### (四)稳态的维持和生理意义

稳态的维持是机体自我调节的结果。在正常情况下,由于细胞代谢,机体不断消耗氧和营养物质,并不断产生 $CO_2$ 和 $H^+$ 等代谢产物,外界环境因素,如高温、严寒、低氧、不当饮食引起腹泻或呕吐等都会干扰稳态。但机体可通过多个系统和器官的活动,使遭受破坏的内环境及时得到恢复,从而维持其相对稳定。例如:通过加强散热或产热可调节体温;经由呼吸系统可摄入 $O_2$ 和排出 $CO_2$;依靠消化系统可补充各种营养物质;通过泌尿系统的活动可将 $H^+$ 与多种代谢产物排出体外;血液和循环系统参与多种物质的运输;运动系统使机体得以觅食和逃离险境;神经和内分泌系统则负责协调完善各系统的活动。总之,稳态的维持需要全身各系统和器官的共同参与和相互协调。

稳态具有十分重要的生理意义,是维持机体正常生命活动的必要条件。稳态的破坏将影响细胞功能活动的正常进行,如高热、低氧、水与电解质及酸碱平衡紊乱等都将导致细胞功能的严重损害,引起疾病,甚至危及生命。

## 二、机体生理功能的调节

作为一个有序的整体,人体具有较完备的调节系统和控制系统,能对系统、器官、组织和细胞的各种生理功能进行有效的调节和控制,维持机体内环境乃至各种生理功能活动的稳态;也能对外界环境变化做出适应性反应。

### (一)生理功能的调节方式

1. 神经调节 是通过反射而影响生理功能的一种调节方式,是人体生理功能调节中最主要的形式。

神经调节的方式是:反射——反射是机体在中枢神经系统的参与下,对内、外环境刺激所做出的规律性应答。

反射的结构基础是:反射弧——反射弧由感受器、传入神经、中枢、传出神经、效应器五部分组成。

例如：肢体被火灼痛时立即回撤就是一种反射——皮肤感受器可感受火的伤害性刺激，并将刺激信号转变为神经冲动，经由传入神经传入中枢，中枢加以整合分析处理后再以神经冲动的形式沿传出神经到达效应器，即有关肌群，使受刺激肢体撤离刺激源，从而完成反射，起到保护作用。

临床意义：反射弧中任何一个结构和功能被破坏，反射将不能进行。

2. 体液调节　是指体内某些特殊的化学物质通过体液途径而影响生理功能的一种调节方式。

化学物质的来源：①内分泌细胞分泌的激素：如甲状腺激素、胰岛素等；②组织细胞产生的生物活性物质：如激肽、组胺、5-羟色胺、细胞因子等；③细胞的某些代谢产物：如腺苷、$CO_2$ 等。

体液调节的主要方式：远距分泌、旁分泌、神经内分泌。

表1-1　机体功能活动调节的方式及特点比较

|  | 神经调节 | 体液调节 |
| --- | --- | --- |
| 调节方式 | 反射、反射弧 | 激素、生物活性物质等 |
| 调节信号 | 以神经冲动(电信号)和神经递质(化学信号)传入调节信息 | 经体液递送激素等物质(化学信号)传输调节信息 |
| 特征 | 强大、精准、快速，但维持时间短暂 | 弥散、广泛、持久，但起效较慢 |
| 生理意义 | 快速反应系统 主导调节机制 | 长时调节系统 维护代谢、生长、发育和生殖等基础活动 |
| 举例 | 降压反射——可使血管收缩、血压迅速升高 | 抗利尿激素(血管加压素)——促进肾重吸收水，维护循环血量，维持血压基础 |

人体内多数内分泌腺或内分泌细胞接受神经的支配，在这种情况下，体液调节便成为神经调节反射弧的传出部位，这种调节成为神经-体液调节。如肾上腺髓质受交感神经的支配，交感神经兴奋时，可引起肾上腺髓质释放肾上腺素和去甲肾上腺素，从而使神经与体液因素共同参与机体的调节活动。

3. 自身调节　是指组织细胞不依赖于神经或体液因素，自身对环境刺激发生的一种适应性反应。

(二)反射活动的反馈调节

1. 负反馈　受控部分发出的反馈信息调整控制部分的活动，最终使受控部分的活动朝着与它原先活动相反的方向改变，称为负反馈。

人体内负反馈极为多见，其意义在于维持机体生理功能的稳态。如：降压反射维持血压稳定、下丘脑-垂体-靶腺轴系对相应激素水平稳定的维持等。

**敲黑板**

负反馈控制都有一个调定点。如：当体温偏离其调定点37℃时，监测装置即能监测到一定的温度偏差，并将此信息传给控制部分处理，后者再通过改变受控部分的活动来调节体温，包括皮肤血管舒缩和汗腺活动改变等。同理，当血压或血糖浓度偏离其调定点时，也通过类似机制，最后使血压或血糖浓度回到正常水平。

2. 正反馈　受控部分发出的反馈信息调整控制部分的活动，最终使受控部分的活动朝着与它原先活动相同的方向改变，称为正反馈。

正反馈数量有限，意义在于产生"滚雪球"效应，可促使某一生理活动过程很快达到高潮并发挥最大效应，直至完成。如排尿反射、排便反射、分娩过程、血液凝固等。

# 第二章　细胞的基本功能

## 第一节　细胞膜的物质转运功能

细胞是构成人体最基本的功能单位，完成新陈代谢需要细胞摄入和排出各种物质，细胞内外的各种物质不断地交换。常见的跨膜物质转运方式主要有四种：单纯扩散、易化扩散、主动转运、出胞和入胞4种。

表 1-2　细胞膜的物质转运

| | 主动转运 | 被动转运(扩散) |
|---|---|---|
| 是否需由细胞提供能量 | 需 | 不需 |
| 转运方向 | 逆电-化学势差 | 顺电-化学势差 |
| 转运效果 | 使物质在膜两侧浓度差更大 | 使物质在膜两侧浓度差变小 |
| 类型 | 主动转运(原发性、继发性)<br>入胞和出胞 | 单纯扩散<br>易化扩散(载体介导、通道介导) |

### 一、单纯扩散

是简单的物理扩散，脂溶性的小分子物质从细胞膜的高浓度一侧向低浓度一侧移动的过程，单纯扩散不需要膜蛋白帮助，不额外消耗代谢能量。物质扩散的方向和速度取决于该物质在细胞膜两侧的浓度差和膜对该物质的通透性。单纯扩散的结果是该物质在膜两侧的浓度差消失。例如：$O_2$、$CO_2$。

### [经典例题 1]

以单纯扩散的方式跨膜转运的物质是

A. $Na^+$　　　　　B. $Ca^{2+}$　　　　　C. $O_2$ 和 $CO_2$　　　　D. 葡萄糖　　　　E. 氨基酸

[参考答案] 1. C

### 二、易化扩散

是指一些不溶于脂质或脂溶性很小的物质，在膜结构中一些特殊蛋白质分子的"帮助"下，从膜的高浓度一侧向低浓度一侧的移动过程。根据这些特殊蛋白质分子的类型，将易化扩散分为两种类型：

1. 由载体介导的易化扩散

(1)举例：血液中的葡萄糖、氨基酸等营养性物质的进出细胞。

(2)特点：①高度结构特异性(如：转运葡萄糖的载体不能转运氨基酸)；②有饱和现象(载体饱和，即：达到最大转运能力)；③有竞争性抑制(如：某载体既可转运 A，也可转运 B，转运 A 就不能转运 B，转运 B 就不能转运 A，A 可以抑制 B 的转运，B 可以抑制 A 的转运——快板儿!)。

2. 由通道介导的易化扩散

(1)举例：$Na^+$、$K^+$、$Ca^{2+}$、$Cl^-$ 等离子。

(2)特点：①相对特异性：通道具有一定的特异性，但它对离子的选择性没有载体蛋白那样严格；②通道蛋白有开放和关闭两种不同状态：当处于开放状态时，可以允许特定的离子由膜的高浓度一侧向低浓度一侧转移；当处于关闭状态时，膜又变得对该种离子不能通透。根据引起通道开放与关闭的条件不同，一般可将通道区分为电压门控通道、机械门控通道和化学门控通道，化学门控通道也称配体门控通道；③无饱和现象：扩散的结局是离子在膜两侧浓度相等。

(3)不同的离子通道，一般都有其专一的阻断剂。

河豚毒能阻断 $Na^+$ 通道，只影响 $Na^+$ 的转运而不影响 $K^+$ 的转运。

表1-3　易化扩散的类型鉴别

| | 经通道易化扩散 | 经载体易化扩散 |
|---|---|---|
| 介导方式 | 借助于通道蛋白质的介导 | 借助于载体蛋白质的介导 |
| 转运方式 | 顺浓度梯度或电位梯度进行 | 顺浓度梯度进行 |
| 特性 | 离子通道具有离子选择性和门控特性 | 载体与溶质的结合具有化学结构特异性 |
| 特点 | ①相对特异性,特异性无载体蛋白质高<br>②通道蛋白有开放和关闭两种状态<br>③无饱和现象 | ①高度特异性<br>②竞争性抑制<br>③饱和现象 |
| 举例 | 带电离子 $K^+$、$Na^+$、$Cl^-$、$Ca^{2+}$ 的快速移动 | 葡萄糖、氨基酸、核苷酸等的跨膜转运 |

[经典例题2]

$Na^+$ 通过离子通道的跨膜转运过程属于

A. 单纯扩散　　　B. 易化扩散　　　C. 主动转运　　　D. 出胞作用　　　E. 入胞作用

[参考答案] 2. B

三、主动转运

主动转运是指细胞通过代谢供能,将某物质的分子或离子由膜的低浓度一侧向高浓度一侧转移的过程。根据能量来源不同,将主动转运分为原发性主动转运和继发性主动转运:

1. 原发性主动转运　指离子泵利用分解ATP产生的能量将离子逆浓度梯度和(或)电位梯度进行跨膜转运的过程。体内存在的重要离子泵有钠-钾泵、钙泵、质子泵等。钠泵是最常见的命题点,其特点如下:

(1)钠泵:是镶嵌在膜脂质双分子层中的一种特殊蛋白质,它具有ATP酶的活性,可以分解ATP使之释放能量,并能利用此能量进行 $Na^+$ 和 $K^+$ 逆浓度梯度的主动转运,因而钠泵就是一种被称为 $Na^+$-$K^+$-ATP 酶的蛋白质。

(2)钠泵的作用:维持细胞内外 $Na^+$、$K^+$ 的浓度差。一个活着的细胞,其细胞内、外各种离子的浓度有很大的差异。以神经细胞和肌细胞为例,静息时细胞内 $K^+$ 的浓度约为细胞外的30倍,细胞外 $Na^+$ 的浓度约为细胞内的12倍。

(3)钠泵的激活:当细胞内的 $Na^+$ 增加和细胞外的 $K^+$ 增加时,钠泵被激活。于是将细胞内的 $Na^+$ 移出膜外,同时把细胞外的 $K^+$ 移入膜内,泵出 $Na^+$ 和泵入 $K^+$。这两个过程是同时进行并"耦联"在一起的。与此同时,ATP酶分解ATP,为 $Na^+$ 泵提供能量。在一般生理情况下,每分解一个ATP分子,可以移出3个 $Na^+$,同时移入2个 $K^+$。

(4)钠泵活动的意义:①钠泵活动造成的细胞内高 $K^+$,是许多代谢反应进行的必需条件;②细胞内低 $Na^+$ 能阻止细胞外水分大量进入细胞,对维持细胞的正常体积、形态和功能具有重要意义;③建立一种势能贮备,供其他耗能过程利用(如为小肠和肾小管吸收葡萄糖、氨基酸提供条件)。

2. 继发性主动转运　是指驱动力并不直接来自ATP的分解释放的能量,而是来自原发性主动转运所形成的离子浓度梯度。事实上,继发性主动转运就是经载体易化扩散与原发性主动转运相耦联的主动转运系统。

表1-4　主动转运类型的鉴别

| | 原发性主动转运 | 继发性主动转运 |
|---|---|---|
| 转运方向 | 低浓度→高浓度(逆浓度) | 低浓度→高浓度(逆浓度) |
| 是否耗能 | 需消耗能量 | 需消耗能量 |
| 能量来源 | 直接利用细胞代谢能量<br>(ATP分解供能) | 间接利用细胞代谢能量<br>利用 $Na^+$ 在膜两侧的浓度势能差(跟着 $Na^+$ 进入细胞,"搭车") |
| 举例 | 钠泵、钙泵、质子泵等,<br>例如:钠泵逆浓度将 $Na^+$ 泵至细胞外、$K^+$ 泵至细胞内 | 葡萄糖、氨基酸在小肠和肾小管的吸收;<br>甲状腺上皮细胞聚碘 |

[经典例题3]

关于 $Na^+$ 泵生理作用的描述,不正确的是

A. Na$^+$泵使细胞内外 Na$^+$、K$^+$呈均匀分布　B. 将 Na$^+$移出膜外，将 K$^+$移入膜内

C. 建立势能储备，为某些营养物质吸收提供条件　D. 细胞外高 Na$^+$可维持细胞内外正常的渗透压

E. 细胞内高 K$^+$保证许多细胞代谢反应进行

[参考答案] 3. A

> 带"泵"这个字的，都是原发性主动转运。区别在于"泵"的对象不同。

### 四、膜泡运输

出胞与入胞是大分子物质进出细胞的方式。如细菌、细胞碎片、神经递质等。膜泡运输分出胞和入胞；入胞分吞噬和吞饮，出胞又称胞吐。

#### 表 1-5　细胞膜跨膜物质转运方式比较

| 被转运的物质 | 跨膜转运方式 | 膜蛋白 | 耗能 | 跨膜转运特点 |
| --- | --- | --- | --- | --- |
| O$_2$、CO$_2$ | 单纯扩散 | 无需 | 势能 | 与浓度差正相关 |
| K$^+$、Na$^+$、Ca$^{2+}$、Cl$^-$ | 由通道介导的易化扩散 | 通道 | 势能 | "启闭"功能 门控特性 |
| 血液中的葡萄糖、氨基酸进细胞 | 由载体介导的易化扩散 | 载体 | 势能 | 顺电-化学梯度 |
| Na$^+$、K$^+$、Ca$^{2+}$ | 原发性主动转运 | 生物泵 | ATP 供能 | 逆电-化学梯度 |
| 肾、肠吸收葡萄糖、氨基酸 | 继发性主动转运 | 转运体 | 势能 | 逆电-化学梯度 |
| 大分子或团块物质 | 膜泡转运（出胞和入胞） | 细胞骨架 | ATP 供能 | 形成囊泡 |

## 第二节　细胞的生物电活动

> 本节内容为生理学最难，考试分值却只有 0~1 题——考试性价比低；
>
> 有舍有得，可舍——建议您结合自身情况，酌情"跳过"。

#### 一、静息电位和动作电位及其产生机制

可兴奋细胞的生物电现象主要有两种表现：一种是在安静时具有的静息电位，另一种是受到刺激时产生的动作电位。

（一）静息电位

1. 定义　指细胞在安静状态下（未受刺激时），细胞膜两侧存在着外正内负的电位差，称静息电位。

2. 特点

（1）在大多数细胞是一种稳定的直流电位；

（2）细胞内电位低于胞外，即内负外正；

（3）不同细胞静息电位的数值可以不同。

3. 静息电位产生机制　静息电位主要由 K$^+$外流形成，接近于 K$^+$的电-化学平衡电位。

（1）细胞内外 Na$^+$和 K$^+$的分布不均匀，细胞外高 Na$^+$而细胞内高 K$^+$（内 K$^+$外 Na$^+$）。

（2）安静时细胞膜对 $K^+$ 的通透性远大于 $Na^+$，$K^+$ 顺浓度梯度外流，并达到电-化学平衡。

（3）钠-钾泵的生物电作用，维持细胞内外离子不均匀分布，使膜内电位的负值增大，参与静息电位生成。

**4. 静息电位影响因素**

（1）细胞外 $K^+$ 浓度的改变：当细胞外 $K^+$ 浓度升高时，静息电位绝对值减小。

（2）膜对 $K^+$ 和 $Na^+$ 的相对通透性改变：对 $K^+$ 通透性增高时，静息电位绝对值增大；对 $Na^+$ 通透性升高时，静息电位绝对值减小。

（3）钠-钾泵的活动水平。

**（二）动作电位**

**1. 定义**　在静息电位的基础上，细胞受到一个适当的刺激，其膜电位所发生的迅速、一过性的极性倒转和复原，这种膜电位的波动称为动作电位。动作电位的升支和降支共同形成的一个短促、尖峰状的电位变化，称为锋电位。锋电位在恢复至静息水平之前，会经历一个缓慢而小的电位波动称为后电位，它包括负后电位和正后电位。

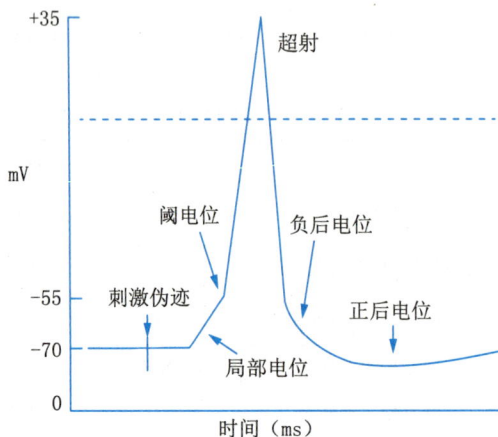

图 1-1　动作电位模式图

**2. 动作电位的产生机制**

（1）动作电位上升支主要由 $Na^+$ 内流形成，接近于 $Na^+$ 的电-化学平衡电位。

（2）动作电位的下降支主要由 $K^+$ 外流形成。

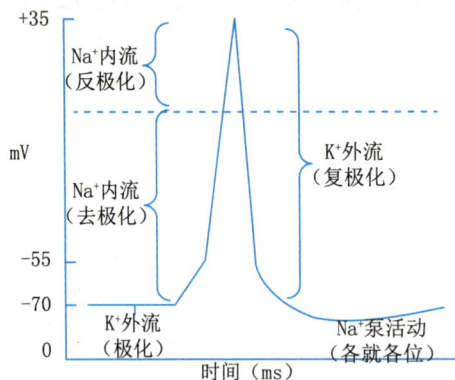

图 1-2　动作电位的产生机制

**3. 特点**

（1）动作电位具有"全或无"特性——动作电位是由刺激引起细胞产生的去极化过程。而且刺激必须达到一定强度，使去极化达到一定程度，才能引发动作电位。对于同一类型的单细胞来说一旦产生动作电位，其形状和幅度将保持不变，即使增加刺激强度，动作电位幅度也不再增加，这种特性称为动作电位的全或无现象，即动作电位要么不产生，要产生就是最大幅度；

（2）动作电位可以进行不衰减的传导——动作电位产生后不会局限于受刺激的部位，而是迅速沿细胞膜向周围扩布，直到整个细胞都依次产生相同的电位变化。在此传导过程中，动作电位的波形和幅度始终保持不变；

（3）动作电位具有不应期——细胞在发生一次兴奋后，其兴奋性会出现一系列变化，包括绝对不应期、相对不应期、超常期和低常期。绝对不应期大约相当于锋电位时期，相对不应期和超常期相当于负后电位出现的时期；低常期相当于正后电位出现的时期。

（三）细胞膜两侧电荷的分布

极化指静息状态时，细胞膜两侧外正内负的电荷分布状态，称为极化。

超极化指细胞膜膜静息电位向膜内负值加大的方向变化，称为超极化。

去极化（除极化）指细胞膜静息电位向膜内负值减小的方向变化。

反极化指去极化至零电位后，膜电位进一步变为正值（外负内正）。

复极化指细胞在发生去极化后，膜电位再向静息电位方向恢复的过程。

二、兴奋的触发与兴奋性

（一）概念

1. 兴奋　细胞对刺激发生反应的过程称为兴奋。生理学上，兴奋与动作电位是同义词，因为动作电位是引起细胞兴奋的前提。注：只有可兴奋细胞（不是所有的细胞）接受刺激后才能产生动作电位。

2. 可兴奋细胞　指受刺激后能产生动作电位的细胞，包括神经细胞、肌细胞、腺细胞。

3. 兴奋的标志　产生动作电位。

4. 兴奋性　兴奋细胞接受刺激后发生反应或产生动作电位的能力或特性。

5. 刺激　指能被机体感受的环境变化，它包括 3 个条件，即一定的刺激强度、一定的持续时间和一定的强度-时间变化率。

（1）阈刺激与阈强度：刚能引起细胞发生兴奋的最小刺激强度称为阈强度，简称阈值。阈值时的刺激称阈刺激。阈强度（阈值）是衡量细胞兴奋性的指标。阈值越低，细胞兴奋性越高。

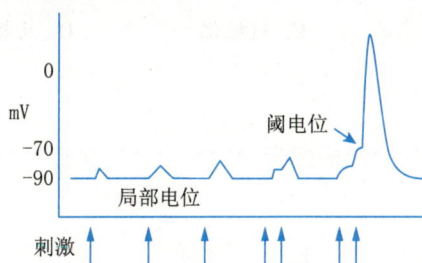

图 1-3　阈电位

（2）阈下刺激与阈上刺激：小于阈值的刺激称阈下刺激（不能引起细胞兴奋）；大于阈值的刺激称阈上刺激（可以引起细胞兴奋）。

（3）阈电位和动作电位的关系：阈电位——能使膜上 $Na^+$ 通道瞬间大量开放，从而形成动作电位的临界膜电位值，称阈电位。刺激能否引起组织兴奋，取决于刺激能否使该组织细胞的静息电位去极化达到阈电位。

从电位变化的角度来看，所谓阈强度，是指能使膜的静息电位降低到阈电位而爆发动作电位的最小刺激强度。阈刺激和阈上刺激可以引起组织兴奋。当刺激强度超过阈值后，动作电位的上升速度和所能达到的最大值，就不再依赖于所给刺激的强弱了。

（二）兴奋性及其周期变化

1. 绝对不应期　在可兴奋细胞受刺激发生兴奋后的最初一段时间内，无论给予多大强度的刺激也不能使细胞再次爆发动作电位，即在这段时间内的阈值无限大，兴奋性降为零。这一时期称为绝对不应期。

2. 相对不应期　在绝对不应期之后的一段时间内，若给予较强的阈上刺激可引起细胞再次发生兴奋，而阈刺激则无效，这一时期称为相对不应期。细胞在这段时间内的兴奋性正处于逐渐恢复调整的过程中，但仍低于正常。

3. 超常期　在相对不应期后，给细胞略低于阈值的刺激即能引起细胞发生兴奋，此期称为超常期。此期间细胞兴奋性稍高于正常水平。

4. 低常期　最后，细胞又需要较强的阈上刺激才能发生兴奋，即细胞进入兴奋性低于正常的时期，故称为低常期。细胞在经历低常期以后，兴奋性才完全恢复，以阈刺激又能引发动作电位，即产生下一次兴奋。

（三）局部电位

局部电位的主要特点有：①等级性反应：局部电位的幅度可随阈下刺激的强度增减而增减，呈等级性而非"全或无"式。②电紧张扩布：发生于受刺激部位的局部电位随着扩布距离的增加迅速衰减、消失，不能远距离扩布。③总和现象：邻近部位同时受到数个阈下刺激所引起的数个局部电位可叠加为更大的局部电位，称为空间总和；而某一部位受到连续多次阈下刺激，则每一刺激引起的去极化可与尚未消失的前一个刺激所引起的去极化叠加，发生时间总和。

**[经典例题1]**

刺激引起兴奋的基本条件是使跨膜电位达到

A. 峰电位        B. 阈电位        C. 负后电位        D. 局部电位        E. 正后电位

[参考答案] 1. B

### 三、兴奋在同一细胞上传导的机制及其特点

1. **传导机制**   局部电流学说——动作电位的特征之一是可以迅速向周围扩布。动作电位的产生通常首先发生在局部，动作电位的传导，实质上就是已兴奋的膜，通过局部电流刺激未兴奋的膜，使之出现可沿细胞膜传导到整个细胞的动作电位。

2. **传导特点**   ①双向性；②绝缘性；③安全性；④不衰减性，即动作电位的幅度在传导过程中保持不变；⑤相对不疲劳性；⑥神经纤维结构和功能的完整性。

3. **有髓神经纤维动作电位传导特点**   在相邻的朗飞氏结作跳跃式传导——速度更快

**[经典例题2]**

兴奋性突触后电位是指突触后膜出现

A. 极化        B. 去极化        C. 超极化        D. 反极化        E. 复极化

[参考答案] 2. B

> 静息电位——$K^+$外流——极化
>
> 动作电位——$Na^+$内流——去极化——兴奋
>
> $Cl^-$内流——抑制——超极化
>
> 动作电位的引起——阈电位
>
> 可兴奋细胞——肌细胞、神经细胞、腺细胞
>
> 兴奋性的指标——阈强度(阈值)
>
> 动作电位的传导机制——局部电流

# 第三节　骨骼肌的收缩功能

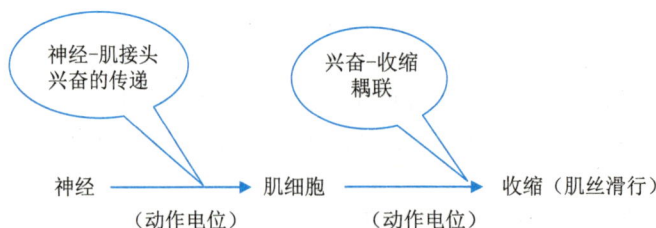

图1-4　骨骼肌的收缩

### 一、骨骼肌神经-肌接头处的兴奋传递及其影响因素

神经冲动沿神经纤维传至神经末梢，使神经末梢产生动作电位。动作电位引起轴突膜上的电压门控$Ca^{2+}$通道开放，细胞间隙中的一部分$Ca^{2+}$进入膜内，促使轴突内的囊泡向轴突膜内侧靠近，并与轴突膜融合，通过出胞方

式将囊泡内的 ACh 递质释放至接头间隙。ACh 经过扩散到达终板膜，与终板膜上的 $N_2$ 受体结合，使 $Na^+$ 通道开放，出现 $Na^+$ 内流，导致终板膜发生去极化，产生动作电位。产生的动作电位经局部电流的方式传遍整个细胞膜，进而引起骨骼肌收缩。随后，Ach 被存于接头间隙内的胆碱酯酶迅速水解灭活而终止兴奋传递过程。

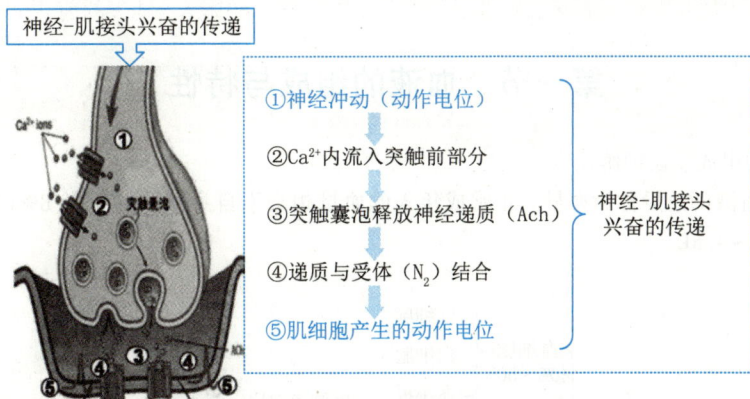

图 1-5　神经-骨骼肌接头处的兴奋传递

表 1-6　影响骨骼肌神经-接头兴奋传递的部分病理、药理因素

| 作用靶点 | 相关疾病/药物 | 作用机制 |
| --- | --- | --- |
| 接头前膜钙通道 | Lambert-Eaton 综合征 | 自身免疫性疾病，自身抗体破坏轴突末梢的钙通道 |
| 神经末梢释放 Ach | 肉毒杆菌毒素 | 毒素阻断 Ach 释放 |
| 终板膜 | 筒箭毒碱、α-银环蛇毒 | 终板膜 Ach 受体通道特异阻断剂 |
| Ach 受体阳离子通道 | 重症肌无力 | 自身免疫性疾病，自身抗体破坏终板膜 Ach 受体 |
| 胆碱酯酶 | 新斯的明等药物<br>有机磷农药<br>碘解磷定等 | 抑制胆碱酯酶，Ach 在接头间隙蓄积；<br>胆碱酯酶被磷酰化丧失活性，Ach 在接头间隙蓄积，导致中毒；<br>恢复胆碱酯酶活性。 |

[ 经典例题 1 ]

触发神经末梢释放递质的离子是

A. $Na^+$ 　　　　B. $K^+$ 　　　　C. $Ca^{2+}$ 　　　　D. $Mg^{2+}$ 　　　　E. $Cl^-$

[ 参考答案 ] 1. C

二、骨骼肌的兴奋-收缩耦联及其收缩机制

1. 步骤　①动作电位通过横管传向肌细胞深处；②三联管处信息传递；③肌浆网对 $Ca^{2+}$ 的释放和再蓄积。

2. 要点　兴奋-收缩耦联的结构基础是三联管；耦联因子是 $Ca^{2+}$。

3. $Ca^{2+}$ 的作用　胞质内 $Ca^{2+}$ 浓度升高→肌肉收缩；胞质内 $Ca^{2+}$ 浓度降低→肌肉舒张。

胞质内 $Ca^{2+}$ 浓度升高同时激活肌质浆网上的钙泵→回收 $Ca^{2+}$。

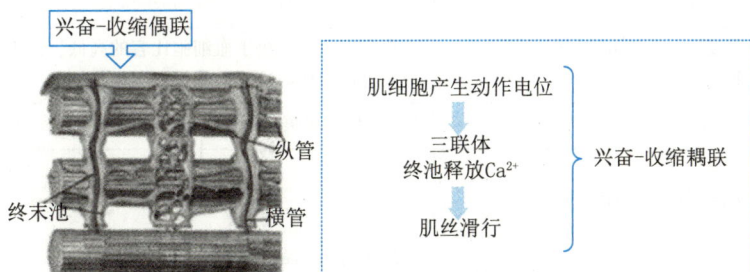

图 1-6　兴奋收缩耦联

# 第三章　血　液

## 第一节　血液的组成与特性

### 一、血量、血液的组成、血细胞比容

1. 血量　人体内血液的总量称为血量。正常成年人的血量相当于自身体重的 7%~8%（70~80ml/kg）。体重 60kg 的人，血量为 4.2~4.8L。

2. 血液的组成

$$
\text{血液} \begin{cases}
\text{血细胞} \\ 40\%\sim50\% \\[1em]
\text{血浆} \\ 50\%\sim60\%
\end{cases}
$$

血细胞 40%~50%：红细胞、白细胞、血小板

血浆 50%~60%：
- 血浆蛋白：纤维蛋白原、白蛋白、球蛋白
- 溶质：
  - 电解质：$Na^+$、$K^+$、$Ca^{2+}$、$Mg^{2+}$；$HCO_3^-$、$Cl^-$、$HPO_4^{2-}$
  - 小分子有机化合物：营养物质、代谢产物、激素
  - 气体：$O_2$、$CO_2$
- 水

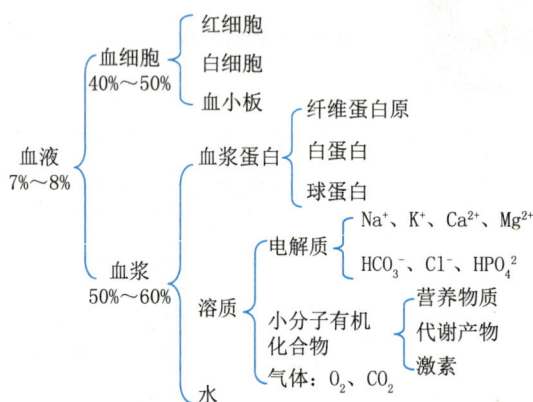

图 1-7　血液的组成

血液由血浆和血细胞组成。血浆含水（90%~91%）、蛋白质（6.5%~8.5%）和小分子物质（2%）。其中血浆电解质含量与组织液基本相同，血浆与组织液最大的不同是血浆蛋白。

3. 血细胞比容　指血细胞在血液所占的容积百分比。我国成年男性为 40%~50%，女性 37%~48%，新生儿为 55%。贫血患者血细胞比容减少。红细胞占血细胞总数的 99%，故血细胞比容≈红细胞比容。

### 二、血液的理化特性

血液的理化特性包括：血液的相对密度（旧称比重）、黏度、渗透压、pH 值等。

表 1-7　血液的理化特性

| | 正常值 | 临床意义 |
| --- | --- | --- |
| 血液的比重 | 全血比重：<br>1.050~1.060<br>血浆比重：<br>1.025~1.030<br>红细胞比重：<br>1.090~1.092 | 血液中红细胞越多，全血比重越大<br>血浆蛋白越多，血浆比重越大<br>红细胞内血红蛋白含量越高，红细胞比重越大 |
| 血液的黏度 | 全血黏度：4.0~5.0<br>血浆黏度：1.6~2.4 | 全血黏度主要取决于血细胞比容的高低、血流切率<br>血浆黏度主要取决于血浆蛋白含量 |
| 血浆 pH | 7.35~7.45 | 血浆 pH 主要决定于血浆中 $NaHCO_3/H_2CO_3$ 比值 |
| 血浆渗透压 | 血浆渗透压：<br>300mOsm/（kg·$H_2O$）<br>晶体渗透压：<br>298.7mOsm/（kg·$H_2O$）<br>胶体渗透压：<br>1.3mOsm/（kg·$H_2O$） | 血浆渗透压=晶体渗透压+胶体渗透压 |

表 1-8 血浆晶体渗透压与血浆胶体渗透压的比较

|  | 晶体渗透压 | 胶体渗透压 |
|---|---|---|
| 形成 | 无机盐、葡萄糖等晶体物质（主要为 NaCl）<br>记忆技巧：亮晶晶的盐 | 血浆蛋白等胶体物质（主要为清蛋白）<br>记忆技巧：胶原蛋白（蛋白像胶水一样） |
| 压力 | 大：298.7mOsm/（kg·$H_2O$） | 小：1.3mOsm/（kg·$H_2O$） |
| 意义 | 维持细胞内外水平衡，保持 RBC 正常形态。 | 调节血管内外水平衡，维持血浆容量 |

[经典例题 1]

形成血浆胶体渗透压的主要物质是

A. NaCl                              B. 血红蛋白

C. 白蛋白（清蛋白）              D. 球蛋白

E. 纤维蛋白

[参考答案] 1. C

# 第二节 血细胞及其功能

**一、红细胞生理**

1. 红细胞的数量　成年男性：（4.0~5.5）×$10^{12}$/L；血红蛋白浓度为：120~160g/L。成年女性：（3.5~5.0）×$10^{12}$/L；血红蛋白浓度为：110~150g/L。

2. 红细胞的生理特性

（1）可塑变形性：指正常红细胞在外力作用下具有变形能力的特性。红细胞必须经过变形才能通过口径比它小的毛细血管和血窦孔隙。红细胞变形能力与表面积和体积之比呈正相关；与红细胞内的黏度呈负相关；与红细胞膜的弹性呈正相关。

（2）悬浮稳定性：指红细胞能相对稳定地悬浮于血浆中的特性。临床上用红细胞沉降率（ESR）评价该特性。ESR 是用红细胞在血浆中第一小时末下沉的距离来表示，正常成年男性 ESR 为 0~15mm/h，女性为 0~20mm/h。ESR 愈慢，表示悬浮稳定性愈大；ESR 愈快，表示悬浮稳定性愈小。

（3）渗透脆性：红细胞在低渗溶液中发生膨胀破裂的特性，称为红细胞渗透脆性，简称脆性。生理情况下，衰老红细胞对低渗盐溶液的抵抗力弱，即脆性高；而初成熟的红细胞的抵抗力强，即脆性低。

3. 红细胞的功能　红细胞的主要功能有：①运输 $O_2$ 和 $CO_2$；②对血液中的酸碱物质有一定的缓冲作用；③免疫作用，协助巨噬细胞清除免疫复合物。

4. 红细胞的造血原料及其辅助因子　蛋白质和铁是合成血红蛋白的基本原料；维生素 $B_{12}$ 和叶酸是红细胞成熟所必需的物质。红细胞的生成主要受促红细胞生成素以及雄激素的调节。

敲黑板

ESR 加速见于血浆中胆固醇↑（高脂血症）、球蛋白↑（炎症）、纤维蛋白原↑（血液高凝状态）。ESR 减慢见于白蛋白↑、卵磷脂↑。

**二、白细胞生理**

1. 白细胞的数量和分类　正常成人白细胞总数是（4.0~10）×$10^9$/L。

2. 白细胞的生理功能　白细胞是机体防御系统的一个重要组成部分，它通过吞噬和产生抗体等方式来抵御和消灭入侵的病原微生物。

表1-9  白细胞分类及功能

| 名称 | 百分比(%) | 主要功能 |
|---|---|---|
| 中性粒细胞 | 50~70 | 吞噬、水解细菌及坏死组织、衰老的红细胞 |
| 嗜碱性粒细胞 | 0~1 | 释放肝素、组织胺，参与过敏反应，释放嗜酸性粒细胞趋化因子 |
| 嗜酸性粒细胞 | 0.5~5 | 限制嗜碱性粒细胞和肥大细胞在速发型过敏反应中的作用；参与对蠕虫的过敏反应 |
| 淋巴细胞 | 20~40 | T细胞→细胞免疫<br>B细胞→体液免疫 |
| 单核细胞 | 3~8 | 吞噬作用、参与特异性免疫应答的诱导与调节 |

### 三、血小板生理

1. 血小板的数量  血小板是骨髓巨核细胞的细胞质脱落形成的具有代谢能力的细胞，体积小，呈梭形或椭圆形，无细胞核，但有完整的细胞膜。正常成人的血小板数量是$(100~300)×10^9/L$。

2. 血小板的生理特性  具有黏附、聚集、释放、收缩、吸附等生理特性。

3. 血小板的生理功能  ①维护血管壁完整性；②参与生理止血的各个环节。

4. 血小板在生理止血过程中的作用

(1)形成血小板止血栓(一期止血)：当血管受损暴露血管内皮下胶原组织时，一方面激活血小板，血小板即粘附于损伤处；另一方面，血小板随即发生变形、聚集、和释放反应，血小板脱颗粒释放内源性ADP、肾上腺素、5-HT、组胺等，以及临时合成和释放$TXA_2$，使更多的血小板聚集成团，从而迅速形成松软的止血栓子。

(2)促进血液凝固(二期止血)：血小板对血液凝固有重要的促进作用。①血小板表面能吸附多种凝血因子，加速凝血过程；②血小板磷脂表面，为因子X和凝血酶原的激活提供极有利的反应平面；③血小板释放各种血小板因子，直接参与凝血；④血小板内存在类似肌肉的收缩蛋白，血凝块中的血小板收缩时可固缩血凝块，挤出血清而成为坚实的止血栓，牢固封住血管缺口。

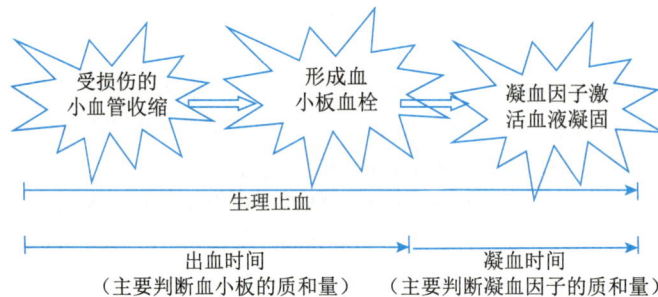

图1-8  生理止血三阶段

敲黑板

红细胞——运输$O_2$和$CO_2$的；白细胞——防御的；血小板——止血、保护血管的。

# 第三节  生理性止血、血液凝固、抗凝和纤溶

### 一、生理性止血

生理止血是指在正常情况下，小血管受损出血在几分钟内自行停止出血的现象。用小针刺破耳垂或指尖使血液自然流出，测定出血延续时间，称为出血时间，正常不超过9分钟(模板法)。生理止血包括以下三个过程：

1. 受损小血管收缩

2. 血小板血栓形成(一期止血)

3. 血凝块形成(二期止血)

### 二、凝血因子和血液凝固

血液凝固简称凝血，是指血液由流动的液体状态变成不能流动的凝胶状态的过程。其本质为血浆中可溶性的纤维蛋白原转变成不溶性的纤维蛋白，纤维蛋白交织成网，把血细胞及血液的液体成分网罗在内，从而形成血凝块。

#### (一)凝血因子

凝血因子是指血浆与组织中参与血液凝固的物质，目前已知的凝血因子有 14 种。12 个有编号的：凝血因子 Ⅰ～ⅩⅢ(简称 FⅠ～FⅩⅢ)，注意：FⅥ、FⅦ其实就是激活了是 FⅤa。2 个没有编号的：前激肽释放酶、高分子激肽原。

[经典例题1]

血液凝固的本质是

A. 纤维蛋白的激活　　　　　　B. 纤维蛋白原变为纤维蛋白　　　　　　C. 血小板的聚集

D. 纤维蛋白的溶解　　　　　　E. 凝血因子Ⅻ的激活

[参考答案] 1. B

> **敲黑板**
>
> 血液凝固的本质是纤维蛋白原变为纤维蛋白；
> 抗凝系统的本质是灭活凝血因子；
> 纤溶的本质是纤维蛋白的降解。

#### (二)血液凝固的基本步骤

血液凝固的过程大体可分为三个基本步骤：

第一阶段，凝血酶原激活物的形成(Ⅹ→Ⅹa)。根据始动途径和参与因子的不同，此阶段分为内源性与外源性凝血两条途径。

第二阶段，在凝血酶原激活物的作用下，凝血酶原转变为凝血酶(Ⅱ→Ⅱa)；

第三阶段，在凝血酶的作用下，纤维蛋白原转变为纤维蛋白(Ⅰ→Ⅰa)。

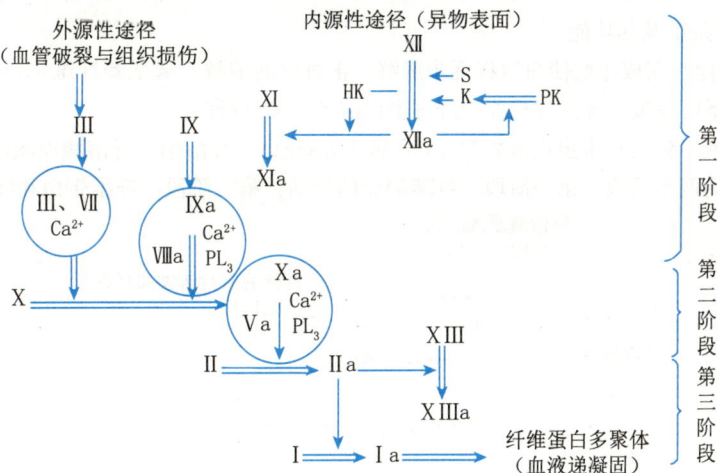

**图 1-9　凝血过程**

**表 1-10　内源性凝血与外源性凝血**

|  | 内源性凝血 | 外源性凝血 |
|---|---|---|
| 发生条件 | 血管损伤 | 组织损伤 |
| 启动因子(第一个被激活的因子) | 胶原纤维或异物激活 FⅫ | 受损组织释放出 FⅢ |
| 参与的凝血因子 | 多，全在血液中 | 少，FⅢ、FⅦ |
| 凝血速度 | 慢，约数分钟 | 快，不足十秒 |

### 三、抗凝和纤维蛋白溶解

(一)抗凝

血浆中有许多抗凝物质,其中最重要的是抗凝血酶Ⅲ和肝素。

表 1-11　抗凝物质

| 抗凝物质 | 产生部位 | 生理作用及作用机理 |
| --- | --- | --- |
| 抗凝血酶Ⅲ | 肝脏<br>血管内皮细胞 | ①可灭活 FⅨa~FⅫa<br>②为最主要的抗凝物质,占凝血酶抑制活性的75%<br>③缺乏肝素时,其抗凝作用慢而弱。与肝素结合后,抗凝作用增加 2000 倍 |
| 肝素 | 肥大细胞<br>嗜碱性粒细胞 | 具有较强的抗凝作用,与抗凝血酶结合后,可使抗凝血酶与凝血酶的亲和力增强100 倍 |
| 蛋白质 C 系统 | 肝脏合成<br>(需 VK 参与) | ①包括:蛋白质 C、凝血酶调节蛋白、蛋白质 S、蛋白质 C 抑制物<br>②可水解灭活 FⅧa、FVa,抑制 FX 及凝血酶原的激活<br>③活化的蛋白质 C 还可促进纤维蛋白溶解<br>④蛋白质 S 是蛋白质 C 的辅助因子,可使激活的蛋白质 C 的作用大大增强 |
| 组织因子<br>途径抑制物(TFPI) | 血管内皮细胞 | TFPI 是外源性凝血途径的特异性抑制剂<br>是体内主要的生理性抗凝物质 |
| 枸橼酸钠、<br>草酸铵、草酸钾 | 体外抗凝剂 | 可与 $Ca^{2+}$ 结合而去除血浆中的 $Ca^{2+}$,起体外抗凝作用 |
| 华法林 | 体内抗凝剂 | 为维生素 K 拮抗剂,可抑制 FⅡ、FⅦ、FⅨ、FX 的合成,起体内抗凝作用 |

[经典例题 2]

肝素抗凝的主要机制是

A. 抑制血小板的聚集　　　　　　　　B. 抑制凝血酶原的激活

C. 抑制因子 X 的激活　　　　　　　　D. 促进纤维蛋白吸附凝血酶

E. 增强抗凝血酶Ⅲ的活性

[参考答案] 2.E

(二)纤维蛋白溶解系统及其功能

正常情况下,止血栓在完成止血使命后将逐步溶解。止血栓的溶解主要依赖纤维蛋白溶解系统(简称纤溶系统)。纤维蛋白和纤维蛋白原被分解的过程称为纤维蛋白溶解,简称纤溶。

(1)纤溶系统的组成　包括纤维蛋白溶解酶原(简称纤溶酶原)、纤溶酶、纤溶酶原激活物与纤溶抑制物。

(2)纤溶过程　分为两个阶段。第一阶段:纤溶酶原的激活;第二阶段:纤维蛋白和纤维蛋白原的降解。

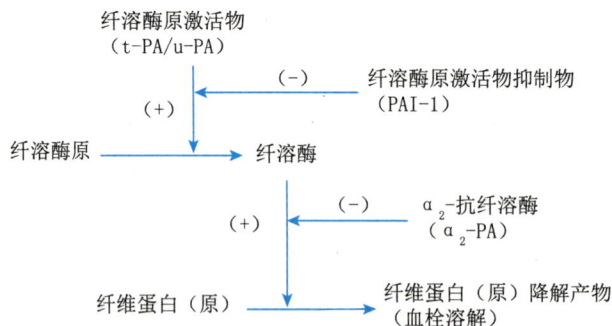

图 1-10　纤溶过程

(3)临床意义　纤溶酶是血浆中活性最强的蛋白酶,特异性较低,除主要降解纤维蛋白(原)之外,对 FⅡ、FV、FⅧ、FX、FⅫ等凝血因子也有一定的降解作用。当纤溶亢进时,可因凝血因子的大量分解和纤维蛋白降解产物的抗凝作用而产生出血倾向。

## 第四节 血 型

### 一、血型与红细胞凝集反应

(一)血型 指血细胞膜上特异抗原的类型。通常所说的血型多指红细胞血型,目前已确认的红细胞血型系统有30余种,其中与临床关系最密切的是ABO和Rh血型系统。

(二)红细胞凝集反应 若将血型不相容的两个人的血滴放在玻片上混合,其中的红细胞即凝集成簇,这种现象称为红细胞凝集。在补体作用下,发生凝血的红细胞会继发溶血。当给人输入血型不相容的血液时,在血管内可发生红细胞凝集和溶血反应,不仅堵塞毛细血管,溶血时释放的血红蛋白还会损害肾小管,同时机体还会发生超敏反应,严重时危及生命。因此,血型鉴定是安全输血的前提。红细胞凝集的本质是抗原-抗体反应。

(三)凝集原 红细胞膜上的血型抗原在凝集反应中称为凝集原。

(四)凝集素 能与红细胞膜上的凝集原(血型抗原)起反应的特异抗体,称为凝集素。凝集素为γ-球蛋白,存在于血浆中。

### [经典例题1]

通常所说的血型是指

A. 红细胞膜上的凝集素
B. 红细胞膜上的凝集原

C. 红细胞膜上的受体
D. 血浆中凝集素

E. 血浆中凝集原

[参考答案] 1. B

敲黑板

抗原——又称凝集原——在红细胞膜上;抗体——又称凝集素——在血浆里。

### 二、ABO血型系统和Rh血型系统

(一)ABO血型的分型 红细胞膜上有两种抗原,即A抗原和B抗原。在血浆中存在两种相对应的抗体,即抗A抗体和抗B抗体。根据红细胞膜上抗原的类型,将血液分为A型、B型、AB型、O型四种血型。

红细胞膜上只有A抗原,称为A型血;红细胞膜上只有B抗原,称为B型血;红细胞膜上同时有A、B两种抗原(既有A抗原、又有B抗原),称为AB型血;红细胞膜上两种抗原都没有(既无A抗原、也无B抗原),称为O型血。

注意:A型血的血浆中含有抗B抗体;B型血的血浆中含有抗A抗体;AB型血的血浆中既无A抗体,也无B抗体;O型血的血浆中既有A抗体,也有B抗体。

敲黑板

抗原和相应的抗体(如A抗原和A抗体),绝不可能同时存在于一个人的血液中。

表1-12 血型的分型

| 血型 | 红细胞膜凝集原 | 血清中的凝集素 | 凝集试验 | |
|---|---|---|---|---|
| | | | A型血清(含抗B) | A型血清(含抗A) |
| A型 | A | 抗B | - | + |
| B型 | B | 抗A | + | - |
| AB型 | A和B | 无抗A和抗B | + | + |
| O型 | 无A和B | 抗A和抗B | - | - |

注:"+"表示有凝集反应,"-"表示无凝集反应

(二)Rh 血型系统　目前发现的 Rh 凝集原有多种，与临床关系密切的是 C、c、D、E、e5 种，其中 D 的抗原性最强，故临床意义最为重要。根据红细胞上有无 D 抗原，将血液分为 Rh 阳性和 Rh 阴性两种血型。凡红细胞上含有 D 凝集原者称为 Rh 阳性；而红细胞上缺乏 D 凝集原者，为 Rh 阴性。在我国，汉族和其他大部分民族的人，属 Rh 阳性者约占 99%，Rh 阴性者仅占 1%(熊猫血)。

Rh 血型特点：与 ABO 血型不同，人的血清中不存在抗 Rh 的天然抗体。即：无论 Rh 阳性还是 Rh 阴性的人，都不存在天然的抗 Rh 抗体。只有当 Rh 阴性者在接受 Rh 阳性的血液后，才会产生抗 Rh 抗体。输血后 2~4 个月，抗 Rh 抗体的水平达高峰。

临床意义：①Rh 阴性受血者在第一次接受 Rh 阳性血液后，一般不产生明显的输血反应，但第二次或多次输入 Rh 阳性的血液时，即可发生抗原-抗体反应，输入的 Rh 阳性红细胞将被破坏而发生溶血；②Rh 阴性的母亲，第一次怀有 Rh 阳性的胎儿时，可因胎儿的红细胞进入母体循环，使母亲产生抗 Rh 抗体，但很少出现新生儿溶血的情况。当再次妊娠时，抗 Rh 抗体可通过胎盘进入胎儿体内，而引起新生儿溶血。

### 三、输血原则

**1. 原则一**　同型输血。

**2. 原则二**　交叉配血。

3. 交叉配血的方法　把供血者的红细胞和受血者的血清进行配合试验，称为交叉配血主侧；再将受血者的红细胞和供血者的血清作配合试验，称为交叉配血次侧。

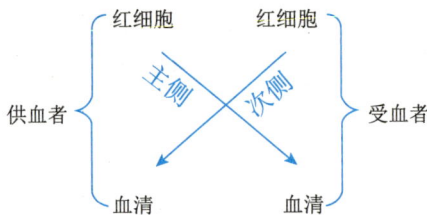

图 1-11　交叉配血试验

4. 交叉配血的结果　①如主侧和次侧都没有发生凝集反应，称为配血相和，可以输血；②如主侧发生凝集反应，称为配血不合，受试者不能接受该供血者血液；③如果主侧不发生凝集反应，而次侧发生凝集反应，称为配血基本相合。

[ 经典例题 2 ]

输血时主要考虑

A. 给血者红细胞不被受血者红细胞所凝集　　B. 给血者红细胞不被受血者血清凝集

C. 受血者红细胞不与其血浆发生凝集　　D. 给血者血浆不使受血者红细胞凝集

E. 给血者血浆不被受血者血浆所凝集

[ 参考答案 ] 2. B

# 第四章　血液循环

## 第一节　心脏的泵血功能

心脏对血液的驱动作用称为心脏的泵血功能。心脏收缩时将血液射入动脉，并通过动脉系统将血液分配到全身各组织；心脏舒张时，通过静脉系统将血液"吸"回心脏，为下一次射血做准备。

### 一、心动周期

心脏一次收缩和舒张为一个机械活动周期，称心动周期。心房与心室的心动周期均包括收缩期和舒张期。由于心脏泵血主要是心室的作用，故心动周期通常是指心室的活动周期。如果正常成年人的心率为 75 次/分，则一个心动周期持续 0.8 秒。

医学教育网　www.med66.com

　　**命题点：** 心率加快，心动周期缩短。收缩期和舒张期均缩短，但舒张期的缩短更明显，因此，心率增快时心肌的工作时间相对延长，休息时间相对缩短，这对心脏的持久活动是不利的。

### 二、心脏泵血的过程和机制

　　血液在心脏中按单方向流动，经心房→心室→动脉。在心脏的射血过程中，心室舒缩活动所引起的心室内压力的变化是促进血液流动的动力，而瓣膜的开放和关闭则决定着血流的方向。

表 1-13　心脏射血过程中心室容积、压力及瓣膜的启闭和血流方向的变化

| 心动周期时相 | 压力关系 | 瓣膜状态 | | 血流方向 | 心室容积 |
| --- | --- | --- | --- | --- | --- |
| | | 房室瓣 | 主动脉瓣 | | |
| 等容收缩期 | 房内压<室内压↑<主动脉压 | 关 | 关 | 无血液进出心室 | 不变 |
| 快速射血期 | 房内压<室内压↑↑>主动脉压 | 关 | 开 | 心室→动脉(量大、速度快) | 快速减小 |
| 减慢射血期 | 房内压<室内压↓<主动脉压 | 关 | 开 | 心室→动脉(量小、速度慢) | 继续减小 |
| 等容舒张期 | 房内压<室内压↓↓<主动脉压 | 关 | 关 | 无血液进出心室 | 不变 |
| 快速充盈期 | 房内压>室内压↓<主动脉压 | 开 | 关 | 心房→心室(量大、速度快) | 快速增大 |
| 减慢充盈期 | 房内压>室内压↑<主动脉压 | 开 | 关 | 心房→心室(量小、速度慢) | 继续增大 |
| 心房收缩期 | 房内压>室内压<主动脉压 | 开 | 关 | 心房→心室 | 稍增大 |

[经典例题1]

　　在心动周期中，心室充盈主要依靠

　　A. 胸腔大静脉收缩　　　　　　　B. 心房收缩期射血　　　　　　C. 心室舒张引起的低压抽吸

　　D. 胸膜腔负压抽吸　　　　　　　E. 心包的周期性扩张

　　[参考答案] 1. C

### 三、心音

表 1-14　第一心音和第二心音的比较

| | 第一心音 | 第二心音 |
| --- | --- | --- |
| 产生原因 | 房室瓣关闭 | 主动脉瓣、肺动脉瓣关闭 |
| 出现时间 | 心室收缩初期 | 心室舒张初期 |
| 听诊部位 | 胸骨左缘第五肋间隙(心尖搏动处) | 胸骨两旁第二肋间隙 |
| 音调 | 音调低、响度大、持续时间长 | 音调高、响度小、持续时间短 |
| 临床应用 | 第一心音到第二心音之间为心室收缩期 | 第二心音到第一心音之间为心室舒张期 |

### 四、心脏泵血功能的评定指标

　　评价心脏泵血功能是否正常，是医疗实践中的重要问题。

表 1-15　心脏泵血功能评价指标

| 指标 | 定义 | 正常值<br>(正常成年人) | 意义 |
| --- | --- | --- | --- |
| 每搏输出量 | 一侧心室一次收缩射入动脉的血量，简称搏出量 | 约为70ml(60～80ml) | |

续表

| 指标 | 定义 | 正常值<br>（正常成年人） | 意义 |
|---|---|---|---|
| 每分输出量 | 一侧心室每分钟射出的血量，简称心输出量<br>心输出量=搏出量×心率 | 男：4.5~6L<br>女：比男性低10% | |
| 心指数 | 每平方米体表面积的心输出量<br>心指数=心输出量/体表面积 | 3~3.5L/(min·m²) | 分析比较不同个体之间心功能 |
| 射血分数 | 每搏量占心室舒张末期容积的百分比 | 55%~65% | 作为评价心功能的指标更为全面 |
| 每搏功 | 心室一次收缩所做的功<br>每搏功≈搏出量(L)×(平均动脉血压-左心房平均压)×13.6(kg/L)×9.807×0.001 | —— | 衡量心室功能的主要指标 |
| 每分功 | 每分功=每搏功×心率<br>是指心室每分钟收缩射血所做的功 | —— | |

### 五、影响心输出量的因素

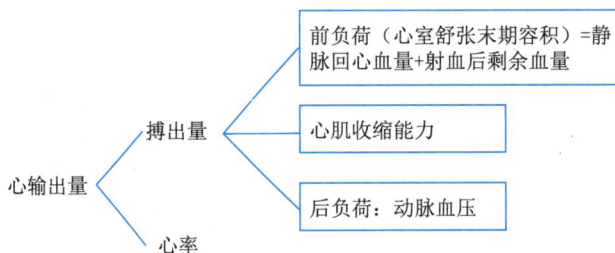

图 1-12　影响心输出量的因素

由于心输出量=搏出量×心率，因此，凡能影响每搏输出量和心率的因素均可影响心输出量，而每搏量的多少又受心肌收缩的前负荷、后负荷以及心肌收缩能力等因素的影响。

每搏量的调节

1. 前负荷(异长调节)

(1)定义：心室肌收缩前所承受的负荷。前负荷=心室舒张末期容积=静脉回心血量+射血后剩余血量。

(2)对搏出量的影响机制：心室舒张末期容积越大，心肌的初长度越长，心肌收缩的力量越强，因而搏出量愈多；反之，心室舒张末期容积越小，心肌的初长度越短，心肌收缩的力量越弱，因而搏出量愈少。

(3)异长调节：在这种调节机制中，引起调节的因素是心肌细胞本身初长度的改变，其效应是心肌细胞收缩强度的变化，因此将这种形式的调节又称为异长自身调节。这种调节的生理意义在于对每搏量进行一定限度的精细调节，使每搏输出量与回心血量相适应，使左、右室的每搏量相一致。

2. 后负荷

(1)定义：动脉血压是心室收缩所承受的负荷。后负荷=动脉血压，左心室的后负荷为主动脉压、右心室的后负荷为肺动脉压。

(2)对搏出量的影响：

①在其他条件不变的情况下：血压↑→搏出量↓(等容收缩期延长而射血期缩短)→射血后剩余血量↑+静脉回心血量→心室舒张末期容积↑→心肌收缩力↑耗氧量↑(通过异常调节，心脏代偿)→搏出量↑(得以维持正常的搏出量)；

②高血压危象：心脏失代偿→搏出量↓↓↓。

总之，血压在一定范围内变化，通过心脏代偿，保证搏出量不变；超出代偿能力，搏出量下降。

3. 心肌收缩能力(等长调节)

(1)定义：心肌不依赖于前负荷和后负荷而能改变其收缩力的内在特性，称心肌收缩能力。

(2)对搏出量的影响：心肌收缩能力增强，每搏量增加，反之则减少。

(3)等长调节：这种调节与心肌的初长度变化无关，故又称等长自身调节。

(4)影响心肌收缩能力的因素：神经、体液、药物等都可以通过改变心肌收缩能力来调节每搏量。

4. 心率

(1) 一定范围内, 心率增加, 心输出量增加。

(2) 超过一定范围, >180 次/min 或 <40 次/min, 则心输出量下降。

**[经典例题 2]**

某人由平卧位突然站立, 静脉回心血量减少, 每搏量、动脉血压降低, 该人搏出量减少是由于下列哪项所致

A. 等长调节      B. 心迷走神经兴奋      C. 异长调节

D. 心室后负荷增大      E. 心交感神经兴奋

[参考答案] 2. C

### 六、心力储备

心力储备是指心输出量随机体代谢需要而增加的现象。心力储备以活动时最大输出量与安静状态的输出量之差来表示。如: 安静时心输出量为 5L/min, 活动时最大输出量为 25L/min, 则心力储备为 25-5 = 20L/min。心力储备包括: 心率储备、收缩期储备、舒张期储备。储备量大小顺序为: 心率储备>收缩期储备>舒张期储备。当机体需要时, 首先动用心率储备来增加输出量, 其次是收缩力增强。

## 第二节 心肌的生物电活动和生理特性

### 一、心肌细胞的跨膜电位及其形成机制

根据组织学和电生理学特性, 可粗略地将心肌细胞分为两大类型: 一类是普通的心肌细胞, 又称为工作细胞, 包括心房肌细胞和心室肌细胞, 含有丰富的肌原纤维, 执行收缩功能; 另一类是特殊分化的心肌细胞, 又称自律细胞, 组成心脏的特殊传导系统, 包括窦房结细胞和浦肯野细胞等。

1. 工作细胞

人和哺乳动物心室肌细胞的静息电位约为 $-90mV$, 形成机制与神经细胞、骨骼肌细胞基本相同, 主要是由 $K^+$ 外流形成的 $K^+$ 平衡电位, 但动作电位却有明显的不同。心室肌细胞动作电位的主要特征在于复极过程比较复杂, 持续时间很长, 通常分为 0、1、2、3、4 五个时期。

表 1-16 心室肌动作电位的分期及特点

| 分期 | 除极期 | 复极化 | | | |
|---|---|---|---|---|---|
| | 0 期 | 1 期 | 2 期 | 3 期 | 4 期 |
| | | 快速复极初期 | 平台期或缓慢复极期 | 快速复极末期 | 静息期 |
| 形成机制 | $Na^+$ 内流 | $K^+$ 外流 | $Ca^{2+}$ 内流, $K^+$ 外流同时存在 | $K^+$ 外流 | $Na^+$-$K^+$ 泵, $Na^+$-$Ca^{2+}$ 交换 |

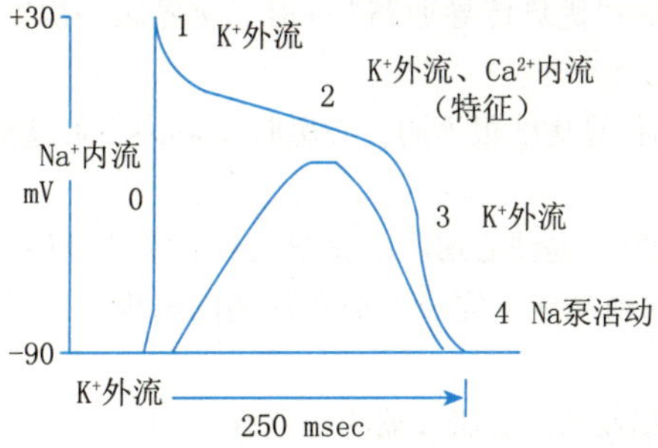

图 1-13 心室肌动作电位

2. 自律细胞

(1) 自律细胞与非自律细胞的最大区别有明显的 4 期自动去极化。4 期自动去极化是自律细胞产生自动节律的基础。

(2) 窦房结细胞: 窦房结 P 细胞的 4 期自动去极速度最快, 在每次心搏活动中最先去极达到阈电位水平, 产生一个新的动作电位, 因此成为心脏正常起搏点。①0 期机制——$Ca^{2+}$ 内流 (慢)——又称为慢反应自律细胞; ②

4期自动除极——最快——100次/分——正常起搏点；③4期机制(If)——进行性衰减的$K^+$外流(主)。

(3)浦肯野细胞：浦肯野细胞动作电位的0、1、2、3期的波形及离子机制与心室肌细胞相似，但第4期存在自动去极化。①0期机制——$Na^+$内流(快)——又称为快反应自律细胞；②4期自动除极——比较慢——25次/分——潜在起搏点；③4期机制(If)——$Na^+$内流逐渐增多、$K^+$外流的逐渐减弱。

**敲黑板**

2期(平台期)是心室肌细胞动作电位持续时间长的主要原因，也是心室肌细胞动作电位与骨骼肌细胞区别的主要特征，还是有效不应期长的原因。

### 二、心肌的生理特性

心肌细胞具有兴奋性、自律性、传导性和收缩性四种生理特性。前三者是以心肌生物电活动为基础的电生理特性；收缩性则是心肌的一种机械特性。

1. 心肌的兴奋性　心肌细胞受刺激时产生动作电位的能力称兴奋性。

(1)兴奋性的周期性变化：心肌细胞在一次兴奋的过程中，细胞的兴奋性出现规律的周期性变化，经历有效不应期(绝对不应期和局部反应期)→相对不应期→超常期→正常。

(2)特点：有效不应期特别长，相当于心肌收缩活动的整个收缩期及舒张早期。

(3)生理意义：心肌在收缩期和舒张早期以前不会接受刺激产生第二次兴奋和收缩，使心肌不会发生强直收缩，从而保证了心脏收缩舒张交替进行，使心脏泵血功能得以完成。

2. 自动节律性(自律性)　心肌细胞能够在没有外来刺激的条件下，自动地发生节律性兴奋的特性，称为自动节律性，简称自律性。具有自动节律性的组织或细胞，称自律组织或自律细胞。

(1)评价自律性的指标：自律细胞在单位时间内自动发生兴奋的次数是衡量其自律性高低的指标。影响自律性的因素有最大复极电位与阈电位之间的差异、4期自动除极化的速度。

(2)心脏起搏点：在心脏特殊传导组织的自律细胞中，窦房结P细胞的自律性最高，为100次/分。房室交界约为50次/分，房室束约为40次/分，末梢浦肯野细胞约为25次/分。因此，窦房结成为心脏的正常起搏点，由窦房结起搏而形成的心律称为窦性心律。正常情况下，窦房结以外的自律组织并不自动产生兴奋，只起传导兴奋的作用，属于潜在起搏点。

正常情况下，窦房结通过抢先占领和超速驱动压抑两种方式控制着潜在起搏点，使它们的自动兴奋受到抑制而表现不出来，从而实现由窦房结的节律来主宰整个心脏的节律活动。

3. 传导性　心肌细胞所具有的对兴奋的传导能力叫做传导性。

(1)传导房室：心肌细胞传导兴奋的机制与神经细胞和骨骼肌细胞相同，也是以"局部电流"的方式进行传导。同时，局部电流可通过闰盘传播到另一个心肌细胞。

(2)传导路径：窦房结→心房肌→"优势传导通路"→房室交界区→房室束、左右束支→浦肯野纤维网→心室肌。

(3)传导速度：兴奋在心脏内的传导速度很不同，心房肌0.4m/s，心室肌1m/s，房室交界约0.02m/s，浦肯野纤维4m/s。

(4)生理意义：房室延搁的生理意义是使心房收缩完毕之后心室才开始收缩，不至于产生房室收缩重叠的现象，从而保证了心室血液的充盈及泵血功能的完成。房室延搁的病理意义是使得房室交界成为传导阻滞的好发部位。

4. 收缩性　心肌和骨骼肌同属横纹肌。心肌收缩的特点有：

(1)同步收缩：心肌细胞之间有低电阻的闰盘存在，兴奋可在细胞间迅速传播，引起所有细胞几乎同步收缩和舒张。也称"全或无"式收缩。

(2)不发生强直收缩：在有效不应期内，心肌细胞不再接受任何刺激而产生兴奋和收缩。因此，正常情况下，心脏不会发生强直收缩。

(3)对细胞外$Ca^{2+}$依赖性大：心肌细胞内$Ca^{2+}$储量少，兴奋-收缩耦联过程高度依赖$Ca^{2+}$内流。故严重的低钙血症和高钙血症，均可影响心脏收缩。如：心跳骤停。

[经典例题1]

心肌不会发生强直收缩的原因是

A. 心肌是功能上的合胞体　　　　B. 肌质网不发达，$Ca^{2+}$贮存少

C. 有效不应期特别长　　　　　　D. 心肌呈"全或无"式收缩

E. 会自动节律收缩

[参考答案] 1. C

### 三、正常心电图的波形及其生理意义

典型心电图的基本波形主要包括 P 波、QRS 波群、T 波。有时在 T 波后，还出现一个小的 U 波。

表 1-17　心电图波形的生理意义

| P 波 | 反映两心房去极化过程 |
|---|---|
| QRS 波群 | 反映两心室去极化过程 |
| T 波 | 反映两心室复极过程 |
| PR 间期 | 反映从心房开始去极化到心室开始去极化的时间 |
| QT 间期 | 反映心室肌去极化和复极化所需时间 |
| ST 段 | 反映两心室缓慢复极化的过程 |

# 第三节　血管生理

### 一、各类血管的功能特征

表 1-18　各类血管在血液循环功能中不同的作用

| 生理名称 | 解剖名称 | 特征 | 功能 |
|---|---|---|---|
| 弹性储器血管 | 主动脉、大动脉 | 管壁厚，富含弹性纤维；储备弹力势能 | ①使心室间断射血变为血管内连续血流；②减小动脉血压波动，减小脉压差 |
| 阻力血管 | 小动脉、微动脉 | 富含平滑肌，管径细，构成血流阻力的主要部位 | ①形成外周阻力，以维护大动脉压；②控制器官内部供血 |
| 交换血管 | 毛细血管 | 特别薄，管壁仅为单层内皮细胞；血流速度慢 | 为物质交换提供条件 |
| 容量血管 | 静脉系统 | 管壁薄、管腔粗、容量大、但缺乏弹性；可扩张性大，血流慢 | ①储备血液②调节回心血量 |
| 短路血管 | 动-静脉吻合支 | 血管短；连通微动脉与微静脉 | ①调节体温；②参与调节回心血量 |

### 二、动脉血压

1. 动脉血压的形成　血压是指血管内流动的血液对于单位面积血管壁的侧压力。各段血管的血压不同，平常所说的血压是指动脉血压。动脉血压的形成条件有以下 4 个方面：

(1)心血管内有足够的血液充盈　动脉血压形成的前提。循环系统中血液的充盈程度可以用循环系统平均充盈压来表示，其高低取决于血量和循环容积之间的相对关系。

(2)心脏射血　动脉血压形成的必要条件。心室射血所释放的能量一部分作为血液流动的动能，推动血液向前流动；另一部分转化为大动脉扩张所储存的势能。由于心脏射血是间断的，因此在动脉血压随心室射血而发生周期性变化。心室收缩时血压升高(收缩压)，心室舒张时血压下降(舒张压)。

(3)外周阻力　即血流阻力，主要取决于小动脉和微动脉的口径，口径越小，血流阻力越大。外周阻力使得心室每次收缩射出的血液只有约 1/3 在心室收缩期流到外周，其余的暂时储存于主动脉和大动脉中，使血压升高。

(4)主动脉和大动脉的弹性储器作用　主要意义是缓冲动脉血压，减小波动幅度(减小脉压差)。当心室收缩射血时，主动脉和大动脉被扩张，可多容纳一部分血液，使射血期血压(收缩压)不至于太高；当心室舒张时，

扩张的主动脉和大动脉发生弹性回缩,一方面维持血液在舒张期的持续流动,另一方面可维持舒张期血压,让舒张压不至于太低。

2. 动脉血压的正常值　一般所说的动脉血压是指主动脉压,因主动脉压与肱动脉压相差无几,临床上通常以肱动脉压代表主动脉压。

**表 1-19　动脉血压正常值**

| 收缩压 | 心室肌收缩射血时,主动脉压急剧增高,在收缩的中期达到最高值 |
| --- | --- |
| 舒张压 | 心室舒张时,主动脉压下降,在心舒末期动脉血压达到最低值 |
| 脉压 | 收缩压和舒张压的差值 |
| 平均动脉血压 | 心动周期中瞬时动脉血压的平均值<br>平均动脉血压=舒张压+1/3脉压 |
| 正常值(mmHg) | 收缩压 100~120、舒张压 60~80、脉压 30~40、平均动脉压 100 |

3. 影响动脉血压的因素

**表 1-20　影响动脉血压的因素**

| 每搏输出量 | 主要影响收缩压 | 搏出量增大,动脉血压升高,收缩压升高比舒张压明显,脉压增大 |
| --- | --- | --- |
| 心率 | 主要影响舒张压 | 心率加快,舒张压升高比收缩压明显,脉压减小 |
| 外周阻力 | 主要影响脉压 | 外周阻力加大,舒张压升高,收缩压升高不如舒张压明显,脉压减小 |
| 主动脉和大动脉的弹性 | 主要影响脉压 | 老年人动脉硬化,大动脉的弹性储存作用减弱,血压波动大,脉压加大 |
| 循环血量和血管容量的比例 | 既影响收缩压也影响舒张压 | 循环血量减少、血管容量加大,均可引起血压下降 |

**[经典例题 1]**

在影响动脉血压的诸多因素中,搏出量增加而其他因素不变时,脉压增大的主要原因是

A. 收缩压,舒张压均降低　　　　　　B. 收缩压,舒张压均增高

C. 收缩压升高,舒张压降低　　　　　D. 收缩压降低,舒张压变化不大

E. 收缩压升高,舒张压变化不大

[参考答案] 1. E

敲黑板

大失血——循环血量绝对减少——血压下降;

过敏性休克(如青霉素),外周血管扩张——循环血量相对减少——血压下降。

**三、静脉血压**

1. 中心静脉压

(1)定义　通常将右心房和胸腔内大静脉的血压称为中心静脉压,其正常变动范围为 4~12cmH$_2$O;各器官静脉血压称为外周静脉压。

(2)影响因素:中心静脉压的高低取决于心脏射血能力和静脉回心血量。

①心脏射血能力:心脏收缩力增强,每搏量较多,心腔余血量较少,中心静脉压就较低。反之,心脏射血能力减弱时,中心静脉压就升高。

②静脉回心血量:静脉回流量大、速度快,中心静脉压升高。

(3)测定中心静脉压的临床意义:①判断心功能;②指导输血、输液。

2. 静脉回心血量及其影响因素

静脉回心的动力=外周静脉压-中心静脉压,单位时间内的静脉回心血量取决于外周静脉压和中心静脉压的差,以及静脉对血流的阻力。

表 1-21　静脉回心血量及其影响因素

| 影响因素 | 变化 | 静脉回心血量 | 作用机制 |
| --- | --- | --- | --- |
| 体循环平均充盈压 | ↑ | ↑ | 外周静脉压与中心静脉压差增大 |
| | ↓ | ↓ | 外周静脉压与中心静脉压差减小 |
| 心脏收缩力量 | ↑ | ↑ | 心舒期抽吸力增大 |
| | ↓ | ↓ | 心舒期抽吸力变小 |
| 体位改变 | 立位变卧位 | ↑ | 外周静脉压与中心静脉压差加大 |
| | 卧位变立位 | ↓ | 身体低垂部分血管扩张 |
| 骨骼肌的挤压作用 | 肌肉运动↑ | ↑ | 肌肉收缩期挤压和舒张期抽吸作用增强。持续收缩则静脉回流减少 |
| | 肌肉运动↓ | ↓ | |
| 呼吸运动 | 胸内负压↑ | ↑ | 吸气时，胸内负压增大，腔静脉扩张，静脉回流增加；呼气时则减少 |
| | 胸内负压↓ | ↓ | |

[经典例题 2]

中心静脉压的高低取决于下列哪项因素

A. 血管容量和血量　　　　　　　　　B. 动脉血压和静脉血压之差
C. 心脏射血能力和静脉回心血量　　　D. 心脏射血能力和外周阻力
E. 外周静脉压

[参考答案] 2. C

四、微循环的组成和作用

微循环是指微动脉和微静脉之间的血液循环，其功能是进行血液和组织之间的物质交换。

1. 微循环的组成　由微动脉、后微动脉、毛细血管前括约肌、真毛细血管、通血毛细血管、动静脉吻合支和微静脉等部分组成。

2. 微循环的作用　血液流经微循环有 3 种不同通路，各有其生理功能。

表 1-22　微循环通路及其生理功能

| | 迂回通路(营养通路) | 直捷通路 | 动-静脉短路 |
| --- | --- | --- | --- |
| 路径组成 | 微动脉→后微动脉→毛细血管前括约肌→真毛细血管→微静脉 | 微动脉→后微动脉→通血毛细血管→微静脉 | 微动脉→动-静脉吻合支→微静脉 |
| 血流特点 | 血流慢、容积大 | 血流速度较快 | 血流速度最快 |
| 开放状态 | 20%轮流交替开放 | 经常开放 | 环境温度高时开放增多 环境温度低时关闭增多 |
| 主要功能 | 物质交换 | 确保一部分血液迅速经微循环进入静脉 | 体温调节 |
| 常见部位 | 肠系膜、肝、肾 | 骨骼肌 | 皮肤、四肢末端 |

五、组织液的生成与回流及其影响因素

1. 组织液的生成

(1) 组织液生成与回流的部位——毛细血管

组织液是血浆滤过毛细血管壁生成的，同时组织液又通过毛细血管壁重吸收回流入毛细血管。

(2) 组织液生成与回流的动力——有效滤过压

有效滤过压 =(毛细血管血压+组织液胶体渗透压)-(血浆胶体渗透压+组织液静水压)。

流经毛细血管的血浆，有 0.5%~2%在毛细血管动脉端以滤过的方式进入组织间隙，其中约 90%在静脉端被重吸收回血液，其余的 10%进入毛细淋巴管，成为淋巴液。

2. 影响组织液生成的因素

表 1-23　影响组织液生成的因素

| 影响因素 | 临床实例 |
| --- | --- |
| 毛细血管血压升高 | 充血、淤血引起的水肿<br>如：心源性水肿（右心衰下肢水肿、左心衰肺水肿）、下肢静脉血栓形成，下肢淤血引起的水肿 |
| 血浆胶体渗透压降低 | 低蛋白血症（如肝炎、肾炎、严重营养不良） |
| 毛细血管通透性 | 炎症性水肿、过敏性水肿 |
| 淋巴液回流受阻 | 丝虫病导致的淋巴管阻塞；乳癌阻塞淋巴管引起的水肿 |

**敲黑板**

促进组织液生成的主要动力是——毛细血管血压；
促进组织液回流的主要动力是——血浆胶体渗透压。

# 第四节　心血管活动的调节

一、神经调节

1. 心血管神经支配

表 1-24　心脏的神经支配

| | 心交感神经 | 心迷走神经 |
| --- | --- | --- |
| 中枢 | $T_{1-5}$ | 延髓背核、疑核 |
| 神经递质 | 去甲肾上腺素（NE） | 乙酰胆碱（Ach） |
| 受体 | β | M |
| 支配部位 | 窦房结、房室交界、房室束、心房肌、心室肌 | 窦房结、房室交界、房室束、心房肌（心室肌迷走神经较少，对 Ach 不敏感） |
| 作用 | 细胞膜对 $Ca^{2+}$ 通透性增高；<br>对 $K^+$ 通透性降低 | 细胞膜对 $Ca^{2+}$ 通透性降低；<br>对 $K^+$ 通透性增高 |
| 效应 | 正性变时、变力、变传导——<br>心率加快<br>房室传导加快<br>心肌收缩力增强<br>心输出量增多<br>血压升高 | 负性变时、变力、变传导——<br>心率减慢<br>房室传导减慢<br>心肌收缩力减弱<br>心输出量减少<br>血压降低 |

（1）交感缩血管神经　人体内绝大多数血管只受交感缩血管神经的单一支配。节后纤维末梢释放的递质为去甲肾上腺素。血管平滑肌细胞有 α 和 $β_2$ 肾上腺素能受体。

（2）兴奋效应　去甲肾上腺素与 α 肾上腺素能受体结合，可导致血管平滑肌收缩；与 $β_2$ 肾上腺素能受体结合，则导致血管平滑肌舒张。去甲肾上腺素与 α 肾上腺素能受体结合的能力比与 $β_2$ 受体结合的能力强，故缩血管纤维兴奋时引起缩血管效应。

（3）神经密度　体内几乎所有的血管都受交感缩血管纤维支配，但不同部位的血管中缩血管纤维分布的密度不同。皮肤血管中缩血管纤维分布最密，骨骼肌和内脏的血管次之，冠状血管和脑血管中分布较少。在同一器官中，动脉中缩血管纤维的密度高于静脉，微动脉中密度最高，但毛细血管前括约肌中神经纤维分布很少。

（4）调节机制　在安静状态下，交感缩血管纤维持续发放 1~3 次/秒的低频冲动，称为交感缩血管紧张，这种紧张性活动使血管平滑肌保持一定程度的收缩状态。

2. 压力感受性反射　最重要的心血管反射是颈动脉窦和主动脉弓压力感受性反射。由于此反射引起的效应主要是血压下降，所以也称为降压反射。

（1）压力感受器　感受装置是位于颈动脉窦和主动脉弓血管外膜下的感觉神经末梢，称为动脉压力感受器。动脉压力感受器并不是直接感受血压的变化，而是感受血管壁的机械牵张程度。当动脉血压升高时，动脉管壁被牵张的程度就增大，压力感受器发放的神经冲动也就增多。在一定范围内，压力感受器的传入冲动频率与动脉管壁的扩张程度成正比。

（2）传入神经和中枢联系　颈动脉窦压力感受器的传入神经纤维组成颈动脉窦神经，窦神经加入舌咽神经，进入延髓，到达孤束核。主动脉弓压力感受器的传入神经纤维行走于迷走神经干内，然后进入延髓，到达孤束核。

（3）反射效应　动脉血压升高时，压力感受器传入冲动增多，通过中枢整合机制，使心迷走紧张加强，心交感紧张和交感缩血管紧张减弱，其效应为心率减慢，心排出量减少，外周阻力降低，故动脉血压下降。反之，当动脉血压降低时，压力感受器传入冲动减少，使迷走紧张减弱，交感紧张加强，于是心率加快，心排出量增加，外周阻力增高，血压回升。该反射引起的主要效应是使血压下降。

（4）生理意义　压力感受性反射是一种负反馈调节，其生理意义在于保持动脉血压的相对恒定，防止动脉血压过高或过低。压力感受性反射在动脉血压的长期调节中并不起重要作用。该反射的主要作用是在心输出量、外周阻力、血容量等发生突然变化时，对动脉血压进行快速调整。

[经典例题1]

降压反射的生理意义是

A. 降低动脉血压　　　　　　　B. 升高动脉血压　　　　　　　C. 减弱心血管活动

D. 增强心血管活动　　　　　　E. 维持动脉血压相对稳定

[参考答案] 1. E

二、体液调节

1. 肾素-血管紧张素系统（RAS）　是人体重要的体液调节系统，对心血管的正常发育，心血管功能稳态、电解质和体液平衡的维持，以及血压的调节均有重要作用。

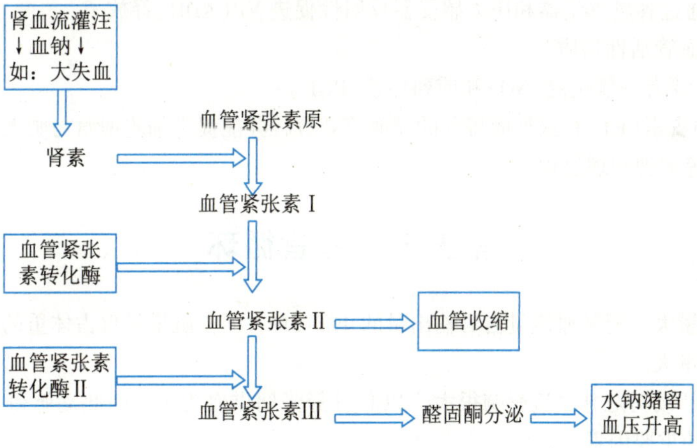

图 1-14　RAS 作用体系

（1）RAS构成　①肾素：由肾小球近球细胞分泌；②血管紧张素原：由肝脏合成；③血管紧张素Ⅰ：肾素可将血管紧张素原激活为血管紧张素Ⅰ；④血管紧张素Ⅱ：血管紧张素转化酶（ACI）可将血管紧张素Ⅰ转化为血管紧张素Ⅱ；⑤血管紧张素Ⅲ：血管紧张素Ⅱ被进一步水解为血管紧张素Ⅲ。

（2）RAS的激活　①当各种原因引起肾血流灌注减少时，肾素分泌就增多。②血浆中 $Na^+$ 浓度降低时，肾素分泌也增加。③交感神经兴奋，入球小动脉收缩，肾素分泌增加。

（3）血管紧张素Ⅱ（AngⅡ）的生物活性　AngⅡ是已知最强的缩血管活性物质之一，可通过中枢和外周机制，使外周阻力增大，血压升高。机制包括：①使全身微动脉收缩，外周阻力增大，血压升高；也可使静脉收缩，回心血量增多；②兴奋交感神经：作用于交感神经末梢上的血管紧张素受体，使交感神经末梢释放去甲肾上腺素增多；还可作用于中枢神经系统内一些神经元的血管紧张素受体，使交感缩血管紧张加强；③刺激肾上腺皮质球状带细胞合成和释放醛固酮，促进肾小管和集合管对 $Na^+$ 和水的重吸收，并使细胞外液量增加。

(4)其他血管紧张素的生物活性　血管紧张素Ⅰ不具有生理活性。AngⅢ的缩血管效应仅为血管紧张素Ⅱ的10%～20%，但刺激肾上腺皮质合成和释放醛固酮的作用较强。

(5)临床意义　在正常生理情况下，循环血中血管紧张素Ⅱ浓度较低，因此，对正常血压的维持作用不大。在某些病理情况下，如失血、失水时RAS系统的活动加强，并对循环功能的调节起重要作用。

2. 肾上腺素和去甲肾上腺素

(1)来源　肾上腺素和去甲肾上腺素属于儿茶酚胺。循环血液中的肾上腺素和去甲肾上腺素主要由肾上腺髓质分泌，其中肾上腺素约占80%，去甲肾上腺素约占20%。

(2)肾上腺素　①机制：肾上腺素可与 α 和 β($β_1$、$β_2$)两类肾上腺素能受体结合。在心脏，肾上腺素与$β_1$肾上腺素能受体结合，产生正性变时和变力作用，使心排出量增加。在血管，肾上腺素的作用取决于血管平滑肌上 α 和 $β_2$ 肾上腺素能受体分布的情况。在皮肤、肾、胃肠道的血管平滑肌上，α 肾上腺素能受体在数量上占优势，肾上腺素的作用是使这些器官的血管收缩；在骨骼肌和肝的血管，$β_2$ 肾上腺素能受体占优势，这类受体被激活时引起血管舒张。②效应：小剂量的肾上腺素常以兴奋$β_2$肾上腺素能受体的效应为主，引起血管舒张，外周阻力降低；大剂量的肾上腺素以缩血管为主，使外周阻力增大。

(3)去甲肾上腺素　①机制：去甲肾上腺素主要与 α 肾上腺素能受体结合，也可与心肌的$β_1$肾上腺素能受体结合，但和血管平滑肌的 $β_2$ 肾上腺素能受体结合的能力较弱。②效应：静脉注射去甲肾上腺素，可使全身血管广泛收缩，动脉血压升高；血压升高又使压力感受性反射活动加强，压力感受性反射对心脏的抑制效应超过去甲肾上腺素对心脏的直接效应，故心率减慢。

(4)临床应用　临床上常把肾上腺素用作强心剂，去甲肾上腺素用作升压药。

3. 血管升压素(VP)　血管升压素(VP)又称抗利尿激素(ADH)。

(1)来源：是由下丘脑神经元合成的激素。

(2)功能：其名称反应了该激素的两种调节功能，一是增强肾集合管对水的重吸收，起到抗利尿作用；二是维持血容量，而且还能促使血管收缩，升高血压，对维持血压的稳态非常重要。

(3)调节机制：①当血浆晶体渗透压升高时，可通过下丘脑渗透压感受器促进VP(ADH)释放；②当血容量减少、血压降低时，可通过容量感受器和压力感受器反射性促进VP(ADH)释放。

4. 血管内皮生成的血管活性物质

(1)舒血管物质：主要有一氧化氮(NO)和前列环素($PGI_2$)；

(2)缩血管物质：内皮素(ET)有强烈而持久的缩血管效应，并能促进细胞增殖与肥大，并参与心血管细胞的凋亡、分化、表型转化等多种病理过程。

# 第五节　器官循环

## 一、冠脉循环血流特点

1. 灌注压高，血流量大　冠脉血流量占心输出量的4%～5%，而心脏重量仅占体重的0.5%。

2. 摄氧率高，耗氧量大。

3. 心肌节律性舒缩活动对冠脉血流影响很大　以心脏舒张期供血为主，因此动脉舒张压的高低和舒张期的长短是影响冠脉血流量的重要因素。

## 二、冠脉血流量的调节

冠脉血流量受神经和体液的调节，其中心肌活动时产生的代谢产物起主要作用。

表1-25　冠脉血流量的调节

| | 使冠脉舒张，血流量加大的调节 | 使冠脉收缩，血流量减少的调节 |
|---|---|---|
| 心肌代谢水平的影响 | 心肌代谢水平增强，代谢产物堆积，引起冠脉舒张：腺苷(作用最强)、$H^+$、$CO_2$、乳酸、缓激肽、前列腺素E | |
| 激素调节 | 肾上腺素、去甲肾上腺素、甲状腺激素 | 血管紧张素、大剂量血管升压素 |
| 神经调节 | 不起主要作用 | |

# 第五章　呼　吸

## 第一节　肺通气

肺通气是气体流动进出肺的过程。

一、肺通气的原理

(一)肺通气的动力　肺泡与外界环境之间的压力差是肺通气的直接动力，呼吸肌收缩和舒张引起的节律性呼吸运动则是肺通气的原动力。

呼吸肌收缩(舒张)→胸廓的扩大(缩小)→肺的扩张(回缩)→肺泡内压<大气压(肺泡内压>大气压)→气体进(出)肺。

1. 呼吸运动：呼吸肌收缩和舒张引起的胸廓节律性的扩大和缩小称为呼吸运动。主要的吸气肌为膈肌和肋间外肌，主要的呼气肌为肋间内肌和腹肌；此外，还有一些辅助吸气肌，如斜角肌、胸锁乳突肌等。

表 1-26　平静呼吸与用力呼吸

| 平静呼吸 | 吸气是主动的，呼气是被动的<br>吸气主要由膈肌、肋间外肌收缩完成；呼气是膈肌、肋间外肌舒张完成 |
|---|---|
| 用力呼吸 | 吸气和呼气都是主动的<br>吸气由膈肌、肋间外肌、辅助吸气肌参与；呼气由肋间内肌、腹肌参与收缩 |

表 1-27　呼吸运动的形式

| 形式 | 表现 | 主要参与的肌肉 | 出现的可能原因 |
|---|---|---|---|
| 腹式呼吸 | 腹壁起伏 | 膈肌 | 提示胸部疾病，也见于幼儿 |
| 胸式呼吸 | 胸壁起伏 | 肋间外肌 | 提示腹部活动受限 |
| 混合式呼吸 | 腹壁和胸部都有起伏 | 膈肌和肋间外肌 | 正常呼吸形式 |

2. 肺内压　肺内压是肺泡内的压力

(1)吸气初：肺内压<大气压，吸气开始；吸气末：肺内压=大气压，吸气停止。

(2)呼气初：肺内压>大气压，呼气开始；呼气末：肺内压=大气压，呼气停止。

3. 胸膜腔和胸膜腔内压：

(1)胸膜腔：在肺和胸廓之间存在一密闭性腔隙，称胸膜腔，由紧贴于肺表面的胸膜脏层和紧贴于胸廓内壁的胸膜壁层构成。胸膜腔内没有气体，仅有少量浆液。作用：①润滑；②使两层胸膜紧贴在一起。若胸膜破裂，胸膜腔与大气相通，空气立即进入胸膜腔形成气胸，使两层胸膜分开，肺因本身的弹性回缩力而塌陷(肺不张)。

(2)胸膜腔内压：正常情况下，胸膜腔内压总是低于大气压，故又称胸内负压。胸膜腔内压=大气压-肺弹性回缩力。在吸气末和呼气末，肺内压=大气压=0，则胸膜腔内压=-肺弹性回缩力。平静呼吸时，无论吸气还是呼气，胸膜腔内的压力始终为负值。吸气末胸膜腔内负压最大。

(3)胸内负压生理意义：①胸腔负压牵引肺，维持肺的扩张状态，并使肺随着胸廓的扩张而扩张；②有利于胸腔内的腔静脉和胸导管等扩张，从而促进静脉血液和淋巴液回流。

[经典例题1]

平静吸气时，参与呼吸动作的主要肌肉是

A. 斜角肌和胸锁乳突肌　　　　　　B. 膈肌和肋间内肌

C. 肋间外肌和膈肌　　　　　　　　D. 肋间内肌和腹壁肌

E. 肋间内肌和肋间外肌

[参考答案] 1. C

(二)肺通气的阻力

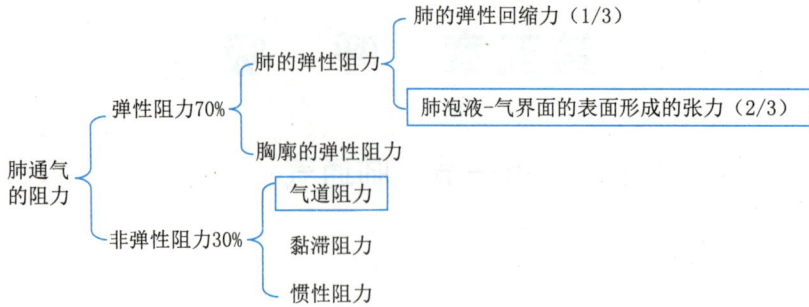

```
                                          肺的弹性回缩力（1/3）
                          肺的弹性阻力
                                          肺泡液-气界面的表面形成的张力（2/3）
              弹性阻力70%
                          胸廓的弹性阻力
肺通气
的阻力                        气道阻力
              非弹性阻力30%   黏滞阻力
                          惯性阻力
```

图 1-15　肺通气的阻力

1. 弹性阻力

(1)弹性阻力和顺应性的关系：弹性组织在外力作用下变形时，有对抗变形和弹性回位的倾向，为弹性阻力。顺应性是指在外力作用下弹性组织的可扩张性，容易扩张者，顺应性大，弹性阻力小；不易扩张者，顺应性小，弹性阻力大。顺应性与弹性阻力呈反比关系。

(2)肺弹性阻力：肺弹性阻力=肺组织本身的弹性回缩力+表面张力产生的回缩力。

①肺组织本身的弹性回缩：主要来自弹性纤维和胶原纤维(占肺总弹性阻力 1/3)；

②表面张力：主要来自肺泡液-气界面表面张力(占肺总弹性阻力 2/3)。

(3)肺泡表面活性物质

表 1-28　肺泡表面活性物质

| 来源 | 肺泡Ⅱ型细胞分泌的一种复杂的脂蛋白混合物 |
|---|---|
| 成分 | 主要成分是二棕榈酰卵磷脂(DPPC) |
| 分布于 | 肺泡表面 |
| 作用 | 降低肺泡表面张力 |
| 功能 | ①降低吸气阻力，减少吸气做功<br>②维持肺泡稳定性：吸气时防止肺泡过度膨胀破裂、呼气时防止肺泡塌陷；防止大肺泡过度膨胀、小肺泡萎陷<br>③防止肺水肿，避免表面张力对毛细血管血浆和组织液产生的"抽吸"作用 |
| 临床意义 | ①肺炎、肺栓塞等，可因肺泡表面活性物质合成减少而发生肺不张<br>②早产儿因肺不成熟，缺乏肺泡表面活性物质，易发生新生儿呼吸窘迫综合征 |

(4)胸廓的弹性阻力：主要来自胸廓的弹性成分。胸廓处于自然位置时，肺容量为肺总量的67%(相当于平静吸气末的肺容量)。

平静吸气末→胸廓无变形→无弹性阻力。

深吸气→肺容量>肺总量的67%→弹性阻力向内→成为吸气的阻力，呼气的动力。

深呼气→肺容量<肺总量的67%→弹性阻力向外→成为吸气的动力、呼气的阻力。

胸廓的弹性阻力可以用胸廓的顺应性来表示。

临床意义：肥胖、胸廓畸形、胸膜增厚、腹腔内占位病变——胸廓顺应性降低。

2. 非弹性阻力：包括惯性阻力、黏滞阻力、气道阻力。其中气道阻力是非弹性阻力的主要成分(占80%～90%)。健康人，平静呼吸时的总气道阻力主要发生在鼻(约占总阻力50%)，声门(约占25%)及气管和支气管(约占15%)等部位，仅10%的阻力发生在口径小于2mm的细支气管。气管口径是影响气道阻力的主要因素。

[经典例题 2]

下列关于肺表面活性物质成分和功能的描述，正确的是

A. 有助于维持肺泡的稳定性　　　　　B. 主要成分是糖脂复合物

C. 可防止肺气肿的发生　　　　　　　D. 由肺泡Ⅰ型上皮细胞合成与分泌

E. 主要作用是增加肺泡表面张力

[参考答案] 2.A

> 支气管痉挛、炎症致气管黏膜水肿——气道口径小——气道阻力大，通气量减小；
>
> 交感神经兴奋→激动气管平滑肌 $\beta_2$ 受体→气管扩张，口径大→气道阻力小，通气量大；
>
> 副交感神经兴奋→激动气管平滑肌 M 受体→气管收缩，口径小→气道阻力大，通气量小。

## 二、基本肺容积和肺容量

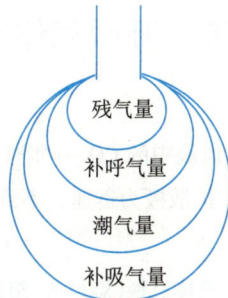

**图 1-16　基本肺容积**

1. 基本肺容积

（1）潮气量：每次呼吸时吸入或呼出的气量为潮气量。平静呼吸时，潮气量为 400~600ml，一般以 500ml 计算。

（2）补吸气量：平静吸气末，再尽力吸气所能吸入的气量为补吸气量，正常成年人为 1500~2000ml。

（3）补呼气量：平静呼气末，再尽力呼气所能呼出的气量为补呼气量，正常成人为 1000~1500ml。

（4）余气量：最大呼气末尚存留于肺中不能再呼出的气量为余气量，正常成人为 1000~1500ml。支气管哮喘和肺气肿患者，余气量增加。

以上四种肺的基本容积，互不重叠，全部相加等于肺的最大容量，即肺总量。

2. 肺容量　是基本肺容积中两项或两项以上的联合气量。

**表 1-29　肺容量的各项指标**

| 指标 | 计算方法 | 正常值 | | | 生理意义 |
|---|---|---|---|---|---|
| 深吸气量 | 潮气量+补吸气量 | | | | 衡量最大通气潜力 |
| 功能余气量 | 余气量+补呼气量 | 成年人约 2500ml | | | 缓冲呼吸过程中肺泡内 $PO_2$ 和 $PCO_2$ 的过度变化 |
| 肺活量 | 潮气量+补吸气量+补呼气量 | 成年男性 3500ml<br>女性 2500ml | | | 反映肺通气功能的指标，但不能充分反映肺组织的弹性状态和气道的通畅程度 |
| 用力呼气量 | | 1s | 2s | 3s | 反映一定时间内所能呼出的气量，是评价肺通气功能的较好指标 |
| | | 83%肺活量 | 96%肺活量 | 99%肺活量 | |
| 肺总量 | 肺活量+余气量 | 成年男性 5000ml<br>女性 3500ml | | | 肺所容纳的最大气量 |

## 三、肺通气量与肺泡通气量

**表 1-30　肺通气量与肺泡通气量**

| 指标 | 定义 | 成人正常值 |
|---|---|---|
| 肺通气量 | 每分钟吸入或呼出的气体总量<br>肺通气量=潮气量×呼吸频率 | 6~9L |
| 最大通气量 | 尽力作深快呼吸时，每分钟所能吸入或呼出的最大气量 | 70~120L |
| 解剖无效腔 | 每次吸入的气体，一部分将留在鼻（或口）与终末细支气管之间的呼吸道内，不参与气体交换，这部分呼吸道的容积，称解剖无效腔 | 150ml |

续表

| 指标 | 定义 | 成人正常值 |
|---|---|---|
| 肺泡无效腔 | 进入肺泡内的气体，因血液在肺内分布不均而不能都与血液进行气体交换，未发生气体交换的这一部分肺泡容量 | —— |
| 生理无效腔 | 生理无效腔=解剖无效腔+肺泡无效腔≈解剖无效腔 | —— |
| 肺泡通气量 | 肺泡通气量=(潮气量−无效腔气量)×呼吸频率<br>每分钟吸入肺泡的新鲜空气量，可反映真正有效的气体交换量 | 每次呼吸仅使肺泡内的气体更新1/7 |

# 第二节　呼吸气体交换

## 一、肺换气的过程及其影响因素

1. 形式　单纯扩散。肺泡气中 $O_2$→血液；血液中的 $CO_2$→肺泡。

2. 动力　气体分压差(张力差)，$O_2$ 和 $CO_2$ 扩散极为迅速，不到 0.3 秒，血液流经肺毛细血管全长约 1/3 时，已经基本上完成交换过程。

表 1-31　气体交换(肺换气/组织换气)

| | 肺泡气(空气) | 静脉血 | 动脉血 | 组织 |
|---|---|---|---|---|
| $PO_2$ | 102 ——————→ | 40 | 97~100 ——————→ | 30 |
| $PCO_2$ | 40 ←—————— | 46 | 40 ←—————— | 50 |

敲黑板

$O_2$——"从外向内"扩散——$O_2$ 分压：最高是肺泡气、最低是组织(细胞内液)。

$CO_2$——"从内向外"扩散——$CO_2$ 分压：最高是组织(细胞内液)，最低是肺泡气。

## 二、影响肺换气的因素

表 1-32　影响肺部气体交换的因素

| 影响因素 | 关系 | 临床意义 |
|---|---|---|
| 呼吸膜的厚度 | 肺换气效率与呼吸膜厚度呈反比 | 肺纤维化、肺水肿时→呼吸膜增厚→肺换气↓ |
| 呼吸膜的面积 | 肺换气效率与面积呈正比 | 运动时→呼吸膜面积↑<br>肺不张、肺实变、肺栓塞时→呼吸膜面积↓ |
| 通气/血流比值($V_A/Q$) | $V_A/Q>0.84$：通气过度或血流减少<br>$V_A/Q<0.84$：通气不足或血流相对过剩 | $V_A/Q=0.84$，正常人，肺换气效率最高<br>$V_A/Q>0.84$，相当于肺无效腔加大，如：肺栓塞<br>$V_A/Q<0.84$，相当于发生了功能性动−静脉短路，如：支哮、气管异物<br>注意：肺气肿——上述两种 $V_A/Q$ 异常均可发生，故肺换气严重障碍 |

[经典例题 1]

决定肺部气体交换方向的主要因素是

A. 气体的溶解度　　　　　　　B. 气体的分压差　　　　　C. 肺泡膜的通透性

D. 气体分子量的大小　　　　　E. 气体与血红蛋白的亲和力

[参考答案] 1.B

## 三、组织换气的过程及其影响因素

流经全身组织的动脉血经气体交换转变为混合静脉血。组织换气的机制和影响因素与肺换气相似，不同的是气体的交换发在液相(血液、组织液、细胞内液)介质之间，且扩散膜两侧氧气和二氧化碳分压差随着细胞内的氧化代谢强度和组织血流量而不同。

## 第三节　气体在血液中的运输

### 一、氧和二氧化碳在血液中的运输

表 1-33　氧和二氧化碳的运输形式

| | $O_2$ 的运输形式 | $CO_2$ 的运输形式 |
|---|---|---|
| 物理溶解 | 占 $O_2$ 运输总量的 1.5% | 占 $CO_2$ 运输总量的 5% |
| 化学结合（主要形式） | 主要方式：氧合血红蛋白（$HbO_2$）占 $O_2$ 运输总量的 98.5%<br><br>$$Hb+O_2 \xrightleftharpoons[\text{O}_2\text{分压低（毛细血管）}]{\text{O}_2\text{分压高（肺）}} HbO_2$$ | 碳酸氢盐（$HCO_3^-$），占 88%——"最主要"<br><br>氨基甲酰血红蛋白（HHbNHCOOH），占 7%——"$CO_2$ 释放最快" |

[经典例题 1]

$CO_2$ 在血液中运输的主要方式是

A. 物理溶解　　　　　　　　　　B. 与水结合生成碳酸

C. 与 Hb 结合形成氨基甲酰血红蛋白　　D. 形成碳酸氢盐

E. 与血浆蛋白结合

[参考答案] 1. D

### 二、氧解离曲线及其影响因素

1. 血氧饱和度

Hb 氧容量——100ml 血中，Hb 所能结合的最大 $O_2$ 量称为 Hb 氧容量。

Hb 氧含量——100ml 血中，Hb 实际结合的 $O_2$ 量称为 Hb 氧含量。

血氧饱和度——Hb 氧含量与氧容量的百分比。正常人动脉血 Hb 氧饱和度为 97%。

$$血氧饱和度 = \frac{Hb\ 氧含量}{HB\ 氧容量} \times 100\%$$

图 1-17　血氧饱和度

2. 氧解离曲线及其影响因素

（1）氧解离曲线　表示血液 $PO_2$ 和 Hb 氧饱和度关系的曲线。即：该曲线表示不同 $PO_2$ 下与 Hb 的解离与结合情况。曲线呈"S"型，将其分为三段：

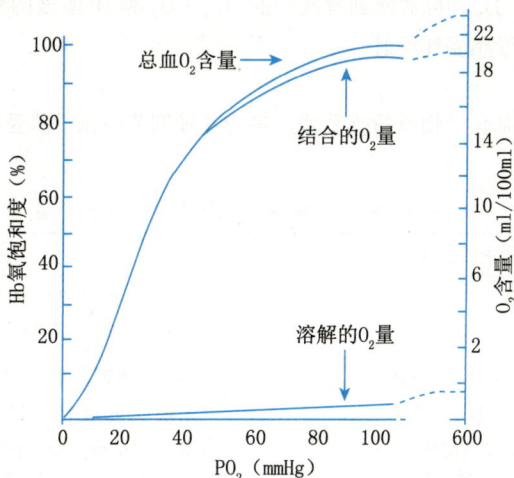

图 1-18　氧解离曲线

①氧解离曲线上段　特点是比较平坦，表明在这个范围内 $PO_2$ 变化对 Hb 的氧饱和度或血液氧含量影响不大。

②氧解离曲线中段　较陡，是反映 $HbO_2$ 释放 $O_2$ 的部分。

③氧解离曲线下段　也可反映血液中 $O_2$ 的储备。

（2）氧解离曲线的影响因素

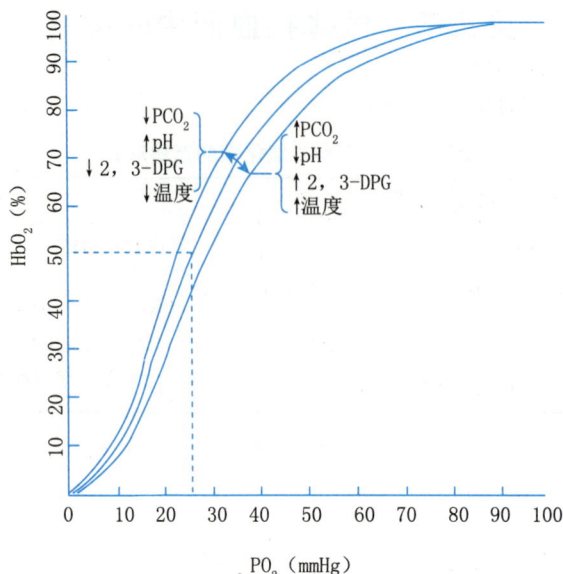

图 1-19　影响氧解离曲线的主要因素

通常用 $P_{50}$ 表示 Hb 对 $O_2$ 的亲和力。$P_{50}$ 是使 Hb 氧饱和度达 50% 时的 $PO_2$，正常为 26.5mmHg；

$P_{50}$ 增大，表明 Hb 对 $O_2$ 的亲和力降低，需更高的 $PO_2$ 才能达到 50% 的 Hb 氧饱和度，曲线右移；

$P_{50}$ 降低，则表示 Hb 对 $O_2$ 的亲和力增加，达 50%Hb 氧饱和度所需的 $PO_2$ 降低，曲线左移。

影响血液对 $O_2$ 的运输因素有：血液的 pH 值、$PCO_2$、温度和 2,3-二磷酸甘油酸（2,3-DPG）。

表 1-34　影响氧解离曲线的因素

| 曲线表现 | 意义 | 影响因素 |
| --- | --- | --- |
| 氧解离曲线右移 | 氧利用率增加 | 见于缺氧时：$PCO_2\uparrow$、$T\uparrow$、$pH\downarrow$、2,3-DPG$\uparrow$ |
| 氧解离曲线左移 | 氧利用率下降 | 见于：$PCO_2\downarrow$、$T\downarrow$、$pH\uparrow$、2,3-DPG$\downarrow$ |

# 第四节　呼吸运动的调节：化学感受性呼吸反射

化学因素对呼吸的调节：指的是动脉血或脑脊液中的 $O_2$、$CO_2$ 和 $H^+$ 浓度的变化，通过化学感受器，反射性地改变呼吸运动的过程，称为化学感受性反射。

一、化学感受器

化学感受器是指其适宜刺激是化学物质的感受器。参与呼吸调节的化学感受器因其所在部位的不同，分为外周化学感受器和中枢化学感受器。

表 1-35　外周化学感受器与中枢化学感受器

| | 外周化学感受器 | 中枢化学感受器 |
| --- | --- | --- |
| 位置 | 颈动脉体（主要调节呼吸）<br>主动脉体（主要调节循环） | 延髓腹外侧浅表部位的头端、尾端<br>（中枢区不具备化学感受性） |
| 特点 | ①适宜刺激物为 $H^+\uparrow$、$PaCO_2\uparrow$、$PaO_2\downarrow$<br>②感受的是 $PaO_2$，并不是 $O_2$ 的含量<br>③对 $PaCO_2$ 突然增高的调节反应快 | ①适宜刺激物为 $H^+$、$CO_2$<br>②对缺 $O_2$ 不敏感，但对 $H^+$ 的敏感性高<br>③对 $PaCO_2$ 突然增高的调节反应慢 |
| 生理功能 | 在机体低 $O_2$ 时，维持对呼吸的驱动 | ①调节脑脊液的 $H^+$ 浓度<br>②使中枢神经系统有一定稳定的 pH 环境 |

二、$CO_2$、$H^+$ 和低 $O_2$ 在呼吸运动调节中的相互作用

（1）$CO_2$ 的影响 $CO_2$ 兴奋呼吸的驱动作用是通过两条途径实现的，一是通过刺激中枢化学感受器，再兴奋呼

吸中枢；二是刺激外周化学感受器，再兴奋呼吸中枢，但两条途径中前者是主要的。

作用途径及效应：

①外周途径：动脉血 $PaCO_2$↑→外周化学感受器兴奋→传入冲动→呼吸中枢兴奋→呼吸↑；

②中枢途径（主要）：动脉血 $PaCO_2$↑→脑脊液［$H^+$］↑→中枢化学感受器兴奋→呼吸中枢兴奋→呼吸↑。

作用特点：①动脉血 $PaCO_2$↑引起快速呼吸调节反应；②中枢内一定的 $PaCO_2$ 是调节呼吸的最重要的生理性体液因子。

（2）$H^+$的影响：$H^+$对呼吸的调节也是通过外周化学感受器和中枢化学感受器实现的。中枢化学感受器对 $H^+$ 的敏感性较外周的高，约为外周的25倍。但是，血液中的 $H^+$ 不易通过血脑屏障，限制了它对中枢化学感受器的作用。脑脊液中的 $H^+$ 才是中枢化学感受器的最有效刺激。

作用途径及效应：

①外周途径：动脉血［$H^+$］↑→外周化学感受器兴奋→传入冲动→呼吸中枢兴奋→呼吸↑；

②中枢途径：动脉血中［$H^+$］通过血脑屏障慢→无法刺激中枢化学感受器。

特点：血液中［$H^+$］主要通过刺激外周化学感受器，发挥作用，驱动呼吸。

（3）$O_2$的影响：低 $O_2$ 对呼吸的兴奋作用完全是通过外周化学感受器实现的。

作用途径及效应：

①外周途径：动脉血 $PO_2$↓外周化学感受器兴奋→传入冲动→呼吸中枢兴奋→呼吸↑；②严重低氧时，非特异性致使中枢神经缺氧，功能降低→呼吸抑制。

作用特点：①$PO_2$ 对正常呼吸的调节作用不大；仅当 $PO_2<80mmHg$ 时，即严重缺氧时，肺通气量才有明显的增加；②临床上，严重肺气肿、肺心病等导致机体慢性缺氧和 $CO_2$ 潴留，此时中枢化学感受器 $CO_2$ 的刺激已经耐受，此时驱动呼吸主要依靠 $PO_2$↓，故而不能给予纯 $O_2$，否则可导致呼吸暂停（解除了低氧对外周化学感受器的刺激作用）。

**[经典例题1]**

$PCO_2$ 升高引起呼吸加深加快最主要是通过那部分引起的

A. 直接刺激呼吸中枢　　　　　　　B. 刺激中枢化学感受器而兴奋呼吸中枢

C. 刺激颈动脉窦压力感受器　　　　D. 刺激颈动脉体化学感受器

E. 刺激主动脉体化学感受器

[参考答案] 1. B

**敲黑板**

$PaCO_2$ 可以刺激的感受器——中枢化学感受器（为主）+外周化学感受器。

$PaO_2$ 可以刺激的感受器——外周化学感受器。

# 第六章　消化和吸收

## 第一节　消化道平滑肌的特性

### 一、一般功能特征

作为中空容纳性器官，消化道平滑肌既有与其它肌组织相同的兴奋性、传导性和收缩性，又有其独特的功能特性。

表1-36　一般功能特征

| 兴奋性 | 较低，收缩和舒张缓慢，且变异性大 |
| --- | --- |

| 节律性 | 较低、且不规则 |
| --- | --- |
| 紧张性 | 是平滑肌收缩和舒张的基础 |
| 富有伸展性 | 伸展时可使消化道容积加大 |
| 对电刺激不敏感 | 对消化道内容物的自然刺激，如机械牵拉、温度变化、化学刺激非常敏感 |

### 二、电生理特性

1. 静息电位

机制：$K^+$ 外流引起的 $K^+$ 平衡电位。

特点：不稳定，波动于 $-60 \sim -50mV$ 之间。

2. 慢波

机制：在静息电位基础上自发产生的周期性低幅去极化和复极化电位波动。去极化幅度为 $10 \sim 15mV$，持续时间数秒~十几秒不等。

意义：慢波频率对平滑肌收缩节律起决定性作用，故又称基本电节律。它决定消化道运动的方向、节律和速度。

特点：①消化道不同部位的平滑肌，其慢波频率不同。胃平滑肌的慢波频率为 3 次/分；十二指肠平滑肌为 12 次/分；小肠由上向下，其频率逐渐降低，至回肠末端为 $8 \sim 9$ 次/分。②慢波起源于消化道纵行平滑肌与环形平滑肌之间的 Cajal 间质细胞，它是胃肠运动的起搏细胞。切除支配平滑肌的支配神经后慢波依然存在，表明慢波的产生不依赖外来自主神经的支配，但其幅度和频率可受自主神经调节。

3. 动作电位

机制：去极化由 $Ca^{2+}$ 内流引起，复极化由 $K^+$ 外流产生。去极化过程慢、时间长、幅度低且大小不等。

特点：慢波是平滑肌收缩的起步电位，动作电位是平滑肌收缩的触发电位，动作电位在慢波的基础上发生。因而，慢波是平滑肌收缩节律的控制波。

# 第二节 胃肠道功能的调节

### 一、消化道的神经支配及其作用

1. 外来神经 外来神经即支配胃肠的自主神经：①交感神经：一般对消化活动起抑制性调节作用；②副交感神经：主要有迷走神经和盆神经，一般对消化活动起兴奋性调节作用，少数是肽能纤维，起抑制作用。

2. 内在神经丛 内在神经丛是由无数神经元和神经纤维组成的神经网络，分布于从食管中段到肛门管壁内，形成局部神经反应系统，又称肠神经系统。包括：

①黏膜下神经丛：位于黏膜下层，主要调节腺细胞和上皮细胞的功能；

②肌间神经丛：位于环行肌与纵行肌层之间，主要调节平滑肌活动，参与消化道运动的调节。

### 二、胃肠激素及其作用

1. 来源和种类 由胃肠道黏膜层的内分泌细胞分泌的激素统称为胃肠激素。

2. 作用 胃肠激素的作用主要有：①调节消化腺的分泌和消化道的运动；②调节其他激素的释放；③营养作用，刺激消化道组织的代谢和促进生长。

表 1-37 主要胃肠激素激素名称

| | 主要生理作用 | 引起释放的主要因素 |
| --- | --- | --- |
| 促胃液素（胃泌素） | 促进胃酸和胃蛋白酶的分泌；<br>使胃窦和幽门括约肌收缩，延缓胃排空；<br>促进胃肠运动；<br>促进消化道黏膜生长 | 蛋白质消化产物；<br>胃扩张 |
| 促胰液素（胰泌素） | 促进胰液及胆汁中（$H_2O/HCO_3^-$）分泌；<br>抑制胃酸分泌、胃运动；<br>收缩幽门括约肌，延缓胃排空；<br>促进胰腺外分泌部生长 | 盐酸；脂肪酸 |

| | 主要生理作用 | 引起释放的主要因素 |
|---|---|---|
| 缩胆囊素 | 刺激胰腺分泌；<br>促使胆囊收缩、松弛壶腹括约肌；<br>加强小肠和大肠运动；<br>增强幽门括约肌收缩，延缓胃排空；<br>促进胰腺外分泌部生长 | 蛋白质消化产物；<br>脂肪酸 |
| 抑胃肽 | 刺激胰岛素分泌；<br>抑制胃酸和胃蛋白酶分泌；<br>抑制胃排空 | 葡萄糖、脂肪酸、氨基酸 |

[经典例题1]

促胃液素的生理作用，不包括

A. 刺激胃酸的分泌　　　　　B. 促进胃运动　　　　　C. 刺激胰酶分泌

D. 促进唾液分泌　　　　　　E. 促进胆汁分泌

[参考答案] 1. D

# 第三节　胃内消化

## 一、胃液的性质、主要成分及其作用

1. 性质　无色、酸性(pH 0.9~1.5)。

2. 成分　盐酸(由壁细胞分泌)、胃蛋白酶原(由主细胞分泌)、黏液(由表面上皮细胞、泌酸腺的黏液颈细胞、贲门腺和幽门腺共同分泌)、碳酸氢盐(由胃黏膜的非泌酸细胞分泌)、内因子(由壁细胞分泌)。

3. 作用

(1)盐酸：①激活胃蛋白酶原成为胃蛋白酶，并提供适宜的酸性环境；②使食物中的蛋白质变性，易于被消化；③杀灭随食物入胃的细菌；④胃酸进入小肠可促进促胰液素、缩胆囊素的释放，从而促进胰液、胆汁和小肠液的分泌。⑤入小肠后有利于小肠吸收铁和钙。

(2)胃蛋白酶原：激活的胃蛋白酶可使胃蛋白酶原转变为胃蛋白酶，即自身催化。胃蛋白酶能使蛋白质水解。

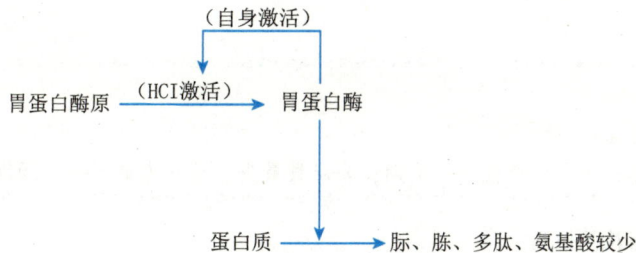

图 1-20　胃蛋白酶的作用机制

(3)内因子：由壁细胞分泌的一种糖蛋白，能与维生素 $B_{12}$ 结合，形成内因子-$B_{12}$复合物，保护 $B_{12}$ 免受破坏，并促使其在回肠末端主动吸收，因此胃(大部)切除的患者必须由胃肠外补充维生素 $B_{12}$。

(4)黏液-碳酸氢盐屏障：进入胃内的 $HCO_3^-$ 并非直接进入胃液中，而是与胃黏膜表面的黏液联合形成一个抗胃黏膜损伤的屏障，称为黏液-碳酸氢盐屏障。它能有效地保护胃黏膜免受胃内盐酸和胃蛋白酶的损伤。

[经典例题1]

下列哪项不属于胃液的作用

A. 杀菌　　　　　　　　　　B. 激活胃蛋白酶原　　　　C. 使蛋白质变性

D. 对淀粉进行初步消化　　　E. 促进 $VitB_{12}$ 的吸收

[参考答案] 1. D

## 二、胃液分泌的调节

1. 消化期的胃液分泌　食物是促进胃液分泌的天然刺激物。消化期胃液分泌分头期、胃期和肠期。

表 1-38　消化期的胃液分泌特点

| | 头期胃液分泌 | 胃期胃液分泌 | 肠期胃液分泌 |
| --- | --- | --- | --- |
| 分泌量 | 大(占30%) | 最大(占60%) | 少(占10%) |
| 酸度 | 很高 | 高 | 低 |
| 胃蛋白酶含量 | 很高 | 不如头期 | 含量较低 |
| 消化能力 | 很强 | 不如头期 | 弱 |
| 刺激因素 | 由进食动作引起 | 食物对胃底、胃体部和幽门部感受器的机械和化学性刺激 | 食糜对十二指肠的机械扩张和消化产物的化学性刺激 |
| 主要调节 | 神经调节 | 神经调节+体液调节 | 体液调节 |
| 作用机制 | 条件反射性分泌 | 经迷走-迷走反射引起胃液分泌扩张幽门→G细胞→胃泌素肽、氨基酸→G细胞→胃泌素 | 十二指肠黏膜释放胃泌素肠泌酸素刺激胃酸分泌 |

2. 促进胃液分泌的因素　包括迷走神经兴奋、促胃液素、组胺、$Ca^{2+}$、低血糖、咖啡因、酒精等。

(1)迷走神经：神经末梢释放乙酰胆碱，作用于壁细胞 $M_3$ 受体，促进胃酸分泌，其作用可被阿托品所阻断。

(2)组胺：由胃黏膜固有层的肠嗜铬样细胞(EEL)释放，旁分泌作用于壁细胞的 $H_2$ 受体，引起壁细胞分泌胃酸。阻断剂如西咪替丁。

(3)促胃液素：胃肠激素的一种，有大胃泌素(三十四肽)和小胃泌素(十七肽)两种分子形式，小胃泌素生物效应较强，但其半衰期较短。

3. 抑制胃液分泌的主要因素　抑制性调节在消化期内，除精神、情绪因素外，还包括盐酸、脂肪、高张溶液等。

(1)盐酸：为一种负反馈调节机制。当胃窦内 pH 1.2～1.5，可抑制胃液分泌。机制：①盐酸直接抑制了 G 细胞释放促胃液素。②盐酸刺激胃窦部 δ 释放生长抑素，间接抑制 G 细胞释放促胃液素。③当十二指肠内 pH 降到 2.5 以下时，胃液刺激十二指肠黏膜 S 细胞释放促胰液素而抑制胃酸分泌。

(2)脂肪：脂肪及其消化产物进入小肠后，刺激小肠黏膜释放"肠抑胃素"，从而抑制胃液分泌。

(3)高张溶液：消化期当食糜进入十二指肠后，可使肠腔内形成高张溶液。高张溶液可激活小肠内渗透压感受器，通过肠-胃反射来抑制胃酸分泌。

**敲黑板**

消化期胃液的分泌特点：

分泌量最大——胃期；消化力最强——头期；分泌量最少、消化力最弱——肠期。

## 三、胃的运动、胃排空及其控制

1. 胃的运动形式

(1)容受性舒张：为胃特有的运动形式，当咀嚼、吞咽食物时，食物刺激咽和食管可通过迷走神经反射性地引起胃壁肌肉舒张。其生理意义是适应大量食物涌入，而胃内压力并不明显升高，从而使胃更好地完成容受和贮存食物的功能。同时防止食糜过早排入小肠，有利于食物在胃内充分消化。

(2)紧张性收缩：胃壁平滑肌经常处于一定程度的缓慢持续收缩状态，称紧张性收缩。这种运动可使胃肠保持正常形态和位置，防止胃下垂，是胃肠进行其他运动形式的基础。

(3)胃的蠕动：空腹时不出现，食物入胃后约 5 分钟，蠕动即开始。蠕动从胃的中部开始，有节律地向幽门方向进行，每分钟 3 次。意义在于：使食物与胃液充分混合，以利于胃液发挥消化作用；搅拌和粉碎食物，并将食物向前推进；促进胃排空。

(4)消化间期移行性复合运动(MMC)：胃在空腹状态下出现。

2. 胃的排空及其控制　食物由胃排入十二指肠的过程称为胃的排空。胃的排空是间断进行的，促进胃排空的因素作用加强，增强胃的运动，使胃内压大于十二指肠，胃即排空一次；食糜排入十二指肠后，抑制胃排空的因素作用加强，从而终止胃的排空。如此往复进行，直至完全排空。胃的排空过程与十二指肠内的消化和吸收过程是相适应的。

（1）排空速度：一般在食物入胃后5分钟开始，不同食物排空速度不同；流体、小颗粒食物快于固体、大块食物；糖类排空最快，蛋白质次之，脂肪最慢；混合食物完全排空约需4~6小时。

（2）胃排空的控制

表 1-39　胃排空的控制因素

|  | 胃内因素——促进胃排空 | 十二指肠内因素——抑制胃排空 |
|---|---|---|
| 生理作用 | 加强胃的运动，促进胃排空 | 抑制胃的运动，延缓胃排空 |
| 生理机制 | 迷走-迷走反射、壁内神经丛反射<br>促胃液素促进胃的运动 | 肠-胃反射<br>促胰液素、抑胃肽等抑制胃的运动 |
| 刺激因素 | 食糜对胃的扩张和刺激 | 食糜（酸、脂肪、高渗溶液）进入十二指肠后对肠壁的机械性扩张和刺激 |

## [经典例题 2]

能抑制胃排空的因素是

A. 壁内神经丛反射　　　B. 迷走-迷走反射　　　C. 组胺　　　D. 进入胃内的食物　　　E. 肠-胃反射

[参考答案] 2. E

# 第四节　小肠内消化

## 一、胰液和胆汁的性质、成分及作用

1. 胰液的性质、成分和作用

（1）性质：无色、无嗅、碱性、等渗。

（2）主要成分：$HCO_3^-$、胰淀粉酶、胰脂肪酶、胰蛋白酶原和糜蛋白酶原。小肠液中的肠致活酶可以激活胰蛋白酶原，此外，酸、胰蛋白酶本身也能使胰蛋白酶原活化；胰蛋白酶可以激活糜蛋白酶原，转化为有活性的糜蛋白酶。

（3）作用：胰液含有糖、脂肪和蛋白质三种营养物质的消化酶，是所有消化液中消化力最强、消化功能最全面的一种消化液。

（4）食物是刺激胰液分泌的自然因素。胰液分泌受神经和体液因素的双重调节，以体液调节为主。

2. 胆汁的分泌和排出

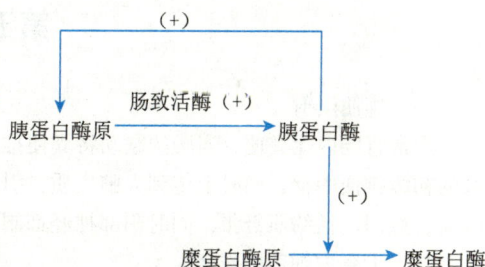

图 1-21　糜蛋白酶的形成

表 1-40　胆汁的分泌和排出

| 分泌 | 由肝细胞分泌 |
|---|---|
| 性质 | 肝胆汁呈金黄色或桔棕色，pH 7.1；胆囊胆汁颜色较深，呈弱酸性，pH 6.8 |
| 成分 | 水分（占97%）；无机成分（$K^+$、$Na^+$、$Cl^-$、$Ca^{2+}$、$HCO_3^-$）；<br>有机成分（胆盐、胆固醇、胆色素、脂肪酸、卵磷脂、黏蛋白等）；无消化酶 |
| 作用 | ①促进脂肪消化、吸收<br>②促进脂溶性维生素的吸收<br>③中和胃酸及促进胆汁自身分泌 |

食物是刺激胆汁分泌和排出的自然因素，按其刺激作用的强弱依次为高蛋白、高脂肪、混合性和糖类食物。胆汁分泌和排出受神经及体液因素的双重调节，以体液调节为主。

[经典例题1]

激活糜蛋白酶原的是

A. 肠致活酶　　　　B. 盐酸　　　　C. 胰蛋白酶　　　　D. 羧基肽酶　　　　E. 组胺

[参考答案] 1. C

### 二、小肠的运动及其调节

1. 小肠的运动

（1）紧张性收缩　是小肠进行其他运动的基础。

（2）分节运动　分节运动是一种以环行肌为主的节律性分段收缩和舒张运动。分节运动在空腹时几乎不存在，进食后才逐渐增强起来。分节运动在小肠上部频率较高，下部较低。作用：①使食糜与消化液充分混合，便于化学性消化；②使食糜与肠壁紧密接触，为吸收创造良好条件；③挤压肠壁，有助于血液和淋巴的回流。

（3）蠕动和蠕动冲　见于消化期。蠕动冲则可一次把食糜从小肠始端推向末端，传播远、速度快。

（4）消化间期移行性复合运动（MMC）其意义与胃 MMC 相似。

2. 回盲括约肌的功能

回盲括约肌平时保持轻度收缩状态，功能：①防止回肠内容物过快进入大肠，有利于消化和吸收的完全进行；②其活瓣样作用阻止大肠内容物向回肠倒流。

3. 小肠运动的调节　小肠的运动主要受肌间神经丛调节，食糜的机械和化学性刺激可通过局部反射加强运动。

> 敲黑板
>
> 胃肠共有的运动形式——紧张性收缩、蠕动；
>
> 胃特有的运动形式——容受性舒张；
>
> 肠特有的运动形式——分节运动。

# 第五节　大肠的功能

### 一、排便反射

通常直肠内无粪便，当肠的蠕动将粪便推入直肠时，刺激了直肠壁内的感受器，冲动经盆神经传至脊髓腰骶段的初级排便中枢，同时上传到大脑皮质，引起便意和排便反射。传出冲动经盆神经使降结肠、乙状结肠和直肠收缩，肛门内括约肌舒张，同时阴部神经抑制，肛门外括约肌舒张，使粪便排出体外。

### 二、大肠内细菌的作用

1. "好"的作用　大肠内有大量细菌，主要是大肠杆菌和葡萄球菌等。这些细菌不但不致病，反而对致病菌起抑制作用；大肠内细菌还能合成维生素 B 复合物及维生素 K，这些维生素可被机体吸收利用。

2. "坏"的作用　细菌体内的酶对食物残渣的发酵和腐败作用可产生一些有害物质，如 $CO_2$、甲烷、$H_2S$、$NH_3$、吲哚等。对于正常人来说，这些有害物质经肠壁吸收后进入肝脏被解毒。

3. 临床意义　①长时间使用广谱抗生素易导致二重感染；②肝硬化病人因肝脏解毒能力下降，有害物质进入血液引起严重后果，如 $NH_3$ 过高引起肝性脑病（肝昏迷）。

# 第六节　吸　收

### 一、小肠是吸收的主要部位

消化后的小分子营养物质、水和无机盐通过消化管黏膜进入血液和淋巴液的过程，称为吸收。吸收的主要部位在小肠。

（一）小肠有利于吸收的条件

1. 小肠的吸收面积大，通过环状皱褶、绒毛和微绒毛这些结构使其面积增加约 600 倍，达到 $200\sim250m^2$；

2. 食物在小肠内停留时间长；

3. 运输条件好，小肠黏膜中有丰富的毛细血管和毛细淋巴管；

4. 食物在小肠内已被分解为适于吸收的小分子物质。

(二)小肠吸收的途径

①跨细胞途径；②细胞旁途径。

### 二、食物中主要成分的吸收

1. 水的吸收　成人每日摄取水分约 1~2L，分泌各种消化液约 6~8L，即每日经过消化道的液体总量约 8L 以上，绝大部分在小肠内吸收，最后随粪便排出的约 150ml。水的吸收是被动的，NaCl 主动吸收产生的渗透压梯度是水吸收的动力。

2. 钠的吸收　小肠黏膜对钠的吸收属于主动转运，依赖于肠上皮细胞基底侧膜上的钠泵活动。

3. 铁的吸收　正常人每日吸收铁约 1mg，铁的吸收是一个主动过程，吸收铁的主要部位是在小肠上部。

影响铁吸收的因素：①铁的吸收与人体对铁的需要量有关，体内铁过多时吸收量减少，孕妇、儿童、失血者对铁的吸收量增加；②$Fe^{2+}$ 比 $Fe^{3+}$ 更好吸收，VC、盐酸促进铁的吸收。抗酸药、抑酸药影响铁的吸收。

4. 钙的吸收　主要吸收部位是小肠。

(1)吸收方式：十二指肠是跨上皮细胞主动吸收钙的主要部位，小肠各段都可通过细胞旁途径被动吸收钙。从钙吸收的量来看，则后一途径更多。

(2)影响钙吸收的因素：①活化的维生素 D 和机体对钙的需要量是调节小肠钙吸收的最重要因素。②肠内一定的酸度和脂肪等可促进 $Ca^{2+}$ 吸收；食物中磷酸过多可与 $Ca^{2+}$ 形成不溶性化合物，影响吸收。

5. 糖的吸收　食物中的糖类一般须被分解为单糖后才能被小肠吸收。其中以半乳糖和葡萄糖的吸收为最快，果糖次之，甘露糖则最慢。葡萄糖的吸收是逆浓度梯度进行的继发性主动转运($Na^+$－葡萄糖同向转运体)。

6. 蛋白质的吸收　食物中的蛋白质必须在肠道中分解为氨基酸和寡肽后才能被吸收，吸收部位主要在小肠。氨基酸吸收的途径与葡萄糖相似，属继发性主动转运过程($Na^+$－氨基酸同向转运体)。寡肽可被小肠上皮细胞摄取后分解为氨基酸而吸收。

7. 其他物质的吸收　大部分维生素在小肠上段被吸收，而维生素 $B_{12}$ 在回肠末端被吸收；胆固醇在小肠上部被吸收；脂肪的吸收以淋巴途径为主。

## [经典例题 1]

吸收胆盐、维生素 $B_{12}$ 的主要部位是

A. 胃　　　　　　B. 小肠　　　　　　C. 大肠　　　　　　D. 回肠　　　　　　E. 直肠

[参考答案] 1. D

# 第七章　能量代谢和体温

## 第一节　能量代谢

### 一、能量代谢

(一)能量代谢的概念　能量代谢指的是生物体内与能量代谢伴随发生的能量的释放、转移、储存和利用。

(二)机体可利用的能量形式

1. ATP　ATP 是人体各功能活动的直接供能物质，也是能量储存的重要形式。

2. CP　磷酸肌酸(CP)是主要存在于肌肉和脑组织中的另一只高能化合物。CP 是 ATP 的储能库，当 ATP 消耗过多，CP 可将能量转移给 ATP；当能量过剩，ATP 可将多余能量转给 CP。

(三)机体能量的来源及利用

机体可利用的能量来源于食物中糖、脂肪、蛋白质这些营养物质的氧化分解。分解过程中生成的能量 50% 以上直接转化为热能，用以维持体温，其余部分则以化学能的形式储存在 ATP 的高能磷酸键中，供机体完成各种

功能活动时利用，如肌肉舒缩、生物合成、物质跨膜转运、腺体分泌、递质释放等。

糖类是人体所需能量的主要来源，通常占50%~70%。脂肪也是人体的重要能源物质，且为能量储存的主要形式。人体消耗的能量中，脂肪一般占30%~50%。蛋白质一般不用作提供能量，而是主要用于合成细胞的组分，或合成酶或激素等生物活性物质。只有在某些特殊情况下，如长期不进食或体力极度消耗时，机体才依靠蛋白质分解供能。

(四)影响能量代谢的因素

1. 肌肉活动　对能量代谢的影响最显著。机体耗氧量的增加与肌肉活动的强度成正比。

2. 精神活动　平静思考问题时对能量代谢的影响不大，但当精神处于紧张状态，如烦恼、恐惧或情绪激动时，能量代谢率可显著提高。这是由于随之出现的肌紧张增强以及交感神经兴奋、甲状腺激素、肾上腺激素等刺激代谢的激素释放增多的原因。

3. 食物的特殊动力效应　摄食活动能使机体产生额外的能量消耗，即产热量额外增加，这种现象称为食物的特殊动力效应。三种营养物质中，蛋白质类食物的特殊动力效应最显著(30%)、糖(6%)、脂肪(4%)、混合性食物为(10%)。其临床意义是，为了补充这部分能量消耗，进食时需注意添加。

4. 环境温度　在20~30℃的环境温度中，人体能量代谢最为稳定。低于20℃时，由于寒冷刺激引起骨骼肌肌紧张增强而能量代谢增加；高于30℃时，由于体内生物化学过程加速以及循环、呼吸等功能活动增强，也能使能量代谢增加。

二、基础代谢率

1. 定义　基础代谢率(BMR)是指基础状态下单位时间内的能量代谢。基础状态是指人体处在清醒、而又非常安静，不受肌肉活动、精神紧张、进食及环境温度等因素影响时的状态。基础代谢率是评价机体能量代谢的指标。基础代谢率比一般安静时的代谢率低，是清醒时的最低水平，但在熟睡时更低，做梦时可增高。

2. 测定BMR的条件　在测定基础代谢时受试者应在清醒、静卧、无肌紧张、至少2小时以上无剧烈运动，无精神紧张，餐后12~14小时，室温保持在20~25℃的条件下进行。基础代谢率的高低与体重不成比例关系，而与体表面积成正比。基础代谢以每小时，每平方米体表面积的产热量为单位，即$kJ/(m^2 \cdot h)$。3. 正常值　基础代谢率的实际数值同正常平均值相比较，一般相差±15%之内属正常范围，相差在±20%以上者，才可能是病理性的。

4. 影响BMR的因素：

(1)生理因素：性别(男性>女性)、年龄(儿童>成人)、月经周期。

(2)病理因素：

基础代谢率升高见于甲亢、发热、糖尿病、红细胞增多症、白血病等；

基础代谢率降低见于甲减、肾上腺功能低下、垂体功能低下、肾病综合征、病理性饥饿等。

[经典例题1]

使基础代谢率增高的主要激素是

A. 糖皮质激素　　　B. 肾上腺素　　　C. 雌激素　　　D. 甲状腺激素　　　E. 甲状旁腺激素

[参考答案]1. D

# 第二节　体　温

一、体温的概念及其正常变动

1. 概念　指机体核心部分的平均温度。体内各器官的代谢水平不同，其温度也略有差别，由于血液不断循环，深部各器官的温度会趋于一致。因此深部血液的温度可代表各内脏器官的平均温度。临床上通常用直肠、口腔和腋窝等部位的温度来代表体温。

2. 体温的正常变动　正常体温变动范围一般不超过1℃。

(1)昼夜节律：指人体体温在一昼夜之中的周期性波动。清晨2~6时最低，午后1~6时最高。体温的昼夜节律由下丘脑视交叉上核控制。

(2)性别影响：成年女子体温平均比男子高约0.3℃，且其基础体温随月经周期而发生波动，其规律为：月经期和卵泡期较低，排卵日最低，排卵后(黄体期内)体温较高。排卵后体温升高是由于黄体分泌的孕激素的作用所致。

(3)年龄影响：新生儿期，由于体温调节机制发育不完善，易受环境温度影响；儿童的体温较高，以后随年龄的增长，体温逐渐变低，老年人最低。

(4)肌肉活动影响：由于代谢增强，因而产热量增加。

(5)其他影响：精神紧张、情绪激动、进食等影响能量代谢的因素都能影响体温变动。

### 二、体热平衡：产热和散热

人体之所以能维持恒定的体温，是在体温调节机制的控制下产热与散热过程处于动态平衡的结果。

1. 产热 安静时，机体的主要产热器官是内脏，按单位重量计算，肝是产热量最大的器官。运动、劳动时及发热初期体温升高时，骨骼肌是最主要的产热器官。新生儿的棕色脂肪参与非寒战产热。

2. 散热 人体散热的主要部位是皮肤。皮肤散热有以下几种方式：

表1-41 人体散热的几种方式

| | 辐射散热 | 传导散热 | 对流散热 | 蒸发散热 |
|---|---|---|---|---|
| 定义 | 人体以热射线(红外线)的形式将体热传给外界较冷的物质 | 机体的热量直接传给与之接触的温度较低的物体 | 通过气体流动进行气体交换的一种散热方式 | 水分从体表蒸发时吸收热量而散发体热的一种方式 |
| 散热条件 | 皮温>环境温度 | 皮温>环境温度 | 皮温>环境温度 | 皮温>环境温度(不感蒸发)；皮温≤环境温度(可感蒸发) |
| 散热面积 | 有影响 | 有影响 | 有影响 | 有影响 |
| 环境温度 | 有严重影响 | 有影响 | 有影响 | 有影响 |
| 环境湿度 | — | — | 有影响 | 有影响 |
| 风速 | — | — | 有影响 | 有影响 |
| 生理特点 | 安静状态下的主要散热方式 | 肥胖者传导散热量少 | 散热量受风速影响极大 | 高温环境中唯一有效的散热方式 |
| 举例 | 空调 | 冰帽 | 风扇 | 酒精擦浴 |

3. 散热反应的调节

(1)皮肤温度由皮肤血流量控制 皮肤血循环特点是有大量静脉丛和动-静脉吻合支。

(2)影响蒸发散热的因素 机体发汗量受环境温度、湿度及机体活动程度的影响。

### 三、体温调节

1. 温度感受器

(1)外周温度感受器：皮肤、黏膜和内脏存在冷感受器和热感受器，它们都是游离神经末梢，在皮肤呈点状分布，冷感受器较多，约为热感受器的5~11倍。

(2)中枢温度感受器：在脊髓、脑干网状结构以及下丘脑中都有温度敏感神经元。

2. 体温调节中枢 位于下丘脑，视前区-下丘脑前部(PO/AH)的热敏神经元和冷敏神经元既能感受所在部位的温度变化，又能对传入之温度信息进行整合。

3. 调定点学说 体温调节类似恒温器的调节。所谓调定点，就是某一规定温度值(如37℃)。当体温高于37℃时，温度信息输送到下丘脑体温调节中枢，经整合后使机体的产热减少，散热增多，使体温降低；当体温低于37℃时，经中枢整合后使散热减少，产热增多，又使体温回升，从而使体温恒定于37℃。视前区-下丘脑前部(PO/AH)的热敏神经元和冷敏神经元可能在体温调节中起着调定点的作用。

4. 调节机制 行为性调节和自主性调节。

## [经典例题1]

某疟疾患者突然畏寒，寒战，体温39℃，此时体内的变化是由于

A. 散热中枢兴奋　　　　　　　B. 产热中枢抑制　　　　　　　C. 调定点上调

D. 皮肤血管扩张　　　　　　　　　　E. 体温调节功能障碍

[参考答案] 1. C

# 第八章　尿的生成和排出

## 第一节　肾小球的滤过功能

**一、肾小球滤过率和滤过分数**

1. 肾小球滤过率（GFR）　是指单位时间内（每分钟）两肾生成的超滤液量。正常成人安静时肾小球滤过率为 125ml/min（180L/d）。

2. 滤过分数　是指肾小球滤过率和肾血浆流量的比值，正常约为19%。

**二、肾小球滤过作用**

有效滤过压　是肾小球滤过的动力。肾小球有效滤过压=肾小球毛细血管血压−（血浆胶体渗透压+肾小囊内压）。

**三、影响肾小球滤过的因素**

（1）肾小球毛细血管血压：人体在安静状态下，由于肾有自身调节机制，从而使肾小球滤过率基本不变。大失血、过敏等原因，导致动脉血压降到80mmHg以下时，肾小球滤过将减少；当血压降到40mmHg以下时，肾小球滤过率减少到零，因而无原尿产生。

（2）血浆胶体渗透压：正常情况下血浆蛋白浓度比较稳定，因而对肾小球滤过率影响不大。但当肝脏病变引起血浆蛋白合成减少或肾病引起大量蛋白尿时，可使血浆蛋白含量明显降低，导致血浆胶体渗透压降低，有效滤过压增加，肾小球滤过率也随之增加。

（3）囊内压：正常情况下，囊内压较稳定。肾盂或输尿管结石、肿瘤压迫或其他原因引起的输尿管阻塞，都可使肾盂内压力升高而导致肾小囊内压升高，结果使得有效滤过压降低，肾小球滤过率降低。

（4）肾血浆流量：当肾血浆流量增加，滤过率增加；反之则减少。肾血浆流量对肾小球滤过率的影响是通过改变滤过平衡点而非有效滤过压实现的。正常情况下，肾小球毛细血管全段并不都有滤液形成，肾血浆流量加大时，滤过平衡位置移向出球小动脉端，使更长或全段肾小球毛细血管都有滤液形成，肾小球滤过率增加。

**[经典例题1]**

下列哪种情况可导致肾小球滤过率增加

A. 肾交感神经兴奋　　　　B. 注射大量肾上腺素　　　　C. 快速静注大量生理盐水

D. 静注高渗葡萄糖液　　　E. 注射抗利尿激素

[参考答案] 1. C

## 第二节　肾小管与集合管的物质转运功能

**一、物质的重吸收**

1. 对 $Na^+$、$Cl^-$ 与水的重吸收

（1）$Na^+$、$Cl^-$ 的重吸收位置：以近端小管重吸收为主（滤液中约70%的 $Na^+$、$Cl^-$ 与水被重吸收）。

$Na^+$、$Cl^-$ 的重吸收机制

在近球小管前半段——$Na^+$为主动重吸收，小管液中的 $Na^+$ 顺浓度差进入肾小管上皮细胞，在 $Na^+$ 泵的作用下，$Na^+$ 被泵入细胞间隙。由于细胞间隙 $Na^+$ 浓度升高，使渗透压随之升高，水在渗透压差的作用下进入细胞间隙，随后 $Na^+$ 和水通过基膜进入相邻的毛细血管而被重吸收；$Cl^-$ 靠 $Na^+$ 重吸收造成的电压差而被动重吸收。

在近球小管后半段——$Na^+$ 与 $Cl^-$ 为被动重吸收，主要通过细胞旁路进行。

（2）水的重吸收：机制为等渗性被动重吸收。随着 $Na^+$ 的重吸收，造成了小管上皮细胞间隙内渗透压升高，

在此渗透压作用驱使下，水不断从小管液进入细胞间隙，造成管周组织间隙内静水压升高，加上管周毛细血管内静水压较低，胶体渗透压较高，水便进入毛细血管内而被重吸收。

2. 对 $HCO_3^-$ 的重吸收

(1)位置：滤液中约80%的 $HCO_3^-$ 在近球小管被重吸收。

(2)机制：$HCO_3^-$ 以 $CO_2$ 的形式进行重吸收。小管液中 $HCO_3^-$ 不易透过管腔膜，它与小管液内的 $H^+$ 结合生成 $H_2CO_3$，$H_2CO_3$ 迅速分解为 $CO_2$ 和 $H_2O$，$CO_2$ 即扩散入上皮细胞，细胞内含有丰富的碳酸酐酶，在此酶的作用下，$CO_2$ 即与细胞内的 $H_2O$ 结合生成 $H_2CO_3$，$H_2CO_3$ 又解离成 $HCO_3^-$ 和 $H^+$，而 $HCO_3^-$ 与 $Na^+$ 一起转运回血。由于 $HCO_3^-$ 以 $CO_2$ 扩散的形式重吸收，所以 $HCO_3^-$ 重吸收优先于 $Cl^-$ 的重吸收。

3. 葡萄糖和氨基酸的重吸收

(1)部位：全部在近球小管被重吸收。

(2)方式：属于继发性主动转运，与 $Na^+$ 的主动重吸收耦联。

(3)特点：近球小管对葡萄糖的重吸收有一定限度，当血液中葡萄糖浓度超过180mg/100ml时，有一部分肾小管对葡萄糖的吸收已达极限，尿中开始出现葡萄糖。当尿中开始出现葡萄糖时的血糖浓度称为肾糖阈。尿中出现葡萄糖，称糖尿。

> **敲黑板**
>
> 糖尿的原因：
> (1)血糖太高超过肾糖阈，如：糖尿病患者出现糖尿。
> (2)近球小管功能障碍，葡萄糖重吸收障碍，如：化疗药损伤肾小管出现糖尿。

### 二、物质的分泌

1. 对 $H^+$ 的分泌

(1)分泌位置：主要由远曲小管后段和集合管的闰细胞分泌。

(2)分泌机制：①近端小管：$Na^+$-$H^+$ 交换；②远曲小管和集合管：$H^+$ 泵、$H^+$-$K^+$ 泵。

(3)分泌量的调节：肾小管和集合管 $H^+$ 的分泌量与小管液的酸碱度有关。

2. 对 $K^+$ 的分泌

(1)$K^+$ 的分泌主要发生在远端小管和集合管，受醛固酮的调节，醛固酮的作用是保钠排钾。

(2)$K^+$ 的分泌还与肾小管泌 $H^+$ 有关。在近端小管除了有 $Na^+$-$H^+$ 交换外，还有 $Na^+$-$K^+$ 交换，两者之间存在竞争性抑制。当发生酸中毒时 $Na^+$-$H^+$ 交换增强，$Na^+$-$K^+$ 交换减弱，可使血 $K^+$ 浓度升高；相反，当发生碱中毒或使用乙酰唑胺抑制碳酸酐酶时，$Na^+$-$H^+$ 交换减弱，$Na^+$-$K^+$ 交换增强，可使血 $K^+$ 浓度降低。

3. 对 $NH_3$ 和 $NH_4^+$ 的分泌

(1)位置：全部肾小管。

(2)机制：

近端小管：1分子谷氨酰胺 $+2H^+ \rightarrow 2NH_4^+$（分泌排出）$+2HCO_3^-$（重吸收）

集合管：$NH_3+H_2O+CO_2 \rightarrow NH_4^+$（分泌排出）$+HCO_3^-$（重吸收）。

每排出1个 $NH_4^+$ 就有一个 $HCO_3^-$ 被重吸收和一个 $H^+$ 排出。$H^+$ 可促进氨的排出，例如肝性脑病患者通过酸化尿液可促进氨经肾排出，降低血氨。

### 三、影响肾小管和集合管功能的因素

1. 渗透性利尿　小管液中溶质的浓度高，则小管液渗透压就高，因而妨碍肾小管特别是近端小管对水的重吸收，导致尿量增多，NaCl排出也增加。这种由于小管液中溶质浓度升高导致的利尿利钠现象，称为渗透性利尿。例如，糖尿病病人的多尿和甘露醇的利尿。

2. 球-管平衡　近端小管中 $Na^+$ 和水的重吸收率总是占肾小球滤过率的65%~70%，这种定比重吸收的现象称为球-管平衡。球-管平衡的意义在于保持尿量和尿钠的相对稳定。

# 第三节　尿生成的调节

## 一、神经调节

肾交感神经　肾脏无副交感神经支配，肾交感神经兴奋时，可通过以下机制使尿量减少：

**1. 入球小动脉收缩**　通过激动肾血管平滑肌的 α 受体，引起肾血管收缩。由于入球小动脉的收缩作用大于出球小动脉，结果使肾小球毛细血管灌注压下降，肾小球滤过率减少。

**2. 对球旁器的作用**　交感神经刺激近球细胞膜上 β 受体，引起循环血中血管紧张素 Ⅱ 和醛固酮含量增加，增加肾小管对 NaCl 和水重吸收。

**3. 直接支配肾小管**　增加肾小管对 NaCl 和水的重吸收。

## 二、体液调节

1. 抗利尿激素（ADH）　也称血管升压素（VP），由下丘脑视上核和室旁核的神经元合成，神经垂体储存和释放。抗利尿激素的作用主要是提高远曲小管与集合管上皮细胞对水的通透性，促进水的重吸收，使尿量减少，发挥抗利尿作用。调节抗利尿激素分泌的因素有：

（1）血浆晶体渗透压：是引起抗利尿激素分泌最敏感的因素。当机体大量失水导致血浆晶体渗透压升高时，抗利尿激素分泌增多，使肾对水重吸收增多，尿量减少；相反，大量饮清水后，血浆晶体渗透压降低，抗利尿激素分泌减少，使水的重吸收减少而尿量增多（水利尿现象）。

（2）循环血量：当机体大失血导致循环血量减少时，容量感受器所受牵张刺激减小，反射性引起抗利尿激素分泌增多，水重吸收增多，尿量减少；循环血量增多时，则发生相反的变化。

（3）其他：动脉血压升高可反射性地抑制抗利尿激素释放；血管紧张素 Ⅱ 则可刺激抗利尿激素分泌。

> **敲黑板**
>
> 干脆将 ADH 称为——"促水吸收激素"，当机体缺水时，则 ADH 分泌量增加。

2. 醛固酮　由肾上腺皮质球状带分泌，其作用是促进远曲小管与集合管主细胞重吸收 $Na^+$、$Cl^-$ 和水，促进 $K^+$ 排出（保 $Na^+$ 排 $K^+$）。醛固酮的分泌调节包括：

（1）肾素-血管紧张素-醛固酮系统：

①肾素的分泌调节：肾素的分泌部位是肾小球球旁颗粒细胞。可以刺激肾素分泌的因素有：动脉血压降低、NaCl 含量减少、肾交感神经兴奋、肾上腺素和去甲肾上腺素。

②在肾素的作用下，血管紧张素原依次转换为血管紧张素 Ⅰ、Ⅱ、Ⅲ，其中血管紧张素 Ⅱ 和血管紧张素 Ⅲ 都可促进醛固酮的分泌。

③血管紧张素 Ⅱ 对尿生成也有调节作用：a. 刺激醛固酮的合成和分泌；b. 直接刺激近球小管对 NaCl 的重吸收；c. 刺激神经垂体释放抗利尿激素。

（2）血[$K^+$]和血[$Na^+$]的改变：血[$K^+$]升高或血[$Na^+$]降低均可刺激肾上腺皮质球状带分泌醛固酮；相反，血[$K^+$]降低或血[$Na^+$]高，则醛固酮分泌减少。

醛固酮的分泌对血 $K^+$ 的改变比对血 $Na^+$ 的改变更敏感。

**[经典例题 1]**

血 $K^+$ 浓度升高时，分泌增加的激素是

A. 心房钠尿肽　　　B. 血管紧张素 Ⅱ　　　C. 肾素　　　　D. 醛固酮　　　　E. 抗利尿激素

[参考答案] 1. D

# 第四节　血浆清除率

## 一、基本概念和计算方法

指两肾在单位时间（每分钟）内能将一定毫升血浆中所含的某种物质完全清除出去，这个能完全清除了某种

物质的血浆毫升数就称为该物质的血浆清除率。

$$C_x = U_x \cdot V/P_x$$

其中 $C_x$ 为某物质$(_x)$的血浆清除率，$U_x$ 为尿中该物质的浓度，V 为每分钟尿量，$P_x$ 为血浆中该物质的浓度。

二、测定意义

1. 用以测定肾小球滤过率　菊粉清除率＝肾小球滤过率、内生肌酐清除率≈肾小球滤过率

2. 用以测定肾血浆流量、滤过分数和肾血流量　碘锐特或对氨马尿酸的清除率可代表有效肾血浆流量，即每分钟流经两肾全部肾单位的血浆量。

3. 用以推测肾小管的功能

①某物质血浆清除率<肾小球滤过率→该物质能滤过，能重吸收，但不确定能否分泌；

②某物质血浆清除率>肾小球滤过率→该物质能滤过，能分泌，但不确定能否重吸收。

## 第五节　尿的排放

一、排尿反射　排尿反射是受高级中枢控制的脊髓反射。

1. 反射弧

刺激：膀胱内压；

感受器：膀胱壁、后尿道；

传入神经：盆神经；

中枢：脊髓骶段排尿初级中枢；

传出神经：盆神经；

效应器：逼尿肌收缩、尿道内括约肌舒张，尿液排出。

2. 特点　①传入冲动向脊髓传导同时也传向脑干和大脑皮质的高级排尿中枢，产生排尿欲。高级中枢可抑制脊髓低级中枢，控制排尿。②尿液进入尿道后，刺激尿道的感受器，冲动沿传入神经再次传到脊髓排尿中枢形成正反馈，使排尿反射一再加强直至尿液排尽。

(3)排尿异常　如果排尿反射弧的任何一个部位受损或脊髓排尿中枢与高位中枢失去联系，都将导致排尿异常。

二、尿量及尿液的理化特性

成年人的正常尿量为 1～2L/d，平均约 1.5L/d。血浆的渗透浓度约为 $300 m0sm/kg \cdot H_2O$，尿液的渗透浓度低于血浆渗透浓度，称为低渗尿；高于血浆渗透浓度，则称为高渗尿。成年人尿液的渗透浓度在 $50～1200 m0sm/kg \cdot H_2O$ 范围内变动都是正常的。尿比重在 1.015～1.025 之间变动。尿液的渗透浓度和比重的高低主要取决于肾的尿液浓缩功能，若尿的比重经常为 1.010 左右，则提示肾功能严重损害。

# 第九章　神经系统的功能

## 第一节　突触传递

一、化学性突触传递的过程及其影响因素

(一)化学性突触传递的过程

1. 突触传递过程　神经-肌接头兴奋的传递就是典型的突触传递，是兴奋从一个细胞传给另一个细胞的过程，其机制相似，都是电-化学-电的过程。

当突触前神经元兴奋传到神经末梢时，使突触前膜发生去极化，当去极化达一定水平时，引起突触前膜上的电压门控 $Ca^{2+}$ 通道开放，$Ca^{2+}$ 内流。突触前膜内 $Ca^{2+}$ 浓度的增高，引起突触小泡向前膜移动和前膜接触、融合，最终导致前膜以出胞方式释放神经递质。递质经突触间隙扩散到达突触后膜，作用于突触后膜上特异性受体，引起突触后膜上某些离子通道开放(或关闭)，导致突触后膜发生一定程度的去极化或超极化。这种突触后膜上的

电位变化称为突触后电位。

2. 突触后电位　主要有兴奋性突触后电位(EPSP)和抑制性突触后电位(IPSP)两类。

EPSP 机制：突触前膜释放兴奋性神经递质→突触后膜 $Na^+$ 内流增加→去极化→兴奋

IPSP 机制：突触前膜释放抑制性神经递质→突触后膜 $Cl^-$ 内流增加→超极化→抑制

## [经典例题1]

动作电位到达轴突前膜引起递质释放与哪种离子的跨膜移动有关

A. $K^+$ 外流　　　B. $Ca^{2+}$ 外流　　　C. $Na^+$ 内流　　　D. $Ca^{2+}$ 内流　　　E. $Na^+$ 外流

[参考答案] 1. D

(二)影响化学性突触传递的因素

1. 影响递质释放　递质的释放量主要取决于进入末梢的 $Ca^{2+}$ 量。

①若细胞外[$Ca^{2+}$]量升高和(或)[$Mg^{2+}$]降低能使递质释放增多，反之减少。

②递质释放还受突触前膜上自身受体调节，如突触前 $\alpha_2$ 受体可抑制突触前膜释放去甲肾上腺素。

③一些梭状芽胞杆菌毒素，如破伤风毒素、肉毒杆菌毒素能灭活与囊泡着位有关的蛋白质而抑制递质释放。

2. 影响已释放递质的清除　凡能影响递质重摄取和酶解代谢的因素都能影响突触传递。

①如三环类抗抑郁药可抑制脑内去甲肾上腺素在突触前膜的重摄取，使递质滞留于突触间隙持续作用于受体，从而使相应神经兴奋；

②利血平能抑制末梢轴浆内突触囊泡膜对去甲肾上腺素的再摄取，使递质在末梢轴浆内滞留被酶解，结果导致囊泡内递质减少以至耗竭，使突触传递受阻；

③新斯的明和有机磷农药等可抑制胆碱酯酶，使乙酰胆碱持续发挥作用，从而导致胆碱能神经兴奋。

3. 影响受体　①某些情况下，递质与受体结合的亲和力以及受体数量均可发生改变，即受体发生上调或下调，从而影响突触传递。②凡能进入细胞外液的药物、毒素或其它化学物质均能到达突触后膜影响突触传递，如筒箭毒碱、$\alpha$-银环蛇毒等可阻断骨骼肌终板膜上的 $N_2$ 受体，使神经-肌接头传递受阻，肌肉松弛。

### 二、突触后电位及突触后神经元抑制或兴奋的产生

(一)突触后电位及其产生机制

1. 兴奋性突触后电位　突触后膜在某种神经递质作用下产生的局部去极化电位变化。

产生机制：兴奋性递质作用于突触后膜的相应受体，导致钠离子净内流，引起后膜的局部去极化。

2. 抑制性突触后电位　突触后膜在某种神经递质作用下产生的局部超极化电位变化。

产生机制：抑制性递质作用于突触后膜的相应受体，导致氯离子外流，引起后膜的局部超极化。

(二)突出后神经元抑制或兴奋的产生　突触后膜上电位改变的总趋势取决于同时或几乎同时产生的多个兴奋性及抑制性突触后电位的代数和。

### 三、中枢兴奋传播的特征

1. 单向传递　中枢兴奋传播经化学性突触传递时，只能从突触前末梢传向突触后神经元，即向一个方向传播。其意义是限定神经兴奋传导所携带的信息只能沿指定路线运行。

2. 中枢延搁　兴奋在中枢传播时较慢的现象称为中枢延搁。因为兴奋经过一个化学性突触需要 0.3~0.5 毫秒，比在神经纤维上传导要慢得多。反射通路上跨越的化学性突触数目越多，则兴奋传递所需的时间也越长。

3. 兴奋的总和　突触后神经元发生兴奋需要多个 EPSP 总和达到阈电位才能引发，总和包括时间性总和、空间性总和。

4. 兴奋节律的改变　突触后神经元的兴奋节律往往不同于突触前神经元，从而兴奋节律发生改变。

5. 后发放　常发生在环式联系的反射通路中。当神经冲动经过环式联系时，由于冲动在环式联系中反复循环，原先刺激虽已停止，但在一定时间内传出通路上仍有冲动持续发放的现象。

6. 对内外环境变化敏感和易疲劳　因突触间隙与细胞外液相通，因此内环境理化因素的变化可影响化学突触传递。易疲劳与神经递质的耗竭有关。

## [经典例题2]

在整个反射弧中，最易出现疲劳的部位是

A. 感受器　　　　B. 传入神经元　　　　C. 反射中枢的突触　　D. 传出神经元　　　　E. 效应器

[参考答案] 2. C

## 第二节　外周神经递质和受体

### 一、乙酰胆碱(Ach)及其受体

(1)胆碱能纤维　以乙酰胆碱为递质的神经纤维称胆碱能纤维。包括：全部交感和副交感节前纤维；大多数副交感神经节后纤维；少数交感节后纤维(如支配汗腺的交感纤维、支配骨骼肌血管的交感舒血管纤维等)。

(2)胆碱受体　能与乙酰胆碱特异性结合的受体称为胆碱能受体，分 M 受体和 N 受体两类。①M 受体(又称毒蕈碱受体)：主要分布于大多数副交感神经、部分交感神经支配的效应器细胞上。②N 受体(又称烟碱受体)：又分为 $N_1$ 受体、$N_2$ 受体两种亚型。$N_1$受体位于神经节突触后膜上，$N_2$ 受体位于骨骼肌细胞膜上。

### 二、去甲肾上腺素(NE)及其受体

(1)肾上腺素能神经　以去甲肾上腺素为递质的神经纤维称肾上腺素能神经纤维，包括多数交感节后纤维(除支配汗腺和骨骼肌血管的交感胆碱能纤维外)。

(2)肾上腺素能受体　能与去甲肾上腺素或肾上腺素结合的受体称为肾上腺素能受体，分为 α 受体和 β 受体。α 受体可细分为 $\alpha_1$ 和 $\alpha_2$ 受体。β 受体可细分为 $\beta_1$、$\beta_2$ 和 $\beta_3$受体。α 受体和 β 受体分布广泛，多数交感神经节后纤维支配的效应细胞上都有肾上腺素能受体。

表 1-42　外周神经递质和受体

| 递质 | 受体 | |
|---|---|---|
| 乙酰胆碱<br>(Ach) | M 位于所有副交感神经支配的效应器上 | |
| | N | $N_1$ 位于神经节 |
| | | $N_2$ 位于骨骼肌 |
| 去甲肾上腺素<br>(NE) | α | 位于皮肤黏膜内脏的血管、瞳孔开大肌 |
| | β | $\beta_1$位于心肌，肾球旁细胞 |
| | | $\beta_2$ 位于支气管、冠脉、骨骼肌的血管 |
| 多巴胺<br>(DA) | $D_1$位于肾、肠系膜、心脑血管平滑肌、心肌 | |
| | $D_2$ 位于交感神经节及突触前膜 | |

## 第三节　神经反射

### 一、反射的分类：非条件反射和条件反射

根据反射建立的方式不同，分为非条件反射和条件反射两大类。非条件反射是指出生后无需训练就有的反射，如防御反射、食物反射、性反射、吸吮反射等。而条件反射是指出生后通过训练而形成的反射，如食物的色、香、味和进食环境等有关信号在食物入口之前就能引起唾液、胃液等消化液的分泌。

表 1-43　反射的分类

| | 非条件反射 | 条件反射 |
|---|---|---|
| 神经反射的级别 | 初级 | 高级 |
| 中枢位置 | 不需大脑皮层参与 | 主要中枢部位在大脑皮层 |
| 反射形式 | 比较固定 | 多样而易变 |
| 数量 | 数量有限、少量 | 数量无限(可建立、可消退) |
| 预见性 | 无 | 有 |

续表

| | 非条件反射 | 条件反射 |
|---|---|---|
| 适应性 | 使机体初步适应环境(吃喝拉撒，防御和性) | 使机体的活动有更大的预见性和灵活性，更适应于复杂变化的生存环境 |
| 举例 | 防御反射、食物反射、性反射、吸吮反射 | 望梅止渴、谈虎色变 |

### 二、反射的中枢整合

反射弧中的传入冲动进入脊髓或脑干后，除在同一水平(低级中枢)与传出部分发生联系外，还有传入冲动上传至更高级中枢部位(高级中枢)进一步整合，再由高级中枢发出下行冲动来调整低级中枢的传出冲动。经过多级水平的整合后，反射于是具有更大的适应性和复杂性。

## [经典例题1]

维持内环境稳态的重要调节方式是

A. 负反馈调节 　　　B. 自身调节 　　　C. 正反馈调节 　　　D. 体液性调节 　　　E. 神经调节

[参考答案] 1. A

# 第四节　神经系统的感觉功能

### 一、感受器的一般生理功能

1. 适宜刺激　如可见光是视网膜感光细胞的适宜刺激；声波则为耳蜗毛细胞的适宜刺激。

2. 换能作用　指感受器将适宜刺激转换为相应传入神经上动作电位的作用。

4. 适应现象　是指感受器接受持续恒强刺激时，相应传入神经纤维上冲动频率随之降低的现象。

5. 感觉通路中的信息编码和处理　感觉系统对不同感觉类型的判断除与感受器有关外，还决定于传入冲动所经过的专用通路和它们最终到达的大脑皮层的特定部位这称为特异神经能量定律。

### 二、感觉传入通路(感觉投射系统)

来自各种感受器的神经冲动经脑神经和脊神经后根进入脊髓，再沿各自的上行通路到达丘脑。由丘脑各部分向大脑皮层投射的通路称为感觉投射系统。根据投射特征的不同分为特异投射系统和非特异投射系统两类。

表 1-44　特异投射系统及非特异投射系统比较

| | 特异投射系统 | 非特异投射系统 |
|---|---|---|
| 定义 | 是指丘脑特异感觉接替核及其投射至大脑皮层的神经通路 | 是指丘脑非特异感觉接替核及其投射至大脑皮层的神经通路(脑干网状结构上行激动系统) |
| 投射细胞群 | 丘脑的第一、二类细胞群 | 丘脑的第三类细胞群 |
| 投射范围 | 投向大脑皮质的特定区域 | 投向大脑皮质的广泛区域 |
| 投射方式 | 点对点投射 | 弥散投射，不具有点对点的关系 |
| 传导的冲动 | 特异性的感觉 | 各种不同感觉的共同上传途径 |
| 功能 | 引起特定感觉，激发大脑皮质发出神经冲动 | 本身不能单独激发大脑皮质神经元放电，主要是维持和改变大脑皮质兴奋状态 |
| 临床意义 | 不易受药物影响 | 容易受药物影响，如镇静催眠药 |

### 三、痛觉：躯体痛和内脏痛

痛觉是一组与组织损伤有关的不愉快感觉和情感体验。痛觉特点：①无适宜刺激，任何形式的刺激当达到对机体造成伤害的程度时均可使之兴奋并产生痛觉。组织损伤或发生炎症时，由于受损细胞释放的内源性致痛物质有 $K^+$、$H^+$、5-羟色胺、缓激肽、前列腺素、降钙素基因相关肽和 P 物质等。②痛觉感受器不易产生适应，痛觉具有报警作用，是机体实现自我保护的重要机制之一。根据传入通路的不同，可将痛觉分为快痛和慢痛。

表 1-45　快痛和慢痛的比较

|  | 快痛 | 慢痛 |
|---|---|---|
| 发生和消失 | 快 | 慢 |
| 疼痛性质 | 刀割或针刺样；<br>锐痛，定位明确 | 烧灼样；<br>钝痛，定位不明确 |
| 伴随不愉快情绪 | 无或不明显 | 明显存在 |
| 传入神经纤维 | $A_\delta$ 传入纤维 | C 类纤维 |
| 皮层投射部位 | 体表第一、第二感觉区 | 扣带回（属边缘系统） |

1. 躯体痛　包括体表痛和深部痛。

(1) 体表痛：当皮肤（体表）受到伤害性刺激时，先后出现快痛和慢痛。

(2) 深部痛：深部痛发生在骨、关节、骨膜、肌腱、韧带和肌肉等处。一般表现为慢痛。深部痛可反射引起邻近骨骼肌收缩，当肌肉持续收缩而发生痉挛时，血流受阻使局部组织释放致痛物质（P 因子）在局部堆积，持续刺激痛觉感受器，使痉挛进一步加重，形成恶性循环。血供恢复后，致痛物质被带走或降解，疼痛随之缓解。

2. 内脏痛　内脏痛的特征包括：①发生缓慢、疼痛持久、定位不精确；②对机械性牵拉、痉挛、缺血和炎症等刺激十分敏感，而对切割、烧灼不敏感；③常伴有不愉快或不安等情绪活动以及出汗、恶心呕吐、血压降低等自主神经反应。

3. 牵涉痛　是指某些内脏疾病引起的身体远隔的体表部位发生疼痛或痛觉过敏的现象。对牵涉痛的了解有助于某些疾病的诊断。

表 1-46　临床常见内脏疾患的体表牵涉痛部位

| 内脏疾患 | 牵涉痛部位 |
|---|---|
| 心肌缺血 | 心前区、左肩和左上臂 |
| 膈中央部受刺激 | 肩上部 |
| 胃溃疡和胰腺炎 | 左上腹和肩胛间 |
| 胆囊炎、胆石症发作 | 右肩区 |
| 阑尾炎 | 上腹部或脐周（发病开始时） |
| 肾结石 | 腹股沟区 |
| 输尿管结石 | 睾丸 |

目前认为牵涉痛的产生机制是病变内脏与相应体表牵涉部位的感觉传入纤维第二级神经元在脊神经后根发生会聚。当内脏痛传入冲动持续存在时，对相邻体表传入二级神经元产生易化作用，于是后角神经元被激活，产生牵涉痛。

### 四、感觉通路中的信息编码功能

感受器将刺激的类型、部位、强度、持续时间等全部信息转移到神经纤维上动作电位的序列中的作用。

# 第五节　神经系统对姿势和躯体运动的调节

### 一、脊髓休克及其发生和恢复的意义

1. 定义　脊髓休克简称脊休克，是指人和动物的脊髓在与高位中枢离断后反射活动能力暂时丧失而进入无反应状态的现象。随后，即脊休克期过后，一些以脊髓为基本中枢的反射可逐渐恢复，恢复速度与动物的进化程度有关，动物的进化程度越高，其脊髓对高位中枢的依赖型越高，恢复速度越慢。

2. 表现　在脊休克期主要表现为离断面以下的脊髓所支配的躯体与内脏反射均减弱和消失，例如，肌紧张减弱甚至消失、外周血管扩张血压下降、发汗反射消失、排尿排便反射消失（粪、尿潴留）等。在脊休克恢复后，表现为各种反射功能虽然恢复但不完善，例如，肌紧张恢复，但伸肌反射常减弱，屈肌反射常增强；血压可基本恢复正常，但易波动；能进行排尿和排便反射，但不受意识控制，即出现失禁。此外，离断面以下的主观感觉和

随意运动能力将永久丧失。

3. 说明　脊髓是各种反射的低级中枢，平时受到高位脑的高级中枢的控制，从而使反射更加稳定、协调，适应机体生理功能的需要。

**二、脊髓对姿势的调节：骨骼肌牵张反射**

1. 定义　骨骼肌受外力牵拉而伸长时，引起受牵拉的同一肌肉收缩的反射活动，称为牵张反射。有两种类型：腱反射和肌紧张。

表 1-47　腱反射和肌紧张

| | 腱反射 | 肌紧张 |
| --- | --- | --- |
| 定义 | 指快速牵拉肌腱时发生的牵张反射 | 指缓慢持续牵拉肌腱时发生的牵张反射 |
| 作用 | 肌肉的快速收缩，产生动作 | 受牵拉肌肉紧张性收缩，阻止被拉长 |
| 感受器 | 肌梭 | 肌梭 |
| 效应器 | 肌肉收缩速度快的快肌纤维 | 肌肉收缩速度慢的慢肌纤维 |
| 收缩特点 | 同步性快速收缩，表现明显的动作；不能持久进行，易疲劳 | 持续性交替收缩，不表现为明显的动作；能持久进行，不易疲劳 |
| 反射类型 | 单突触反射 | 多突触反射 |
| 生理意义 | 辅助诊断疾病 | 维持姿势，辅助诊断疾病 |
| 举例 | 膝反射、跟腱反射、肘反射 | 维持姿势 |

2. 牵张反射的反射弧

感受器：肌梭。肌梭能感受的刺激时肌肉受牵拉时的长度变化。中枢：脊髓前角 α 运动神经元。

效应器：梭外肌纤维。

3. 肌紧张的维持——γ 回路

感受器：肌梭。

中枢：脊髓前角 γ 运动神经元。

效应器：梭内肌纤维。

γ 回路的生理意义是：①提高肌梭的敏感性；γ 神经元的传出冲动使梭内肌从两端收缩，中间部位的感受装置被牵拉而兴奋性。②脑干、小脑等高位中枢可通过调控 γ 运动神经元的活动来调节肌梭的敏感性，从而调节肌紧张。

**三、低位脑干对肌紧张的调节**

1. 脑干网状结构易化区和抑制区

(1)定义及位置：脑干网状结构中存在抑制或加强肌紧张和肌肉运动的区域，分别称为抑制区和易化区。

易化区：脑干网状结构内加强肌紧张和肌肉运动的区域，位于延髓网状结构的背外侧部分、脑桥被盖、中脑中央灰质和被盖。

抑制区：脑干网状结构内抑制肌紧张和肌肉运动的区域，位于延髓网状结构的腹内侧部分。

(2)特点：①与抑制区相比，易化区的活动较强，在肌紧张的平衡调节中略占优势，从而维持正常的肌紧张；②大脑皮层运动区、纹状体、小脑等对肌紧张的影响是通过脑干网状结构内的抑制区和易化区来实现的。

2. 去大脑僵直

(1)定义：在动物中脑上、下丘之间切断脑干后，出现抗重力肌(伸肌)的肌紧张亢进，表现为四肢伸直，坚硬如柱，头尾昂起，脊柱挺硬，这一现象称为去大脑僵直。

(2)机制：去大脑僵直是一种增强的牵张反射，是由于切断了大脑皮质运动区和纹状体等部位与网状结构抑制区的功能联系，造成抑制区活动减弱而易化区活动明显占优势的结果。

(3)临床意义：①人类在中脑疾患时可出现去大脑僵直现象，常表现为头后仰、上下肢僵硬伸直、上臂内旋、手指屈曲。出现去大脑僵直提示病变已严重侵犯脑干，提示预后不良；②人类发生蝶鞍上囊肿等，引起皮层和皮层下失去联系时，可表现为明显的下肢伸肌僵直和上肢的半屈曲状态，称去皮层僵直。

**四、基底神经节的运动调节功能**

1. 解剖结构　基底神经节是大脑皮层下的一些神经核群，包括新纹状体(尾核、壳核)、旧纹状体(苍白球)，另外丘脑底核、中脑黑质，在功能上与基底神经节紧密联系，也被归入其中。

2. 运动调节功能　主要功能：①参与运动的策划与运动程序的编制；②将一个抽象的设计转换为一个随意运动；③随意运动的稳定、肌紧张的调节。

3. 损害时的主要表现　基底神经节的功能失调将引起运动障碍性疾病。一般来说基底神经节损伤的临床表现可分为两大类：一是运动过少而肌紧张增强，例如震颤麻痹；另一类是运动过多而肌紧张降低，例如舞蹈病。

表 1-48　帕金森病与舞蹈病

|  | 帕金森病(震颤麻痹) | 舞蹈病 |
|---|---|---|
| 病变部位 | 黑质 | 纹状体 |
| 病变机制 | 黑质：多巴胺↓<br>纹状体：相对 Ach↑ | 纹状体：Ach↓<br>黑质：相对多巴胺↑ |
| 临床特点 | 全身肌张力增高，肌肉强直<br>随意运动减少，动作缓慢，表情呆板<br>常伴有静止性震颤 | 肌张力降低，随意运动增多<br>(不自主的上肢、头部舞蹈样动作) |
| 药物治疗 | 左旋多巴(补充多巴胺)<br>东莨菪碱、苯海索(中枢抗胆碱) | 利血平(可使多巴胺耗竭) |

### 五、小脑的主要功能

小脑对调节肌紧张、维持姿势、协调和形成随意运动均起重要作用。在生理学上，根据小脑的传入和传出纤维，可将小脑分为前庭小脑、脊髓小脑和皮质小脑 3 个主要的功能部分，它们对躯体运动的调节有不同的作用。

表 1-49　小脑的主要功能

|  | 前庭小脑 | 脊髓小脑 | 皮质小脑 |
|---|---|---|---|
| 神经联系 | 与前庭器官有双向神经联系 | 主要与脊髓有神经联系 | 主要与大脑皮层构成神经回路 |
| 部位 | 绒球小结叶 | 蚓部和半球中间部 | 半球外侧部 |
| 功能 | 控制躯体平衡和眼球运动 | 调节正在进行的动作，协调大脑皮层对随意运动的控制 | 参与随意运动的设计和程序编制 |
| 受损表现 | 站立不稳、步基宽、步态蹒跚、容易跌倒、可出现位置性眼球震颤 | 运动笨拙，随意运动不能很好控制，意向性震颤，肌张力减退、四肢乏力等，统称为小脑共济失调，四肢乏力 | 无明显症状，可有起始运动迟缓和已形成的快速而熟练动作的缺失 |

[经典例题 1]

小脑半球外侧部受损的表现是

A. 运动编程功能受损　　　　　　　B. 运动启动功能受损、熟练动作的缺失

C. 身体平衡功能障碍　　　　　　　D. 意向性震颤

E. 位置性眼球震颤

[参考答案] 1. B

### 六、大脑皮层的运动调节功能

1. 大脑皮层运动区　包括中央前回、运动前区、运动辅助区和后顶叶皮层。中央前回和运动前区是主要运动区。

2. 运动传出通路　包括两条传出路径：皮层脊髓束、皮层脑干束。

3. 受损表现　临床上，运动传出通路损伤可产生软瘫(柔软性麻痹)和硬瘫(痉挛性麻痹)两种表现。

表 1-50　软瘫和硬瘫的比较

|  | 软瘫 | 硬瘫 |
|---|---|---|
| 产生原因 | 脊髓或脑运动神经元损伤 | 姿势调节系统损伤(即调节肌紧张的中枢部位损伤) |
| 瘫痪范围 | 较局限 | 较广泛 |

续表

| | 软瘫 | 硬瘫 |
|---|---|---|
| 随意运动 | 丧失 | 丧失 |
| 肌萎缩 | 明显 | 不明显 |
| 肌紧张 | 减退、肌肉松软 | 增强，肌肉痉挛 |
| 腱反射 | 减弱或消失 | 增强 |
| 巴宾斯基征 | 阴性 | 阳性 |

**敲黑板**

软瘫——运动传出通路断了，例如：路面断了；

硬瘫——运动调节系统坏了，例如：没交警了。

# 第六节　神经系统对内脏活动的调节

**一、交感和副交感神经系统的功能及其特征**

调节内脏功能的神经称自主神经系统，又称内脏神经系统。分为交感神经和副交感神经两个系统，其功能在于调节心肌、平滑肌和腺体(消化腺、汗腺、部分内分泌腺)的活动。

(一)自主神经的特征

1. 紧张性作用　交感神经和副交感神经对效应器的支配具有持久的紧张性作用。如支配血管的交感缩血管神经，其紧张性活动能使血管维持一定的收缩状态，这对维持动脉血压具有重要意义。

2. 双重神经支配　绝大多数组织器官(心肌、平滑肌、腺体)都受交感和副交感神经的双重支配，两者的作用往往相互拮抗，但有时两者对某一器官的作用也有一致的方面，如：交感和副交感神经都能促进唾液腺的分泌。

3. 受效应器所处功能状态的影响　自主神经的活动度与效应器本身的功能状态有关。例如刺激交感神经可抑制未孕动物的子宫平滑肌，但兴奋有孕动物的子宫平滑肌。

4. 对整体生理功能调节的意义　交感神经的活动一般比较广泛，常以整个系统参与反应，其主要作用在于动员机体器官的潜在力量，促使机体适应环境的急剧变化。而副交感神经的活动一般比较局限，其意义主要在于保护机体、休整恢复、促进消化、积蓄能量以及加强排泄和生殖功能。

(二)自主神经的功能

**表 1-51　自主神经的主要功能**

| 器官 | 交感神经 | 副交感神经 |
|---|---|---|
| 对整体生理功能调节的意义 | 应急反应——剧烈运动、窒息、失血、寒冷环境下等，交感神经兴奋以促使机体适应环境的急变 | 保护机体、休整恢复、促进消化、积蓄能量、加强排泄和生殖功能 |
| 情景想象 | 打架、被老虎追、迎战 | 吃饭、睡觉、休息 |
| 循环系统 | 心率增快、心肌收缩力增强 | 心率减慢、心肌收缩力减弱 |
| 呼吸系统 | 支气管平滑肌舒张 | 支气管平滑肌收缩，黏液分泌增加 |
| 消化系统 | 分泌黏稠唾液<br>抑制消化活动——消化腺分泌抑制，胃肠运动减弱，括约肌收缩 | 分泌稀薄唾液，消化腺<br>增强消化活动——消化腺分泌增加，胃肠运动增强，括约肌舒张 |
| 泌尿系统 | 抑制排尿——逼尿肌舒张，括约肌收缩 | 促进排尿——逼尿肌收缩、括约肌舒张 |
| 眼 | 瞳孔扩大——瞳孔开大肌收缩 | 瞳孔缩小——瞳孔括约肌收缩 |
| 皮肤 | 竖毛肌收缩，汗腺分泌 | —— |

| 器官 | 交感神经 | 副交感神经 |
|------|----------|------------|
| 代谢 | 血糖升高——糖原分解增加、胰岛素分泌减少 | 血糖降低——糖原分解减少，胰岛素分泌增加 |

### 二、脊髓、低位脑干和下丘脑对内脏活动的调节

（一）脊髓 交感神经和部分副交感神经发源于脊髓胸腰段或骶段，因此脊髓是某些内脏反射活动的初级中枢。脊髓中枢可以完成基本的血管运动、发汗、排尿、排便、勃起反射等，但这种反射调节功能是初步的，不能很好地适应生理功能的需要。

（二）低位脑干 脑干具有许多重要的内脏活动中枢，其中，延髓具有特别重要的作用。因为呼吸运动、心血管运动、胃肠运动、消化腺分泌等，其基本反射中枢都位于延髓，因此延髓有生命中枢之称。此外，中脑是瞳孔对光反射的中枢。

（三）下丘脑 下丘脑是较高级的内脏活动调节中枢，它所调节的内脏活动通常是较为复杂的生理功能活动中的一部分。包括：体温调节、水平衡调节、本能行为（摄食、饮水和性行为）、情绪调节、内分泌活动调节及生物节律控制等。

## 第七节 脑电活动以及睡眠与觉醒

### 一、正常脑电图的波形及其意义

在头皮表面记录到的自发脑电活动称为脑电图。通常根据脑电波的频率不同，将正常脑电图分为 α 波、β 波、θ 波和 δ 波。

**表 1-52 脑电图波形及其意义**

|  | α 波 | β 波 | θ 波 | δ 波 |
|------|------|------|------|------|
| 频率（Hz） | 8~13 | 14~30 | 4~7 | 0.5~3 |
| 振幅（μV） | 20~100 | 5~20 | 100~150 | 20~200 |
| 特点 | 在清醒、安静、闭目时出现，是成人处在安静状态时的主要脑电波，其活动在枕叶比较显著 | 在睁眼和接受其他刺激时出现，是新皮层处在紧张活动状态时的主要脑电活动表现，在额叶和顶叶比较显著 | 在困倦时出现，是中枢神经系统处于抑制状态的表现 | 成人清醒状态下不出现，在睡眠时出现，幼儿时可常见 δ 波 |
| 记忆技巧 | "α"与安静的 an 谐音 | "β"被人吓了一跳，与"被"谐音 | "θ"像瞌睡的眼睛 | "δ"与单词 sleep（睡觉）谐音 |

**[经典例题 1]**

提示中枢神经系统处于抑制状态的脑电波形是

A. α 波          B. β 波          C. θ 波          D. δ 波          E. γ 波

[参考答案] 1.C

### 二、睡眠和觉醒

1. 睡眠 睡眠有非快动眼睡眠时相（也称快波睡眠）和快动眼睡眠时相（也称慢波睡眠）两个时相。睡眠过程中两个时相互交替。入睡后一般首先进入非快动眼睡眠时相，整个睡眠过程有 4~5 次交替，两个睡眠时相均可直接转为觉醒状态。

**表 1-53 非快动眼睡眠时相和快动眼睡眠时相的比较**

|  | 非快眼动睡眠时相 | 快眼动睡眠时相 |
|------|------|------|
| 脑电波 | 同步化慢波 | 去同步化快波 |
| 各种感觉功能 | 暂时减退 | 进一步减退 |
| 肌反射和肌紧张 | 减弱 | 进一步减弱 |

续表

| | 非快眼动睡眠时相 | 快眼动睡眠时相 |
|---|---|---|
| 做梦 | 少见 | 多见 |
| 脑的耗氧量 | 不变 | 增加 |
| 生长激素分泌 | 增多 | 减少 |
| 脑内蛋白质合成 | 无明显改变 | 加快，有利于建立新突触联系 |
| 生理意义 | 促进生长和体力恢复 | 促进学习记忆和精力恢复<br>有利于幼儿神经系统成熟 |

2. 觉醒　觉醒时，脑电波呈去同步化快波，闭目安静时枕叶可出现 OL 波，抗重力肌保持一定张力，以维持一定的姿势或进行运动，眼球可追踪外界物体移动而快速运动，即对环境的改变有探究行为。

## 第八节　脑的高级功能

### 一、大脑皮质的语言中枢

人类大脑皮质存在语言中枢，并在左侧皮层占优势。皮层一定区域的损伤，可引起各种语言功能的障碍。

**表 1-54　语言活动功能障碍**

| 功能障碍 | 临床表现 | 受损部位 |
|---|---|---|
| 运动失语症 | 能看懂文字和听懂别人说话，但不会说话，发音器官正常 | 中央前回底部前方的 Broca 区 |
| 失写症 | 能说话、能看懂文字，能听懂别人的谈话，但不会书写，手部运动正常 | 额中回后部接近中央前回的手部代表区 |
| 感觉失语症 | 能说话、书写、看懂文字，但听不懂，听力正常 | 颞上回后部 |
| 传导失语症 | 对部分词语不能很好地组织起来，言语错乱 | 弓状束 |
| 失读症 | 看不懂文字含义，但视觉和其他语言功能均正常 | 角回 |
| 流畅失语症 | ①话语中充满杂乱语和自创词，不能理解别人说话和书写的含义<br>②对部分词语不能很好地组织或想不起来 | 颞上回后端的 Wernicke 区 |

### 二、大脑皮质功能的一侧优势

人类两侧大脑半球的功能是不对等的。习惯使用右手的成年人，语言活动功能在左侧皮层半球上占优势，这种现象称为一侧优势。一侧优势现象虽与遗传有一定的关系，但主要在后天生活实践中逐步形成，这与人类习惯使用右手有关。人类的左侧优势自 10~12 岁起逐步建立，左侧半球若在成年后受损，就很难在右皮层再建立语言中枢。

左侧半球为优势半球，并不意味着右侧半球不重要。右侧半球在非语词性认知功能上占优势，如对空间的辨认、深度知觉、触压觉认识、图像视觉认识、音乐欣赏分辨等。

# 第十章　内分泌

## 第一节　下丘脑的内分泌功能

### 一、下丘脑与垂体之间的功能联系

1. 下丘脑与腺垂体的内分泌功能联系　二者通过垂体门脉系统实现功能联系；系统始于下丘脑正中隆起的初级毛细血管网→汇集成几条小血管→进入腺垂体→再次形成毛细血管网。下丘脑"促垂体区"（弓状核、视前区）分泌的神经激素或神经肽称为下丘脑调节肽，释放于门脉系统，调节腺垂体的活动。

2. 下丘脑与神经垂体的内分泌功能联系　下丘脑视上核和室旁核有神经纤维下行到神经垂体，称下丘脑-垂体束。视上核和室旁核合成的激素经下丘脑-垂体束运输到神经垂体的末梢并储存，机体需要时释放入血。

### 二、下丘脑调节肽及其生理作用

是由下丘脑促垂体区的内分泌细胞分泌的肽类激素，主要调节腺垂体的活动，称为下丘脑调节肽。

表 1-55　下丘脑调节肽的主要作用

| 下丘脑调节肽 | 作用 |
| --- | --- |
| 促甲状腺激素释放激素（TRH） | 促进 TSH 释放，也能刺激 PRL 释放 |
| 促性腺激素释放激素（GnRH） | 促进 LH 与 FSH 释放 |
| 生长素释放抑制激素（GHIH） | 抑制 GH 释放 |
| 生长素释放激素（GHRH） | 促进 GH 释放 |
| 促肾上腺皮质激素释放激素（CRH） | 促进 ACTH 释放 |
| 催乳素释放因子（PRF） | 促进 PRL 释放 |
| 催乳素释放抑制因子（PIF） | 抑制 PRL 释放 |

## 第二节　垂体的内分泌功能

### 一、腺垂体和神经垂体激素

腺垂体合成和分泌的激素有 6 种，包括：①促甲状腺激素（TSH）；②促卵泡激素（FSH）；③黄体生成素（LH）；④促肾上腺皮质激素（ACTH）；⑤生长激素（GH）；⑥催乳素（PRL）。其中前 4 种可统称为促激素，而 FSH 和 LH 可合称为促性腺激素。

神经垂体不含腺细胞，其自身不能合成激素。神经垂体激素实际上是由下丘脑合成。包括 2 种：血管加压素（VP）也称抗利尿激素（ADH）和缩宫素（也称催产素 OT）。

**敲黑板**

各种垂体激素的主要生理作用可从其各自的名称获知。

[经典例题 1]

调节抗利尿激素释放最敏感的因素是

A. 循环血量　　　B. 血压　　　C. 肾血流量　　　D. 血浆晶体渗透压　　E. 血浆胶体渗透压

[参考答案] 1. D

### 二、生长激素的生理作用及其分泌调节

1. 来源　由腺垂体合成和分泌，是腺垂体含量最多的激素。

2. 生长激素的生理作用

（1）促生长作用：促进生长发育最重要的激素。能促进骨、软骨、肌肉以及其他组织细胞分裂增生，蛋白质合成增加。生长激素对软骨的作用是通过生长介素（又称胰岛素样生长因子）起作用，而不是直接作用。如果人幼年期缺乏生长激素，将出现生长停滞，身材矮小，但不影响智力，称为侏儒症；若幼年期生长激素分泌过多，发生巨人症；而成年后生长激素分泌过多，将导致肢端肥大症。

（2）调节代谢：促进蛋白质合成；促进脂肪分解与氧化；生理水平的生长激素通过刺激胰岛素的分泌使血糖降低，但过量的生长激素则可抑制糖的利用使血糖升高。

3. 生长激素分泌的调节

（1）下丘脑 GHRH 和 GHIH 的双重调节：前者起促进作用，后者起抑制作用。

（2）负反馈调节：血中生长激素对下丘脑和腺垂体可产生负反馈调节。

（3）受睡眠的影响：生长激素的分泌，在觉醒状态下极少；进入慢波睡眠后明显增多；转入异相睡眠后，分

泌又减少。

（4）受代谢因素的影响：低血糖因素（低血糖、饥饿、运动）、血中氨基酸增多与脂肪酸减少可引起生长激素分泌增加，急性低血糖刺激 GH 分泌的效应最显著；高血糖、游离脂肪增多则可使生长激素分泌减少。

（5）其他因素：应激刺激、甲状腺激素、雌激素与睾酮均可促进生长激素的释放。

# 第三节　甲状腺激素

## 一、生理作用

1. 对代谢的影响

（1）对能量代谢的影响：基础代谢率增高、耗氧量增加、产热增加。产热效应与 $Na^+-K^+-ATP$ 酶活性升高、氧化磷酸化加强有关。甲状腺激素是人体调节产热活动最重要的体液因素。

（2）对物质代谢的影响

①对蛋白质代谢的影响　生理量的甲状腺激素促进蛋白质合成；大剂量的甲状腺激素（如甲亢）促进蛋白质分解。

②糖代谢：血糖先升高后降低大剂量的 $T_3$、$T_4$ 可促进糖的吸收和糖异生，因此甲亢患者血糖升高，但 $T_3$、$T_4$ 还可以促进外周组织对糖的利用，降低血糖，故甲亢患者随后血糖又很快降低。

③脂肪代谢：血胆固醇降低甲状腺激素既可促胆固醇分解，也可促合成，但促分解作用>促合成作用。

2. 对生长与发育的影响

（1）脑：甲状腺激素能促进神经细胞树突和轴突的形成，也促进髓鞘与胶质细胞的形成，以及促进神经组织内的蛋白质、磷脂、各种重要的酶及递质的合成，因此对神经系统功能的发生与发展极为重要。

（2）骨：主要是刺激骨化中心的发育和软骨骨化。

在胚胎期缺碘或出生后甲状腺功能低下的儿童，脑和骨的发育明显障碍，因而表现为智力迟钝，身材矮小，称为呆小症，又称克汀病。

3. 对神经系统的影响　提高神经系统的兴奋性，主要表现为注意力不集中、过敏疑虑、多愁善感、喜怒失常、烦躁不安、失眠多梦、肌肉震颤等。

4. 对心脏活动的影响　甲状腺激素可使心率加快，心缩力增强，心输出量与心脏做功增加。

## 二、分泌调节

1. 下丘脑-腺垂体-甲状腺轴调节系统　又称"TRH-TSH-$T_3$、$T_4$ 环路"——下丘脑释放的 TRH 通过垂体门脉系统刺激腺垂体分泌 TSH，TSH 刺激甲状腺滤泡增生、甲状腺激素的合成与分泌。当血液中游离的 $T_3$、$T_4$ 升高到一定水平时又产生负反馈效应，抑制 TSH 和 TRH 的分泌。

2. 甲状腺的自身调节　甲状腺可以根据血碘水平，通过自身调节改变摄取与合成甲状腺激素的能力。血碘开始增加时可诱导碘的活化和甲状腺激素合成；但当血碘升高到一定水平后反而抑制碘的活化过程，使甲状腺激素合成减少。

3. 自主神经对甲状腺活动的影响　交感神经兴奋时，可使甲状腺激素合成增加，副交感神经的作用相反。

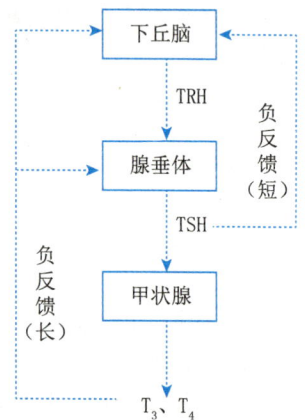

图 1-22　下丘脑-垂体-
甲状腺轴的调节

# 第四节　调节钙、磷代谢的激素

## 一、甲状旁腺激素的生理作用及其分泌调节

1. 生理作用　主要为升高血钙和降低血磷。主要途径有下列三条：

①对肾的作用　PTH 可促进肾近端小管对 $Ca^{2+}$ 的重吸收，减少尿钙排泄，从而升高血钙；同时可抑制近端小管对磷的重吸收，促进尿磷排出，使血磷降低；PTH 还可激活 α-羟化酶，使 25-$(OH)D_3$ 转变为有活性的 1，25-$(OH)_2D_3$。

②对骨的作用　PTH 可促进骨 $Ca^{2+}$ 入血，升高血 $Ca^{2+}$。但 PTH 分泌过多可增强溶骨过程，导致骨质疏松。

2. 分泌调节　甲状旁腺素主要受血钙水平的调节，间接受血磷、血镁的调节。血钙水平轻微下降，1 分钟内即可增加 PTH 分泌，使血钙迅速回升。

**敲黑板**

临床上行甲状腺手术时，若不慎误切甲状旁腺可导致严重的低钙血症，出现手足搐搦、惊厥、甚至喉肌痉挛而窒息死亡。

### 二、降钙素的生理作用及其分泌调节

1. 来源　由甲状腺滤泡旁细胞(或称 C 细胞)合成和分泌。

2. 生物学作用　降钙素具有降低血钙和血磷的作用。

3. 作用机制　主要通过以下途径实现：①对骨的作用：CT 可抑制破骨细胞的溶骨过程、增强成骨过程，使骨组织钙磷沉积增加，从而降低血磷和血钙；②对肾的作用：能抑制肾小管对钙、磷、钠及氯的重吸收，增加尿中钙磷的排泄量。

4. 分泌调节　①血钙：CT 的分泌主要受血钙水平的调节，血钙浓度增加时，CT 分泌增加。CT 与 PTH 对血钙的作用相反，两者共同调节血钙浓度，维持血钙的稳定；②胃肠激素：胃泌素、促胰液素、缩胆囊素、胰高血糖素可刺激 CT 分泌；③血镁：血镁浓度升高可刺激 CT 分泌。

### 三、维生素 $D_3$ 的生理作用及其生成调节

1. 维生素 $D_3$ 的转化　人体内的维生素 $D_3$ 除来自食物外，相当一部分来自皮肤 7-脱氢胆固醇经日光紫外线照射转化为维生素 $D_3$ 原。维生素 $D_3$ 原首先在肝脏内转变为 $25-(OH)D_3$，然后在肾内进一步转变为活性最高的 $1,25-(OH)_2D_3$。

2. 生物学作用　主要作用是升高血钙和血磷。

3. 作用机制　通过以下途径实现：①对小肠的作用：促进小肠黏膜上皮细胞对钙和磷的吸收；②对骨的作用：一方面通过增加破骨细胞数量，增加骨的溶解，使骨钙和骨磷释放入血；另一方面，又能刺激成骨细胞的活动，促进骨钙沉积和骨的形成。总的效应是升高血钙。此外，还可以协同 PTH 升高血钙的作用；③对肾的作用：促进肾小管对钙和磷的重吸收。

4. 生成调节　维生素 D、血钙、血磷降低时，可促进 $1,25-(OII)_2D_3$ 的生成；PTH 可促进 $1,25-(OH)_2D_3$ 的生成；此外 $1,25-(OH)_2D_3$ 的生成还受雌激素的影响。

**[经典例题 1]**

降钙素的主要靶器官是

A. 甲状旁腺　　　B. 肾脏　　　C. 胃肠道　　　D. 骨　　　E. 腺垂体

[参考答案] 1. D

## 第五节　肾上腺糖皮质激素

### 一、生理作用

1. 对物质代谢的影响

(1)糖代谢：使血糖升高——促进糖异生，促进糖利用，对抗胰岛素作用。肾上腺皮质功能亢进患者，可出现糖尿。

(2)蛋白质代谢：促进蛋白质分解——促进肝外组织蛋白质分解，肝内蛋白合成。糖皮质激素分泌过多时，将出现肌肉消瘦、骨质疏松、皮肤变薄、淋巴组织萎缩等。

(3)脂肪代谢：促进脂肪分解，使脂肪重新分布——四肢脂肪分解，头、面、躯干脂肪合成。肾上腺皮质功能亢进时，可出现满月脸、水牛背，呈现"向心性肥胖"的特殊体形。

2. 对水盐代谢的影响　保钠保水排钾——对肾远曲小管和集合管重吸收钠和排出钾有较弱的促进作用。另外可降低肾小球入球小动脉血管阻力，增加肾血浆流量而增加肾小球滤过率，有利于水排出。肾上腺皮质功能不

全者，排水能力明显降低，严重时可出现水中毒。

3. 对血细胞的影响　顺口溜：红中白板高、酸碱淋巴少——糖皮质激素可使红细胞、血小板和中性粒细胞数量增加，而使淋巴细胞和嗜酸性粒细胞数量减少。

4. 对循环系统的影响　血压升高——能增强血管平滑肌对儿茶酚胺的敏感性（允许作用），有利于提高血管张力和维持血压；还可降低毛细血管壁的通透性，减少血浆滤出，有利于维持血容量。

5. 对胃肠道的影响　促胃液分泌——糖皮质激素可促进胃腺分泌胃酸和胃蛋白酶原，也可提高胃腺细胞对迷走神经与促胃液素的反应性，故长期大剂量应用糖皮质激素易诱发或加重消化性溃疡。

6. 在应激反应中的作用

（1）应激反应：当机体遭受到各种有害刺激，如创伤、手术、感染、中毒、缺氧、疼痛、寒冷、恐惧等，腺垂体立即释放大量ACTH，并使糖皮质激素快速大量分泌，引起机体发生非特异性的防御反应，这一反应称为应激反应。

（2）应激反应的生理意义：此反应有利于机体整体功能的全面动员，提高机体对有害刺激的耐受能力，减轻各种不良反应，对维持机体生命活动具有极其重要的意义。

7. 其他此外，糖皮质激素还能增强骨骼肌的收缩力；促进胎儿肺表面活性物质的合成；临床大剂量使用糖皮质激素，具有抗炎、抗过敏、抗毒、抗休克作用。

二、分泌调节

1. 下丘脑-腺垂体-肾上腺皮质轴的调节　又称"CRH-ACTH-GC环路"，下丘脑分泌的CRH促进腺垂体合成和释放ACTH，继而促进GC分泌。下丘脑CRH的分泌具有昼夜节律。CRH的分泌量于清晨醒前为最高，白天维持在低水平，入睡后逐渐降低，午夜降至最低水平，然后逐渐升高。由于下丘脑CRH的节律性释放，故ACTH和GC的分泌量也发生相应的日周期波动。

临床意义：腺垂体病变导致ACTH缺乏，则肾上腺迅速萎缩。

2. 负反馈调节：血中糖皮质激素浓度升高，可反馈性减少腺垂体ACTH的合成与释放，同时腺垂体对CRH的反应性减弱。糖皮质激素的负反馈调节主要作用于垂体，也可作用于下丘脑，称为长反馈；ACTH还可反馈抑制CRH神经元，称为短反馈。

3. 应激性调节：在应激情况下，有中枢神经系统通过增强"CRH-ACTH-GC"系统的活动，可使ACTH和GC的分泌量明显增多，完全不受上述轴系负反馈的影响。

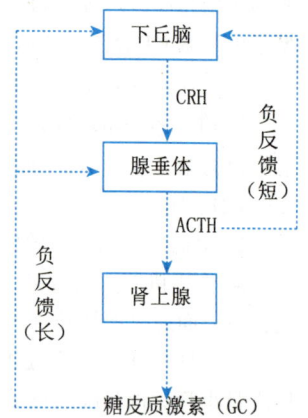

图1-23　下丘脑-垂体-肾上腺轴的调节

# 第六节　胰岛素

一、生理作用

主要是促进合成代谢，调节血糖稳定。

1. 糖代谢　胰岛素是唯一的降血糖激素——降糖机制包括：促进组织细胞对葡萄糖的摄取和利用，加速糖原合成与储存，抑制糖异生，促进葡萄糖转变为脂肪酸，储存于脂肪组织中。（技巧：促进糖消耗、储存、转化；抑制糖异生）

临床意义：胰岛素不足（如糖尿病），血糖升高，当血糖>肾糖阈，则出现糖尿。

2. 脂肪代谢　促进脂肪的合成与储存，抑制脂肪的动员和分解。

临床意义：胰岛素不足（如糖尿病），脂肪储存减少，分解增加（消瘦）；血脂升高，脂肪酸在肝内分解氧化增多，产生大量酮体（可导致酮症酸中毒）。

3. 蛋白质代谢　在各个环节上促进蛋白质合成，抑制蛋白质的分解。

临床意义：胰岛素不足（如糖尿病），蛋白质分解增加、合成减少，则创伤不易愈合、免疫力低下、肌肉萎缩（糖尿病足、皮包骨）。

二、分泌调节

1. 血糖的调节作用　血中葡萄糖水平是调节胰岛素分泌最重要的因素。血糖浓度升高时，胰岛素分泌明显增加，促使血糖降低；反之亦然，从而维持血糖水平保持稳定。

2. 氨基酸和脂肪酸的作用　许多氨基酸能刺激胰岛素分泌，其中以精氨酸和赖氨酸的作用最强。血中脂肪酸和酮体大量增加时，也可促进胰岛素分泌。

3. 激素的作用　促进胰岛素分泌的激素有胃肠激素(包括抑胃肽、胰高血糖样多肽、促胃液素、促胰液素和缩胆囊素，以抑胃肽最显著)，均可通过升高血糖间接刺激胰岛素分泌；抑制胰岛素分泌的激素有生长抑素、肾上腺素。

4. 神经调节　胰岛受迷走神经与交感神经支配，前者通过乙酰胆碱作用于 M 受体直接促进胰岛素分泌，也可通过刺激胃肠激素释放而间接促进胰岛素释放；后者通过去甲肾上腺素作用于 α 受体抑制胰岛素分泌。

[经典例题1]

调节胰岛素分泌最重要的因素是

A. 血中氨基酸浓度　　B. 血糖浓度　　C. 血中脂肪酸浓度　　D. 迷走神经　　E. 胰高血糖素

[参考答案] 1. B

敲黑板

1. 使蛋白质合成增加的激素　生长激素、生理量的甲状腺激素、胰岛素、睾酮、雌激素。

2. 使蛋白质分解增加的激素　糖皮质激素、大量的甲状腺激素。

3. 各种激素缺乏性疾病

①呆小症——幼年时 $T_3$、$T_4$ 缺乏；②黏液性水肿——成年人 $T_3$、$T_4$ 缺乏；③甲亢——成年人 $T_3$、$T_4$ 过多；④巨人症——幼年时 GH 过多；⑤侏儒症——幼年时 GH 过少；⑥肢端肥大症——成人 GH 过多；⑦满月脸、水牛背——GC 过多；⑧佝偻病——幼年时 $VD_3$ 缺乏；⑨骨质疏松——成人 $VD_3$ 缺乏；⑩闭经泌乳综合征——成人 PRL 过多。

# 第十一章　生　殖

## 第一节　男性生殖

睾丸的内分泌功能：睾丸间质细胞能分泌雄激素，主要为睾酮，为类固醇激素。

**一、雄激素的生理作用**

1. 对胚胎分化的影响　含 Y 染色体的胚胎在第 7 周时分化出睾丸，并能分泌雄激素，雄激素可诱导男性内、外生殖器的分化。

2. 对附性器官和第二性征的影响　睾酮能刺激附性器官的生长发育，也能促进男性第二性征的出现并维持。

3. 生精作用　睾酮和双氢睾酮进入曲细精管，促进生精细胞的分化和精子的生成。

4. 对性行为和性欲的影响　是维持正常性欲和性行为的必要条件。

5. 对代谢的影响　促进蛋白质合成，尤其是肌肉和生殖器官蛋白质的合成；促进骨骼生长、钙磷沉积；促进红细胞生成。

**二、雄激素分泌的调节**

1. 下丘脑-垂体-睾丸轴的调节　下丘脑分泌的 GnRH 可作用于腺垂

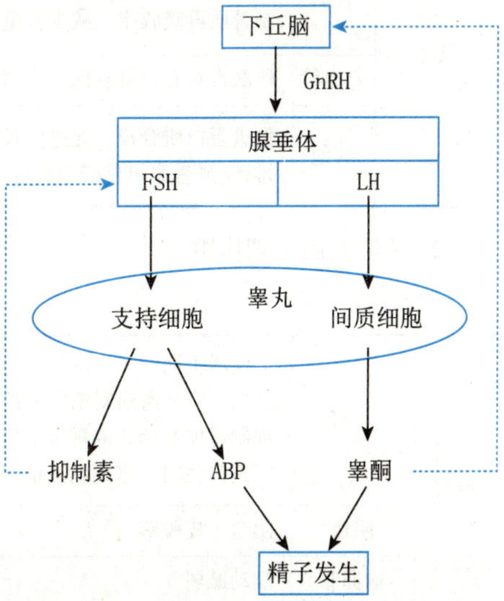

图 1-24　精子发生

体，促进腺垂体合成与分泌 FSH 与 LH。FSH 主要作用于曲细精管，影响精子的生成；LH 主要作用于睾丸间质细胞，调节睾酮的分泌。FSH 和 LH 相互协同，调节睾丸的生精过程和内分泌活动。

2. 负反馈调节　雄激素(主要是睾酮)对下丘脑-腺垂体存在负反馈调节，抑制下丘脑(GnRH)和腺垂体(LH)的分泌，但对 FSH 的分泌无直接影响。睾丸分泌的抑制素可负反馈抑制 FSH 的分泌，而对 LH 无影响。

3. 睾丸内的局部调节　如睾丸曲细精管支持细胞内存在芳香化酶，可把睾酮转化为雌二醇，使睾酮的合成减少。

[经典例题 1]

下列关于睾酮功能的叙述，错误的是

A. 促进精子生殖成熟　　　　　　B. 抑制蛋白质合成

C. 促进骨骼生殖　　　　　　　　D. 促进喉结的出现

E. 维持正常性欲

[参考答案] 1. B

# 第二节　女性生殖

## 一、雌激素和孕激素的生理作用

卵巢分泌的激素主要是雌激素和孕激素，此外，还能分泌抑制素、少量雄激素。卵泡期主要由颗粒细胞和内膜细胞分泌雌激素，而黄体期则由黄体细胞分泌孕激素和雌激素。

1. 雌激素中以雌二醇的生物活性最强，孕激素则以孕酮的活性最强。

表 1-56　雌激素的生理作用

| | | |
|---|---|---|
| 生殖器官 | 子宫 | 促进子宫发育、子宫内膜增生增厚(增殖期)、宫颈黏液量大稀薄、对缩宫素的敏感性增强 |
| | 输卵管 | 促进输卵管上皮增生、分泌增多、运动增强，有利于精子与卵子的运行 |
| | 阴道 | 促进阴道上皮增生、角化，糖原含量增加，阴道分泌物呈酸性，阴道自净能力增强 |
| | 卵巢 | 促进卵泡发育成熟(与 FSH 协同)，促进排卵(诱导排卵前 LH 的分泌高峰) |
| 乳腺和第二性征 | 乳腺 | 促进乳腺发育(主要促进乳腺腺管发育)、乳房增大、乳头乳晕着色 |
| | 女人味 | 促使脂肪沉积在"该沉积的地方"、音调高尖、骨盆宽大 |
| 其他 | 乳腺 | 促进乳腺发育、乳房增大(主要促进乳腺腺管发育) |
| | 骨骼 | 促进青春期骨的成熟和骨骺闭合；刺激成骨细胞活动(促进骨钙沉积，增加骨坚硬度)、抑制破骨细胞活动(抑制骨质再吸收率，减少骨量丢失) |
| | 心血管 | 雌激素对心血管有保护作用 |
| | 其他 | 促进蛋白质合成，促进生长发育；降低血浆胆固醇和低密度脂蛋白含量，增加高密度脂蛋白含量；保钠保水排钾(雌激素可使醛固酮分泌增多) |

2. 孕激素的生理作用

表 1-57　孕激素的生理作用

| | | |
|---|---|---|
| 生殖器官 | 子宫 | 促使增生期的子宫内膜转化为分泌期(铺床、分泌糖原→给宝宝吃)<br>降低子宫平滑肌对缩宫素的敏感性(不让子宫收缩→摇篮)<br>抑制母体对胎儿的排斥反应(盾牌→保护胎儿，与母体和谐相处)<br>宫颈口关闭，宫颈黏液量少黏稠(关上门→避免宝宝被打扰) |
| | 阴道 | 阴道上皮脱落 |
| | 输卵管 | 蠕动减弱 |

| | | |
|---|---|---|
| 乳腺 | 促进乳腺腺泡发育(注意：雌激素刺激腺管发育)<br>妊娠后，孕激素、雌激素、催乳素一起，使乳腺为泌乳做好准备 | |
| 其他 | 产热作用 | 排卵后，孕激素使基础体温升高<br>双相体温提示有排卵，单相体温提示无排卵 |
| | 代谢 | 促进钠水排泄<br>使消化道平滑肌张力下降(早孕反应的原因之一) |

### 二、卵巢和子宫内膜周期性变化的激素调节

1. 卵泡期　指月经开始(一批原始卵泡开始发育)至排卵(卵泡成熟)的阶段，约14天。卵泡期的初期，血液中 $E_2$、P 水平很低，对腺垂体和下丘脑的负反馈作用减弱，GnRH 和 FSH、LH 浓度逐渐升高，促进卵泡发育，$E_2$ 也逐渐升高。排卵前1周，卵泡合成的 $E_2$ 明显增加，从而使 FSH 下降（$E_2$ 对垂体的负反馈作用)，LH 仍缓慢升高。在排卵前一天，$E_2$ 水平达高峰(第一高峰)，$E_2$ 通过正反馈作用于下丘脑，使 GnRH 分泌增加，GnRH 刺激腺垂体分泌释放 LH，形成血中 LH 高峰。

此期，在雌二醇的刺激下，子宫内膜表现出增殖期的变化。

2. 排卵　次级卵母细胞被排出的过程称为排卵。LH 峰是引发排卵的关键因素。排卵前卵泡已基本发育成熟，当 LH 峰出现时，高浓度的 LH 促使卵母细胞进一步分裂成熟，并排卵。

3. 黄体期　指排卵开始至下次月经来潮的阶段。排卵后，卵巢周期进入黄体期，卵泡颗粒细胞和内膜细胞分别转化为颗粒黄体细胞和内膜黄体细胞。黄体细胞在 LH 作用下分泌 P 和 $E_2$，血中孕激素和雌激素水平逐渐升高，一般在排卵后 7~8

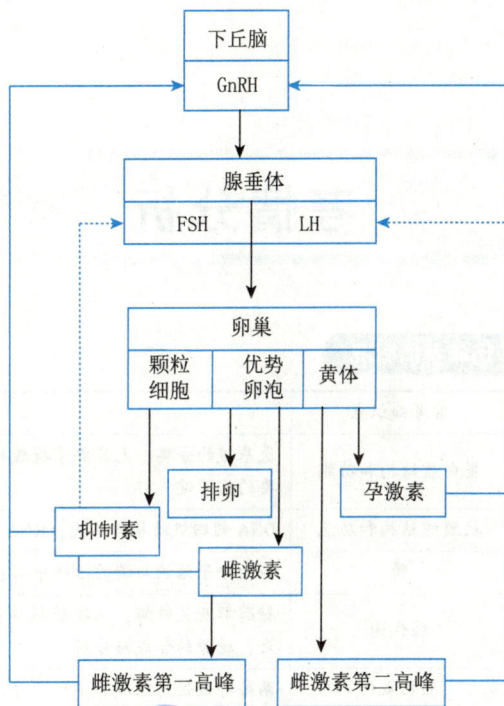

图 1-25　雌孕激素的调节

天形成雌激素的第二个高峰(第二高峰<第一高峰)和孕激素分泌峰。由于高浓度的孕激素和雌激素对下丘脑、垂体的负反馈作用，抑制 GnRH 和 FSH、LH 的分泌，使黄体后期，FSH 和 LH 一直处于低水平。如不能受精，在排卵后 9~10 天，黄体开始退化，雌、孕激素分泌量逐渐减少，对下丘脑和垂体的负反馈作用减弱，FSH 和 LH 分泌量又开始增加，于是新一个卵巢周期再次开始。

此期，子宫内膜由于孕激素和雌激素的刺激，呈现分泌期改变，为受精卵的着床做准备。若不受孕，黄体退化使孕激素和雌激素浓度迅速下降，引起子宫内膜剥脱形成月经。若受孕且受精卵着床，则胚胎绒毛细胞分泌 hCG，使黄体继续发育，称妊娠黄体。继续分泌孕激素和雌激素，以维持妊娠。

### [经典例题1]

在排卵前一天血液中出现黄体生成素高峰，若事先用抗雌激素血清处理动物，则黄体生成素高峰消失。表明黄体生成素高峰是由下列哪种激素高峰诱导的

A. 卵泡刺激素　　　　　　　　B. 孕激素　　　　　　　　C. 促肾上腺皮质激素

D. 肾上腺皮质激素　　　　　　E. 雌激素

[参考答案] 1. E

# 第二篇

# 生物化学·课堂讲义

听听老师怎么讲

👤 本篇主编：庄严

勤奋比聪明重要！我的人生每一个成功无不来自脚踏实地和呕心沥血，我从未获得过投机取巧和侥幸心理的成功之喜悦。

——庄严寄语

## 💡 考情分析

### 历年考情概况

| 常考知识点 | 历年常考内容 | 历年分值 |
|---|---|---|
| 蛋白质结构和功能 | 氨基酸的分类，尤其要掌握酸性氨基酸和碱性氨基酸的种类；蛋白质四级结构的特点及重要的化学键 | 1 |
| 核酸的结构和功能 | DNA 的四级结构与功能；RNA 的分类及特点 | 1 |
| 酶 | 酶的分子结构与酶的活性中心；酶促反应动力学；同工酶 | 1 |
| 糖代谢 | 糖酵解及关键酶；三羧酸循环；磷酸戊糖途径，蚕豆病是遗传性 6-磷酸葡萄糖脱氢酶缺乏，糖原的合成与分解 | 2 |
| 生物氧化 | 两条呼吸链的组成和排列顺序；氧化磷酸化的调节 | 0 |
| 脂质代谢 | 脂肪酸的合成代谢；脂肪酸 β 氧化；酮体的生成、利用和生理意义；胆固醇的代谢；血浆脂蛋白的代谢 | 1 |
| 氨基酸代谢 | 营养必需氨基酸的概念和种类；氨基酸的一般代谢；个别氨基酸的代谢 | 1 |
| 核苷酸代谢 | 嘌呤核苷酸的分解代谢产物；嘧啶核苷酸的分解代谢产物 | 0 |
| 遗传信息的传递 | DNA 生物合成；RNA 生物合成 | 1 |
| 蛋白质的生物合成 | 蛋白质生物合成体系和遗传密码；蛋白质生物合成与医学的关系 | 1 |
| 基因表达调控 | 基因表达的概述；原核基因表达调控(乳糖操纵子) | 1 |
| 信号转导 | 受体和信号传导分子；蛋白激酶 A(PKA)通路；蛋白激酶 C(PKC)通路；酪氨酸蛋白激酶通路 | 1 |
| 重组 DNA 技术 | 重组 DNA 技术有关观念；基因工程与医学 | 1 |
| 癌基因和抑癌基因 | 病毒癌基因；生长因子的概念；生长因子的作用机制 | 1 |
| 血液生化 | 血浆蛋白的分类；血浆蛋白质的功能；红细胞的代谢 | 1 |
| 肝生化 | 生物转化的反应类型及酶系；胆汁酸的代谢；胆色素和黄疸 | 1 |
| 维生素 | 水溶性维生素缺乏症；脂溶性维生素缺乏症 | 0 |

## 易错考点摘要

| 考点 | 考查角度 |
|---|---|
| 糖代谢 | 糖酵解：三个阶段基本途径；关键酶有丙酮酸激酶、己糖激酶和6-磷酸果糖激酶-1(最重要)<br>(2)三羧酸循环：①消耗一分子乙酰CoA。②经四次脱氢，二次脱羧，一次底物水平磷酸化。生成1分子FADH$_2$，3分子NADH+H$^+$，2分子CO$_2$，1分子GTP。(一共生成10个ATP)无H$_2$O生成。③不可逆步骤(第1、3、4个步骤)其关键酶有：柠檬酸合酶、α-酮戊二酸脱氢酶、异柠檬酸脱氢酶，整个循环反应为不可逆反应。<br>(3)糖原的合成：①合成部位：肝脏。②关键酶：糖原合酶。③能量变化：消耗2分子ATP。④活性葡萄糖：UD-PG。<br>(4)磷酸戊糖途径：是指由葡萄糖生成磷酸戊糖及NADPH+H$^+$；蚕豆病是指遗传性6-磷酸葡萄糖脱氢酶缺乏症患者 |
| 脂质代谢 | 脂肪酸β氧化：β-氧化是重点，氧化对象是脂酰，脱氢加水再脱氢，硫解切掉两个碳，产物乙酰CoA，最后进入三羧酸循环。<br>(2)酮体的生成、利用和生理意义：①酮体组成：是乙酰乙酸、β-羟丁酸、丙酮三者的总称(酮体三兄弟)。②生成原料：乙酰CoA。③代谢定位：肝内合成，肝外用。<br>(3)胆固醇的合成部位、原料及酶：胆固醇由18个乙酰CoA加上36个ATP加上16个NADPH+H$^+$合成1分子的胆固醇(合成部位在肝脏)，其关键酶是HMG-CoA还原酶。<br>(4)血浆脂蛋白的分类及生理功能 |
| 蛋白质代谢 | (1)营养必需氨基酸的概念和种类：即：苏氨酸、亮氨酸、异亮氨酸、苯丙氨酸、蛋氨酸(甲硫氨酸)、缬氨酸、色氨酸、赖氨酸和组氨酸。<br>记忆口诀：苏亮亮苯蛋且色懒(赖)猪(组)。<br>(2)氨基酸的一般代谢：脱氨基的酶是L-谷氨酸脱氢酶。<br>(3)尿素生成：①生成部位主要在肝细胞的线粒体及胞液中。②关键酶：氨基甲酰磷酸合成酶Ⅰ(CPS-Ⅰ)。③合成1分子的尿素消耗3个ATP。④中间产物：鸟氨酸、瓜氨酸和精氨酸。<br>(4)个别氨基酸的代谢：①氨基酸的脱羧基作用。②一碳单位的代谢：施(丝)舍(色)一根竹(组)竿(甘)，让他去参加四清(四氢)运动。③苯丙氨酸和酪氨酸的代谢 |

## 本篇学习方法或注意事项

生物化学作为执业医师的基础科目，每年出题的分值在15分左右。主要考查蛋白质的结构和功能、核酸以及糖、脂肪和蛋白质三大物质的代谢。与临床疾病相关联的考点，如分子病、蚕豆病、白化病、痛风病、黄疸、苯丙酮尿症等疾病与生物化学有关的知识点。建议考生：

1. 对生物化学的学习，最好先跟着老师的网络授课思路对重要内容认真听课。边听课边在教材上对考试内容作出标记。

2. 每听完一个章节，做对应章节的考题，然后对照讲义找出正确的答案，并加以理解和纠错。

3. 考前再看一遍冲刺班的网课，然后再对曾做过的习题熟悉一遍，就可以达到满意的学习效果。

Learning plan
# 学习时间规划表

| 第01天　第　章 | 第02天　第　章 | 第03天　第　章 | 第04天　第　章 | 第05天　第　章 | 第06天　第　章 |
|---|---|---|---|---|---|
| 听老师的课 □<br>复习讲义 □<br>做习题 □ | 听老师的课 □<br>复习讲义 □<br>做习题 □ | 听老师的课 □<br>复习讲义 □<br>做习题 □ | 听老师的课 □<br>复习讲义 □<br>做习题 □ | 听老师的课 □<br>复习讲义 □<br>做习题 □ | 听老师的课 □<br>复习讲义 □<br>做习题 □ |
| 第07天　第　章 | 第08天　第　章 | 第09天　第　章 | 第10天　第　章 | 第11天　第　章 | 第12天　第　章 |
| 听老师的课 □<br>复习讲义 □<br>做习题 □ | 听老师的课 □<br>复习讲义 □<br>做习题 □ | 听老师的课 □<br>复习讲义 □<br>做习题 □ | 听老师的课 □<br>复习讲义 □<br>做习题 □ | 听老师的课 □<br>复习讲义 □<br>做习题 □ | 听老师的课 □<br>复习讲义 □<br>做习题 □ |
| 第13天　第　章 | 第14天　第　章 | 第15天　第　章 | 第16天　第　章 | 第17天　第　章 | 第18天　第　章 |
| 听老师的课 □<br>复习讲义 □<br>做习题 □ | 听老师的课 □<br>复习讲义 □<br>做习题 □ | 听老师的课 □<br>复习讲义 □<br>做习题 □ | 听老师的课 □<br>复习讲义 □<br>做习题 □ | 听老师的课 □<br>复习讲义 □<br>做习题 □ | 听老师的课 □<br>复习讲义 □<br>做习题 □ |
| 第19天　第　章 | 第20天　第　章 | 第21天　第　章 | 第22天　第　章 | 第23天　第　章 | 第24天　第　章 |
| 听老师的课 □<br>复习讲义 □<br>做习题 □ | 听老师的课 □<br>复习讲义 □<br>做习题 □ | 听老师的课 □<br>复习讲义 □<br>做习题 □ | 听老师的课 □<br>复习讲义 □<br>做习题 □ | 听老师的课 □<br>复习讲义 □<br>做习题 □ | 听老师的课 □<br>复习讲义 □<br>做习题 □ |
| 第25天　第　章 | 第26天　第　章 | 第27天　第　章 | 第28天　第　章 | 第29天　第　章 | 第30天　第　章 |
| 听老师的课 □<br>复习讲义 □<br>做习题 □ | 听老师的课 □<br>复习讲义 □<br>做习题 □ | 听老师的课 □<br>复习讲义 □<br>做习题 □ | 听老师的课 □<br>复习讲义 □<br>做习题 □ | 听老师的课 □<br>复习讲义 □<br>做习题 □ | 听老师的课 □<br>复习讲义 □<br>做习题 □ |
| 第31天　第　章 | | | | | |
| 听老师的课 □<br>复习讲义 □<br>做习题 □ | | | | | |

注意：每天的学习建议按照"听课→做题→复习讲义"三部曲来进行；另：计划一旦制订，请各位同学严格执行。

# 第一章 蛋白质的结构和功能

蛋白质是生物体的基本组成成分之一。组成蛋白质分子的元素主要有碳、氢、氧、氮、硫等，其中氮元素是蛋白质的特征性元素，各种蛋白质的含氮量很接近，平均16%。

## 一、氨基酸与多肽

### (一)氨基酸的一般结构：

蛋白质的基本结构是氨基酸，人体有20种氨基酸(不包括鸟氨酸)，除甘氨酸外，其中19种氨基酸为L-α-氨基酸。

### (二)氨基酸的分类

表2-1 氨基酸的分类

| 非极性脂肪族氨基酸(有6种) | 脯氨酸、亮氨酸、异亮氨酸、缬氨酸、丙氨酸、甘氨酸 | 普亮亮携饼干 |
|---|---|---|
| 极性中性氨基酸(有6种) | 苏氨酸、甲硫氨酸、天冬酰胺、丝氨酸、半胱氨酸、谷氨酰胺 | 苏甲天施半谷 |
| 含芳香环的氨基酸(有3种) | 苯丙氨酸、酪氨酸、色氨酸 | |
| 酸性氨基酸有(有2种) | 天冬氨酸和谷氨酸 | 冬天的谷子是酸的 |
| 碱性氨基酸有(有3种) | 赖氨酸、精氨酸和组氨酸 | 捡来精读 |

[经典例题1]

下列氨基酸属于酸性氨基酸的是

A. 丙氨酸　　　B. 赖氨酸　　　C. 丝氨酸　　　D. 谷氨酸　　　E. 苯丙氨酸

[参考答案] 1.D

敲黑板

冬天(天冬氨酸)的谷(谷氨酸)子是酸(酸性氨基酸)的，捡(碱性氨基酸)来(赖氨酸)精(精氨酸)读(组氨酸)。

### (三)其它的氨基酸

表2-2 其它的氨基酸

| 含羟基(OH-H)的氨基酸 | 苏氨酸、丝氨酸、酪氨酸 | 苏州丝绸具有江南水乡的烙印 |
|---|---|---|
| 含酰胺基(−CO−NH−)的氨基酸 | 谷氨酰胺和天冬酰胺 | |
| 含硫基(−SH)的氨基酸 | 半胱氨酸 | |
| 含氨基(−NH$_2$)的氨基酸 | 赖氨酸、精氨酸、组氨酸 | 碱性氨基酸 |

### (四)肽键和肽链

1. 肽键　是由一个氨基酸的α−羧基与另一个氨基酸的α−氨基脱水缩合而形成的酰胺键。肽键特点是不能自由旋转，具有部分双键性质。

2. 肽链　有两个或两个以上的氨基酸以肽键相连的化合物称肽链。10个以内的氨基酸相连而成的肽称寡肽，10个以上的氨基酸相连而成的肽称多肽。

## 二、蛋白质的结构

### (一)蛋白质的一级结构

1. 概念　多肽链中氨基酸的排列顺序。

2. 主要的化学键　肽键。

3. 意义 一级结构非空间结构，但它是决定蛋白质空间结构的主要因素。

**[经典例题 2]**

蛋白质的一级结构是指

A. 亚基聚合 　　　B. α-螺旋 　　　C. β-折叠 　　　D. 氨基酸序列 　　　E. 氨基酸含量

**[经典例题 3]**

下列氨基酸含羟基（OH-H）的氨基酸

A. 丙氨酸 　　　B. 赖氨酸 　　　C. 丝氨酸 　　　D. 谷氨酸 　　　E. 苯丙氨酸

[参考答案] 2. D；3. C

（二）蛋白质的二级结构

1. 概念 某一段肽链的局部空间结构（一条肽链中的一段）。

2. 主要的化学键 氢键。

3. 蛋白质二级结构的主要形式有 α-螺旋、β-折叠、β-转角、无规则卷曲。

4. α-螺旋的特点：①主链围绕中心轴旋转，每隔 3.6 个氨基酸残基上升一个螺距。②每个氨基酸残基与第四个氨基酸残基形成氢键。氢键维持了 α-螺旋结构的稳定。③α-螺旋为右手螺旋（顺时针旋转），氨基酸侧链基团伸向螺旋外侧。

（三）蛋白质的三级结构

1. 概念 整条肽链中所有原子在三维空间的排布位置（整条肽链）。

2. 主要的化学键 盐键、疏水键、二硫键、氢键等。

（四）蛋白质的四级结构

1. 概念 蛋白质分子中各亚基的空间排布（多条肽链）。

2. 主要化学键 氢键，疏水键和离子键。

表 2-3 蛋白质的四级结构小结

| 结构 | 一级结构 | 二级结构 | 三级结构 | 四级结构 |
| --- | --- | --- | --- | --- |
| 概念 | 蛋白质分子中从 N→C 端的氨基酸的排列顺序 | 多肽链主链骨架盘绕折叠而形成的构象 | 多肽链所有原子的三维空间的整体排布 | 蛋白质分子中各亚基之间的立体排布、接触部位的布局等 |
| 形式 | 线状 | α-螺旋、β-折叠、β-转角、无规则卷曲 | 结构域 | 亚基 |
| 维系键 | 肽键（主）、二硫键 | 氢键 | 氢键、疏水键（主）、范德华力、盐键、二硫键 | 疏水键、氢键、离子键 |

三、蛋白质结构与功能的关系

（一）蛋白质的一级结构与功能的关系

1. 一级结构是空间结构的基础：一级结构虽非空间结构，但它决定着蛋白质的空间结构，蛋白质的功能与三级结构密切相关。

2. 一级结构相似的蛋白质具有相似的高级结构与功能。

3. 氨基酸的序列提供重要的生物进化信息。

4. 重要氨基酸的序列改变可引起疾病：因为空间结构决定着蛋白质的生物学功能，如正常人血红蛋白 β 亚基谷氨酸序列变为缬氨酸就会患镰刀型贫血，我们把这种现象称分子病。

**[经典例题 4]**

维系蛋白质分子中螺旋的化学键是

A. 盐键 　　　B. 疏水键 　　　C. 氢键 　　　D. 肽键 　　　E. 二硫键

[参考答案] 4. C

（二）蛋白质的高级结构与功能的关系

1. 血红蛋白亚基与肌红蛋白结构相似　肌红蛋白由 153 个氨基酸残基及一个血红素组成。从三维结构来看，它有 8 段 α-螺旋结构。而血红蛋白由 2 个 α 亚基和 2 个 β 亚基组成，每个亚基各结合 1 分子血红素。

2. 血红蛋白亚基构象变化可影响亚基与氧结合。

3. 蛋白质构象改变可引起疾病　蛋白的二级结构 α-螺旋变为 β-折叠就会患疯牛病。

四、蛋白质的理化性质

（一）等电点

蛋白质是两性电解质，当蛋白质处于某一 pH 溶液时，蛋白质所带正负电荷数相等，净电荷等于零，蛋白质为兼性离子，此时溶液的 pH 值称为该蛋白质的等电点（pI）。

（二）蛋白质的沉淀

1. 蛋白质的胶体性质：蛋白质分子颗粒大小在 1~100nm 胶体范围之内。维持蛋白质溶液稳定的因素有两个：

（1）水化膜：蛋白质颗粒表面大多为亲水基团，可吸引水分子，使颗粒表面形成一层水化膜，从而阻断蛋白质颗粒的相互聚集，防止溶液中蛋白质的沉淀析出。

（2）同种电荷：在 pH≠pI 的溶液中，蛋白质带有同种电荷。pH>pI，蛋白质带负电荷；pH<pI，蛋白质带正电荷。同种电荷相互排斥，阻止蛋白质颗粒相互聚集，发生沉淀。

2. 沉淀蛋白质的方法：

①盐析法：在蛋白质溶液中加入大量的硫酸铵、硫酸钠或氯化钠等中性盐，破坏蛋白质的水化膜，中和电荷，使蛋白质颗粒相互聚集，发生沉淀。

②丙酮沉淀法：使用丙酮沉淀时，必须在 0~4℃ 低温下进行，丙酮用量一般 10 倍于蛋白质溶液体积，蛋白质被丙酮沉淀时，应立即分离，否则蛋白质会变性，除了丙酮以外，也可用乙醇沉淀。

（三）蛋白质的变性

1. 概念　在某些物理和化学因素作用下，其特定的空间构象被破坏，导致其理化性质改变和生物活性的丧失，称蛋白质的变性。

2. 本质　破坏非共价键和二硫键，不改变蛋白质的一级结构中氨基酸的序列。

3. 意义　①高温灭菌；②利于消化吸收。

4. 特点　①化学性质改变：生物活性的丧失。②物理性质的改变：溶解度降低、黏度增加、结晶能力降低、生物活性丧失、易沉淀、易被蛋白水解酶水解。

5. 复性　变性的蛋白质，只要其一级结构仍完好，可在一定条件下恢复其空间结构，随之理化性质和生物学性质也重现，这称为复性。

[经典例题 5]

变性蛋白质的主要特点是

A. 不易被蛋白酶水解　　　　B. 分子量降低　　　　C. 溶解性增加

D. 生物学活性丧失　　　　E. 共价键被破坏

[参考答案] 5. D

# 第二章　核酸的结构和功能

核酸包括核糖核酸（RNA）和脱氧核糖核酸（DNA）两大类。DNA 存在于细胞核，是遗传物质信息的储存和携带者；RNA 主要存在于细胞核和细胞质内。参与遗传信息的传递和表达。

一、核酸基本单位-核苷酸

（一）核苷酸元素组成

C、H、O、N、P（含量较多，相当恒定占 9~10%）

（二）核苷酸分子组成

①核就是核糖(戊糖)；②苷就是碱基(五种)，包括嘌呤[腺嘌呤(A)和鸟嘌呤(G)]，嘧啶[胞嘧啶(C)、尿嘧啶(U)和胸腺嘧啶(T)]；③酸就是磷酸。

**敲黑板**

两种核酸有异同，腺胞鸟磷能共用；RNA 中独含尿，DNA 中仅含胸。RNA 所含碱基是 AUCG，DNA 所含碱基是 ATCG。

(三)核酸(DNA 和 RNA)

许多核苷酸借助磷酸二酯键相连形成的化合物称为多聚核苷酸。DNA 分子由 2 条脱氧核糖核苷酸链组成，RNA 分子由 1 条核糖核苷酸链组成。多聚核苷酸链的方向是 5′→3′。

**二、DNA 的结构与功能**

(一)DNA 碱基组成的规律

DNA 分子中 A 与 T 摩尔数相等，C 与 G 摩尔数相等，即 A＝T，C≡G。所以 A+G＝T+C，A/T＝G/C。

**[经典例题 1]**

下列关于双链 DNA 中碱基摩尔含量关系，哪项是错误的

A. A＝T　　　　　B. A+G＝C+T　　　　C. A+C＝G+T　　　　D. A+T＝G+C　　　　E. G＝C

[参考答案] 1. D

(二)DNA 各级结构的特点

表 2-4　DNA 各级结构的特点

| DNA 结构 | 特点 |
| --- | --- |
| 一级结构(碱基的序列) | 一级结构是指核苷酸在核酸长链上的排列顺序。由于核苷酸间的差异主要是碱基不同，所以也称为碱基序列。化学键：酯键；骨架：戊糖和磷酸；最恒定的元素：P |
| 二级结构(双螺旋结构) | 氢键配对(A＝T；G≡C)相互平行，但走向相反，右手螺旋。螺旋直径为 2nm，形成大沟及小沟。每两个相邻碱基对平面之间的垂直距离是 0.34nm；螺旋每转一圈的螺距为 3.54nm，每个螺距内含 10.5 个碱基对。氢键维持双链横向稳定性，碱基堆积力维持双链纵向稳定性 |
| 高级结构(超螺旋) | DNA 双螺旋链再盘绕即形成超螺旋结构。真核生物染色体由 DNA 和蛋白质构成，其基本单位是核小体 |

**[经典例题 2]**

DNA 的一级结构是指

A. 多聚 A 结构　　B. 核小体结构　　C. 双螺旋结构　　D. 三叶草结构　　E. 核苷酸排列顺序

[参考答案] 2. E

(三)DNA 的功能

DNA 的基本功能是作为遗传信息的载体，为生物遗传信息复制以及基因信息的转录提供模板。DNA 与细胞增生、生物体传代有关。DNA 还可通过转录指导 RNA(包括 mRNA)合成，将遗传信息传递给 mRNA；继而以 mRNA 为模板合成特异的蛋白质分子。

**三、DNA 的理化性质及其应用**

1. DNA 的变性　在某些理化因素作用下，DNA 双链解开成两条单链的过程。DNA 变性的本质是双链间氢键的断裂。DNA 变性后理化性质变化：①A$_{260}$增高(增色效应)：对波长 260nm 的光吸收增强的现象；②黏度下降；③生物活性丧失。

2. DNA 的复性　热变性的 DNA 溶液经缓慢冷却，两条解链的互补单链重新缔合，恢复双螺旋结构，即退火。变性 DNA 经退火恢复原状的过程称变性 DNA 的复性。伴随复性，DNA 溶液紫外吸收减弱，称减色效应。

3. 核酸杂交　两条来源不同的核酸单链(DNA 或 RNA)，在碱基互补配对的分子基础上形成杂化双链的过程称为核酸的分子杂交。

4. 核酸的紫外线吸收　核酸分子的碱基含有共轭双键，在 260nm 波长处有最大紫外吸收，可以利用这一特

性对核酸进行定量和纯度分析。

**[经典例题3]**

DNA 变性的本质是　　　A. DNA 分子由超螺旋变成双螺旋

B. 多聚核苷酸链断裂　　　C. DNA 分子中碱基丢失

D. 互补碱基之间氢键断裂

E. DNA 分子中的磷酸二酯键断裂

[参考答案] 3. D

**四、RNA 的结构与功能**

（一）mRNA 结构特点与功能

1. 结构特点　①5′末端：帽子结构：$m^7GpppNm-$；②3′末端：多聚核苷酸结构：多聚 A 尾；5′末端和 3′末端共同维持 mRNA 的稳定性。

2. 功能　蛋白质合成模板。

（二）tRNA 的结构与功能

1. 结构特点　①含稀有碱基，如 DHU（双氢尿嘧啶）；②3′末端为-CCA-OH，结合氨基酸；③反密码环，识别 mRNA 上的密码；④分子量最小；⑤一级结构：核苷酸的排列序列。二级结构：三叶草形。三级结构：倒 L 形。

2. 结构功能　用来活化、搬运氨基酸到核糖体的载体。

（三）rRNA 的结构与功能

1. 结构特点　有核糖体大、小亚基。

2. 结构功能　参与组成核蛋白体，作为蛋白质合成的场所。

（四）其他小分子 RNA

除了上述三种 RNA 外，生物细胞内还含有多种非编码 RNA。如：核内小 RNA（snRNA）参加 mRNA 前体 hnRNA 中内含子的剪接，微小 RNA（microRNA）通过结合于 mRNA 抑制翻译过程或导致 mRNA 的降解，因而参加转录后的基因表达调控。

表 2-5　RNA 的分类及特点小结

| | mRNA（信使） | tRNA（搬运） | rRNA（核糖体） |
|---|---|---|---|
| 功能 | 蛋白质合成模板 | 氨基酸转运的载体 | 蛋白质合成的场所 |
| 含量 | 占 RNA 的 2~5%（最少） | 占 RNA 的 15% | 占 RNA 的 80% 以上（最多） |
| 分子量 | 大小各异 | 分子量最小 | 差异较大 |
| 分布 | 细胞核、细胞质 | 细胞质 | 细胞质 |
| 二级结构 | – | 三叶草 | – |
| 三级结构 | – | 倒"L"形 | – |
| 结构特点 | 5′端帽子结构、3′端多聚 A 尾带有遗传信息密码 | 含稀有碱基、反密码子，3′端为-CCA | 核糖体大、小亚基 |

**[经典例题4]**

下列有关 RNA 的叙述错误的是

A. 主要有 mRNA，tRNA 和 rRNA 三类　　　B. 胞质中只有 mRNA 和 tRNA

C. tRNA 是细胞内分子量最小的一种 RNA　　D. rRNA 可与蛋白质结合

E. RNA 并不全是单链结构

[参考答案] 4. B

# 第三章　酶

## 一、酶的催化作用

酶是一类由活细胞产生的，对其特异底物具有高效催化作用的有机生物催化剂。

### (一)酶的分子结构与催化作用

1. 酶的分子组成　化学本质为蛋白质的天然酶，可分为单纯蛋白质的酶、结合蛋白质的酶两类。单纯酶就是单纯蛋白质，结合酶包括酶蛋白和辅助因子，酶蛋白决定着反应的特异性。辅助因子包括辅酶和辅基，辅酶与酶蛋白结合疏松，辅基与酶蛋白结合紧密。

2. 酶的催化作用　酶的活性中心，指酶分子能与底物结合并发生催化作用的局部空间结构。凡具有活性的酶都具有活性中心，活性中心内有必需集团，它包含两个集团(结合集团和催化集团)，其特点是与催化作用直接相关，是酶发挥催化作用的关键部位。活性中心可与底物特异结合，将底物转化为产物，但不参与活性中心组成，而是在活性中心外维持活性中心空间构象的基团称为活性中心外的必需基团。常见的必需基团有组氨酸的咪唑基，丝氨酸的羟基，半胱氨酸的巯基，以及谷氨酸的γ-羧基。当酶蛋白变性时，肽链展开，活性中心被拆散，酶的活性也因而丧失。

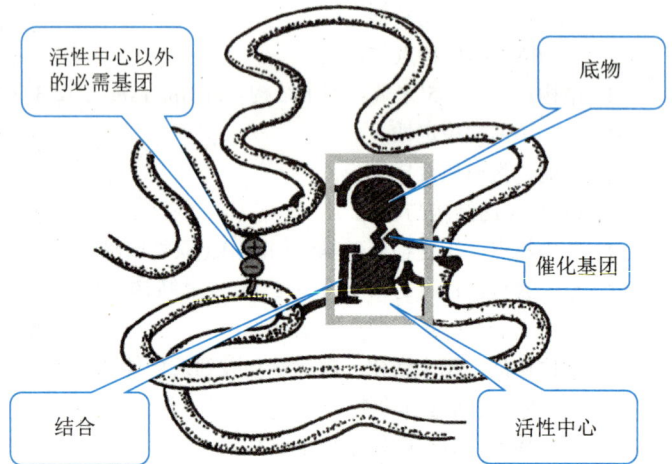

图 2-1　酶

(活性中心以外的必需基团、底物、催化基团、结合、活性中心)

### (二)酶促反应的特点

1. 高度的催化效率　酶有高效的催化能力，主要是因为大幅度降低了反应的活化能。

2. 高度的特异性　根据酶对底物选择的严格程度不同，酶的特异性通常分为以下三种：

(1)绝对特异性：有的酶只能催化一种底物发生一定的反应，称为绝对特异性。

(2)相对特异性：一种酶可作用于一类化合物或一种化学键，称为相对特异性。

(3)立体异构特异性：酶对底物的立体构型的特异要求，称为立体异构特异性。

3. 可调节性　酶的催化作用是受调控的，这是与无机催化反应的不同点。

4. 不稳定性　酶是蛋白质，其空间结构可受到各种理化因素的影响以致改变酶的催化活性，所以酶具有高度的不稳定性。

## [经典例题1]

酶的催化高效性是因为

A. 启动热力学不能发生的反应　　B. 能降低反应的活化能

C. 能升高反应的活化能　　　　　D. 可改变反应的平衡点

E. 对底物的选择性

[参考答案] 1. B

### (三)酶-底物复合物

酶在发挥催化作用前，需与底物密切结合形成酶-底物中间复合物。这种结合是酶与底物结构的相互诱导、相互形变、相互适应的过程，这种解释酶与底物相互作用的学说称为诱导契合学说。

## 二、酶辅助因子

### (一)维生素与辅酶的关系

表 2-6　多种水溶性 B 族维生素在体内参与辅酶的组成

| 转移的基团 | 辅酶或辅基 | 所含维生素 |
|---|---|---|
| $H^+$、电子 | $NAD^+$、$NADP^+$ | 烟酰胺腺嘌呤二核苷酸(维生素 PP) |
| 氢原子 | FMN、FAD | 维生素 $B_2$(核黄素) |
| 醛基 | TPP | 维生素 $B_1$(焦磷酸硫胺素) |
| 酰基 | 辅酶 A、硫辛酸 | 泛酸、硫辛酸 |
| 氢原子及烷基 | 辅酶 $B_{12}$ | 维生素 $B_{12}$ |
| 二氧化碳 | 生物素 | 生物素 |
| 氨基 | 磷酸吡哆醛 | 维生素 $B_6$ |
| 一碳单位 | 四氢叶酸 | 叶酸 |

(二)辅酶作用

包括：①运载氢原子或电子，参与氧化还原反应；②运载反应基团，参与基团转移。

(三)金属离子作用

1. 稳定构象　稳定酶蛋白催化活性所必需的分子构象。

2. 构成酶的活性中心　作为酶活性中心的组成成分，参与构成酶的活性中心。

3. 连接作用　作为桥梁，将底物分子与酶蛋白螯合起来。

三、酶促反应动力学

(一)底物浓度对反应速度的影响

米氏方程

$$V = V_{max}[S]/K_m+[S]$$

①[S]：底物浓度；②V：反应速度；③$V_{max}$：最大反应速率；④$K_m$：为米氏常数，等于酶促反应速度为最大反应速度一半时的底物浓度。

(二)最适 pH

酶催化活性最大时的环境 pH 称为酶促反应的最适 pH。

(三)最适温度

酶促反应速度最快时的环境温度称为酶的最适温度，哺乳动物酶的最适温度约 37~40℃之间。

四、抑制剂与激活剂

(一)不可逆性抑制

抑制剂与酶活性中心的必需基团形成共价键结合，不能用简单透析、稀释等方法除去，这一类抑制剂称为不可逆性抑制剂，所引起的抑制作用为不可逆性抑制作用。化学毒剂，如农药 1059、敌百虫等有机磷制剂即属此类。

(二)可逆性抑制

表 2-7　与非共价键结合的异同点

| | 不可逆性抑制作用 | 竞争性抑制作用 | 非竞争性抑制作用 | 反竞争性抑制作用 |
|---|---|---|---|---|
| 作用机制 | 抑制剂与酶活性中心的必需基团形成共价键结合，使酶失活 | 抑制剂与酶的底物相似，可与底物竞争酶的活性中心，使酶不能与底物结合，抑制酶促反应 | 抑制剂与酶活性中心外的必需基团结合，而不影响底物与酶的结合，形成的酶-底物-抑制剂复合物不能释放产物，使酶丧失活性从而抑制酶促反应 | 抑制剂与酶-底物复合物结合阻止产物的生成 |
| 与 I 结合的组分 | E | E | E、ES | ES |
| 结合方式 | 共价键结合 | 非共价键结合 | 非共价键结合 | 非共价键结合 |

续表

|  | 不可逆性抑制作用 | 竞争性抑制作用 | 非竞争性抑制作用 | 反竞争性抑制作用 |
|---|---|---|---|---|
| 抑制剂的去除方式 | 不能用简单透析、稀释等方法除去 | 能用简单透析、稀释等方法除去 | 能用简单透析、稀释等方法除去 | 能用简单透析、稀释等方法除去 |
| 具体实例 | 有机磷制剂抑制胆碱酯酶 | 丙二酸或戊二酸抑制琥珀酸脱氢酶、磺胺类药物抑制四氢叶酸合成酶 | — | — |
| $K_m$变化 | 反应终止 | 增大 | 不变 | 减小 |
| $V_{max}$变化 | 反应终止 | 不变 | 降低 | 降低 |

**敲黑板**

竞 K 大，非 V 小，反竞 K，V 都变小。

（三）激活剂

使酶由无活性变为有活性或使酶活性增加的物质称为酶的激活剂。激活剂大多为金属阳离子，如 $Mg^{2+}$、$K^+$、$Mn^{2+}$ 等；少数为阴离子，如 $Cl^-$ 等。

**五、酶活性的调节**

（一）别构调节

一些代谢物可与某些酶分子活性中心外的某部分可逆地结合，使酶构象改变，从而改变酶的活性，此种调节方式称别构调节。

（二）化学修饰调节

在其他酶的作用下，酶蛋白肽链上的某些基团可与某种化学基团发生可逆的共价结合，从而改变酶的活性，此过程称为化学修饰。其中磷酸化和去磷酸化最常见。

**［经典例题 2］**

酶化学修饰调节最多见的形式是

A. 甲基化/去甲基化　　　　　　B. 乙酰化/去乙酰化　　　　　　C. 脂酰化/去脂酰化

D. 羟基化/去羟基化　　　　　　E. 磷酸化/去磷酸化

［参考答案］2. E

（三）酶原激活

在细胞内合成及分泌的没有活性的酶称为酶原。酶原在一定的条件下，可转变成有活性的酶，此过程称为酶原激活。酶原可避免细胞产生的蛋白酶对细胞进行自身消化，并使酶在特定的部位和环境中发挥作用，如胃蛋白酶原仅在分泌至胃腔后在 HCl 作用下才能被激活。

（四）同工酶

1. 概念　是指催化相同的化学反应，而酶蛋白的分子结构、理化性质乃至免疫学性质不同的一组酶。

2. 举例　乳酸脱氢酶（$LDH_1 \sim LDH_5$ 共 5 种同工酶）心、肾以 $LDH_1$ 为主，$LDH_2$ 次之；肺以 $LDH_3$ 和 $LDH_2$ 为主；骨骼肌以 $LDH_5$ 为主；肝以 $LDH_5$ 为主，$LDH_4$ 次之。血清中 LDH 含量的顺序是 $LDH_2 > LDH_1 > LDH_3 > LDH_4 > LDH_5$。

**六、核酶**

核酶是一类具有催化功能的 RNA。可催化特定 RNA 的降解，在 RNA 合成后的间接修饰中有重要作用。

**［经典例题 3］**

辅酶和辅基的差别在于

A. 辅酶为小分子有机物，辅基常为无机物　　　　　　B. 辅酶与酶共价结合，辅基则不是

C. 经透析方法可使辅酶与酶蛋白分离，辅基则不能　　　　D. 辅酶参与酶反应，辅基则不参与

E. 辅酶含有维生素成分，辅基则不含

## [经典例题4]

肝中较丰富的 LDH 同工酶是

A. $LDH_1$　　　　B. $LDH_2$　　　　C. $LDH_3$　　　　D. $LDH_4$　　　　E. $LDH_5$

[参考答案] 3. C；4. E

# 第四章　糖代谢

糖是人类食物的主要成分，主要生理功能是为生命活动提供能源和碳源。它是机体的一种重要的能量来源。

## 一、糖的分解代谢

### (一)糖(无氧)酵解

在缺氧情况下，葡萄糖生成乳酸的过程称之为糖酵解，是葡萄糖无氧氧化和有氧氧化的共同起始途径。

1. **基本途径**　可分为三个阶段：第一阶段包括葡萄糖转变成 3-磷酸甘油醛，此阶段需要 ATP；第二阶段为 3-磷酸甘油醛转变为丙酮酸，在此阶段中有 ATP 的生成；第三阶段为丙酮酸还原为乳酸。糖酵解的全部反应过程均在胞质中进行。

2. **关键酶**　丙酮酸激酶、己糖激酶和 6-磷酸果糖激酶-1(最重要)。

3. **生理意义**　①迅速提供能量，如骨骼肌在剧烈运动时相对缺氧时的供能；②为红细胞供能；③神经、白细胞、骨髓等即使有氧也常由糖酵解提供部分能量。

## [经典例题1]

糖酵解的关键酶是

A. 3-磷酸甘油醛脱氢酶　　　　B. 丙酮酸脱氢酶　　　　C. 6-磷酸果糖激酶-1

D. 磷酸甘油酸激酶　　　　E. 乳酸脱氢酶

[参考答案] 1. C

**敲黑板**

糖酵解关键酶：丙激磷(冰激凌)，是由 6 个果糖组成的。

### (二)糖的有氧氧化

1. **概念**　有氧情况下，葡萄糖彻底氧化成 $H_2O$ 和 $CO_2$，并释放出能量的过程。

2. **基本途径**

表 2-8　糖的有氧氧化基本途径

| | 内容 | 部位 | 说明 |
|---|---|---|---|
| 第一阶段 | 葡萄糖糖酵解途径生成丙酮酸 | 胞浆 | 生成的 $NADH+H^+$ 被转运进线粒体，通过呼吸链将其中的 2 个氢氧化成水，并生成 ATP |
| 第二阶段 | 丙酮酸氧化脱羧成乙酰 CoA 及 $NADH+H^+$ | 线粒体 | 由丙酮酸脱氢酶复合体催化，包括 3 个酶和 5 个辅酶：丙酮酸脱氢酶(TPP)、二氢硫辛酰胺转乙酰酶(硫辛酸和 CoA)和二氢硫辛酰胺脱氢酶(FAD，$NAD^+$) |
| 第三阶段 | 三羧酸循环及氧化磷酸化 | 线粒体 | 三羧酸循环亦称柠檬酸循环、Krebs 循环。产生的乙酰 CoA 可氧化成为 $CO_2$ |

3. 三羧酸循环

(1)概念 指乙酰 CoA 和草酰乙酸缩合生成含三个羧基的柠檬酸开始，反复的进行脱氢脱羧，生成草酰乙酸，再重复循环反应的过程。

(2)反应部位 线粒体。

(3)反应步骤 "乙酰草酰成柠檬，柠檬又生 α-酮，琥酰琥酸延胡索，苹果落在草丛中"。

三羧酸循环小结：经过一次三羧酸循环，①消耗一分子乙酰 CoA；②经四次脱氢，二次脱羧，一次底物水平磷酸化，生成 1 分子 $FADH_2$，3 分子 NADH+H$^+$，2 分子 $CO_2$，1 分子 GTP，(一共生成 10 个 ATP)无 $H_2O$ 生成；③不可逆步骤(第 1、3、4 个步骤)其关键酶有：柠檬酸合酶、α-酮戊二酸脱氢酶复合体、异柠檬酸脱氢酶，整个循环反应为不可逆反应。

4. 三羧酸循环生理意义

(1)供能，是机体产生能量的主要方式。

(2)三大营养物质分解代谢的共同途径，糖、脂肪、蛋白质在体内氧化分解都产生乙酰辅酶 A，然后进入三羧酸循环进行降解。

(3)三大营养物质相互转换的枢纽、为呼吸链供 H。

[经典例题 2]

关于三羧酸循环过程的叙述正确的是

A. 循环一周生成 4 对 NADH
B. 循环一周可生成 2 分子 ATP
C. 乙酰 CoA 经三羧酸循环转变成草酰乙酸
D. 循环过程中消耗氧分子
E. 循环一周生成 2 分子 $CO_2$

[参考答案] 2. E

二、糖原的合成与分解

(一)肝糖原的合成

1. 肝糖原为血糖的重要来源。

2. 肝糖原的合成过程如下。

(1)活化：葡萄糖→6-磷酸葡萄糖(葡萄糖激酶催化)→1-磷酸葡萄糖；1-磷酸葡萄糖+尿苷三磷酸(UTP)→尿苷二磷酸葡萄糖(UDPG)+焦磷酸(UDPG 焦磷酸化酶催化)。

(2)缩合：UDPG 的葡萄糖转移给糖原引物形成(糖原合酶)，延长糖链。

(3)分支：分支酶催化形成 α-1，6 糖苷键，形成分支；增加糖原的水溶性、增加非还原端数目，以便磷酸化酶可迅速分解糖原。

敲黑板

①合成部位：肝脏；②关键酶：糖原合酶；③能量变化：消耗 2 分子 ATP；④活性葡萄糖：UDPG。

(二)肝糖原的分解

1. 步骤

(1)糖原磷酸化酶催化糖链非还原端分解产生 1 个 1-磷酸葡萄糖。

(2)葡聚糖转移酶将 3 个葡萄糖基转移至邻近糖链的末端。

(3)α-1，6 葡萄糖苷酶水解以 α-1，6 糖苷键连接的葡萄糖为游离葡萄糖。

(4)1-磷酸葡萄糖转变为 6-磷酸葡萄糖，由葡萄糖-6-磷酸酶水解成葡萄糖释放入血。

2. 糖原分解的调节酶 磷酸化酶是糖原分解途径中的关键酶。葡萄糖-6-磷酸酶只存在于肝、肾中，肌肉中缺乏此酶，所以只有肝和肾可补充血糖，而肌糖原不能分解成葡萄糖，只能进行糖酵解或有氧氧化。

三、糖异生

(一)概念

是指从非糖化合物转变为葡萄糖或糖原的过程。部位：主要在肝、肾细胞的胞浆及线粒体。

（二）原料

乳酸、甘油、丙酮酸及生糖氨基酸（丙氨酸、丝氨酸、苏氨酸和天冬氨酸）等。

（三）关键步骤

1. 丙酮酸→磷酸烯醇式丙酮酸 丙酮酸在线粒体内，由丙酮酸羧化酶催化生成草酰乙酸，后者转变为苹果酸穿出线粒体并恢复为草酰乙酸，再在磷酸烯醇式丙酮酸羧激酶的催化下转变为磷酸烯醇式丙酮酸。

2. 1，6-二磷酸果糖在果糖二磷酸酶催化下转变为6-磷酸果糖。

3. 6-磷酸葡萄糖水解为葡萄糖，此反应由葡萄糖-6-磷酸酶催化。该酶是糖异生的关键酶之一，不存在于肌肉组织中，故肌肉组织不能生成自由葡萄糖。

（四）关键酶 丙酮酸羧化酶、磷酸烯醇式丙酮酸羧激酶、果糖二磷酸酶和葡萄糖-6-磷酸酶。

**敲黑板**

糖异生原料是：三酸一甘油；糖异生关键酶是：两羧两磷酸。

（五）生理意义

1. 饥饿情况下维持血糖浓度恒定。

2. 补充肝糖原 肌肉收缩（尤其在氧供不足）时通过糖酵解生成乳酸，乳酸通过血液循环进入肝脏异生为葡萄糖，葡萄糖释放入血液后可被肌肉氧化利用，以上循环称为乳酸循环。

3. 维持酸碱平衡。

（六）乳酸循环

剧烈运动时肌肉通过糖酵解生成乳酸，后者扩散入血，并随血流进入肝细胞异生为葡萄糖，葡萄糖释放入血后又可被肌肉氧化利用，这样构成了一个循环，称为乳酸循环，2分子乳酸异生生成葡萄糖消耗6个ATP，乳酸循环的生理意义在于避免乳酸的损失以及防止因乳酸堆积引起酸中毒。

### 四、磷酸戊糖途径

（一）概念

磷酸戊糖途径是指由葡萄糖生成磷酸戊糖及NADPH+H$^+$，前者再进一步转变成3-磷酸甘油醛和6-磷酸果糖的反应过程。

（二）细胞定位

胞液。

（三）反应过程

可分为二个阶段：①第一阶段：氧化反应生成磷酸戊糖，NADPH+H$^+$及CO$_2$；②第二阶段：非氧化反应包括一系列基团转移。

（四）关键酶

6-磷酸葡萄糖脱氢酶。还原型谷胱甘肽可以保护红细胞膜蛋白的完整性。遗传性6-磷酸葡萄糖脱氢酶缺乏症患者，体内磷酸戊糖途径障碍，NADPH+H$^+$缺乏，使GSH合成减少，红细胞尤其是衰老的红细胞易破裂而溶血，患者常在食用蚕豆后发病，故称为蚕豆病。

（五）生理意义

1. 利用葡萄糖生成5-磷酸核糖，为核酸的合成提供核糖。

2. 生成大量NADPH+H$^+$ ①作为供氢体，参与体内的合成代谢，如合成脂肪酸、胆固醇等；②作为加单氧酶的辅酶，参与羟化反应；③作为谷胱甘肽还原酶的辅酶，使谷胱甘肽保持还原状态。

3. 通过磷酸戊糖途径中的转酮醇基及转醛醇基反应，使各种糖在体内得以互相转变。

### 五、血糖及其调节

（一）血糖浓度3.89~6.11mmol/L。

（二）血糖的调节

表 2-9　血糖的调节

| 参与的激素 | 特点 | 调节的机制 |
|---|---|---|
| 胰岛素 | 体内唯一降低血糖水平的激素 | 促进葡萄糖向细胞内转运、加速糖原合成、抑制糖原分解、加快糖的有氧氧化、抑制肝内糖异生以及促进糖类转变为脂肪 |
| 胰高血糖素 | 体内升高血糖水平的主要激素 | 使肝糖原分解增加、抑制糖酵解而加速糖异生、加速氨基酸的摄取从而增强糖异生、加速脂肪动员 |
| 糖皮质激素 | 引起血糖升高，肝糖原增加 | 促进肌蛋白分解产生氨基酸进行糖异生，抑制肝外组织摄取和利用葡萄糖 |

**[经典例题 3]**

下列关于磷酸戊糖途径正确的是

A. 不能产生 ATP

B. 是体内二氧化碳的主要来源

C. 可生成 NADPH，通过电子传递链可产生 ATP

D. 饥饿时葡萄糖经此途径代谢增加

E. 可生成 NADH，通过电子传递链可产生 ATP

**[经典例题 4]**

长期饥饿时糖异生的生理意义之一是

A. 有利于补充血糖

B. 有利于排钠保钾

C. 有利于必需氨基酸合成

D. 有利于脂肪合成

E. 有利于脂酸合成

[参考答案] 3. A；4. A

# 第五章　生物氧化

物质在生物体内进行的氧化作用称生物氧化，主要指糖、脂肪、蛋白质等在体内分解时逐步释放能量，最终生成 $CO_2$ 和 $H_2O$ 的过程。ATP 是直接供能物质，ADP 直接被磷酸化。

一、ATP 与其他高能化合物

生物氧化过程中释放的能量大约有 40% 以化学能的形式储存于一些特殊的有机磷酸化合物中，形成磷酸酯，这些磷酸酯键水解时释放的能量大于 25kJ/mol 时称之高能磷酸键，含有高能磷酸键的化合物称之高能磷酸化合物。

（一）ATP 的生成循环

在机体能量代谢中，ATP 几乎是组织细胞能直接利用的唯一高能化合物。体内 ATP 的生成方式有两种：底物水平磷酸化和氧化磷酸化。

（二）ATP 的储存和利用

糖、脂、蛋白质在分解代谢过程中释放的能量大约有 40% 以化学能的形式储存在 ATP 分子中。ATP 是生物体能量转移的关键物质，它直接参与细胞中各种能量代谢。ATP 水解释放的能量供肌肉收缩、生物合成、离子转运、信息传递等生命活动之需。除了以 ATP 形式储存外，磷酸肌酸是肌肉和脑组织中能量的贮存形式，也是能量的储存形式。

（三）其他高能磷酸化合物

含高能磷酸键的化合物主要有四种类型：①磷酸酐；②混合酐；③烯醇磷酸；④磷酸胍类。

二、氧化磷酸化

（一）概念

呼吸链电子传递的氧化过程偶联 ADP 磷酸化生成 ATP 的过程称氧化磷酸化。

(二)两条呼吸链的组成和排列顺序

1. 呼吸链　线粒体内膜上由酶和辅酶按照一定的顺序组成的递氢体或电子传递体称为呼吸链。

2. 电子传递链的组成成分　①NADH；②黄素蛋白；③铁硫蛋白；④泛醌；⑤细胞色素C。

3. 线粒体内参与氧化磷酸化的呼吸链主要有两条：

(1)NADH(烟酰胺腺嘌呤二核苷酸)氧化呼吸链：NADH→FMN(黄素单核苷酸)→CoQ→Cyt b→Cyt $c_1$→Cyt c→Cyt $aa_3$→$O_2$。

(2)$FADH_2$(琥珀酸)氧化呼吸链：琥珀酸→FAD(黄素腺嘌呤二核苷酸)→CoQ→Cyt b→ Cyt $c_1$→Cyt c→Cyt $aa_3$→$O_2$。

## [经典例题1]

下列哪一个不是琥珀酸氧化呼吸链的成分

A. FMN　　　　　B. 铁硫蛋白　　　　　C. CoQ　　　　　D. Cyt c　　　　　E. Cyt $c_1$

[参考答案] 1. A

(三)ATP 合酶-关键酶

1. 亚细胞部位：存在于线粒体内膜。

2. 作用：ATP 合酶可催化 ADP 为 ATP。

3. 组成：①$F_1$在线粒体内膜的基质侧形成颗粒状突起，其功能是催化生成 ATP；②$F_0$镶嵌在线粒体内膜中，起质子通道作用。

(四)氧化磷酸化的调节及影响因素

1. 电子传递抑制剂(呼吸链)如：鱼藤酮、粉蝶霉素 A、异戊巴比妥、抗霉素 A、二巯基丙醇、CO 及 $H_2S$。

NADH 氧化呼吸链：NADH→FMN→CoQ→Cyt b→Cyt $c_1$→Cyt c→Cyt $aa_3$→$O_2$

琥珀酸氧化呼吸链：琥珀酸→FAD→CoQ→Cyt b→Cyt $c_1$→Cyt c→Cyt $aa_3$→$O_2$

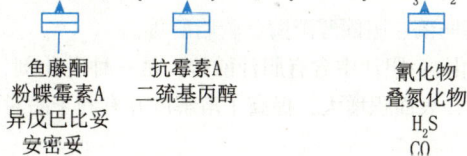

图 2-2　氧化呼吸链

2. 解偶联剂　使氧化与磷酸化偶联过程脱离，如：2，4-二硝基苯酚。

3. 氧化磷酸化抑制剂　氧化磷酸化速度受 ATP/ADP 比值影响。主要受 ADP 调节，ADP 多时磷酸化加快。另外还受寡霉素、甲状腺素的影响。

## [经典例题2]

氰化物中毒抑制的是

A. 细胞色素b　　　B. 细胞色素c　　　C. 细胞色素$c_1$　　　D. 细胞色素$aa_3$　　　E. 辅酶Q

## [经典例题3]

调节氧化磷酸化作用最主要的因素是

A. $FADH_2$　　　　　B. $O_2$　　　　　C. Cyt $aa_3$　　　　　D. ATP/ADP　　　　　E. NADH

[参考答案] 2. D；3. D

# 第六章　脂质代谢

## 一、脂类的生理功能

### (一)储能和供能

脂肪主要的生理功能是储能和供能，参与生物膜的组成，转变为类固醇激素。每克甘油三酯彻底氧化后平均可释放 38.94kJ 的能量，因此脂肪是禁食、饥饿时体内能量的主要来源。

### (二)生物膜的组成成分

磷脂和胆固醇组成生物膜；鞘磷脂组成神经髓鞘；胆固醇维持生物膜通透性；糖脂、脂蛋白参与细胞膜信号转导活动，起载体和受体作用。

### (三)脂类衍生物的调节作用

某些脂类衍生物参与组织细胞间信息的传递，并在机体代谢调节中发挥重要作用。如花生四烯酸在体内可衍变生成前列腺素、血栓素及白三烯等，这些衍生物分别参与多种细胞的代谢调控。由胆固醇转化生成的维生素 $D_3$，具有调节钙磷代谢的活性。胆固醇还可转化成类固醇激素参与体内代谢。磷脂酰肌醇磷酸化后再分解可产生甘油二酯和三磷酸肌醇，两者均为重要的第二信使物质，在细胞内信号转导中具有重要作用。

### (四)营养必需脂酸

机体生长发育必需但不能自身合成，必须由食物提供的脂酸称为营养必需脂酸，包括亚油酸、亚麻酸和花生四烯酸等。花生四烯酸是前列腺素、血栓烷和白三烯等生物活性物质的前体。

## 二、脂肪的消化与吸收

### (一)脂肪乳化和消化所需酶

1. 消化部位：小肠。

2. 消化所需酶：胰脂肪酶、胆固醇酯酶、磷脂酶等。

3. 消化过程(脂肪乳化)：胆汁中含有胆汁酸盐，是一种乳化剂，能将不溶于水的脂类物质分散成水包油的细小微团，脂肪颗粒变小，表面积增大，提高了溶解度并有利于酶对底物的接触和水解。微团中的脂类在下列相应酶的作用下得以消化。

### (二)甘油一酯合成途径及乳糜微粒

经乳化的细小微团可进入肠黏膜细胞中，其中的消化产物除短链和中链的脂肪酸及甘油可直接从门静脉进入肝外，大部分在肠黏膜细胞内被重新酯化。长链脂酸与甘油一酯再合成甘油三酯，溶血磷脂吸收后也重新合成磷脂。甘油三酯与少量磷脂、胆固醇及载脂蛋白一起形成乳糜微粒，经淋巴管入血液循环。肠黏膜细胞中由甘油一酯合成脂肪的途径称为甘油一酯合成途径。

## 三、脂肪的合成代谢

### (一)合成的部位

1. 甘油三酯的主要合成场所：肝、脂肪组织、小肠，其中肝脏的合成能力最强。

2. 亚细胞部位：内质网胞液一侧。

### (二)合成的原料

合成甘油三酯所需的脂肪酸及 3-磷酸甘油主要由葡萄糖代谢提供。

### (三)合成的基本途径

1. 甘油一酯途径(小肠黏膜细胞)：2-甘油一酯→1，2-甘油二酯→甘油三酯。

2. 甘油二酯途径(肝、脂肪细胞)：3-磷酸甘油→磷脂酸→1，2-甘油二酯→甘油三酯。

3. 关键酶：脂酰转移酶。

## 四、脂肪酸的合成代谢

### (一)合成部位

脂肪酸的合成部位主要在肝脏的胞液中进行，其次肾、脑和肺等组织也能合成脂肪酸。

### (二)合成原料

脂肪酸的合成原料主要是乙酰 CoA、NADPH。乙酰 CoA 全部在线粒体内产生，通过柠檬酸-丙酮酸循环转出线粒体而产生。NADPH 的来源主要通过磷酸戊糖途径(主要来源)提供。

[经典例题1]

脂肪酸合成的原料乙酰 CoA 从线粒体转移至细胞液的途径是

A. 三羧酸循环　　　　　　　　　B. 乳酸循环　　　　　　　　　C. 糖醛酸循环

D. 柠檬酸-丙酮酸循环　　　　　　E. 丙氨酸-葡萄糖循环

[参考答案] 1. D

### 五、脂肪的分解代谢

(一)脂肪动员

储存在脂肪细胞中的脂肪，被脂肪酶逐步水解为 FFA(脂肪酸)及甘油，并释放入血以供其他组织氧化利用的过程。

1. 关键酶　激素敏感性甘油三酯脂肪酶(HSL)。

(1)脂解激素：肾上腺素、去甲肾上腺素、胰高血糖素等能够启动脂肪动员、促进脂肪水解为游离脂肪酸和甘油，称为脂解激素。

抗脂解激素：胰岛素、前列腺素 $E_2$ 等。

(2)脂肪动员产物去向：①甘油经血运到肝、肾、肠，彻底氧化和糖异生；②FFA 和白蛋白结合运输经 β-氧化供能(心、肝、肾、骨骼肌)。

(二)脂肪酸 β-氧化的基本过程及调节

表 2-10　脂肪酸 β 氧化

| 脂肪酸的活化 | 需要脂酰 CoA 合成酶活化生成脂酰 CoA，消耗 2 分子 ATP |
|---|---|
| 脂酰基由胞液进入线粒体 | 载体：肉碱<br>限速酶：肉碱-脂酰转移酶 I |
| 脂肪酸的 β-氧化 | 定义：脂酸的氧化分解从羧基端 β 碳原子开始，每次断裂两个碳原子<br>过程：脱氢、加水、再脱氢、硫解<br>两步脱氢反应的氢受体分别是 NAD 和 FAD<br>经过若干轮 β-氧化，脂酰 CoA 全部分解为乙酰 CoA |
| 三羧酸循环 | 乙酰辅酶 A 经三羧酸循环彻底氧化分解为二氧化碳和水，并产生大量能量 |

[经典例题2]

下列关于脂肪酸氧化分解过程的叙述，错误的是

A. β-氧化中的受氢体为 $NAD^+$ 和 FAD　　　　B. 含 16 个碳原子的软脂酸经过 8 次 β-氧化

C. 脂肪酰 CoA 需转运入线粒体　　　　　　　　D. 脂肪酸首先要活化生成脂酰 CoA

E. β-氧化的 4 步反应为脱氢、加水、再脱氢和硫解

[参考答案] 2. B

**敲黑板**

β-氧化是重点，氧化对象是脂酰，脱氢、加水、再脱氢，硫解切掉两个碳，产物乙酰 CoA，最后进入三羧酸。

(三)酮体的生成、利用和生理意义

1. 酮体组成　乙酰乙酸、β-羟丁酸、丙酮三者的总称(酮体三兄弟)。

2. 生成原料　乙酰 CoA。

3. 代谢定位　肝内合成，肝外用。

(1)生成：肝细胞的线粒体。

(2)利用：肝外组织(心、肾、脑、骨骼肌等)的线粒体。

4. 关键酶 为 HMG-CoA 合酶。

5. 意义 ①为肝外组织供能；②分子量小，易溶于水，能通过血脑屏障、毛细血管壁，是肌肉、尤其是脑组织的重要能源；③正常值：约为 $0.03\sim0.5$ mmol/L$(0.5\sim5$mg/dl$)$，当血中酮体水平$(>70$mg/dl$)$高过肾脏重吸收能力时，尿中就会出现酮体，即为酮症。

**[ 经典例题 3 ]**

酮体是指

A. 草酰乙酸，β-羟丁酸，丙酮　　　　　B. 乙酰乙酸，β-羟丁酸，丙酮酸

C. 乙酰乙酸，β-氨基丁酸，丙酮酸　　　D. 乙酰乙酸，β-羟丁酸，丙酮

E. 乙酰乙酸，β-氨基丁酸，丙酮

[参考答案] 3. D

**六、甘油磷脂代谢**

(一)甘油磷脂基本结构与分类

甘油磷脂由甘油、脂肪酸、磷酸及含氮化合物等组成。甘油的 1 位和 2 位羟基各结合 1 分子脂肪酸，第 3 位羟基结合 1 分子磷酸。根据与磷酸羟基相连的取代基团不同，可将甘油磷脂分为六类：①磷脂酰胆碱(卵磷脂)；②磷脂酰乙醇胺(脑磷脂)；③磷脂酰肌醇；④磷脂酰丝氨酸；⑤磷脂酸；⑥二磷脂酰甘油(心磷脂)。

(二)合成部位和合成原料

全身各组织细胞的内质网均可合成磷脂，但肝、肾及肠等组织最活跃。合成甘油磷脂的主要原料为甘油、脂肪酸、磷酸盐、胆碱、丝氨酸及肌醇等。

**七、胆固醇的代谢**

(一)胆固醇的合成部位、原料和关键酶

胆固醇由 18 个乙酰 CoA 加上 36 个 ATP 加上 16 个 NADPH+H$^+$ 合成 1 分子的胆固醇(合成部位在肝脏)，其关键酶是 HMG-CoA 还原酶。

(二)胆固醇合成的调节

表 2-11　胆固醇合成的调节

|  | 胆固醇合成增加 | 胆固醇合成减少 |
| --- | --- | --- |
| HMG-CoA 还原酶活性 | 增高 | 降低 |
| 饮食调节 | 高糖、高饱、高脂饮食时合成增加 | 饥饿、禁食时合成原料不足 |
| 胆固醇浓度(负反馈调节) | 降低食物胆固醇的量 | 体内胆固醇浓度的升高可反馈抑制肝 HMG-CoA 还原酶的活性，但肠黏膜细胞内的 HMG-CoA 还原酶活性及合成不受影响 |
| 激素调节 | 胰岛素、甲状腺素增加 | 胰高血糖素、糖皮质激素增加 |

(三)胆固醇的转化和去路

1. 在肝脏内→转化为胆汁酸，为胆固醇的主要去路。

2. 转化为类固醇激素　①睾丸→雄激素；②卵巢→雌激素、孕激素；③肾上腺皮质→皮质激素。

3. 皮肤→胆固醇经 7 位脱氢而转变为 7-脱氢胆固醇，后者在紫外光的照射下生成维生素 $D_3$。

**[ 经典例题 4 ]**

体内脂肪大量动员时，肝内乙酰 CoA 主要生成的物质是

A. 葡萄糖　　　　B. 酮体　　　　C. 胆固醇　　　　D. 脂肪酸　　　　E. 二氧化碳和水

[参考答案] 4. B

**八、血浆脂蛋白的代谢**

(一)血浆脂蛋白及其组成

血浆所含脂质物质统称血脂，包括甘油三酯、磷脂、胆固醇酯以及游离脂酸。

(二)血浆脂蛋白的分类及功能

1. 通过超速离心法分成：CM、VLDL、LDL 和 HDL。

2. 通过电泳分类法分成：α-脂蛋白、前 β 脂蛋白、β 脂蛋白和乳糜微粒。

表 2-12 血浆脂蛋白的分类及功能

| | | CM(乳糜微粒) | VLDL/前 β 脂蛋白 | LDL/β 脂蛋白 | HDL(高密度脂蛋白) |
|---|---|---|---|---|---|
| 组成 | 脂类 | 含 TG 最多，80~95% | 含 TG（甘油三酯），50~70% | 含胆固醇及其酯最多，45~50% | 含磷脂 25%，胆固醇 20% |
| | 蛋白质 | 最少，0.5~2% | 5~10% | 20~25% | 50%（最多） |
| 合成部位 | | 小肠黏膜细胞 | 肝细胞 | 血浆 | 肝、肠、血浆 |
| 功能 | | 运输外源性 TG 及胆固醇 | 运输内源性 TG 及胆固醇 | 转运内源性胆固醇 | 逆向转运肝外胆固醇到肝→抗动脉粥样硬化 |

**［经典例题 5］**

胆固醇不能转化成

A. 胆汁酸　　　　B. 维生素 D　　　　C. 睾丸酮　　　　D. 雌二醇　　　　E. 胆红素

［参考答案］5. E

(3)高脂蛋白血症

血脂脂质水平异常升高，超过正常范围上限称为高脂血症。在目前临床实践中，高脂血症指血浆脂蛋白或甘油三酯超过正常范围上限，一般以成人空腹 12~14 小时血浆甘油三酯超过 2.26mmol/L。胆固醇超过 6.21mmol/L。儿童胆固醇超过 4.14mmol/L 为高脂血症诊断标准。事实上，在高脂血症血浆中，一些脂蛋白，脂质含量升高，而另外的脂蛋白脂质含量可以降低。因此，有人认为将高脂血症称为脂蛋白异常血症更为合适。传统的分类方法将脂蛋白异常血症分为六型。

表 2-13 脂蛋白异常血症分型

| 分型 | 血浆脂蛋白变化 | 血脂变化 | |
|---|---|---|---|
| I | 乳糜微粒升高 | 甘油三酯↑↑↑ | 胆固醇↑ |
| IIa | 低密度脂蛋白升高 | 胆固醇↑↑ | |
| IIb | 低密度及极低密度脂蛋白同时升高 | 胆固醇↑↑ | 甘油三酯↑↑ |
| III | 中间密度脂蛋白升高(电泳出现宽 β 带) | 胆固醇↑↑ | 甘油三酯↑↑ |
| IV | 极低密度脂蛋白升高 | 甘油三酯↑↑ | |
| V | 极低密度脂蛋白及乳糜微粒同时升高 | 甘油三酯↑↑↑ | 胆固醇↑ |

# 第七章　氨基酸代谢

**一、蛋白质的生理功能及营养作用**

(一)氨基酸和蛋白质的生理功能

1. 氨基酸：①组成蛋白质的基本组成单位；②生物合成的原料；③转变为糖和脂肪供能。

2. 蛋白质：①维持细胞、组织的生长、更新、修补；②参与多种重要的生理活动；③氧化供能。

(二)营养必需氨基酸的概念和种类

人体不能合成，必须由食物供应的氨基酸，称为营养必需氨基酸。包括八种，即：苏氨酸、亮氨酸、异亮氨酸、苯丙氨酸、蛋氨酸(甲硫氨酸)、缬氨酸、色氨酸、赖氨酸和组氨酸。

**敲黑板**

营养必需氨基酸→苏亮亮笨蛋且色懒（赖）猪（组）。

**(三)氮平衡**

氮平衡是指氮的摄入量与排出量之间的平衡状态。测定每时摄入氮的量和排除氮的量，并比较两者的比例关系，以及体内组织蛋白代谢状况的实验称为氮平衡，包括氮的总平衡，氮的正平衡和氮的负平衡三种情况。

**二、蛋白质在肠道的消化、吸收及腐败作用**

**(一)蛋白酶在消化中的作用**

1. 胃液中的蛋白水解酶：胃主细胞分泌胃蛋白酶原→经 $H^+$ 激活或经胃蛋白酶自身激活→胃蛋白酶。

2. 小肠液中的蛋白水解酶：肠激酶、氨基肽酶及二肽酶。

3. 胰液中的蛋白水解酶：胰蛋白酶原、糜蛋白酶原、弹性蛋白酶原、羧基肽酶原 A 及 B。

**(二)氨基酸的吸收**

消化产物氨基酸及一些小肽可以直接被吸收，或通过耗能靠钠的主动转运而吸收。

**(三)蛋白质的腐败作用**

未被吸收的氨基酸及未被消化的蛋白质，在大肠下部受大肠杆菌的作用，称为蛋白质的腐败作用。

**三、氨基酸的一般代谢**

**(一)转氨基作用**

1. 概念　转氨基作用：在转氨酶的催化下可逆的把 α-氨基酸脱去氨基转移给相应的 α-酮酸的过程。

2. 转氨酶　转氨酶的辅基是磷酸吡哆醛和磷酸吡哆胺（VitB₆）。血清转氨酶的活性，可作为临床上疾病的诊断或预后的指标（肝细胞破裂），此方式并未产生游离的氨。

**(二)脱氨基作用**

1. 氧化脱氨基　脱氨基的酶是 L-谷氨酸脱氢酶。以 $NAD^+$ 或 $NADP^+$ 为辅酶。反应的部位是肝、脑、肾。

2. 联合脱氨基

(1)概念　两种脱氨基方式的联合作用，使氨基酸脱下 α-氨基生成 α-酮酸的过程，是体内最主要的脱氨基方式。

(2)类型　①转氨基偶联氧化脱氨基作用：转氨酶催化氨基酸与 α-酮戊二酸转氨基作用，生成相应的 α-酮酸及谷氨酸，然后谷氨酸在 L-谷氨酸脱氢酶催化下氧化脱氨。重新生成 α-酮戊二酸及氨。主要在肝肾进行，是体内合成非必需氨基酸的主要方式。②转氨基偶联嘌呤核苷酸循环：主要在肌肉组织进行。

**(三)α-酮酸的代谢**

氨基酸脱氨基过程中生成的 α-酮酸可以合成非必需氨基酸或转变成糖类和脂类及氧化供能。

依据氨基酸转变的情况，可将氨基酸分为以下三类。

表 2-14　氨基酸分类

| 生糖氨基酸 | 甘氨酸、丝氨酸、缬氨酸、组氨酸、精氨酸、半胱氨酸、脯氨酸、羟脯氨酸、丙氨酸、谷氨酸、谷氨酰胺、天冬氨酸、天冬酰胺、甲硫氨酸 |
| --- | --- |
| 生酮氨基酸 | 亮氨酸、赖氨酸 |
| 生酮兼生糖氨基酸 | 异亮氨酸、苯丙氨酸、酪氨酸、苏氨酸、色氨酸 |

**敲黑板**

生糖兼生酮氨基酸：异亮氨酸、苯丙氨酸、酪氨酸、色氨酸、苏氨酸→一本落色书。

**四、氨的代谢**

**(一)氨的来源**

①外源性氨自消化道吸收；②肠道细菌腐败产氨；③氨基酸脱氨基生成氨；④肾小管上皮细胞分泌氨；⑤嘌

医学教育网 www.med66.com

吟或嘧啶类代谢产物。

(二)氨在体内的转运形式

1. 丙氨酸-葡萄糖循环途径

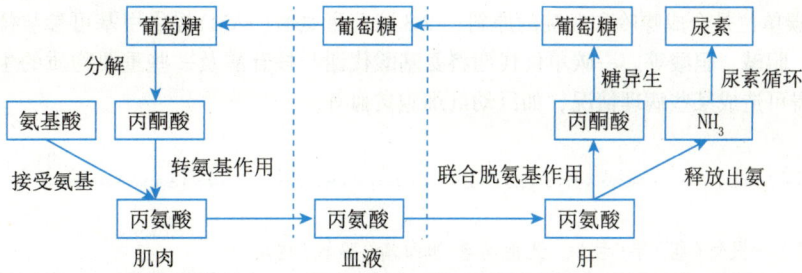

**图2-3 丙氨酸-葡萄糖循环途径**

图片提示：虚线最左边为肌肉内反应过程，中间为血液中的运输形式，最右边为肝脏内反应过程。

生理意义：使肌肉中的氨以无毒的丙氨酸形式运输到肝，同时，肝又为肌肉提供了生成丙酮酸的葡萄糖。

2. 谷氨酰胺的运氨途径：

转运途径：谷氨酸+$NH_3$　谷氨酰胺　谷氨酰胺　谷氨酸+$NH_3$

转运途径：谷氨酸+$NH_3$ $\xrightarrow{\text{(脑、心脏、肌肉)谷氨酰胺合成酶}}$ 谷氨酰胺 $\xrightarrow{\text{经血液运送至肝、肾、小肠}}$ 谷氨酰胺 $\xrightarrow{\text{谷氨酰胺酶}}$ 谷氨酸+$NH_3$

**图2-4 谷氨酰胺的运氨途径**

生理意义：谷氨酰胺是脑、心脏、肌肉等组织向肝、肾、小肠运送氨的形式。

(三)氨的去路

氨有两个去路分别是合成非必需氨基酸及合成尿素，氨在肝脏合成尿素是氨的主要去路。

1. 生成过程　尿素生成的过程称为 **鸟氨酸循环** 又称尿素循环。

2. 生成部位　主要在 **肝细胞** 的线粒体及胞液中。

3. 关键酶　**氨基甲酰磷酸合成酶Ⅰ**（CPS-Ⅰ）。

4. 耗能　合成1分子的尿素消耗3个ATP。

5. 中间产物　**鸟氨酸、瓜氨酸和精氨酸**。

[ **经典例题1** ]

下列关于鸟氨酸循环的叙述，正确的

A. 鸟氨酸循环直接从鸟氨酸与氨结合生成瓜氨酸开始　　B. 鸟氨酸循环从氨基甲酰磷酸合成开始

C. 每经历一次鸟氨酸循环消耗1分子氨　　　　　　　　　D. 每经历一次鸟氨酸循环消耗2分子ATP

E. 鸟氨酸循环主要在肝内进行

[参考答案] 1. E

**五、个别氨基酸的代谢**

(一)氨基酸的脱羧基作用

氨基酸在氨基酸脱羧酶(辅酶为磷酸吡哆醛)催化下进行脱羧反应，生成相应的胺。

**表2-15 氨基酸的脱羧基作用**

| 氨基酸 | 脱羧生成相应的胺 | 生理作用 |
|---|---|---|
| 组氨酸 | 组胺 | 舒张血管；增加毛细血管通透性；刺激胃蛋白酶及胃酸分泌 |
| 谷氨酸 | γ-氨基丁酸 | 抑制性神经递质 |
| 色氨酸 | 5-羟色胺 | 抑制性神经递质(中枢)；收缩血管(外周) |
| 鸟氨酸 | 多胺 | 调节细胞生长 |
| 半胱氨酸 | 牛磺酸 | 形成胆汁酸 |

(二)一碳单位的代谢

1. 概念　某些氨基酸(丝氨酸、甘氨酸、组氨酸及色氨酸)分解代谢过程中产生的只含有一个碳原子的基团，称为一碳单位。

2. 辅酶(载体)　四氢叶酸($FH_4$)。

3. 来源　甘氨酸、组氨酸、色氨酸及丝氨酸。

4. 意义　①一碳单位是合成嘌呤和嘧啶的原料；②S腺苷蛋氨酸(SAM)提供甲基可参与体内多种物质合成，例如合成肾上腺素、胆碱、胆酸等。一碳单位代谢将氨基酸代谢与核苷酸及一些重要物质的生物合成联系起来。一碳单位代谢的障碍可造成某些病理情况，如巨幼红细胞贫血等。

**敲黑板**

施(丝)舍(色)一根竹(组)竿(甘)，让他去参加四清(四氢)运动。

(三)苯丙氨酸和酪氨酸的代谢

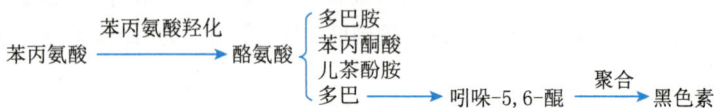

图 2-5　苯丙氨酸和酪氨酸的代谢

代谢障碍所致疾病：①苯丙氨酸羟化酶缺乏苯丙氨酸经转氨基作用生成苯丙酮酸、苯乙酸等，并从尿中排出的一种遗传代谢病叫苯丙酮尿症；②多巴胺生成减少可导致帕金森病；③酪氨酸酶缺乏时黑色素合成障碍，可导致白化病。

[经典例题 2]

苯丙酮尿症患者尿中排出大量苯丙酮酸，原因是体内缺乏

A. 酪氨酸转氨酶　　　B. 磷酸吡哆醛　　　C. 苯丙氨酸羟化酶　　D. 多巴脱羧酶　　　　E. 酪氨酸羟化酶

[参考答案] 2. C

(四)甲硫氨酸循环、SAM、PAPS

蛋氨酸含有 S-甲基所以又称甲硫氨酸。在蛋氨酸腺苷转移酶的催化下，与 ATP 作用，生成 S-腺苷蛋氨酸(SAM)。SAM 中的甲基为活性甲基，SAM 称活性蛋氨酸。SAM 是体内甲基的直接供体，可甲基化其他物质，本身形成腺苷同型半胱氨酸。提供的甲基可用于合成肾上腺素、肌酸等物质。S-腺苷同型半胱氨酸脱去腺苷生成同型半胱氨酸。同型半胱氨酸由 $N^5$-甲基四氢叶酸供给甲基，生成蛋氨酸。此即蛋氨酸循环。

[经典例题 3]

下列氨基酸在体内可以转化为 γ-氨基丁酸(GABA)的是

A. 谷氨酸　　　　　B. 天冬氨酸　　　　　C. 苏氨酸　　　　　D. 色氨酸　　　　　E. 蛋氨酸

[经典例题 4]

一碳单位代谢的辅酶是

A. 叶酸　　　　　　B. 二氢叶酸　　　　　C. 四氢叶酸　　　　D. NADPH　　　　　E. NADH

[参考答案] 3. A；4. C

# 第八章　核苷酸代谢

**一、核苷酸的代谢**

(一)嘌呤核苷酸和嘧啶核苷酸的合成

嘌呤包括腺嘌呤(adenine, A)和鸟嘌呤(guanine, G)；嘧啶包括尿嘧啶(uracil, U)、胞嘧啶(cytosine, C)和

胸腺嘧啶(thymine，T)。

　　体内嘌呤核苷酸和嘧啶核苷酸的合成有两条途径。一条途径利用简单物质为原料，经过复杂的反应过程合成核苷酸，称为从头合成途径。另一条途径利用体内现成的碱基或核苷，经过简单的反应过程合成核苷酸，称为补救合成(或重新利用)途径。

表 2-16　嘌呤核苷酸和嘧啶核苷酸的合成途径的小结

| | | 嘌呤核苷酸 | 嘧啶核苷酸 |
|---|---|---|---|
| | 碱基 | A、G | C、U、T |
| 从头合成 | 主要部位 | 肝细胞胞液中 | 肝细胞胞液中 |
| | 原料 | 磷酸核糖、天冬氨酸、谷氨酰胺、甘氨酸、$CO_2$ 和一碳单位 | 磷酸核糖、天冬氨酸、谷氨酰胺和 $CO_2$ |
| | 关键酶 | 磷酸核糖焦磷酸合成酶(PRPP 合成酶)　磷酸核糖酰胺转移酶 | 氨基甲酰磷酸合成酶 Ⅱ　天冬氨酸氨甲酰转移酶 |
| 补救合成原料 | | 嘌呤碱基、磷酸核糖焦磷酸(PRPP)、嘌呤核苷 | 嘧啶碱基、PRPP、嘧啶核苷 |

　　(二)嘌呤核苷酸的分解代谢产物

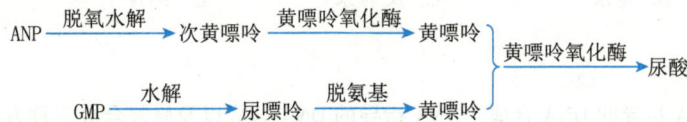

图 2-6　嘌呤核苷酸的分解代谢产物

　　(三)嘧啶核苷酸的分解代谢产物

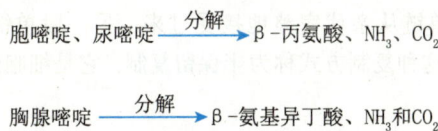

图 2-7　嘧啶核苷酸的分解代谢产物

嘌呤碱分解产物为尿酸和尿素，如产生过多可以引起痛风病。

二、核苷酸代谢的调节

(一)核苷酸合成途径的主要调节酶

　　1. 嘌呤核苷酸从头合成途径的主要调节酶　嘌呤核苷酸合成起始阶段的 PRPP 合成酶、PRPP 酰胺转移酶均可被合成产物 IMP、AMP 及 GMP 等抑制。反之，PRPP 增加可促进酰胺转移酶活性，加速 PRA 生成。

　　2. 嘧啶核苷酸从头合成途径的主要调节酶　嘧啶核苷酸合成的调节酶是氨基甲酰磷酸合成酶 Ⅱ 和天冬氨酸转氨甲酰酶，两种酶分别受 UMP 和 CTP 的反馈抑制；此外，嘌呤核苷酸、嘧啶核苷酸均可抑制磷酸核糖焦磷酸激酶(PRPP 合成酶)，当嘌呤核苷酸、嘧啶核苷酸含量增加时，PRPP 合成可减少，使嘌呤核苷酸、嘧啶核苷酸的合成均受到调节。

　　(二)抗核苷酸代谢药物的生化机制

　　嘌呤、嘧啶、叶酸以及某些氨基酸的类似物，通过竞争性抑制等方式干扰或阻断核苷酸的正常合成代谢，由此阻断核酸合成中的原料供给。

表 2-17　部分抗代谢类似物

| 抗代谢类似物 | 结构特点 | 作用 |
|---|---|---|
| 6-巯基嘌呤(6-MP) | 次黄嘌呤类似物 | 干扰嘌呤核苷酸合成 |
| 5-氟尿嘧啶(5-FU) | 胸腺嘧啶类似物 | 干扰嘧啶核苷酸合成 |
| 氨基蝶呤、甲氨蝶呤(MTX) | 叶酸类似物 | 嘌呤、嘧啶核苷酸合成同时受阻 |
| 氮杂丝氨酸 | 谷氨酰胺类似物 | |

# 第九章 遗传信息的传递

**一、遗传信息传递的概述**

遗传信息的传递包括 DNA 的生物合成（复制、逆转录）、RNA 的生物合成（转录）、蛋白质的生物合成（翻译）。目前将遗传信息的传递方式归纳为中心法则。

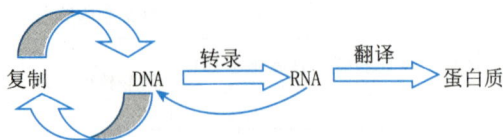

图 2-8 遗传信息的传递

**[经典例题 1]**

RNA 指导的 DNA 合成称

A. 复制      B. 转录      C. 反转录      D. 翻译      E. 整合

[参考答案] 1. C

**二、DNA 合成**

DNA 生物合成有 DNA 指导的 DNA 合成，RNA 指导的 DNA 合成以及修复合成三种方式。

（一）DNA 的生物合成（复制）概念

半保留复制：DNA 生物合成时，母链 DNA 解开为两股单链，各自作为模板按碱基配对规律，合成与模板互补的子链。子代细胞的 DNA，一股单链从亲代完整地接受过来，另一股单链则完全重新合成。两个子细胞的 DNA 都和亲代 DNA 碱基序列一致。这种复制方式称为半保留复制，它是细胞内 DNA 合成的最主要方式。

（二）DNA 复制过程

分为起始、延长和终止 3 个阶段

（1）起始过程：①复制起始：DNA 解链形成引发体；②引物合成：引物是一小段 RNA（提供 3'-OH 作为合成起点）引物酶催化的从 5'→3' 方向合成的短链 RNA 分子。留有 3'-OH 末端，以便 DNA 的复制延长。在复制起始点 ori 所在部位首先由 DNA 拓扑异构酶和解链酶松弛解开一段双链，形成复制叉。

（2）延长过程：复制的延长是指在 DNA-pol（DNA 聚合酶）催化下，以单链的 DNA 母链为模板，以 dATP、dGTP、dCTP 和 dTTP 为原料逐个加入至引物的或延长中子链的 3'-OH 上，形成磷酸二酯键。领头链沿 5'→3' 方向连续复制，形成完整子链。随从链不连续复制，形成冈崎片段，随从链从 3'-5' 不连续复制。最终合成两条新子链。

（3）终止过程：①切除引物；②填补空缺；③连接切口。

染色体线性 DNA 分子末端的 RNA 引物去除后，留下的空隙部分可形成端粒，以维持 DNA 复制的完整性和染色体的稳定性。其特点是：①半保留复制；②半不连续复制；③有特定的复制起点；④双向复制；⑤碱基配对 A＝T，C≡G；方向 5'→3'。

**[经典例题 2]**

关于 DNA 复制，下列说法错误的是

A. 由 RNA 指导的 DNA 聚合酶参加      B. 为半保留复制

C. 以四种 dNTP 为原料      D. 由 DNA 指导的 DNA 聚合酶参加

E. 有引物酶参加

[参考答案] 2. A

（三）逆转录（反转录）

以 RNA 为模板，合成与其互补的 DNA 的过程。

（四）DNA 损伤（突变）与修复（要点总结）

1. 诱发突变的因素　紫外线（UV）、各种辐射及化学因素。

2. DNA 突变的类型

（1）点突变：DNA 分子上的碱基错配称点突变。如镰状红细胞贫血症患者血红蛋白的基因突变。

（2）缺失：一个碱基或一段核苷酸链从 DNA 大分子上消失。

（3）插入：原来没有的一个碱基或一段核苷酸链插入到 DNA 大分子中间。

（4）重排：DNA 分子内较大片段的交换，称为重组或重排。

3. 基因突变与 DNA 多态性　基因突变是进化的分子基础。有些突变没有可察觉的表型改变，就形成了 DNA 的多态性。多态性一词用来描述个体之间的基因型差别现象。

4. DNA 损伤的修复　直接修复（光修复、紫外线照射可使 DNA 分子单链中相邻两个嘧啶形成二聚体）、切除修复、重组修复（如倒位或转位后需要此种修复方法）、SOS 修复。

[经典例题 3]

紫外线对 DNA 的损伤主要是引起

A. 碱基缺失　　　B. 碱基插入　　　C. 碱基置换　　　D. 嘧啶二聚体形成　　E. 磷酸二酯键断裂

[参考答案] 3. D

三、RNA 合成

（一）RNA 生物合成的概念

1. 转录　以 DNA 为模板合成 RNA 的过程——为生物体内主要合成方式。

2. 复制　以 RNA 为模板合成 RNA 的过程——常见于病毒。

[经典例题 4]

转录是指

A. 以 RNA 为模板合成 RNA　　　　　　　　B. 以 DNA 为模板合成 DNA

C. 以 DNA 为模板合成 RNA　　　　　　　　D. 以 RNA 为模板合成蛋白质

E. 以 RNA 为模板合成 DNA

[参考答案] 4. C

（二）转录体系的组成及转录过程

1. 转录体系　①原料：NTP（ATP，UTP，GTP，CTP）；②模板：DNA；③酶：依赖 DNA 的 RNA 聚合酶（Ⅰ、Ⅱ 和Ⅲ）某些蛋白质因子及必需的无机离子。

2. 转录过程　RNA 的转录过程分为三个阶段：起始、延长和终止。

表 2-18　Ecoli 转录过程

| 阶段 | 内容 |
| --- | --- |
| 起始 | 由 δ 因子辨认 DNA 的启动子，RNA pol 的其他亚基与启动子结合，形成复合物，同时使 DNA 分子的局部构象变松散，解开一段 DNA 双链（约有 17bp），暴露出 DNA 模板链。DNA 模板链暴露后，以 4 种核糖核苷酸（NTP）为原料，按碱基配对原则以 DNA 模板链为模板催化起始点处相邻的前两个 NTP 以 3′，5′磷酸二酯键相连接。其中第一个核苷酸为嘌呤核苷酸 A 或 G |
| 延长 | δ 因子脱落后核心酶向模板链的下游方向滑动，与模板链互补的核苷酸逐一加入延长的 RNA 链、并与前一个核苷酸形成磷酸二酯键连接，使 RNA 链沿 5′→3′，方向逐渐延长 |
| 终止 | 当核心酶移动到终止信号时，转录停止。转录终止有两种机制。一是在原核细胞中有一种 ρ 因子，它可识别并结合转录终止信号，使核心酶不能继续向前移动，RNA 聚合反应停止；二是转录终止部位一段 Gc 富集区、随后是一段 AT 富集区，使生成的：RNA 形成发夹结构，RNA-pol 脱离模板而终止转录 |

3. 转录后加工过程　转录作用生成的 RNA 是初级 RNA，即未成熟 RNA，没有生物学活性，需要在细胞或胞浆内进行加工，加工类型主要有以下几种：①剪切和剪接，前者是指剪去部分序列，后者是剪切后又将某些片段连接起来；②末端添加核苷酸；③化学修饰：主要发生在碱基和核糖分子上。

[经典例题 5]

催化转录合成 RNA 的酶称为

A. DNA 指导的 RNA 聚合酶　　　　　　B. RNA 连接酶

C. 拓扑异构酶　　　　　　　　　　　　D. RNA 指导的 RNA 聚合酶

E. RNA 指导的 DNA 聚合酶

[参考答案] 5. A

# 第十章　蛋白质生物合成

**一、蛋白质生物合成的概述**

(一)蛋白质合成概念

是指 DNA 结构基因中储存的遗传信息通过转录生成 mRNA，再指导相应氨基酸序列的多肽链合成的过程。在这一过程中以 mRNA 为模板，合成蛋白质的过程称翻译。

(二)蛋白质生物合成体系和遗传密码

1. 原料　20 种氨基酸。

2. 其他体系　①mRNA(模板-密码子)；②tRNA(运载体-反密码子)；③rRNA(场所)。

3. 遗传密码　在 mRNA 的开放阅读框架区，以每 3 个相邻的核苷酸为一组，代表一种氨基酸(或其他信息)，这种三联体形式的核苷酸序列称为密码子。①起始密码子：AUG(甲硫氨酸)；②终止密码子：UAA、UAG、UGA。

(1)顺反子：编码一个多肽的遗传单位，多顺反子、单顺反子。

(2)遗传密码：mRNA 信息区，相邻 3 个核苷酸组成的 1 个三联体，编码一种氨基酸。

(3)阅读方向：5′→3′。

(4)开放阅读框架(ORF)：自 5′-端起始密码子 AUG 至 3′-端终止密码子之间的核苷酸系列。

(5)遗传密码的特点：①方向性(5'→3')；②连续性(密码子及密码子的各碱基之间没有间隔)；③简并性(一种氨基酸可具有两个或两个以上的密码子)；④通用性(遗传密码基本上适用于生物界的所有物种)；⑤摆动性(密码子的特异性主要由头两位核苷酸决定，第 3 位密码子与第 1 位反密码子之间的配对并不严格)。

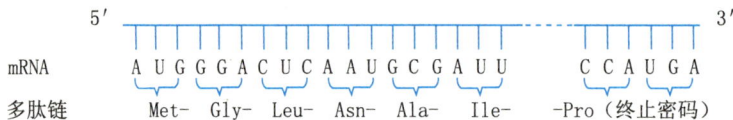

```
5′   |||| |||| |||| |||| |||| ||||    |||| |||   3′
mRNA   A U G G A C U C A A U G C G A U U   C C A U G A
多肽链  Met- Gly- Leu- Asn- Ala- Ile-  -Pro（终止密码)
```

图 2-9　多肽链对应的 mRNA

[经典例题 1]

下列不属于蛋白质合成的体系

A. 氨基酸　　　　B. mRNA　　　　C. rRNA　　　　D. 蛋白质因子　　　　E. DNA

[参考答案] 1. E

(三)蛋白质生物合成的基本过程

简单概括为氨基酰-tRNA 的生成(氨基酸活化)，"核蛋白体循环"，后者包括起动、延长、终止三个阶段，是形成肽链的过程，经上述过程合成的肽链尚需经加工、聚合过程才能生成活性的蛋白质或多肽。

**二、蛋白质生物合成与医学的关系**

(一)分子病的概念　DNA(基因)缺陷、RNA 转录及蛋白质合成异常导致机体某些结构与功能障碍引起的疾病，称分子病，例如镰状细胞贫血。这类患者血红蛋白 β 链 N 端第六个氨基酸残基由正常的谷氨酸变为缬氨酸，这是由于结构基因中相应核苷酸组成的密码子由原来的 CTT 转变为 CAT 所致。

[**经典例题2**]

分子病是指

A. 细胞内低分子化合物浓度异常所致疾病
B. 蛋白质分子的靶向输送障碍
C. 基因突变导致蛋白质一级结构和功能的改变
D. 朊病毒感染引起的疾病
E. 由于染色体数目改变所致疾病

[参考答案] 2. C

(二)抗生素与蛋白质生物合成  多种抗生素、毒素可作用于从 DNA 复制到蛋白质合成的各个环节，阻断细菌和肿瘤细胞的蛋白质合成，发挥药理、毒理作用。

**表 2-19  常用抗生素抑制肽链生物合成的原理与应用**

| 抗生素 | 作用位点 | 作用原理 | 应用 |
|---|---|---|---|
| 伊短菌素 | 原核、真核核糖体小亚基 | 阻碍翻译起始复合物的形成 | 抗肿瘤药 |
| 四环素 | 原核核糖体小亚基 | 抑制氨基酰-tRNA 与小亚基结合 | 抗菌药 |
| 链霉素、新霉素、巴龙霉素 | 原核核糖体小亚基 | 改变构象引起读码错误、抑制起始 | 抗菌药 |
| 氯霉素、林可霉素、红霉素 | 原核核糖体大亚基 | 抑制转肽酶、阻断肽链延长 | 抗菌药 |
| 嘌呤霉素 | 原核、真核核糖体 | 使肽酰基转移到它的氨基上后脱落 | 抗肿瘤药 |
| 放线菌酮 | 真核核糖体大亚基 | 抑制转肽酶、阻断肽链延长 | 医学研究 |
| 夫西地酸、微球菌素 | EF-G | 抑制 EF-G、阻止转位 | 抗菌药 |
| 大观霉素 | 原核核糖体小亚基 | 阻止转位 | 抗菌药 |

[**经典例题3**]

氯霉素抑制细菌蛋白质生物合成的机制是

A. 与核糖体大亚基结合，抑制转肽酶活性
B. 引起密码错读而干扰蛋白质的合成
C. 活化蛋白激酶，使起始因子磷酸化而失活
D. 与小亚基结合而抑制进位
E. 通过影响转录来阻碍蛋白质的合成

[参考答案] 3. A

# 第十一章  基因表达调控

## 一、基因表达调控的概述

(一)基因表达及调控的概念和意义

1. 概念  基因表达是指基因转录及翻译的过程，即生成具有生物学功能产物的过程。

2. 基因调控的意义  生物体赖以生存的外环境是在不断变化的。从低等生物到高等生物，包括人体中的所有活细胞都必须对内、外环境变化作出适当反应，调节代谢，以使生物体能更好地适应环境变化。生物体适应环境、调节代谢的能力与蛋白质分子的生物学功能有关，即与基因表达及调控有关。原核生物，如无核的单细胞细菌调节基因表达是为适应化学、物理等环境变化，调节代谢、维持细胞生长与分裂；真核生物，如真菌、植物、动物乃至人类在环境变化及个体生长、发育的不同阶段调节基因的表达既为适应环境变化、调节代谢的需要，也为控制生长、发育及分化的需要。

(二)基因表达的时空性

1. 时间特异性：是指某一特定基因的表达按一定的时间顺序发生。

2. 空间特异性：是指多细胞生物个体在某一特定生长发育阶段，同一基因在不同的组织器官表达不同。

[经典例题1]

基因表达调控是指

A. DNA 复制上的调控     B. 转录后的修饰     C. 蛋白质折叠的形成

D. 转录的调控     E. 逆转录的过程

[参考答案] 1. D

(三)基因的组成性表达、诱导和阻遏

表 2-20    基因的组成性表达、诱导和阻遏

|  | 管家基因/组成性基因表达 | 可诱导基因 | 可阻遏基因 |
|---|---|---|---|
| 定义 | 在一个生物个体的几乎所有细胞中持续表达 | 在特定环境信号刺激下相应的基因被激活，基因表达产物增加 | 基因对环境信号应答时被抑制，基因表达产物减少 |
| 环境影响 | 不易受影响 | 易受影响 | 易受影响 |
| 表达方式 | 持续表达 | 基因表达产物水平增高——诱导 | 基因表达产物水平降低——阻遏 |

(四)基因表达的多级调控

基因表达调控可发生在从 DNA→RNA→蛋白质合成的任何环节。

(五)基因表达调控的基本要素

遗传信息经转录由 DNA 传向 RNA 的环节是基因表达调控最重要、最复杂的一个层次，其中转录起始是基因表达的基本控制点，包括：

1. 特异 DNA 序列决定基因的转录活性。

2. 转录调节蛋白可以增强或抑制转录活性。

3. 转录调节蛋白通过与 DNA 或与蛋白质相互作用对转录起始进行调节。

4. RNA 聚合酶与基因的启动子相结合。

二、基因表达调控的基本原理

(一)原核基因表达调控(乳糖操纵子)

原核生物大多数基因表达调控是通过操纵子机制实现的。操纵子通常由 2 个以上的编码序列与启动序列、操纵序列以及其他调节序列在基因组中成簇串联组成。启动序列是 RNA 聚合酶结合并启动转录的特异 DNA 序列。

E. coli 的乳糖操纵子含 Z、Y 及 A 三个结构基因，分别编码 β-半乳糖苷酶、透酶和乙酰基转移酶。还有一个操纵序列 O、一个启动序列 P、一个调节基因 I 及分解(代谢)物基因激活蛋白(CAP)结合位点。

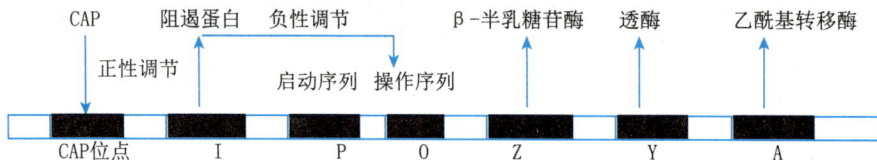

图 2-10   乳糖操纵子结构图

(二)真核基因表达调控(顺式作用元件、反式作用因子)

表 2-21    真核基因表达调控

|  | 顺式作用元件 | 反式作用因子 |
|---|---|---|
| 概念 | 基因转录起始点上游存在的 DNA 序列 | 直接、间接辨认和结合转录上游区段 DNA 的蛋白质 |
| 作用机制 | 可影响自身基因表达活性 | 通过与特异的顺式作用元件的识别、结合(即 DNA-蛋白质相互作用)，反式激活另一基因的转录 |
| 本质 | 属于非编码序列的 DNA | 蛋白质 |
| 分类 | 启动子、增强子、沉默子 | — |

核心序列：在不同顺式作用元件中的共有序列称为顺式作用元件的核心序列，如 TATA 盒、CCAAT 盒等。它们是真核 RNA 聚合酶或特异转录因子的结合位点。

[经典例题 2]

一个操纵子通常含有

A. 一个启动序列和一个编码基因　　　　　B. 一个启动序列和数个编码基因

C. 数个启动序列和一个编码基因　　　　　D. 数个启动序列和数个编码基因

E. 两个启动序列和数个编码基因

[参考答案] 2. B

# 第十二章　信号传导

## 一、信号分子

（一）概念

凡由细胞分泌的调节靶细胞生命活动的化学物质统称为细胞间信息物质。

1. 第一信使　即细胞间信息物质，由细胞分泌的调节生命活动的化学物质。

2. 第二信使　是指在细胞内传递信息的小分子物质，如 $Ca^{2+}$、DAG、$IP_3$、$PIP_3$、cAMP 及 cGMP 等。

（二）分类

1. 按体内化学信号分子作用距离分为　内分泌信号、旁分泌信号（自分泌）、神经递质。

2. 按化学性质分为　蛋白质和肽类、氨基酸及其衍生物、类固醇激素、脂肪酸衍生物、气体等。

## 二、受体

受体分类和作用特点：

受体可分为细胞膜受体和胞内受体两类。

1. 膜受体　接收水溶性化学信号（生长因子、细胞因子、水溶性激素等）和邻近细胞表面分子的信号（黏附分子等）。

2. 胞内受体　接收脂溶性化学信号，如类固醇激素、甲状腺素、维甲酸等。

在细胞中，各种信号转导分子相互识别、相互作用将信号进行转换和传递，这种有序的分子变化被称为信号转导通路。

## 三、膜受体介导的信号传导机制

（一）G 蛋白偶联受体介导的信号转导通路

目前已知的 G 蛋白主要有两大类：①三聚体 G 蛋白介导 G 蛋白偶联受体传导的信号；②低分子量 G 蛋白是信号传导途径中的转导分子。

（二）跨膜受体介导的信号传导通路

1. 蛋白激酶 A（PKA）通路（如肾上腺素）

信息分子+膜受体→G 蛋白→cAMP（第 2 信使）→PKA→活化。

2. 蛋白激酶 C（PKC）通路

磷脂酶 C→DG（二酰基甘油）+$IP_3$（三磷酸肌醇）→$Ca^{2+}$↑→PKC→引起靶蛋白的丝、苏氨酸残基磷酸化→活化。

3. 蛋白酪氨酸激酶通路

胰岛素、表皮生长因子+膜受体→受体激酶活化→靶蛋白磷酸化→活化。

## 四、胞内受体介导的信号转导机制

位于细胞内受体多为转录因子。能与胞内受体结合的信息分子有糖皮质激素、盐皮质激素、雄激素、孕激素、雌激素、甲状腺素、维甲酸、1，25-$(OH)_2D_3$。当脂溶性激素进入细胞后，如果其受体是位于细胞核内。激素被运输到核内，与受体形成激素-受体复合物。如果受体是位于细胞质中，激素则在细胞质中结合受体，导致受体的构象变化，与热激蛋白分离，并暴露出受体的核内转移部位及 DNA 结合部位，激素-受体复合物向细胞核内转移，穿过核孔，迁移进入细胞核内，并结合于其靶基因邻近的激素反应元件上。结合于激素反应元件的激素

–受体复合物再与位于启动子区域的基本转录因子及其他的特异转录调节分子作用，从而开放或关闭其靶基因进而改变细胞的基因表达谱。不同的激素–受体复合物为不同的激素反应元件。

[经典例题 1]

可以激活蛋白激酶 A 的物质是

A. IP$_3$　　　　B. DG　　　　C. cAMP　　　　D. cGMP　　　　E. PIP$_3$

[经典例题 2]

具有酪氨酸蛋白激酶活性受体的配体是

A. 醛固酮　　　B. 第二信使物质　　　C. 雌激素　　　D. 维生素 D$_3$　　　E. 某些生长因子

[参考答案] 1. C；2. E

# 第十三章　重组 DNA 技术

### 一、重组 DNA 技术的概述

重组 DNA 技术细菌的基因转移包括接合作用、转化作用、转导作用等。通过接合、转化、转导或转座的过程，不同 DNA 分子间发生的共价连接即为重组。

（1）重组 DNA 技术相关的概念

1. 克隆与克隆化　所谓克隆就是指来自同一母本的相同副本或拷贝的集合；获取同一拷贝的过程称为克隆化，又称无性繁殖。克隆可以是细胞的，也可以是分子的。分子克隆专指 DNA 克隆。

2. 基因工程　亦称遗传工程，就是应用酶学的方法，在体外将各种来源的遗传物质——同源的或异源的、原核的或真核的、天然的或人工合成的 DNA 与载体 DNA 结合成一复制子，继而通过转化或转染等导入宿主细胞（安全宿主菌），生长、筛选出含有目的基因的转化子细胞。转化子细胞经扩增、提取获得大量目的 DNA 的无性繁殖系，即 DNA 克隆，又称基因克隆。

3. 工具酶　限制性内切酶　DNA 序列特异的内切酶识别特异 DNA 序列，并在识别位点或其周围切割双链 DNA 的一类内切酶。

（二）基因工程基本原理及过程

可在体外获得大量特异的 DNA 片段，重要的技术方法是聚合酶链式反应（PCR），一个完整的基因工程基本过程包括：目的基因的获取、克隆基因载体的选择与构建、目的基因与载体的拼接、重组 DNA 分子导入受体细胞、筛选并扩增含重组 DNA 分子的受体细胞（转化子）及目的基因的表达。基因工程的基本原理可归纳为"分、切、接、转、筛"。

### 二、基因工程与医学

（一）疾病相关基因的发现

疾病相关基因的发现不仅可导致新的遗传病的发现，而且对遗传病的诊断和治疗都是极有价值的。

（二）生物制药

利用基因工程技术生产有药用价值的蛋白质、多肽产品。

（三）DNA（基因）诊断

利用分子生物学及分子遗传学的技术和原理，在 DNA 水平上分析、鉴定遗传性疾病所涉及的基因的置换、缺失或插入等突变。

（四）基因治疗

向有功能缺陷的细胞导入具有相应功能的外源基因，以纠正或补偿其基因缺陷，从而达到治疗的目的。包括体细胞基因治疗和性细胞基因治疗。

[经典例题 1]

现在医学科学工作者通过获得大量特异 DNA 片段，结合适当的分析技术即可鉴定基因缺陷。当前临床或研

究室获得大量特异 DNA 片段最流行的方法是

A. 化学合成　　　　　　B. DNA 合成仪合成　　　　C. 从外周血细胞大量制备

D. 基因克隆　　　　　　E. 聚合酶链反应

## [经典例题 2]

限制性核酸内切酶是一种

A. 特异的限制性核酸内切酶　　　　　　　　B. DNA 特异的内切酶

C. DNA 序列特异的内切酶　　　　　　　　　D. RNA 特异的内切酶

E. RNA 序列特异的内切酶

[参考答案] 1. E；2. C

# 第十四章　癌基因和抑癌基因

## 一、癌基因与抑癌基因

(一)癌基因的概念

1. 细胞癌基因　存在于生物正常细胞基因组中的癌基因，或称原癌基因。

2. 病毒癌基因　存在于病毒基因组中的癌基因，它不编码病毒的结构成分，对病毒复制也没有作用，感染宿主细胞能随机整合于宿主细胞基因组，使细胞持续增殖。

## [经典例题 1]

关于病毒癌基因论述正确的是

A. 主要存在于朊病毒中　　　　　　　　　　B. 在体外不能引起细胞转化

C. 感染宿主细胞能随机整合于宿主细胞基因组　D. 又称为原癌基因

E. 可直接合成蛋白质

[参考答案] 1. D

(二)抑癌基因

抑制细胞过度生长、增殖从而遏制肿瘤形成的基因。最常见的抑癌基因是 TP53、RB 等。癌基因激活与过量表达与肿瘤的形成有关，抑癌基因的丢失或失活也可能导致肿瘤发生。

## 二、生长因子

(一)生长因子的概念

生长因子是一类调节细胞生长与增殖的多肽类物质。生长因子通过与细胞膜上特异性受体结合发生促细胞增殖的效应。实际上，可将它们看成是一类细胞有丝分裂激素。但与经典的多肽类激素不同，生长因子一般不是通过内分泌、而主要以旁分泌或自分泌方式起作用。

(二)生长因子的作用机制

生长因子广泛存在于机体内各种组织，包括成年组织和胚胎组织；许多体外培养的细胞也合成或释放生长因子。各种生长因子可在细胞周期的不同时相起作用。同一生长因子在促进某些细胞生长的同时，也可能抑制另一些细胞的生长。因此，"生长因子"的确切含义应该是细胞生长调节因子。

生长因子有很多种，如表皮生长因子(EGF)、血小板源生长因子(PDGF)、转化生长因子(TGF)、成纤维细胞生长因子(FGF)、胰岛素样生长因子(IGF)和神经生长因子(NGF)等。各种生长因子与特异细胞受体结合后，通过特异信息传递途径激活或作用于靶基因(包括癌基因)或靶分子，调节细胞增殖。

## [经典例题 2]

下列哪项是抑癌基因

A. ras　　　　　　B. sis　　　　　　C. TP53　　　　　　D. src　　　　　　E. myc

[参考答案] 2. C

# 第十五章　血液生化

一、血液的化学成分

如不考虑血细胞有形成分，则血液的化学成分有：

(一)水和无机盐

正常血液含水 77%~81%。无机盐主要以离子状态存在，主要的阳离子有 $Na^+$、$K^+$、$Ca^{2+}$、$Mg^{2+}$ 等；主要的阴离子有 $Cl^-$、$HCO_3^-$ 等。

(二)血浆蛋白质

主要为清蛋白、球蛋白和纤维蛋白原，此外尚有一些功能酶及消化腺或细胞分泌、释放的酶。

(三)非蛋白质含氮物质

包括尿素、尿酸、肌酸、肌酸酐、氨和胆红素等。这些非蛋白质含氮物质所含的氮总称为非蛋白氮(NPN)，它们主要是蛋白质和核酸分解代谢的产物。

(四)不含氮的有机化合物

如葡萄糖、甘油三酯、胆固醇、磷脂、酮体及乳酸等。

二、血浆蛋白质

(一)血浆蛋白质的分类

1. 盐析法　白蛋白、球蛋白和纤维蛋白。

2. 电泳法　清蛋白、$\alpha_1$-球蛋白、$\alpha_2$-球蛋白、$\beta$-球蛋白、$\gamma$-球蛋白。其中清蛋白分子量最小，电荷大，电泳时最快，而 $\gamma$-球蛋白分子量最大，电荷小，电泳时最慢。

[经典例题 1]

在血浆蛋白电泳中，泳动最慢的蛋白质是

A. 清蛋白　　　　B. $\alpha_1$-球蛋白　　　　C. $\alpha_2$-球蛋白　　　　D. $\beta$-球蛋白　　　　E. $\gamma$-球蛋白

[参考答案] 1. E

(二)血浆蛋白质的来源

除 $\gamma$-球蛋白(由浆细胞合成)外，绝大多数血浆蛋白质在肝细胞内的多核蛋白体上合成。除白蛋白外，几乎所有的血浆蛋白质均为糖蛋白。血浆蛋白质具有多态性，它至少有两种表型，每一种表型的发生率不少于 1%~2%。

(三)血浆蛋白质的功能

表 2-22　血浆蛋白质的功能

| | |
|---|---|
| 维持血浆胶体渗透压 | 血浆胶体渗透压决定着水在血管内外的分布。血浆蛋白质的摩尔浓度，尤其是清蛋白浓度，对血浆渗透压的维持起重要作用 |
| 维持血浆正常的 pH | 蛋白质是两性电解质，血浆蛋白盐与相应的蛋白质形成缓冲对，参与维持血浆正常 pH |
| 运输作用 | 清蛋白能与脂肪酸、$Ca^{2+}$、胆红素、磺胺等多种物质结合。运铁蛋白、铜蓝蛋白等，起着重要的运输血浆中的物质以及调节被运输物质代谢的作用 |
| 催化作用 | 血浆中的三类酶：①血浆功能酶：它主要在血浆发挥作用，如凝血及纤溶系统的多种蛋白水解酶；②外分泌酶：如胃蛋白酶、胰蛋白酶；③细胞酶：为存在于细胞和组织内参与物质代谢的酶类，可利用血浆中相应的酶活性的检测来诊断疾病 |
| 营养作用 | 血浆中含有蛋白质，可被细胞摄取，用于组织蛋白质的合成，或转变成其他含氮化合物 |
| 免疫功能 | $\gamma$-球蛋白的主要成分就是抗体 |
| 凝血、抗凝血和纤溶作用 | 血浆中存在众多的凝血因子、抗凝血的纤溶物质，具有重要的凝血及抗凝功能 |

**[经典例题 2]**

下列哪项具有氧化酶活性

A. 免疫球蛋白  B. 肌红蛋白  C. 脂蛋白  D. 铜蓝蛋白  E. 清蛋白

[参考答案] 2. D

### 三、红细胞的代谢

(一)血红素的生物合成的原料、部位和关键酶

1. 合成原料 甘氨酸、琥珀酰 CoA、$Fe^{2+}$。

2. 合成部位 合成的起始和终末阶段均在线粒体内进行,而中间阶段在胞质内进行。

3. 合成酶 是 ALA 合酶($\delta$-氨基-$\gamma$-酮戊酸合酶),其辅酶是磷酸吡哆醛。

4. 调节 主要靠肾产生的促红细胞生成素(EPO)的调节。

(二)成熟红细胞的代谢特点

1. 糖代谢 ①糖酵解:红细胞获能的唯一途径。②2,3-二磷酸甘油酸(2,3-DPG)旁路:调节血红蛋白的运氧功能。③磷酸戊糖途径:产生 $NADPH+H^+$,对抗氧化剂。

2. 脂代谢 红细胞通过主动渗入和被动交换不断地与血浆进行脂质交换,维持其正常的脂类组成、结构和功能。

**[经典例题 3]**

合成血红素的原料是

A. 乙酰 CoA、甘氨酸、$Fe^{2+}$     B. 琥珀酰 CoA、甘氨酸、$Fe^{2+}$

C. 乙酰 CoA、丙氨酸、$Fe^{2+}$     D. 丙氨酰 CoA、组氨酸、$Fe^{2+}$

E. 草酰 CoA、丙氨酸、$Fe^{2+}$

**[经典例题 4]**

构成 ALA 合酶的辅酶的维生素是

A. $VitB_6$  B. $VitB_{12}$  C. $VitB_1$  D. VitPP  E. 生物素

[参考答案] 3. B;4. A

# 第十六章 肝生化

### 一、肝的生物转化作用

(一)肝脏生物转化的概念和特点

1. 概念 机体对内、外源性的非营养物质进行代谢转变,使其水溶性提高,极性增强,易于通过胆汁或尿液排出体外的过程称为生物转化作用。

2. 场所 肝、肾、肺、胃等。

3. 对象 非营养物质(激素、神经递质、食品添加剂药物)。

(二)生物转化反应类型及酶系

1. 第一相反应 包括氧化、还原、水解反应。其中氧化反应是最为常见。

2. 第二相反应 结合反应。

(1)葡萄糖醛酸的结合:最重要、最普遍的结合反应。

(2)硫酸结合:也是常见的结合反应。①硫酸供体 3'-磷酸腺苷-5'-磷酸硫酸。②催化酶:硫酸转移酶。

**[经典例题 1]**

催化葡萄糖醛酸胆红素生成的酶是

A. 葡萄糖醛酸基合成酶      B. 葡萄糖醛酸基氧化酶

C. 葡萄糖醛酸基还原酶      D. 葡萄糖醛酸基结合酶

E. 葡萄糖醛酸基转移酶

[参考答案] 1. E

(三)影响肝脏的生物转化的因素

肝脏生物转化与年龄、性别、健康状况及诱导物或服用药物状况有关。

## 二、胆汁酸代谢

(一)胆汁酸的化学

1. 胆汁酸盐(含量最高)、胆固醇、胆色素、多种酶类等。

2. 游离胆汁酸、结合胆汁酸。

(二)胆汁酸代谢

胆汁酸合成的限速酶是：胆固醇 $7\alpha$-羟化酶；胆固醇合成的关键酶是：HMG-CoA 还原酶，两者均系诱导酶，同时受胆汁酸和胆固醇的调节。

(三)胆汁酸代谢的调节

胆固醇在肝内转变为胆汁酸的限速酶是 $7\alpha$-羟化酶。$7\alpha$-羟化酶受胆汁酸的反馈调节。因此，减少肠道胆汁酸的吸收可促进肝内胆汁酸的生成，从而降低血胆固醇。维生素 C 可促进 $7\alpha$-羟化酶催化的羟化作用。甲状腺素也可促进胆汁酸生成。所以，甲状腺功能亢进的患者血胆固醇浓度常偏低。

## [经典例题 2]

正常情况下适度升高血胆汁酸浓度的结果是

A. 胆固醇 $7\alpha$-羟化酶合成抑制      B. 血中磷脂含量升高

C. 脂酸生成酮体加快      D. 甘油三酯合成增加

E. 红细胞生成胆红素减少

[参考答案] 2. A

## 三、胆色素代谢

衰老红细胞肝、脾、骨髓等单核-巨噬细胞吞噬系统将衰老红细胞所释放的血红蛋白分解变成血红素再变成胆绿素，最后变成胆红素。肝细胞滑面内质网内通过葡萄糖醛酸基转移酶等一系列的反应生成结合胆红素。

(一)游离胆红素和结合胆红素的性质

表 2-23　结合胆红素和游离胆红素性质

| 理化性质 | 未结合胆红素 | 结合胆红素 |
|---|---|---|
| 同义名称 | 间接胆红素、游离胆红素、肝前胆红素 | 直接胆红素、肝胆红素 |
| 与葡萄糖醛酸结合 | 未结合 | 结合 |
| 水溶性 | 小 | 大 |
| 脂溶性 | 大 | 小 |
| 透过细胞膜的能力及毒性 | 大 | 小 |
| 能否透过肾小球随尿排出 | 不能 | 能 |
| 与重氮试剂反应 | 间接阳性 | 直接阳性 |

(二)胆色素代谢与黄疸

体内胆红素生成过多，或肝细胞对胆红素的摄取、转化及排泄能力下降等因素均可引起血浆胆红素含量增多，称为高胆红素血症。由于胆红素为橙黄色物质，过量的胆红素可扩散进入组织造成组织黄染，这一体征称为黄疸。

临床上常根据黄疸发病的原因不同，将黄疸分为三类：

1. 溶血性黄疸　又称为肝前性黄疸，属于高未结合型胆红素血症。此类黄疸是由于红细胞的大量破坏，在单核-吞噬细胞系统产生胆红素过多，超过了肝细胞摄取、转化和排泄胆红素的能力，造成血液中未结合胆红素浓度显著增高所致。

2. 肝细胞性黄疸　又称为肝原性黄疸。由于肝细胞功能受损，造成其摄取、转化和排泄胆红素的能力降低所致的黄疸。除了游离胆红素显著升高外，部分结合胆红素逆流入血，导致结合胆红素也会升高。

3. 阻塞性黄疸　又称为肝后性黄疸。此类黄疸是由于各种原因引起的胆管系统阻塞，胆汁排泄障碍所致。此时胆小管和毛细血管内因压力增高而破裂，导致结合胆红素逆流入血，使得血清结合胆红素明显升高。

表 2-24　各种黄疸血、尿、粪胆色素的实验室检查变化

| 指标 | 正常 | 溶血性黄疸 | 肝细胞性黄疸 | 阻塞性黄疸 |
|---|---|---|---|---|
| 血清胆红素浓度 | <1mg/dl | >1mg/dl | >1mg/dl | >1mg/dl |
| 结合胆红素 | 极少 | | ↑ | ↑↑ |
| 未结合胆红素 | 0~0.7mg/dl | ↑↑ | ↑ | |
| 尿胆红素 | – | | ++ | ++ |
| 尿胆素原 | 0~4mg/24h | ↑ | 升高或正常 | ↓ |
| 尿胆素 | 少量 | ↑ | 升高或正常 | ↓ |
| 粪胆素原 | 40~280mg/24h | ↑ | ↓或正常 | ↓或- |
| 粪便颜色 | 正常 | 深 | 变浅或正常 | 完全阻塞时白陶土色 |

[经典例题 3]

血液中哪种胆红素增加，尿中会出现胆红素

A. 结合胆红素　　　B. 未结合胆红素　　　C. 间接胆红素　　　D. 游离胆红素　　　E. 血胆红素

[经典例题 4]

能够诱导 UDP-葡萄糖醛酸基转移酶合成从而减轻黄疸的药物是

A. 氢氯噻嗪　　　　B. 青霉素　　　　C. 苯巴比妥　　　　D. 阿司匹林　　　　E. 磺胺嘧啶

[参考答案] 3. A；4. C

# 第十七章　维生素

维生素是维持机体正常功能所必须的一组小分子有机化合物，不是机体组织的组成成分，也不是供能物质，然而在调节物质代谢和维持生理功能等方面发挥着重要作用。维生素可以分为水溶性维生素和脂溶性维生素。

一、水溶性维生素的生理功能及缺乏症

表 2-25　水溶性维生素的分类

| 维生素 | 生理功能 | 活性形式 | 缺乏症（重点记忆） |
|---|---|---|---|
| $VitB_1$ | α-酮酸氧化脱羧酶系的辅酶；转酮醇酶的辅酶；影响神经传导 | 焦磷酸硫胺素（TPP） | 脚气病、末梢神经炎、胃肠道症状 |
| $VitB_2$ | 黄素蛋白或黄酶的辅酶 | 黄素单核苷酸（FMN）、黄素腺嘌呤二核苷酸（FAD） | 口角炎、舌炎、阴囊皮炎、眼睑炎、角膜血管增生 |
| $VitB_6$ | 氨基酸脱羧酶及转氨酶的辅酶，在氨基酸代谢中起传递氨基和脱氨基 | 磷酸吡哆醛、磷酸吡哆胺 | 低血色素小细胞性贫血、血清铁增高 |
| $VitB_{12}$ | 甲基转移酶的辅酶，参与甲基化促进 DNA 合成；促进红细胞成熟 | 甲钴胺素 | 巨幼细胞性贫血 |

续表

| 维生素 | 生理功能 | 活性形式 | 缺乏症(重点记忆) |
|---|---|---|---|
| VitPP | 脱氢酶的辅酶,参与生物氧化体系 | 烟酰胺腺嘌呤二核苷酸(NAD$^+$)、烟酰胺腺嘌呤二核苷酸磷酸(NADP$^+$) | 糙皮病 |
| VitC | 参与体内羟化反应;参与氧化还原反应;促进铁吸收;参与胆固醇转化;促进叶酸还原为四氢叶酸 | 抗坏血酸 | 坏血病 |
| 泛酸 | 构成辅酶 A 的成分,参与酰基的转移;构成 ACP 的成分参与脂肪酸的合成 | CoA 和 ACP(酰基载体蛋白) | 易疲劳和胃肠功能障碍 |
| 叶酸 | 以 THFA 或 $FH_4$ 的形式参与一碳单位的转移;与蛋白质、核酸合成,红细胞、白细胞成熟有关 | 四氢叶酸 | 巨幼细胞性贫血 |

## 二、脂溶性维生素的生理功能及缺乏症

### 表 2-26 脂溶性维生素的分类及功能

| | 生理功能 | 活性形式 | 缺乏症 |
|---|---|---|---|
| VitA | 构成视紫红质;参与糖蛋白的合成;保持上皮组织结构的完整;促进生长发育 | 视黄醇、视黄醛、视黄酸 | 夜盲症、干眼病、生长停顿、发育不良 |
| VitD | 促进钙、磷吸收,促进骨盐代谢与骨的正常发育 | 1,25(OH)$_2$D$_3$ | 儿童——佝偻病<br>成人——骨软化症 |
| VitE | 抗氧化作用;促进血红素合成;维持生殖机能 | 生育酚 | 目前尚未发现缺乏症 |
| VitK | 促进血液凝固 | 甲基 1,4-萘醌 | 凝血功能异常 |

## [经典例题 1]

维生素 A 缺乏时可引起

A. 癞皮病　　　B. 脚气病　　　C. 夜盲症　　　D. 坏血病　　　E. 佝偻病

## [经典例题 2]

下列哪种成分大量使用不会蓄积中毒

A. 泛酸　　　B. 视黄醛　　　C. 1-25-(OH)$_2$-维生素 D$_3$

D. 维生素 E　　　E. 维生素 K

## [经典例题 3]

维生素 B$_2$ 以哪种形式参与氧化还原反应

A. 辅酶 A　　　B. NAD$^+$、NADP$^+$　　C. 辅酶 I　　　D. 辅酶 II　　　E. FMN、FAD

[参考答案] 1.C; 2.A; 3.E

医学教育网 www.med66.com

# 第三篇

# 病理学·课堂讲义

本篇主编：汤以恒

## 考情分析

成功＝正确的坚持。

——汤以恒寄语

### 历年考情概况

| 常考知识点 | 历年考核内容 | 历年分值 |
|---|---|---|
| 总论部分(前四章) | 适应性改变、损伤、修复、淤血、充血、梗死、血栓形成、、栓塞、炎症类型、癌与肉瘤的鉴别、良恶性肿瘤的鉴别 | 3~4 |
| 心血管系统 | 动脉粥样硬化、原发性高血压、风心病、亚急性感染性心内膜炎、心瓣膜病 | 1~2 |
| 呼吸系统 | 大/小叶性肺炎、肺癌、ARDS | 1~2 |
| 消化系统 | 消化性溃疡、肝炎、肝癌 | 2 |
| 内分泌、女性 | 甲状腺、乳腺疾病、宫颈癌、葡萄胎、绒癌、卵巢肿瘤 | 2~3 |
| 传染病、寄生虫病 | 伤寒、菌痢、结核、流脑、乙脑、血吸虫 | 2 |
| 性病 | 尖锐湿疣、淋病、梅毒、AIDS | 1~2 |
| 淋巴造血系统疾病 | 淋巴瘤 | 1~2 |

### 易错考点摘要

| 考点 | 考查角度 |
|---|---|
| 总论——损伤、修复、淤血、充血、梗死、血栓、炎症类型、癌与肉瘤的鉴别、良恶性肿瘤的鉴别 | 举例尤其重要 |
| 呼吸系统 | 大/小叶性肺炎 |
| 传染病 | 两组鉴别——伤寒/菌痢；流脑/乙脑 |

### 本篇学习方法或注意事项

本单元的复习特别强调以下3点：

1."举例" 比如"细胞性玻璃样变性常见于……"，类似这样的表述必须引起重视。各种变质、坏死见于哪些情况。

2."基本" 比如炎症的本质、核心环节、血栓/血栓形成/栓子的概念、凋亡的概念、梗死、肿瘤的概念、异型性、分化程度、肿瘤命名、癌前病变。

3."鉴别" 比如：泌尿系统各种肾小球肾炎的鉴别，几乎每年必考。此外还有——红白血栓、干湿性坏疽、出血/贫血性梗死、肉芽肿/肉芽组织、良恶性肿瘤、癌与肉瘤、大/小叶性肺炎、乙脑和流脑、菌痢和伤寒等等。

## Learning plan
# 学习时间规划表

| 第01天　第　章 | 第02天　第　章 | 第03天　第　章 | 第04天　第　章 | 第05天　第　章 | 第06天　第　章 |
|---|---|---|---|---|---|
| 听老师的课 □<br>复习讲义 □<br>做习题 □ | 听老师的课 □<br>复习讲义 □<br>做习题 □ | 听老师的课 □<br>复习讲义 □<br>做习题 □ | 听老师的课 □<br>复习讲义 □<br>做习题 □ | 听老师的课 □<br>复习讲义 □<br>做习题 □ | 听老师的课 □<br>复习讲义 □<br>做习题 □ |
| 第07天　第　章 | 第08天　第　章 | 第09天　第　章 | 第10天　第　章 | 第11天　第　章 | 第12天　第　章 |
| 听老师的课 □<br>复习讲义 □<br>做习题 □ | 听老师的课 □<br>复习讲义 □<br>做习题 □ | 听老师的课 □<br>复习讲义 □<br>做习题 □ | 听老师的课 □<br>复习讲义 □<br>做习题 □ | 听老师的课 □<br>复习讲义 □<br>做习题 □ | 听老师的课 □<br>复习讲义 □<br>做习题 □ |
| 第13天　第　章 | 第14天　第　章 | 第15天　第　章 | 第16天　第　章 | 第17天　第　章 | 第18天　第　章 |
| 听老师的课 □<br>复习讲义 □<br>做习题 □ | 听老师的课 □<br>复习讲义 □<br>做习题 □ | 听老师的课 □<br>复习讲义 □<br>做习题 □ | 听老师的课 □<br>复习讲义 □<br>做习题 □ | 听老师的课 □<br>复习讲义 □<br>做习题 □ | 听老师的课 □<br>复习讲义 □ |
| 第19天　第　章 | 第20天　第　章 | 第21天　第　章 | 第22天　第　章 | 第23天　第　章 | 第24天　第　章 |
| 听老师的课 □<br>复习讲义 □<br>做习题 □ | 听老师的课 □<br>复习讲义 □<br>做习题 □ | 听老师的课 □<br>复习讲义 □<br>做习题 □ | 听老师的课 □<br>复习讲义 □<br>做习题 □ | 听老师的课 □<br>复习讲义 □<br>做习题 □ | 听老师的课 □<br>复习讲义 □<br>做习题 □ |
| 第25天　第　章 | 第26天　第　章 | 第27天　第　章 | 第28天　第　章 | 第29天　第　章 | 第30天　第　章 |
| 听老师的课 □<br>复习讲义 □<br>做习题 □ | 听老师的课 □<br>复习讲义 □<br>做习题 □ | 听老师的课 □<br>复习讲义 □<br>做习题 □ | 听老师的课 □<br>复习讲义 □<br>做习题 □ | 听老师的课 □<br>复习讲义 □<br>做习题 □ | 听老师的课 □<br>复习讲义 □<br>做习题 □ |
| 第31天　第　章 | | | | | |
| 听老师的课 □<br>复习讲义 □<br>做习题 □ | | | | | |

注意：每天的学习建议按照"听课→做题→复习讲义"三部曲来进行；另：计划一旦制订，请各位同学严格执行。

# 第一章　细胞、组织的适应、损伤和修复

## 第一节　适应性改变

### 一、萎缩的概念及类型

发育正常的器官和组织，由于实质细胞体积变小和数量减少而致其体积缩小。

表 3-1　萎缩的分类

| 分类 | 见于 |
|---|---|
| 生理性萎缩 | 成年人胸腺萎缩、更年期后性腺萎缩及老年时器官萎缩 |
| 病理性萎缩 | 营养不良性萎缩、失用性萎缩、压迫性萎缩、内分泌性萎缩 |
| 全身性萎缩 | 长期营养不良、慢性消耗性疾病或消化道梗阻及恶性肿瘤患者晚期的全身萎缩(恶病质) |
| 局部性萎缩 | 心、脑动脉粥样硬化形成的斑块使血管腔变小，引起心、脑等器官萎缩 |
| | 脊髓灰质炎时，因前角运动神经元损害，其所支配肌肉发生萎缩 |
| | 肢体骨折后，固定患肢，由于长期不活动，肌肉和骨发生萎缩 |
| | 肾盂积水时长期压迫引起肾实质萎缩 |

[经典例题 1]

属于组织适应性改变的是

A. 萎缩　　　　　B. 细胞内脂肪沉积　　C. 玻璃样变性　　D. 坏死　　　　E. 坏疽

[参考答案] 1. A

### 二、肥大、增生和化生的概念及类型

表 3-2　肥大、增生和化生

| | 概念 | 类型 | 其他考点 |
|---|---|---|---|
| 肥大 | 细胞、组织和器官体积的增大 | 代偿性肥大：高血压——左心室肥大；一侧肾脏切除——对侧肾脏肥大 | 肥大的物质基础：细胞内线粒体、内质网、核糖体及溶酶体增多，蛋白合成占优势，使器官均匀增大 |
| | | 内分泌性肥大：内分泌激素作用于效应器——肥大；哺乳期——乳腺腺泡上皮细胞肥大；妊娠期——子宫平滑肌细胞肥大 | |
| 增生 | 实质细胞数量增多而引起组织、器官的体积增大 | 生理性增生：如肝脏切除后肝细胞的再生；慢性溃疡周围的上皮细胞增生；月经周期中子宫内膜腺体的增生 | 与肿瘤性增生有本质的区别：刺激消除，增生则停止；增生与肥大常相伴存在 |
| | | 病理性增生：最常见的原因是激素过多或生长因子过多，如雌激素过多引起子宫内膜腺体及乳腺增生；创伤愈合过程中，肉芽组织机化形成瘢痕；缺碘时可通过反馈机制，引起甲状腺增生 | |

续表

| | 概念 | 类型 | 其他考点 |
|---|---|---|---|
| 化生 | 一种分化成熟的细胞因受刺激因素的作用转化为另一种分化成熟细胞的过程 | 上皮细胞化生：鳞状上皮化生最常见；支气管柱状上皮因慢性炎症化生为鳞状上皮；慢性宫颈炎时，子宫颈柱状上皮化生为鳞状上皮；慢性萎缩性胃炎时，胃的黏膜上皮可化生为小肠型或大肠型的黏膜上皮 | 化生只出现在具有增生能力的细胞。通常发生在同源性细胞之间，即上皮细胞之间或间叶细胞之间；虽然化生的组织对有害的局部环境因素抵抗力增加，但失去了原有正常组织的功能，局部的防御能力反而削弱，甚至可以发生恶变 |
| | | 间叶组织化生：幼稚的成纤维细胞损伤后，可转变为成骨细胞或成软骨细胞。如：骨化性肌炎时，由于外伤引起肢体近端皮下及肌肉内纤维组织增生，并发生骨化 | |

[经典例题2]

男，68岁。吸烟45年。支气管镜活检可见鳞状上皮和支气管腺体，该病理变化属于

A. 支气管黏膜萎缩　　　　　B. 支气管腺癌　　　　　C. 支气管黏膜肥大

D. 支气管鳞状细胞癌　　　　E. 支气管黏膜化生

[参考答案] 2. E

# 第二节　损　伤

一、可逆性损伤的类型、概念及病理变化

概念：细胞或细胞间质受损伤后因代谢发生障碍，使细胞内或细胞间质出现异常物质或正常物质异常蓄积的现象，常伴有功能下降。

轻微的细胞损伤——可逆——称为变性。

严重的细胞损伤——不可逆——导致细胞死亡。

1. 细胞水肿　所有细胞损伤最早的表现形式。

(1)概念：在急性感染、缺氧、毒素等有害因素作用下，细胞膜及细胞内线粒体等结构受损，ATP生成减少，能量不足，造成细胞膜的钠泵功能障碍，导致$Na^+$和水潴留，形成细胞水肿。

(2)病理变化：由于胞质内水分含量增多，细胞体积增大，胞质疏松，淡染，胞核也增大，染色变浅。

轻度：胞质内出现颗粒状物；电镜下：为肿胀的线粒体和扩张的内质网。

进一步发展：细胞体积增大更明显，线粒体嵴变短，甚至消失，内质网解体，发生空泡变，整个细胞疏松，称细胞的水变性。肉眼：器官体积肿大，颜色较正常淡，混浊无光泽。

2. 脂肪变(脂肪沉积)

(1)概念：实质细胞胞质内出现脂滴或脂滴明显增多。脂滴的主要成分为中性脂肪(甘油三酯)。因脂肪代谢主要在肝内进行，故脂肪变常见于肝，也可见于心、肾。

(2)肝脂肪变的病因及发病机制

肝脏的脂肪变与肝脏的脂肪代谢紊乱有关。肝内脂肪来自两方面，一是肠道吸收的乳糜微粒，水解后成为脂肪酸；二是体内脂库动员释放出脂肪酸。大部分脂肪酸在肝细胞内合成中性脂肪，再与载脂蛋白、磷脂结合成β-脂蛋白，由肝细胞排到血液中，然后储于体内脂库或提供各器官氧化供能。小部分脂肪在肝内氧化供能加以利用。上述过程中任一环节发生障碍便能引起肝脂肪变。

(3)病理变化

1)肉眼：肝体积增大，包膜紧张，色浅黄且有油腻感。

2)镜下：

肝脏：肝细胞内出现大小不等的空泡。脂滴可被苏丹Ⅲ染成橘红色。肝淤血时，小叶中央区缺氧较重，该处肝细胞常发生脂肪变性。重度脂肪变可继发肝坏死和肝硬化。

心肌：常累及左心室内膜下和乳头肌。脂肪变的心肌呈黄色，与正常心肌的暗红色相间，形成黄红色斑纹——虎斑心。

医学教育网 www.med66.com

肾脏：在严重贫血、缺氧或中毒时，肾曲管上皮细胞脂肪变。

3. 玻璃样变(透明变)

(1)概念：在细胞或间质内出现半透明均质、红染、无结构蛋白质蓄积。

(2)类型和病理变化

表 3-3　玻璃样变的类型和病理变化

| 分类 | 常见于 | 病理变化 |
|---|---|---|
| 结缔组织玻璃样变 | 纤维瘢痕组织<br>纤维化的肾小球<br>动脉粥样硬化的纤维性斑块 | 纤维细胞明显减少，胶原纤维增粗且互相融合呈半透明均质状，质地坚韧 |
| 血管壁玻璃样变 | 高血压——肾、脑、脾和视网膜的细动脉 | 由于细动脉持续痉挛，内膜通透性增高，管腔内血浆蛋白渗入内膜沉积于管壁，在内皮细胞下凝固成无结构的均匀红染物质，同时内膜下基底膜代谢物质沉积，故导致血管壁增厚、管腔狭窄甚至闭塞，血管阻力增加，组织器官缺血，又称细动脉硬化 |
| 细胞内玻璃样变 | 慢性肾小球肾炎 | 大量血浆蛋白由肾小球滤出到肾小管中，被肾小管上皮细胞吞饮后在胞质内融合成玻璃样小滴 |
| | 浆细胞 Russell 小体 | 浆细胞胞质粗面内质网中蓄积的免疫球蛋白形成 |

4. 淀粉样变

(1)概念：细胞间质及小血管基底膜出现淀粉样蛋白质-黏多糖复合物沉淀。

(2)病理表现：HE 染色：为淡红色均质状物；刚果红染色：橘红色；遇碘：棕褐色。

(3)分类

1)局部淀粉样变：发生在皮肤、黏膜、睑结膜及上呼吸道等处。由于淀粉样物质沉着，局部形成结节。

2)全身淀粉样变：发生在长期慢性炎症疾病，如结核病、慢性骨髓炎、类风湿关节炎。

5. 黏液样变　间质细胞内黏多糖和蛋白质聚集。常见于：间叶性肿瘤、动脉粥样硬化斑块、风湿病时的心血管壁。

肉眼：组织肿胀，切面灰白透明，似胶冻状。

镜下：间质疏松。大量星芒状细胞散在分布于淡蓝色黏液基质中。

6. 病理性色素沉着

(1)概念：人体细胞内、外有色物质的异常蓄积。

(2)有含铁血黄素、脂褐素、胆红素、黑色素等内源性色素及炭尘、煤尘、纹身色素等外源性色素。如：局部出血或长期淤血部位——含铁血黄素沉着；老年人和慢性消耗性疾病患者的肝细胞及心肌细胞内——脂褐素沉着。

表 3-4　可逆性损伤

| 类型 | 定义及原理 | 好发部位 |
|---|---|---|
| 细胞水肿 | 线粒体受损→ATP↓→钠-钾泵功能障碍→水的蓄积；损伤最早改变 | 肝、心、肾，病毒性肝炎(气球样变) |
| 脂肪变 | 感染、营养不良、肥胖、缺氧等→甘油三酯在非脂肪细胞内堆积 | 肝(最常见)、心(虎斑心)、肾 |
| 玻璃样变 | 细胞或细胞间质中蛋白质的异常蓄积 | 结缔组织、血管壁、细胞内玻璃样变 |
| 淀粉样变 | 细胞间质及小血管基底膜出现淀粉蛋白质-黏多糖复合物沉淀 | 局部可发生在皮肤、黏膜等处，全身淀粉样变可发生在长期慢性炎症疾病；多发性骨髓瘤、慢性骨髓炎、类风湿性关节炎 |
| 黏液样变 | 间质细胞内黏多糖和蛋白质聚集 | 间叶性肿瘤、动脉粥样硬化斑块及风湿病时的心血管壁；营养不良的骨髓和脂肪组织 |
| 病理性色素沉着 | 人体细胞内、外有色物质的异常蓄积 | 局部出血或长期淤血部位可见含铁血黄素沉着；老年人和慢性消耗性疾病患者的肝细胞及心肌细胞内脂褐素沉着 |

续表

| 类型 | 定义及原理 | 好发部位 |
|---|---|---|
| 病理性钙化 | 骨和牙齿之外的组织中固态钙盐沉积 | 营养不良性：钙盐沉积在坏死或即将坏死的组织和异物中，如结核病，血栓，粥样斑块，心脏瓣膜病等；<br>转移性钙化：钙磷代谢失调引起，主要见于甲旁亢，维生素 D 摄入过多，肾衰或某些骨肿瘤 |

二、不可逆性损伤——细胞死亡的类型、结局、概念及病理变化

细胞死亡：包括坏死和凋亡。

1. 坏死

(1)概念：以酶活性变化为特点的活体内局部细胞、组织的死亡。多数情况下，坏死由可逆性损伤逐渐发展而来。

(2)病理变化：细胞坏死几小时(心肌梗死后 4~12 小时)后，由于细胞内溶酶体释放水解酶，引起细胞自身溶解。

1)细胞核的改变：细胞坏死的主要形态标志。表现为：核固缩，核内染色质 DNA 浓聚，染色变深，核的体积缩小。核碎裂，浓缩的染色质崩解为小碎片，因核膜破裂而散布于胞质中。核溶解，在 DNA 酶的作用下，染色质被分解，细胞核淡染，最后消失。死亡细胞核在 1~2 天内可完全消失。

2)细胞质的改变：胞质发生凝固或溶解呈深红色颗粒状，如肝细胞坏死——嗜酸性小体。

3)间质的改变：由于各种溶解酶的作用，基质崩解、胶原纤维肿胀、断裂或液化，与坏死的细胞融合成一片，呈红染的颗粒状无结构物质。

坏死与死亡后组织自溶的不同：活体组织坏死能引起明显的炎症反应，而死后自溶不伴炎症反应。

(3)类型

表 3-5　坏死的分类

| 类型 | 病理 | 好发部位 |
|---|---|---|
| 凝固性坏死 | 蛋白质变性凝固；干酪样坏死即彻底的凝固性坏死 | 心、肾、脾、结核病 |
| 液化性坏死 | 坏死组织被水解酶分解→溶解液化(脂质多) | 脑、脊髓、坏死性胰腺炎("水多豆腐脑") |
| 纤维素样坏死 | 是结缔组织及小血管壁常见的坏死形式；与组织免疫球蛋白沉积或血浆纤维蛋白渗出有关 | 胃溃疡动脉壁，SLE、恶性高血压，风湿等("风高夜黑狼出没") |

表 3-6　坏疽的分类

| 分类 | 原因 | 见于 | 病理改变及临床表现 |
|---|---|---|---|
| 干性坏疽 | 动脉受阻而静脉仍通畅，使坏死组织水分减少，加之空气蒸发 | 四肢末端，特别是下肢 | 干燥，细菌不易繁殖，与周围健康组织之间有明显的分界线 |
| 湿性坏疽 | 动脉闭塞而静脉回流又受阻 | 肢体或与外界相通的脏器(肠、子宫、肺)；坏疽性阑尾炎 | 坏死组织水分多，适合腐败菌生长。局部肿胀，呈污黑色。腐败菌分解蛋白质，产生吲哚、粪臭素等，引起恶臭。与正常组织分界不清，全身中毒症状重，甚至可发生中毒性休克而死亡 |
| 气性坏疽 | 湿性坏疽的特殊类型(合并产气荚膜杆菌等厌氧菌感染) | 严重的深达肌肉的开放性创伤 | 坏死组织内因含气泡呈蜂窝状，按之有捻发感。病变发展迅速，中毒症状严重可引起死亡 |

(4)结局

1)溶解吸收：坏死灶小，被坏死细胞或中性粒细胞的蛋白溶解酶分解，由淋巴管、小血管吸收；不能吸收的碎片则由吞噬细胞吞噬消化；坏死液化范围较大则形成囊腔。

2)分离排出：坏死灶较大难以吸收，周围出现炎症反应，中性粒细胞将坏死组织溶解，使其与健康组织分离。

3)机化：坏死组织既不能吸收亦不能排出，周围肉芽组织长入坏死区，最后形成瘢痕组织，此过程称为机化。

4)纤维包裹、钙化：若坏死灶较大不能完全机化，或坏死组织难以吸收，则由周围增生的结缔组织将其包绕，形成纤维包裹，其中坏死组织可发生钙化。

2. 凋亡　活体内单个细胞或小团细胞的主动性死亡，在形态和生化特征上都有别于坏死的另一种类型的细胞死亡。

凋亡与坏死的不同：

(1)凋亡的细胞皱缩，细胞膜完整，形成多个凋亡小体。

(2)不引起死亡细胞的自溶。

(3)不引起急性炎症反应和诱发周围细胞的增生修复。

(4)生化特征主要为 Caspase 激活。其激活 DNA 酶造成 DNA 降解，使 DNA 分成 180~200 个碱基的片段，在琼脂凝胶电泳中呈特征性梯带状。

参与凋亡过程的相关基因中：

fas/bax/p53——促进凋亡。

bcl-2/bcl-XL——抑制凋亡。

凋亡并非仅是细胞损伤的产物，在生物胚胎发生、器官形成发育、成熟细胞新旧交替、激素依赖性生理退化以及自身免疫性疾病和肿瘤发生进展中，也发挥重要作用。

表 3-7　凋亡

|  | 引起疾病 |
|---|---|
| 凋亡过多 | 艾滋病：CD4$^+$T 细胞减少；<br>移植排斥反应：细胞毒性 T 细胞介导的细胞死亡；<br>缺血及再灌注损伤，导致心肌细胞和神经细胞的凋亡增多；<br>神经系统退化性疾病(Alzheimer 病、Parkinson 病)的重要原因是细胞凋亡异常增加，神经细胞凋亡参与老化及 Alzheimer 病的发生；<br>暴露于电离辐射可引起多种组织细胞的凋亡 |
| 凋亡过少 | 肿瘤的发生过程中，诱导凋亡的基因如 p53 等失活、突变，而抑制凋亡的基因如 bcl-2 等过度表达，都会引起细胞凋亡显著减少；<br>某些病毒能抑制其感染细胞的凋亡而使病毒存活 |

[经典例题1]

男，24 岁。吸烟，近 1 年右下肢行走后疼痛，休息后好转，出现间歇性跛行。近 1 月来，右拇指变黑、皱缩，失去知觉，此种病变是

A. 液化性坏死　　　　　　　　　B. 固缩坏死

C. 干性坏疽　　　　　　　　　　D. 湿性坏疽

E. 干酪样坏死

[参考答案] 1. C

# 第三节　修　复

一、再生的概念

再生：组织和细胞损伤后，由周围健康的细胞进行增生，以实现修复的过程。

生理性再生：子宫内膜周期性脱落，被新生内膜替代；表皮的表层角化细胞经常脱落，其下的基底细胞不断地增生、分化、予以补充。

病理性再生：完全性再生(损伤组织被周围同种细胞修复)和不完全性再生(受损组织由纤维组织增生替代，不能恢复原有组织结构和功能，亦称纤维性修复)。

二、各种细胞的再生潜能

平时容易遭受损伤的组织以及在生理条件下经常更换的组织，有较强的再生能力。分化低的组织比分化高的组织再生能力强。根据再生能力的强弱，将人体细胞分为三类：

表 3-8　细胞的再生潜能

| 分类 | 不稳定细胞 | 稳定细胞 | 永久性细胞 |
|---|---|---|---|
| 又称 | 持续分裂细胞 | 静止细胞 | 非分裂细胞 |
| 例如 | 表皮细胞，呼吸、消化及生殖道的黏膜上皮，淋巴、造血细胞，间皮细胞 | 各种腺器官的实质细胞，如肝、胰、内分泌腺、汗腺、皮脂腺、肾小管上皮细胞以及原始间叶细胞 | 神经细胞、骨骼肌、心肌细胞 |

### 三、肉芽组织的结构与功能

1. 肉芽组织的结构　肉芽组织主要由成纤维细胞和新生薄壁的毛细血管组成，并伴炎症细胞浸润。

（1）肉眼：鲜红色，颗粒状，柔软湿润。

（2）镜下：新生的毛细血管内皮细胞芽状增生而形成实性细胞索，继而出现管腔，由创伤底部向上生长垂直于创面，血管周围有较多的成纤维细胞，有的胞质中含肌细丝，有收缩能力，称肌纤维母细胞。常有大量渗出液及炎性细胞，主要是巨噬细胞、中性粒细胞。

肉芽组织最后变为瘢痕组织。

2. 肉芽组织的作用及结局　①抗感染及保护创面：肉芽组织中的中性粒细胞和巨噬细胞可杀灭细菌、吞噬异物并通过水解酶使之分解，保护创面；②填补伤口及其他组织缺损；③机化血凝块和坏死组织。

### 四、创伤愈合

指机体遭受外力作用，皮肤等组织出现离断或缺损和愈复过程，包括组织的再生、肉芽组织增生和瘢痕形成等过程的协同作用。

影响创伤愈合的因素包括年龄、营养状况等全身因素及感染、异物等局部因素。

皮肤创伤愈合的类型：

1. 一期愈合　为组织缺损少，无感染，创缘整齐，创面对合严密的伤口，例如手术切口，24~48 小时表皮再生可将伤口覆盖，第 3 天肉芽组织即可长出并将伤口填满。5~7 日伤口两侧出现胶原纤维连接，达到临床愈合，数月后线状瘢痕形成。

2. 二期愈合　为组织缺损较大，创缘不能整齐对合，或伴有感染的伤口。因坏死多或伴感染，继续引起局部组织变性坏死，局部炎症反应明显。只有控制感染，清除坏死组织后再生才开始；因伤口大，从伤口底部及边缘长出多量肉芽组织，有多量的肉芽组织填充伤口，故形成的伤口瘢痕较大且愈合时间较长。

### 五、骨折愈合，分为 4 个阶段：

1. 血肿形成　骨折两端及周围伴大量出血形成血肿，可见到坏死。

2. 纤维性骨痂形成　血肿由肉芽组织取代并机化、纤维化而形成纤维性骨痂，约 1 周后可有软骨形成。

3. 骨性骨痂形成　纤维性骨痂分化出骨母细胞，形成类骨组织，并有钙盐沉积，类骨组织转变为编织骨。

4. 骨痂改建或再塑　编织骨进一步改建为成熟板层骨。

# 第二章　局部血液循环障碍

## 第一节　充血和淤血

### 一、充血的概念和类型

1. 概念　器官或局部组织血管内血液含量增多称为充血。局部组织或器官由于动脉血输入量过多，使局部含血量增多，称为动脉性充血，是主动过程。

2. 类型

（1）生理性充血：如进食后的胃肠道充血、妊娠时的子宫充血。

（2）病理性充血：最常见炎症反应，早期由于致炎因子的作用引起的神经轴突反射使血管舒张神经兴奋及血管活性胺类介质作用，使细动脉扩张充血，局部组织变红肿胀。

局部组织或器官长期受压，当压力突然解除时，细动脉反射性扩张引起充血。如腹水压迫腹腔内器官，组织内血管张力降低，若一次性大量抽腹水，局部压力迅速解除，受压组织细动脉发生反射性扩张，致使局部充血。

## 二、淤血的概念、原因、病理变化和对机体的影响

1. 概念 器官或局部组织静脉血液回流受阻，血液淤积于小静脉和毛细血管内称淤血或静脉性充血，是被动过程。

2. 淤血的原因

(1)静脉受压：如妊娠子宫压迫髂总静脉引起的下肢静脉淤血。

(2)静脉腔阻塞：常见于静脉血栓或瘤栓形成。当静脉腔阻塞而血流又不能通过侧支回流时，发生静脉性充血。

(3)心力衰竭：左心功能不全——肺淤血；右心功能不全——体循环淤血。

3. 淤血的病理变化

(1)静脉回流受阻，血液淤积在扩张的小静脉和毛细血管内：淤血的器官和组织体积增大。

(2)淤血区血液流动缓慢、缺氧，氧合血红蛋白减少，还原血红蛋白增多：淤血脏器呈暗红色。

(3)毛细血管淤血导致血管内流体静压升高和缺氧，其通透性增加，产生漏出液潴留在组织内：淤血性水肿，甚至淤血性出血。光镜下小静脉和毛细血管扩张充盈，间质可见出血和水肿液。

4. 常见器官淤血举例

(1)肺淤血：左心衰竭引起。肉眼：肺脏肿胀、重量增加、色暗红或呈棕褐色，质地变硬。切面流出泡沫状、血性液体。

光镜：

1)急性肺淤血：肺泡壁毛细血管扩张充血，肺泡壁增厚，肺泡腔内充满水肿液及出血。

2)慢性肺淤血：肺泡壁变厚及纤维化，肺水肿、肺出血，并见大量吞噬含铁血黄素的巨噬细胞——心力衰竭细胞。长期慢性肺淤血可致肺脏褐色硬化。

(2)肝淤血：右心衰竭引起，肝静脉回流受阻，致使肝小叶中央静脉及肝窦扩张淤血。

1)急性肝淤血：肝脏体积增大，暗红色。镜下中央静脉及肝窦扩张，小叶中央可见肝细胞萎缩、坏死，周围肝细胞发生脂肪变性。

2)慢性肝淤血：肝小叶中央严重淤血呈暗红色，多个肝小叶中央淤血区相连，而肝小叶周边肝细胞因脂肪变性为黄色，致使肝脏呈红黄相间的花纹状，如同槟榔的切面——槟榔肝。光镜下可见肝静脉、中央静脉和肝窦扩张淤血，肝小叶中央部肝细胞因缺氧和受压发生萎缩和坏死，肝小叶周边部肝细胞发生脂肪变性。长期慢性肝淤血可致肝脏淤血性硬化。

表 3-9 肺淤血、肝淤血的病理改变

| | | 肺淤血 | 肝淤血 |
|---|---|---|---|
| 原因 | | 左心衰竭 | 右心衰竭 |
| 肉眼特征性表现 | | 切面流出泡沫状红色血性液体 | 急性：肝脏体积增大，暗红色<br>慢性：槟榔肝、淤血性肝硬化 |
| 镜下特征性表现 | 急性 | 肺泡腔内充满水肿液及出血 | 肝细胞萎缩、脂肪变性 |
| | 慢性 | 心力衰竭细胞、肺脏褐色硬化 | 中央淤血，周围脂肪变性 |

5. 淤血对机体的影响

(1)淤血性出血、组织水肿。

(2)脏器实质细胞的萎缩、变性和坏死。

(3)长期慢性淤血可致脏器硬化。

# 第二节　血栓形成

## 一、概念

在活体的心脏或血管内，血液发生凝固或血液中某些有形成分互相凝集形成固体质块的过程——血栓形成。

形成的固体质块——血栓。

### 二、血栓形成的条件

1. 血管内皮细胞的损伤　血管内膜的损伤，是血栓形成最重要和最常见的原因。内皮细胞损伤后，暴露出内皮下的胶原，激活血小板和凝血因子Ⅻ，启动了内源性凝血过程。同时，损伤与内皮细胞释放组织因子，激活凝血因子Ⅶ，启动外源性凝血过程。在凝血过程启动中，血小板的活化极为重要。

2. 血流缓慢或涡流　当血流缓慢或涡流时，可造成血管内皮细胞损伤，并促进血小板黏附于血管壁。其中：

(1) 血流缓慢：使轴流扩大，边流变窄甚至消失，增加了血小板与血管壁接触的机会。

(2) 涡流：常出现于动脉瘤、心室壁瘤和心房颤动时的心房，并可引起血栓形成。涡流产生的离心力又增加血小板与血管壁接触的机会，有利于血小板黏附在血管壁。

(3) 静脉比动脉发生血栓多4倍。

3. 血液凝固性增高　常见于严重创伤，大手术或产后大出血患者。在组织严重损伤、晚期肿瘤和内毒素性休克等情况下，血小板数目和黏性增加、凝血因子浓度增加、产生组织凝血因子以及抗凝血因子浓度减少，使血液处于高凝状态，可表现为动脉、静脉内血栓形成，心瓣膜赘疣性血栓形成及全身弥散性血管内凝血（DIC），亦可有遗传性高凝状态患者。

### 三、血栓的类型

表 3-10　血栓的类型

| 类型 | 白色血栓 | 混合血栓 | 红色血栓 | 透明血栓 |
|---|---|---|---|---|
| 组成成分 | 血小板和纤维素 | 血小板小梁、纤维素和大量红细胞 | 纤维素网罗大量红细胞 | 纤维素 |
| 见于 | 血栓头部，心瓣膜 | 血栓体部 | 静脉内，血栓尾部 | DIC的微动脉、毛细血管及微静脉内 |
| 备注 | 又称血小板血栓 | | 实质：血液成分的凝固；干燥，无弹性，质脆易碎 | 又称微血栓或纤维素性血栓 |
| 常见疾病 | 急性风湿性心脏病，感染性心内膜炎；疣状赘生物 | 房颤或二狭，球性血栓 | 容易脱落导致栓塞 | 休克晚期，DIC，微小血栓（羊水栓塞） |

[经典例题1]

血栓头部一般属于

A. 白色血栓　　　　B. 红色血栓　　　　C. 透明血栓　　　　D. 混合血栓　　　　E. 延续性血栓

[参考答案] 1. A

### 四、血栓的结局

1. 软化、溶解、吸收　血栓因纤维蛋白溶解酶激活及中性粒细胞崩解释放的溶蛋白酶而软化，并逐渐溶解。有时可造成血栓栓塞。

2. 机化

(1) 血栓机化：由血管壁向血栓内长入内皮细胞和成纤维细胞，形成肉芽组织，并取代血栓。

(2) 再通：在血栓机化过程中，水分吸收，血栓干燥收缩出现裂隙，新生的内皮细胞被覆于表面，形成新的血管，并互相吻合沟通，使完全阻塞的血管腔发生再通现象。

3. 钙化　可形成静脉石或动脉石。

### 五、血栓对机体的影响

血栓形成能对破裂的血管起堵塞破裂口的作用，阻止出血，对机体有利。但多数情况下，血栓形成对机体可造成严重甚至致命的危害。

1. 阻塞血管　动脉血栓未完全阻塞管腔时，可引起局部缺血性坏死；若阻塞静脉，未能建立有效的侧支循环，则引起局部淤血、出血，甚至坏死。

2. 栓塞　血栓脱落后形成栓子，可栓塞相应的血管。心瓣膜上形成的血栓最易脱落成为栓子。若栓子内有细菌，可引起栓塞组织的败血性梗死或脓肿形成。

3. 心瓣膜变形　心瓣膜血栓形成后，可引起心瓣膜粘连、变硬和变形等，使瓣膜狭窄或关闭不全。

4. 广泛性出血　由于微循环内广泛的微血栓形成引起DIC，导致组织广泛坏死，甚至全身广泛出血和休克。

# 第三节　栓　塞

一、栓塞和栓子的概念

1. 栓塞　在循环血液中出现的不溶于血液的异常物质沿血流运行阻塞相应血管腔的过程。

2. 栓子　阻塞血管的物质。可为固体(如血栓栓子)、液体(如羊水栓子)或气体(如空气栓子)。

二、栓子的运行途径　随血流方向。

1. 右心或体静脉的栓子　阻塞肺动脉及其分支。

2. 左心或主动脉的栓子　阻塞体动脉分支，最常见于脑、肾、下肢等处的动脉分支。

3. 门静脉的栓子　阻塞肝内门静脉及其分支。

4. 交叉性栓塞　罕见，指心脏或大血管有异常血流通路时发生的栓塞。如左心房内的血栓脱落经先天性房间隔缺损处抵达右心，可发生肺动脉及其分支的栓塞。

5. 逆行性栓塞　极罕见，多发生在静脉系统，由于腹内压升高(如咳嗽)，静脉内栓子逆行栓塞于肝、肾等较小静脉分支。

三、栓塞的类型和对机体的影响

1. 血栓栓塞　占所有栓塞的99%以上。

表 3-11　栓塞的类型和对机体的影响

| 类型 | 主要来源 | 对机体的影响 |
| --- | --- | --- |
| 肺动脉及其分支的血栓栓塞 | 下肢深静脉或盆腔的静脉，特别是腘静脉、股静脉和髂静脉 | 巨大的血栓栓子：突然阻塞肺动脉主干及其主要分支，引起急性右心衰竭，同时引起肺动脉、冠状动脉和支气管动脉痉挛，进一步影响心肺功能而引起猝死；<br>中等大小的血栓栓子：肺出血；<br>有肺淤血时，中、小的血栓栓子常引起肺出血性梗死 |
| 体循环的动脉栓塞 | 左心房和左心室的附壁血栓及动脉粥样硬化处的血栓 | 动脉栓塞的主要部位为下肢、脑、肠、肾、脾等，常引起脏器的梗死 |

2. 脂肪栓塞

(1)原因：长骨的骨折或脂肪组织严重创伤(脂肪细胞破裂，脂肪滴进入静脉系统形成脂肪栓子)。

(2)运行路径：脂肪栓子可通过肺脏毛细血管而抵达体循环，进而阻塞脑及肾小球等全身多器官的毛细血管。

(3)病理特点：脂肪滴(苏丹Ⅲ染色阳性)。

(4)对机体的影响：可引起肺水肿、肺出血和肺不张；脑水肿和血管周围点状出血；严重者可猝死。

3. 气体栓塞

(1)原因：静脉损伤破裂，外界大量空气迅速进入血循环，如头颈、胸壁和肺手术时静脉损伤，空气由损伤口进入静脉或原已溶解于血液内的气体迅速游离。

(2)常见于：潜水员病和其他减压病，以及心脏大血管手术。

(3)对机体的影响：与脂肪栓塞相类似。潜水员从深水中迅速上升到水面时，所受外界气压骤然减低，原来溶于血液内的氧、二氧化碳和氮，很快游离形成气泡，氮在体液内溶解迟缓，使组织内形成多量微气泡或融合成大气泡，引起气体栓塞，严重者可引起死亡——减压病或沉箱病。

4. 羊水栓塞　分娩过程中罕见的严重并发症。

(1)原因：羊水进入子宫壁开放的静脉和血窦内，经血循环进入肺动脉分支、小动脉及毛细血管。

(2)病理特点：肺脏切片示肺小动脉和毛细血管内可见羊水成分，例如角化上皮、黏液、胎脂、胎粪等。

(3)对机体的影响：羊水中含有促凝血物质可引起DIC。表现为猝死、休克、昏迷或出血。

5. 其他栓塞　肿瘤细胞栓塞可引起肿瘤转移。细菌团栓塞引起多发性栓塞性小脓肿。

# 第四节 梗 死

**一、概念**

器官或局部组织由于血流阻断，又不能建立有效的侧支循环而发生的坏死。

**二、梗死形成的原因和条件**

1. 血管阻塞　主要原因，绝大多数由血栓形成和动脉栓塞引起。

2. 血管受压闭塞　见于血管外肿瘤的压迫，肠扭转、肠套叠引起肠系膜静脉和动脉受压，卵巢囊肿扭转导致血管受压引起相应组织的坏死。

3. 动脉痉挛　在严重的冠状动脉粥样硬化时，冠状动脉可发生强烈而持续的痉挛，引起心肌梗死。

4. 未能建立有效的侧支循环　动脉吻合支少的器官，如肾、脾，易发生梗死。

**三、梗死的类型及病理变化**

1. 贫血性梗死　主要发生于：组织结构致密，侧支循环不丰富的实质性器官——心、肾和脾。脑梗死一般亦为贫血性梗死。

肉眼：梗死灶内呈灰白色。肾的动脉分支呈树枝状分布——锥形，尖端向血管阻塞的部位，底部靠近脏器表面。心冠状动脉分支不规则——不规则形。

镜下：梗死灶内仅见组织轮廓，梗死灶与正常组织交界处有充血。2~3日后，边缘的成纤维细胞和新生的毛细血管长入，逐渐机化形成凹陷性瘢痕。脑梗死的脑组织坏死、液化形成囊状；或被增生的星形细胞和胶质纤维替代，形成胶质瘢痕。

2. 出血性梗死　主要发生于：肺、肠等具有双重血液循环的器官。须具备两大条件：

(1)严重的静脉淤血：如肺淤血时，肺动脉、肺静脉和毛细血管内压力升高，影响肺动脉分支阻塞后建立有效的肺动脉和支气管动脉侧支循环，而发生肺出血性梗死。

(2)组织疏松：肺、肠组织疏松，富有弹性，梗死初期疏松的组织间隙内容纳多量漏出的血液，当组织坏死吸收水分而膨胀时，也不能把血液挤出梗死灶，故梗死为出血性。

肉眼：梗死灶内含血量丰富，呈暗红色，形状与血管分布一致。

1)肺出血性梗死：呈三角形，尖端向肺门，底部靠近肺膜。因弥漫出血，呈暗红色，略向表面隆起。

2)肠出血性梗死：呈节段状。镜下：组织坏死，同时有弥漫性出血。

对机体的影响：肺出血可有胸痛、咳嗽、咯血等临床症状。肠出血可有剧烈腹痛、呕吐，出现麻痹性肠梗阻、肠穿孔及腹膜炎等严重后果。

3. 败血性梗死　由含有细菌的栓子阻塞血管引起，常见于急性感染性心内膜炎。

[ 经典例题 1 ]

贫血性梗死主要发生于

A. 心、肝、肾　　　B. 心、肺、脾　　　C. 心、肾、脾　　　D. 大脑、肺、肾　　　E. 小肠、肝、心

[参考答案] 1. C

**敲黑板**

表 3-12　梗死

| 梗死灶 | | 梗死灶同血供范围一致；肾、脾-锥体形；心-地图形；肠-节段形 |
|---|---|---|
| 分类 | 出血性 | 多发组织结构疏松；双重血供或吻合支丰富的器官淤血基础上发生，好发肺、肠等 |
| | 贫血性 | 多发生在组织结构致密，侧支循环不丰富的实质器官堵塞后，好发于心、肾、脾等 |
| | 败血性 | 含有细菌的栓子引起；常见于急性感染性心内膜炎 |

# 第三章 炎 症

## 第一节 概 述

### 一、概念

具有血管系统的活体组织对损伤因子所发生的防御反应称为炎症。

炎症过程的主要特征和防御的中心环节——血管反应。血管反应导致:

1. 血管内液体和白细胞渗出进入损伤部位。

2. 局限和杀灭损伤因子。

3. 清除、吸收坏死组织,使机体防御反应更复杂、更完善。

抗损伤的同时,机体通过实质细胞和间质细胞的再生,修复损伤组织。因此,炎症实质上是以损伤起始、愈合告终的复杂病理过程,损伤和抗损伤贯穿炎症反应的全过程。

在炎症过程中,一方面损伤因子造成组织和细胞的破坏,另一方面通过炎症充血和渗出反应,稀释、杀伤和包围损伤因子,同时通过实质和间质细胞的再生使受损伤的组织得以修复。

### 二、原因

1. 生物性因子 最常见。包括病毒、细菌、真菌、支原体、衣原体、螺旋体、原虫和寄生虫等。

2. 物理性因子 高热、低温、紫外线和射线等。

3. 化学性因子 包括外源性(强酸、强碱和氧化剂等)和内源性化学物质(坏死组织的分解产物,如尿素等)。

4. 机械性因子 如切割和挤压等。

5. 免疫性因子 Ⅰ~Ⅳ型变态反应均能造成组织和细胞损伤。

### 三、炎症的基本病理变化

早期以变质和渗出变化为主,后期以增生为主。变质属于损伤过程,而渗出和增生属抗损伤过程。

1. 变质 炎症局部组织发生的变性和坏死。

变质是致炎因子引起的损伤过程,是局部细胞、组织代谢、理化性质改变的形态所见,实质细胞和间质细胞均可发生。变质由致炎因子直接作用或由血液循环障碍和炎症反应产物的间接作用引起。变质的轻重取决于致炎因子的性质和强度,也取决于机体的反应性。

2. 渗出 炎症局部组织血管内的液体和细胞成分通过血管壁进入组织、体腔,黏膜表面和体表的过程。

以血管反应为中心的渗出性病变是炎症的重要标志,在局部具有重要的防御作用,所渗出的液体称为渗出液。

3. 增生

(1)间质细胞增生:包括巨噬细胞、内皮细胞和成纤维细胞增生。

(2)实质细胞增生:包括病灶周围上皮细胞和腺体增生。

炎性增生具有限制炎症扩散和修复作用。

### 四、炎症的局部表现和全身反应

1. 局部表现 红、肿、热、痛和功能障碍。

(1)红、热:炎症局部血管扩张,血流加快所致。

(2)肿:局部炎症充血,血液成分渗出引起。

(3)痛:渗出物压迫及炎症介质直接作用于神经末梢引起。

(4)功能障碍:炎症灶内实质细胞变性、坏死、代谢功能异常及炎性渗出物造成相应器官的机械性阻塞、压迫。

2. 全身反应 包括发热、末梢白细胞计数增多、单核-巨噬细胞系统的细胞增生及器官实质细胞发生不同程度的变性、坏死和器官功能障碍。

#### 五、炎症的结局

1. 痊愈　多数情况下，坏死组织和渗出物被吸收，周围组织再生，完全修复原来组织的结构和功能。

如炎症灶坏死范围大，渗出多，不容易完全吸收，由肉芽组织修复，形成瘢痕，不能完全恢复原有的结构功能称为不完全痊愈。

2. 迁延不愈转为慢性　当机体抵抗力较低或治疗不彻底，短期内致炎因子不能完全清除，在机体内持续存在，使炎症过程迁延不愈，急性炎症则转为慢性炎症。

3. 蔓延播散　当机体抵抗力低下，或病原微生物毒力强并不断繁殖，可沿组织间隙向周围组织、器官蔓延，引起全身播散。

（1）局部蔓延：通过组织间隙或自然腔道向周围组织播散，如肺结核病，机体抵抗力低下时，结核杆菌可沿支气管播散，形成新的结核病灶。

（2）淋巴道蔓延：病原微生物随淋巴液扩散，引起继发淋巴管炎及所属淋巴结炎。严重时病原微生物可经淋巴道入血，引起血道播散。

（3）血道蔓延：四个重要的基本概念。

表 3-13　菌血症、毒血症、败血症、脓毒败血症的鉴别

| 菌血症 | 细菌经淋巴道和血道进入血流，血中可查到细菌，但无全身中毒症状 |
|---|---|
| 毒血症 | 细菌的毒素或毒性产物被吸收入血，引起全身中毒症状，患者出现高热、寒战等，严重者可出现中毒性休克 |
| 败血症 | 毒力强的细菌入血并大量生长繁殖，产生毒素，引起全身中毒症状，血培养常可找到细菌 |
| 脓毒败血症 | 化脓菌引起的败血症进一步发展，引起全身多发性、栓塞性小脓肿 |

# 第二节　急性炎症

#### 一、渗出

急性炎症渗出包括以下基本过程：

1. 血流动力学改变　组织损伤后，很快发生血流量和血管口径的改变，按以下顺序发生：

（1）细动脉短暂收缩，细动脉痉挛。

（2）血管扩张，血流加快，先累及细动脉，接着更多的毛细血管开放，血流加速。

（3）血流速度减慢：由于血管通透性升高，富含蛋白质的液体外渗至血管外，使血管内红细胞浓集，黏稠度增加，扩张的小血管内挤满了红细胞，称血流停滞。同时白细胞游出。

2. 血管通透性增加

（1）含有丰富蛋白质的液体渗出至血管外，聚集在间质内和浆膜腔：形成炎性水肿和浆膜腔积液。

（2）因内皮细胞收缩，直接损伤内皮细胞：引起细胞骨架重构及穿胞作用增强。

（3）白细胞介导的内皮细胞损伤和新生毛细血管壁的高通透性：使血管通透性增加。

3. 白细胞渗出和吞噬作用　白细胞的渗出是复杂的连续过程，包括白细胞边集、附壁、黏附和游出等阶段，并在趋化因子作用下运动到炎症灶，在局部发挥重要的防御作用。

（1）白细胞边集、附壁与黏附：随着血流停滞，使微血管中的白细胞离开血液轴流，到达血管边缘部，与内皮细胞黏附。影响内皮细胞与白细胞的黏着的因素主要是由内皮细胞和白细胞表面的黏附分子介导，主要有选择素、免疫球蛋白超家族分子和整合素分子。

（2）白细胞游出：游出方式：通过白细胞在内皮细胞连接处伸出伪足，以阿米巴运动的方式从内皮细胞缝隙中逸出。炎症的不同阶段，游出的白细胞种类不同：

1）急性炎症早期：中性粒细胞为主。

2）48 小时后：单核细胞为主。

3）过敏性炎症：嗜酸性粒细胞为主。

4）慢性炎症：巨噬细胞、淋巴细胞和浆细胞浸润。

（3）趋化作用：指白细胞沿炎症组织内分布的化学刺激物的浓度差做定向移动。这些化学刺激物称为趋化因子。趋化因子有外源性（常见的是细菌产物）和内源性补体[如 C5a、白细胞三烯（LT）及细胞因子（IL-8）等]两类。

## 二、炎症细胞的种类和主要功能、炎症介质的概念和主要作用

1. **炎症细胞的种类和主要功能** 炎症反应最重要的功能：将炎症细胞输送到炎症局部。白细胞的渗出：炎症反应最重要的特征。白细胞渗出具有吞噬、免疫和组织损伤作用。

(1)中性粒细胞和单核细胞：吞噬和降解细菌、免疫复合物和坏死组织碎片，构成炎症反应的主要防御环节。

(2)单核细胞、淋巴细胞和浆细胞：免疫作用。

(3)白细胞释放的溶酶体酶、自由基、前列腺素和白细胞三烯：组织损伤作用。

2. **炎症介质** 许多急性炎症反应过程，主要由一系列内源性化学因子介导实现，这类化学因子称为化学介质或炎症介质。

(1)炎症介质的一般特点

1)炎症介质来自细胞和血浆，在致炎因子作用下由细胞合成并释放。

2)大多数炎症介质通过与靶细胞表面的特异性受体结合发挥其生物活性。

3)炎症介质可刺激靶细胞释放新的炎症介质，随后释放的炎症介质与原介质的作用可以相同、相似或相反。

4)一种炎症介质可作用于一种或多种靶细胞，可产生不同的效应。

5)炎症介质释放后存在的时间很短，很快降解，或被酶灭活。

(2)主要炎症介质的作用：

### 表 3-14 主要炎症介质的作用

| 炎症介质种类 | 功能 |
| --- | --- |
| 组胺、5-HT、缓激肽、$PGE_1$、$PGE_2$、$PGD_2$、$PGI_2$、NO | 血管扩张 |
| 组胺、缓激肽、C3a、C5a、$LTC_4$、$LTD_4$、$LTE_4$、PAF、活性氧代谢产物、P 物质 | 血管通透性升高 |
| C5a、$LTB_4$、细菌产物、中性粒细胞阳离子蛋白、细胞因子（IL-8 和 TNF 等）、IL-1、TNF | 趋化作用 |
| 细胞因子（IL-1、IL-6 和 TNF 等）、PG | 发热 |
| $PGE_2$、缓激肽 | 疼痛 |
| 氧自由基、溶酶体酶、NO | 组织损伤 |

### 三、急性炎症的类型及病理变化

1. **浆液性炎** 以浆液渗出为主，主要成分为血浆，含 3%~5%蛋白质，混有少量纤维素和中性粒细胞。

常发生于黏膜、浆膜和疏松结缔组织。如毒蛇咬伤时引起的局部炎性水肿。

浆液性炎一般较轻，易于消退，但渗出物过多可产生不利影响，引起体腔积液和组织水肿。

2. **纤维素性炎** 以纤维素渗出为主。HE 切片中纤维素呈红染交织的网状、条索状或颗粒状，常杂有中性粒细胞及坏死组织碎片。

常发生于黏膜、浆膜和肺。

(1)黏膜纤维素性炎：常见于上呼吸道(白喉)和肠道(细菌性痢疾)。渗出的纤维素、坏死组织和白细胞共同形成膜状物覆盖在黏膜表面，又称假膜性炎。如细菌性痢疾时，肠黏膜表面形成假膜。

(2)浆膜纤维素性炎：可引起体腔纤维素性粘连(腹膜炎、胸膜炎、心包炎)，继而发生纤维性粘连。

(3)肺的纤维素性炎：常见于大叶性肺炎，除了有大量渗出的纤维素外，还可见大量中性粒细胞。如纤维素吸收不良可发生机化——大叶性肺炎肉质变。

3. **化脓性炎** 以中性粒细胞渗出为主，并伴有不同程度的组织坏死和脓液形成。分为脓肿、蜂窝织炎及表面化脓和积脓 3 种类型。

(1)脓肿：为局限性化脓性炎症，主要由金黄色葡萄球菌引起，细菌产生毒素使局部组织发生溶解坏死。多发生于皮肤和内脏。如疖(毛囊、皮脂腺及周围组织的脓肿)和痈(由多个疖融合，在皮下脂肪、筋膜组织形成许多相互沟通的脓肿)。

金黄色葡萄球菌：产生血浆凝固酶，使渗出的纤维蛋白原转变成纤维素——病变较局限。

此外还具有层粘连蛋白受体，使其容易通过血管壁——迁徙性脓肿。

脓肿的病理变化：中性粒细胞局限性浸润伴局部组织化脓性溶解破坏，形成脓腔。

(2)蜂窝织炎：是指疏松结缔组织的弥漫化脓性炎。主要由溶血性链球菌引起。常发生于皮肤、肌肉和阑尾。链球菌能分泌以下两种酶：

1)玻璃酸酶(原称透明质酸酶)：降解疏松结缔组织中的玻璃酸(透明质酸)。

2)链激酶：溶解纤维素。

**蜂窝织炎的病理表现：疏松结缔组织大量中性粒细胞弥漫浸润。**

(3)表面化脓和积脓

1)表面化脓：是指发生在黏膜和浆膜的化脓性炎。中性粒细胞向黏膜表面渗出，深部组织的中性粒细胞浸润不明显。如化脓性尿道炎和化脓性支气管炎。

2)积脓：当化脓性炎发生于浆膜、胆囊和输卵管时，脓液在浆膜腔、胆囊和输卵管腔内积存，称为积脓。

4.出血性炎　炎症灶的血管损伤严重，渗出物中含大量红细胞。常见于流行性出血热和鼠疫。

表 3-15　急性炎症常见类型

| 类型 | | 渗出物 | 常见于 |
|---|---|---|---|
| 浆液性炎 | | 浆液，主要成分为血浆 | 黏膜、浆膜和疏松结缔组织，如：毒蛇咬伤 |
| 纤维素性炎 | | 纤维素 | 黏膜：呼吸道(白喉)、消化道(菌痢)；<br>浆膜：体腔纤维素性粘连(腹膜炎、胸膜炎、心包炎)；<br>肺：大叶性肺炎 |
| 化脓性炎 | 脓肿 | 局限性化脓(中性粒细胞) | 疖、痈 |
| | 蜂窝织炎 | 疏松结缔组织弥漫性化脓性炎 | 皮肤、肌肉和阑尾 |
| | 表面化脓和积脓 | 中性粒细胞 | 表面化脓：黏膜和浆膜，如化脓性尿道炎和化脓性支气管炎；<br>积脓：浆膜、胆囊和输卵管 |
| 出血性炎 | | 大量红细胞 | 流行性出血热；<br>鼠疫 |

**[经典例题 1]**

属于化脓性炎症的是

A. 嗜酸性脓肿　　　B. 阿米巴脓肿　　　C. 冷脓肿　　　D. 转移性脓肿　　　E. 炎性肉芽肿

**[经典例题 2]**

纤维素性炎症的好发部位应除外

A. 皮肤　　　B. 心包　　　C. 胸膜　　　D. 气管　　　E. 结肠

[参考答案] 1. D；2. A

# 第三节　慢性炎症

慢性炎症分为一般慢性炎症和特异性炎症(肉芽肿性炎)两类。

**一、一般慢性炎症的病理变化和特点**

1. 增生为主　较明显的纤维结缔组织和上皮细胞、腺体及实质细胞的增生，以替代和修复损伤的组织。

2. 变质(变性坏死)和渗出　病变轻微。浸润细胞主要是淋巴细胞、浆细胞和单核细胞。单核巨噬细胞系统的激活是慢性炎症的一个重要特征。

慢性炎症时纤维结缔组织增生，伴有瘢痕形成，可造成：

(1)管道性脏器狭窄：如慢性节段性肠炎(克罗恩病)，可致肠腔狭窄，甚至肠梗阻。

(2)黏膜息肉：如鼻息肉。

(3)肺：炎性假瘤。

**[经典例题1]**

关于炎症，正确的是

A. 任何机体均可发生炎症 　　B. 炎症反应均对机体有利 　　C. 炎症反应均对机体不利

D. 损伤必然导致炎症 　　　　E. 炎症是一种防御反应

[参考答案] 1. E

**二、慢性肉芽肿性炎的概念、病因和病变特点**

1. 概念　慢性肉芽肿性炎是一种特殊的慢性增生性炎症，以肉芽肿形成为其特点。肉芽肿是由渗出的单核细胞和局部增生的巨噬细胞形成的一种界限清楚的结节状病灶。

2. 病因

(1) 细菌感染：结核病(结核杆菌)、麻风(麻风杆菌)、猫抓病(一种革兰阴性杆菌)。

(2) 螺旋体感染：梅毒(梅毒螺旋体)。

(3) 真菌和寄生虫感染：组织胞浆菌病(组织胞浆菌)，血吸虫病(血吸虫)。

(4) 异物：手术缝线和石棉纤维。

(5) 原因不明：如结节病。

3. 病变特点

肉芽肿可分为感染性肉芽肿和异物肉芽肿两类。异物肉芽肿：如：手术缝线、痛风尿酸盐结晶等。感染性肉芽肿：风湿性肉芽肿、结核性肉芽肿、伤寒性肉芽肿及血吸虫病慢性虫卵结节等。除了由于病原物不易被消化外，还可引起机体免疫反应。

肉芽肿主要成分：上皮样细胞和多核巨细胞。

(1) 上皮样细胞：体积较大，胞质丰富，核圆形或卵圆形，空泡状，核内有 1~2 个核仁；胞质界限不清。

(2) 多核巨细胞：由上皮样细胞融合而成，体积大，细胞核数目可达数十个甚至数百个，其功能与上皮样细胞相似。

1) 细胞核排列在细胞周边：Langhans 巨细胞。

2) 细胞核散在分布在胞质内：异物巨细胞。

最具有代表性的肉芽肿——结核性肉芽肿，又称结核结节：中心为干酪样坏死，周围有上皮样细胞呈放射状排列，并见 Langhans 巨细胞，外层可见淋巴细胞及纤维结缔组织包绕。

# 第四章　肿　瘤

## 第一节　概　述

**一、概念**

在各种致瘤因子的长期作用下，机体局部组织的细胞在基因水平上失去对其生长的正常调控，导致克隆性异常增殖而形成的新生物。

与生理状态或炎症损伤修复时的细胞增殖不同，肿瘤性增殖具有以下特点：

1. 克隆性。

2. 肿瘤细胞具有异常的形态、代谢和功能。

3. 肿瘤细胞生长旺盛，失去了分化成熟的能力。

4. 具有相对自主性。

5. 与机体不协调，对机体有害无益。

6. 即使致瘤因素不再存在，仍能继续生长，并可传给其子代细胞。

**二、组织结构**

1. 肿瘤的实质　即肿瘤细胞，是肿瘤的主要成分。肿瘤的生长代谢特性及肿瘤对机体的影响都取决于实质的性质，也是肿瘤分类和命名的根据。如：平滑肌瘤的实质为异常增生和分化的平滑肌细胞；鳞状细胞癌的实质为异常增生和分化的鳞状细胞等。

2. 肿瘤的间质　由纤维结缔组织及血管组成。各种肿瘤的间质基本相同，不具特异性，对肿瘤实质起到营养和支持保护作用。肿瘤细胞可以刺激肿瘤组织中的血管生成，是肿瘤持续生长的重要因素。肿瘤间质内可有淋巴细胞浸润，是机体对肿瘤组织的免疫反应。

# 第二节　肿瘤的生物学行为

**一、肿瘤的异型性**

肿瘤组织在细胞形态和组织结构上都与其起源的正常组织有不同程度的差异，这种差异称异型性。异型性是区别良、恶性肿瘤重要的组织学依据。

肿瘤的异型性有两个方面：结构异型性和细胞异型性。

1. 肿瘤组织结构的异型性　相当于低倍镜下所见。

肿瘤组织在空间排列方式上和正常组织的差异称为组织结构的异型性。

良性肿瘤诊断的主要依据是其组织结构的异型性，而肿瘤细胞的异型性不明显。如纤维瘤的瘤细胞和正常纤维细胞很相似，只是其排列和正常纤维组织不同，呈编织状，而且致密。

恶性肿瘤组织结构的异型性明显，瘤细胞排列紊乱，失去正常的结构和层次，丧失了极性。如：鳞状细胞癌失去了正常复层有极性的排列和层次，极向显著紊乱，癌细胞呈巢团状或条索状排列，并可出现角化珠(癌珠)。

2. 肿瘤细胞的异型性　相当于高倍镜下所见。

良性肿瘤细胞的异型性小，而恶性肿瘤细胞具有高度异型性。

(1)瘤细胞的多形性：瘤细胞大小、形态很不一致，一般体积大，可出现瘤巨细胞。但有些分化差的肿瘤，如肺小细胞癌，瘤细胞体积可较正常细胞小、圆形、较一致。

(2)瘤细胞核的多形性：瘤细胞核形态不规则，大小不一，染色质颗粒分布不均。核体积增大，核/浆增大(正常为 $1:4\sim6$。恶性肿瘤细胞接近 $1:1$)。核分裂象多见，特别是出现不对称性、多极性及顿挫性等病理性核分裂象。出现巨核、双核及奇异形核。核染色深，核膜增厚。核仁肥大，数目增加。

(3)瘤细胞胞质的改变：恶性肿瘤细胞胞质呈嗜碱性(核蛋白体增多)。某些肿瘤细胞可产生异常分泌物或代谢产物而具有不同的特点，如糖原、黏液和色素等。

**二、肿瘤的生长**

1. 肿瘤的生长速度　分化好、成熟程度高的良性肿瘤生长缓慢；而成熟程度低、分化差的肿瘤生长速度较快。影响肿瘤细胞生长速度因素包括三个方面。

(1)生长分数：肿瘤群体细胞处于增殖阶段(S 期+$G_2$ 期)的细胞比例。

生长分数越大，肿瘤生长越迅速。恶性肿瘤细胞转化初期，大多数细胞处于复制期，所以生长分数高。随着肿瘤继续生长，瘤细胞不断分化而离开增殖阶段，从而使大多数肿瘤细胞处于 $G_0$ 期，因此生长迅速的肿瘤其生长分数一般也只占 20%左右。

(2)瘤细胞的生长与丢失：肿瘤生长过程中，既有新细胞不断产生，又有因不断凋亡、坏死而丢失的细胞。二者的平衡状态影响肿瘤组织的生长速度。生长分数高的肿瘤(如肺小细胞癌)，其瘤细胞的生成远大于丢失，因此生长速度快。

(3)肿瘤血管形成：实体肿瘤在机体内诱导形成的新生血管。

诱导血管形成的能力是恶性肿瘤细胞能否生长、浸润和转移的重要前提。

2. 肿瘤的生长方式

(1)膨胀性生长：大多数良性肿瘤的生长方式。

肿瘤逐渐增大，推开或挤压四周组织，但不侵袭周围组织。常有完整包膜，与周围组织分界清楚，手术容易完整切除，术后不易复发。

(2)外生性生长：良、恶性肿瘤均可。

发生在体表、体腔和管道器官表面的肿瘤向表面生长形成突起的乳头状、菜花状肿物。恶性肿瘤向表面生长的同时往往向基底部浸润。

(3)浸润性生长：大多数恶性肿瘤的生长方式。

瘤细胞浸润周围组织间隙、淋巴管、血管并破坏周围组织，与邻近组织紧密连接而无明显界限，手术不易切除干净。

### 三、肿瘤的扩散和转移

1. 直接蔓延　恶性肿瘤细胞由原发部位连续不断地沿着组织间隙、淋巴管、血管、神经束膜继续浸润生长，破坏邻近正常器官或组织。

2. 转移　恶性肿瘤细胞从原发部位侵入血管、淋巴管或体腔，在远处器官内继续生长，形成与原发瘤同样类型的肿瘤。包括：

(1)淋巴转移：上皮源性恶性肿瘤(癌)最常见的转移方式。

癌细胞首先进入淋巴结的边缘窦。淋巴结转移一般按淋巴引流方向，逐站进行转移，最后可经胸导管入血，继发血道转移。

(2)血道转移：间叶源性恶性肿瘤(肉瘤)最常见的转移方式。

瘤细胞直接侵入血管，随血流到远处器官继续生长，形成转移瘤。最常见的是肺，其次是肝。转移瘤的特点是边界清楚，常为多个散在分布的结节且靠近器官表面。

表 3-16　肿瘤的血行转移

| 肿瘤侵入 | 转移部位 | 例如 |
| --- | --- | --- |
| 体静脉 | 经右心至肺 | 绒毛膜癌肺转移 |
| 肺静脉 | 经左心入主动脉至全身 | 肿瘤转移至脑、骨及肾 |
| 门静脉系统 | 肝 | 肠癌肝转移 |
| 胸、腰、骨盆静脉 | 经吻合支入脊椎静脉丛 | 前列腺癌转移到脊柱或脑，而无肺转移 |

(3)种植性转移：体腔器官的恶性肿瘤蔓延至器官表面而穿入体腔时，瘤细胞脱落并种植在体腔及体腔内各脏器的表面，形成多发性转移瘤。如胃癌穿破浆膜层后，癌细胞脱落并种植在腹膜、大网膜形成转移癌。胸、腹腔有转移癌时，常伴积液，且多为血性。

### 四、良性肿瘤与恶性肿瘤的区别

表 3-17　良性肿瘤与恶性肿瘤的区别

| | 良性肿瘤 | 恶性肿瘤 |
| --- | --- | --- |
| 大体形态 | 边界清楚，常有完整包膜。切面色泽、质地与发源组织相似 | 边界不清，一般无包膜，偶有假包膜。色泽质地与发源组织差别较大 |
| 分化程度 | 细胞分化成熟，无明显异型性 | 瘤细胞分化不成熟，异型性明显 |
| 核分裂象 | 少或无 | 可见病理性核分裂象 |
| 生长速度 | 缓慢 | 较迅速 |
| 生长方式 | 一般为膨胀性或外生性生长 | 常为浸润性生长 |
| 继发性改变 | 坏死、出血少见 | 坏死、出血、溃疡形成，继发性感染等常见 |
| 复发 | 基本不复发 | 常易复发 |
| 转移 | 不转移 | 常有转移 |
| 对机体影响 | 较小，局部压迫、阻塞为主 | 危害大，除压迫、阻塞外，浸润破坏组织器官，引起坏死出血、合并感染，晚期常出现恶病质 |

### 五、交界性肿瘤的概念

组织学形态和生物学行为介于良性与恶性之间的肿瘤称交界性肿瘤。如卵巢交界性浆液性乳头状囊腺瘤。此类肿瘤有恶变倾向，在一定条件下可发展为恶性。

### 六、肿瘤对机体的影响

1. 良性肿瘤

(1)局部压迫和阻塞：体表良性肿瘤除少数能引起压迫症状外，一般对机体无明显影响。但若发生在腔道及重要器官，也可引起较为严重的后果。如突入肠腔的平滑肌瘤可引起肠梗阻或肠套叠。

（2）继发性改变：如子宫黏膜下肌瘤，常伴有子宫内膜浅表糜烂或溃疡，可引起出血和感染。

（3）激素增多症状：内分泌腺的良性肿瘤因能引起某种激素分泌过多而产生全身性影响。如垂体前叶嗜酸性细胞腺瘤分泌大量生长激素，引起巨人症。

2. 恶性肿瘤

（1）继发性改变：肿瘤可因浸润、坏死而并发出血、穿孔、病理性骨折及感染。如：

1）出血：肺癌的咯血，大肠癌的便血，鼻咽癌的涕血，肾癌、膀胱癌的无痛性血尿等。

2）穿孔：胃肠道癌穿孔可致急性腹膜炎；坏死可导致瘘管形成，如食管癌的食管气管瘘。

3）感染：晚期患者因机体免疫力低下，可并发严重肺内感染而死亡。

4）疼痛：恶性肿瘤可压迫、浸润局部神经而引起顽固性疼痛。

5）骨折：恶性骨源性肿瘤或骨转移癌可导致病理性骨折。

（2）恶病质：恶性肿瘤晚期，机体严重消瘦、无力、贫血和全身衰竭的状态称为恶病质，导致患者死亡。

（3）异位内分泌综合征和副肿瘤综合征。

1）异位内分泌综合征：有些非内分泌腺发生的肿瘤能产生或分泌激素或激素类物质，如促肾上腺皮质激素（ACTH）、甲状旁腺素（PTH）、促甲状腺素（TSH）、胰岛素、生长激素（GH）等，引起内分泌紊乱，从而出现相应的临床症状，称为异位内分泌综合征。这种肿瘤称为异位内分泌肿瘤，大多数为恶性，以癌为多。如小细胞肺癌、胃癌、肝癌等。也可见于肉瘤，如纤维肉瘤、平滑肌肉瘤等。

2）副肿瘤综合征：由于肿瘤的产物（包括异位激素产生）、异常免疫反应或其他不明原因，引起内分泌、神经、消化、造血、骨关节、肾脏及皮肤等系统发生病变，出现相应的临床表现，称为副肿瘤综合征。这些表现不是由原发肿瘤或转移瘤直接引起的，而是通过产生某种物质间接引起的。异位内分泌综合征也属于副肿瘤综合征。

认识副肿瘤综合征的意义：通过这些表现，发现隐匿性的肿瘤；避免误认为这些症状是由肿瘤转移所致而放弃治疗。

# 第三节　肿瘤的命名和分类

一、肿瘤的命名原则

**表 3-18　肿瘤的命名原则**

| 肿瘤性质 | | 命名原则 | 命名 | 举例 |
|---|---|---|---|---|
| 良性 | | 组织来源 | 瘤 | 脂肪瘤、平滑肌瘤 |
| 恶性 | 上皮组织来源 | | 癌 | 鳞状细胞癌、腺癌 |
| | 间叶组织来源 | | 肉瘤 | 脂肪肉瘤、骨肉瘤 |

1. 间叶组织　指纤维组织、脂肪、肌肉、骨、软骨等。

2. 癌肉瘤　肿瘤中既有癌的成分，又有肉瘤的成分。

3. 肉瘤样癌　本质为癌，组织学形态有类似肉瘤样的结构。

4. 特殊命名的肿瘤

1）在肿瘤前冠以"恶性"二字，如恶性淋巴瘤，恶性黑色素瘤。

2）以母细胞瘤命名，如神经母细胞瘤。

3）以人名命名，如霍奇金淋巴瘤（Hodgkin 淋巴瘤）、尤文瘤（Ewing 瘤）。

4）含两个以上胚层的多种成分的肿瘤，如畸胎瘤。

5）多发性良性肿瘤称"瘤病"，如：神经纤维瘤病、血管瘤病。

二、癌前病变、非典型增生、原位癌、上皮内瘤变及早期浸润癌的概念

1. 癌前病变　指某些具有癌变潜能的病变，长期不治疗，有的可转变为癌。包括：

（1）黏膜白色病变：原称黏膜白斑病，常发生在口腔、子宫颈及外阴等处，可转变为鳞状细胞癌。

（2）乳腺增生性纤维囊性变：有导管内乳头状增生者较易发生癌变。

(3)大肠腺瘤：绒毛状腺瘤发生癌变的机会更大。家族性腺瘤性息肉病几乎都会发生癌变。

(4)皮肤慢性溃疡：长期、经久不愈的小腿皮肤溃疡，可能变为鳞状细胞癌。

(5)慢性胃炎与肠上皮化生：胃的肠上皮化生与胃癌有一定关系。慢性幽门螺杆菌相关性胃炎与胃黏膜相关淋巴组织发生的 B 细胞淋巴瘤及胃腺癌有关。

(6)慢性溃疡性结肠炎：在反复发生溃疡和黏膜增生的基础上，可发生癌变。

(7)肝硬化：由乙型慢性病毒性肝炎所致的肝硬化，有一部分可进展为肝细胞性肝癌。

2. 非典型性增生 指细胞增生并出现异型性，是癌前病变的形态学基础。表现为：细胞排列较乱，极向消失。增生的细胞大小不一，形态多样，核大浓染，核/浆比例增大，核分裂增多但多呈正常核分裂象。分为轻、中、重 3 级。

(1)轻度非典型增生：累及上皮层下 1/3。

(2)中度非典型增生：累及上皮层下 1/3～2/3。

(3)重度非典型增生：累及上皮下 2/3 以上，但尚未达到全层。

轻度和中度非典型增生待病因消除后可恢复正常；而重度非典型增生则很难逆转，常转变为癌。

3. 原位癌 指癌变仅限于上皮层内，常累及上皮全层，但基底膜完整，未侵破基底膜。肉眼病变不明显，仅在显微镜下才可见。往往是防癌普查时发现。如子宫颈、食管及乳腺小叶原位癌等，鳞状上皮原位癌有时可累及黏液腺体，但尚未侵破腺体基底膜者仍为原位癌，称原位癌累及腺体。

目前，较多使用上皮内瘤变这一概念来描述上皮从非典型增生到原位癌的连续过程，把轻度和中度非典型性增生称为上皮内瘤变 Ⅰ 级和 Ⅱ 级，而重度非典型增生和原位癌称为上皮内瘤变 Ⅲ 级。

4. 早期浸润癌 指原位癌伴有早期浸润，所谓早期是指仅有微灶浸润。胃肠道癌早期浸润指浸润的癌细胞仍然在黏膜层内；宫颈鳞状细胞癌早期浸润癌指浸润灶的范围限于自基底膜起至 5mm 深度的间质。这种浸润只有在显微镜下才能见到。一般认为，浸润灶的深度小于 1mm 者，不会伴有淋巴结转移，仍可按原位癌治疗；浸润深度大于 1mm 小于 5mm 者，少数可有转移。

[经典例题 1]

下列不属于癌前病变的是

A. 黏膜白斑病

B. 子宫颈糜烂

C. 平滑肌肉瘤

D. 结肠多发性息肉

E. 慢性萎缩性胃炎

[参考答案] 1. C

三、癌和肉瘤的区别

表 3-19 癌与肉瘤的鉴别

| 鉴别 | 癌 | 肉瘤 |
|---|---|---|
| 组织分化 | 上皮组织 | 间叶组织 |
| 发生率 | 常见，80%左右 | 较少见，20%左右 |
| 年龄 | 中年以上 | 有些多见于青少年，有些主要见于中老年人 |
| 部位 | 皮肤、黏膜、内脏多见 | 四肢、躯干多见 |
| 大体形态 | 灰白色、细颗粒状、干燥、质较硬 | 粉红色、细腻、鱼肉状、质较软 |
| 组织学特点 | 癌细胞呈巢状、腺管状、索状排列，实质与间质分界清楚 | 瘤细胞弥漫排列，与间质混杂 |
| 网状纤维 | 癌细胞间无网状纤维 | 瘤细胞之间有网状纤维 |
| 免疫组化 | 表达上皮标记抗原（如细胞角蛋白） | 表达间叶标记抗原（如波形蛋白） |
| 转移方式 | 淋巴道为主 | 血行为主 |

[经典例题 2]

"癌症"是指

A. 所有恶性肿瘤的统称      B. 所有肿瘤的统称

C. 癌肉瘤的统称      D. 间叶组织发生的恶性瘤的统称

E. 上皮组织发生的恶性瘤的统称

[参考答案] 2.E

# 第四节　常见的上皮性肿瘤

### 一、上皮组织良性肿瘤

1. 乳头状瘤　被覆上皮发生的良性肿瘤，呈乳头状、菜花状或绒毛状生长。每一乳头由血管纤维结缔组织间质构成轴心。肿瘤根部常有一蒂与正常组织相连。外耳道、阴茎、膀胱的乳头状瘤易恶变。

2. 腺瘤　腺上皮发生的良性肿瘤。黏膜腺瘤多呈息肉状，腺器官内的腺瘤多呈结节状，常有包膜。腺瘤的腺体与起源腺体十分相似，且具有分泌功能。可分为囊腺瘤、纤维腺瘤、多形性腺瘤、息肉状腺瘤及绒毛状腺瘤。如涎腺多形性腺瘤、结肠息肉状腺瘤和乳腺纤维腺瘤等。

### 二、上皮组织恶性肿瘤

1. 鳞状细胞癌(鳞癌)　发生在身体原有鳞状上皮被覆的部位，如皮肤、口腔、子宫颈、食管、喉、阴茎等处。有些部位(如支气管、胆囊、膀胱)正常时不覆盖鳞状上皮，但可通过鳞状上皮化生而发生鳞癌。癌组织大体常呈菜花状，坏死脱落可形成溃疡。分化好者鳞癌癌巢中可见细胞间桥及角化珠。分化差者无角化珠，细胞间桥少或无，呈明显异形性。

2. 腺癌　常见于胃肠、胆囊、子宫体等处。癌细胞异型性明显，常呈不规则的多层排列。

(1) 乳头状腺癌：腺癌伴有大量乳头形成。

(2) 囊腺癌：腺腔高度扩张呈囊状。

(3) 乳头状囊腺癌：腺腔高度扩张呈囊状，同时伴乳头生长。

(4) 黏液癌或胶样癌：腺癌中含多量黏液及印戒细胞者。

(5) 实性癌：癌巢为实体性的低分化腺癌无腺腔结构者。

(6) 硬癌：癌巢少而间质纤维组织多。

(7) 髓样癌：癌巢较大、较多，而间质纤维组织少，质软。

# 第五节　常见的非上皮性肿瘤

### 一、间叶组织良性肿瘤

1. 平滑肌瘤　最多见于子宫，其次为胃肠道。瘤细胞由形态比较一致的梭形平滑肌细胞构成。核分裂象少见。

2. 脂肪瘤　最多见于背、肩、颈及四肢的皮下组织。有包膜、质软、色淡黄，分叶状。瘤组织结构与正常脂肪组织相似。

### 二、间叶组织恶性肿瘤

1. 脂肪肉瘤　肉瘤中常见，多见于腹膜后及大腿的深部软组织。肿瘤表面可有假包膜，色淡黄，似脂肪组织，或呈黏液样、鱼肉样外观。瘤细胞形态多样，可见星形、梭形、小圆形或多形性的脂肪母细胞，胞质内有大小和多少不等的脂质空泡及分化成熟的脂肪细胞。

2. 骨肉瘤　骨组织恶性肿瘤中最常见、恶性程度最高的一种肿瘤。多见于青少年，好发于四肢长骨。镜下，肿瘤性骨样组织和骨组织的形成是最重要的组织学依据，其形状极不规则，周边可见肿瘤性骨母细胞。瘤细胞呈高度异型性，易见病理性核分裂象。

X线诊断骨肉瘤的两个特征：Codman三角与日光放射状阴影。

3. 平滑肌肉瘤　多见于子宫、腹膜后、肠系膜、大网膜及皮肤等处。

### 三、其他类型肿瘤

1. 黑色素瘤(恶性黑色素瘤)　高度恶性，预后差。最常发生于足底部、外阴及肛门。大多由交界痣恶变而来。黑痣如发生迅速增大、溃破、发炎及出血，常是恶变的征象。

2. **畸胎瘤**　最常见于卵巢和睾丸。来源于有多向分化潜能的生殖细胞肿瘤，往往含有两个以上胚层的组织成分。

（1）成熟性畸胎瘤：预后好，多为囊性。又称成熟性囊性畸胎瘤。肿瘤内可见皮肤及其附件、软骨、呼吸道、消化道上皮及神经组织等。

（2）未成熟性畸胎瘤：多为实性。在与成熟性畸胎瘤相似的组织结构中可见未成熟的神经组织组成的原始神经管、菊形团、神经母细胞瘤成分及未成熟的骨或软骨等。

**表 3-20　上皮组织恶性肿瘤**

| 类型 | 病理特点 | 好发部位 |
| --- | --- | --- |
| 鳞癌 | 高分化鳞癌可见角化珠或癌珠 | 鳞状上皮覆盖的部位皮肤、食道 |
| 腺癌 | 癌细胞大小不等，排列成腺样结构 | 胃肠、胆囊、子宫 |
| 黏液癌 | 分泌大量黏液的腺癌（胶样癌） | 胃、大肠 |
| 印戒细胞癌 | 特殊的黏液癌，黏液积聚在癌细胞内，核推向一侧 | 胃、大肠 |
| 基底细胞癌 | 癌巢由深染的基底细胞样癌细胞构成。罕见转移，放疗敏感，低度恶性 | 老年人面部 |

**表 3-21　间叶组织恶性肿瘤**

| 类型 | 病理特点 | 好发部位 |
| --- | --- | --- |
| 脂肪肉瘤 | 多见于成人 | 深部软组织、腹膜后 |
| 横纹肌肉瘤 | 多见于儿童和婴幼儿，恶性程度高，早期已发生血道转移 | 头颈部、泌尿生殖道 |
| 平滑肌肉瘤 | 软组织平滑肌肉瘤多见于中老年人 | 子宫 |
| 血管肉瘤 | 易并发出血、坏死 | 皮肤、乳腺、肝、脾、骨 |
| 纤维肉瘤 | 镜下为异型的梭形细胞呈鲱鱼骨样排列 | 四肢皮下组织 |
| 骨肉瘤 | 为最常见的骨恶性肿瘤，镜下肿瘤细胞异型明显，可见肿瘤性骨样组织 | 四肢长骨干骺端 |
| 软骨肉瘤 | 软骨基质中有异型性软骨细胞 | 骨盆 |

# 第六节　肿瘤的病因学和发病学

## 一、肿瘤发生的分子生物学基础

目前认为，肿瘤从本质上说是一种基因疾病。

1. **癌基因**　指一段具有将正常细胞转化为肿瘤细胞的核酸片段。正常细胞 DNA 中有与病毒癌基因几乎完全相同的 DNA 序列，称细胞癌基因或原癌基因，如 c-ras、c-myc 等。一旦原癌基因被激活，其结构发生改变而成为癌基因。恶性肿瘤的发生需要多个癌基因的作用。

2. **抑癌基因**　在细胞繁殖中起负调节作用的基因，其丢失或灭活时，可促进细胞的肿瘤性转化。如：p53 基因和 Rb 基因。癌基因的激活与抑癌基因的缺失或失活，二者起拮抗作用。

3. **凋亡调节基因和 DNA 修复调节基因**　Bcl-2 蛋白抑制凋亡，Bax 蛋白促进凋亡。

致癌物如果引起轻微的 DNA 损害，正常细胞内的 DNA 修复机制可及时修复，而某些有遗传性 DNA 修复调节基因突变或缺陷的人群，肿瘤的发病率高。

4. **端粒、端粒酶和肿瘤**　端粒是位于染色体末的 DNA 重复序列，控制着细胞的复制次数。细胞复制一次其端粒就缩短一点。细胞复制一定次数后，端粒缩短使得染色体相互融合，导致细胞死亡。因此，端粒的缩短是一种肿瘤抑制机制，端粒可以称为细胞的生命计时器。

5. **微小 RNA**　真核细胞内存在一类小 RNA 分子，它们有相应的基因编码，转录后通过一系列加工过程，形成成熟的微小 RNA 分子，是调节编码蛋白质的 mRNA 分子，抑制其翻译或导致其降解。通过抑制癌基因的微小 RNA 表达降低，可导致癌基因的过表达；抑制肿瘤抑制基因的微小 RNA 过度表达，可导致肿瘤抑制基因表达降低。

### 二、常见的化学、物理和生物性致癌因素

1. 化学致癌因素

（1）间接化学致癌物：绝大多数，需在体内进行代谢，活化后才能致癌。

1）多环芳烃：致癌最强的是 3，4-苯并芘、3-甲基胆蒽。小剂量甲基胆蒽即可引起动物的皮肤癌。

2）芳香胺类与氨基偶氮染料：乙萘胺（印染工人膀胱癌）、二甲氨基偶氮苯（实验性肝癌）。

3）真菌毒素：黄曲霉素，尤其是黄曲霉素 $B_1$（由霉变的谷物、花生、玉米中的黄曲霉菌产生）有极强的致癌性，可诱发肝细胞性肝癌。

（2）直接化学致癌物：不需要在体内进行代谢转化即可致癌。

致癌作用较弱且时间长。癌症患者长时间应用抗癌药物：烷化剂与酰化剂，如环磷酰胺、氮芥后，可诱发第二种肿瘤。

2. 物理性致癌因素

（1）电离辐射：长期接触 X 射线、γ 射线及紫外线照射，可引起皮肤癌；接触镭、铀等放射性核素，可引起白血病。

（2）石棉纤维可引起胸膜间皮瘤。

3. 病毒和细菌

（1）RNA 致瘤病毒：占 2/3。如：人类 T 细胞白血病/淋巴瘤病毒 I 与肿瘤发生密切相关。

（2）DNA 致瘤病毒：占 1/3。①人类乳头状病毒（HPV）：可引起子宫颈和肛门生殖系统的鳞状细胞癌发生；②EB 病毒：与鼻咽癌及伯基特淋巴瘤的发生有关；③乙型肝炎病毒（HBV）：与肝细胞性肝癌的发生有关。

（3）幽门螺杆菌（Hp）：Hp 感染导致的慢性胃炎与胃癌和胃低度恶性 B 细胞性淋巴瘤的发生有关。

### 三、影响肿瘤发生、发展的内在因素

1. 肿瘤与遗传　常染色体显性的遗传性肿瘤综合征——家族性视网膜母细胞瘤患者从亲代遗传了一个 Rb 等位基因，当其发生突变、丢失等异常时，发生视网膜母细胞瘤。

另一些遗传性肿瘤综合征表现为常染色体隐性遗传，如着色干皮病患者受紫外线照射后易患皮肤癌。毛细血管扩张型共济失调症患者易发生急性白血病和淋巴瘤。

2. 肿瘤免疫　发生了肿瘤性转化的细胞可以引起机体的免疫反应。引起机体免疫反应的肿瘤抗原和机体抗肿瘤免疫的抑制，是肿瘤免疫学研究的重要内容。肿瘤相关抗原可以分为肿瘤特异性抗原和相关抗原。肿瘤特异性抗原只存在于肿瘤细胞中，而不存在于正常细胞。肿瘤相关抗原既存在于肿瘤细胞中也存在于某些正常细胞中。

# 第五章　心血管系统疾病

## 第一节　动脉粥样硬化

### 一、血管的病理变化

累及全身大中动脉。

表 3-22　动脉粥样硬化（AS）动脉壁的病变

| 动脉壁的病变 | 肉眼 | 镜下 |
| --- | --- | --- |
| 脂纹 | 早期病变。微隆起于动脉内膜表面，呈长短不一的黄色条纹。常见于主动脉后壁和分支的开口处 | 大量吞噬脂质的泡沫细胞（巨噬细胞源性和肌源性） |

| 动脉壁的病变 | 肉眼 | 镜下 |
| --- | --- | --- |
| 纤维粥样 | 隆起于动脉内膜表面的灰黄色斑块 | 表层为纤维结缔组织，并有玻璃样变。深层为脂质、巨噬细胞，以及吞噬脂质的泡沫细胞 |
| 粥样斑块 | 明显隆起于动脉内膜表面的黄色斑块 | 表层：瓷白色的纤维帽<br>深层：大量黄色的粥糜样物质，常可见胆固醇结晶<br>底部和边缘：肉芽组织增生、泡沫细胞和淋巴细胞浸润<br>动脉中膜：变薄，平滑肌细胞萎缩<br>动脉外膜：新生毛细血管和结缔组织增生，淋巴细胞和浆细胞浸润 |
| 继发改变 | 包括：斑块内出血、斑块破裂形成栓子、引起栓塞；斑块破裂溃疡形成，继发血栓形成，进而引起动脉管腔阻塞，发生梗死；钙盐沉积发生钙化；动脉瘤形成，进而发生动脉瘤破裂出血；血管管腔狭窄导致器官缺血性病变 | |

### 二、心脏、肾脏和脑的病理变化

1. 心脏 心肌梗死(凝固性坏死)。

表现为心绞痛和心肌梗死。50%的心肌梗死发生于左冠状动脉前降支供血区(左心室前壁、心尖部和室间隔2/3)。肉眼：新鲜心肌梗死呈不规则形、黄白色，周围可见充血出血带；陈旧性心肌梗死为灰白色的瘢痕组织取代。镜下：凝固性坏死，心肌细胞嗜酸性增强，出现肌质凝聚和肌原纤维溶解，肌细胞核消失。间质内可见中性粒细胞浸润。

2. 肾脏 肾梗死。

肉眼：新鲜肾梗死呈三角形，灰白色，周围可见充血出血带。严重时可形成动脉粥样硬化性固缩肾，表现为肾脏形成多数大的瘢痕凹陷，多个瘢痕使肾脏缩小。镜下：贫血性梗死。

3. 脑 脑萎缩、脑软化(脑梗死)、小动脉瘤和脑出血。

病变常累及基底动脉、大脑中动脉和 Wills 环。

(1)脑萎缩：大脑皮质变薄，脑回变窄、脑沟变宽且加深、脑重减轻。

(2)脑软化：主要发生于颞叶、内囊、豆状核和丘脑。

(3)脑出血：脑动脉粥样硬化可引起小动脉瘤形成，患者血压突然升高时小动脉瘤破裂可引起脑出血。

# 第二节 原发性高血压

### 一、良性高血压血管的病理变化

累及全身细小动脉，最常累及肾入球小动脉。

表现为细动脉硬化，细动脉内皮下均匀红染的蛋白性物质沉积，导致细动脉管壁增厚、管腔狭窄、弹性下降和硬度增加，肌型动脉肥厚。

### 二、良性高血压心脏、肾脏和脑的病理变化

1. 心脏肥大。

心脏肥大，主要为左心室肥大，起初为左心室向心性肥大，代偿失调后发生左心室离心性肥大，表现为心腔扩张。心脏重量增加(常达400g以上)。左心室壁增厚，可达 1.5~2.0cm，乳头肌和肉柱增粗、变长、并有较多分支。

2. 肾脏 原发性颗粒性固缩肾。

表现为肾脏体积缩小、重量减轻、皮质变薄、表面呈凹凸不平的颗粒状，肾盂周围脂肪组织增生。光镜：肾入球小动脉玻璃样变，部分肾小球萎缩、纤维化及玻璃样变，其所属的肾小管也发生萎缩；而部分肾小球代偿性肥大，其所属的肾小管也呈代偿性扩张。

3. 脑 脑出血、微动脉瘤、脑软化。

表现为小动脉和细动脉管壁发生玻璃样变，并可发生纤维素样坏死、血栓形成和微动脉瘤形成。

表 3-23 动脉粥样硬化与高血压对心、肾、脑的影响

| 脏器 | 动脉粥样硬化 | 高血压 |
|------|------------|--------|
| 心 | 心肌梗死 | 左心室向心性肥大——离心性肥大 |
| 肾 | 肾梗死;动脉粥样硬化性固缩肾 | 原发性颗粒性固缩肾 |
| 脑 | 脑梗死(软化)、脑萎缩、小动脉瘤、脑出血 | 脑软化、微动脉瘤、脑出血 |

[经典例题 1]

原发性高血压时细动脉可逆性病理改变是

A. 内膜下蛋白性物质沉积　　　　B. 血管腔狭窄　　　　C. 血管痉挛

D. 血管壁平滑肌萎缩　　　　E. 血管纤维化

[参考答案] 1. C

# 第三节　风湿性心脏病

## 一、基本病理变化

表 3-24 风湿性心脏病基本病理变化

| 分期 | 病理变化 | 病程 |
|------|---------|------|
| 变质渗出期 | 结缔组织纤维发生黏液变性,胶原纤维肿胀及纤维素样变性,伴浆液和炎细胞浸润 | 1 个月左右 |
| 增生期或肉芽肿期 | 特征性的风湿性肉芽肿(Aschoff 小体)。风湿性肉芽肿体积较小,中央为纤维素性坏死灶,周围为风湿细胞或 Aschoff 细胞和多核的 Aschoff 巨细胞,伴少量淋巴和中性粒细胞浸润 | 2~3 个月 |
| 纤维化期或愈合期 | 出现纤维细胞,产生胶原纤维,Aschoff 小体变为梭形小瘢痕 | 2~3 个月 |

关于 Aschoff 细胞的特点:细胞体积大,核大、圆形或卵圆形、核膜清晰,染色质集于中央,横切面似枭眼状,纵切面呈毛虫状,胞浆丰富、嗜碱性。

## 二、心脏的病理变化

1. 风湿性心内膜炎　赘生物。

最常累及心房内膜和心瓣膜,胶原纤维发生纤维素样坏死,严重病例可有 Aschoff 小体形成。心瓣膜关闭缘可见单行排列的赘生物(其本质是白色血栓),直径 1~2mm,为疣状心内膜炎。疣状赘生物机化以及风湿性心内膜炎反复发作,可造成心瓣膜增厚、卷曲、缩短、粘连及钙化,导致风湿性心瓣膜病。

2. 风湿性心肌炎　心肌间质可见典型的风湿性肉芽肿。

3. 风湿性心外膜炎　为浆液性纤维素性炎,可形成绒毛心和缩窄性心包炎。

# 第四节　亚急性细菌性心内膜炎

## 一、概述

常为毒力较弱的细菌引起,最常见的是草绿色链球菌、肠球菌和革兰阴性杆菌。

## 二、心脏及血管的病理变化

常发生于二尖瓣和主动脉瓣,有溃疡和息肉状赘生物形成。赘生物为污秽灰褐色,干燥易碎,极易脱落而发生栓塞。赘生物由血小板、纤维素、坏死组织和中性粒细胞构成,细菌菌落常包裹在赘生物的内部。可引起败血症和非感染性梗死。

由于细菌毒素和赘生物破裂脱落形成的栓子可引起动脉性栓塞和血管炎。栓塞最常见于脑,其次为肾脏和脾脏。由于栓子不含菌或仅含极少的菌,细菌毒力弱,常为无菌性梗死。

## 第五节　心瓣膜病

### 一、概述

大多由风湿性心内膜炎反复发作而引起。感染性心内膜炎、主动脉粥样硬化和梅毒性主动脉炎累及主动脉瓣也可引起主动脉瓣膜病。

1. 瓣膜关闭不全　主要由于瓣膜增厚、变硬、卷曲、缩短，或由于瓣膜破裂和穿孔，亦可因为腱索增粗、缩短和与瓣膜粘连而引起。

2. 瓣膜口狭窄　主要由于相邻瓣膜之间互相粘连，瓣膜纤维增厚，弹性减退或丧失，瓣膜环硬化和缩窄而引起。

### 二、心瓣膜病的主要类型和病理变化

1. 二尖瓣狭窄"梨形心"。正常成人二尖瓣口开大时面积大约 $5cm^2$，当瓣膜口狭窄时，口形似鱼口状。面积可缩小到 $1\sim2cm^2$，甚至仅能通过医用探针。病变特征：

（1）轻者：瓣膜轻度增厚，仍有弹性，瓣叶轻度粘连。

（2）较重者：瓣膜明显增厚，弹性减弱，瓣叶间粘连明显。

（3）最重者：瓣膜极度增厚，完全丧失弹性，瓣叶广泛粘连，瓣膜口明显缩小，似鱼口状。

2. 二尖瓣关闭不全　"球形心"。

3. 主动脉瓣狭窄。

4. 主动脉瓣关闭不全。

### 三、心瓣膜病对机体的影响

血流动力学的变化，代偿期以肥大为主，失代偿时会出现心功能不全，并发全身血液循环障碍。最常见的二尖瓣狭窄可导致左心房增大，早期可代偿，临床不出现症状，进而发展为左心室的改变并加重，出现左心衰竭，临床出现左心衰的肺淤血、肺水肿等症状。二尖瓣关闭不全主要是左心室代偿肥大以减少容积性负荷，久之可发展为左心衰竭及右心衰竭，临床出现左心衰竭及右心衰竭的各种表现。主动脉瓣的瓣膜病比二尖瓣少见，无论是狭窄还是关闭不全，都以左心室代偿性肥大为主，进而发展为衰竭，出现左心衰竭的一系列表现。

[经典例题 1]

二尖瓣狭窄早期出现的心脏改变是

A. 左心房扩张　　　B. 左心室扩张　　　C. 右心房扩张　　　D. 左心房肥大　　　E. 右心室肥大

[参考答案] 1. A

# 第六章　呼吸系统疾病

## 第一节　慢性支气管炎

### 一、概念及病理变化

慢性支气管炎是慢性阻塞性肺疾病的一种，是呼吸道最常见的慢性病之一，以长期咳嗽、咳痰或伴喘息为主要症状。临床以每年持续 3 个月，连续两年以上者诊断为慢性支气管炎。其病理变化如下：

1. 黏膜上皮损伤，表现为：上皮细胞纤毛变短、倒伏、稀疏、粘连、甚至脱失形成糜烂。上皮再生时，杯状细胞增多，可出现鳞状上皮化生。

2. 黏液腺肥大、增生、分泌功能亢进，使浆液腺化生为黏液腺。

3. 支气管壁见大量慢性炎细胞浸润。

4. 中、小型支气管软骨变性、萎缩、钙化甚至骨化。

### 二、临床病理联系

早期仅炎症发作时出现咳、痰、喘等症状。出现肺气肿后，在劳动或受寒情况下可出现胸闷、气急，严重时可有呼吸困难、心动过速和发绀。严重的肺气肿可引起肺动脉高压，最后导致肺源性心脏病。若近胸膜的肺大泡破裂，空气进入胸膜腔，可发生自发性气胸。

# 第二节　肺气肿

### 一、概述

肺气肿是指呼吸性细支气管远端的末梢肺组织过度充气、持久膨胀，使肺组织弹性减弱，含气量过多的一种病理状态。慢性支气管炎是引起肺气肿的原因之一。

1. 慢性细支气管炎时，管壁纤维组织增生，引起细支气管不完全阻塞，导致阻塞性通气障碍。吸气时，空气易进入肺泡；但呼气时，支气管回缩，阻塞加重，气体呼出困难，使肺内储气量增加而致肺气肿。

2. 长期的慢性炎症损伤了细支气管和肺泡壁的弹力纤维，细支气管失去支撑使管腔塌陷，吸气时空气进入，而呼气时，气体潴留而导致肺气肿。

3. α-抗胰蛋白水平广泛存在于组织和体液，对弹力蛋白在内的多种蛋白水解酶有抑制作用。炎症时，白细胞代谢产物氧自由基等能氧化 α-抗胰蛋白，使之失活，导致细支气管和肺泡壁的弹力蛋白、Ⅳ型胶原和糖蛋白的降解，破坏了肺组织结构，使肺泡回缩力减弱。

### 二、病理变化

1. 肉眼　肺体积增大，边缘钝圆，色灰白，质软而缺乏弹性，指压后遗留压痕。切面肺结构似海绵状，可见含气囊泡形成。

2. 镜下　镜下肺泡呈弥漫性高度扩张，肺泡壁毛细血管数量减少。肺泡间隔变窄、断裂，扩张的肺泡融合成较大的囊腔。肺小动脉内膜增厚，管腔狭窄。

### 三、类型

1. 肺泡性肺气肿　又称阻塞性肺气肿。病变局限于肺泡内，可分为腺泡中央型、腺泡周围型、全腺泡型肺气肿。

2. 间质性肺气肿　肋骨骨折、胸壁穿透伤或剧烈咳嗽引起肺内压急剧增高等均可导致细支气管或肺泡间隔破裂，使空气进入肺间质形成间质性肺气肿。

3. 其他　肺萎陷、肺叶切除后残余肺组织或肺炎性实变病灶周围肺组织的代偿性气肿。

### 四、对机体的影响

因阻塞性通气障碍而出现呼气性呼吸困难，气促、胸闷、发绀等缺氧症状。严重者可出现特有的体征"桶状胸"。后期由于肺泡间隔毛细血管床受压迫及数量减少，使肺循环阻力增加，肺动脉压升高，最后导致肺源性心脏病。

# 第三节　慢性肺源性心脏病

是因慢性肺疾病、肺血管及胸廓的病变引起肺循环阻力增加，肺动脉压升高而导致以右心室壁肥厚、心腔扩大甚至发生右心衰竭的心脏病。

### 一、病因及发病机制

1. 慢性阻塞型肺疾病　最常引起肺心病的原因，其中又以慢性支气管炎并发阻塞性肺气肿最常见。

2. 胸廓运动障碍性疾病　如胸膜广泛粘连及其他严重的胸廓畸形——引起限制性通气障碍。

3. 肺血管疾病　原发性肺动脉高压症及广泛或反复发生的肺小动脉栓塞（如虫卵、肿瘤细胞栓子）等——直接引起肺动脉高压。

### 二、病理变化

1. 肺部病变　除原有肺疾病所表现的多种病变外：

最主要——肺小动脉的变化，特别是肺内小血管的构型重建，包括无肌型细动脉肌化及肌型小动脉中膜增生、肥厚，内膜下出现纵行平滑肌束等。

其他：肺小动脉炎，肺小动脉弹力纤维及胶原纤维增生，腔内血栓形成和机化以及肺泡间隔毛细血管数量减少等。

2. 心脏病变　为右心室壁肥厚，心室腔扩张，外观钝圆。心脏重量可高达 850g。肺动脉圆锥显著膨隆，右心室内乳头肌和肉柱显著增粗，室上嵴增厚。通常以肺动脉瓣下 2cm 处右心室前壁肌层厚度超过 5mm（正常 3～4mm）作为诊断肺源性心脏病的病理形态标准。镜下：右心室壁心肌细胞肥大，核增大、深染；也可见缺氧引起的心肌纤维萎缩、肌质溶解、横纹消失，间质水肿和胶原纤维增生等。

### 三、病理临床联系

1. 右心衰竭——逐渐出现呼吸困难，气急、发绀和心悸、心率增快、全身淤血、肝脾大、下肢水肿。

2. 肺性脑病——病情严重者，由于缺氧和二氧化碳潴留，呼吸性酸中毒等可导致脑水肿而并发，出现头痛、烦躁不安、抽搐、嗜睡甚至昏迷。

## 第四节　大叶性肺炎

### 一、概述
主要由肺炎链球菌引起。

### 二、病理变化
大多累及单侧肺，以左肺下叶最常见。

1. 充血水肿期　肺泡壁毛细血管明显扩张、充血、通透性增加，肺泡中有大量浆液渗出，混有少数红细胞、中性粒细胞和巨噬细胞。细菌通过肺泡间孔进入邻近肺泡致病灶扩散。病变肺叶肿胀、重量增加、暗红色，切面有淡红色液体流出。

2. 红色肝样变期　肺泡壁毛细血管通透性损伤更严重，大量纤维素渗出及红细胞漏出。肺泡腔内充满红细胞、中性粒细胞、巨噬细胞及纤维素。渗出的纤维素形成网状，有的通过肺泡间孔与邻近肺泡中的纤维素网彼此相连。肺组织质地较实如肝样。

3. 灰色肝样变期　红细胞大部分溶解消失，肺泡壁毛细血管受压。肺组织仍明显肿胀，重量增加，质地坚实如肝，由于充血减退，色泽转为灰白色。

4. 溶解消散期　随着机体抵抗力增强，炎症消退，肺泡壁血管损伤逐渐恢复，渗出停止。细菌被巨噬细胞吞噬清除，渗出物被溶解，部分随痰咳出，部分随淋巴管吸收和巨噬细胞吞噬清除。

[ 经典例题 1 ]

肺肉质变常见于

A. 大叶性肺炎　　　B. 小叶性肺炎　　　C. 急性肺淤血　　　D. 慢性肺淤血　　　E. 慢性左心衰
[ 参考答案 ] 1. A

### 三、并发症
1. 中毒性休克　最严重的并发症。

2. 肺肉质变　由于肺泡腔内纤维素渗出过多，中性粒细胞量少，渗出物不能完全吸收消除，由肉芽组织取代。病变部位肺组织实变，呈红褐色如肉样。

3. 肺脓肿及脓胸　多见于金黄色葡萄球菌引起的肺炎。

4. 败血症。

## 第五节　小叶性肺炎（支气管肺炎）

### 一、概述
由化脓菌感染引起。

### 二、病理变化
化脓性炎。病变起始于细支气管，并向周围或末梢组织扩展，形成以肺小叶为单位、呈灶状散布的急性化脓性炎症。

1. **肉眼** 两肺各叶肺组织内散在分布大小不等的实变灶，以背侧和下叶病灶较多。病灶直径1cm左右。严重者，病灶互相融合甚至累及全叶，形成融合性支气管肺炎。

2. **镜下** 病灶区细支气管及其周围肺泡腔内充满脓性渗出物及少量纤维素。病灶周围肺组织充血，可有浆液渗出。病灶间肺组织大致正常。

**[经典例题1]**

肺组织切片检查，光镜下见细支气管上皮脱落，腔内有脓性渗出物，周围的肺泡腔内亦有多少不等的脓性渗出物，应诊断为

A. 小叶性肺炎          B. 大叶性肺炎灰色肝变期

C. 慢性肺淤血          D. 大叶性肺炎溶解消散期

E. 肺结核变质渗出期

[参考答案] 1. A

### 三、并发症

婴幼儿及年老体弱者可并发心力衰竭、呼吸衰竭、脓毒血症、肺脓肿及脓胸。支气管破坏严重且病程较长者，可导致支气管扩张症。

# 第六节　肺硅沉着病（矽肺）

### 一、概述和病理变化

因长期吸入大量含游离二氧化硅（$SiO_2$）粉尘微粒所引起的职业病。

基本病变：肺组织内硅结节形成和肺弥漫性间质纤维化。

1. **硅结节** 特征性病变。

早期为细胞性硅结节，由吞噬硅尘的巨噬细胞局灶性聚积而成，多位于肺小动脉周围；随后成为玻璃样硅结节。

肉眼：硅结节境界清楚，质硬，触之有砂粒样感。

镜下：玻璃样变的胶原纤维组织呈同心圆层状排列，中央常有内膜增厚或闭塞的小血管，周围纤维化。晚期硅结节可融合成团块，并可发生坏死、液化，形成硅沉着病性空洞。

2. 肺弥漫性间质纤维化。

**表3-25　肺硅沉着病的分期及特点**

| 分期 | 主要改变（硅结节的特点） | 其他改变 |
| --- | --- | --- |
| Ⅰ期 | 局限于淋巴系统（尤其是两侧肺门淋巴结），近肺门处肺组织及胸膜上 | |
| Ⅱ期 | 数量增多，体积增大，散布于全肺，但仍以肺门周围中、下肺叶较密集，总范围不超过全肺的1/3 | 胸膜增厚 |
| Ⅲ期 | 密集且相互融合成块，团块状结节的中央可有空洞形成，总范围超过全肺的2/3 | 硅结节间肺组织有明显的肺气肿改变 |

### 二、并发症

1. 肺结核——硅肺结核病。

2. 肺源性心脏病。

3. 肺气肿。

# 第七节　肺　癌

### 一、病理类型与病理变化

1. 肉眼类型

（1）中央型：肿瘤位于肺门区，发生于主支气管或段支气管。

(2)周围型：发生于段支气管开口以下的支气管，在肺叶周边部形成肿块，与周围肺组织界限不清。

(3)弥漫型：少见。发生于细支气管及肺泡，弥漫浸润生长，波及部分或整个肺叶。需与肺转移癌或肺炎鉴别。

2. 组织学类型

(1)鳞状细胞癌：最常见，多属中央型。老年男性多见，多有吸烟史。

(2)腺癌：多为周围型，女性多见，常累及胸膜。特殊类型的腺癌有：瘢痕癌及细支气管肺泡癌。

(3)小细胞癌：多属中央型，高度恶性。癌细胞很小，呈梭形或淋巴细胞样，胞质少，裸核，核深染。属低分化神经内分泌癌，具有神经内分泌功能。

(4)大细胞癌：恶性度高。癌细胞体积大，有明显异型性，常见大量多核瘤巨细胞。核大，核仁明显，核分裂象多。

## 二、扩散与转移

1. 直接蔓延。

2. 转移　淋巴道转移首先至肺内支气管淋巴结。血道转移最常见于脑、骨、肾上腺、肝。

## 三、肺癌的病理特点

表 3-26　常见肺癌病理特点

|  | 鳞癌 | 腺癌 | 小细胞癌 | 大细胞癌 |
|---|---|---|---|---|
| 类型 | 最常见，多属中央型 | 多为周围型，女性多见 | 多属中央型，多发大支气管 | 多发大支气管 |
| 病理 | 病理角化珠为其特征 | 胞质丰富，常含黏液 | 癌细胞小，含内分泌颗粒 | 癌细胞体积大，可见大片坏死 |
| 特点 | 易形成癌性空洞，转移较晚 | 早期可侵犯血管 | 淋巴、血行转移均在早期，具有神经内分泌功能 | 恶性度高，但转移较晚 |
| 治疗特点 | 放化疗不敏感 | 放化疗不敏感 | 放化疗较敏感 | 放化疗较敏感 |

# 第八节　成人呼吸窘迫综合征

## 一、概述

成人呼吸窘迫综合征是指全身遭受严重创伤、感染及肺内严重疾患时出现的一种以呼吸窘迫和低氧血症为特征的急性呼吸衰竭综合征。现认为是一种急性肺损伤的严重阶段。因本病多发生严重全身感染、创伤、休克和肺的直接损伤，如败血症、大面积烧伤、溺水、药物中毒、大量输液或输血，故也称为休克肺或创伤后湿肺。也可由于弥漫性肺泡毛细血管的损伤使管壁通透性升高，导致肺泡内及间质水肿和纤维素大量渗出。肺泡上皮，特别是Ⅱ型上皮损伤后，使肺泡表面活性物质缺失，导致肺泡表面透明膜形成及肺萎陷，造成肺内氧弥散障碍，气/血比例失调而发生低氧血症，引起呼吸窘迫。本病起病急，呼吸窘迫症状不仅严重而且难以控制，预后极差，病死率高达 50%～100%。

## 二、病理变化

大体表现为双肺肿胀，重量增加，湿润，可有散在出血点或出血斑。切面含血量增多，肺泡有实变或萎陷灶。组织学表现为肺间质毛细血管扩张、淤滞，肺泡腔内及间质内大量粉染蛋白性液体。在肺呼吸性细支气管、肺泡管及肺泡腔内见薄层红染丝状或膜状物衬覆，并有较厚的粉染透明膜形成。微血管内常见透明血栓和白细胞栓塞，肺泡上皮弥漫性损伤。患者常在上述病变的基础上并发支气管肺炎而死亡。

# 第七章　消化系统疾病

## 第一节　消化性溃疡病

### 一、病理变化

肉眼：一般单发，直径2cm以内。多位于胃小弯侧，边缘整齐，常深达肌层。

镜下：分4层，由黏膜侧到浆膜面依次为：渗出层、坏死层、肉芽组织层和瘢痕组织层。渗出层由白细胞和纤维素构成，其下为纤维素样坏死层。肉芽组织由新生的毛细血管和成纤维细胞组成，排列与溃疡面垂直。瘢痕组织与溃疡面平行，常发生玻璃样变。溃疡底部常可见增生性动脉内膜炎或伴有血栓及血栓机化。溃疡处肌层大多消失，溃疡周围黏膜上皮增生。

### 二、并发症

1. 出血最常见。发生于10%~35%的患者。

2. 穿孔。

3. 幽门梗阻。

4. 癌变　主要见于胃溃疡，癌变率仅1%或1%以下。癌变之溃疡体积增大，边缘隆起，不整齐，溃疡底污秽常有较多坏死组织。

## 第二节　病毒性肝炎

### 一、基本病理变化

1. 变质　肝细胞变性和坏死。

（1）变性

1）水变性：广泛且常见。表现为肝细胞肿大，胞质疏松呈网状、半透明，称胞质疏松化。

2）气球样变：水变性进一步发展，肝细胞肿大呈球状，胞质几乎完全透明。

3）嗜酸性变：肝细胞胞质水分脱失而浓缩，嗜酸性增强，胞质颗粒性消失。

（2）坏死

1）嗜酸性小体：嗜酸性变进一步发展，细胞核消失，变为均匀红染的圆球状小体。其本质是单个细胞坏死，属细胞凋亡。

2）溶解坏死：最多见，由水变性——高度气球样变发展而来，包括点状坏死、碎片状坏死、桥接坏死和大片坏死。

2. 渗出　汇管区和肝小叶内以淋巴细胞、单核细胞为主的炎细胞浸润，有时可见少量浆细胞和中性粒细胞。

3. 增生　Kupffer细胞、成纤维细胞反应性增生，胆管上皮细胞增生和肝细胞再生。

### 二、类型及病变特点

1. 急性普通型肝炎　以肝细胞变性为主，包括胞质疏松化、气球样变、嗜酸性变和嗜酸性小体形成。坏死较轻，表现为散在点状坏死。黄疸型坏死灶稍多、稍重，可见毛细胆管腔内胆栓形成。

2. 慢性普通型肝炎

表 3-27　慢性普通型肝炎的分类

| 分类 | 坏死类型 | 纤维组织及肝小叶结构改变 |
| --- | --- | --- |
| 轻度慢性肝炎 | 点灶状坏死，偶见轻度碎片状坏死 | 汇管区纤维组织增生，肝小叶结构完整 |
| 中度慢性肝炎 | 中度碎片状坏死及特征性的桥接坏死 | 肝小叶内有纤维间隔形成，但小叶结构大部分保存 |
| 重度慢性肝炎 | 重度的碎片状坏死及大范围桥接坏死，坏死严重且广泛 | 坏死区出现肝细胞不规则再生。小叶周边及小叶内纤维组织增生，并可形成纤维条索状连接，分隔肝小叶结构，晚期出现小叶结构紊乱，形成假小叶，转变为肝硬化 |

3. 重型肝炎

(1)急性重型肝炎：又称暴发型或电击型肝炎。

肉眼：肝体积显著缩小，左叶为甚，质地柔软，包膜皱缩。切面呈黄色或褐红色——急性黄色(或红色)肝萎缩。镜下：坏死严重而广泛，自小叶中央开始，向四周扩展，呈弥漫性片状(面积约占 2/3)。肝窦内及汇管区多量淋巴细胞及吞噬细胞浸润。肝细胞再生现象不明显。

(2)亚急性重型肝炎：多数由急性重型肝炎迁延而来，或一开始病变就比较缓和呈亚急性经过。

肉眼观，肝脏不同程度缩小，被膜皱缩，呈黄绿色——亚急性黄色肝萎缩。镜下：大片的肝细胞坏死，同时出现肝细胞结节状再生。由于坏死区网状纤维支架塌陷和胶原纤维化，致使再生的肝细胞失去原有依托呈不规则结节状。小叶内外有大量炎细胞浸润。结节间小胆管增生，常见胆汁淤积形成胆栓。病程长者可出现坏死后性肝硬化的表现。

**[经典例题1]**

急性普通型肝炎主要变化是

A. 肝细胞变性　　　B. 肝细胞坏死　　　C. 黄疸为主　　　D. 无黄疸　　　E. 点灶状坏死

**[经典例题2]**

男，32岁，恶心、呕吐、腹胀，乏力4天，发热、胡言乱语1天。既往无肝病史。查体：巩膜明显黄染，肝浊音界缩小，扑翼样震颤阳性。实验室检查：血 ALT 130U/L，TBIL 240μmol/L。该患者的肝脏可能发生的主要病理改变是

A. 肝淤血性改变　　　　　　　　　B. 假小叶形成

C. 肝细胞气球样变　　　　　　　　D. 肝细胞广泛坏死

E. 肝细胞碎屑样坏死

[参考答案] 1. A；2. D

## 第三节　肝硬化

### 一、概述

多种原因导致：①肝细胞弥漫性变性坏死；②纤维组织增生；③肝细胞结节状增生。这三种改变反复交错进行，使肝小叶结构被改建，肝脏变形、变硬而形成肝硬化。根据其病因及形态特点，可分为门脉性、坏死后性、胆汁性、寄生虫性等多种类型，其中最常见的是门脉性肝硬化。

### 二、病理变化

1. 肉眼　早、中期肝体积正常或略增大，质地稍硬。后期体积缩小，重量减轻，可减至1000g以下。表面呈小结节状，最大结节直径不超过1.0cm。切面见小结节间为条索状纤维组织。结节因脂肪变或淤胆呈黄色或黄绿色。

2. 镜下　正常肝小叶结构被破坏，由增生的纤维组织将再生之肝细胞结节分割包绕，形成大小不等的肝细胞团，称假小叶。假小叶的中央静脉缺如、偏位或有两个以上。肝细胞索排列紊乱。假小叶周围胆管和纤维组织增生，并有慢性炎细胞浸润。

### 三、临床病理联系

临床表现主要包括门静脉高压和肝功能不全两个方面。

## 第四节　食管癌、胃癌和大肠癌

### 一、食管癌的病理类型及病理变化

最多见于食管中段，上段最少。

1. 进展期食管癌的肉眼类型

(1)溃疡型：肿瘤表面有较深溃疡，深达肌层，底部凹凸不平。

(2)蕈伞型：肿瘤为扁平肿块，呈蘑菇状突向食管腔内。

(3)髓质型：癌组织在食管壁内弥漫浸润，使食管壁均匀增厚。

(4)缩窄型：癌组织在食管壁内弥漫浸润，累及食管壁全周，导致食管腔环形狭窄。

2. 组织学类型

(1)鳞状细胞癌：最多见，占90%左右。

(2)腺癌：大多与Barrett食管有关。极少数来自黏膜下腺体。

(3)小细胞癌：极少见，来自神经内分泌细胞。

3. 多直接侵入周围器官，亦可经血行或淋巴道转移。

**[经典例题1]**

下列哪项有关早期食管癌的描述是不正确的

A. 常无明显临床症状　　　　　B. 可以是黏膜内癌　　　　　C. 可以是黏膜下癌

D. 可以是原位癌　　　　　　　E. 可以浸及浅肌层

[参考答案] 1. E

**二、胃癌的病理类型及病理变化**

好发部位为胃窦部，特别是小弯侧，占75%左右。临床上分为早期胃癌和进展期胃癌。

1. 早期胃癌的特点　早期胃癌局限于黏膜及黏膜下层。

肉眼分为：隆起型、表浅型和凹陷型，其中表浅型又分为表浅隆起型、表浅平坦型和表浅凹陷型。组织学类型与进展期胃癌相同。

2. 进展期胃癌的病理变化。

(1)肉眼：①息肉型；②溃疡型；③浸润型，癌组织在胃壁内弥漫浸润，使胃壁弥漫增厚，又称皮革胃。

(2)组织学类型

1)管状腺癌：占绝大多数。

2)黏液腺癌：表现为在黏液湖中可见腺管状或乳头状排列的癌细胞。

3)印戒细胞癌：由弥漫分布的印戒样癌细胞构成，常弥漫浸润胃壁全层。

**三、大肠癌的病理类型及病理变化**

最多见于直肠，乙状结肠次之，二者占全部大肠癌的2/3以上。大肠腺瘤和溃疡性结肠炎为大肠癌癌前病变。

1. 大肠癌的病理变化

(1)肉眼：①隆起型；②溃疡型；③胶样型：外观和切面呈半透明状，组织学上多为印戒细胞癌和黏液腺癌；④浸润型：常累及肠壁全周，造成肠腔狭窄。

(2)组织学类型：与胃癌相似。但在直肠肛管区也可发生鳞状细胞癌。

2. 大肠癌的分期 Dukes 分期，分为 A、B、C、D 三期

A 期　肿瘤局限于黏膜层，手术可以治愈；

B 期　已经浸润或穿透肌层扩展到肠周围组织，但仍无淋巴结转移；

C 期　已经发生了淋巴结转移；

D 期　已经有远隔脏器转移。

# 第五节　原发性肝癌

**一、概述**

原发性肝癌是指由肝细胞或肝内胆管上皮细胞发生的恶性肿瘤，简称肝癌。

**二、肉眼分型**

①巨块型；②多结节型；③弥漫型，常在肝硬化的基础上发生。

**三、组织学类型**

1. 肝细胞性肝癌　癌细胞具有肝细胞的分化特点。高分化者似正常肝细胞，低分化者异型性明显，可见单

核或多核瘤巨细胞。癌细胞排列成实性条索状或呈腺样结构。

（1）若癌组织中有大量纤维结缔组织增生分割，称为硬化性肝细胞性肝癌。

（2）若癌组织中纤维组织大量增生且呈分层状者，称为纤维板层性肝细胞性肝癌。

2. 胆管上皮癌　具有胆管上皮细胞的分化特点，可呈腺癌或实性癌图像。较少合并肝硬化。有时继发于华支睾吸虫病。形态上有时需与肝转移性腺癌鉴别。

3. 混合性肝癌　具有肝细胞性肝癌和胆管上皮癌两种结构。

## 第六节　胰腺癌

多见于 60~80 岁（最主要的环境影响因素是吸烟，可使风险加倍），男多于女。约 90% 的患者出现 k-ras 基因点突变，还可有 c-myc 过度表达，TP53 基因突变。如果不能早期发现确诊，则预后不佳，多在 1 年内死亡。

一、病理变化　可发生于胰腺的头（常见）、体、尾部（5%）或累及整个胰腺。

肉眼观，胰腺癌大小和形态不一，有时肿瘤呈硬性结节突出于胰腺表面，有时瘤结则埋藏于胰腺内，癌周组织常见硬化，以致全腺变硬，甚至剖腹探查时都很难与慢性胰腺炎相鉴别。镜下，常见组织学类型有导管腺癌、囊腺癌、黏液癌及实性癌。还可见未分化癌或多形性癌。鳞状细胞癌或腺鳞癌少见。

二、扩散与转移　早期可直接蔓延至邻近组织和器官，如胆管、十二指肠。后即转移至胰头旁及胆总管旁淋巴结。经门静脉肝内转移最为常见，尤以体尾部癌为甚，进而侵入腹腔神经丛周淋巴间隙；远位转移至肺和骨等处。体尾部癌常伴有多发性静脉血栓形成。

三、病理临床联系

胰头癌的主要症状为无痛性黄疸。

体尾部癌常无黄疸，主要症状为深部刺痛（癌组织侵入腹腔神经丛而发生），因侵入门静脉而产生的腹水以及压迫脾静脉而发生的脾大。此外，可见贫血、呕血及便秘等症状，有广泛血栓形成。

# 第八章　淋巴造血系统疾病

一、淋巴结良性病变　分为三类：1. 反应性淋巴结炎；2. 淋巴结的各种特殊感染；3. 原因不明的淋巴增生性疾病，如巨大淋巴结增生症以及伴巨大淋巴结病的窦组织细胞增生症等，后者少见。

（一）反应性淋巴结炎的病理变化——淋巴结最常见的良性病变，微生物感染或炎症因子刺激可导致白细胞增多和淋巴结肿大。

病理变化：大体上，发炎的淋巴结肿胀。镜下可见淋巴滤泡增生，生发中心扩大，有大量核分裂象。

如果是化脓菌感染，滤泡生发中心可能会发生坏死，形成脓肿；而在感染不太严重时，可见一些中性粒细胞在滤泡周围或淋巴窦内浸润，窦内皮细胞增生。

病毒感染时，特别是传染性单核细胞增生症、病毒疫苗接种后，以及药物产生的过敏反应等表现的是副皮质区淋巴增生，病变特征是淋巴结的副皮质区增宽，可见活化的 T 免疫母细胞，常伴有血管内皮细胞增生和淋巴窦扩张。

还有就是窦组织细胞增生，这一类型多见于癌肿引流区的淋巴结，也见于淋巴造影后的淋巴结和伴巨大淋巴结病的窦组织细胞增生症。表现为淋巴窦腔明显扩张，窦内巨噬细胞（组织细胞）增生和内皮细胞肥大。

（二）淋巴结特殊性感染的病理变化

特点：由特殊的病原微生物引起，有特殊的病理形态学改变如出现肉芽肿等，经特殊检测在病变组织、分泌物或体液中可能找到相关的病原体，在临床上需要特殊药物治疗。

1. 结核性淋巴结炎——表现为一组淋巴结肿大，颈部淋巴结多见。受累的淋巴结可相互粘连呈串状分布，颈部者常与皮肤发生粘连。其典型病变是结核性肉芽肿形成，结核结节中央可见干酪样坏死灶，周围见上皮样细胞围绕，并可见多核巨细胞。抗酸染色可见结核分枝杆菌。近年来淋巴结结核病变越来越不典型。

2. 组织细胞坏死性淋巴结炎——具体病因不明，可能与病毒感染有关。病程自限性，多数在 2~3 个月内自愈。患者颈部淋巴结轻度肿大、有轻微疼痛。组织学表现为淋巴结被膜下和副皮质区不规则的片状或灶性凝固性坏死，可见明显的核碎片，中性粒细胞稀少或缺如；在坏死灶及周边可有形态多样的组织细胞(巨噬细胞)活跃增生，常见吞噬核碎片的现象；可见散在或灶状分布的浆细胞样树突状细胞和淋巴细胞等，易见核分裂象。易被误诊为淋巴瘤。

3. 猫抓病——由汉赛巴通体属立克次体感染引起的自限性淋巴结炎。患者被猫抓伤或咬破皮肤后 1~2 周出现淋巴结肿大，皮肤损伤部位可出现红斑状丘疹、脓疱或痂皮。引流区淋巴结肿大，多数位于腋下和颈部。

病理变化：由组织细胞演变的上皮样细胞形成肉芽肿，肉芽肿中央可见中性粒细胞浸润形成微小脓肿。脓肿外周有类上皮细胞增生，有时呈栅栏状排列，一般没有多核的朗汉斯巨细胞。

## 二、霍奇金淋巴瘤

1. 病理变化　多见于颈部和锁骨上淋巴结。肉眼观，淋巴结肿大，可互相粘连形成大的结节状肿块。镜下可见淋巴结结构破坏，可见霍奇金肿瘤细胞分散在反应性增生的细胞中。霍奇金瘤细胞形态有以下 5 种：

(1)R-S 细胞：最具代表性，具有诊断意义。

细胞体积大，胞质丰富，嗜酸性。核大，核膜厚、泡状、中央有一大而圆、伊红染色的核仁，核仁周围有一空晕。双核的 R-S 细胞，两核对称，呈镜中之影表现，故称"镜影细胞"。亦可为多核。

(2)单核 R-S 细胞：体积较大，胞质淡染，核大，扭曲或分叶状，核仁较大。

(3)陷窝细胞：细胞体积大，核大分叶状，胞质丰富，淡染或透明。组织固定后，胞浆收缩，与周围细胞之间形成透明空隙，细胞好似位于陷窝内。

(4)爆米花细胞：细胞核皱折，多叶，染色质小，核仁小，多个。

(5)多核巨细胞：瘤细胞明显异型性，大小不等。核大，畸形，核仁大，核分裂象多见。

2. 组织学类型　分为经典型和结节性淋巴细胞为主型，经典型霍奇金淋巴瘤又分为四型。

### 表 3-28　霍奇金淋巴瘤的分型

| 霍奇金淋巴瘤 | | 病理学特点 |
| --- | --- | --- |
| 经典型 | 淋巴细胞为主型 | 淋巴细胞明显增生及数量不等的组织细胞，很难见到典型的 R-S 细胞。少见反应性细胞 |
| | 结节硬化型 | 成熟的胶原束把瘤组织分割成多个结节，瘤细胞主要是陷窝细胞。反应细胞可多可少 |
| | 混合细胞型 | 瘤细胞呈多样性，常有较多典型 R-S 细胞及反应性细胞 |
| | 淋巴细胞消减型 | 淋巴细胞数量明显减少，R-S 细胞较多，纤维组织及多形性细胞较多 |
| 结节性淋巴细胞为主型 | | 在小淋巴细胞背景上，可见上皮样组织细胞及爆米花细胞 |

## 三、非霍奇金淋巴瘤

### 表 3-29　非霍奇金淋巴瘤病理特点

| 非霍奇金淋巴瘤 | 来源 | 病理学特点 |
| --- | --- | --- |
| 弥漫大 B 细胞淋巴瘤 | B 细胞 | 细胞形态多样、体积较大的淋巴样细胞弥漫浸润。核分裂象多见，可见多核瘤巨细胞和 R-S 样细胞，瘤细胞表达 B 细胞标记物，CD20 检测非常重要 |
| 结外黏膜相关淋巴组织型边缘区 B 细胞淋巴瘤(MALToma) | B 细胞 | 体积较小的淋巴样细胞增生浸润 |
| 滤泡性淋巴瘤 | 淋巴滤泡生发中心的惰性 B 细胞 | 肿瘤细胞呈滤泡样或结节状生长；bcl-2 的检测具有非常重要的价值 |
| NK/T 细胞淋巴瘤 | T 细胞 | 高度侵袭性，预后差；2/3 发生在中线面部，如鼻咽部。主要表现为肿瘤性破坏，导致局部坏死、溃疡形成、穿孔等，故患者面容的破坏很严重。属于 EBV 高度相关性肿瘤；瘤细胞多形性、体积大，核大多形，核分裂象多见，由于多量的细胞毒颗粒出现，局部组织坏死严重 |
| 非特指外周 T 细胞淋巴瘤 | T 细胞 | 肿瘤细胞多形性，胞浆透明，核多形 |

| 非霍奇金淋巴瘤 | 来源 | 病理学特点 |
|---|---|---|
| 蕈样霉菌病 | 皮肤的 T 细胞 | 表皮和真皮内多量体积较大、核大、高度扭曲、有深切迹、呈脑回状的瘤细胞聚集，似小脓肿 |

**[经典例题 1]**

男，45 岁。左颈部淋巴结进行性肿大 3 个月。淋巴结活检病理结果示：弥漫大 B 细胞淋巴瘤。最可能出现的细胞免疫表型是

A. CD10$^+$　　　B. CD13$^+$　　　C. CD20$^+$　　　D. CD5$^+$　　　E. CD34$^+$

[参考答案] 1. C

# 第九章　泌尿系统疾病

## 第一节　肾小球肾炎

### 一、各型病理变化

表 3-30　各型肾小球肾炎的病理变化

| 类型 | | 病理特点 | | 临床病理联系 | 特别提示 |
|---|---|---|---|---|---|
| | 光镜 | 免疫荧光 | 电镜(沉积物) | | |
| 急性弥漫性增生性肾小球肾炎 | 弥漫性内皮细胞和系膜细胞增生 | GBM 和系膜区颗粒状 IgG 和 C3 沉积 | 脏层上皮与基底膜间驼峰状沉积物，亦可见于内皮下、基膜内或系膜区 | 急性肾炎综合征，与链球菌感染有关，由免疫反应介导，有补体消耗，预后良好 | 内皮细胞增生、肿胀——血管腔狭窄或闭塞，严重处血管壁纤维素样坏死——局部出血——大红肾或蚤咬肾，多见于儿童 |
| 急进性肾小球肾炎 | 抗 GBM 型；免疫复合物型；免疫反应缺乏型 | 新月体或环状体(增生的壁层上皮细胞+渗出的单核细胞) | 线性 IgG 和颗粒状 C3 沉积物阴性或极弱阳性 | 均可见肾小球基膜缺损和断裂。2 型还可见沉积物 | 急进性肾炎综合征；若不及时治疗，病人可死于急性肾衰竭 Goodpasture 综合征：反复咯血——严重者死亡 | 新月体：细胞性(早期)——纤维细胞性——纤维性 |
| 膜性肾小球病(慢性免疫复合物介导) | 弥漫性 GBM 增厚，钉状突起形成 | 基膜颗粒状 IgG 和 C3 沉积物 | 上皮下沉积物，GBM 增厚，钉状突起——梳齿样虫蚀状空隙 | 肾病综合征 | "大白肾" 原称为膜性肾病；成人肾病综合征最常见的原因 |
| 系膜增生性肾小球病 | 系膜细胞增生，系膜基质增多 | 系膜区 IgG、IgM 和 C3 沉积 | 系膜区沉积物 | 肾病综合征、血尿、蛋白尿 | |

| 类型 | | 病理特点 | | | 临床病理联系 | 特别提示 |
|---|---|---|---|---|---|---|
| | | 光镜 | 免疫荧光 | 电镜(沉积物) | | |
| 膜增生性肾小球肾炎 | Ⅰ型(循环免疫复合物沉积引起) | 系膜增生、插入,基膜增厚,双轨状(车轨状、分层状) | IgG+C3;$C_{1q}$+C4 | 内皮下沉积物 | 肾病综合征 | 双轨征(基膜内有系膜细胞、内皮细胞或白细胞突起的嵌入);部分可见新月体 |
| | Ⅱ型(致密沉积物病)(补体替代途径的异常激活) | | 只有C3,无其他 | 大量致密沉积物 | 血尿、蛋白尿、慢性肾衰竭 | |
| 微小病变性肾小球病(儿童,可发生于呼吸道感染或免疫接种之后) | | 肾小球正常,肾小管脂质沉积 | (-) | 上皮细胞足突消失,无沉积物 | 肾病综合征 | 原称为脂性肾病;儿童肾病综合征最常见的原因 |
| 局灶性节段性肾小球硬化 | | 局灶性节段性玻璃样变和硬化 | 局灶性,IgM和C3沉积 | 上皮细胞足突消失,上皮细胞剥脱 | 肾病综合征,蛋白尿 | |
| IgA肾病 | | 局灶性节段性增生或弥漫系膜增宽 | 系膜区IgA和C3沉积可有IgG和IgM | 系膜区沉积物 | 反复发作的血尿或蛋白尿 | |
| 慢性肾小球肾炎 | | 肾小球玻璃样变性、纤维化、硬化 | 因肾炎起始类型而异 | 因肾炎起始类型而异 | 慢性肾炎综合征;慢性肾衰竭 | 继发性颗粒性固缩肾(前后对比:原发性颗粒性固缩肾见于:高血压) |

表3-31 肾小球肾炎常考知识点

| 大红肾 | 急性弥漫增生性肾小球肾炎 |
|---|---|
| 大白肾 | 膜性肾小球病(膜性肾病) |
| 蚤咬肾 | 急性弥漫增生性肾小球肾炎 |
| 原发性颗粒性固缩肾 | 高血压 |
| 继发性颗粒性固缩肾 | 慢性肾小球肾炎 |
| 动脉粥样硬化性固缩肾 | 动脉粥样硬化 |
| 瘢痕肾 | 慢性肾盂肾炎 |

## [经典例题1]

(共用选项题)

A. 微小病变肾病　　　　　　　　B. 新月体性肾小球肾炎

C. IgA肾病　　　　　　　　　　D. 毛细血管内增生性肾小球肾炎

E. 膜性肾病

(1)链球菌感染后急性肾小球肾炎的病理类型为

(2)儿童原发性肾病综合征最常见的病理类型为

(3)大红肾见于

## [经典例题2]

肉眼形态表现为颗粒性固缩肾的疾病是

A. 慢性硬化性肾小球肾炎　　　　B. 慢性肾盂肾炎

C. 急性弥漫性增生性肾小球肾炎　D. 膜性肾小球肾炎

E. 新月体性肾小球肾炎

[参考答案] 1. D、A、D；2. A

**二、临床病理联系**

1. 肾小球毛细血管损伤　血尿、蛋白尿和管型尿。大量蛋白尿——低蛋白血症——明显水肿和高脂血症——肾病综合征。

2. 肾小球细胞肿胀和增生，压迫毛细血管　少尿。

3. 肾小球滤过减少　水钠潴留——水肿。

4. 肾小球细胞肿胀、增生，压迫毛细血管　肾组织缺血——肾素分泌增加——高血压。

5. 大量肾小球纤维化　继发性颗粒性固缩肾——尿毒症。

## 第二节　慢性肾盂肾炎

**一、病理变化**

1. 肉眼　特点是肾小管和肾间质活动性炎症，肾组织纤维化和瘢痕形成。肾盂和肾盏变形。肾脏体积变小，表面不平，质地变硬，常有大的瘢痕凹陷"瘢痕肾"。

2. 镜下　病变呈不规则的片状，部分肾组织破坏，部分肾小球和肾小管萎缩。其间为相对正常的肾组织。部分肾单位代偿性肥大。结缔组织大量增生，伴淋巴细胞、浆细胞、单核细胞和中性粒细胞浸润。

**二、临床病理联系**

1. 肾小管功能障碍　多尿和夜尿——酸中毒。

2. 肾纤维化，小血管硬化　肾缺血——肾素分泌——高血压。

3. 晚期，肾组织大量破坏　氮质血症和肾衰竭。

## 第三节　常见肿瘤

**一、肾细胞癌(肾癌)分类、病理变化及病理临床联系**

肾细胞癌是肾脏最常见的恶性肿瘤。多见于肾脏上、下两极，上极更为常见。常表现单个圆形肿物，直径3~15cm。切面淡黄色或灰白色，伴灶状出血、坏死、软化或钙化等改变。肿瘤界限清楚，可有假包膜形成。乳头状癌可为多灶和双侧性。肿瘤较大时常伴有出血和囊性变。肿瘤可蔓延到肾盏、肾盂和输尿管并常侵犯肾静脉。静脉内柱状的瘤栓可延伸至下腔静脉，甚至右心。

肿瘤大体多呈黄色，显微镜下细胞的形态常与肾上腺皮质透明细胞相似，属肾小管上皮细胞起源。

1. 肾透明细胞癌(占70%~80%)　肿瘤细胞体积较大，圆形或多边形，胞质丰富，透明或颗粒状，间质具有丰富的毛细血管和血窦。95%的病例为散发性。散发和遗传性病例均有染色体3p的缺失。缺失区域含有VHL基因。80%的肾透明细胞癌患者的未缺失的VHL等位基因发生突变或高甲基化性失活，说明VHL基因具有抑癌基因的特征。

2. 乳头状肾细胞癌(占10%~15%)　肿瘤细胞呈立方状或矮柱状，乳头状排列。乳头中轴间质内常见砂粒体和泡沫细胞，并可发生水肿。也包括家族性和散发性两个类型。乳头状肾细胞癌与VHL基因改变无关。散发性患者细胞遗传学改变主要是7、16和17号染色体三体性及男性患者的Y染色体丢失。家族性患者的改变主要是7号染色体三体性。与家族性透明细胞性肾细胞癌发病有关的基因已被定位于7号染色体，其中包括MET位点。

3. 嫌色性肾细胞癌(占5%)　显微镜下细胞大小不一，细胞膜较明显，胞质淡染或略嗜酸性，核周常有空晕。预后较好。细胞遗传学检查常显示多个染色体缺失和亚二倍体。

4. 其他类型　集合管癌和未分类性肾癌。

【临床病理联系】与专业综合——泌尿系统肾癌部分相似，此处从略(TANG)。

**二、肾母细胞瘤(Wilms瘤)病理变化及病理临床联系**

肿瘤起源于后肾胚基组织，为儿童期肾脏最常见的恶性肿瘤。

1. 病理变化　表现为单个实性肿物，体积较大，边界清楚，可有假包膜形成。少数病例为双侧和多灶性。肿瘤质软，切面鱼肉状，灰白或灰红色，可有灶状出血、坏死或囊性变。显微镜下具有肾脏不同发育阶段的组织学结构，细胞成分包括：

1）上皮样细胞——体积小，圆形、多边形或立方形，可形成小管或小球样结构，并可出现鳞状上皮分化；

2）间叶细胞——多为纤维性或黏液性，细胞较小，梭形或星状，可出现横纹肌、软骨、骨或脂肪等分化；

3）胚基幼稚细胞——为小圆形或卵圆形原始细胞，胞质少。

2. 临床病理联系　具有儿童肿瘤的特点：肿瘤的发生与先天性畸形有一定的关系。其他详见专业综合——泌尿系统肾癌部分相似，此处从略（TANG）。

### 三、尿路上皮肿瘤病理变化及病理临床联系

尿路上皮肿瘤可见于肾盂、输尿管、膀胱和尿道。

1. 病理变化

WHO 将尿路上皮肿瘤分为以下四型：

表 3-32　WHO 尿路上皮肿瘤分型（小结 TANG）

| （1）尿路上皮乳头状瘤 | 细胞分化好 |
|---|---|
| （2）低度恶性潜能的乳头状尿路上皮肿瘤 | 上皮增厚，乳头粗大或细胞核普遍增大 |
| （3）低级别乳头状尿路上皮癌 | 细胞和组织结构较规则。细胞排列紧密，但有明显的小灶状核异型改变，如核浓染、少量核分裂象（多见于基底部）和轻度核多形性。术后可复发，少数可（不到10%）发生浸润 |
| （4）高级别乳头状尿路上皮癌： | 多为浸润性（80%），并容易发生转移。细胞核浓染，部分细胞异型性明显，细胞排列紊乱，核分裂象较多，可有病理性核分裂象 |

侵袭性强的肿瘤可累及邻近的前列腺、精囊和输尿管等。有的可形成与阴道或直肠相通的瘘管。约40%的浸润性肿瘤可发生局部淋巴结的转移。高度间变的肿瘤晚期可发生血行转移，常累及肝、肺和骨髓。

2. 临床病理联系

发生于膀胱者最常见的症状是无痛性血尿。肿瘤乳头的断裂、肿瘤表面坏死和溃疡均可引起血尿。肿瘤阻塞输尿管开口时可引起肾盂积水、肾盂肾炎。若侵犯膀胱壁，刺激膀胱黏膜或并发感染，出现尿频、尿急和尿痛等膀胱刺激症状。

# 第十章　内分泌系统疾病

## 甲状腺疾病

### 一、弥漫性非毒性甲状腺肿（单纯性甲状腺肿）的概述及病理变化

单纯性甲状腺肿是由于缺碘使甲状腺素分泌不足，促甲状腺素分泌增多，引起的甲状腺滤泡上皮增生，胶质堆集而使甲状腺肿大。一般不伴甲状腺功能亢进。远离海岸的内陆山区和半山区较多见。女性明显多于男性。

按其发展过程，分为 3 个时期。

表 3-33　单纯性甲状腺肿的病理变化

| | 肉眼 | 镜下 |
|---|---|---|
| 弥漫性滤泡上皮增生（增生期） | 甲状腺弥漫性肿大，表面光滑无结节 | 滤泡上皮显著增生呈立方或柱状，伴有小滤泡增生，内含少量胶质 |
| 弥漫性胶性甲状腺肿（胶质贮积期） | 甲状腺均匀弥漫肿大，表面光滑无结节，切面见大量淡褐色、半透明的胶质 | 滤泡上皮变扁平，滤泡腔高度扩张，大量胶质堆集 |
| 结节性甲状腺肿（结节期） | 形成大小不一的不规则结节，凹凸不平，境界清楚但无完整包膜，常发生囊性变、出血、钙化及纤维化 | 滤泡大小不一，上皮扁平或低立方形。大滤泡腔内充满胶质，也可见不含胶质的小滤泡。有的滤泡上皮呈乳头状增生并突入滤泡腔内 |

**二、甲状腺肿瘤的类型及病理变化**

1. 甲状腺腺瘤　甲状腺最常见的良性肿瘤。

(1)胚胎型腺瘤：瘤细胞小，排列成条索状或小梁状，偶见滤泡结构，但不含胶质。

(2)胎儿型腺瘤：由大小一致的小滤泡构成，似胎儿甲状腺组织。滤泡腔内多不含胶质。常发生出血或囊性变。

(3)单纯性腺瘤：滤泡形态与正常甲状腺相似，但排列较紧密，且有完整包膜。

(4)胶样腺瘤：滤泡腔扩张，充满大量胶质。应与结节性甲状腺肿区别。

(5)嗜酸性细胞腺瘤：又称 Hürthle 细胞腺瘤。瘤细胞胞浆中含有嗜酸性红染颗粒。滤泡少见。

(6)非典型腺瘤：瘤细胞丰富，生长较活跃，呈轻度不典型，可见核分裂象。瘤细胞呈索状或巢状排列，很少形成完整滤泡，间质少，无包膜和血管侵犯。应与甲状腺髓样癌鉴别。

2. 甲状腺癌　40~50 岁多见，女性明显多于男性。病理分 4 型：

**表 3-34　甲状腺癌的病理分型**

| 分型 | 肉眼 | 镜下 | 临床相关考点 |
|---|---|---|---|
| 乳头状腺癌 | 圆形结节，部分有囊，囊内见乳头，常伴有出血、坏死、纤维化及钙化 | 癌细胞形成分支状乳头，乳头中心有纤维间质和血管；核染色质细、少而均匀，似毛玻璃样；可见核内假包涵体；间质中常有同心圆状钙化小体——砂粒体 | 最常见，约占60%。好发于女性；小于1cm 称"隐匿性癌"；生长缓慢，易早期淋巴结转移，但恶性程度低，预后较好 |
| 滤泡性腺癌 | 单个结节状，质硬，常合并出血、坏死和纤维化 | 由不同分化程度的滤泡构成，如有包膜及血管浸润则可考虑为癌；分化不良者，滤泡少，形态不规则，胶质含量较少。细胞异型性明显，核分裂象多见；如大部分癌细胞呈嗜酸性——嗜酸性细胞腺癌如癌细胞胞浆透亮——透明细胞癌 | 多见于 40 岁以上女性，可发生在甲状腺腺瘤或结节性甲状腺肿的基础上；生长较慢，易浸润周围组织，早期即可血行转移 |
| 髓样癌 | 结节质地较软，无包膜但境界清楚。可见坏死和出血 | 癌细胞较小，排列成巢状或条索状；电镜：胞浆中有神经内分泌颗粒 | 来源于滤泡旁细胞（C 细胞，分泌降钙素） |
| 未分化癌 | 肿瘤常侵犯内侧甲状腺和周围组织。切面常有出血、坏死 | 小细胞型：形似淋巴细胞的小圆细胞弥漫分布，须与恶性淋巴瘤区别；巨细胞型：癌细胞巨大，多形性明显；梭形细胞型 | 恶性程度高，生长快，浸润广泛，早期即可发生血道或淋巴道转移，预后极差 |

# 第十一章　乳腺及女性生殖系统疾病

## 第一节　乳腺增生性疾病

乳腺良性增生性病变包括乳腺纤维囊性变、硬化性腺病和乳腺纤维腺瘤。

**一、乳腺纤维囊性变——最常见的乳腺疾病。**

以末梢导管和腺泡扩张、间质纤维组织和上皮不同程度的增生为特点。病理变化：①非增生型纤维囊性变，即肉眼上常为双侧多灶小结节分布，边界不清，囊肿大小不一，多少不等，小囊肿与间质纤维相间交错呈斑驳状外观。囊肿被覆柱状、立方或扁平上皮，也可以缺如为纤维性囊壁，囊肿破裂内容物外溢可出现炎症反应和纤维化。囊肿上皮常可见大汗腺化生。②增生性纤维囊性变时除了囊肿形成及间质纤维增生外，往往伴有末梢导管和腺上皮的增生，呈复层、突入囊中形成乳头，相互吻合形成筛状。尤其是异型增生时，有转变为癌的可能性，应视为癌前病变。

**二、硬化性腺病**

是增生性纤维囊性变的少见类型。特征：小叶中央或小叶间的纤维组织增生将腺泡挤压变形，一般无囊肿形成，影像学极易与癌混淆。肉眼上灰白质硬，界限不清。镜下小叶体积增大，轮廓尚存，病灶中央部纤维组织不同程度增生，腺泡受压，腔小，周围腺泡扩张，肌上皮可见。偶尔腺泡被挤压成细胞条索易与浸润性小叶癌混淆。

### 三、乳腺纤维腺瘤——乳腺最常见的良性肿瘤。

常发生在青春期后的任何年龄。通常单个。肉眼为圆形或卵圆形结节，界限清楚，切面灰白，质韧，可见裂隙状区域。镜下肿瘤成分为圆形或卵圆形的腺体，或被周围增生的纤维间质挤压呈裂隙状。间质常疏松，富于黏液，也可致密，发生玻璃样变性或钙化。

## 第二节　乳腺癌

### 一、组织学类型和病理变化

1. 浸润性导管癌　最常见，占 50~80%。

导管内癌的癌细胞突破基底膜进入间质，即为浸润性导管癌。癌细胞排列呈不规则实性条索或团块状，常无明显腺样结构。分为：单纯癌(实质与间质大致相等)、硬癌(实质少间质多)及不典型髓样癌(实质多，间质少，间质内无明显淋巴细胞浸润)。

2. 浸润性小叶癌　小叶原位癌突破小管或末梢导管基底膜向间质浸润所致。癌细胞体积小，细胞形态一致，排列成条索状或单个散在于纤维组织之间。

3. 导管内原位癌　癌组织位于扩张的导管内，未突破基底膜，即导管原位癌。癌细胞可排列成实性团块、乳头状及筛状。根据有无坏死分为粉刺癌和非粉刺型导管内原位癌。

4. 小叶原位癌　扩张的乳腺小叶末梢导管和腺泡内充满呈实体排列的癌细胞，增生的细胞未突破基底膜。癌细胞大小形状较为一致，一般无坏死，也无间质纤维组织和炎症反应。核分裂象罕见。

5. 特殊类型——湿疹样癌(佩吉特病)　多伴有浸润性导管癌，或由乳头的大导管上皮发生，癌组织沿大导管浸润性生长，累及乳头部皮肤，使乳头出现糜烂和渗液结痂，呈湿疹样改变。

乳腺癌的分子亚型及其与治疗和预后的关系研究较多。ER、PR 受体阳性者，适于内分泌治疗，也与预后有关，阳性者转移率低，无瘤存活时间长。ER、PR 与乳腺癌原癌基因 HER2 的表达密切相关，过度表达者，肿瘤增殖活性高、预后差，可应用乳腺癌的靶向治疗——Herceptin 治疗。

### [经典例题 1]

(共用选项题)

A. 乳腺浸润性导管癌　　　　　B. 乳腺硬癌　　　　　C. 乳腺髓样癌

D. 乳腺导管内癌　　　　　E. 乳腺单纯癌

(1)癌组织中实质少，间质多是

(2)癌组织中实质与间质大致相等是

[参考答案] 1. B、E

### 二、扩散及转移途径

1. 淋巴道蔓延　最常见。最早转移到同侧腋窝淋巴结。

2. 直接蔓延。

3. 血道转移。

## 第三节　子宫颈上皮内瘤变

包括子宫颈上皮异型增生和子宫颈原位癌。

1. 子宫颈上皮异型增生　属癌前病变。指子宫颈上皮细胞大小形态不一，核增大深染，核质比例增大，核分裂象增多，细胞极性紊乱。病变由基底层逐渐向表层发展。依据其病变程度不同分为：

Ⅰ级，异型细胞局限于上皮的下 1/3；

Ⅱ级，异型细胞累及上皮层的下 1/3 至 2/3；

Ⅲ级，增生的异型细胞超过全层的 2/3，但还未累及上皮全层。

2. 子宫颈原位癌

异型增生的细胞累及子宫颈黏膜上皮全层，但病变局限于上皮层内，未突破基底膜。

原位癌的癌细胞可由表面沿基底膜通过宫颈腺开口蔓延至子宫颈腺体内，取代部分或全部腺上皮，但仍未突破腺体的基底膜，称为原位癌累及腺体，仍属原位癌范畴。

重度异型增生和原位癌的鉴别较难，二者的生物学行为亦无显著差异，因此将子宫颈上皮异型增生和原位癌称为子宫颈上皮内瘤变（CIN），CIN Ⅰ相当于Ⅰ级异型增生；CIN Ⅱ相当于Ⅱ级异型增生；CIN Ⅲ则包括Ⅲ级异型增生和原位癌。

## 第四节　子宫颈浸润癌

子宫颈浸润癌约占子宫颈癌的95%。

### 一、组织学类型及病理变化

（一）肉眼分型：

1. 糜烂型（病变黏膜粗糙，呈颗粒状，质脆，触之易出血）。
2. 外生菜花型（癌组织向子宫颈表面生长，形成乳头或菜花状突起，表面常伴坏死及溃疡形成）。
3. 内生浸润型（癌组织主要向子宫颈深部浸润生长）。
4. 溃疡型。

（二）组织学分型：

1. 子宫颈鳞状细胞癌

子宫颈上皮CIN和子宫颈鳞状细胞癌大多来源于子宫颈鳞状上皮和柱状上皮交界处，即移行带，或来源于子宫颈内膜化生的鳞状上皮，依据其病变发展，可分为早期浸润癌及浸润癌。

（1）早期浸润癌或微小浸润性鳞状细胞癌：肉眼难以判断，只有在显微镜下才能证实。原位癌的部分癌细胞突破基底膜向固有膜浸润，但浸润深度不超过基底膜下5mm，在固有膜中形成一些不规则的癌细胞条索或小团块，称为早期浸润癌。

（2）浸润癌：癌组织浸润深度超过基底膜下5mm的部位，甚至侵及子宫颈全层或子宫颈周围组织并伴有临床症状。

2. 子宫颈腺癌　预后较子宫颈鳞状细胞癌差。主要来源于子宫颈管黏膜的柱状上皮和腺上皮。镜下呈一般腺癌结构。

### 二、扩散与转移

1. 直接蔓延——主要扩散途径。癌组织向上蔓延，可破坏整个子宫颈，但很少侵犯子宫体；向下至阴道；向前侵入膀胱；向后侵入直肠；向两侧可以累及输尿管、子宫旁及盆壁组织。

2. 淋巴道转移——宫颈癌最重要的转移途径。首先转移至子宫颈旁淋巴结，继而至闭孔、髂外、髂总等盆腔淋巴结。

3. 血道转移——少见。晚期可经血道转移至肺、肝及骨。

## 第五节　子宫平滑肌瘤

女性生殖系统最常见的肿瘤。雌激素可促进其生长，多数肿瘤在绝经期以后可逐渐萎缩。

1. 肉眼　多数肿瘤发生于子宫肌层，部分可位于黏膜下或浆膜下，脱垂于子宫腔或子宫颈口。肌瘤小者仅镜下可见，大者可超过30cm。单发或多发，多者达数十个，称多发性子宫肌瘤。肿瘤表面光滑，界清，无包膜。切面灰白，质韧，编织状或旋涡状。有时肿瘤可出现均质的透明、黏液变性或钙化。当肌瘤间质血管内有血栓形成时，肿瘤局部可发生梗死伴出血，肉眼呈暗红色，称红色变性。

2. 镜下　瘤细胞与正常子宫平滑肌细胞相似，梭形，束状或旋涡状排列，胞质红染，核呈长杆状，两端钝圆，核分裂象少见，缺乏异型性。肿瘤与周围正常平滑肌界限清楚。

子宫平滑肌瘤极少恶变。如肿瘤组织出现坏死，边界不清，细胞异型，核分裂增多，应考虑为平滑肌肉瘤。多数子宫平滑肌肉瘤从开始即为恶性，而非平滑肌瘤恶变的结果。

## 第六节　葡萄胎、侵蚀性葡萄胎及绒毛膜癌

### 一、组织学类型和病理变化

（一）葡萄胎

亦称水泡状胎块，是一种良性滋养层细胞肿瘤。

1. 肉眼　极似成串的葡萄，由于绒毛高度水肿而形成薄壁透明囊状物，内含清亮液体，大小不一，之间有细蒂相连。

2. 镜下　绒毛间质高度水肿，间质血管消失或稀少，滋养叶细胞不同程度增生，并有轻度异型性。

（二）侵袭性葡萄胎

又称恶性葡萄胎。镜下：水泡状绒毛向子宫深肌层甚至向子宫外侵袭，引起组织破坏，甚至穿破肌壁引起大出血，并可转移至邻近阴道或远处肺等脏器。

（三）绒毛膜癌

简称绒癌，是来自滋养层细胞的高度恶性肿瘤。约50%发生于葡萄胎后，25%继发于自然流产，其余病例发生在早产或正常分娩后。

1. 肉眼　肿瘤多位于子宫底前、后壁，呈不规则结节状，突出于子宫腔并向肌层浸润，甚至穿透浆膜。外观呈暗红色，质软。

2. 镜下　瘤组织由两种异型性明显的滋养叶细胞组成，即细胞滋养层细胞和合体滋养层细胞。常排列成团块或条束状，出血、坏死非常明显。瘤组织中无血管和其他间质；也无绒毛形成——与恶性葡萄胎最主要的鉴别点。

### 二、病理临床联系

临床主要表现为葡萄胎流产或妊娠数月甚至数年后，阴道出现持续性不规则出血，子宫增大，血和尿的HCG显著升高。血道转移是绒毛膜癌的显著特点，出现在不同部位的转移灶可引起相应症状。绒毛膜癌的恶性度很高，治疗以手术为主，辅以化疗，大多数患者可以治愈。

## 第七节　卵巢肿瘤

卵巢肿瘤包括卵巢上皮性肿瘤（最常见，占90%）、性索间质肿瘤及生殖细胞肿瘤。其中上皮性肿瘤可分为良性、恶性和交界性。交界性卵巢上皮性肿瘤的形态和生物学行为介于良性和恶性之间，具有低度恶性潜能。

### 一、浆液性肿瘤的病理变化

有良性和恶性，其中浆液性囊腺癌占全部卵巢癌的1/3。

表3-35　卵巢浆液性肿瘤的病例特点（小结 TANG）

| | 肉眼特点 | 镜下特点 |
|---|---|---|
| 良性肿瘤 | 由单个或多个纤维分隔的囊腔组成，囊内含有清亮液体。囊内壁光滑，一般无囊壁的上皮增厚和乳头状突起 | 囊腔由单层立方形或矮柱状上皮衬覆，具有纤毛，与输卵管上皮相似，虽有乳头状结构形成，但一般乳头较宽，细胞形态较一致，无异型性 |
| 交界性囊腺瘤 | 可见较多乳头 | 上皮细胞层次增加，达2~3层，乳头增多，细胞异型，核分裂象增加 |
| 浆液性囊腺癌 | 最主要的特征是伴有明显的癌细胞破坏性间质浸润，细胞层次增加超过3层。大量实性组织和乳头在肿瘤中出现时应疑为癌。肿瘤细胞异型性明显，核分裂象多见，乳头分支多而复杂，呈树枝状分布，或呈未分化的特点，常可见砂粒体 | |

少数良性浆液性囊腺瘤和交界性浆液性乳头状囊腺瘤为双侧性。与早期浆液性囊腺癌相比，晚期肿瘤较常见于双侧卵巢可能为肿瘤通过种植性转移扩散至对侧卵巢。

### 二、黏液性肿瘤的病理变化

黏液性肿瘤80%是良性，交界性和恶性各占10%。单侧多见。

病理变化：肿瘤表面光滑，由多个大小不一的囊腔组成，腔内充满富于糖蛋白的黏稠液体，较少形成乳头。如肿瘤查见较多乳头和实性区域，或有出血，坏死及包膜浸润，则有可能为恶性。

表3-36　卵巢黏液性肿瘤的镜下特点（TANG 小结）

| 良性黏液性囊腺瘤 | 囊腔被覆单层高柱状上皮，核在基底部，核的上部充满黏液，无纤毛，和子宫颈及小肠的上皮相似 |
| --- | --- |
| 交界性肿瘤 | 含有较多的乳头结构，细胞层次增加，一般不超过 3 层，核轻至中度异型，核分裂象增加。交界性黏液性囊腺瘤镜下特征和交界性浆液性囊腺瘤相似 |
| 囊腺癌 | 上皮细胞明显异型，形成复杂的腺体和乳头结构，可有出芽、搭桥及实性巢状区，如能确认有间质明显破坏性浸润，则可诊断为癌 |

黏液性囊腺癌的预后决定于临床分期，一般好于浆液性囊腺癌。

如卵巢黏液性肿瘤的囊壁破裂，上皮和黏液种植在腹膜上，在腹腔内形成胶冻样肿块，称为腹膜假黏液瘤。

### 三、性索间质肿瘤的常见类型及病理变化

起源于原始性腺中的性索和间质组织，分别在男性和女性衍化成各自不同类型的细胞，并形成一定的组织结构。女性有颗粒细胞瘤和卵泡膜细胞瘤，由于卵泡膜细胞和间质细胞可分别产生雌激素和雄激素，患者常有内分泌功能改变。

1. 颗粒细胞瘤　低度恶性——极少发生转移，但可发生局部扩散，甚至在切除多年后复发。是伴有雌激素分泌的功能性肿瘤。

病理特点：体积较大，呈囊实性。肿瘤的部分区域呈黄色，为含脂质的黄素化的颗粒细胞，间质呈白色，常伴发出血。镜下，瘤细胞大小较一致，体积较小，椭圆形或多角形，细胞质少，细胞核通常可见核沟，呈咖啡豆样外观。瘤细胞排列成弥漫型、岛屿型或梁索型，分化较好的瘤细胞可形成 Call-Exner 小体——瘤细胞围绕一腔隙，排列成卵泡样的结构，中央为粉染的蛋白液体或退化的细胞核。

2. 卵泡膜细胞瘤——良性功能性肿瘤，可产生雌激素，绝大多数患者有雌激素产生增多的体征，表现为月经不调和乳腺增大，多见于绝经后妇女。

卵泡膜细胞瘤呈实体状，由于细胞含有脂质，切面色黄。镜下，瘤细胞由成束的短梭形细胞组成，核卵圆形，胞质由于含脂质而呈空泡状。玻璃样变的胶原纤维可将瘤细胞分割成巢状。瘤细胞黄素化时，细胞大而圆，核圆居中，与黄体细胞相像，称为黄素化的卵泡膜细胞瘤。

### 四、生殖细胞肿瘤的常见类型及病理变化

最常见的是畸胎瘤，大多数含有至少两个或三个胚层的成分。依据肿瘤成分的分化和成熟，分为两型：

表3-37　卵巢生殖细胞肿瘤的分类（TANG 小结）

| | 肉眼 | 镜下 |
| --- | --- | --- |
| 1. 成熟性畸胎瘤（成熟性囊性畸胎瘤） | 囊性，充满皮脂样物，囊壁上可见头节，表面附有毛发，可见牙齿 | 肿瘤由三个胚层成熟组织构成；<br>以表皮和附属器构成的称为皮样囊肿；<br>以甲状腺组织为主的单胚层畸胎瘤称为卵巢甲状腺肿 |
| 2. 未成熟性畸胎瘤 | 实性分叶状，可含有许多小囊腔 | 肿瘤中可见未成熟组织，如神经组织组成原始神经管和菊形团，偶见神经母细胞成分，还有与成熟畸胎瘤相似的组织结构 |

# 第八节　前列腺疾病

### 一、前列腺增生症的病理变化

又称前列腺肥大，为良性增生，是前列腺上皮和间质增生所致。

1. 肉眼　结节状增大，以腺体增生为主呈淡黄色，质软，切面见大小不一的腔隙，挤压有奶白色前列腺液流出。而以纤维平滑肌增生为主时，色灰白，质地较韧，与周围前列腺组织界限不清。

2. 镜下　增生的成分有纤维，平滑肌及腺体，所占比例各人不同，分布不同。腺体的上皮为两层细胞，内为柱状外为立方，周围有完整的基膜包绕。增生的上皮明显时有突入腔内的乳头，腔内常含有淀粉小体。

### 二、前列腺癌的病理变化

1. 肉眼　70%的肿瘤发生在前列腺的周围区，灰白结节状，质韧硬，与周围组织界不清。

2. 镜下　多数为分化好的腺癌，肿瘤腺泡规则，排列拥挤，可见背靠背现象，腺体由单层细胞构成，高分化腺癌的主要诊断标准是外层的基底细胞缺如及核仁增大。低分化癌的肿瘤细胞排列成条索、巢状或片状。在形态学难以确定的情况下，借助于特异性抗体的免疫组化染色可以早期发现及确诊。

# 第十二章　常见传染病及寄生虫病

## 第一节　结核病

**一、基本病理变化**　变质、渗出和增生，特点：结核性肉芽肿。

1. 变质　当细菌数量多、毒力强、机体免疫力低或变态反应强烈时，可发生干酪样坏死。肉眼：黄色、均匀、细腻，状似奶酪；镜下：红染无结构的颗粒状物，内含结核杆菌。

2. 渗出　当机体免疫力低下或菌量多、毒力强及变态反应明显时，出现渗出性病变，多发生在疾病早期或病变恶化时，表现为：浆液性或浆液纤维素性炎。

3. 增生　当细菌量较少、毒力较低、机体免疫力较强时，表现为增生为主的病变，形成具有一定形态特征的结核结节。肉眼：境界分明，约粟粒大小，呈灰白或灰黄色；镜下：典型结核结节中央常有干酪样坏死，其中含有结核杆菌，周围有类上皮细胞，Langhans巨细胞，外周有淋巴细胞浸润，少量成纤维细胞增生。Langhans巨细胞体积大，胞质丰富，可有十几个到几十个核，呈花环状、马蹄状排列。

**二、原发性肺结核病的病变变化和结局**

机体第一次感染结核杆菌引起的肺结核病。多见于儿童。

1. 病变特点　原发综合征（肺原发灶、淋巴管炎和肺门淋巴结结核）。

肺原发灶一般为一个，直径约1cm，位于通气较好的上叶下部或下叶上部靠近肺膜处。开始为渗出性，继而发生干酪样坏死。结核杆菌很快侵入淋巴管，引起结核性淋巴管炎和肺门淋巴结肿大及干酪样坏死。

2. 发展和结局　绝大多数可自然痊愈。小的病灶可完全吸收或纤维化，较大的干酪样坏死灶可发生纤维包裹和钙化。

少数患儿因营养不良或同时患有其他传染病，使病情恶化，肺内及肺门淋巴结病变继续扩大，结核杆菌可通过淋巴道、血道和支气管播散。

（1）淋巴道播散：结核杆菌可沿淋巴管蔓延到气管、支气管、纵隔、锁骨上下淋巴结，也可逆行至腹膜后及腹股沟淋巴结。

（2）血道播散

1）全身粟粒性结核病：肺内原发灶干酪样坏死扩大，破坏肺静脉分支，大量结核杆菌一次性进入血循环，形成结核性败血症，播散到全身各脏器。形成密集分布、大小一致、灰白色粟粒状的结核病灶，可发生干酪样坏死。如细菌少量多次进入体循环，病灶大小、新旧各异，称慢性全身粟粒性结核病。

2）肺粟粒性结核病：常为全身粟粒性结核病的一部分，也可仅局限于肺内。肺原发综合征钙化后，结核杆菌也可由肺外结核病灶少量多次侵入血流，再播散于两侧肺内，形成大小、新旧各异的病灶，称慢性肺粟粒性结核病。

3）肺外器官结核病。

**三、继发性肺结核病的病变变化和结局**

人体再次感染结核杆菌而发生的肺结核病。多见于成年人。

1. 病变特点

（1）多从肺尖开始。

（2）一般局限在肺内（机体对结核菌有免疫力和变态反应）。

（3）如果蔓延，主要沿支气管在肺内播散。肺门淋巴结一般不受累，血道播散也很少。

（4）病变易发生干酪样坏死，周围常有增生性病变，形成结核结节。

（5）病程长、病情较复杂，时好时坏，导致新旧病变交错存在。

2. 病理类型及结局

(1)局灶型肺结核：多位于右肺尖处。以增生为主，病灶中央可发生干酪样坏死。

(2)浸润型肺结核：最常见，属于活动性肺结核。特点是在肺尖或锁骨下区病灶周围发生渗出、坏死，使病灶扩大。如未及时治疗或患者抵抗力下降，病情进展，干酪样坏死灶扩大，坏死物液化经支气管排出后形成急性空洞，洞壁粗糙，内壁坏死层中有大量结核杆菌。空洞不断向外排出含菌的坏死物——慢性纤维空洞型肺结核（第3型），或经支气管播散——干酪性肺炎（第4型）。

(3)慢性纤维空洞型肺结核：在浸润型肺结核急性空洞的基础上，病变经久不愈而形成。

特点是：①厚壁空洞形成，壁厚可达1cm。内层为干酪样坏死，中层为结核性肉芽组织，外层为纤维组织；②肺内出现新旧不同的播散病灶。病情迁延，肺内形成许多新旧不一、病变类型不同的病灶，呈自上而下不规则分布。最后可导致肺组织广泛纤维化，胸膜增厚并与胸膜粘连。

(4)干酪性肺炎：浸润型肺结核或急、慢性空洞内的细菌经支气管播散导致。病变肺肿大、实变，病灶呈小叶状或融合成大叶状分布，坏死组织液化排出，可形成多个急性空洞。

(5)结核球：一般为单个，肺上叶多见，直径2cm以上，是一种有纤维包裹、境界清楚的球形干酪样坏死病灶。结核球相对较稳定，可手术切除。当机体抵抗力下降时，病灶可进展引起支气管播散。

(6)结核性胸膜炎：可见于原发性和继发性肺结核的各个时期。病变以浆液或浆液纤维素性渗出为主时，称渗出性结核性胸膜炎；如以增生病变为主，则为增生性结核性胸膜炎。

表 3-38　原发性和继发性肺结核病的鉴别

| 鉴别 | 原发性 | 继发性 |
| --- | --- | --- |
| 结核杆菌感染 | 初次 | 再次 |
| 发病人群 | 儿童 | 成人 |
| 特异性免疫力 | 无，病程中发生 | 有 |
| 病理特征 | 原发综合征 | 病变多样，新旧并存 |
| 起始病灶 | 上叶下部或下叶上部近胸膜处 | 肺尖部 |
| 病变性质 | 以渗出和坏死为主 | 以增生和坏死为主 |
| 播散 | 多沿淋巴道或血道 | 多由支气管播散 |
| 病程 | 短、大多自愈 | 长、波动性、需积极治疗 |

### 四、肺外结核病的病理变化

肺外结核除淋巴结结核、消化道结核、皮肤结核外，其他各器官结核病多为原发性肺结核病血源播散所形成的潜伏病灶进一步发展的结果。

1. 肠结核

(1)原发性：儿童饮用含结核菌的牛奶，形成肠原发综合征（肠的原发性结核性溃疡、结核性淋巴管炎、肠系膜淋巴结结核）。

(2)继发性：活动性空洞型肺结核病人咽下含结核菌的痰液所致，好发于回盲部。

类型：

1)溃疡型：环形，边缘不齐，长轴与肠管长轴相垂直，底部为干酪样坏死，其下为结核性肉芽组织。临床：腹痛，腹泻，营养障碍及结核中毒症状，易引起肠梗阻，一般很少发生肠出血及穿孔。

2)增生型：少见，结核性肉芽组织、纤维组织增生，肠壁增厚，息肉状，不完全低位肠梗阻及腹部包块。

2. 结核性腹膜炎　多见于青少年，继发于溃疡型肠结核（最常见），肠系膜淋巴结结核或输卵管结核。

湿性：以渗出为主，腹膜上密布无数结核结节，腹腔内大量腹水（草黄色或血性）、腹痛、腹胀、腹泻、结核中毒症状。

干性：以增生、坏死为主，腹膜上有结核结节及大量纤维素渗出→机化→腹腔器官广泛粘连，瘘管形成。

临床：慢性肠梗阻，横行块状物，柔韧感或橡皮样抵力。

3. 结核性脑膜炎　儿童多见，颅底病变明显。蛛网膜下隙内多量灰黄混浊胶冻样渗出物，有时可见灰白色结核结节。严重者可引起脑膜脑炎、闭塞性血管内膜炎、脑软化、蛛网膜粘连、脑积水、颅内压升高、脑疝。

4. 泌尿生殖系统结核

(1)肾结核：干酪样坏死、空洞，可引起输尿管结核、膀胱结核。

(2)生殖系统结核：①男性：多发生于尿道、精囊前列腺、输精管、附睾、睾丸；②女性：多发生于输卵管。

5. 骨与关节结核　主要发生于儿童及青年，多由血源播散而来。

(1)骨结核：多见于脊柱、指骨及长骨骨骺。

脊椎结核最常见，多侵犯 $T_{10}$~$L_2$ 节段，常发生干酪样坏死，破坏椎间盘及椎体、脊柱后凸畸形(驼背)。

干酪样坏死型：在骨旁形成“冷脓肿”、窦道。

增生型：少见，结核性肉芽组织形成，骨小梁破坏、消失。

(2)关节结核：多见于髋、膝、踝、肘关节，多继发于骨结核的纤维素渗出，晚期可造成关节强直。

6. 淋巴结结核　最常受累的是颈部、支气管和肠系膜淋巴结，尤以颈淋巴结结核最常见(俗称瘰病)，其次为支气管及肠系膜淋巴结结核。

## 第二节　细菌性痢疾

痢疾杆菌引起，可分为3型。

### 一、病理变化

1. 急性细菌性痢疾　大多累及左半结肠，尤以乙状结肠、直肠最为常见。肠道病理变化：初期为卡他性炎；继而，渗出的纤维蛋白、红细胞、白细胞和坏死组织覆盖于肠黏膜表面形成假膜——假膜性炎(本质是：纤维素性炎)。假膜脱落形成大小不等的溃疡——地图样溃疡。

2. 中毒型细菌性痢疾　肠道病理变化表现为卡他性肠炎或滤泡性肠炎。肠道病理变化较轻，但全身症状重，常于发病后数小时内发生中毒性休克和呼吸衰竭。

3. 慢性细菌性痢疾　由急性迁延而来，肠道病变表现为新老病变相互混杂。

### 二、临床病理联系

1. 毒血症。

2. 腹痛和腹泻。

3. 里急后重和排便次数增多。

4. 中毒性休克，多见于2~7岁小儿，由福氏或宋氏痢疾杆菌引起。

## 第三节　伤　寒

由伤寒杆菌引起，特征：全身单核吞噬细胞系统增生，回肠末段淋巴组织的病变最突出。

### 一、病理变化及临床病理联系

1. 肠道

(1)髓样肿胀期：回肠淋巴组织明显肿胀呈脑回状，巨噬细胞明显增生成团，并吞噬伤寒杆菌、红细胞等，形成伤寒小结(其本质是肉芽肿)。

(2)坏死期：肿胀的淋巴组织发生坏死。

(3)溃疡期：坏死的淋巴组织脱落形成溃疡，溃疡的长轴与肠管长轴平行。

(4)愈合期：肉芽组织和上皮细胞增生填补溃疡。

2. 肠道外　肝、脾和肠系膜淋巴结肿大。肝、脾、肠系膜淋巴结和骨髓巨噬细胞明显增生，形成伤寒小结。胆囊自身的病变较轻，但可向肠道排放伤寒杆菌，成为传染源。心肌广泛变性。皮肤出现玫瑰疹。

### 二、并发症

肠出血可发生失血性休克。肠穿孔可引起弥漫性腹膜炎。

## 第四节　流行性脑脊髓膜炎

细菌引起的脑脊髓膜化脓性炎。

### 一、病理变化

1. 肉眼　脑脊膜血管高度扩张充血，蛛网膜下腔充满灰黄色脓性渗出物，使脑回、脑沟模糊不清。炎症累及软脑膜和蛛网膜的各部分，尤以脑顶部及脑底部积脓最多。由于炎性渗出物的阻塞，脑脊液循环发生障碍，可引起脑室扩张。

2. 镜下　蛛网膜、软脑膜血管高度扩张充血，蛛网膜下腔内见大量中性粒细胞、少量淋巴细胞、单核细胞及纤维素。

病情严重者在近脑膜的脑组织处亦可出现化脓性炎症，称脑膜脑炎。

### 二、临床病理联系

1. 脑膜血管充血，蛛网膜下腔渗出物积聚，蛛网膜颗粒因脓性渗出物阻塞而影响了脑脊液的吸收，颅内压升高症状，表现为头痛、喷射性呕吐、小儿前囟饱满等。

2. 脑膜刺激症状　颈项强直和屈髋伸膝征（Kernig 征）阳性。

3. 脑脊液改变　压力升高，呈脓样，脑脊液中白细胞数增加，蛋白含量增多，糖减少，涂片及培养可找到病原菌。

## 第五节　流行性乙型脑炎

病毒引起脑及脊髓实质的变质性炎。

### 一、病理变化

病变范围广泛，可累及整个中枢神经系统灰质，但以大脑皮质，基底核及丘脑最严重，脊髓最轻。

1. 肉眼　脑膜充血，脑水肿，脑回变宽，脑沟变窄。脑灰质内散在粟粒大小的软化灶，境界清楚。

2. 镜下　变质、渗出和增生。

（1）变质

1）神经细胞变性坏死：胞体肿胀、尼氏小体消失，胞质内空泡形成，核偏位。重者神经细胞坏死，出现核浓缩、碎裂和溶解。变性、坏死的神经细胞周围常有增生的少突胶质细胞围绕——卫星现象。小胶质、中性粒细胞侵入坏死的神经细胞内——噬神经细胞现象。

2）软化灶形成：病变严重时，灶性神经组织坏死、液化，形成染色较淡的筛网状病灶——乙脑的特征性病变。

（2）渗出：脑实质血管周围间隙增宽，多量淋巴细胞呈袖套样浸润——血管淋巴套。

（3）增生：小胶质细胞弥漫性增生，或形成局灶性胶质结节。

### 二、临床病理联系

1. 神经细胞广泛变性、坏死　意识障碍、嗜睡、昏迷。

2. 脑神经核受损　相应的脑神经麻痹症状。

3. 脑内血管扩张充血，血管通透性增强以及脑水肿　颅内压升高，引起头痛、呕吐等。严重时可致脑疝形成。

## ［经典例题 1］

（共用选项题）

A. 变质性炎　　　　B. 浆液性炎　　　　C. 纤维素性炎　　　　D. 化脓性炎　　　　E. 增生性炎

（1）流行性脑脊髓膜炎的病变性质

（2）流行性乙型脑炎的病变性质为

［参考答案］1. D、A

## 第六节　血吸虫病

我国流行的是日本血吸虫病。其简要生活史为：人接触疫水，水中的尾蚴钻入人体皮肤或黏膜内发育为童虫。童虫进入小血管，经过肺循环及体循环到达全身，其中唯有到达肠系膜静脉的童虫才能在体内发育为成虫，并产卵。对人体造成伤害最严重的是虫卵。

一、基本病理变化

1. 尾蚴 尾蚴性皮炎。

表现为真皮充血、出血和水肿，初期为中性粒细胞和嗜酸性粒细胞浸润，后期以单核细胞为主。童虫移行到肺引起点状出血和白细胞浸润。

2. 成虫 嗜酸性脓肿。

死亡虫体周围组织坏死，大量嗜酸性粒细胞浸润，形成嗜酸性脓肿。

3. 虫卵 大肠壁和肝脏内虫卵结节形成。

（1）急性虫卵结节：肉眼：为灰黄色、粟粒到绿豆大小的结节。镜下：结节中央为成熟虫卵，虫卵周围可见颗粒状坏死物质和大量嗜酸性粒细胞浸润——嗜酸性脓肿。继而虫卵周围出现肉芽组织，并有大量嗜酸性粒细胞浸润，及少量中性粒细胞、淋巴细胞、单核细胞和浆细胞浸润。后期，虫卵周围出现上皮样细胞，嗜酸性粒细胞逐渐减少，形成晚期急性虫卵结节。

（2）慢性虫卵结节：急性虫卵结节内的毛蚴死亡后，坏死组织逐渐被吸收，虫卵周围被上皮样细胞、异物巨细胞和淋巴细胞等包围——假结核结节，最后结节纤维化。

二、肝、肠的病理变化及后果

1. 肝脏 虫卵随门静脉血流到达肝汇管区，形成急、慢性虫卵结节，继而纤维化，导致血吸虫性肝硬化，肉眼：肝表面可见粗大的结节状隆起。镜下与肝炎后肝硬化不同的特点是：无明显假小叶形成。由于病变主要发生在汇管区，故导致窦前性门脉高压，临床上较早出现腹水、巨脾和食管下静脉曲张。

2. 肠道 因血吸虫主要寄生于肠系膜下静脉，大量虫卵反复逆血流沉着于直肠及左半结肠的黏膜下层和固有层，导致黏膜充血、水肿，严重者坏死，溃疡形成。临床表现为腹痛、腹泻、黏液便。慢性期因虫卵反复沉积，溃疡反复形成，最后导致肠壁纤维化或息肉形成，严重者可致肠腔狭窄和梗阻。

# 第十三章 艾滋病、性传播疾病

## 第一节 艾滋病（AIDS）

艾滋病（AIDS）的概述和病理变化

主要表现为 3 个方面：全身淋巴组织的变化、机会性感染和恶性肿瘤。

1. 淋巴组织的变化

（1）早期：淋巴滤泡明显增生，生发中心活跃，髓质内出现较多浆细胞。

（2）随后：滤泡外层淋巴细胞减少或消失，小血管增生，生发中心被零落分割。副皮质区的 $CD4^+$ 细胞进行性减少，代之以浆细胞浸润。

（3）晚期：淋巴结呈现一片荒芜。淋巴细胞几乎消失殆尽，仅有一些巨噬细胞和浆细胞残留。特殊染色可显现大量分枝杆菌、真菌等病原微生物，但很少见到肉芽肿形成等细胞免疫反应性病变。

2. 机会性感染 以中枢神经系统、肺、消化道受累最常见。由于严重的免疫缺陷，感染所致的炎症反应往往轻而不典型。如肺部结核菌感染，病灶中的结核杆菌很多，但很少形成典型的结核性肉芽肿病变。

70%～80%的患者为卡氏肺孢菌感染。在艾滋病因机会感染而死亡的病例中，约一半死于肺孢菌感染。

70%的病例累及中枢神经系统，如弓形虫或新隐球菌感染所致的脑炎或脑膜炎。

3. 恶性肿瘤 30%的患者可发生 Kaposi 肉瘤。也可伴发非霍奇金淋巴瘤。

## 第二节 梅 毒

一、概述

梅毒是由梅毒螺旋体引起的慢性传染病，属于常见性病的一种。

## 二、基本病变

1. 闭塞性动脉内膜炎和血管周围炎

(1)闭塞性动脉内膜炎:小动脉内皮细胞和纤维细胞增生,管壁增厚,管腔狭窄闭塞。

(2)血管周围炎:围管性单核细胞、淋巴细胞和浆细胞浸润,浆细胞的出现为本病特点之一。

2. 树胶样肿 特征性病变(仅见于第三期)。

肉眼:质韧、有弹性、状如树胶。

镜下:病灶中央类似干酪样坏死,但组织坏死不彻底,坏死周围的肉芽组织较少,有多量淋巴细胞、浆细胞浸润,类上皮细胞和 Langhans 巨细胞少见。

## 三、各期的病理改变

后天性梅毒分为三期。第一、二期梅毒称早期梅毒,传染性强。第三期梅毒称晚期梅毒,常累及内脏,又称内脏梅毒,传染性小。

1. 第一期梅毒 硬下疳。

梅毒螺旋体侵入人体后 3 周左右,侵入部位发生炎症反应,形成无痛性丘疹,即下疳。

肉眼:下疳多见于阴茎头、子宫颈、阴唇,常为单个,直径约 1cm,表面可发生糜烂或溃疡,溃疡底部及边缘质硬。

镜下:血管周围淋巴细胞和浆细胞浸润,成纤维细胞反应性增生,内皮细胞肿胀,形成闭塞性动脉内膜炎。病灶内可查见螺旋体。

2. 第二期梅毒 梅毒疹。

硬下疳发生后 7~8 周,体内螺旋体大量繁殖进入血液,引起全身广泛性皮肤黏膜损害,即梅毒疹,并伴有全身淋巴结肿大。

镜下:血管呈闭塞性动脉内膜炎和血管周围炎改变。梅毒疹病灶中有大量螺旋体。

3. 第三期梅毒 树胶样肿和瘢痕。

常发生于感染后 4~5 年以上,由于早期梅毒未予治疗或治疗不彻底所致。病变特征:树胶样肿和瘢痕形成,可导致器官变形和功能障碍,特别是心血管及中枢神经系统。

(1)主动脉:梅毒性主动脉炎、主动脉瓣闭锁不全、主动脉瘤——主要死因。

(2)神经系统:脊髓痨和麻痹性痴呆。

(3)肝脏:形成树胶样肿,肝呈结节状肿大,继而发生纤维化,由于瘢痕收缩以致肝呈分叶状。

(4)骨和关节损害:马鞍鼻;长骨、肩胛骨与颅骨亦常受累。

# 第三节 淋 病

淋病的病理变化

由淋球菌引起的**急性化脓性炎**,主要侵犯泌尿生殖系统,对柱状上皮和移行上皮有特别的亲和力。男性的病变开始于前尿道,可逆行蔓延至后尿道,波及前列腺、精囊和附睾;女性的病变累及外阴和阴道的腺体、子宫颈黏膜、输卵管及尿道。

在感染后第 2~7 天,尿道和尿道腺体的急性卡他性化脓性炎使脓性渗出物自尿道口流出,尿道口充血、水肿。男性病变上行蔓延至后尿道及其腺体、前列腺、精囊及附睾;女性则累及尿道旁腺、前庭大腺、子宫颈以至输卵管,引起相应器官的化脓性炎。

久之,尿道炎性瘢痕形成使尿道狭窄;输卵管炎可导致输卵管伞部粘连、输卵管积脓。病变扩展至盆腔可引起盆腔炎。

除发生泌尿生殖系统病变外,淋病还可经血行播散,导致淋菌性结膜炎,淋菌性肝周围炎、淋菌性皮炎等。少数患者甚至发生淋菌性败血症,可伴发急性心内膜炎和脑膜炎。

敲黑板

关键词:急性化脓性炎。

## 第四节　尖锐湿疣

尖锐湿疣的病理变化

1. 肉眼　早期表面粗糙，细颗粒状。晚期可结节、菜花状。也可为斑块或丘疹。

2. 镜下　表皮角质层轻度增厚。细胞角化不全，棘层肥厚，有乳头瘤样增生，上皮脚延长，偶见核分裂。表皮浅部的细胞出现胞浆空泡化。凹空细胞较正常细胞大，核大、不规则、染色深，单核或多核，核居中、呈圆形或椭圆形，核周空泡状，胞浆透明。真皮层多见扩张的毛细血管及淋巴管，伴大量慢性炎细胞浸润。

[经典例题 1]

光镜下发现下列哪种细胞对尖锐湿疣的诊断价值最大

A. 基底细胞　　　B. 凹空细胞　　　C. 镜影细胞　　　D. 泡沫细胞　　　E. 毛玻璃状细胞

[参考答案] 1. B

**敲黑板**

关键词：乳头瘤样+凹空细胞。

# 第四篇

# 药理学·课堂讲义

听听老师怎么讲

## 本篇主编：汤以恒

## 考情分析

成功＝正确的坚持。

——汤以恒寄语

### 历年考情概况

| 常考知识点 | 历年常考内容 | 历年分值 |
|---|---|---|
| 药效学、药动学 | 几个概念、几组参数 | 1~2 |
| 胆碱受体相关药 | 激动剂、拮抗剂 | 2 |
| 肾上腺素受体相关药 | 激动剂、拮抗剂 | 1~2 |
| 神经系统药物 | 局麻药、镇静催眠药、抗癫痫药、抗帕金森病药、抗精神失常药、镇痛药 | 2~3 |
| 心血管系统药物 | 抗心律失常药、抗心力衰竭药、抗心绞痛药、抗高血压药、调血脂药、利尿剂 | 2~3 |
| 内脏相关药 | 呼吸、消化、血液、内分泌相关药 | 2~3 |
| 抗微生物药 | β内酰胺类、大环内酯类、氨基糖苷类、四环素类、喹诺酮类、抗真菌药、抗病毒药、抗寄生虫药、抗疟药 | 3~4 |

### 易错考点摘要

| 考点 | 考查角度 |
|---|---|
| 抗微生物药 | 临床应用和主要不良反应 |
| 心血管系统药物 | 与临床心血管系统相关的内容 |
| 胆碱受体相关药 | 激动剂、拮抗剂 |
| 肾上腺素受体相关药 | 激动剂、拮抗剂 |

### 本篇学习方法或注意事项

（1）不宜恋战——得分最重要、搞定最重要点

药理学的考试重点是各类药物的作用、作用机制、临床应用和主要不良反应。一般的不良反应不会考，考的是特殊的不良反应。例如青霉素引起过敏性休克，螺内酯引起男性乳房发育等。

（2）突破难点，多学科联系

抗心律失常药是公认的难点。难在哪里？难在心肌电生理上，一旦把心肌电生理搞明白了，那么各种抗心律失常药的作用机制不再成为难点，学习和记忆就容易多了。

（3）归纳总结，知识条理化

常见的首选药、不良反应，需要一边复习，一边总结。当然这件事情，主要由授课老师来为各位完成。

## Learning plan
# 学习时间规划表

| 第01天　第　章 | 第02天　第　章 | 第03天　第　章 | 第04天　第　章 | 第05天　第　章 | 第06天　第　章 |
|---|---|---|---|---|---|
| 听老师的课　☐<br>复习讲义　☐<br>做习题　☐ | 听老师的课　☐<br>复习讲义　☐<br>做习题　☐ | 听老师的课　☐<br>复习讲义　☐<br>做习题　☐ | 听老师的课　☐<br>复习讲义　☐<br>做习题　☐ | 听老师的课　☐<br>复习讲义　☐<br>做习题　☐ | 听老师的课　☐<br>复习讲义　☐<br>做习题　☐ |
| 第07天　第　章 | 第08天　第　章 | 第09天　第　章 | 第10天　第　章 | 第11天　第　章 | 第12天　第　章 |
| 听老师的课　☐<br>复习讲义　☐<br>做习题　☐ | 听老师的课　☐<br>复习讲义　☐<br>做习题　☐ | 听老师的课　☐<br>复习讲义　☐<br>做习题　☐ | 听老师的课　☐<br>复习讲义　☐<br>做习题　☐ | 听老师的课　☐<br>复习讲义　☐<br>做习题　☐ | 听老师的课　☐<br>复习讲义　☐<br>做习题　☐ |
| 第13天　第　章 | 第14天　第　章 | 第15天　第　章 | 第16天　第　章 | 第17天　第　章 | 第18天　第　章 |
| 听老师的课　☐<br>复习讲义　☐<br>做习题　☐ | 听老师的课　☐<br>复习讲义　☐<br>做习题　☐ | 听老师的课　☐<br>复习讲义　☐<br>做习题　☐ | 听老师的课　☐<br>复习讲义　☐<br>做习题　☐ | 听老师的课　☐<br>复习讲义　☐<br>做习题　☐ | 听老师的课　☐<br>复习讲义　☐<br>做习题　☐ |
| 第19天　第　章 | 第20天　第　章 | 第21天　第　章 | 第22天　第　章 | 第23天　第　章 | 第24天　第　章 |
| 听老师的课　☐<br>复习讲义　☐<br>做习题　☐ | 听老师的课　☐<br>复习讲义　☐<br>做习题　☐ | 听老师的课　☐<br>复习讲义　☐<br>做习题　☐ | 听老师的课　☐<br>复习讲义　☐<br>做习题　☐ | 听老师的课　☐<br>复习讲义　☐<br>做习题　☐ | 听老师的课　☐<br>复习讲义　☐<br>做习题　☐ |
| 第25天　第　章 | 第26天　第　章 | 第27天　第　章 | 第28天　第　章 | 第29天　第　章 | 第30天　第　章 |
| 听老师的课　☐<br>复习讲义　☐<br>做习题　☐ | 听老师的课　☐<br>复习讲义　☐<br>做习题　☐ | 听老师的课　☐<br>复习讲义　☐<br>做习题　☐ | 听老师的课　☐<br>复习讲义　☐<br>做习题　☐ | 听老师的课　☐<br>复习讲义　☐<br>做习题　☐ | 听老师的课　☐<br>复习讲义　☐<br>做习题　☐ |
| 第31天　第　章 | | | | | |
| 听老师的课　☐<br>复习讲义　☐<br>做习题　☐ | | | | | |

注意：每天的学习建议按照"听课→做题→复习讲义"三部曲来进行；另：计划一旦制订，请各位同学严格执行。

# 第一章　药物效应动力学

## 第一节　不良反应

凡与用药目的无关，并为患者带来不适或痛苦的反应统称为药物不良反应。

多数不良反应是药物固有的作用，在一般情况下是可以预知的，但不一定能够避免发生。

表 4-1　常见几个概念及特点

| | 概念 | 特点 | 举例 |
|---|---|---|---|
| 副反应 | 又称副作用，是指在治疗剂量下药物产生的与治疗目的无关的其他作用 | 治疗剂量下发生；<br>药物本身固有的作用；<br>难以避免；<br>多数较轻微；<br>可以预知 | 阿托品用于解除胃肠痉挛时，其他作用可引起口干、心悸、便秘等副反应 |
| 毒性反应 | 剂量过大或用药时间过久，药物在体内蓄积过多时发生的危害性反应 | 剂量过大或用药过久；<br>一般比较严重；<br>可以预知的；<br>分急性毒性和慢性毒性 | 急性毒性多损害循环、呼吸及神经系统功能，慢性多损害肝、肾、骨髓、内分泌等功能，药物致畸、致癌、致突变属于慢性毒性反应 |
| 后遗效应 | 药物停用后血药浓度已降至阈浓度以下残存的药理效应 | | 服用长效巴比妥类催眠药后，次晨出现的乏力、困倦等现象 |
| 停药反应 | 患者长期用药，突然停药后原有疾病加剧，故又称回跃反应 | | 高血压患者长期服用可乐定降血压，若突然停药，次日血压将明显回升 |
| 超敏反应 | 也称过敏反应，是一类免疫反应 | 常见于过敏体质，个体差异很大；<br>不易预知；<br>用药理性拮抗药解救无效；<br>与药理作用无关；<br>与剂量无关，很小剂量就可发生，但过敏反应程度与剂量成正比 | 青霉素过敏：轻的出现药疹、药热；重的出现过敏性休克 |
| 特异质反应 | 少数特异体质患者对某些药物反应特别敏感，反应性质与常人不同 | 不是免疫反应，而是一类先天遗传异常所致的反应；<br>与药物固有的药理作用基本一致；<br>反应严重程度与剂量成比例；<br>药理性拮抗药救治可能有效 | 由于先天性血浆胆碱酯酶缺乏导致患者对骨骼肌松弛药氯琥珀胆碱发生的特异质反应 |

补充：产生副反应的原因是药物选择性低——药理效应涉及多个器官，当某一作用做治疗目的时，其他作用就成为副反应。副反应与治疗作用随着用药目的不同可发生转化。

## 第二节　药物剂量与效应关系

药理效应与剂量在一定范围内呈比例关系：这就是剂量-效应关系，简称量-效关系。

药物效应按作用性质可以分为量反应和质反应。药物效应的强度用可测量数据或量的分级（如心率、血压、脉搏等）来表示称为量反应。药物效应用全或无、阴性或阳性来表示称为质反应。

### 一、半数有效量

1. 半数有效量（$ED_{50}$）　在质反应中能引起50%实验动物出现阳性反应的药物剂量或浓度，在量反应中能引起50%最大效应的药物剂量或浓度，称为半数有效剂量（$ED_{50}$）或半数有效浓度（$EC_{50}$）。

2. 半数致死量（$LD_{50}$）　能使半数群体死亡的剂量称为半数致死量。

### 二、治疗指数(TI)

药物的 $LD_{50}/ED_{50}$ 的比值称为治疗指数。用以表示药物的安全性。治疗指数大的药物相对安全。

但治疗指数并不能完全反映药物的安全性。故又以1%致死量($LD_1$)与99%有效量($ED_{99}$)的比值或5%致死量($LD_5$)与95%有效量($ED_{95}$)之间的距离来衡量药物的安全性。

## 第三节　药物与受体

亲和力是指药物与受体结合的能力。内在活性是指药物产生效应的能力。据此将与受体结合呈现作用的药物分为以下两类。

### 一、激动药

激动药是与受体既有亲和力又有内在活性的药物，能与受体结合并激动受体而产生效应。依其内在活性大小又可分为完全激动药和部分激动药。前者具有较强亲和力和较强内在活性；后者是有较强亲和力，但内在活性不强，与激动药合用还可因占据受体而拮抗激动药的部分效应，如吗啡为阿片受体完全激动药，而喷他佐辛则为阿片受体部分激动药。

### 二、拮抗药

1. 与受体具有较强亲和力而无内在活性的药物。它们本身不产生作用，但因占据受体而拮抗激动药的效应，如纳洛酮和普萘洛尔。少数拮抗药以拮抗作用为主，同时有较弱的内在活性，故有较弱的激动受体作用，如β受体拮抗药氧烯洛尔。

2. 根据拮抗药与受体结合是否具有可逆性，将其分为竞争性拮抗药和非竞争性拮抗药。

(1)竞争性拮抗药：能与激动药竞争相同受体，其结合是可逆的，通过增加激动药的剂量与拮抗药竞争结合部位，使量-效曲线平行右移，但最大效能不变。

(2)非竞争性拮抗药：与激动药并用时，其与受体结合非常牢固，产生不可逆结合，可使激动药亲和力与内在活性均降低，不仅使激动药的量-效曲线右移，也降低其最大效能。

甲药使乙药的量-效曲线右移，但乙药的最大效应不变，甲药就是竞争性拮抗药。甲药使乙药的量-效曲线平行右移，乙药的最大效能降低，甲药就是非竞争性拮抗药。

[经典例题1]

药物的副反应是

A. 与药物治疗目的有关效应　　　　B. 较严重的药物不良反应

C. 难以避免　　　　　　　　　　　D. 药物作用选择性高所致

E. 剂量过大时产生的不良反应

[参考答案] 1. C

# 第二章　药物代谢动力学

## 第一节　吸　收

药物自给药部位进入血液循环的过程称为吸收。药物只有经吸收后才能发挥全身作用。有些用药只要求产生局部作用，则不必吸收。不同给药途径有不同的吸收过程和特点。

1. 口服给药　首关消除：也称首过代谢或首过效应。某些口服药物首次通过肠黏膜及肝脏时即发生转化灭活，或由胆汁排泄量大，使进入体循环的药量减少，这一现象称为首关消除。需要明确的是口服给药存在首关消除。因此首关消除明显的药物生物利用度低应避免口服给药，而采用其他给药途径。舌下给药在很大程度上能避免首关消除，直肠给药也在一定程度上避免。胃肠道外给药时，在到达作用部位或靶器官前，可在肺内排泄或代谢一部分药物，这也是一种首关消除，肺也因而成为一首关消除器官。

2. 吸入给药　是气态麻醉药、治疗性气体和一些容易气化的药物常常采取的给药方式。肺泡表面积大，肺血流丰富，具有一定溶解度的气态药物可经肺迅速吸收。有的药物难溶于一般溶剂，水溶液又不稳定，如色甘酸钠，可制成气雾剂形式吸入。以气道本身为靶器官的给药方式，如解除支气管哮喘，则属于局部用药(因其作用靶器官就是肺部)。

3. 注射给药　有静脉注射、静脉滴注、肌内注射、皮下注射等。

(1)血管内注射避开了吸收屏障从而直接入血，不存在吸收过程，也不发生首关消除；

(2)肌内注射或皮下注射，主要经毛细血管以简单扩散和滤过方式吸收。

4. 局部用药　如气雾剂给药解除哮喘、直肠给药治疗结直肠炎以及局部麻醉。有些形式上是局部给药方式，但目的和结果是全身作用，如硝酸甘油贴剂控制心绞痛。

## 第二节　分　布

药物吸收后从血循环到达机体各个部位和组织的过程称为分布。

大多数药物在血浆中均可与血浆蛋白不同程度地结合，其特点是：①结合后药物分子变大，药物不能跨膜转运，因此，成为药物在血液中的一种暂时贮存形式；②结合是可逆的，当血浆中游离型药物的浓度随着分布、消除而降低时，结合型药物可释放出游离型药物。③药物与血浆蛋白结合的特异性低，因此当两种蛋白结合率都高的药物联合应用时可发生竞争性置换的相互作用。

### 一、血-脑屏障

由脑组织毛细血管内皮细胞与神经胶质细胞形成的血浆与脑脊液之间的屏障。是保护大脑的生理屏障。此屏障能阻碍许多大分子、水溶性或解离型药物通过，只有脂溶性高的药物才能以简单扩散的方式通过血-脑屏障。血-脑屏障的通透性并非一成不变，如青霉素在健康人即使注射大剂量也难以进入脑脊液，但在脑膜炎患者血-脑屏障对青霉素的通透性增高，在脑脊液中达到有效治疗浓度。

### 二、胎盘屏障(形同虚设)

胎盘绒毛与子宫血窦之间的屏障。胎盘对药物的通透性与一般的毛细血管无明显差别，几乎所有的药物都能穿透胎盘进入胎儿体内。因此，可能引起畸胎或胎儿中毒的药物孕妇应禁用。

绝大多数药物属于弱酸性或弱碱性有机化合物，在体液中呈不同程度地解离。分子型(非解离型)药物疏水而亲脂，容易透过细胞膜脂质层；离子型则极性高，不易透过细胞膜，即离子障现象。药物解离程度取决于体液 pH 值和药物解离常数($pKa$)，改变体液 pH 值可明显影响弱酸或弱碱性药物的解离程度，如碱化尿液可使弱酸性药物苯巴比妥在肾小管内解离度增加，重吸收减少，排出增加。

## 第三节　代　谢

是指药物在体内发生化学结构变化的过程，也叫生物转化。代谢是药物体内消除的重要途径。肝脏是最主要的药物代谢器官。药物经过代谢后药理活性或毒性发生改变，大多数活性降低，少数活性增加。

须经代谢活化才能产生药理效应的药物称为前药。催化药物代谢的酶称为药物代谢酶。药物代谢酶的活性可受药物影响而发生改变，使其活性增强的称为药酶诱导剂，使其活性降低的称药酶抑制剂。药酶诱导或抑制可使合用的底物药物代谢加强或减弱，因而影响其药理作用和毒性，引发药物相互作用。

## 第四节　药物消除动力学

### 一、一级消除动力学(恒比消除)

是指单位时间内药物以恒定百分比进行消除。绝大多数药物都按一级动力学消除，具体特点：

1. 体内药物按恒定的百分比消除，单位时间内实际消除的药量随时间递减。

2. 药物消除半衰期恒定，与剂量或药物浓度无关。

3. 经过 5 个 $t_{1/2}$ 后，体内药物就可基本消除(消除达 97%)。

4. 每隔一个 $t_{1/2}$ 给药一次，则体内药量(或血药浓度)可逐渐累积，经过 5 个 $t_{1/2}$ 后，消除速度和给药速度相等，可达到稳态血浓度（累积达 97%）药物。

## 二、零级消除动力学（恒量消除）

单位时间内药物以恒定速率进行消除。即不论血浆浓度高低，单位时间内消除的药物量不变，因为药物在体内的消除能力达到饱和所致。

**[经典例题 1]**

可引起首关消除的主要给药途径是

A. 吸入给药　　　B. 舌下给药　　　C. 口服给药　　　D. 直肠给药　　　E. 皮下注射

[参考答案] 1. C

## 第五节　药物代谢动力学重要参数

表 4-2　药物代谢动力学重要参数（TANG 小结）

| | 定义 | 反映 | 重要考点 |
|---|---|---|---|
| 1. 药物消除半衰期（$t_{1/2}$） | 是血浆药物浓度下降一半所需要的时间 | 半衰期长短可反映体内药物消除速度，也反映机体消除药物的能力；肝肾功能下降，通常药物 $t_{1/2}$ 将延长 | 按一级动力学消除的药物，其 $t_{1/2}$ 为恒定值，不受药物初始浓度和给药剂量的影响；按零级动力学消除的药物，其 $t_{1/2}$ 则与血浆药物初始浓度成正比，即给药剂量越大，$t_{1/2}$ 越长 |
| 2. 清除率（CL） | 机体单位时间内被清除药物所占的血浆容积，即单位时间内有多少体积血浆中所含药物被机体清除 | 是体内肝脏、肾脏及其他药物清除器官清除药物的总和 | |
| 3. 表观分布容积（$V_d$） | 按血药浓度为基准，假设药物在体内均匀分布，理论上应占有的体液容积。由于药物在体内实际并非均匀分布，因此并非药物在体内所占真实体液容积，所以称表观分布容积 | | 通过 $V_d$ 值可以推算药物在体内的分布情况，例如地高辛的 $V_d$ 值远大于人体体液总容积，提示其可能在血浆以外的组织富集，实际上地高辛由于疏水性强，确实主要在肌肉和脂肪组织中分布，而在血浆中浓度较低 |
| 4. 生物利用度（F） | 经任何给药途径给予一定剂量的药物后到达全身血循环内药物的百分率。即：生物利用度＝A/D×100%（A 为体内药物总量，D 为用药剂量）。静脉注射后全部药物进入全身循环，生物利用度等于100%。口服药物的生物利用度可能小于100%，主要原因是吸收不完全或到达全身血液循环前即有一部分在肠道、肠壁细胞、门静脉或肝脏内被代谢 | 除了以进入全身循环药物量的多少来表示生物利用度外，生物利用度还有另外一个含义，即药物进入全身循环的速度。应用不同剂型的药物后，在血内达到最高浓度的时间先后反映了生物利用度的速度差异 | 1. 绝对生物利用度　以血管外给药（如口服）的 AUC 和静脉注射的 AUC 进行比较；$F = AUC_{血管外给药} / AUC_{静脉给药} \times 100\%$<br>2. 相对生物利用度——对同一血管外给药途径的某一种药物制剂（如不同剂型、不同药厂生产的相同剂型、同一药厂生产的同一品种的不同批号等）的 AUC 与相同的标准制剂进行比较；$F = AUC_{受试制剂} / AUC_{标准制剂} \times 100\%$ |

# 第三章　胆碱受体激动药

传出神经按兴奋时其末梢所释放的递质不同，可分为胆碱能神经和去甲肾上腺素能神经。能与 ACh 结合的受体，称为胆碱受体(包括 M、N 受体)。能与 NA(去甲肾上腺素)、AD(肾上腺素)结合的受体称为肾上腺素受体(包括 α、β 受体)。

胆碱能神经和去甲肾上腺素能神经释放的不同递质与相应的受体结合后产生相应的生理效应。

## 第一节 乙酰胆碱

乙酰胆碱(ACh)为胆碱能神经递质。其性质不稳定，极易被体内乙酰胆碱酯酶(AChE)水解，且其作用广泛，选择性差，故无临床实用价值，只作为研究受体的工具药。

### 一、心血管
1. 血管扩张　引起血压短暂下降，主要是激动血管 M 胆碱受体。
2. 抑制心脏　出现负性肌力、负性频率、负性传导作用。

### 二、平滑肌收缩
1. 胃肠道　兴奋胃肠道平滑肌，其收缩幅度、张力、蠕动增加。
2. 泌尿道　兴奋泌尿道平滑肌，使膀胱逼尿肌收缩，外括约肌松弛，导致膀胱排空。
3. 支气管　支气管平滑肌兴奋，致支气管收缩。

### 三、腺体分泌
可使泪腺、气管和支气管腺体、唾液腺、消化道腺体和汗腺分泌增加。

### 四、瞳孔缩小
调节于近视。

### 五、神经节和骨骼肌
引起交感、副交感神经节兴奋及骨骼肌收缩。

### 六、兴奋颈动脉体和主动脉体化学受体

## 第二节 毛果芸香碱

### 一、药理作用
1. 眼　缩瞳、降低眼压和调节痉挛。
(1)缩瞳：激动瞳孔括约肌上的 M 胆碱受体，瞳孔缩小。
(2)降低眼压：缩瞳作用使虹膜向中心拉动，虹膜根部变薄，使处于虹膜周围的前房角间隙扩大，房水易于经滤帘进入巩膜静脉窦，使眼内压下降。
(3)调节痉挛：环状肌向瞳孔中心方向收缩，造成悬韧带放松，晶状体由于本身弹性变凸，屈光度增加，此时只适合于视近物，而难以看清远物，这种作用称为调节痉挛。
2. 腺体　分泌增加。较大剂量除可使汗腺和唾液的分泌明显增加外，也可使泪腺、胃腺、胰腺、小肠腺和呼吸道黏膜分泌增加。

### 二、临床应用
1. 青光眼　局部点眼治疗闭角型青光眼，对开角型青光眼早期也有一定疗效。
2. 虹膜炎　与扩瞳药交替使用，以防止虹膜与晶状体的粘连。
3. 增加唾液分泌，口服用于颈部放射后的口腔干燥。
4. 阿托品中毒的解救。

[经典例题 1]

毛果芸香碱对眼的作用表现为
A. 降低眼压、扩瞳、调节痉挛　　　　　B. 降低眼压、缩瞳、调节痉挛
C. 升高眼压、缩瞳、调节痉挛　　　　　D. 升高眼压、扩瞳、调节痉挛
E. 降低眼压、缩瞳、调节麻痹
[参考答案] 1. B

# 第四章  抗胆碱酯酶药和胆碱酯酶复活药

## 第一节  易逆性抗胆碱酯酶药

### 一、作用机制

乙酰胆碱酯酶(AChE)简称胆碱酯酶,是水解乙酰胆碱的酶,特异性高,作用强。而抗胆碱酯酶药能与胆碱酯酶牢固结合,并抑制其活性,使乙酰胆碱不能及时清除并在胆碱能神经末梢堆积,激动胆碱受体,产生M样及N样作用。

### 二、药理作用

1. 对眼的作用  使瞳孔括约肌和睫状肌收缩,瞳孔缩小和睫状肌调节痉挛,使视力调节在近视状态。促使房水回流,眼内压下降。

2. 对胃肠道作用  新斯的明可促进胃的收缩及增加胃酸分泌,拮抗阿托品所致的胃张力下降及增强吗啡对胃的兴奋作用。新斯的明对食道下段具有兴奋作用,在食道明显弛缓和扩张的患者,新斯的明能促进食道的蠕动,并使其张力增加。此外,还可促进小肠、大肠的活动,促进肠内容物排出。

3. 对骨骼肌作用  大多强效抗AChE药对骨骼肌的兴奋作用主要通过抑制神经肌肉接头AChE,但亦有一定的直接兴奋作用。一般认为抗AChE药可逆转由竞争性神经肌肉阻滞药引起的肌肉松弛,但并不能有效拮抗由除极化型肌松药引起的肌肉麻痹。抗AChE药治疗剂量时可适度增强内源性释放的ACh作用,导致骨骼肌收缩力增强;大剂量时,随着AChE抑制程度的加重,体内堆积的ACh导致肌纤维震颤、肌束震颤、肌张力下降。

4. 其他作用  小剂量的抗AChE药即可增敏神经冲动所致的腺体分泌作用,高剂量时可增加基础分泌率。还可引起细支气管和输尿管平滑肌纤维收缩,使后者的蠕动增加。

此外,抗AChE药亦可影响心血管系统。主要表现为心率减慢、心输出量下降,大剂量尚见血压下降,与药物作用于延髓的血管运动中枢有关。

抗AChE药对中枢各部位有一定兴奋作用,但高剂量时常引起抑制或麻痹,与血氧浓度过低密切相关。

抗胆碱酯酶药按其与胆碱酯酶结合后解离速度的快慢,分为易逆性抗胆碱酯酶药(代表药:新斯的明)和难逆性抗胆碱酯酶药(代表药:有机磷酸酯类)两类。

### 三、临床应用

1. 重症肌无力。
2. 术后或其他原因引起的腹气胀和尿潴留。
3. 阵发性室上性心动过速。
4. 对抗竞争性神经肌肉阻滞药(筒箭毒碱)过量时的毒性反应。

### 四、禁忌证

机械性肠梗阻、尿路梗阻和支气管哮喘。

## 第二节  难逆性抗胆碱酯酶药

#### 有机磷酸酯类
### 一、毒理作用机制

有机磷酸酯类的磷原子具有亲电子性,与AChE酯解部位丝氨酸羟基上具有亲核性的氧原子以共价键结合,形成磷酰化AChE,该磷酰化酶不能自行水解,从而使AChE丧失活性,造成ACh在体内大量积累,引起一系列中毒症状。

### 二、急性中毒

主要表现为对胆碱能神经突触、胆碱能神经肌肉接头和中枢神经系统的影响。死亡的主要原因为呼吸衰竭及继发性心血管功能障碍。

1. 胆碱能神经 M 受体兴奋　M 样症状，不同的吸收途径，中毒症状出现的先后及严重程度也有所不同。

(1)当人体吸入或经眼接触毒物蒸气或雾剂后

1)首先出现：眼和呼吸道症状。表现为瞳孔明显缩小、眼球疼痛、结膜充血、睫状肌痉挛、视力模糊、眼眉疼痛。

2)随着药物的吸收，可见腺体分泌增加(涉及泪腺、鼻腔腺体、唾液腺、支气管和胃肠道)。

3)呼吸系统症状：包括胸腔紧缩感及呼吸困难(由于支气管平滑肌收缩、呼吸道腺体分泌增加所致)。

(2)当毒物由胃肠道摄入时：胃肠道症状可首先出现，表现为厌食、恶心、呕吐、腹痛、腹泻等。

(3)当毒物经皮肤吸收中毒时：首先可见与吸收部位最邻近区域出汗及肌束颤动。

严重中毒时，可见自主神经节呈先兴奋、后抑制状态，产生复杂的自主神经综合效应，表现为口吐白沫、呼吸困难、流泪、阴茎勃起、大汗淋漓、大小便失禁、心率减慢和血压下降。

2. 胆碱能神经肌肉接头　N 样症状，表现为肌无力、不自主肌束抽搐、震颤，并可导致明显的肌无力和麻痹，严重时可引起呼吸肌麻痹。

3. 中枢神经系统　先兴奋、不安，继而出现惊厥；后可转为抑制，出现意识模糊、共济失调、谵言、反射消失、昏迷、中枢性呼吸麻痹，以及延髓血管运动中枢和其他中枢抑制造成血压下降。

## 第三节　胆碱酯酶复活药

碘解磷定的药理作用及临床应用

### 一、药理作用

(1)恢复 AChE 的活性：与磷酰化胆碱酯酶结合成复合物，复合物再裂解形成磷酰化氯解磷定，使胆碱酯酶游离而复活。

(2)直接解毒作用：直接与体内游离的有机磷酸酯类结合，成为无毒的磷酰化氯解磷定从尿中排出，从而阻止游离的毒物继续抑制 AChE 活性。

### 二、临床应用

(1)明显减轻 N 样症状，对骨骼肌痉挛的抑制作用最为明显，能迅速抑制肌束颤动；

(2)改善中枢神经系统的中毒症状。

碘解磷定对 M 样症状影响较小，应与阿托品合用，以控制症状。

[经典例题 1]

新斯的明禁用于

A. 手术后尿潴留　　　　　　　　B. 阵发性室上性心动过速

C. 筒箭毒碱过量中毒　　　　　　D. 支气管哮喘

E. 肠麻痹

[参考答案] 1. D

# 第五章　M 胆碱受体阻断药——阿托品

### 一、药理作用

阻断 ACh 或胆碱受体激动药与 M 受体结合，从而拮抗它们的作用。

1. 腺体　抑制分泌。通过阻断 M 胆碱受体，抑制腺体分泌，对唾液腺与汗腺的作用最敏感。

在 0.5mg 时，即可见唾液腺及汗腺分泌减少；剂量增大，抑制作用更为显著。同时泪腺及呼吸道腺体分泌也明显减少，较大剂量也减少胃液分泌，但对胃酸浓度影响较小。

2. 眼　阻断 M 胆碱受体，使瞳孔括约肌和睫状肌松弛，出现扩瞳、升高眼压和调节麻痹。

(1)扩瞳：松弛瞳孔括约肌，使去甲肾上腺素能神经支配的瞳孔扩大肌功能占优势，瞳孔扩大。

(2)升高眼压：瞳孔扩大，使虹膜退向四周外缘，前房角间隙变窄，阻碍房水回流入巩膜静脉窦，造成眼内压升高。

(3)调节麻痹：使睫状肌松弛而退向外缘，使悬韧带拉紧，晶状体变为扁平，其折光度减低，只适合看远物，造成视近物模糊不清，这种作用称为调节麻痹。

3. 平滑肌　松弛。

阿托品对多种内脏平滑肌有松弛作用，尤其对过度活动或痉挛的平滑肌作用更为显著。它可抑制胃肠道平滑肌痉挛，降低蠕动的幅度和频率，阿托品也可降低尿道和膀胱逼尿肌的张力和收缩幅度。对胆管、支气管平滑肌的解痉作用较弱。

4. 心脏　兴奋。

(1)心率：较大剂量的阿托品通过阻断窦房结 M 受体而解除了迷走神经对心脏的抑制作用，从而引起心率的加快。在迷走神经张力高的青壮年，心率加快明显，而对运动时、婴幼儿和老年人的心率，阿托品影响较小。

(2)房室传导：阿托品可通过拮抗迷走神经的作用，加快房室传导，缩短房室结有效不应期，尤其在迷走神经张力过高时作用较明显。

5. 血管与血压　与剂量有关。

(1)治疗量：单独使用时对血管与血压无显著影响；

(2)大剂量：引起皮肤血管扩张，出现潮红、温热，尤其当微循环的血管痉挛时，有明显的解痉作用，可改善微循环。

扩血管作用机制可能是阿托品引起的体温升高导致的代偿性散热反应，或者是阿托品的直接扩血管作用所致(与阻断 M 受体无关)。

6. 中枢神经系统　与剂量有关。

(1)治疗量：对中枢兴奋作用不明显。

(2)较大剂量(1~2mg)：可轻度兴奋延髓和大脑出现烦躁不安、多语、谵妄等反应。

(3)中毒剂量(10mg 以上)：可见明显中枢中毒症状，严重中毒时可由兴奋转为抑制，发生昏迷与呼吸麻痹。

二、临床应用

1. 解除平滑肌痉挛　适用于各种内脏绞痛(胃肠绞痛、膀胱刺激症状)。对胆绞痛或肾绞痛疗效较差，需与镇痛药合用。

2. 抑制腺体分泌　用于全身麻醉前给药，以减少呼吸道腺体及唾液腺分泌，防止分泌物阻塞呼吸道及吸入性肺炎发生。也可用于严重盗汗及流涎症。

3. 眼科

(1)虹膜睫状体炎：用 0.5%~1%阿托品溶液滴眼，可松弛虹膜括约肌和睫状肌，使之充分休息，有助于炎症消退。尚可与缩瞳药交替应用，预防虹膜与晶状体的粘连。

(2)验光、检查眼底

①验光：利用阿托品调节麻痹作用，使晶状体固定，可准确测定晶状体的屈光度，进行验光配镜。但由于其作用持续时间较长，目前已少用，但因儿童的睫状肌调节功能较强，儿童验光仍需用阿托品。

②检查眼底：利用其扩瞳作用，利于眼底检查。

4. 缓慢型心律失常　治疗迷走神经过度兴奋所致的窦房阻滞、房室阻滞等缓慢型心律失常。

5. 抗休克　利用其大剂量可解除血管痉挛，舒张外周血管，改善微循环的作用。可用于暴发型流行性脑脊髓膜炎、中毒性菌痢、中毒性肺炎等所致的感染性休克。

6. 解救有机磷酸酯类中毒　解除 M 样中毒症状。

禁忌证：青光眼及前列腺肥大者。

三、不良反应及中毒

常见不良反应：口干、视力模糊、心率加快、瞳孔扩大及皮肤潮红等。随剂量增大，甚至出现明显中枢中毒症状。

0.5mg：心率轻度减慢，轻度口干。

1mg：口干，心率加快，瞳孔轻度扩大。

2mg：心悸，明显口干，瞳孔扩大，视近物模糊。

5mg：上述症状加重，语言不清，烦躁不安，皮肤干燥，发热，小便困难，肠蠕动减少。

10mg 以上：上述症状严重，脉速而弱，中枢兴奋明显，呼吸加快、加深，出现谵妄、幻觉、惊厥等。严重中毒时中枢可由兴奋转化为抑制，引起昏迷和呼吸麻痹等。

最低致死量：成人为 80~130mg，儿童约为 10mg。

补充：阿托品中毒的治疗：毒扁豆碱(或毛果芸香碱)解救，中枢兴奋时可用地西泮对抗。

[经典例题 1]

阿托品滴眼可引起

A. 扩瞳、升高眼压、调节痉挛　　　B. 缩瞳、降低眼压、调节麻痹

C. 扩瞳、降低眼压、调节麻痹　　　D. 扩瞳、升高眼压、调节麻痹

E. 缩瞳、降低眼压、调节痉挛

[参考答案] 1. D

# 第六章　肾上腺素受体激动药

## 第一节　去甲肾上腺素(NA)

激动 α 受体作用强大，对 $\alpha_1$ 和 $\alpha_2$ 受体无选择性。对心脏 $\beta_1$ 受体作用较弱，对 $\beta_2$ 受体几乎无作用。

### 一、药理作用

1. 血管　多数收缩，但冠脉扩张。激动血管的 $\alpha_1$ 受体，使血管收缩，主要是使小动脉和小静脉收缩。其中皮肤黏膜血管收缩最明显，其次是肾脏血管，脑、肝、肠系膜、骨骼肌的血管也收缩。

例外：冠状血管舒张(由于心脏兴奋，心肌的代谢产物腺苷增加所致)，同时因血压升高，提高了冠状血管的灌注压，故冠脉流量增加。

2. 心脏　理论与整体不同。理论上，激动心脏 $\beta_1$ 受体，使心肌收缩力加强，心率加快，传导加速，心排出量增加。但在整体情况下，心率由于血压升高而反射性减慢；由于 NA 的强烈血管收缩作用，总外周阻力增高，故心排出量不变或下降。剂量过大时，可能引起心律失常。

3. 血压　与剂量有关。

(1)小剂量：由于心脏兴奋使收缩压升高，而舒张压升高不明显，故脉压加大。

(2)较大剂量：因血管强烈收缩使外周阻力明显增高，故收缩压与舒张压均升高，脉压变小。

### 二、临床应用

去甲肾上腺素目前仅限于早期神经源性休克以及嗜铬细胞瘤切除后或药物中毒时的低血压。本药稀释后口服，可使食管和胃内血管收缩产生局部止血的作用。

### 三、不良反应及禁忌证

1. 不良反应

(1)局部组织缺血坏死：静脉滴注时间过长、浓度过高或药液漏出血管，可引起局部缺血坏死，表现为外漏或注射部位皮肤苍白。处理：停止注射或更换注射部位；热敷；用普鲁卡因或酚妥拉明(α受体阻断药)作局部浸润注射，以扩张血管。

(2)急性肾衰竭：滴注时间过长或剂量过大，可使肾脏血管剧烈收缩，产生少尿、无尿和肾实质损伤，故用药期间尿量应保持在每小时 25ml 以上。

2. 禁忌证　高血压、动脉硬化症、器质性心脏病及少尿、无尿、严重微循环障碍。

# 第二节　肾上腺素

## 一、药理作用

对 α 和 β 受体均有强大激动作用。

1. 兴奋心脏　激动心肌、传导系统和窦房结的 $\beta_1$ 受体，加强心肌收缩性，加速传导，加快心率，提高心肌兴奋性，心排出量增加。但同时提高心肌代谢，使心肌耗氧量增加，加之心肌兴奋性提高，可引起心律失常，出现期前收缩，甚至引起心室颤动。

2. 舒缩血管

(1)激动血管平滑肌上的 α 受体：血管收缩。小动脉及毛细血管前括约肌血管壁的肾上腺素受体密度高，血管收缩较明显；而静脉和大动脉的肾上腺素受体密度低，故收缩作用较弱——以皮肤、黏膜血管收缩为最强烈；内脏血管，尤其是肾血管也显著收缩；对脑和肺血管收缩作用十分微弱。

(2)激动 $\beta_2$ 受体：血管舒张。

1)骨骼肌和肝脏血管平滑肌上 $\beta_2$ 受体占优势　小剂量肾上腺素使骨骼肌血管舒张。

2)激动冠脉 $\beta_2$ 受体　冠状血管舒张(也有类似去甲肾上腺素使冠脉扩张的机制参与)。

3. 影响血压　与剂量有关，多为双相反应。血压改变多为双相反应，即给药后迅速出现明显的升压作用，而后出现微弱的降压反应，后者持续作用时间较长。

1)治疗量皮下注射：由于心脏兴奋，心肌收缩力增加，心排出量增加，故收缩压升高；但由于骨骼肌血管的舒张作用，抵消或超过了皮肤黏膜血管收缩作用的影响，故舒张压不变或略有下降；此时脉压加大，身体各部位血液重新分配，有利于紧急状态下机体能量供应的需要。

2)较大剂量静脉注射：由于缩血管反应使收缩压和舒张压均升高。

补充：肾上腺素升压效应的翻转：如先给 α 受体阻断药，再给肾上腺素时，血压不升反降，称为肾上腺素升压效应的翻转。

4. 松弛平滑肌　①激动支气管平滑肌 $\beta_2$ 受体，发挥强大的舒张支气管作用，并能抑制肥大细胞释放组胺等过敏性物质；②激动支气管黏膜血管的 α 受体，使其收缩，降低毛细血管的通透性，有利于消除支气管黏膜水肿；③$\beta_1$ 受体激动作用可使胃肠平滑肌张力降低、抑制妊娠末期的子宫张力和收缩；亦可使膀胱逼尿肌舒张，而 α 受体激动作用使三角肌和括约肌收缩，由此引起排尿困难和尿潴留。

5. 促进代谢　激动 β 受体，提高机体代谢。治疗剂量下，可使耗氧量升高 20%～30%；有显著的升高血糖作用，并可降低外周组织对葡萄糖的摄取。可激活甘油三酯酶，加速脂肪分解，使游离脂肪酸升高。

6. 中枢神经系统

(1)治疗量：无明显中枢兴奋现象(不易透过血-脑屏障)。

(2)大剂量：中枢出现兴奋症状，如激动、呕吐、肌强直，甚至惊厥等。

## 二、临床应用

1. 心脏骤停　用于溺水、麻醉和手术过程中的意外、药物中毒、传染病和心脏传导阻滞等所致的心脏骤停。对电击所致的心脏骤停用肾上腺素配合除颤器或利多卡因等措施进行抢救。

2. 过敏性疾病

(1)过敏性休克：为治疗过敏性休克首选药。

机制为：收缩小动脉和毛细血管前括约肌，降低毛细血管的通透性；改善心功能，缓解支气管痉挛；减少过敏介质释放，扩张冠状动脉。

(2)支气管哮喘：仅用于急性发作者(由于不良反应严重)。

(3)血管神经性水肿及血清病：迅速缓解血管神经性水肿、血清病、荨麻疹、枯草热等超敏反应性疾病的症状。

3. 与局麻药配伍及局部止血　在局麻药中加入少量肾上腺素，可延缓局麻药的吸收、延长局麻药的麻醉时间、减少吸收中毒的可能。鼻黏膜或牙龈出血时用浸有 0.1%盐酸肾上腺素的纱布或棉球压迫或填塞出血处。

4. 治疗青光眼　通过促进房水流出及使 β 受体介导的眼内反应脱敏感化，降低眼内压。

# 第三节 多巴胺

## 一、药理作用

激动 α、β 和外周多巴胺(DA)受体。

1. 兴奋心脏 直接激动心脏 $\beta_1$ 受体并间接促进去甲肾上腺素释放作用，使心肌收缩力增强，心排出量增加。

2. 血管 与剂量有关。

(1)低浓度：与位于肾脏、肠系膜和冠脉的多巴胺受体结合 相应血管舒张。

(2)大剂量：激动血管的 α 受体 皮肤黏膜血管收缩，使血压升高。

还可促进神经末梢释放去甲肾上腺素，产生心血管效应。

3. 肾脏 与剂量有关。

(1)低浓度：作用于 $D_1$ 受体，舒张肾血管，使肾血流量增加，肾小球的滤过率也增加。同时多巴胺还可抑制肾小管对 $Na^+$ 的重吸收，产生排钠利尿作用。

(2)大剂量：肾血管明显收缩，肾血流减少。

## 二、临床应用

1. 休克 各种休克如感染中毒性休克、心源性休克及出血性休克等。

2. 急性肾衰竭 与利尿药合用，可使尿量增加，改善肾功能。对急性心功能不全，具有改善血流动力学的作用。

# 第四节 异丙肾上腺素

## 一、药理作用

主要激动 β 受体，对 $\beta_1$ 和 $\beta_2$ 受体选择性很低，对 α 受体几乎无作用。

1. 兴奋心脏 激动心脏 $\beta_1$ 受体，对窦房结有显著兴奋作用，表现为正性肌力和正性频率，缩短收缩期和舒张期。心肌耗氧量明显增加，也能引起心律失常。

2. 扩张血管 激动 $\beta_2$ 受体，使骨骼肌、冠状血管、肾及肠系膜血管舒张，也有增加组织血流量的作用。

3. 影响血压 由于心脏兴奋，心排出量增加，故收缩压升高，又因血管扩张，外周阻力下降，故舒张压下降，脉压差加大。大剂量静脉注射血压下降。降低冠状血管的灌注压，而冠脉有效血流量并不增加。

4. 扩张支气管 激动 $\beta_2$ 受体，舒张支气管平滑肌，并具有抑制组胺等过敏性物质释放的作用。但对支气管黏膜的血管无收缩作用(对 α 受体无作用)，故消除黏膜水肿的作用不如肾上腺素。久用可产生耐受性。

5. 促进代谢 增加糖原分解，增加组织耗氧量。其升高血中游离脂肪酸作用与肾上腺素相似，而升高血糖作用较弱。

6. 不易透过血–脑屏障，中枢兴奋作用不明显。

## 二、临床应用

1. 支气管哮喘 舌下或喷雾给药用于控制支气管哮喘急性发作，疗效快而强。

2. 房室传导阻滞 舌下给药或静脉滴注治疗二、三度房室传导阻滞。

3. 心脏骤停 与去甲肾上腺素或间羟胺合用作心室内注射。

4. 感染性休克 适用于中心静脉压高、心排出量低的感染性休克。

## [经典例题 1]

用药剂量过大或时间过长时，可引起急性肾功能衰竭的拟肾上腺素药是

A. 肾上腺素　　　　B. 去甲肾上腺素　　　C. 异丙肾上腺素　　　D. 间羟胺　　　　　E. 多巴胺

[参考答案] 1. B

# 第七章　肾上腺素受体阻断药

## 第一节　α肾上腺素受体阻断药

**酚妥拉明**

### 一、药理作用

竞争性地阻断 α 受体，对 $\alpha_1$、$\alpha_2$ 受体具有相似的亲和力，可拮抗肾上腺素的 α 型作用。

1. 扩张血管　阻断血管平滑肌 $\alpha_1$ 受体和直接扩张血管作用，能使血管舒张，血压下降。

2. 兴奋心脏　使心肌收缩力增强，心率加快，心排出量增加。兴奋心脏的机制有二。

(1)血管舒张，血压下降，反射性兴奋交感神经。

(2)阻断神经末梢突触前膜 $\alpha_2$ 受体，促进去甲肾上腺素释放，激动心脏 $\beta_1$ 受体。

3. 其他　拟胆碱作用，使胃肠平滑肌兴奋；组胺样作用，使胃酸分泌增加。

### 二、临床应用

1. 外周血管痉挛性疾病　如肢端动脉痉挛的雷诺氏综合征、血栓闭塞性脉管炎及冻伤后遗症。

2. 去甲肾上腺素滴注外漏的处理　可用酚妥拉明皮下浸润注射。

3. 肾上腺嗜铬细胞瘤的治疗、鉴别诊断、骤发高血压危象以及术前准备。

4. 抗休克　尤其对休克症状改善不佳而左室充盈压增高者疗效好。适用于感染性、心源性和神经源性休克，但给药前必须补足血容量。

5. 急性心肌梗死和顽固性充血性心力衰竭　可用于治疗其他药物无效的急性心肌梗死及充血性心脏病所致的心力衰竭。因可扩张血管、降低外周阻力，使心脏后负荷明显降低、左室舒张末期压力与肺动脉压下降、心排出量增加，心力衰竭得以减轻。

6. 药物引起的高血压　用于肾上腺素等拟交感药物过量所致的高血压，亦可用于突然停用可乐定后出现的高血压危象。

## 第二节　β肾上腺素受体阻断药

包括：普萘洛尔、美托洛尔、吲哚洛尔、阿替洛尔和噻吗洛尔等。

### 一、药理作用

1. β 受体阻断作用

(1)心血管系统

①阻断 β 受体：抑制心脏，主要表现为心率减慢，心肌收缩力减弱，延缓心房和房室结的传导，延长心电图的 P-R 间期。心排出量减少，心肌耗氧量下降，血压略降。

②阻断血管 $\beta_2$ 受体及抑制心脏的作用：使肝、肾和骨骼肌等血流量减少。

③冠状血管血流量降低。

(2)支气管平滑肌：阻断支气管平滑肌 $\beta_2$ 受体，使支气管平滑肌收缩而增加呼吸道阻力。对支气管哮喘或 COPD 患者，可诱发或加重哮喘。

(3)代谢

①脂肪代谢：长期应用，可增加血浆中 VLDL，中度升高血浆甘油三酯，降低 HDL，而 LDL 无变化，减少游离脂肪酸自脂肪组织的释放，增加冠状动脉粥样硬化性心脏病的危险性。

②糖代谢：能延缓胰岛素治疗后血糖水平的恢复(抑制了低血糖引起儿茶酚胺释放所致的糖原分解)。与 α 受体阻断药合用可拮抗肾上腺素升高血糖的作用。甲亢时，可抑制 $T_4$ 转变为 $T_3$，有效控制甲亢症状。

(4)肾素：通过阻断肾小球旁器细胞的 $\beta_1$ 受体而抑制肾素的释放，这可能是其降血压原因之一。

2. 内在拟交感活性(ISA)　有些 β 肾上腺素受体阻断药与 β 受体结合后除能阻断受体外，对 β 受体还具有部分激动作用，称为内在拟交感活性。如吲哚洛尔、拉贝洛尔。这种作用通常被其β受体阻断作用所掩盖。

3. 膜稳定作用 某些β受体阻断药具有局麻作用和奎尼丁样作用，这两种作用都是由于其降低细胞膜对离子的通透性所致，故称为膜稳定作用。

4. 其他 普萘洛尔有抗血小板聚集作用。有些β受体阻断药尚有降低眼内压作用。这可能是由于减少房水的形成所致。

二、临床应用(官方指南已删除，但重要，建议保留 TANG)

1. 快速型心律失常 尤其对运动或情绪紧张、激动所致心律失常或因心肌缺血、强心苷中毒引起的心律失常疗效好。

2. 心绞痛和心肌梗死 早期应用可降低心肌梗死患者的复发和猝死率，对心绞痛有良好疗效。

3. 高血压 是治疗高血压的基础药物。可单独使用或与其他降压药物配伍使用。

4. 充血性心力衰竭 对扩张型心肌病的心衰治疗作用明显。可能与以下几方面因素有关：①改善心脏舒张功能；②缓解由儿茶酚胺引起的心脏损害；③抑制前列腺素或肾素所致的缩血管作用；④使β受体上调，恢复心肌对内源性儿茶酚胺的敏感性。

5. 其他 用于焦虑状态，辅助治疗甲状腺功能亢进及甲状腺危象。也用于嗜铬细胞瘤和肥厚型心肌病。普萘洛尔亦试用于偏头痛、肌震颤、肝硬化的上消化道出血。噻吗洛尔降低眼内压可局部用于治疗青光眼。

三、不良反应及禁忌证(禁忌证官方指南已删除，但重要，建议保留 TANG)

1. 不良反应

(1)一般不良反应：恶心、呕吐、轻度腹泻等消化道症状。

(2)严重不良反应

1)抑制心血管：①阻断心脏 $β_1$ 受体：抑制心脏。故对心功能不全、窦性心动过缓和房室传导阻滞的患者，可加重病情，甚至导致心脏骤停。②阻断血管平滑肌 $β_2$ 受体：外周血管收缩甚至痉挛，导致四肢发冷、皮肤苍白或发绀，出现雷诺症状或间歇跛行，甚至可引起脚趾溃烂和坏死。

2)诱发或加重支气管哮喘：阻断支气管平滑肌 $β_2$ 受体，呼吸道阻力增加所致。

3)反跳现象：长期应用，突然停药，可引起原来病情加重，如血压上升、严重心律失常或心绞痛发作次数增加，甚至产生急性心肌梗死或猝死。

4)其他：偶见眼-皮肤黏膜综合征、幻觉、失眠、抑郁、低血糖及加强降血糖药的降血糖作用。

2. 禁忌证 心肌梗死患者及肝功能不良者慎用。禁用于严重左室心功能不全、窦性心动过缓、重度房室传导阻滞和支气管哮喘。

[经典例题 1]

下列何药可用于诊断嗜铬细胞瘤

A. 阿托品　　　　B. 肾上腺素　　　　C. 山莨菪碱　　　　D. 酚妥拉明　　　　E. 普萘洛尔

[参考答案] 1. D

# 第八章 局部麻醉药

简称局麻药，是一类以适当的浓度应用于局部神经末梢或神经干周围的药物。能暂时、完全和可逆性的阻断神经冲动的产生和传导，在意识清醒的条件下可使局部痛觉等感觉暂时消失。局麻作用消失后，神经功能可完全恢复，同时对各类组织无损伤性影响。

## 第一节 局麻作用及作用机制

一、局麻作用

局麻药作用于神经，提高阈电位，抑制动作电位去极化上升的速度，延长动作电位不应期，甚至使神经细胞丧失兴奋性及传导性。首先消失的是持续性钝痛(如压痛),其次是短暂性锐痛,最后发生运动麻痹。

二、作用机制

正常神经动作电位的产生是由于神经受刺激时引起膜通透性的改变,产生 $Na^+$ 内流和 $K^+$ 外流。局麻药作用机制是:局麻药阻断神经细胞膜上的电压门控性 $Na^+$ 通道,使 $Na^+$ 不能进入细胞内,阻止动作电位和神经冲动的传递,从而产生局麻作用。

## 第二节　常用局麻药

表 4-3　丁卡因、普鲁卡因与利多卡因的临床应用

| 丁卡因 | 常用于表面麻醉(对黏膜的穿透性强),也可用于传导麻醉、腰麻和硬膜外麻醉。以 0.5%~1% 溶液滴眼,作用迅速,无角膜损伤等不良反应。不用于浸润麻醉(毒性大)。作用迅速,1~3 分钟显效,持续 2~3 小时 |
| --- | --- |
| 普鲁卡因 | 浸润麻醉、传导麻醉、蛛网膜下腔麻醉和硬膜外麻醉。也可用于损伤部位的局部封闭。不用于表面麻醉(对黏膜的穿透力弱)。注射给药后 1~3 分钟起效,维持 30~45 分钟。加用肾上腺素后可延长 20% |
| 利多卡因 | 全能麻醉药:可用于多种形式的局部麻醉,主要用于传导麻醉和硬膜外麻醉。目前应用最多,起效快、作用强而持久、穿透力强、安全范围较大,对普鲁卡因过敏者可选用此药;还可用于治疗心律失常。不良反应——毒性大小与所用药液的浓度有关,增加浓度可相应增加毒性反应,且毒性反应来势凶猛 |

[经典例题 1]

局麻作用机制是

A. 阻断电压依赖性 $Na^+$ 通道和 $K^+$ 通道　　　　　B. 阻断 $Ca^{2+}$ 通道

C. 阻断 $K^+$ 通道　　　　　D. 阻断 $Cl^-$ 通道

E. 阻断 $H^+$ 通道

[参考答案] 1. A

# 第九章　镇静催眠药——苯二氮䓬类

一、药理作用

1. 抗焦虑作用　小剂量即可对各种原因引起焦虑均有显著疗效。主要用于焦虑症。抗焦虑作用可能是通过对边缘系统中的 BZ 受体的作用而实现的。

2. 镇静催眠作用　随着剂量增大,可引起镇静及催眠作用,能明显缩短入睡时间,显著延长睡眠持续时间,减少觉醒次数。主要延长非快动眼睡眠(NREMS)的第 2 期,缩短 3 期和 4 期的非快动眼睡眠(NREMS),减少发生于此期的夜惊或梦游症,而对快动眼睡眠(REMS)的影响较小。

3. 抗惊厥、抗癫痫作用　地西泮静脉注射是治疗癫痫持续状态的首选药物。另可用于辅助治疗破伤风、子痫、小儿高热惊厥及药物中毒性惊厥。

4. 中枢性肌肉松弛作用　可缓解人类大脑损伤所致的肌肉僵直,也可缓解动物的去大脑僵直。

5. 其他　较大剂量可致暂时性记忆缺失、轻度抑制肺泡换气功能、降低血压、减慢心率,常用作心脏电击复律及各种内镜检查前用药。

二、作用机制

人体内的一种抑制性神经递质 GABA(γ-氨基丁酸)作用于 $GABA_A$ 受体,使细胞膜对 $Cl^-$ 通透性增加,$Cl^-$ 大量进入细胞膜内引起膜超极化,使神经元兴奋性降低。

苯二氮䓬类的中枢作用主要可能与加强中枢抑制性神经递质 γ-氨基丁酸(GABA)功能有关,还可能和药物作用于不同部位的 $GABA_A$ 受体密切相关。苯二氮䓬类与 $GABA_A$ 受体复合物上的 BZ 受点结合,诱导受体发生构象变化,促进 GABA 与 $GABA_A$ 受体结合,增加 $Cl^-$ 通道开放的频率而增加 $Cl^-$ 内流,增强了 GABA 的抑制作用,产生

中枢抑制效应。

**[经典例题1]**

苯二氮䓬类药物的催眠作用机制是

A. 促进 GABA 的释放

B. 与 GABA$_A$ 受体亚单位结合

C. 与 β 亚单位苯二氮䓬类受体结合

D. 增强 GABA 能神经传递和突触抑制

E. 减慢 GABA 的降解

[参考答案] 1. D

### 三、临床应用及不良反应

1. 临床应用

①焦虑症，常作为首选药使用；

②失眠症，已完全取代巴比妥类；

③可用于辅助治疗破伤风、子痫、小儿高热惊厥及药物中毒性惊厥，地西泮静脉注射是治疗癫痫持续状态的首选药物；

④肌强直和肌痉挛；

⑤心脏电击复律及各种内镜检查前用药。

2. 不良反应 毒性较小，安全范围大。常见不良反应：

1) 后遗效应 包括头晕、乏力、嗜睡、记忆力下降等，长效类尤为明显，大剂量可致共济失调；

2) 呼吸循环抑制 一次性大量服用或静脉注射过快可致呼吸循环功能抑制，出现呼吸频率减慢、血压下降、循环衰竭，可用苯二氮䓬类拮抗剂氟马西尼进行鉴别诊断和抢救；

3) 依赖性和成瘾 长期大剂量用药可产生；

4) 致畸性 长期用药可致畸，故妊娠早期禁用；产前和哺乳期慎用；

5) 与其他中枢抑制药合用可导致中枢抑制作用加重。

# 第十章　抗癫痫药和抗惊厥药

## 第一节　苯妥英钠

### 一、药理作用

1. 本品不能抑制癫痫病灶异常放电，但可选择性地抑制 PTP（强直后增强）形成，使异常放电的扩散受到阻抑。

PTP：是指反复高频电刺激突触前神经纤维，引起突触传递的易化，再以单个刺激作用于突触前神经元，使突触后纤维的反应较未经强直刺激前为强。在癫痫病灶异常放电的扩散过程中 PTP 起易化作用。

2. 具有膜稳定作用，可降低细胞膜对 Na$^+$ 和 Ca$^{2+}$ 的通透性，抑制 Na$^+$ 和 Ca$^{2+}$ 的内流，导致动作电位不易产生。

### 二、临床应用

1. 抗癫痫 是治疗大发作和局限性发作首选药，对小发作无效，有时甚至使病情恶化。

2. 中枢疼痛综合征 治疗三叉神经痛和舌咽神经痛等。

3. 抗心律失常。

### 三、不良反应

1. 局部刺激 药物的强碱性刺激胃肠道引起恶心、呕吐、食欲缺乏等；长期应用可引起牙龈增生。

2. 神经系统症状 眩晕、头痛、共济失调。

3. 造血系统症状 巨幼细胞贫血（原因：药物抑制二氢叶酸还原酶，影响叶酸代谢）。

4. 过敏反应 皮疹和发热，偶见严重皮肤反应如剥脱性皮炎、系统性红斑。

## 第二节　卡马西平

### 一、药理作用

1. 类似苯妥英钠，阻滞 $Na^+$ 通道，抑制癫痫灶及其周围神经元放电。
2. 增强 GABA 在突触后的抑制作用。

### 二、临床应用

1. 抗癫痫　广谱，是治疗单纯性局限性发作和大发作的首选药物之一，还有抗复合性局限性发作和小发作的作用。
2. 癫痫并发的精神症状。
3. 神经痛　优于苯妥英钠。
4. 尿崩症。
5. 抗抑郁　对锂盐无效的躁狂、抑郁症有效。

## 第三节　苯巴比妥、扑米酮、乙琥胺、丙戊酸钠

表 4-4　四类抗癫痫药的临床应用和不良反应（TANG 小结）

| | 临床应用 | 不良反应 |
|---|---|---|
| 1. 苯巴比妥 | 主要用于治疗癫痫大发作及癫痫持续状态，对单纯的局限性发作及精神运动性发作也有效。不作为首选药。对小发作和婴儿痉挛效果差 | (1) 嗜睡、精神萎靡；<br>(2) 长期使用能产生耐受性 |
| 2. 扑米酮 | 只用于其他药物不能控制的患者 | (1) 中枢神经系统症状——镇静、嗜睡、眩晕、复视及共济失调等；<br>(2) 血液系统毒性反应——白细胞减少、血小板减少以及贫血等 |
| 3. 乙琥胺 | 抗癫痫：小发作首选；<br>由于小发作常伴有大发作，因此应与治疗大发作药物合用 | (1) 胃肠道反应，常见；<br>(2) 中枢神经系统　易引起精神行为异常，有神经病史者慎用；<br>(3) 造血系统　偶见嗜酸性粒细胞缺乏症或粒细胞缺失症，严重者发生再生障碍性贫血 |
| 4. 丙戊酸钠 | 广谱抗癫痫药，对各类癫痫都有一定疗效。是大发作合并小发作时的首选药物。<br>对大发作疗效不及苯妥英钠、苯巴比妥；对小发作优于乙琥胺，因其肝脏毒性不作为首选药物。对复杂部分性发作疗效近似卡马西平，对非典型的小发作疗效不及氯硝西泮。对其他药物未能控制的顽固性癫痫可能奏效 | (1) 消化系统症状；<br>(2) 中枢神经系统症状；<br>(3) 肝损害　天门冬氨酸氨基转移酶升高。偶见重症肝炎、急性胰腺炎和高氨血症；<br>(4) 其他　皮疹、脱发，出血时间延长 |

## 第四节　硫酸镁

### 一、药理作用

$Mg^{2+}$ 主要存在于细胞内液，参与多种酶活性的调节，影响神经冲动传递和维持肌肉的应激性。注射硫酸镁能抑制中枢及外周神经系统，使骨骼肌、心肌、血管平滑肌松弛，从而发挥肌松和降压作用。

### 二、临床应用

缓解子痫、破伤风等惊厥，也常用于高血压危象。

[经典例题 1]

防治小发作的首选药

A. 苯妥英钠　　　B. 卡马西平　　　C. 苯巴比妥　　　D. 硫酸镁　　　E. 乙琥胺

[参考答案] 1. E

# 第十一章　抗帕金森病药

## 第一节　左旋多巴

### 一、体内过程

左旋多巴(L-DOPA)是 DA 的前体。口服后主要在小肠吸收，绝大部分在外周组织被 L-芳香族氨基酸脱羧酶脱羧成为多巴胺，仅 1%左右的 L-DOPA 能进入中枢神经系统发挥疗效。若同时合用 L-芳香族氨基酸脱羧酶抑制药(卡比多巴)，可减少外周 DA 生成，使左旋多巴更多地进入脑内，增加血和脑内 L-DOPA 达 3~4 倍，转化为 DA 而生效，并可减少不良反应。L-DOPA 生成的多巴胺一部分通过突触前膜的摄取机制返回多巴胺能神经末梢，另一部分被单胺氧化酶(MAO)或儿茶酚胺-O-甲基转移酶(COMT)代谢，经肾排泄。

### 二、药理作用及临床应用

1. 药理作用　作为多巴胺的前体，L-DOPA 通过血-脑屏障后，经过上述体内过程，补充纹状体中多巴胺的不足。

2. 临床应用　治疗各种类型帕金森病(PD)，但对吩噻嗪类等抗精神病药所引起的帕金森综合征无效。

### 三、不良反应

1. 早期反应

(1)胃肠道反应　为 L-DOPA 在外周和中枢脱羧成 DA，分别直接刺激胃肠道和兴奋延脑催吐化学感受区 $D_2$ 受体所致。可出现厌食、恶心、呕吐，还可引起腹胀、腹痛和腹泻等。偶见溃疡出血或穿孔。

(2)心血管反应　直立性低血压，原因可能是：外周形成的 DA，一方面作用于交感神经末梢，反馈性抑制交感神经末梢释放 NA；另一方面作用于血管壁的 DA 受体，舒张血管。还可出现心律不齐。

2. 长期反应

(1)运动过多症　由于服用大量 L-DOPA 后，多巴胺受体过度兴奋，出现手足、躯体和舌的不自主运动。

(2)症状波动　服药 3~5 年后，有 40%~80%患者出现症状快速波动，重则出现"开-关反应"。"开"时活动正常或几近正常，而"关"时突然出现严重的 PD 症状。

(3)精神症状　有逼真的梦幻、幻想、幻视等，也有抑郁症等精神病症状，可能与 DA 作用于大脑边缘系统有关。

## 第二节　卡比多巴

### 一、药理作用

不能通过血-脑屏障，与 L-DOPA 合用时，仅抑制外周 L-芳香族氨基酸脱羧酶(AADC)使左旋多巴的不良反应明显减少；从而使进入中枢神经系统的 L-DOPA 增加，症状波动减轻。

### 二、临床应用

与 L-DOPA 制成复方制剂心宁美，用于治疗帕金森病。现有心宁美控释剂，临床作为治疗 PD 的首选药。

## 第三节　苯海索

### 一、药理作用

通过拮抗中枢胆碱受体而减弱黑质-纹状体通路中 ACh 的作用，抗震颤效果好，也能改善运动障碍和肌肉强直。

## 二、临床应用

用于少数不能接受 L-DOPA 或多巴胺受体激动药的 PD 患者。

**[ 经典例题 1 ]**

左旋多巴体内过程的特点是

A. 口服给药后主要在胃内吸收

B. 口服给药后大部分在肾内被脱羧

C. 口服给药进入中枢药量很少

D. 在外周不能代谢为多巴胺

E. 进入中枢后经多巴胺脱羧酶代谢灭活

[参考答案] 1. C

# 第十二章　抗精神失常药

## 第一节　氯丙嗪

### 一、药理作用及临床应用

(一)药理作用

阻断不同部位的多巴胺受体，发挥不同的作用。

1. 中枢神经系统　神经安定作用。

(1)抗精神病作用：通过阻断中脑-边缘系统和中脑-皮层系统的 $D_2$ 受体，发挥抑制中枢神经系统的作用，显著控制活动状态和躁狂状态而又不损伤感觉能力。

正常人口服治疗量氯丙嗪后出现安静、活动减少、感情淡漠和注意力下降、对周围事物不感兴趣、答话缓慢，而理智正常，在安静环境下易入睡，但易唤醒，醒后神态清楚，随后又易入睡。

精神分裂症患者服用后能迅速控制兴奋躁动状态。大剂量连续用药能消除患者的幻觉和妄想等症状，减轻思维障碍，使患者恢复理智，情绪安定，生活自理。

(2)镇吐作用：具有较强的镇吐作用。小剂量阻断延脑第四脑室底部的催吐化学感受区的 $D_2$ 受体；大剂量直接抑制呕吐中枢。

(3)对体温调节的作用：抑制下丘脑体温调节中枢。特点如下：

①不但降低发热机体的体温，也能降低正常体温。

②降温作用随外界环境温度而变化：与物理降温同时应用有协同作用；在炎热天气，可使体温升高。

2. 内分泌系统　阻断结节-漏斗系统中的 $D_2$ 亚型受体，导致如下情况。

抑制催乳素抑制因子释放、致催乳素分泌增加；还可抑制垂体生长激素、促性腺激素、促肾上腺皮质激素的分泌。

3. 自主神经系统　阻断肾上腺素 α 受体和 M 胆碱受体。

(1)阻断 α 受体：血管扩张、血压下降。但不适合于高血压的治疗(副作用多)。

(2)阻断 M 胆碱受体：口干、便秘、视力模糊，作用较弱。

(二)临床应用

1. 精神分裂症

(1)主要用于：Ⅰ型精神分裂症，尤其对急性患者效果显著，起效较快。

(2)其他有效的情况：①精神病伴有的兴奋、躁动、紧张、幻觉和妄想等症状；②各种器质性精神病(如脑动脉硬化性精神病、感染中毒性精神病)和症状性精神病的兴奋、幻觉和妄想症状；③进攻、亢进、妄想、幻觉等阳性症状。

(3)效果不好的情况：①对阴性症状效果不显著；②对慢性精神分裂症患者疗效较差；③对Ⅱ型精神分裂症患者无效甚至加重病情。

2. 呕吐和顽固性呃逆　对多种呕吐和顽固性呃逆有显著疗效，对晕动症无效。

3. 低温麻醉与人工冬眠

（1）物理降温配合氯丙嗪应用可降低患者体温，因而可用于低温麻醉。

（2）氯丙嗪与其他中枢抑制药合用于"人工冬眠"，有利于机体度过危险的缺氧缺能阶段。用于严重创伤、感染性休克、高热惊厥、中枢性高热及甲状腺危象等的辅助治疗。

## 二、不良反应

1. 锥体外系反应　由于氯丙嗪阻断黑质-纹状体通路的 $D_2$ 受体，使纹状体中的 DA 功能减弱、ACh 的功能增强而引起，表现为：

（1）帕金森综合征：肌张力增高、面容呆板、动作迟缓、肌肉震颤、流涎等。

（2）静坐不能：坐立不安、反复徘徊。

（3）急性肌张力障碍：由于舌、面、颈及背部肌肉痉挛，出现强迫性张口、伸舌、斜颈、呼吸运动障碍及吞咽困难。

部分患者还可引起：迟发性运动障碍，表现为口-面部不自主的刻板运动，广泛性舞蹈样手足徐动症，停药后仍长期不消失。其机制可能是因 DA 受体长期被阻断，受体敏感性增加或反馈性促进突触前膜 DA 释放增加所致。

2. 精神异常　意识障碍、淡漠、兴奋、躁动、消极、抑郁、幻觉、妄想等。

3. 中枢抑制症状、M 受体阻断症状和 α 受体阻断症状。

4. 心血管　体位性低血压，持续性低血压休克；心电图异常，心律失常。

5. 内分泌系统反应　高催乳素血症，导致溢乳、闭经及妊娠试验假阳性。

6. 过敏反应　皮疹、接触性皮炎。少数出现肝损害、再生障碍性贫血等。

7. 急性中毒　一次吞服大剂量，出现昏睡、血压下降至休克水平，并出现心肌损害，如心动过速、心电图异常。

8. 惊厥与癫痫　有惊厥和癫痫史者易发生，应慎用。

# 第二节　丙咪嗪

## 一、药理作用和临床应用

1. 中枢神经系统

（1）抗抑郁的机制：阻断 NA、5-HT 在神经末梢的再摄取，从而使突触间隙的递质浓度增高，促进突触传递功能。

（2）正常人服用后：出现安静、思睡、血压稍降以及抗胆碱反应。

（3）抑郁症患者连续服药后：精神振奋，症状减轻。

2. 自主神经系统　阻断 M 受体。

3. 心血管系统　治疗量可降低血压，致心律失常。可能与该药阻断单胺类再摄取从而引起心肌中 NA 浓度增高有关。且对心肌有奎尼丁样直接抑制效应。

## 二、临床应用

1. 各种抑郁症　也可用于强迫症，对精神病的抑郁成分效果较差。

2. 小儿遗尿症　睡前口服，疗程 3 个月。

3. 焦虑和恐惧症。

# 第三节　碳酸锂

## 一、药理作用

治疗量对正常人精神行为没有明显影响。但对躁狂症有显著疗效，使语言、行为恢复正常。其治疗机制主要在于：①抑制去极化和 $Ca^{2+}$ 依赖的 NA 和 DA 从神经末梢释放，而不影响或促进 5-HT 的释放；②摄取突触间隙中儿茶酚胺，并增加其灭活，使突触间隙 NA 浓度降低。③抑制腺苷酸环化酶和磷脂酶 C 所介导的反应；④影响 $Na^+$、$Ca^{2+}$、$Mg^{2+}$ 的分布，影响葡萄糖的代谢。

主要用于抗躁狂，对急性躁狂和轻度躁狂疗效显著。有时对抑郁症也有效。

## 二、不良反应

安全范围窄，超过 2mmol/L 即出现中毒症状。轻度毒性症状有恶心、呕吐、腹痛、腹泻和细微震颤；较严重者出现精神紊乱、反射亢进、明显震颤、发音困难、惊厥、甚至昏迷与死亡。

## 第四节　氯氮平

### 一、药理作用

氯氮平属于苯二氮䓬类，是选择性 $D_4$ 亚型受体拮抗剂，为新型抗精神病药。其特别的优点是几乎无锥体系反应，与其特异性拮抗中脑边缘系统和中脑皮层系统的 $D_4$ 亚型受体、对黑质-纹状体系统的 $D_2$ 和 $D_3$ 亚型受体几无亲和力有关。

### 二、临床应用　治疗精神分裂症的首选药。

对精神分裂症的疗效与氯丙嗪相当，但起效迅速，抗精神病作用强，对其他抗精神病药无效的精神分裂症的阴性和阳性症状都有治疗作用；也适用于慢性患者；也可用于长期使用氯丙嗪等抗精神病药物引起的迟发运动障碍，用药后症状可获明显改善，原有精神疾病也得到控制；对情感淡漠和逻辑思维障碍的改善较差。

## 第五节　氟西汀

### 一、药理作用　强效选择性 5-HT 抑制剂。

抑制 5-HT 的强度比抑制 NA 强 200 倍，对肾上腺素受体、组胺受体、$GABA_B$ 受体、M 受体及 5-HT 受体几乎无亲和力。

### 二、临床应用

1. 抑郁症　疗效与三环类抗抑郁药相当，耐受性及安全性则更优。
2. 神经性贪食症　60mg/d。
3. 强迫症。

# 第十三章　镇痛药

## 第一节　吗　啡

### 一、药理作用及作用机制

(一)药理作用

1. 中枢神经系统

(1)镇痛作用：强大的镇痛作用，对绝大多数急性痛和慢性痛的镇痛效果良好，对持续性慢性钝痛作用大于间断性锐痛，对神经性疼痛的效果较差。

(2)镇静、致欣快作用，其中致欣快作用是吗啡镇痛效果良好的重要因素，也是造成强迫用药的重要原因。该作用可能与激活边缘系统和蓝斑核的阿片受体，以及中脑边缘叶的中脑腹侧背盖区-伏隔核多巴胺能神经通路与阿片受体/肽系统的相互作用有关。

(3)抑制呼吸：治疗量即可抑制呼吸，使呼吸频率减慢、潮气量降低、每分通气量减少，其中呼吸频率减慢尤为突出，并随剂量增加而作用增强，呼吸抑制是吗啡急性中毒致死的主要原因。与其降低脑干呼吸中枢对血液 $CO_2$ 张力的敏感性以及抑制脑桥呼吸调节中枢有关。

(4)镇咳：直接抑制延髓咳嗽中枢。可能与激动延脑孤束核阿片受体有关。

(5)缩瞳：针尖样瞳孔为其中毒特征。治疗量尚可降低正常人和青光眼患者眼内压。

(6)其他中枢作用：作用于下丘脑体温调节中枢，可使体温略有降低；兴奋延髓催吐化学感受区，引起恶心和呕吐。抑制下丘脑释放促性腺激素释放激素(GnRH)和促肾上腺皮质激素释放激素(CRH)，从而降低血浆促肾上腺皮质激素(ACTH)、黄体生成素(LH)、卵泡刺激素(FSH)的浓度。

2. 平滑肌

（1）胃肠道平滑肌：减慢胃蠕动，提高胃窦部及十二指肠上部的张力，使胃排空延迟，易致食物反流；提高小肠及大肠平滑肌张力，延缓肠内容物通过，促使水分吸收增加，并抑制消化腺的分泌；提高回盲瓣及肛门括约肌张力，易引起便秘。

（2）胆道平滑肌：引起胆道奥狄括约肌痉挛性收缩，使胆总管压和胆囊内压亦明显提高，可致上腹不适甚至胆绞痛。

（3）其他平滑肌：

①降低子宫张力、收缩频率和收缩幅度，延长产妇分娩时程；

②提高膀胱外括约肌张力，导致尿潴留；

③大剂量收缩支气管平滑肌，诱发或加重哮喘。

3. 心血管系统

（1）扩张血管，引起直立性低血压。

（2）抑制呼吸，使体内 $CO_2$ 蓄积，引起脑血管扩张、阻力降低，导致脑血流增加和颅内压增高。

4. 免疫系统　抑制免疫。主要与激动 μ 受体有关。可抑制 HIV 蛋白诱导的免疫反应，这可能是吗啡吸食者易感 HIV 的主要原因。

（二）作用机制

镇痛作用：主要是模拟内源性阿片肽对痛觉的调制功能而产生。吗啡通过激动脊髓胶质区、丘脑内侧等部位的阿片受体，主要是 μ 受体，减少感觉神经纤维 P 物质等释放，从而减弱或阻滞痛觉信号的传导。

缓解疼痛所引起的不愉快、焦虑等情绪和导致欣快感：是由于吗啡能激活中脑边缘系统和蓝斑的阿片受体而影响多巴胺能神经功能。

## 二、临床应用

（一）镇痛

久用易成瘾，除癌症剧痛外，仅短期用于其他镇痛药无效时。

1. 用于严重创伤、烧伤、手术等引起的剧痛和晚期癌症疼痛。

2. 内脏平滑肌痉挛引起的绞痛　与 M 胆碱受体阻断药合用。

3. 心肌梗死引起的剧痛　除能缓解疼痛和减轻焦虑外，其扩血管作用可减轻患者心脏负担。

4. 疗效较差　神经压迫性疼痛。

（二）心源性哮喘

机制：①扩张外周血管，降低外周阻力，减轻心脏前、后负荷，有利于肺水肿的消除；②镇静作用有利于消除患者的焦虑、恐惧情绪；③抑制呼吸中枢，降低呼吸中枢对 $CO_2$ 的敏感性，使急促浅表的呼吸得以缓解。

（三）止泻

适用于减轻急、慢性消耗性腹泻症状。

## 三、不良反应

1. 副作用　治疗量可引起眩晕、恶心、呕吐、便秘、呼吸抑制、尿少、排尿困难、胆绞痛、直立性低血压和免疫抑制等。

2. 耐受性及依赖性

（1）耐受性：长期用药后中枢神经系统对其敏感性降低，需要增加剂量才能达到原来的药效。

（2）依赖性：表现为生理依赖性。停药后出现戒断症状，甚至意识丧失，患者出现病态人格，有明显强迫性觅药行为，即出现成瘾性。

3. 急性中毒　过量引起，表现为昏迷、深度呼吸抑制及瞳孔极度缩小（针尖样瞳孔），常伴有血压下降、严重缺氧以及尿潴留。呼吸麻痹是致死的主要原因。

# 第二节　哌替啶

## 一、药理作用

1. 与吗啡基本相同　主要激动 μ 型阿片受体，作用持续时间较短。有镇静、呼吸抑制、致欣快和扩血管作用。大剂量也可引起支气管平滑肌收缩。

2. 与吗啡不同的是

(1)尽管也能提高平滑肌和括约肌的张力，但因维持时间短，较少引起便秘和尿潴留。

(2)无明显中枢性镇咳作用。

(3)虽有轻微的子宫兴奋作用，但不延缓产程。

### 二、临床应用

1. 镇痛　镇痛作用较吗啡弱，但成瘾性较轻，产生也较慢，现已取代吗啡用于创伤、手术后及晚期癌症等各种原因引起的剧痛，用于内脏绞痛须加用阿托品。产妇临产前2~4小时内不宜使用。

2. 心源性哮喘　可替代吗啡。

3. 麻醉前给药及人工冬眠　麻醉前给予哌替啶，能使患者安静，消除患者术前紧张和恐惧情绪，减少麻醉药用量并缩短诱导期。

与氯丙嗪、异丙嗪组成人工冬眠合剂，可降低人工冬眠患者的基础代谢。

### 三、不良反应

1. 治疗量　眩晕、出汗、口干、恶心、呕吐、心悸和直立性低血压等。

2. 剂量过大　明显抑制呼吸。久用产生耐受性和依赖性。

## 第三节　纳洛酮

### 一、药理作用

纳洛酮对各型阿片受体均有竞争性拮抗作用，作用强度依次是：μ>k>δ受体。

### 二、临床应用

1. 阿片类药物急性中毒　可迅速改善呼吸，使意识清醒；亦能解除喷他佐辛引起的焦虑、幻觉等精神症状。

2. 解除阿片类药物麻醉的术后呼吸抑制及其他中枢抑制症状。

3. 阿片类药物成瘾者的鉴别诊断　对阿片类药物依赖者，肌内注射本品可诱发严重的戒断症状。

4. 试用于急性酒精中毒、休克、脊髓损伤、中风以及脑外伤的救治。

5. 研究疼痛与镇痛的重要工具药。

[经典例题1]

关于吗啡的药理作用叙述错误的是

A. 减慢胃蠕动

B. 镇痛、镇静、缩瞳

C. 抑制呼吸

D. 提高膀胱括约肌张力

E. 收缩外周血管平滑肌

[参考答案] 1. E

# 第十四章　解热镇痛抗炎药

## 第一节　阿司匹林

### 一、药理作用及临床应用

1. 药理作用　阿司匹林及其代谢物水杨酸对COX-1(环氧酶)和COX-2的抑制作用基本相当，具有解热、镇痛、抗炎作用。

(1)抗炎作用：机制是抑制体内环氧酶(COX)的生物合成，抑制致炎物质PGs(前列腺素类)的合成。

(2)镇痛作用：对慢性钝痛效果良好，尤其对于炎症和组织损伤引起的疼痛效果好，机制：通过抑制环氧酶，从而抑制PGs的合成，使局部痛觉感受器对缓激肽等致痛物质的敏感性降低。

(3)解热作用：促使升高的体温恢复到正常水平，而对正常体温没有明显影响。机制是抑制下丘脑PGs的生成。

（4）其他：通过抑制环氧酶，对血小板聚集有强大的、不可逆的抑制作用。

2. 临床应用

（1）解热镇痛及抗风湿：是治疗风湿、类风湿关节炎的首选药。用于头痛、牙痛、肌肉痛、痛经及感冒发热等。急性风湿热患者用药后能在短时间内使发热减轻、关节肿胀缓解、脉搏和血沉降低，可作为鉴别诊断的方法。

（2）影响血小板的功能：小剂量阿司匹林能减少血小板中血栓素 $A_2$（$TXA_2$）的生成，而影响血小板的聚集及抗血栓形成，达到抗凝作用。因此，小剂量阿司匹林可治疗各种原因引起的血栓形成。

（3）儿科：用于治疗皮肤黏膜淋巴结综合征。

二、不良反应

1. 胃肠道反应　最常见。口服直接刺激胃黏膜引起。血药浓度高则刺激延髓催吐化学感应区，也可致恶心呕吐。较大剂量口服可引起胃溃疡及无痛性胃出血，原有溃疡病者，症状加重。

2. 加重出血倾向

（1）小剂量：通过抑制血小板凝集而引起。

（2）大剂量：抑制凝血酶原的形成，引起凝血障碍，加重出血倾向。

3. 水杨酸反应　阿司匹林剂量过大（5g/d）时，可出现水杨酸反应，表现为头痛、眩晕、恶心、呕吐、耳鸣、视、听力减退，是水杨酸类中毒的表现，严重者可出现过度呼吸、高热、脱水、酸碱平衡失调，甚至精神错乱。

4. 过敏反应　少见。可出现荨麻疹、血管神经性水肿和过敏性休克。某些哮喘患者服用阿司匹林或其他解热镇痛药后可诱发哮喘，称为"阿司匹林哮喘"。

5. 瑞夷综合征　偶见于儿童病毒性疾病使用阿司匹林退热时，引起急性肝脂肪变性-脑病综合征，以肝衰竭合并脑病为突出表现，预后不佳。

6. 对肾脏的影响　阿司匹林在少数人，特别是老年人，可引起水肿、多尿等，肾小管功能受损的症状。偶见间质性肾炎、肾病综合征，甚至肾衰竭。

# 第二节　对乙酰氨基酚

一、药理作用

解热镇痛作用与阿司匹林相当，但抗炎作用极弱。

机制：作用于中枢神经系统，抑制前列腺素合成，产生解热镇痛作用；在外周组织对环氧酶没有明显的作用，无明显抗炎作用。

二、临床应用

主要用于退热和镇痛。由于无明显胃肠刺激作用，故适用于不宜使用阿司匹林的头痛发热患者。

三、不良反应

常见恶心和呕吐，偶见过敏反应。过量中毒可引起肝损害。长期大量用药，可出现镇痛药性肾病，表现为肾绞痛或急、慢性肾衰竭。

# 第三节　布洛芬

一、药理作用　非选择性 COX 抑制剂。通过抑制环氧酶，抑制 PGs 的产生，发挥明显的抗炎、解热、镇痛作用。

二、临床应用　用于风湿性关节炎、骨关节炎、强直性脊柱炎、急性肌腱炎、滑液囊炎等，也可用于痛经。

三、不良反应　胃肠道反应，出现恶心、上腹部不适，长期服用可引起胃溃疡、胃出血。少数出现皮肤黏膜过敏、血小板减少。

### 第四节　塞来昔布

一、**药理作用**——全球首个选择性COX-2抑制剂。

抑制COX-2的作用较COX-1高375倍，对$TXA_2$的合成无影响，但可抑制$PGI_2$的合成。抗炎、镇痛及解热作用。

二、**临床应用**——风湿性关节炎、类风湿关节炎和骨关节炎；发热及各种慢性钝痛如牙痛、痛经、术后疼痛。

[经典例题1]

小剂量阿司匹林预防血栓形成的作用机制是

A. 抑制凝血酶原的形成　　　　　B. 抑制血栓素$A_2$($TXA_2$)的合成

C. 抑制PGs的生成　　　　　　　D. 直接溶解血栓

E. 直接抑制血小板聚集

[参考答案] 1. B

# 第十五章　钙通道阻滞剂

一、钙拮抗药分类及代表药物

表4-5　钙拮抗药分类及药名

| 钙拮抗药分类 | | 药名 |
|---|---|---|
| 选择性 | 二氢吡啶类 | 硝苯地平、尼卡地平、尼群地平、氨氯地平、尼莫地平 |
| | 苯并噻氮䓬类 | 地尔硫䓬、克仑硫䓬、二氯呋利 |
| | 苯烷胺类 | 维拉帕米、戈洛帕米、噻帕米 |
| 非选择性 | | 普尼拉明、苄普地尔、卡罗维林和氟桂利嗪 |

二、药理作用

(一)对心肌的作用

1. 负性肌力　明显降低心肌收缩性，降低心肌耗氧量。

2. 负性频率和负性传导　慢反应细胞的传导速度和自律性由$Ca^{2+}$内流所决定，因而钙通道阻滞药能减慢房室结的传导速度，降低窦房结自律性，而减慢心率。

(二)对平滑肌的作用

1. 血管平滑肌　明显舒张血管，主要是动脉。

(1)冠状血管：较敏感，能增加冠脉流量及侧支循环量。

(2)脑血管：尼莫地平作用较强，能增加脑血流量。

(3)外周血管：舒张，可解除其痉挛。

2. 支气管平滑肌　松弛作用较为明显。

3. 胃肠道、输尿管及子宫平滑肌　较大剂量可松弛。

(三)抗动脉粥样硬化作用

可干扰动脉粥样硬化的病理过程，包括：①减少钙内流，减轻了$Ca^{2+}$超载所造成的动脉壁损害；②抑制平滑肌增殖和动脉基质蛋白质合成，增加血管壁顺应性；③硝苯地平有助于动脉壁脂蛋白的代谢，从而降低细胞内胆固醇水平。

(四)对红细胞和血小板结构与功能的影响

能抑制 $Ca^{2+}$ 内流，减轻 $Ca^{2+}$ 超负荷对红细胞的损伤；可抑制血小板的激活反应；降低血液黏滞度。

（五）对肾脏功能的影响

舒张血管和降低血压的作用，可增加肾血流，不伴水钠潴留，且具有排钠利尿作用。

三、临床应用（指南已删除，但很重要，建议保留 TANG）

（一）高血压

1. 轻-中度高血压：维拉帕米和地尔硫草。

2. 严重高血压：二氢吡啶类药物如硝苯地平、尼卡地平、尼莫地平等。

（二）心绞痛

1. 变异型心绞痛：硝苯地平疗效最佳。

2. 稳定型（劳累型）心绞痛：三类钙通道阻滞药均可使用。

3. 不稳定型心绞痛：维拉帕米和地尔硫草疗效较好；硝苯地平宜与 β 受体阻断药合用。

（三）心律失常　适用于室上性心动过速及后除极触发活动所致的心律失常。

（四）脑血管疾病　尼莫地平、氟桂利嗪等可预防由蛛网膜下腔出血引起的脑血管痉挛及脑栓塞。

（五）其他　用于外周血管痉挛性疾病，还用于预防动脉粥样硬化的发生。还可用于支气管哮喘、偏头痛。

四、不良反应

钙通道阻滞药相对比较安全，但这类药物作用广泛，选择性相对较低，可出现与扩张血管及抑制心脏相关的不良反应——颜面潮红、头痛、眩晕、恶心及便秘。

# 第十六章　抗心律失常药

## 第一节　抗心律失常药的分类

一、Ⅰ类　钠通道阻滞药

（1）Ⅰa类：适度阻滞钠通道，如奎尼丁、普鲁卡因胺。

（2）Ⅰb类：轻度阻滞钠通道，如利多卡因、苯妥英钠。

（3）Ⅰc类：明显阻滞钠通道，如普罗帕酮、氟卡尼等。

二、Ⅱ类　β 肾上腺素受体阻断药，如普萘洛尔。

三、Ⅲ类　选择性延长复极的药物，如胺碘酮。

四、Ⅳ类　钙拮抗药，如维拉帕米、地尔硫草。

## 第二节　利多卡因

一、药理作用

1. 对激活和失活状态的钠通道都有阻滞作用，对除极化组织的钠通道阻滞作用强，因此对于缺血或强心苷中毒所致的除极化型心律失常有较强抑制作用。

2. 抑制参与动作电位复极 2 相的少量钠内流，缩短浦肯野纤维和心室肌的 APD，使静息期延长。

3. 减小动作电位 4 相除极斜率，提高兴奋阈值，降低自律性。

4. 对心房肌细胞的阻滞作用弱，因此对房性心律失常疗效差。

二、临床应用

主要用于室性心律失常，如心脏手术、心导管术、急性心肌梗死或强心苷中毒所致的室性心动过速或心室颤动。

## 第三节　普萘洛尔

### 一、药理作用

降低窦房结、心房和浦肯野纤维自律性，在运动及情绪激动时作用明显。还能减少儿茶酚胺所致的迟后除极，减慢房室结传导，延长房室结有效不应期。

### 二、临床应用

1. 主要用于室上性心律失常，对于交感神经兴奋性过高、甲亢及嗜铬细胞瘤等引起的窦性心动过速效果良好。

2. 与强心苷或地尔硫䓬合用，控制心房扑动、心房颤动及阵发性室上性心动过速时的室性频率过快。

3. 用于心肌梗死，可减少心律失常的发生，缩小心肌梗死范围，降低死亡率。

4. 适用于运动或情绪变动所引发的室性心律失常，并可减少肥厚型心肌病所致的心律失常。

## 第四节　胺碘酮

### 一、药理作用

1. 对心脏多种离子通道均有抑制作用　降低窦房结、浦肯野纤维的自律性和传导性，明显延长 APD 和 ERP，延长 QT 间期和 QRS 波。

2. 非竞争性拮抗 α、β 受体作用和扩张血管平滑肌作用扩张冠状动脉，增加冠脉流量，减少心肌耗氧量。

### 二、临床应用

广谱抗心律失常药。对房扑、房颤、室上性心动过速和室性心动过速都有效。

## 第五节　维拉帕米

临床应用治疗室上性和房室结折返引起的心律失常效果好，为阵发性室上性心动过速首选药；对急性心肌梗死、心肌缺血及洋地黄类中毒引起的室性早搏有效。

[经典例题 1]

下列对心房颤动无治疗作用的药物是

A. 强心苷　　　　B. 奎尼丁　　　　C. 普萘洛尔　　　　D. 利多卡因　　　　E. 维拉帕米

[参考答案] 1. D

# 第十七章　治疗充血性心力衰竭的药物

## 第一节　血管紧张素转化酶(ACE)抑制药

### 抗心衰的作用机制

1. 抑制 ACE 的活性　可抑制体循环及局部组织中 Ang Ⅰ 向 Ang Ⅱ 的转化，从而减弱了 Ang Ⅱ 的收缩血管作用；还能抑制缓激肽的降解，使血中缓激肽含量增加，发挥扩血管、降低心脏后负荷作用。并减少醛固酮生成从而减轻水钠潴留，降低心脏前负荷。

2. 抑制心肌及血管重构　能防止和逆转心肌与血管的重构，改善心功能。

3. 改善血流动力学　降低全身血管阻力，降低室壁张力、改善心脏的舒张功能，降低肾血管阻力，增加肾血流量。用药后症状缓解，运动耐力增加。

4. 降低交感神经活性　通过抗交感作用进一步改善心功能，能恢复下调的 β 受体的数量，并增强腺苷酸环化酶活性，直接或间接降低血中儿茶酚胺和精氨酸加压素的含量，提高副交感神经张力。

# 第二节　β肾上腺素受体阻断药

### 卡维地洛/美托洛尔的药理作用及作用机制

1. 拮抗交感活性　交感神经系统与 RAAS 的激活是 CHF 时最重要的神经-体液变化。β 受体阻断药通过阻断心脏 β 受体、拮抗过量儿茶酚胺对心脏的毒性作用，防止过量儿茶酚胺所致的大量 $Ca^{2+}$ 内流，并减轻由此导致的大量能量消耗与线粒体损伤，避免心肌细胞坏死；改善心肌重构；减少肾素释放，抑制 RAAS，防止高浓度 Ang Ⅱ 对心脏的损害；上调心肌 β 受体的数量，恢复其信号转导能力；改善 β 受体对儿茶酚胺的敏感性。需要注意的是，以往曾认为上调心肌 β 受体是 β 受体阻断药用于 CHF 的主要机制，但卡维地洛并无上调 β 受体的作用，对 CHF 仍有效，说明上调 β 受体并不是 β 受体阻断药治疗心力衰竭的唯一机制。此外，卡维地洛兼有阻断 $\alpha_1$ 受体、抗氧化等作用，表现出较全面的抗交感神经作用。

2. 抗心律失常与抗心肌缺血作用　β 受体阻断药具有明显的抗心肌缺血及抗心律失常作用，后者也是其降低 CHF 病死率和猝死的重要机制。

# 第三节　利尿药

### 呋塞米的药理作用和临床应用

对中、重度 CHF 患者或单用噻嗪类药物疗效不佳者，可用呋塞米治疗。能促进 $Na^+$ 和 $H_2O$ 的排泄，减少血容量，降低心脏前负荷，改善心功能；降低静脉压，消除或缓解静脉淤血及其所引发的肺水肿和外周水肿。对 CHF 伴有水肿或有明显淤血者尤为适用。

# 第四节　强心苷类

### 一、地高辛的药理作用及作用机制

1. 对心脏的作用

(1)正性肌力作用：能显著加强衰竭心脏的收缩力，增加心排出量。特点：①加快心肌纤维缩短速度，使心肌收缩敏捷，而相对延长舒张期；②加强衰竭心肌收缩力，增加心搏出量，但并不增加心肌耗氧量。机制：与心肌细胞膜上的强心苷受体 $Na^+$-$K^+$-ATP 酶结合并抑制其活性，导致钠泵失灵，又通过 $Na^+$-$Ca^{2+}$ 双向交换机制，最终导致心肌细胞内 $Ca^{2+}$ 增加，心肌收缩力加强。

(2)减慢心率作用：对心率加快及伴有房颤的心功能不全者可显著减慢心率。机制：①应用强心苷后，心排出量增加，反射性地兴奋迷走神经，抑制窦房结，使心率减慢；②增加心肌对迷走神经的敏感性。

(3)对传导组织和心肌电生理特性的影响：①治疗量：缩短心房和心室的 APD 和 ERP；降低窦房结自律性、减慢房室传导；可使心房肌细胞静息电位加大、加快心房的传导速度；②高浓度：使最大舒张电位减小，自律性提高，$K^+$ 外流减少而使 ERP 缩短，细胞内 $Ca^{2+}$ 增加可引起 $Ca^{2+}$ 振荡、早后除极、迟后除极等；③中毒剂量：也可增强中枢交感活动。

2. 利尿作用　对心功能不全患者有明显的利尿作用。机制：

①心功能改善后肾血流量和肾小球滤过功能增加；

②直接抑制肾小管 $Na^+$-$K^+$-ATP 酶，发挥利尿作用。

3. 对血管的作用　强心苷能直接收缩血管平滑肌，使外周阻力升高。

4. 对神经和内分泌系统的作用　中毒剂量可兴奋延髓极后区催吐化学感受区而引起呕吐，还可兴奋交感神经中枢，明显地增加交感神经冲动发放。

强心苷还能降低 CHF 患者血浆肾素活性，进而减少血管紧张素Ⅱ及醛固酮含量。

### 二、临床应用

1. 心力衰竭　现多用于以收缩功能障碍为主，对利尿药、ACEI、β 受体阻断药疗效欠佳者。

(1)疗效最佳：有心房颤动伴心室率快的 CHF。

（2）疗效较好：心瓣膜病、风湿性心脏病、冠心病和高血压心脏病所导致 CHF。

（3）疗效较差且易中毒：肺心病、活动性心肌炎或严重心肌损伤。

（4）扩张型心肌病，心肌肥厚、舒张性心力衰竭者不选强心苷，而应首选 β 受体阻断药、ACE 抑制药。

2. 心律失常

（1）心房颤动：应用强心苷的目的不是取消或终止心房颤动，而是通过兴奋迷走神经或对房室结的直接作用减慢房室传导、增加房室结中隐匿性传导而保护心室免受来自心房过多冲动的影响，从而减慢心室率、增加心排血量，改善循环障碍。

（2）心房扑动：强心苷是治疗心房扑动最常用的药物，可不均一地缩短心房的有效不应期，使扑动变为颤动。强心苷在心房颤动时更易增加房室结隐匿性传导而减慢心室率，同时有部分病例在转变为心房颤动后停用强心苷可恢复窦性节律。

（3）阵发性室上性心动过速。

### 三、不良反应

1. 心脏反应　最严重、最危险的不良反应。

（1）快速型心律失常：最多见和最早见的是室性早搏，也可发生二联律、三联律及心动过速，甚至发生室颤。

（2）房室传导阻滞：与迷走神经兴奋性提高和高度抑制 $Na^+-K^+-ATP$ 酶有关。

（3）窦性心动过缓：因抑制窦房结、降低其自律性而发生。一般应作为停药的指征之一。

2. 胃肠道反应　最常见的早期中毒症状，表现为厌食、恶心、呕吐、腹泻等。

3. 中枢神经系统　反应眩晕、头痛、失眠、疲倦和谵妄等症状及视觉障碍。视觉异常是中毒先兆，可作为停药的指征。

[经典例题 1]

强心苷治疗心房颤动的机制主要是

A. 缩短心房有效不应期　　　　　B. 减慢房室传导　　　　　C. 延长心房不应期

D. 直接抑制心房颤动　E. 抑制窦房结

[参考答案] 1. B

# 第十八章　抗心绞痛药

## 第一节　硝酸甘油

一、药理作用　基本作用最小有效量松弛平滑肌，尤以松弛血管平滑肌的作用最明显。

1. 降低心肌耗氧量　最小有效量可明显扩张静脉血管，特别是较大的静脉血管，从而降低心脏的前负荷，心肌耗氧量减少。稍大剂量的硝酸甘油也可显著舒张动脉血管，特别是较大的动脉血管，从而降低左室内压和心室壁张力，降低心肌耗氧量。

2. 扩张冠状动脉，增加缺血区血液灌注　选择性扩张较大的心外膜血管、输送血管及侧支血管，尤其在冠状动脉痉挛时更为明显。用药后血液从输送血管经侧支血管流向缺血区，从而增加缺血区的血液供应。

3. 降低左室充盈压，增加心内膜供血　扩张静脉血管，减少回心血量，降低心室内压；扩张动脉血管，降低心室壁张力，增加心外膜向心内膜的有效灌注压，有利于血液从心外膜流向心内膜缺血区。

4. 保护缺血的心肌细胞，减轻缺血损伤　释放一氧化氮，促进内源性的 $PGI_2$、降钙素基因相关肽等物质生成与释放，对心肌细胞均具有直接保护作用。硝酸甘油不仅保护心肌，减轻缺血损伤，还能增强缺血心肌的电稳定性，改善房室传导等，减少心肌缺血并发症。

二、作用机制

硝酸甘油作为 NO 的供体，在平滑肌细胞内经谷胱甘肽转移酶的催化释放出 NO，NO 与受体结合后可激活鸟苷酸环化酶，增加环磷酸鸟苷（cGMP）的含量，进而减少细胞内 $Ca^{2+}$ 释放和外 $Ca^{2+}$ 内流，而松弛血管平滑肌。

### 三、临床应用

1. 心绞痛　舌下含服硝酸甘油能迅速缓解各种类型心绞痛。在预计可能发作前用药也可预防发作。对急性心肌梗死者，多静脉给药，不仅能降低心肌耗氧量、增加缺血区供血，还可抑制血小板聚集和黏附，从而缩小梗死范围。

反复连续使用要限制用量，以免血压过度降低引起心、脑等重要器官灌注压过低，反而加重心肌缺血。

2. 心衰　由于硝酸甘油可降低心脏前、后负荷，因此也可用于心衰的治疗。

3. 急性呼吸衰竭及肺动脉高压机制　舒张肺血管，降低肺血管阻力，改善肺通气。

## 第二节　β肾上腺素受体阻断药

#### 临床应用

治疗心绞痛，尤其是用于对硝酸酯类不敏感或疗效差的稳定型心绞痛，可使发作次数减少，对伴有心律失常及高血压者尤为适用。

目前主张普萘洛尔与硝酸酯类合用，可相互取长补短，即两药通过不同的作用机制降低心肌耗氧量。同时，普萘洛尔能对抗硝酸酯类所引起的反射性心率加快和心肌收缩力增强，而硝酸酯类可缩小普萘洛尔所致的心室容积增大和心室射血时间延长，二药合用可增强疗效，副作用相互抵消。但须注意合用时应酌情减少各药的用量。由于两类药都可降压，如血压下降过多，冠脉流量减少，对心绞痛不利。

## 第三节　钙拮抗药

#### 临床应用

由于其显著解除冠状动脉痉挛的作用，因此对变异型心绞痛疗效显著。对稳定型心绞痛及急性心肌梗死等也有效。用于治疗心绞痛的优点：①变异型心绞痛是最佳适应证；②更适合心肌缺血伴支气管哮喘者；③也适用于心肌缺血伴外周血管痉挛性疾病患者；④较少诱发心衰。

### [经典例题1]

关于硝酸甘油的叙述，错误的是

A. 扩张容量血管　　　　　　B. 降低左心室舒张末期压力

C. 改善心内膜供血作用较差　　D. 降低心肌耗氧量

E. 扩张冠状动脉侧支血管

[参考答案] 1. C

# 第十九章　调血脂药与抗动脉粥样硬化药

## 第一节　HMG-CoA还原酶抑制药

### 一、药理作用

1. 调血脂作用及作用机制　治疗量降LDL-C的作用最强，降TG作用很弱。

机制：羟甲基戊二酸单酰辅酶A还原酶（HMG-CoA）是肝脏合成胆固醇过程中的限速酶，抑制此酶可减少内源性胆固醇的合成。他汀类与HMG-CoA的化学结构相似，且和HMG-CoA还原酶的亲和力高出HMG-CoA数千倍，对该酶产生竞争性的抑制作用。

2. 非调血脂作用，也有助于抗动脉粥样硬化。

（1）改善血管内皮功能，提高血管内皮对扩血管物质的反应性。

（2）抑制血管平滑肌细胞（VSMCs）的增殖和迁移，促进VSMCs凋亡。

（3）减少动脉壁巨噬细胞及泡沫细胞的形成，使动脉粥样硬化斑块稳定和缩小。

（4）降低血浆 C 反应蛋白，减轻动脉粥样硬化过程的炎性反应。

（5）抑制单核细胞–巨噬细胞的黏附和分泌功能。

（6）抑制血小板聚集和提高纤溶活性等。

## 二、临床应用

主要用于杂合子家族性和非家族性Ⅱa、Ⅱb 和Ⅲ型高脂血症，也可用于 2 型糖尿病和肾病综合征引起的高胆固醇血症。

亦可用于肾病综合征、血管成形术后再狭窄、心脑血管急性事件的预防及器官移植后的排异反应和骨质疏松症。

## 三、不良反应

他汀类不良反应较少而轻，大剂量应用时偶可出现胃肠反应、肌痛、皮肤潮红、头痛等暂时性反应；偶有横纹肌溶解症。

## 四、代表药物

临床常用药物有普伐他汀、洛伐他丁和阿伐他汀。

# 第二节　贝特类药物

药理作用

1. 调血脂作用降低血浆 TG、VLDL、TC、LDL-C，作用强度与剂型不同有关，本类药物也能升高 HDL-C 水平。

2. 非调血脂作用　抗凝血、抗血栓和抗炎性作用等。

## ［经典例题 1］

贝特类药物降低血浆中的

A. TG 和 VLDL　　　B. TC 和 HDL　　　C. LDL-C 和 HDL　　　D. HDL　　　E. TG 和 HDL

［参考答案］1. A

# 第二十章　抗高血压药

## 一、5 类降压药的药理作用、作用机制及临床应用

### 表 4-6　5 类降压药的药理作用、作用机制及临床应用

| 降压药 | 药理作用及作用机制 | 临床应用 |
| --- | --- | --- |
| 利尿药 | 初期：通过排钠利尿，减少血容量及心输出量，降低血压<br>长期使用：排钠利尿，平滑肌细胞内 $Na^+$ 浓度降低，导致细胞内 $Ca^{2+}$ 浓度降低，从而使血管平滑肌对缩血管物质的反应性减弱 | 基础降压药；<br>噻嗪类利尿药是治疗轻度高血压首选药，与其他降压药合用治疗中度、重度高血压 |
| 钙拮抗药 | 通过减少血管平滑肌细胞内钙离子而松弛血管平滑肌，进而降低血压 | 二氢吡啶类药物如硝苯地平、尼卡地平、尼莫地平等扩张外周血管作用较强，用于控制严重高血压。<br>维拉帕米和地尔硫䓬可用于轻度及中度高血压 |

续表

| 降压药 | 药理作用及作用机制 | 临床应用 |
|---|---|---|
| β受体阻断药 | 阻断心脏β₁受体，抑制心肌收缩力及减慢心率，减少心排出量<br>阻断肾小球球旁细胞β₁受体，抑制肾素分泌<br>阻断突触前膜β₂受体，抑制正反馈的调节，减少去甲肾上腺素的释放<br>阻断中枢β受体，降低外周交感神经活性 | 不同的β受体阻断药在许多方面如脂溶性、对β₁受体的选择性、内在拟交感活性及膜稳定性等方面有所不同，但均为有效的降压药，广泛用于各种程度的高血压 |
| 血管紧张素转化酶抑制药 | 抑制ACE活性，使血管紧张素Ⅱ的生成减少以及缓激肽的降解减少，扩张血管，降低血压 | 伴有糖尿病、左心室肥厚、左心功能障碍及急性心肌梗死的高血压患者的首选。对高血压患者的并发症及伴发疾病有良好影响因阻断醛固酮，可以增强利尿药的作用 |
| ARB(氯沙坦) | 口服后在体内转化成活性代谢产物EXP-3174，EXP-3174能与AT₁受体选择性地结合，竞争性拮抗AngⅡ引起的血管收缩反应，并使醛固酮生成减少导致循环血量下降，从而产生降压作用 | 伴有糖尿病、左心室肥厚、左心功能障碍及急性心肌梗死的高血压患者的首选药物。因阻断醛固酮，可以增强利尿药的作用。不仅具有良好的降压效果，对高血压患者的并发症及一些伴发疾病亦具有良好影响 |

### 二、不良反应

1. 钙拮抗药的不良反应  头痛、面部潮红、心悸、踝部水肿等。

2. 血管紧张素转化酶抑制药的不良反应。

(1)轻度潴留$K^+$：对有高血钾倾向的患者尤应注意。

(2)血管神经性水肿：少见而严重。

(3)顽固性干咳：往往是停药的原因之一。

## [经典例题1]

下列不属于ACEI作用机制的是

A. 使血液及组织中的AngⅡ水平下降　　B. 提高血液中的缓激肽水平　　C. 使醛固酮的分泌减少

D. 拮抗AngⅡ受体　　E. 具有抗交感神经作用

[参考答案] 1. D

# 第二十一章  利尿药与脱水药

## 第一节  袢利尿药

### 一、药理作用

1. 利尿作用  具有强大、迅速、短暂的利尿作用，能降低肾小管对$Na^+$的重吸收。

机制：特异性地抑制分布在髓袢升支管腔膜侧的$Na^+-K^+-2Cl^-$共转运子，从而抑制NaCl的重吸收，降低肾的稀释与浓缩功能，排出大量接近于等渗的尿液。同时$K^+$、$Ca^{2+}$、$Mg^{2+}$的重吸收减少，排泄增加。大剂量呋塞米也可抑制近曲小管的碳酸酐酶活性，使$HCO_3^-$排出增加。

2. 扩张血管作用  通过对血管床的直接扩张作用影响血流动力学。呋塞米和依他尼酸能迅速增加心力衰竭患者的全身静脉血容量，降低左室充盈压，减轻肺淤血。呋塞米还能增加肾血流量，改变肾皮质内血流分布。

### 二、临床应用

1. 急性肺水肿和脑水肿，对脑水肿合并心衰者尤为适用。

2. 其他严重水肿  心、肝、肾性水肿，其他利尿药无效的严重水肿。

3. 急、慢性肾衰竭  可增加尿量和$K^+$的排出，冲洗肾小管，减少肾小管的萎缩和坏死，但不延缓肾衰的进程。大剂量呋塞米可治疗慢性肾衰。

4. 高钙血症　可抑制 $Ca^{2+}$ 的重吸收，降低血钙。

5. 加速某些毒物的排泄　用于某些经肾排泄的药物中毒的抢救。

### 三、不良反应

1. 水与电解质平衡紊乱　表现为低血容量、低血钾、低血钠、低氯性碱血症，长期应用还可引起低血镁。

2. 耳毒性　表现为耳鸣、听力减退或暂时性耳聋，呈剂量依赖性，多发生于大剂量静脉推注。发生机制可能与药物引起内耳淋巴液电解质成分改变有关。

3. 高尿酸血症　可能造成高尿酸血症，与利尿后血容量降低，细胞外液容积减少，导致尿酸经近曲小管的重吸收增加有关。

4. 其他　可引起高血糖；升高 LDL 胆固醇和甘油三酯、降低 HDL 胆固醇。亦可发生过敏反应。由于有磺胺药化学结构，对磺胺过敏的人可发生交叉过敏反应。

# 第二节　噻嗪类

### 一、药理作用

1. 利尿作用　增强 NaCl 和水的排出，产生温和持久的利尿作用。机制：抑制远曲小管近端 $Na^+$-$Cl^-$ 共转运子，抑制 NaCl 的重吸收。

促进远曲小管由 PTH（甲状旁腺激素）调节的 $Ca^{2+}$ 重吸收过程，而减少尿 $Ca^{2+}$ 含量，减少 $Ca^{2+}$ 在管腔中的沉积。

2. 抗利尿作用　明显减少尿崩症患者的尿量及口渴症状。机制：排 $Na^+$ 使血浆渗透压降低而减轻口渴感。

3. 降压作用　早期通过排钠利尿、血容量减少而降压，长期则是通过扩张外周血管而产生降压作用。

### 二、临床应用

1. 水肿　对轻、中度心源性水肿疗效较好。

2. 高血压病　本类药物是治疗高血压的基础药物之一，多与其他降压药合用。

3. 肾性尿崩症及加压素无效的垂体性尿崩症。

4. 高尿钙伴有肾结石。

### 三、不良反应

1. 电解质紊乱　低血钾、低血钠、低血镁、低氯性碱血症等，合用保钾利尿药可防治。

2. 高尿酸血症　痛风者慎用。

3. 代谢变化　可导致高血糖、高脂血症，可使血清胆固醇和 LDL 增加。

4. 过敏反应　与磺胺类有交叉过敏，可见皮疹、皮炎。

# 第三节　保钾利尿药——螺内酯

### 一、药理作用

利尿作用弱，起效缓慢而持久。机制：作用于远曲小管及集合管，螺内酯结构与醛固酮相似，竞争醛固酮受体，发挥排钠保钾利尿作用。利尿作用与体内醛固酮的浓度有关。

### 二、临床应用

1. 治疗与醛固酮升高有关的顽固性水肿。

2. 充血性心力衰竭。

### 三、不良反应

久用可引起高血钾和性激素样副作用。少数患者可有头痛、困倦与精神紊乱。

## 第四节　碳酸酐酶抑制药——乙酰唑胺

### 一、药理作用

通过抑制碳酸酐酶活性而抑制 $HCO_3^-$ 的重吸收，造成尿中 $HCO_3^-$、$K^+$ 和水的排出增多，引起较弱的利尿作用。

### 二、临床应用

1. 治疗青光眼　乙酰唑胺应用最广的适应证。

2. 急性高山病　可减少脑脊液的生成和降低脑脊液及脑组织的 pH，改善机体功能。在开始攀登前 24 小时口服乙酰唑胺可起到预防作用。

3. 碱化尿液　促进尿酸、胱氨酸和弱酸性物质的排泄，但只在使用初期有效。

4. 纠正代谢性碱中毒　可纠正心衰患者使用过多利尿剂后引起的代碱以及呼酸继发的代碱。

5. 其他　可用于癫痫的辅助治疗、伴有低钾血症的周期性瘫痪以及严重高磷酸盐血症。

### 三、不良反应

1. 过敏反应　造成骨髓抑制、皮肤毒性、磺胺样肾损害。

2. 代谢性酸中毒。

3. 尿结石。

4. 失钾。

5. 其他　嗜睡和感觉异常，肾衰患者可引起蓄积造成中枢神经系统毒性。

## 第五节　渗透性利尿药——甘露醇

### 一、药理作用

1. 脱水作用　静脉注射甘露醇后，迅速提高血浆渗透压，使组织间液向血浆转移而产生组织脱水作用。口服用药则造成渗透性腹泻。

2. 利尿作用　静脉注射甘露醇在肾小球滤过后不易被重吸收，使水在髓袢升支和近曲小管的重吸收减少，而产生渗透性利尿作用。

### 二、临床应用

1. 治疗脑水肿、降低颅内压的首选药物，安全而有效。

2. 青光眼急性发作和术前降低眼内压。

3. 口服用药则造成渗透性腹泻，可用于从胃肠道消除毒性物质或清洁肠道。

4. 急性肾衰竭　对肾衰竭伴有低血压者效果较好。

［经典例题 1］

关于噻嗪类利尿药，哪项是错误的

A. 有降血压作用　　　　　　　　　B. 利尿作用不受肾小球滤过作用的影响

C. 能升高血糖　　　　　　　　　　D. 能升高血浆尿酸浓度

E. 能抑制碳酸酐酶

［参考答案］1. B

# 第二十二章　作用于血液及造血器官药物

## 第一节　肝　素

**一、药理作用**

1. 主要作用　强大抗凝作用，体内体外均有效。抗凝机制：依赖于抗凝血酶Ⅲ，可加速 AT－Ⅲ－凝血酶复合物的形成，使凝血酶失活。

2. 其他　还具有调血脂、抗感染、抗血管内膜增生、抑制血小板聚集等作用。

**二、临床应用**

1. 血栓栓塞性疾病，用于防止血栓形成、扩大和栓塞。

2. 弥散性血管内凝血早期应用，可防止继发性出血。

3. 防治心肌梗死、脑梗死、心血管手术及外周静脉术后血栓形成。

4. 体外抗凝心导管检查、体外循环及血液透析等。

## 第二节　香豆素类抗凝血药

**一、药理作用**

抗凝作用：缓慢而持久，仅体内有效。机制：是维生素 K 拮抗剂，抑制维生素 K 在肝由环氧化物向氢醌型转化，从而阻止维生素 K 的反复利用，影响凝血过程。体内需在原有的凝血因子Ⅱ、Ⅶ、Ⅸ、Ⅹ、抗凝血蛋白 C 和 S 耗竭后才发挥抗凝作用，体外无效。

**二、药物相互作用**

表 4-7　香豆素类抗凝血药的药物相互作用

| 对香豆素类抗凝作用的影响 | 具体药物或病理状态 |
| --- | --- |
| 增强 | 阿司匹林、保泰松；广谱抗生素（抑制肠道产生维生素 K 的菌群，减少维生素 K 的生成）；降低维生素 K 生物利用度的药物；各种病理状态导致胆汁减少；肝病（凝血因子合成减少） |
| 降低 | 苯巴比妥、苯妥英钠、利福平 |

## 第三节　抗血小板药

**一、阿司匹林的作用、作用机制及临床应用**

1. 作用　小剂量（40~80mg）阿司匹林抑制各种原因引起的血小板聚集，可防止血栓形成。

2. 机制　不可逆的抑制 COX-1 的活性，从而抑制血小板和血管内膜 $TXA_2$ 的合成；较大剂量也能抑制血管内皮 $PGI_2$ 活性而减少 $PGI_2$ 的合成；部分拮抗纤维蛋白原溶解导致的血小板激活；可抑制 t-PA（组织型纤溶酶原激活物）的释放。

3. 临床应用　每日给予小剂量阿司匹林可用于：

①防治冠状动脉性疾病、心肌梗死、脑梗死、肺梗死和深静脉血栓形成等；

②减少缺血性心脏病发作和复发的危险；

③降低一过性脑缺血发作患者的卒中发生率和死亡率。

**二、双嘧达莫（潘生丁）的作用机制和临床应用**

抑制血小板聚集，体内外均有抗血栓作用。

1. 作用机制　①抑制磷酸二酯酶活性，增加细胞内 cAMP 含量；②增强 $PGI_2$ 活性；③激活腺苷酸环化酶活

医学教育网 www.med66.com

性，使 cAMP 增多；④使 $TXA_2$ 合成减少；⑤促进血管内皮细胞 $PGI_2$ 的生成。

2. 临床应用　防止血栓栓塞性疾病、人工心脏瓣膜置换术后的血栓形成。还可阻抑动脉粥样硬化早期的病变过程。

## 第四节　纤维蛋白溶解药——链激酶

1. 作用　溶解血栓。机制是与内源性纤维蛋白溶酶原结合成复合物，并促使纤维蛋白溶酶原转变为纤溶酶，纤溶酶迅速水解血栓中纤维蛋白，导致血栓溶解。

2. 临床应用　治疗血栓栓塞性疾病。

## 第五节　促凝血药——维生素 K

1. 临床应用　主要用于凝血酶原过低而引起的出血者，亦可用于预防长期应用广谱抗菌药继发的维生素 K 缺乏症。

2. 不良反应

(1) 静脉注射维生素 $K_1$ 速度过快时，可产生血压下降，甚至虚脱。故一般以肌内注射为宜；

(2) 维生素 $K_3$ 和维生素 $K_4$ 常致胃肠道反应；

(3) 较大剂量可致新生儿、早产儿溶血性贫血、高胆红素血症及黄疸，对于红细胞缺乏葡萄糖-6-磷酸脱氢酶 (G6PD) 的特异质者也可诱发急性溶血性贫血。

## 第六节　抗贫血药

一、铁剂的临床应用

1. 治疗失血过多或需铁增加所致的缺铁性贫血疗效极佳。

2. 对慢性失血、营养不良、妊娠、儿童生长发育所引起的贫血，用药后一般症状及食欲迅速改善。

二、叶酸和维生素 $B_{12}$ 的药理作用

(本部分建议结合基础综合-生物化学相关内容复习)

表 4-8　叶酸和维生素 $B_{12}$ 的药理作用

| | 叶酸 | 维生素 $B_{12}$ |
|---|---|---|
| 药理作用 | 是细胞生长和分裂所必需的物质，在体内生成四氢叶酸。四氢叶酸是一碳单位的传递体，参与体内嘌呤核苷酸的从头合成、尿嘧啶脱氧核苷酸 (dUMP) 合成胸腺嘧啶脱氧核苷酸 (dTMP) 以及促进同型半胱氨酸与蛋氨酸、丝氨酸与甘氨酸的互变；可用于叶酸缺乏引起的巨幼细胞性贫血；舌炎、腹泻 (消化道上皮增殖受抑制) | 是细胞分裂和维持神经组织髓鞘完整所必需。维生素 $B_{12}$ 是 5-甲基四氢叶酸同型半胱氨酸甲基转移酶促使同型半胱氨酸转为甲硫氨酸和 5-甲基四氢叶酸转为四氢叶酸的反应中所必需的。当维生素 $B_{12}$ 缺乏时，叶酸代谢循环受阻，导致叶酸缺乏症；维生素 $B_{12}$ 能促使甲基丙二酰辅酶 A 转变为琥珀酰辅酶 A，参与三羧酸循环。此过程有助于神经髓鞘脂蛋白合成。维生素 $B_{12}$ 缺乏时，甲基丙二酰辅酶 A 蓄积合成了异常脂肪酸，并进入中枢神经系统，这可能是缺乏维生素 $B_{12}$ 引起的神经损害症状的原因 |

三、维生素 $B_{12}$ 的临床应用

主要用于治疗恶性贫血，亦与叶酸合用治疗各种巨幼细胞贫血。

作为神经系统疾病 (如神经炎、神经萎缩等)，肝脏疾病 (肝炎、肝硬化) 等的辅助治疗。

## 第七节　血容量扩充剂——右旋糖酐

一、药理作用

1. 扩充血容量　分子量较大，可提高血浆胶体渗透压，从而扩充血容量，维持血压。

2. 抗凝作用　低分子、小分子量右旋糖酐降低血液黏滞性，并对凝血因子Ⅱ有抑制作用，能改善微循环。

3. 渗透性利尿作用。

### 二、临床应用

1. 中分子右旋糖酐　主要用于低血容量性休克，包括急性失血、创伤和烧伤性休克。

2. 低分子和小分子右旋糖酐　可防止休克后期DIC，用于中毒性、外伤性及失血性休克。也用于防治心肌梗死、心绞痛、脑血栓形成、血管闭塞性脉管炎和视网膜动静脉血栓。

[经典例题1]

维生素K的不良反应不包括

A. 面部潮红　　　　　　B. 胸闷　　　　　　　C. 血压急剧下降

D. 可诱发溶血性贫血　　　　　　E. 蛋白尿

[参考答案] 1. E

# 第二十三章　组胺受体阻断药

## 第一节　$H_1$受体阻断药

### 一、氯苯那敏

(一)药理作用

1. 抗$H_1R$作用　可完全对抗组胺引起的支气管、胃肠道平滑肌的收缩作用。对组胺直接引起的局部毛细血管扩张和通透性增加也有很强的抑制作用，但对血管扩张和血压降低等全身作用仅有部分对抗作用。

2. 中枢抑制作用　可通过血-脑屏障，有中枢抑制作用，表现有镇静、嗜睡。

(二)临床应用

适用于皮肤过敏症：荨麻疹、湿疹、皮炎、药疹、皮肤瘙痒症、神经性皮炎、虫咬症、日光性皮炎。也可用于过敏性鼻炎。

(三)不良反应

嗜睡、口渴、多尿、咽喉痛、困倦、虚弱感、心悸、皮肤瘀斑、出血倾向。

### 二、氯雷他定

(一)药理作用

为阿扎他定的衍生物，是一种没有中枢镇静作用和抗胆碱作用的第二代$H_1$受体阻断药。可选择性阻断外周$H_1$受体，起效快，作用强大而持久，此外，还减少IgE中介的组胺释放，一次给药作用可持续24小时。

(二)临床应用

用于过敏性鼻炎、慢性荨麻疹及其他过敏性皮肤病。

(三)不良反应

罕见乏力、嗜睡、头痛、口干，偶见肝功能异常，哺乳期妇女慎用。

## 第二节　$H_2$受体阻断药——雷尼替丁

### 一、药理作用

竞争性阻断胃壁细胞$H_2$受体，抑制组胺引起的胃酸分泌。对基础胃酸分泌的抑制作用强，对进食诱导的胃酸分泌抑制作用也有效。

### 二、临床应用

治疗胃和十二指肠溃疡，对十二指肠溃疡疗效优于胃溃疡。亦可用于胃食管反流综合征的治疗和应激性溃疡的预防。

## [经典例题 1]

对雷尼替丁，哪一项是错误的

A. 可用于治疗皮肤黏膜过敏症        B. 是 $H_2$ 受体阻断药

C. 可用于治疗胃和十二指肠溃疡      D. 对反流性胃炎也有效

E. 长期用药不引起性激素失调

[参考答案] 1. A

# 第二十四章 作用于呼吸系统的药物

## 第一节 抗炎平喘药——糖皮质激素

【注】本章只涉及糖皮质激素在呼吸系统的临床应用，其他详见第二十六章

糖皮质激素的临床应用 抗炎平喘药的代表，抑制气道炎症，长期应用可防止哮喘发作，最终消除哮喘症状，已成为平喘药中的一线药物。

主要以气雾吸入方式在呼吸道局部应用，用于支气管扩张药不能有效控制病情的慢性哮喘患者。常用的吸入用制剂为丙酸倍氯米松、布地奈德和丙酸氟替卡松。

不宜应用哮喘持续状态 不能吸入足够的气雾量，不能发挥其作用。

## 第二节 支气管扩张药

支气管扩张药（$\beta_2$ 肾上腺素受体激动药、茶碱类、抗胆碱药等）可缓解支气管平滑肌痉挛，缓解哮喘症状。

### 一、沙丁胺醇、特布他林的药理作用及临床应用

二者均选择性激动 $\beta_2$ 受体，松弛支气管平滑肌，用于支气管哮喘、喘息型支气管炎及伴有支气管痉挛的呼吸道病。特布他林作用较沙丁胺醇作用弱。

### 二、氨茶碱的药理作用、作用机制及临床应用

临床上常用的氨茶碱是茶碱与二乙胺形成的复盐。

1. 作用及作用机制

(1) 茶碱非选择性抑制磷酸二酯酶（PDE），使细胞内 cAMP、cGMP 水平升高，而舒张支气管平滑肌。

(2) 作为腺苷受体阻断药，可预防腺苷所致的哮喘的气道收缩作用。

(3) 可能干扰气道平滑肌的钙离子转运，从而产生气道平滑肌的松弛作用。

(4) 在较低的血浆浓度时具有免疫调节作用与抗感染作用。

(5) 能增加膈肌收缩力，减轻膈肌疲劳，有利于慢性阻塞性肺病的治疗。

2. 临床应用 急性重度哮喘或哮喘持续状态用氨茶碱静脉注射或静脉滴注，可迅速缓解喘息与呼吸困难。

### 三、异丙托溴铵、噻托溴铵——M 胆碱受体阻断药

1. 异丙托溴铵 非特异性 M 胆碱受体阻断药。

对气道平滑肌有较高的选择性，有较强的支气管平滑肌松弛作用。口服不易吸收，采用气雾吸入给药，作用时间持续 4~6 小时。用于缓解慢性阻塞性肺疾病引起的支气管痉挛、喘息症状；对高迷走神经活性以及对 $\beta_2$ 受体激动药不能耐受的哮喘患者更为适用。

2. 噻托溴铵 长效抗胆碱药。

对毒蕈碱受体亚型 $M_1 \sim M_5$ 有相似的亲和力。在呼吸道中，噻托溴铵竞争性且可逆性抑制 $M_3$ 受体，可引起平滑肌松弛，作用呈剂量依赖性，并可持续 24 小时以上。因此，能长时间阻滞胆碱能神经介导的支气管平滑肌收缩，长时间扩张支气管，缓解呼吸困难。噻托溴铵以干粉吸入给药，主要用于慢性阻塞性肺疾病的维持治疗，以

及预防急性发作。

## 第三节　抗过敏平喘药——色甘酸钠

### 一、药理作用

抑制肥大细胞由抗原诱发的过敏介质的释放，从而抑制速发型过敏反应。

### 二、临床应用

主要用于预防哮喘的发作。对过敏性、运动性、非特异的外源性刺激效果较好，需在抗原和刺激物接触前 7~10 天给药。

**[经典例题 1]**

对 $\beta_2$ 受体有选择性激动作用的平喘药是

A. 茶碱　　　　　B. 沙丁胺醇　　　　　C. 肾上腺素　　　　　D. 色甘酸钠　　　　　E. 异丙肾上腺素

[参考答案] 1. B

# 第二十五章　作用于消化系统的药物

治疗消化性溃疡的药物分为 4 大类：①抗酸药；②胃酸分泌抑制药，包括 $H_2$ 受体阻断药、M 胆碱受体阻断药、胃泌素阻断药及 $H^+$，$K^+$-ATP 酶抑制药(质子泵抑制剂)；③增强胃黏膜屏障的药物；④抗幽门螺旋杆菌感染药。

## 奥美拉唑

### 一、第一代质子泵抑制药药理作用

1. 具有强大持久的抑制胃酸分泌作用。抑制胃酸作用持久，连续服用的效果优于单次服用。由于胃内 pH 升高，反馈性地使血中胃泌素水平升高。但由于本药对组胺、五肽胃泌素等刺激引起的胃酸分泌亦有明显抑制作用，所以并不影响其抑制胃酸分泌作用。

2. 动物实验证明其对胃黏膜损伤有预防保护作用。

3. 体外试验证明有抗幽门螺杆菌作用。

### 二、临床应用　治疗反流性食管炎、消化性溃疡、上消化道出血、幽门螺杆菌感染及卓艾综合征( zollingerel-lison syndrome )。

### 三、不良反应　发生率较低，常见头痛、头晕、失眠、外周神经炎等神经系统症状；在消化系统方面可见口干、恶心、呕吐、腹胀；男性乳腺发育、皮疹、溶血性贫血。

**[经典例题 1]**

奥美拉唑抑制胃酸分泌的机制是

A. 阻断 $H_2$ 受体　　　　　　　　B. 抑制胃壁细胞 $H^+$ 泵的功能

C. 阻断 M 受体　　　　　　　　 D. 阻断胃泌素受体

E. 直接抑制胃酸分泌

[参考答案] 1. B

# 第二十六章　肾上腺皮质激素类药物

## 糖皮质激素类药

### 一、药理作用

1. 抗炎　有强大的抗炎作用，凡炎皆抗，能抑制多种原因引起的炎症反应。

（1）炎症早期：减轻渗出、水肿，改善红、肿、热、痛等症状。

（2）炎症后期：能防止粘连及瘢痕形成，减轻后遗症。

（3）抗炎的基本机制是基因效应。包括对炎症抑制蛋白及某些靶酶、细胞因子及黏附分子以及对炎细胞凋亡的影响。快速效应是另一重要机制。

（4）糖皮质激素若使用不当可致感染扩散、创面愈合延迟。

2. 免疫抑制与抗过敏作用

（1）免疫抑制作用：能干扰淋巴组织在抗原作用下的分裂和增殖，阻断致敏 T 淋巴细胞所诱发的单核细胞和巨噬细胞的聚集等，从而抑制组织器官的移植排异反应和皮肤迟发型过敏反应。对于自身免疫性疾病也能发挥一定的近期疗效。

抑制免疫的机制是：①诱导淋巴细胞 DNA 降解；②影响淋巴细胞的物质代谢；③诱导淋巴细胞凋亡；④抑制核转录因子 NF-κB 活性。

（2）抗过敏作用：能减少过敏介质的产生，抑制因过敏反应而产生的病理变化。

3. 抗休克　常用于严重休克，特别是感染中毒性休克。机制可能是：

（1）抑制某些炎性因子的产生，使微循环血流动力学恢复正常，改善休克状态。

（2）稳定溶酶体膜，减少心肌抑制因子的形成。

（3）扩张痉挛收缩的血管，兴奋心脏、加强心肌收缩力。

（4）提高机体对细菌内毒素的耐受力，但对外毒素无防御作用。

4. 退热作用　用于严重的中毒性感染。机制可能是：抑制体温中枢对致热原的反应，稳定溶酶体膜，减少内源性致热原的释放。

5. 允许作用　对有些组织细胞虽无直接活性，但可给其他激素发挥作用创造有利条件。

6. 对物质代谢的影响

（1）糖：促进糖原异生，减慢葡萄糖分解，降低机体组织对葡萄糖的利用。

（2）蛋白质：加速蛋白质分解，造成负氮平衡；大剂量抑制蛋白质合成。

（3）脂肪：大剂量长期使用可增高血浆胆固醇，促使皮下脂肪分解，重新分布在面部、上胸部、颈背部、腹部和臀部，形成向心性肥胖。

（4）核酸代谢：能影响敏感组织中的核酸代谢。

（5）水和电解质代谢：有较弱的保钠排钾作用，有利尿作用。长期用药可造成骨质脱钙。

7. 对血液与造血系统的作用　刺激骨髓造血功能，使红细胞和血红蛋白含量增加，大剂量可使血小板增多；使中性粒细胞增多，但却降低其游走、吞噬和糖酵解等功能，因而减弱对炎症区的浸润与吞噬活动。使血液中淋巴细胞减少。

8. 其他

（1）中枢神经系统：提高中枢的兴奋性；降低大脑的电兴奋阈，促使癫痫发作。

（2）骨骼：长期大量应用可出现骨质疏松，特别是脊椎骨，可有腰背痛。甚至发生压缩性骨折、鱼骨样及楔形畸形。机制可能是：抑制成骨细胞活力，减少胶原合成，促进胶原和骨基质分解，使骨质形成发生障碍。

（3）心血管系统：增强血管对其他活性物质的敏感性。

二、临床应用

1. 严重感染或炎症

（1）严重急性感染：主要用于中毒性感染或同时伴有休克者，作为抗菌药物治疗的辅助治疗。病毒性感染一般不用激素，以免因机体防御能力减低而加剧感染扩散。

（2）抗感染治疗及防止某些炎症的后遗症：早期应用可减少炎性渗出，减轻愈合过程中纤维组织过度增生及粘连，防止后遗症发生。眼科疾病应用后可迅速消炎止痛、防止角膜混浊和瘢痕粘连。

2. 自身免疫性疾病、器官移植排斥反应和过敏性疾病

（1）自身免疫性疾病：可缓解症状。对多发性皮肌炎，糖皮质激素为首选药。

（2）过敏性疾病：对严重病例或其他药物无效时，可用作辅助治疗，目的是抑制抗原-抗体反应所引起的组织损害和炎症过程。吸入型糖皮质激素可用于防治哮喘。

（3）器官移植排斥反应：预防性治疗：术前1～2天开始口服泼尼松，每日100mg。术后第一周改为每日60mg，以后逐渐减量。若已发生，治疗用大剂量氢化可的松静脉滴注，排斥反应控制后再逐步减少剂量至最小维持量，并改为口服。若与环孢霉素A等免疫抑制剂合用，疗效更好，并可减少两药的剂量。

3. 抗休克治疗

（1）感染中毒性休克：在有效的抗菌药物治疗下，可及早、短时间突击使用大剂量糖皮质激素。

（2）过敏性休克：与首选药肾上腺素合用。

（3）低血容量性休克：补液或输血效果不佳者，合用超大剂量糖皮质激素。

4. 血液病　治疗儿童急性淋巴细胞白血病。还可用于再生障碍性贫血，粒细胞减少症，血小板减少症和过敏性紫癜等。对急性非淋巴细胞白血病疗效较差。

5. 局部应用　用于湿疹、肛门瘙痒、接触性皮炎、牛皮癣以及肌肉韧带或关节劳损时，注入韧带压痛点或关节腔内以消炎止痛。

6. 替代疗法　用于急、慢性肾上腺皮质功能不全、脑垂体前叶功能减退及肾上腺次全切除术后。

三、不良反应

1. 长期大剂量应用引起的不良反应

（1）医源性肾上腺皮质功能亢进：大剂量糖皮质激素引起脂质代谢和水盐代谢紊乱。表现为满月脸、水牛背、皮肤变薄、多毛、水肿、低血钾、高血压、糖尿病等。

（2）诱发或加重感染。

（3）股骨头无菌性缺血坏死(机制：长期使用引起高脂血症，来源于中性脂肪的栓子可使血管栓塞)。

（4）骨质疏松、肌肉萎缩、伤口愈合迟缓、影响生长发育(与其促进蛋白质分解、抑制蛋白质合成及增加钙、磷排泄有关)。

（5）消化系统：可诱发或加重胃、十二指肠溃疡，甚至造成消化道出血或穿孔。少数可诱发胰腺炎或脂肪肝。

（6）心血管系统：可引起高血压和动脉粥样硬化(由于水钠潴留、血脂升高)。

（7）糖尿病：约半数患者出现糖耐量受损或糖尿病(类固醇性糖尿病)。

（8）神经系统：诱发癫痫或精神症状(有癫痫或精神病史者禁用或慎用)。

2. 停药反应

（1）医源性肾上腺皮质功能不全：长期应用尤其是连日给药的患者，减量过快或突然停药，特别是当遇到感染、创伤、手术等严重应激情况时，可引起肾上腺皮质功能不全或危象。

机制：长期大剂量使用糖皮质激素，反馈性抑制垂体-肾上腺皮质轴，导致肾上腺皮质萎缩所致。

（2）反跳现象：病情尚未完全控制，突然停药或减量过快而致原病复发或恶化。

四、代表药物

可的松、泼尼松、氢化可的松和泼尼松龙等。

[经典例题1]

糖皮质激素类药物可用于治疗

A. 真性红细胞增多症　　　　　B. 原发性血小板增多症

C. 慢性粒细胞白血病　　　　　D. 急性淋巴细胞白血病

E. 骨质疏松

[参考答案] 1. D

# 第二十七章　甲状腺激素及抗甲状腺药

## 抗甲状腺药

### 一、硫脲类

(一)药理作用

1. 抑制甲状腺激素的合成　抑制甲状腺过氧化物酶,进而抑制酪氨酸的碘化及耦联,减少甲状腺激素的生物合成。但对已合成的甲状腺激素无效。

2. 抑制外周组织的 $T_4$ 转化为 $T_3$　迅速控制血清中 $T_3$ 水平,故重症甲亢、甲状腺危象可首选硫脲类。

3. 免疫抑制作用　能降低血循环中 TSI(甲状腺刺激免疫球蛋白),对甲亢有一定的病因治疗作用。

(二)临床应用

1. 甲亢内科治疗　适用于轻症和不宜手术或放射性碘治疗者,如儿童、青少年、术后复发、中重度患者而年老体弱或兼有心、肝、肾、出血性疾患的患者。

2. 甲状腺手术前准备　术前先服用硫脲类药物,可使甲状腺功能恢复或接近正常,减少甲状腺次全切除手术患者在麻醉和手术后的并发症及甲状腺危象。

3. 甲状腺危象　立即应用硫脲类阻止甲状腺素合成是甲状腺危象治疗的一部分。

(三)不良反应

1. 过敏反应　最常见。表现为皮肤瘙痒、药疹,少伴有发热,一般不需停药。

2. 粒细胞缺乏症　最严重的不良反应。应定期检查血象。罕见血小板减少症。

3. 消化道反应　有厌食、呕吐、腹痛、腹泻等。

4. 甲状腺肿及甲状腺功能减退　长期用药,反馈性增加 TSH 分泌而引起腺体代偿性增生、腺体增大、充血;还可诱发甲状腺功能减退。

### 二、碘及碘化物

(一)药理作用

与剂量有关。

1. 小剂量　是合成甲状腺激素的原料,可预防单纯性甲状腺肿,对早期患者疗效显著。

2. 大剂量　有抗甲状腺作用。机制:

(1)抑制甲状腺激素的释放[减少 GSH(还原型谷胱甘肽),从而使 TG(甲状腺球蛋白)对蛋白水解酶不敏感]。

(2)拮抗 TSH 促进激素释放作用。

(3)抑制甲状腺过氧化物酶,影响酪氨酸碘化和碘化酪氨酸耦联,减少甲状腺激素的合成。

(二)临床应用

1. 甲亢手术前准备　目的:大剂量碘能抑制 TSH 促进腺体增生的作用,使腺体缩小变韧、血管减少、利于手术进行及减少出血。

2. 甲状腺危象　是其治疗的一部分。

(三)不良反应

1. 一般反应　咽喉不适、口内金属味、呼吸道刺激、鼻窦炎和眼结膜炎症状及唾液分泌增多、唾液腺肿大等。

2. 过敏反应　表现为发热、皮疹、皮炎、也可有血管神经性水肿。严重者有喉头水肿,可致窒息。

3. 诱发甲状腺功能紊乱　长期或过量服用碘剂可能诱发甲亢;也可诱发甲状腺功能减退和甲状腺肿。碘能进入乳汁和通过胎盘，孕妇和哺乳期妇女应慎用。

**［经典例题 1］**

不宜用作甲亢常规治疗的药物是

A. 碘化物　　　　　　　　　B. 甲基硫氧嘧啶　　　　　　　C. 丙基硫氧嘧啶

D. 甲巯咪唑　　　　　　　　E. 卡比马唑

［参考答案］1. A

# 第二十八章　胰岛素及口服降血糖药

## 第一节　胰岛素

### 一、药理作用

1. 糖　降低血糖，促进糖原合成和贮存，加速葡萄糖的氧化和酵解，抑制糖原分解和异生。

2. 脂肪　促进脂肪合成，减少游离脂肪酸和酮体生成，增加脂肪酸和葡萄糖转运，使其利用增加。

3. 蛋白质　抑制蛋白质分解，增加氨基酸转运和核酸、蛋白质的合成。

4. 加快心率，加强心肌收缩力。

5. 减少肾血流。

### 二、作用机制

胰岛素作用于胰岛素受体发挥作用。胰岛素受体由两个 α 亚单位及两个 β 亚单位组成。α 亚单位在胞外，含胰岛素结合部位；β 亚单位为跨膜蛋白，其胞内部分含酪氨酸蛋白激酶。

胰岛素与胰岛素受体的 α 亚基结合后，迅速引起 β 亚基自身磷酸化，进而激活 β 亚基上的酪氨酸蛋白激酶。由此导致对其他细胞内活性蛋白的连续磷酸化反应，进而产生降血糖等效应。

### 三、临床应用

1. 胰岛素注射剂用于：

（1）1 型糖尿病。

（2）2 型糖尿病，经饮食控制或用口服降血糖药未能控制者。

（3）糖尿病发生各种急性或严重并发症。

（4）糖尿病合并重度感染、消耗性疾病、高热、妊娠、创伤以及手术。

（5）纠正细胞内缺钾：胰岛素与葡萄糖和氯化钾同用可促使钾内流。

2. 胰岛素吸入剂　极大地缓解反复注射胰岛素给患者带来的痛苦和不便。提高患者用药依从性和生活质量。

### 四、不良反应

1. 低血糖症　最常见，最严重。是由于胰岛素过量所致，轻者可饮用糖水或摄食纠正，严重者应立即静脉注射 50% 葡萄糖。

2. 过敏反应　较多见，一般反应轻微，偶可引起过敏性休克。

3. 胰岛素抵抗

（1）急性抵抗　多因并发感染、创伤、手术等应激状态所致，通过正确处理诱因，调整酸碱、水电平衡，加大胰岛素剂量，常可取得良好疗效。

（2）慢性抵抗性　指每日需用胰岛素 200U 以上，且无并发症者，形成原因复杂。

4. 脂肪萎缩　见于注射部位，女性多见。

## 第二节　口服降血糖药

表 4-9　罗格列酮与磺酰脲类降血糖药的作用

| | 罗格列酮 | 磺酰脲类 |
|---|---|---|
| 药理作用 | 改善胰岛素抵抗；<br>改善脂肪代谢紊乱：显著降低甘油三酯，增加总胆固醇和 HDL-C 的水平<br>防治血管并发症：抑制血小板聚集、炎症反应和内皮细胞的增生，抗动脉粥样硬化；<br>改善胰岛 β 细胞功能：增加胰岛面积、密度和胰岛中胰岛素含量，而不影响胰岛素分泌；减少胰岛 β 细胞死亡 | 降血糖　对胰岛功能尚存的患者有效。机制是刺激胰岛 β 细胞释放胰岛素，降低血清糖原水平；<br>增加胰岛素与靶组织的结合能力；<br>影响水排泄：格列本脲、氯磺丙脲有抗利尿作用，但不降低肾小球滤过率。机制是促进 ADH 分泌和增强其作用；<br>影响凝血功能　第三代磺酰脲类能使血小板黏附力减弱，刺激纤溶酶原的合成 |
| 作用机制 | 改善胰岛 β 细胞功能 | |
| 临床应用 | 2 型糖尿病<br>胰岛素抵抗 | 2 型糖尿病<br>尿崩症：只用氯磺丙脲 |

### 一、双胍类药物

国内常用的有甲福明(二甲双胍)和苯乙福明(苯乙双胍)。

1. 药理作用及作用机制　甲福明 $t_{1/2}$ 约 1.5 小时，在体内不与蛋白结合，大部原形从尿中排出。苯乙福明 $t_{1/2}$ 约 3 小时，约 1/3 以原形从尿排出，作用维持 4~6 小时。该类药物可明显降低糖尿病患者的血糖，但对正常人血糖无明显影响。其作用机制可能是促进脂肪组织摄取葡萄糖，降低葡萄糖在肠的吸收及糖原异生，抑制胰高血糖素释放等。

2. 临床应用　主要用于轻症糖尿病患者，尤适用于肥胖及单用饮食控制无效者。

### 二、阿卡波糖

1. 药理作用　阿卡波糖是 α-葡萄糖苷酶抑制剂类新型口服降糖药，已用于临床，其降血糖的机制是在小肠上皮刷状缘与碳水化合物竞争水解碳水化合物的糖苷水解酶，从而减慢碳水化合物水解及产生葡萄糖的速度并延缓葡萄糖的吸收。

2. 临床应用　单独应用或与其他降糖药合用，可降低患者的餐后血糖。也有报道认为可降低空腹血糖及糖化血红蛋白。可用于 2 型糖尿病的治疗。

[经典例题 1]

糖尿病患者高渗性昏迷抢救宜选用

A. 罗格列酮口服　　B. 胰岛素皮下注射　C. 格列齐特口服　　D. 胰岛素静脉注射　E. 瑞格列奈口服

[参考答案] 1.D

# 第二十九章　子宫平滑肌兴奋药

### 一、缩宫素

缩宫素发挥宫缩的基础是由于其与缩宫素受体结合，导致大量钙内流，从增强子宫平滑肌的收缩力和收缩频率。

1. 临床应用

(1)催产、引产；

(2)产后及流产后宫缩乏力或子宫收缩复位不良引起的子宫出血。

产后出血时立即皮下或肌内注射较大剂量缩宫素，可迅速引起子宫平滑肌强直收缩，压迫子宫肌层内的血管而起到止血作用。

2. 不良反应

过量可引起子宫高频率甚至持续性强直收缩，可能导致胎儿宫内窒息或子宫破裂等严重后果。

3. 注意事项

缩宫素用于催产或引产时，必须注意以下几点：

(1)严格掌握剂量并控制滴速，避免子宫强直性收缩；

(2)严格掌握用药的适应证和禁忌证——禁用于产道异常、胎位不正、头盆不称、前置胎盘以及3次妊娠以上的经产妇或有剖宫产史者，以防引起子宫破裂或胎儿宫内窒息；

(3)用药过程中密切监测产妇的呼吸、心率、血压，并注意胎位、宫缩及胎心。

## 二、神经垂体素

在作为子宫兴奋药的应用上，已逐渐被缩宫素所代替。原因是其作为从牛、猪的神经垂体中提取的粗制品，内含缩宫素和抗利尿激素，故对子宫平滑肌的选择性不高。临床用于治疗尿崩症及肺出血。

## 三、麦角生物碱

只可用于产后止血和子宫复原，不宜用于催产和引产。

1. 与缩宫素比较，麦角生物碱用药剂量稍大即可引起包括子宫体和子宫颈在内的子宫平滑肌发生强直性收缩。妊娠后期子宫对麦角生物碱的敏感性会增强，因此，此类药物只可用于产后止血和子宫复原，不宜用于催产和引产。

2. 麦角胺——能使脑血管收缩，可用于偏头痛的诊断及其发作时的治疗。

3. 氢化麦角碱——对中枢神经系统有抑制作用，可与异丙嗪、哌替啶组成冬眠合剂用于人工冬眠。

【不良反应】注射麦角新碱可引起恶心、呕吐及血压升高等症状，伴有妊娠毒血症的产妇应谨慎使用。偶见过敏反应，严重者可出现呼吸困难、血压下降。

## 四、前列腺素(PGs)

适用于终止早期或中期妊娠、足月和过期妊娠引产。

包括地诺前列腺素(PGF2α)、硫前列酮和地诺前列酮(PGE$_2$)。

PGs对各期妊娠子宫均有兴奋作用，对分娩前的子宫更为敏感，在妊娠初期和妊娠中期用药效果较缩宫素强。适用于终止早期或中期妊娠，还可用于足月和过期妊娠引产。

【不良反应】恶心、呕吐、腹痛等消化道平滑肌兴奋现象。不宜用于支气管哮喘和青光眼患者。

# 第三十章　β-内酰胺类抗生素

## 第一节　青霉素类

### 一、青霉素G的抗菌作用、临床应用及不良反应

1. 抗菌作用　在细菌繁殖期低浓度抑菌，较高浓度杀菌。抗菌机制与细菌体内的青霉素结合蛋白结合，抑制转肽酶的转肽作用，妨碍细胞壁中的肽聚糖合成，从而抑制细菌细胞壁生物合成。对已合成的细胞壁无影响，故对繁殖期细菌的抗菌作用比静止期强。G$^+$菌细胞壁肽聚糖含量高，因此青霉素G对其有效，而G$^-$杆菌肽聚糖含量低，故对青霉素G的敏感性低。

对下列病原菌有高度抗菌活性：①大多数G$^+$球菌；②G$^+$杆菌；③G$^-$球菌；④螺旋体、放线杆菌。

2. 临床应用　治疗敏感G$^+$球菌和杆菌、G$^-$球菌及螺旋体所致感染的首选药。

(1)溶血性链球菌引起的蜂窝织炎、丹毒、猩红热、咽炎、扁桃体炎、心内膜炎等；肺炎球菌引起的大叶性肺炎、脓胸、支气管肺炎等；草绿色链球菌引起的心内膜炎。

(2)淋病奈瑟菌引起的淋病；金黄色葡萄球菌引起的疖、痈、败血症等；脑膜炎奈瑟菌引起的流行性脑脊髓膜炎；放线杆菌病、钩端螺旋体病、梅毒、回归热的治疗。

(3)白喉、破伤风、气性坏疽和流产后产气荚膜梭菌所致的败血症。因青霉素对这些细菌产生的外毒素无效，故须加用抗毒素血清。

3. 不良反应

(1)变态反应：最常见的不良反应，在各种药物中居首位。

较多见皮肤过敏(荨麻疹、药疹)和血清病样反应，最严重的是过敏性休克。

(2)赫氏反应：治疗梅毒、钩端螺旋体、雅司、鼠咬热或炭疽等感染时，可有症状加剧现象。

(3)其他：肌内注射可产生局部疼痛，红肿或硬结。大剂量青霉素钾盐或钠盐静脉滴注，可引起明显的水、电解质紊乱。

### 二、氨苄西林、阿莫西林的抗菌作用及临床应用

1. 氨苄西林　对 $G^-$ 杆菌有较强抗菌作用(如伤寒沙门菌、副伤寒沙门菌、百日咳鲍特菌、大肠埃希菌、痢疾志贺菌)。对铜绿假单胞菌无效。

临床应用：治疗敏感菌所致的呼吸道感染、伤寒、副伤寒、尿路感染、胃肠道感染等。

2. 阿莫西林　抗菌谱和抗菌活性与氨苄西林相似，但对肺炎球菌、肠球菌、沙门菌属、对幽门螺杆菌的杀菌作用比氨苄西林强。

临床应用：治疗敏感菌所致的感染、伤寒、慢性活动性胃炎和消化性溃疡。

## 第二节　头孢菌素类

表 4-10　各代头孢菌素类的特点及临床作用

| 各代头孢菌素 | 特点 | 临床应用 |
|---|---|---|
| 第一代 | 对 $G^+$ 菌抗菌作用较二、三代强，但对 $G^-$ 菌的作用弱。可被细菌产生的 β 内酰胺酶破坏(不稳定) | 敏感菌引起呼吸道、尿路、皮肤及软组织感染 |
| 第二代 | 对 $G^+$ 菌作用略逊于第一代，对 $G^-$ 菌有明显作用，对厌氧菌有一定作用，但对铜绿假单胞菌无效。对多种 β 内酰胺酶比较稳定 | 敏感菌引起肺炎、胆道感染、菌血症、尿路感染和其他感染 |
| 第三代 | 对 $G^+$ 菌的作用不及第一、二代，对 $G^-$ 菌包括肠杆菌类、铜绿假单胞菌及厌氧菌作用较强。对 β 内酰胺酶稳定性较高 | 危及生命的败血症、脑膜炎、肺炎、骨髓炎及尿路严重感染<br>严重的铜绿假单胞菌感染 |
| 第四代 | 对 $G^+$ 菌、$G^-$ 菌均有高效，对 β 内酰胺酶高度稳定 | 用于治疗对第三代耐药的感染 |

**[经典例题 1]**

对青霉素 G 最敏感的病原体是

A. 立克次氏体　　B. 钩端螺旋体　　C. 衣原体　　D. 支原体　　E. 真菌

[参考答案] 1. B

# 第三十一章　大环内酯类及林可霉素类抗生素

## 第一节　红霉素

### 一、抗菌作用

1. $G^+$ 菌　金黄色葡萄球菌(包括耐药菌)、表皮葡萄球菌、链球菌等作用强。

2. $G^-$ 菌　脑膜炎奈瑟菌、淋病奈瑟菌、流感杆菌、百日咳鲍特菌、布鲁斯菌、军团菌等高度敏感。

3. 某些螺旋体、肺炎支原体、立克次体和螺杆菌也有效。

二、临床应用

1. 耐青霉素的金黄色葡萄球菌感染和对青霉素过敏者。

2. 上述敏感菌所致感染。

3. 厌氧菌引起的口腔感染。

4. 肺炎支原体、肺炎衣原体、溶脲脲原体等所致感染。

## 第二节　阿奇霉素

一、抗菌作用　抗菌谱较红霉素广，增加了对 G$^-$ 的抗菌作用，是快速杀菌剂（其他大环内酯类为抑菌剂）。细胞内浓度较血浆浓度高，分布广泛，半衰期长，每日仅给药一次。

二、临床应用　上呼吸道感染，尤其适用于小儿。

## 第三节　林可霉素类——林可霉素、克林霉素

一、抗菌作用

两药抗菌谱与红霉素类似，克林霉素抗菌活性比林可霉素强。

1. 抗厌氧菌有强大作用是最主要特点。

2. 对需氧 G$^+$ 菌有显著活性，对部分需氧 G$^-$ 球菌、人型支原体和沙眼衣原体也有抑制作用。

3. 对肠球菌、G$^-$ 杆菌、MRSA（耐甲氧西林金黄色葡萄球菌）、肺炎支原体不敏感。

二、临床应用

1. 主要用于厌氧菌，包括脆弱类杆菌、产气荚膜梭菌、放线杆菌等感染。

2. 金黄色葡萄球菌引起的骨髓炎为首选。

3. 需氧 G$^+$ 球菌引起的感染及败血症。

[经典例题 1]

克林霉素的特点是

A. 对念珠菌有强大抗菌作用　　　　B. 具有抗 DNA 病毒作用

C. 为支原体肺炎首选药　　　　　　D. 具有较强抗绿脓杆菌作用

E. 首选用于金葡菌引起的骨髓炎

[参考答案] 1. E

# 第三十二章　氨基糖苷类抗生素

## 第一节　氨基糖苷类抗生素的共性

一、抗菌作用及作用机制

1. 抗菌作用

（1）强大：需氧 G$^-$ 杆菌如大肠埃希菌、铜绿假单胞菌、变形杆菌属、克雷伯菌属、肠杆菌属、志贺菌属和枸橼酸杆菌属。

（2）较好：MRSA（耐甲氧西林金黄色葡萄球菌）和 MRSE（耐甲氧西林表皮葡萄球菌）。

（3）有一定作用：沙雷菌属、沙门菌属、产碱杆菌属、不动杆菌属和嗜血杆菌属。

（4）较差：淋病奈瑟菌、脑膜炎奈瑟菌等 G$^-$ 球菌；链球菌作用微弱；肠球菌和厌氧菌不敏感。

2. 作用机制　两个方面：抑制细菌蛋白质合成、破坏细菌胞浆膜的完整性。

（1）对蛋白质合成的影响包括：①与细菌体内核糖体 70S 亚基形成始动复合物；②选择性地与细菌体内核糖体 30S 亚基结合，使 mRNA 在翻译时出现错误，导致异常或无功能蛋白质合成；③阻滞肽链释放因子进入 A 位，使合成好的肽链不能释放；④抑制核糖体 70S 亚基的解离，使菌体内核糖体循环利用受阻。

（2）破坏细菌胞浆膜的完整性：是通过吸附作用与菌体胞浆膜结合，使通透性增加，胞质内大量重要物质外漏。

### 二、不良反应

1. 耳毒性　包括前庭神经和耳蜗听神经损伤。

（1）前庭神经功能损伤：表现为头昏、视力减退、眼球震颤、眩晕、恶心、呕吐和共济失调。发生率依次为新霉素>卡那霉素>链霉素>西索米星>阿米卡星≥庆大霉素≥妥布霉素>奈替米星。

（2）耳蜗听神经功能损伤：表现为耳鸣、听力减退和永久性耳聋，发生率依次为新霉素>卡那霉素>阿米卡星>西索米星>庆大霉素>妥布霉素>奈替米星>链霉素。该毒性还能影响子宫内胎儿。

2. 肾毒性　轻则引起肾小管肿胀，重则产生急性坏死。表现为蛋白尿、管型尿、血尿等。严重时可导致无尿、氮质血症和肾衰。发生率依次为新霉素>卡那霉素>庆大霉素>妥布霉素>阿米卡星>奈替米星>链霉素。

3. 神经肌肉麻痹　可引起心肌抑制、血压下降、肢体瘫痪和呼吸衰竭。最常见于大剂量腹膜内或胸膜内给药或静脉滴注速度过快。可能机制：药物与突触前膜钙结合部位结合，抑制神经末梢 ACh 释放，造成神经肌肉接头处传递阻断。

4. 过敏反应　链霉素引起过敏性休克的发生率仅次于青霉素。接触性皮炎是局部应用新霉素最常见的反应。其他还有皮疹、发热、血管神经性水肿、口周发麻等。

## 第二节　常用氨基糖苷类药物

**表 4-11　庆大霉素、妥布霉素与阿米卡星的临床应用**

| | 临床应用（注意其特殊点） |
|---|---|
| 庆大霉素 | 治疗 G⁻ 杆菌感染的主要抗菌药，尤其对沙雷氏菌属作用更强，为氨基苷类中的首选药；与青霉素协同治疗严重的肺炎球菌、铜绿假单胞菌、肠球菌、葡萄球菌或草绿色链球菌感染；术前预防和术后感染；局部用于皮肤、黏膜表面感染和眼、耳、鼻部感染 |
| 妥布霉素 | 对铜绿假单胞菌的作用是庆大霉素的 2~5 倍，且对耐庆大霉素菌株仍有效。适合治疗铜绿假单胞菌所致感染。通常与能抗铜绿假单胞菌的青霉素类或头孢菌素类合用 |
| 阿米卡星 | 突出优点：对氨基糖苷类耐药菌感染作为首选药（因为阿米卡星对肠道 G⁻ 杆菌和铜绿假单胞菌所产生的多种氨基苷类灭活酶稳定）；另一优点：与 β-内酰胺类联合应用可获协同作用。当粒细胞缺乏或其他免疫缺陷患者合并严重 G⁻ 杆菌感染时，合用较好 |

**［经典例题 1］**

下列氨基苷类抗生素均对前庭功能有损害，表现为眩晕、恶心、呕吐、眼球震颤和平衡障碍，发生率最高的药物是

A. 庆大霉素　　　B. 奈替米星　　　C. 妥布霉素　　　D. 链霉素　　　E. 西索米星

［参考答案］1. D

# 第三十三章　四环素类

四环素类药物首选治疗立克次体、支原体、衣原体以及某些螺旋体感染；还可首选治疗鼠疫、布鲁菌病、霍乱、幽门螺杆菌、肉芽肿鞘杆菌以及牙龈卟啉单胞菌感染。

注意：使用本类药物时首选多西环素而不是四环素（由于四环素耐药菌株日益增多且不良反应严重）。

一、多西环素、四环素、米诺环素的抗菌作用及临床应用

1. 多西环素  四环素类药物的首选药。

强效、速效、长效。抗菌活性比四环素强2~10倍；对土霉素或四环素耐药的金葡菌对本药仍敏感。

临床应用：特别适合肾外感染伴肾衰竭者以及胆道系统感染。也用于酒糟鼻、痤疮、前列腺炎和慢性气管炎、肺炎等呼吸道感染。

2. 四环素  对$G^+$菌的抑制作用强于$G^-$菌，但作用不如青霉素类和头孢菌素类。极高浓度时具有杀菌作用。

3. 米诺环素  对四环素或青霉素类耐药的A群链球菌、B群链球菌、金葡菌和大肠埃希菌对米诺环素敏感。

临床应用：用于治疗酒糟鼻、痤疮和沙眼衣原体所致性传播疾病，以及上述耐药菌引起的感染。

二、不良反应

1. 局部刺激作用  口服：恶心、呕吐、腹泻；静脉滴注：静脉炎。

2. 二重感染  长期口服或注射使用广谱抗生素时，敏感菌被抑制，不敏感菌趁机大量繁殖，由原来的劣势菌群变为优势菌群，造成新的感染，称为二重感染(或菌群交替症)。较常见的有真菌感染和难辨梭菌感染(对四环素耐药)所致的伪膜性肠炎。

3. 对骨骼和牙齿生长的影响  四环素类药物与新形成的骨骼和牙齿中沉积的钙离子结合，造成恒齿永久性棕色色素沉着(牙齿黄染)，牙釉质发育不全，还可抑制胎儿、婴幼儿骨骼发育。

4. 其他  长期大剂量使用可引起严重肝损伤或加重原有的肾损伤。偶见过敏反应。

# 第三十四章  人工合成的抗菌药

## 第一节  喹诺酮类

第三代喹诺酮类药物

一、抗菌作用

广谱杀菌药。对$G^-$菌、$G^+$菌、结核分枝杆菌、军团菌、支原体及衣原体均有杀灭作用；特别是对厌氧菌(如脆弱类杆菌、梭杆菌属、消化链球菌属和厌氧芽胞梭菌属等)的抗菌活性强。对铜绿假单胞菌以环丙沙星的杀灭作用最强。

二、作用机制

(1)抑制DNA回旋酶  喹诺酮类抗$G^-$菌的重要靶点。

(2)抑制拓扑异构酶Ⅳ  喹诺酮类抗$G^+$菌的重要靶点。

三、临床应用

特点：抗菌谱广、抗菌活性强、口服吸收良好、与其他抗菌药无交叉耐药。

(1)泌尿生殖道感染  环丙沙星、氧氟沙星与β内酰胺类同为首选药。环丙沙星是铜绿假单胞菌性尿道炎的首选药。氟喹诺酮类对敏感菌所致的急、慢性前列腺炎以及复杂性前列腺均有效。

(2)呼吸系统感染  左氧氟沙星、莫西沙星与万古霉素合用，首选用于治疗青霉素高度耐药的肺炎链球菌感染。氟喹诺酮类可用于支原体肺炎、衣原体肺炎、嗜肺军团菌引起的军团病。

(3)肠道感染与伤寒  首选用于治疗志贺菌引起的各型菌痢以及鼠伤寒沙门菌、猪霍乱沙门菌、肠炎沙门菌引起的胃肠炎。对沙门菌引起的伤寒或副伤寒，首选氟喹诺酮类或头孢曲松。

(4)对脑膜炎奈瑟菌具有强大的杀菌作用。由于其在鼻咽分泌物中浓度高，可用于鼻咽部带菌者的根治。

(5)其他  对其他抗菌药物无效的儿童重症感染可选用氟喹诺酮类；囊性纤维化患儿感染铜绿假单胞菌时，应选用环丙沙星。

四、第三代喹诺酮类药物的不良反应

1. 胃肠道反应  一般不严重，可耐受。

2. 中枢神经系统毒性  轻者表现为失眠、头昏、头痛，重者可出现精神异常、抽搐、惊厥等。发生机制：

抑制 GABA 与 GABA$_A$ 受体结合，激动 NMDA(N-甲基-D-天冬氨酸)受体，导致中枢神经兴奋。

3. 光敏反应(光毒性)　在紫外线的激发下，药物氧化生成活性氧，引起皮肤炎症，表现为光照部位皮肤出现瘙痒性红斑，严重者出现皮肤糜烂、脱落。

4. 心脏毒性　可见 QT 间期延长、尖端扭转型室性心动过速(TdP)、室颤等。罕见但后果严重。

5. 软骨损害　在软骨组织中，药物与 $Mg^{2+}$ 形成络合物，并沉积于关节软骨，造成局部 $Mg^{2+}$ 缺乏而致软骨损伤，小儿使用谨慎。

6. 其他　跟腱炎、肝毒性、替马沙星综合征、过敏反应等。

## 第二节　磺胺类

### 一、抗菌作用

对大多数 G⁺菌和 G⁻菌有良好的抗菌活性，其中最敏感的是 A 群链球菌、肺炎链球菌、脑膜炎奈瑟菌、淋病奈瑟菌、鼠疫耶氏菌和诺卡菌属；对沙眼衣原体、疟原虫、卡氏肺孢子虫和弓形虫滋养体也有抑制作用。磺胺米隆和磺胺嘧啶银尚对铜绿假单胞菌有效。

但对支原体、立克次体和螺旋体无效，甚至可促进立克次体生长。

### 二、作用机制

对磺胺药敏感的细菌，在生长繁殖过程中不能利用现成的叶酸，必须在二氢叶酸合酶的作用下生成二氢叶酸，并进一步与谷氨酸生成二氢叶酸，后者在二氢叶酸还原酶催化下被还原为四氢叶酸。

磺胺药与 PABA(对氨基苯甲酸)的结构相似，可与之竞争二氢叶酸合酶，阻止细菌二氢叶酸合成，从而发挥抑菌作用。

### 三、临床应用

对大多数革兰阳性菌和阴性菌都有良好的抗菌活性，其中最敏感的是 A 群链球菌、肺炎球菌、肺炎链球菌、脑膜炎奈瑟菌、淋病奈瑟菌、鼠疫耶氏菌和诺卡菌属；也对沙眼衣原体、疟原虫、卡氏肺孢子虫和弓形虫滋养体有抑制作用。但是，对支原体、立克次体和螺旋体无效，甚至可促进立克次体生长。作为普通型流脑的首选药。

## 第三节　其他类

### 一、甲氧苄啶(TMP)的作用机制及临床应用

1. 作用机制　抑制细菌二氢叶酸还原酶，抗菌谱与磺胺甲噁唑(SMZ)相似，属抑菌药。

2. 临床应用　将 SMZ 和 TMP 按 5∶1 比例制成复方制剂，用于大肠埃希菌、变形杆菌和克雷伯菌引起的泌尿道感染；肺炎链球菌、流感嗜血杆菌及大肠埃希菌引起的上呼吸道感染或支气管炎；腹股沟肉芽肿；霍乱；伤寒；志贺菌属引起的肠道感染；卡氏肺孢子虫肺炎；诺卡菌病。

### 二、甲硝唑

甲硝唑(灭滴灵)属硝基咪唑类药，其分子中的硝基在细胞内无氧环境中被还原成氨基，从而抑制病原体 DNA 合成，发挥抗厌氧菌作用，对脆弱类杆菌尤为敏感。对滴虫、阿米巴滋养体以及破伤风梭菌具有很强的杀灭作用。但是，甲硝唑对需氧菌或碱性需氧菌无效。口服吸收良好，体内分布广泛，可进入感染病灶和脑脊液。临床主要用于治疗厌氧菌引起的口腔、腹腔、女性生殖器、下呼吸道、骨和关节等部位的感染。对幽门杆菌感染的消化性溃疡以及四环素耐药艰难梭菌所致的假膜性肠炎有特殊疗效。亦是治疗阿米巴病、滴虫病和破伤风的首选用药。

[经典例题 1]

磺胺药抗菌机制是
A. 抑制 DNA 螺旋酶　　　　　　B. 抑制二氢叶酸还原酶　　　　　C. 抑制二氢叶酸合成酶
D. 改变膜通透性　　　　　　　　E. 抑制分枝菌酸合成
[参考答案] 1. C

# 第三十五章　抗真菌药和抗病毒药

### 一、抗真菌药

氟康唑的药理作用及临床应用　广谱抗真菌药，是治疗艾滋病患者隐球菌性脑膜炎的首选药，与氟胞嘧啶合用可增强疗效。对隐球菌属、念珠菌属和球孢子菌属等均有作用。

### 二、抗病毒药

(一)利巴韦林　广谱抗病毒药。

对多种 RNA 和 DNA 病毒有效，其他包括甲肝病毒、丙肝病毒、腺病毒、疱疹病毒和呼吸道合胞病毒。治疗呼吸道合胞病毒肺炎和支气管炎效果最佳。

(二)干扰素(INFs)　广谱抗病毒药。

1. 药理作用

干扰素是机体细胞在病毒感染受其他刺激后，体内产生的一类抗病毒的糖蛋白物质。在病毒感染的各个阶段都发挥一定的作用，在防止再感染和持续性病毒感染中也有一定作用。

IFN 对病毒穿透细胞膜过程、脱壳、mRNA 合成、蛋白翻译后修饰、病毒颗粒组装和释放均可产生抑制作用。对 DNA 和 RNA 病毒都有效。当病毒感染的恢复期可见干扰素的存在，另一方面用外源性干扰素亦可缓解感染。

2. 临床应用

(1)急性病毒感染性疾病：

流感及其他上呼吸道感染性疾病、病毒性心肌炎、流行性腮腺炎、乙型脑炎；

(2)慢性病毒性感染，如慢性活动性肝炎，CMV 性感染；

(3)肿瘤。

## ［经典例题 1］

下述药物属于广谱抗真菌药的是

A. 利巴韦林　　　　B. 伯氨喹　　　　C. 环磷酰胺　　　　D. 利福平　　　　E. 氟康唑

[参考答案] 1. E

(三)阿昔洛韦

治疗疱疹病毒感染的首选药。

1. 药理作用

广谱抗病毒药，体外对单纯性疱疹病毒、水痘带状疱疹病毒、巨细胞病毒等具抑制作用。药物进入疱疹病毒感染的细胞后，与脱氧核苷竞争病毒胸苷激酶或细胞激酶，药物被磷酸化成活化型阿昔洛韦三磷酸酯，然后通过两种方式抑制病毒复制：①干扰病毒 DNA 聚合酶，抑制病毒的复制；②在 DNA 聚合酶作用下，与增长的 DNA 链结合，引起 DNA 链的延伸中断。

2. 临床应用

治疗疱疹病毒感染的首选药。用于皮肤科、眼科的病毒感染。也被用于艾滋病及慢性乙型肝炎。

# 第三十六章 抗结核病药

## 第一节 异烟肼

### 一、临床应用

异烟肼为各种结核病首选药。对早期轻症肺结核或预防用药时可单独使用，规范化治疗时必须联合使用其他抗结核病药，以防止或延缓耐药性的产生。对粟粒型结核和结核性脑膜炎应加大剂量，延长疗程，必要时注射给药。

### 二、不良反应

1. 神经系统　周围神经炎，表现为手脚麻木、肌肉震颤和步态不稳等。使用时应注意及时补充维生素 $B_6$，预防该不良反应的产生。大剂量可出现头痛、头晕、兴奋和视神经炎，严重时可导致中毒性脑病和精神病。癫痫及精神病患者慎用。

2. 肝脏毒性　转氨酶升高，少见黄疸，严重时肝小叶坏死，甚至死亡。

3. 其他　皮疹、发热、胃肠道反应等。

## 第二节 利福平

### 一、临床应用

1. 结核病　常与其他抗结核药联合使用，包括初治和复发患者。

2. 麻风病。

3. 耐药金葡菌及其他敏感细菌所致感染和重症胆道感染。

4. 沙眼、急性结膜炎及病毒性角膜炎。

### 二、不良反应及药物相互作用

1. 不良反应

(1) 胃肠道反应，一般不严重。

(2) 肝脏毒性：黄疸、肝大、肝功能减退等症状，严重时可致死亡。

(3) "流感综合征"：大剂量间隔使用，可诱发发热、寒战、头痛、肌肉酸痛等类似感冒的症状。

(4) 其他：个别患者出现皮疹、药热等重症反应，偶见疲乏、嗜睡、运动失调等。

2. 药物的相互作用　利福平是肝药酶诱导剂，可加速自身及许多药物的代谢，如洋地黄毒苷、奎尼丁、口服抗凝血药及磺酰脲类、口服避孕药、糖皮质激素和茶碱等。与这些药物合用时应注意调整剂量。

## 第三节 乙胺丁醇

### 一、药理作用

只对繁殖期结核杆菌有较强的抑制作用，对其他细菌无效。机制：与二价金属离子络合，干扰结核杆菌 RNA 的合成。

### 二、临床应用

用于各型结核病，特别适用于经链霉素和异烟肼治疗无效的患者。

1. 初治患者　与异烟肼和利福平合用。

2. 复治患者　与利福平和卷曲霉素合用。

### 第四节　吡嗪酰胺

**一、药理作用**

口服易吸收，半衰期为 6 小时。体内分布广，细胞内和脑脊液中浓度较高。大部分在肝脏水解成吡嗪酸，并羟化成为 5-羟吡嗪酸，少部分原形药通过肾小球滤过由尿排出。吡嗪酰胺在酸性环境下对结核杆菌有较强的抑制和杀灭作用。

**二、临床应用**

吡嗪酰胺单独使用易产生耐药性，与其他抗结核药物无交叉耐药性，与异烟肼和利福平合用有协同作用，是联合用药的重要成分。

[ 经典例题 1 ]

可引起周围神经炎的药物是

A. 利福平　　　　B. 异烟肼　　　　C. 阿昔洛韦　　　　D. 吡嗪酰胺　　　　E. 卡那霉素

[参考答案] 1. B

# 第三十七章　抗疟药

## 第一节　主要用于控制症状的抗疟药

**一、氯喹的药理作用及临床应用**

1. 抗疟作用　对各种疟原虫的红细胞内期裂殖体均有较强的杀灭作用，迅速有效地控制疟疾的临床发作；具有在红细胞内尤其是被疟原虫入侵的红细胞内浓集的特点，有利于杀灭疟原虫。但对子孢子、休眠子和配子体均无效。

2. 抗肠道外阿米巴病作用　能杀灭阿米巴滋养体。由于其在肝脏的浓度高，可用于阿米巴肝脓肿。

3. 免疫抑制作用　大剂量氯喹能抑制免疫反应，偶尔用于类风湿性关节炎、系统性红斑狼疮等。

**二、青蒿素的药理作用及临床应用**

对各种疟原虫红细胞内期裂殖体有快速的杀灭作用，对红细胞外期疟原虫无效。用于治疗对耐氯喹或多药耐药的恶性疟。对脑性疟的抢救有较好效果(可透过血-脑屏障)。

## 第二节　主要用于控制远期复发和传播的抗疟药

**伯氨喹**

**一、药理作用及临床应用**

对间日疟和卵形疟肝脏中的休眠子有较强的杀灭作用，是防治疟疾远期复发的主要药物。能杀灭各种疟原虫的配子体，阻止疟疾传播。与红细胞内期抗疟药合用，能根治良性疟，减少耐药性的产生。对红细胞内期的疟原虫无效。不能控制疟疾临床症状的发作。

**二、不良反应**

1. 治疗量　胃肠道反应。

2. 大剂量　高铁血红蛋白血症伴有发绀。

3. 缺乏葡萄糖 6-磷酸脱氢酶的个体可发生急性溶血(特异质反应)。

## 第三节　主要用于病因性预防的抗疟药

**乙胺嘧啶的药理作用及临床应用**

常用于病因性预防。为二氢叶酸还原酶抑制药，阻止二氢叶酸转变为四氢叶酸，阻碍核酸的合成，从而抑制疟原虫的增殖。对已发育成熟的裂殖体无效，故控制临床症状起效缓慢。

[经典例题1]

氯喹的临床应用不包括
A. 间日疟引起的寒战、高热
B. 系统性红斑狼疮
C. 阿米巴肝脓肿
D. 类风湿性关节炎
E. 单纯性疱疹病毒感染
[参考答案] 1. E

# 第三十八章　抗恶性肿瘤药

## 第一节　抗肿瘤药的分类

### 一、干扰核酸合成

影响核酸生物合成的药物又称抗代谢药。主要作用于 S 期细胞，属细胞周期特异性药物。可进一步分为以下 5 类。

1. 二氢叶酸还原酶抑制剂　如甲氨蝶呤等。
2. 胸苷酸合成酶抑制剂　如氟尿嘧啶等。
3. 嘌呤核苷酸互变抑制剂　如巯嘌呤等。
4. 核苷酸还原酶抑制剂　如羟基脲等。
5. DNA 多聚酶抑制剂　如阿糖胞苷等。

### 二、破坏 DNA 结构与功能

通过破坏 DNA 结构或抑制拓扑异构酶活性，影响 DNA 结构和功能。包括：

1. DNA 交联剂　如氮芥、环磷酰胺和塞替派等烷化剂。
2. 破坏 DNA 的铂类配合物　如顺铂。
3. 破坏 DNA 的抗生素　如丝裂霉素和博莱霉素。
4. 拓扑异构酶抑制剂　如喜树碱类和鬼臼毒素衍生物。

### 三、嵌入 DNA 及干扰转录 RNA

如多柔比星等蒽环类抗生素和放线菌素 D。

### 四、干扰蛋白质合成

1. 微管蛋白活性抑制剂，如：长春碱类和紫杉醇类等。
2. 干扰核蛋白体功能的药物，如：三尖杉生物碱类。
3. 影响氨基酸供应的药物，如：L-门冬酰胺酶。

## 第二节　常用药物的临床应用

表 4-12　抗肿瘤药的临床应用

| 药物 | 临床应用 |
|---|---|
| 甲氨蝶呤 | 儿童急性白血病和绒毛膜上皮癌；<br>鞘内注射用于中枢神经系统白血病的预防和缓解症状 |
| 巯嘌呤 | 急性淋巴细胞白血病的维持治疗；<br>大剂量用于绒毛膜上皮癌 |
| 羟基脲 | 慢性粒细胞白血病：疗效显著；<br>黑色素瘤：暂时缓解；<br>可使肿瘤细胞集中于 $G_1$ 期，故可用作同步化药物，增加化疗或放疗的敏感性 |
| 环磷酰胺 | 目前广泛应用的烷化剂。对恶性淋巴瘤疗效显著；<br>还可用于：多发性骨髓瘤、急性淋巴细胞白血病、肺癌、乳腺癌、卵巢癌、神经母细胞瘤和睾丸肿瘤 |
| 氟尿嘧啶 | 消化系统癌和乳腺癌：疗效较好；<br>还可用于：宫颈癌、卵巢癌、绒毛膜上皮癌、膀胱癌、头颈部肿瘤 |
| 阿霉素 | 又称为多柔比星，主要用于对常用抗肿瘤药耐药的急性淋巴细胞白血病或粒细胞白血病、恶性淋巴肉瘤、乳腺癌、卵巢癌、小细胞肺癌、胃癌、肝癌及膀胱癌等 |

[经典例题 1]

影响核酸生物合成的抗恶性肿瘤药是

A. 放线菌素　　　　B. 长春新碱　　　　C. 肾上腺皮质激素　　D. 氟尿嘧啶　　　　　E. 烷化剂

[参考答案] 1. D

# 第五篇

# 医学心理学·课堂讲义

👤 本篇主编：叶冬

## 考情分析

各位亲，优秀是一种习惯！

——叶冬寄语

### 历年考情概况

（注意：心理学2019考纲变化非常大，不可完全参照历年考情作为复习的重点。）

| 常考知识点 | 历年常考内容 | 历年分值 |
|---|---|---|
| 医学心理学总论 | 心理学任务、基本观点、研究方法及应用 | 2 |
| 医学心理学基础 | 概述、认识过程、情绪过程、意志过程、需要与动机及人格 | 3 |
| 心理健康 | 概述、不同年龄段的心理卫生 | 3 |
| 心理应激与心身疾病 | 心理应激、心身疾病 | 2 |
| 心理评估 | 心理评估概述、心理测验分类、心理测验的一般原则 | 2 |
| 心理治疗与心理咨询 | 心理治疗的理论基础、治疗原则、临床心理咨询 | 3 |
| 医患关系与医患沟通 | 医患交往的两种形式和两种水平、医患交往与沟通方法的问题、医患关系模式 | 2 |
| 患者心理问题 | 角色和求医行为、一般心理问题、心理活动特征、特殊患者心理问题 | 3 |

### 易错考点摘要

详情见各章节"敲黑板"

### 本篇学习方法或注意事项

从考试情况上分析，医学心理学这门课有几个特点：

第一个特点：这门学科每年的考点比较固定，例如每年几乎都要考察心理学的基础知识，心理治疗的方法，心理评估的方法等，今年大纲变动之后可能有所改变，具体重点可参考医学教育网网络课程。

第二个特点：每年至少有一道题在教科书上找不到答案，属于偏题、难题。

## Learning plan
# 学习时间规划表

| | | | | | |
|---|---|---|---|---|---|
| 第01天　第　章 | 第02天　第　章 | 第03天　第　章 | 第04天　第　章 | 第05天　第　章 | 第06天　第　章 |
| 听老师的课 □<br>复习讲义 □<br>做习题 □ | 听老师的课 □<br>复习讲义 □<br>做习题 □ | 听老师的课 □<br>复习讲义 □<br>做习题 □ | 听老师的课 □<br>复习讲义 □<br>做习题 □ | 听老师的课 □<br>复习讲义 □<br>做习题 □ | 听老师的课 □<br>复习讲义 □<br>做习题 □ |
| 第07天　第　章 | 第08天　第　章 | 第09天　第　章 | 第10天　第　章 | 第11天　第　章 | 第12天　第　章 |
| 听老师的课 □<br>复习讲义 □<br>做习题 □ | 听老师的课 □<br>复习讲义 □<br>做习题 □ | 听老师的课 □<br>复习讲义 □<br>做习题 □ | 听老师的课 □<br>复习讲义 □<br>做习题 □ | 听老师的课 □<br>复习讲义 □<br>做习题 □ | 听老师的课 □<br>复习讲义 □<br>做习题 □ |
| 第13天　第　章 | 第14天　第　章 | 第15天　第　章 | 第16天　第　章 | 第17天　第　章 | 第18天　第　章 |
| 听老师的课 □<br>复习讲义 □<br>做习题 □ | 听老师的课 □<br>复习讲义 □<br>做习题 □ | 听老师的课 □<br>复习讲义 □<br>做习题 □ | 听老师的课 □<br>复习讲义 □<br>做习题 □ | 听老师的课 □<br>复习讲义 □<br>做习题 □ | 听老师的课 □<br>复习讲义 □<br>做习题 □ |
| 第19天　第　章 | 第20天　第　章 | 第21天　第　章 | 第22天　第　章 | 第23天　第　章 | 第24天　第　章 |
| 听老师的课 □<br>复习讲义 □<br>做习题 □ | 听老师的课 □<br>复习讲义 □<br>做习题 □ | 听老师的课 □<br>复习讲义 □<br>做习题 □ | 听老师的课 □<br>复习讲义 □<br>做习题 □ | 听老师的课 □<br>复习讲义 □<br>做习题 □ | 听老师的课 □<br>复习讲义 □<br>做习题 □ |
| 第25天　第　章 | 第26天　第　章 | 第27天　第　章 | 第28天　第　章 | 第29天　第　章 | 第30天　第　章 |
| 听老师的课 □<br>复习讲义 □<br>做习题 □ | 听老师的课 □<br>复习讲义 □<br>做习题 □ | 听老师的课 □<br>复习讲义 □<br>做习题 □ | 听老师的课 □<br>复习讲义 □<br>做习题 □ | 听老师的课 □<br>复习讲义 □<br>做习题 □ | 听老师的课 □<br>复习讲义 □<br>做习题 □ |
| 第31天　第　章 | | | | | |
| 听老师的课 □<br>复习讲义 □<br>做习题 □ | | | | | |

注意：每天的学习建议按照"听课→做题→复习讲义"三部曲来进行；另：计划一旦制订，请各位同学严格执行。

# 第一章　医学心理学总论

## 第一节　医学心理学的概述

### 一、医学心理学的概念与性质

1. 概念　将心理学的理论知识应用于医学领域，研究心理因素在人体健康以及疾病的发生、发展、诊断、治疗、预防与护理中的作用。

2. 性质　一门在心理学及医学领域的应用学科与交叉学科，属于应用心理学。

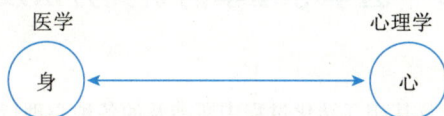

图 5-1　医学心理学

### 二、医学模式的转化

表 5-1　医学模式的转化

| 医学模式 | 备注 |
| --- | --- |
| 神灵主义医学模式（神汉） | 认为人类的生命和健康由神灵主宰，疾病和灾祸是天谴神罚 |
| 自然哲学医学模式（草药） | 中医著作中有关"天人合一"、"天人相应"的观点，正是这一模式的反映 |
| 生物医学模式（科学） | 杀菌灭虫、预防接种和抗菌药物等手段治疗疾病 |
| 生物-心理-社会医学模式（看人） | 无论是致病、治病、预防及康复，都应将人视为一个整体，充分考虑到病人的心理因素和社会因素的作用，综合考虑多方面的因素 |

## 第二节　医学心理学任务、观点与研究方法

### 一、医学心理学的任务

1. 心理社会因素在疾病的发生、发展和变化过程中的作用规律。
2. 心理评估手段在疾病的诊断、治疗、护理与预防中的作用。
3. 运用心理治疗的方法达到治病、防病与养生保健的目的。
4. 病人心理活动特点以及心理护理方法的运用。

[经典例题 1]

医学心理学的研究任务不包括
A. 人格特征或行为模式在疾病与健康中的意义
B. 如何运用心理治疗的方法达到保健的目的
C. 医院管理中存在的心理问题系统的解决方法
D. 疾病的发展和变化过程中心理因素作用的规律
E. 心理评估手段在疾病预防中的作用
[参考答案] 1. C

### 二、医学心理学的基本观点

表 5-2　医学心理学的基本观点

| 观点 | 备注 |
| --- | --- |
| 心身统一 | 心、身是一个整体来反应的 |

续表

| 观点 | 备注 |
|---|---|
| 社会对个体影响的观点 | 社会影响人体健康 |
| 认知评价 | 认知评价决定了是否发生疾病以及可能的预后 |
| 主动适应与调节 | 心理的主动适应和调节是使个体行为与外界保持相对和谐一致的主要因素，是个体保持健康和抵御疾病的重要力量 |
| 个性特征作用 | 对同样的社会应激，有的人得病，难以适应，有的人则"游刃有余"，很快渡过"难关"，因为应激反应与个性特征有着十分密切的关系 |
| 情绪因素作用 | 不良的情绪是诱发或导致疾病的原因 |

## 第三节　医学心理学的研究方法及应用

(一)研究对象

研究对象是针对人的疾病和健康及其相互转化过程中所涉及的各种心理行为问题以及解决这些问题的方法和措施。

(二)研究方法

1. 根据研究设计的时间分类(按时间)：横断研究、纵向研究(回顾研究、前瞻研究)(纵横前后)。

2. 根据研究设计的方法分类(按手段)：观察法、调查法、测验法、个案法、实验法。

(三)研究方法的应用

医学心理学的研究方法已被广泛应用于临床实践。例如，人格特点与易患疾病关系的研究采用了前瞻研究的方法，发现 A 型行为特点的人易患冠心病，而 C 型行为特点的人易得癌症，取得了举世瞩目的结果。

### 敲黑板

注意医学心理学的研究方法中有实验法，但是心理评估的方法中无实验法。

# 第二章　医学心理学基础

## 第一节　心理学概述

### 一、心理学的概念

是研究机体心理活动和行为规律的科学，其研究对象是人的心理活动和个体的行为。

### 二、心理现象的分类

(一)心理现象

包括两个方面，即心理过程和人格，心理活动又称心理现象。

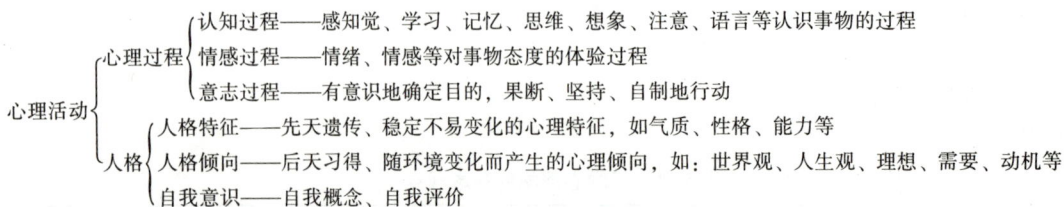

心理活动
- 心理过程
  - 认知过程——感知觉、学习、记忆、思维、想象、注意、语言等认识事物的过程
  - 情感过程——情绪、情感等对事物态度的体验过程
  - 意志过程——有意识地确定目的，果断、坚持、自制地行动
- 人格
  - 人格特征——先天遗传、稳定不易变化的心理特征，如气质、性格、能力等
  - 人格倾向——后天习得、随环境变化而产生的心理倾向，如：世界观、人生观、理想、需要、动机等
  - 自我意识——自我概念、自我评价

(二)心理是脑的功能

心理是神经系统尤其是脑的功能。发育完善的神经系统是各种心理现象发生和发展的基础。

(三)大脑两半球的一侧优势　脑的两半球结构和功能有明显差别。

1. 从结构上说，人的大脑右半球略大和重于左半球，但左半球的灰质多于右半球；左右半球的颞叶具有明显的不对称性；颞叶的不对称性是和丘脑的不对称性相关的；各种神经递质的分布，左右半球也是不平衡的。

2. 从功能上说，在正常情况下，大脑两半球是协同活动的。进入大脑任何一侧的信息会迅速地经过胼胝体传达到另一侧，作出统一的反应。

3. 左半球负责言语、阅读、写作、数字运算和逻辑推理等；右半球负责知觉物体的空间关系、情绪、欣赏音乐和艺术。

**[经典例题 1]**

心理活动或意识对一定对象的指向或集中的现象称为

A. 注意　　　　　B. 人格　　　　　C. 记忆　　　　　D. 情感　　　　　E. 想象

[参考答案] 1. A

### 三、心理实质的内容

(一)心理发展的生物学基础

1. 遗传为心理的发展提供可能性。

2. 生理发展是心理发展的物质基础。

(二)心理的实质

1. 心理是脑的功能　心理是人脑对客观现实主观能动的反映。

2. 人脑对现实的反映具有主观性(经历不同)、能动性(即有选择地反映外界事物)，不是对所有外界事物都反映。

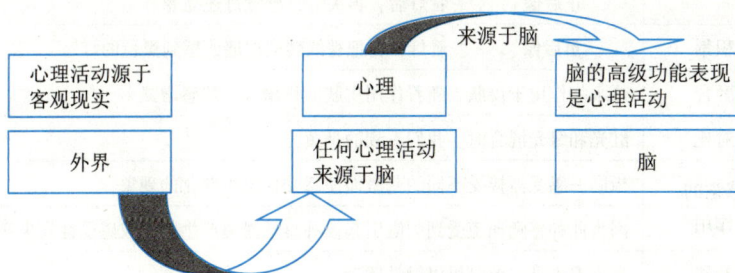

图 5-2　心理的实质

(三)心理与脑科学的研究

心理学和神经科学的研究方向正在发生一些变化。一方面，心理学家重新关注心理活动的神经基础问题；另一方面，神经科学又转向脑高级功能或心理行为的规律问题，神经科学的研究对象正在从脑低级功能向高级功能转移。心理学和神经科学的结合派生了一门新兴学科——认知神经科学。但我们也要认识到，脑科学和心理学中的一些重大科学问题仍未取得突破性进展。我们至今仍不能解决知觉的整合机制问题，对意识特别是自我意识的脑基础的理解更是非常粗浅。

**[经典例题 2]**

对心理实质正确全面的理解是

A. 是人脑对客观现实的主观能动的反映　　　　B. 心理是客观现实的反映

C. 心理是主观想象的反映　　　　　　　　　　D. 心理是客观现实的主观反映

E. 心理是想什么就反映什么

[参考答案] 2. A

# 第二节 认识过程

## 一、感觉、知觉的概念与特征

### 表 5-3 感觉的概念、种类与特征

| 概念 | 人脑对直接作用于感觉器官的客观事物的个别属性的反映 | | |
|---|---|---|---|
| 种类 | 距离感觉 | 如视觉、听觉等 | |
| | 接触感觉 | 如触觉、味觉等 | |
| | 体表感觉 | 如视、听觉 | |
| | 深部感觉 | 如姿势和运动感觉 | |
| | 内脏感觉 | 饥饿、饱胀和渴的感觉 | |
| | 外感觉 | 视觉、听觉、嗅觉、味觉、肤觉(包括触觉、温度觉) | |
| | 内感觉 | 位于身体的内部器官和组织,接受机体的内部信息,也称机体觉 | |
| | 本体感觉 | 接受有关身体各部位器官的运动和位置的信号,产生本体感觉,它包括运动觉、平衡觉 | |
| | 痛觉 | 报警系统,设法避开或消除伤害性刺激,对机体起到保护作用 | |
| 特征(现象) | 感觉的适应 | 持续作用的强刺激造成感受性降低,如"入芝兰之室,久而不闻其香",但对痛觉缺乏适应 | |
| | 感觉后像 | | |
| | | 正后像 | 看灯后,再关灯,感觉灯还亮着 |
| | 感觉积累 | 负后像 | 看灯,再把视线转向白墙,感到黑色的灯 |
| | 空间融合 | 热水袋作用于皮肤,随着作用皮肤面积增大,热感增强 | |
| | 感觉对比 | 红光和绿光混合时,我们看到的是黄光 | |
| | 不同感觉的相互作用 | 指同一感受器接受不同的刺激而使感受性发生变化的现象 | |
| | | 因为此种感觉通道受到刺激引起彼种感觉通道产生感觉或感受性发生变化的现象 | |
| | 感觉补偿 | 盲人看不见,但是可以触觉阅读 | |
| | 联觉 | 一种感觉引起另外一种感觉的现象,听到美妙的音乐会使人觉得看到了绚丽多彩的景色 | |

### 表 5-4 知觉的概念与特征

| 知觉的概念 | 当前作用于感觉器官的客观事物的整体及其外部相互关系在人脑的反映(苹果的知觉反映其形状+颜色+气味等) |
|---|---|
| 知觉的特征 | 选择性 (现在你能分辨出我和环境的杂音) |
| | 整体性 对事物的各种属性统一地、整体地予以反映的特性 |
| | 理解性 以过去的知识经验为依据,赋予知觉对象一定的意义 |
| | 恒常性 知觉过程中对事物知觉的恒定或不变性 |

## 二、感觉与知觉的种类

1. 感觉:外部感觉(听觉、视觉、触觉、嗅觉、味觉)、内部感觉(内脏、内部神经的感觉等等);
2. 知觉:空间知觉、时间知觉、运动知觉、错觉、幻觉等等。

## [经典例题 1]

从高层建筑物向下俯视时,看到地面上的人像蚂蚁般大小,汽车像活动的火柴盒,可我们并不会觉得人和汽车真的变小,这种现象称为知觉的

A. 理解性　　　B. 恒常性　　　C. 整体性　　　D. 自主性　　　E. 选择性

**[经典例题2]**

"入芝兰之室，久而不知其香"

A. 感觉过敏　　　B. 感觉适应　　　C. 感觉相互作用　　　D. 感觉减退　　　E. 感受性补偿

**[经典例题3]**

知觉是人脑对客观事物

A. 个别属性的反映　　B. 整体属性的反映　　C. 本质属性的反映　　D. 特殊属性的反映　　E. 发展属性的反映

**[经典例题4]**

结合自己的经验，并用概念的形式反映事物的特征为

A. 知觉的多维性　　B. 知觉的整体性　　C. 知觉的恒常性　　D. 知觉的理解性　　E. 知觉的选择性

[参考答案] 1. B；2. B；3. B；4. D

表5-5　感觉与知觉区别

| 感觉 | 知觉 | 思维 |
|---|---|---|
| 直接性 | 选择性（相对性） | 间接性 |
| 客观性 | 整体性 | 概括性 |
| 主观性 | 理解性 | |
| 脑的功能 | 恒常性 | |
| 个别属性 | 整体属性 | 本质属性 |

### 三、记忆的概念、种类、过程及其应用

（一）学习的概念（补）：通过练习而促使行为发生相对持久变化的过程。

（二）记忆的概念与种类

1. 概念　头脑中积累和保持个体经验的心理过程。

2. 记忆的分类

（1）根据记忆的内容分类

表5-6　根据内容记忆的分类

| 形象记忆 | 事物形象可以通过视觉、听觉、触觉、味觉和嗅觉而获得，而在大脑中形成记忆反映 |
|---|---|
| 运动记忆 | 运动记忆一旦形成，保持的时间较长，如游泳、骑自行车、做体操等 |
| 逻辑记忆 | 这种记忆所保持的不是事物的具体形象（记忆是逻辑思维的过程），而是反映事物本质或规律性的语词概念或数码、符号信息 |
| 情绪记忆 | 体验过的情绪或情感为内容的记忆 |

（2）据输入信息、编码、加工方式的不同和储存时间长短分类

表5-7　以信息加工的观点解释记忆过程

| 分类 | 备注 |
|---|---|
| 瞬时（感觉）记忆 | 视觉形象记忆约保持1/4秒，声像记忆大约持续2~4秒 |
| 短时记忆 | 在感觉记忆基础上保持1分钟左右记忆，多可以记忆9个记忆单位，少则记住5个记忆单位（7±2） |
| 长时记忆 | 随时提取，受干扰小 |

（三）记忆过程

**表 5-8　记忆过程**

| 识记 | 对学习材料进行编码、组织并储存在记忆系统 |
|---|---|
| 保持 | 对学习过的事物在脑中保留一定时间 |
| 遗忘 | 已感知过的事物提取时失败，遗忘最快发生在识记第 1 天，以后会变慢，呈先快后慢规律，提示要及时复习 |
| 再认 | 当感知过的事物重新出现在眼前时，仍能重新再现出来（昨日重现） |
| 回忆 | 已识记保持的事物不出现在眼前时仍能回想起 |

[ **经典例题 5** ]

个体经验的获得而引起行为发生相对持久变化的过程称为

A. 记忆　　　　　B. 感觉　　　　　C. 学习　　　　　D. 知觉　　　　　E. 思维

[ 参考答案 ] 5. C

**四、思维的概念、特征与创造性思维的应用**

（一）思维的概念和特征

**表 5-9　思维的概念和特征**

| 思维的概念 | | 认识的高级形式，是在感知基础上实现的理性认识形式，反映事物本质属性 |
|---|---|---|
| 特征 | 间接性 | 不以直接通过感觉器官，而是通过其他媒介来认识客观事物（通过心电图知道患者心梗了） |
| | 概括性 | 找出同一类事物的共同性，本质属性的联系（小偷强盗都是坏人，树木和青草都是植物） |

（二）思维的种类

**表 5-10　思维的种类**

| 种类 | 备注 |
|---|---|
| 动作思维 | 手机不能接听看看是否电池已经用完了 |
| 形象思维 | 装修房子电视机应摆在哪里，想象手术怎么去完成 |
| 抽象思维 | 思考什么是道德 |
| 聚合思维 | 根据症状体征、辅助检查做出诊断 |
| 发散思维 | 给病人降温想到可用冰袋、擦浴、灌肠等方法 |
| 习惯性思维 | 固定眼光看人 |
| 创造性思维 | 创造 iphoneX、创造文学等 |

（三）思维的过程

分析与综合→比较与分类→抽象和概括。

（四）解决问题的思维

1. 解决问题的基本阶段　过程分为以下四个阶段：发现问题、分析问题、提出假设、检验假设。

2. 影响解决问题的心理因素

**表 5-11　影响解决问题的心理因素**

| 影响因素 | 特点 | 备注 |
|---|---|---|
| 知觉特点的影响 | 对问题客观详细观察，起初可能感到很难，但如果能突破这一限制则问题很快得到解决 | 思维活动受到知觉整体性的影响，往往跳出框框的限制就走了出来 |
| 定势的影响 | 无论情境中所显示的客观条件如何，个人总是先以其主观的经验与习惯方式去处理问题 | 定势有时有助于问题的解决，有时会妨碍问题的解决 |
| 功能固着 | 一种特殊类型的定势，如硬币好像只是钱，很少想到它还能用于导电 | 这种会妨碍我们以新的方式去运用它来解决问题 |

| 影响因素 | 特点 | 备注 |
|---|---|---|
| 迁移 | 指已获得的知识、技能和方法对解决新问题的影响 | 有利的作用，叫正迁移，如举一反三，触类旁通；反之为负迁移 |

（五）创造性思维的应用

**表 5-12　概念、问题解决模式及其特点**

| 创造性思维 | 概念：创造性思维是一种具有开创意义的思维活动，即开拓人类认识新领域、开创人类认识成果的思维活动；<br>创造性问题解决模式：一般分为 4 个阶段，即准备阶段-酝酿阶段-豁朗阶段-验证阶段；<br>创造力及其特点：变通性（如谁说出砖头的作用越多，创造力越高）、独特性（越独特，创造力越高）、流畅性（不卡壳），能流畅才能变通，能变通才可能独创 |
|---|---|

[经典例题 6]

思维是属于心理活动的

A. 意志过程　　　B. 认知过程　　　C. 情感过程　　　D. 人格倾向　　　E. 人格特征

[参考答案] 6. B

# 第三节　情绪过程

一、情绪与情感的概念、分类

**表 5-13　情绪与情感的概念、分类**

| 情绪 | 一种态度，人们对客观事物的反应形式；心境是一种微弱而持久具有一定渲染性的情绪（小家子气） |
|---|---|
| 情感 | 情感是人的高级心理，是人对精神性和社会性需要的态度的体验（大家闺秀） |
| 情绪分类 | 基本情绪（快乐、悲哀、愤怒、恐惧）和情绪状态（心境和激情） |

**表 5-14　基本情绪的分类**

| 分类 | 定义 | 备注 |
|---|---|---|
| 快乐 | 是一个人追求并达到所盼望的目标时产生的情绪，愿望得以实现，紧张解除，便会产生快乐的体验 | 快乐的程度取决于愿望实现，目标达到的意外性，快乐的程度可以从满意、愉快到异常的欢乐、大喜、狂喜 |
| 悲哀 | 是个体失去某种他所重视和追求的事物时产生的情绪 | 悲哀的强度取决于失去的事物对主体心理价值的大小。悲哀并不都是消极的，有时可以转变为力量 |
| 愤怒 | 愤怒是愿望得不到满足，实现愿望的行为一再受阻引起的紧张积累而产生的情绪 | 分轻微不满、生气、愤怒到大怒、暴怒 |
| 恐惧 | 恐惧是个体企图摆脱、逃避某种情境或面临、预感危险而又缺乏应付能力时产生的情绪 | 引起恐惧的关键因素是缺乏处理、摆脱可怕情境或事物的能力 |

**表 5-15　情绪状态**

| 状态 | 概念 | 备注 |
|---|---|---|
| 心境 | 指微弱、持久、带有渲染性的情绪状态 | "人逢喜事精神爽"、"感时花溅泪，恨别鸟惊心" |
| 激情 | 一种迅猛暴发、激动短暂的情绪状态 | 进球了 |

**表 5-16　高级情感**

| 道德感 | 是在评价人的思想、意图和行为是否符合道德标准时产生的情感 |
|---|---|
| 理智感 | 是在认识和评价事物过程中所产生的情感。它是人们学习科学知识、认识和掌握事物发展规律的动力 |
| 美感 | 是根据一定的审美标准评价事物时所产生的情感 |

二、情绪、情感的作用、调节、管理及其应用

1. 情绪与健康

表5-17　情绪与健康

| 情绪与健康的关系 | 乐观的心境 | 有利于健康 |
|---|---|---|
| | 抑郁的心境 | 会导致心理疾患或心身病症 |
| | 愤怒、紧张、焦虑情绪 | 使交感神经兴奋，应激性激素分泌，免疫系统功能低下而产生心身疾病 |
| 情绪、情感与工作效率 | 增力作用 | 积极的情绪、情感能提高工作效率、充实人的精力和体力 |
| | 减力作用 | 消极的情绪、情感则降低工作效率 |

2. 情绪的作用及功能

(1)情绪的作用　日常工作生活中，机体随着情绪的变化而发生一系列反应，这些反应随着不同情绪状态的形式、强度和作用时间的不同，给人们的行为和身心健康带来的影响也是不同的。一般而言，积极稳定的情绪有利于人们心身健康，有利于调动工作积极性和提高工作效率，而不良的情绪则障低工作效率，对心身健康产生负面影响，甚至导致心身疾病。

(2)情绪具有适应功能、动机功能、组织功能和信号功能。

①情绪是适应生存的心理工具；

②情绪能够激发心理活动和行为的动机；

③情绪是心理活动的组织者；

④情绪是人际交往的重要手段。

3. 情绪的调节管理及其应用

(1)情绪理论与生物学机制

①情绪的理论：近百年来许多学者提出了各种有关情绪的观点和学说，其中有代表性的观点主要有：情绪的外周理论、情绪的丘脑理论、情绪的认知理论等。其中，以情绪的认知理论较为被学者接受。情绪的认知理论是20世纪60年代初由美国心理学家沙赫特和辛格提出的；认为情绪的产生是环境刺激、认知过程和生理变化三者相互作用的结果，其中认知过程起关键作用。

②情绪的生物学：在情绪状态下，机体的呼吸、消化、心血管、内分泌、血液、生殖和皮肤等许多系统和器官的生理机制都将发生明显变化。这是自主神经系统、内分泌系统和躯体功能三方面相互作用的结果。在某些情绪状态下，呼吸的快慢、频率和均匀度等都会发生变化

(2)情绪的调节

表5-18　情绪的调节

| 方法 | 特点 |
|---|---|
| 改变认知方式 | 消极情绪的产生往往是个体对事物的错误认知评价方式所造成(心理治疗常用) |
| 调整期望目标 | 期望目标没有达到将会产生消极情绪 |
| 改变环境 | 适当地改变或转换生活环境，加强人际交往，创造一个优美、安全的良好环境，可以有效地防止消极情绪的产生 |
| 心理应对与防御 | 是面对心理应激状态下所采用的一种心理学方法。心理防御机制有积极和消极的两种方式 |
| 求助和咨询 | 适当的宣泄、增加正性生活的体验均有较好的情绪调节的效果 |

[经典例题 1]

一种比较持久微弱、具有渲染性的情绪状态是

A. 心境　　　　B. 激情　　　　C. 心情　　　　D. 热情　　　　E. 应激

[经典例题 2]

关于青少年情绪、情感的特点，以下说法不正确的是

医学教育网 www.med66.com

A. 情绪敏感　　　　B. 情绪反应强烈　　　C. 情绪心境化　　　D. 情感丰富　　　　E. 情绪稳定

[参考答案] 1. A；2. E

> 敲黑板
>
> 　　第二小题是考查心理学的实际应用了，可见考试的方向在发生改变。这题解题不难，青少年如果情绪很稳定的话，那么就不会出现那么多学生情侣分手然后想不开的了。青少年的情绪若是很稳定的话，就不会出现湖南省益阳沅江市第三中学16岁的高三学生罗某杰杀死自己的班主任老师这样的事情了。

# 第四节　意志过程

## 一、意志的概念与认知、情绪的关系、特征

**表 5-19　意志的概念与认知、情绪的关系、特征**

| | |
|---|---|
| 意志 | 自觉地确定目的，并根据目的来支配自己的行动，克服困难以实现目的的心理过程 |
| 与认知关系 | 没有意志活动，就不会有深入、完全的认知过程 |
| 与情绪关系 | 情绪渗透于人的意志行动的全过程 |
| 意志的特征 | ①意志行动是有目的的行动；<br>②与克服困难相联系（意志行动的核心）；<br>③以随意运动为基础 |

## 二、意志的品质与应用

**表 5-20　意志的品质**

| 品质 | 特点 |
|---|---|
| 自觉性 | 行动目的有明确的认识，尤其是认识到行动的社会意义，主动以目的调节和支配行动方面的意志品质，是意志的首要品质 |
| 果断性 | 一个人是否善于明辨是非，迅速而合理地采取决定和执行决定（决定是有依据的！） |
| 坚韧性 | 能否善于控制和支配自己行动方面的意志品质。表现为目标专一，百折不挠 |
| 自制力 | 指在意志行动中善于控制和约束自己的能力 |

[经典例题 1]

　　某学生希望毕业后成为外科医师，因此他在临床实习中主动向老师请教，积极为患者服务，并能结合临床案例查阅相关的文献。他的行为表现在意志品质中称为

A. 自觉性　　　　B. 坚韧性　　　　C. 果断性　　　　D. 自制力　　　　E. 意志力

[参考答案] 1. A

# 第五节　需要与动机

## 一、需要的概念、层次论、动机的定义与分类

**表 5-21　需要层次论、动机的定义与分类**

| | |
|---|---|
| 需要的概念 | 是个人和社会的客观要求在人脑中的反应，表现为人对某种目标的渴求和欲望 |
| 需要 | 按需要的起源和发展：生物性需要和社会性需要<br>按需要对象的性质：物质需要和精神需要两类 |
| 需要层次论 | 马斯洛对不同职业人需要的调查认为，存在着五个层次的需要，只有在最低层次的需要满足后，才会发生上一层次的需要，由低至高，逐层发展 |

| 分层 | 生理<安全<爱与被爱<尊重需要<自我实现 |
|---|---|
| 动机的定义 | 推动个体投入行动达到目的的心理动力。它是以需要为基础，并在外界诱因下产生的 |
| 动机的分类 | 生物性动机和社会性动机 |

二、动机冲突的类型及其应用

表 5-22　动机冲突的类型及其应用

| | 定义 | 举例 |
|---|---|---|
| 双趋冲突 | 两个目标对个人有相同的吸引力，无法同时实现，二者必择其一时的冲突 | 鱼与熊掌不可兼得 |
| 双避冲突 | 指一个人同时受到两种威胁，产生同等程度的逃避动机，但迫于形势只能择其一时的冲突 | 前有狼后有虎 |
| 趋避冲突 | 指人对同一事物同时产生相矛盾的动机，既想得到它，又想拒绝避开它 | 想吃自助，又怕长胖 |
| 双重趋避冲突 | 双避冲突与双趋冲突的复合形式，也可能是两种双避冲突的复合形式。即两个目标或情境对个体同时有利和有弊，面对这种情况，当事人往往陷入左右为难的痛苦取舍中，即双重趋避冲突 | 单身汉有自由之乐，但也有寂寞之苦；结婚有家庭之乐，但也有家务之累。多出现在干扰项 |

[经典例题 1]

—个人同时面临着两件令人讨厌的事物，产生同等的逃避动机，要回避其一就必然遭遇另一事物。此时产生的心理冲突称为

A. 趋避冲突　　　　B. 双避冲突　　　　C. 多重趋避冲突　　　　D. 双重趋避冲突　　　　E. 双趋冲突

[参考答案] 1. B

# 第六节　人　格

一、人格的概念和特性

(一)人格的概念

人格是决定一个人适应环境的独特的行为模式和思维方式，是个人比较稳定的心理特征的总和。

注意：既然是总和，所以人格是完整的，而非完美的。

(二)人格的特性

表 5-23　人格的特性

| 特征 | 备注 |
|---|---|
| 整体性 | 人格是各个方面有机联系在一起的总和（人格包括人格特征、人格倾向，是一个整体） |
| 稳定性 | 人格具有持久性和稳定性，正所谓江山易改本性难移 |
| 独特性 | 即个别性，每个人有个体差异 |
| 社会性 | 人格受社会影响 |
| 倾向性 | 反映个体行为动力方面的内容，如一个人的需要受价值观、需要和动机等决定的 |

二、能力与智力的概念、分类及其应用

人格是一个人各种稳定的心理特征的总和，而这些心理特征主要表现为能力、气质、性格等方面。

(一)能力与智力的定义

1. 能力是直接影响活动效率，使活动顺利完成的个性心理特征。

2. 能力可分为一般能力(观察力、记忆力、运动能力)和特殊能力(音乐家对音色的分辨力)两类。

3. 能力范畴大，智力则更多地偏重于脑的功能，注重获得知识和技能的能力。

(二)能力与智力的变异

智力的个体发展来说：从出生到青春期——智力等速增长；20~34 岁——智力达高峰期；整个中年时期——

稳定；老年期——衰减。

### 三、气质的概念、特征、类型与意义

（一）概念：是不以活动目的和内容为转移的典型的稳定的心理活动的动力特征。

（二）人的气质类型分为：多血质、黏液质、胆汁质和抑郁质。

表 5-24　气质的类型与特征

| 分型 | 别称 | 特点 |
|---|---|---|
| 多血质 | 活泼型 | 感受性低、耐受性高、可塑性强、敏捷。其外显行为是言、行敏捷，活泼好动，待人热情，粗心、浮躁，注意力不稳定，兴趣易变，外倾性格——Cushing 综合征（多血质外貌） |
| 胆汁质 | 兴奋型 | 情绪急躁、粗心，易冲动、自制力差，外倾明显，易感染 |
| 黏液质 | 安静型 | 感受性低、耐受性高、可塑性稳定、敏捷性差。其外显行为是言行少而慢，活动稳且慢，情绪隐而不露，善忍耐，对人冷淡，固执拘谨，内倾性格 |
| 抑郁质 | 抑制型 | 动作稳定、缓慢，观察细微，情感体验深刻，敏感、怯懦、孤独多虑，不果断且缺乏信心，严重内倾 |

（三）气质的意义：气质对智力的发展有影响，但气质不能决定一个人智力发展的水平。气质对人的实践活动的确有一定影响，但是人的行为还要受到内外环境中众多因素的影响和制约。气质对人的行为的影响，并不是最主要的。

## [经典例题1]

胆汁质气质的人，其高级神经活动类型属于

A. 强、均衡而灵活的活泼型　　　　B. 强、均衡而不灵活的安静型

C. 强、不均衡而灵活的兴奋型　　　　D. 弱、不均衡、不灵活的抑制型

E. 弱、均衡、灵活的灵活型

[参考答案] 1. C

### 四、性格的概念、特征与分型

（一）性格的概念

性格是个人对客观现实稳定的态度及与之相适应的行为模式，它是人格的核心，能反映人的本质属性，性格最主要的特征是意识倾向性，性格的形成更多地依赖后天环境，具有更大的可塑性。

敲黑板

性相近，习相远，其实指的就是这个，说明性格会受到后天的影响。

（二）性格的特征

表 5-25　性格的特征

| 特征 | 特点 | 举例 |
|---|---|---|
| 态度特征 | 主要表现在对各种社会关系的处理上，包括：对社会、集体、他人的态度（如爱集体、善交际、有礼貌，还是孤僻、粗暴等）及对自己的态度（如自信或自卑、羞怯或大方等） | 有的人乐于助人，有的人自信、谦虚或自以为是 |
| 情绪特征 | 包括情绪活动的强度、情绪的稳定性、情绪的持久性及主导心境（开朗或抑郁） | 有的人哼着小曲，有的人唉声叹气 |
| 意志特征 | 个体对自己行为自觉调整和控制的水平特点 | 有人始终如一，坚定不移；也有人半途而废，见异思迁 |
| 理智特征 | 指人们在感知觉、记忆、思维和想象等认知过程中所表现出现来的个体差异 | 如有人善于思考、创新，有人则因循守旧 |

（三）性格的意义

与气质相比具有更大的可塑性，在某种程度上反映了家庭、学校和社会生活的影响，故需要给孩子创造好的

环境。

(四)性格的分型

表 5-26　性格的分型

| 分型依据 | 内容 |
|---|---|
| 根据性格特征 | 理智型、意志型与情绪型 |
| 倾向性 | 外倾型与内倾型 |
| 根据独立性与否 | 独立型与顺从型 |

### 五、人格形成的标志与影响因素

(一)人格形成的特点和标志

人格形成的关键是自我意识的确立(个体形成有别于他人的内涵)和社会化的完善(完成社会角色的认同)。

(二)人格形成的影响因素

1. 遗传潜能(遗传潜能,后天学习让潜能显现)。

2. 共同经验(例如美国人和中国人生长的文化背景不同,所以美国人的人格和中国人的人格不同)。

3. 独特的经验(个人经历不同如单亲、社会变革等)。

### [经典例题 2]

有些人在工作中善于思考、创新,有些人则因循守旧。这些表现在人的性格特征中属于

A. 态度特征　　　B. 理智特征　　　C. 认知特征　　　D. 情绪特征　　　E. 意志特征

### [经典例题 3]

男,22 岁,大学生。平常乐于助人、尊师爱校。不仅在学习上经常帮助同学,而且在生活上也常常照顾他人,并能积极组织班级的集体活动。这种行为方式在性格的特征中属于

A. 行为特征　　　B. 意志特征　　　C. 态度特征　　　D. 情绪特征　　　E. 理智特征

[参考答案] 2. B; 3. C

# 第三章　心理健康

## 第一节　心理健康概述

### 一、心理健康的概念　　又称心理卫生,指以积极有益的教育和措施,维护和改进人们的心理状态,以适应当前和发展的社会环境。

(一)心理健康的提出

现代医学模式强调,健康包括身体健康与心理健康两方面。心理健康与身体健康具有同等重要的地位。

(二)心理健康的意义

1. 有助于心理疾病的防治。

2. 有助于人们的心理健康的发展(心理健康的人成绩、效率、耐受挫折等能力高于不健康者)。

3. 有助于推动精神文明的建设。

### 二、心理卫生简史

基本无考点,故略。

## 第二节  心理健康的研究角度与应用

### 一、心理健康的研究角度

表 5-27  心理健康的研究角度

| 角度 | 特点 | 举例 |
|---|---|---|
| 病理学角度 | 脑的结构和生理生化方面发生障碍(颅脑损伤、中毒、感染等)引起的心理异常,强烈的精神刺激引起的大脑出现幻觉、妄想也属于此 | 看脑梗患者的心理异常情况就是病理学角度 |
| 统计学角度 | 利用统计学大多数在统计坐标上分配居中(即接近平均数)者视为正常,把属于两端者视为异常。心理正常和变态仅有一墙之隔! | 例如大多数学生智力中等,智力中等属于正常情况,就是统计学角度 |
| "文化学"角度 | 人的心理和行为是否符合其生活环境所提出的要求,是否符合社会行为规范、道德准则等方面来判断 | 一个人的行为是否符合行为规范就属于文化学角度 |

### 二、心理健康的研究的标准及其应用

表 5-28  心理健康的标准及应用

| 标准 | 应用特点 |
|---|---|
| 智力正常 | 属于人正常活动的最基本心理条件,是心理健康首要标准 |
| 情绪良好 | 心理健康者=愉快+开朗+自信;出现负面情绪时能够善于调整 |
| 人际和谐 | 体现在乐于与人交往+保持独立人格+能客观评价他人+交往中积极多于消极 |
| 适应环境 | 有积极的处世态度,与社会广泛接触 |
| 人格完整 | 心理健康的最重目标是人格完整 |

[经典例题 1]

心理健康不包括

A. 智力正常　　　　B. 健康行为　　　　C. 情绪乐观　　　　D. 意识清晰　　　　E. 人格健全

[经典例题 2]

不属于心理健康的典型表现是

A. 情绪良好　　　　B. 人际和谐　　　　C. 智力正常　　　　D. 人格完美　　　　E. 适应环境

[参考答案] 1. D; 2. D

> **敲黑板**
>
> 有智商,有情商,人际就和谐,人际和谐肯定就能适应环境,适应环境的人,肯定是人格完整的。逻辑关系找到了,也就不难记忆了。

## 第三节  不同年龄阶段的心理卫生

### 一、儿童阶段心理健康常见问题与对策

表 5-29  儿童时期心身发展的特征

| 时期 | 时间段 | 备注 |
|---|---|---|
| 新生儿期 | 出生至28天 | 具备视、听、嗅、味、触及本体感觉 |

续表

| 时期 | 时间段 | 备注 |
|---|---|---|
| 乳儿期 | <1 周岁 | 心身发育最快时期 |
| 婴儿期 | <3 岁 | 2 岁有 20 多种复杂情绪，3 岁左右可表现一定个性特征 |
| 幼儿期 | 3 到 6-7 岁 | 出现独立愿望，称第一反抗期 |
| 学龄期 | 6-7 岁至 14-15 岁 | 神经成熟 97%，生殖系统 15%，游戏生活过渡到学习生活，有极强的求知欲和破坏力，需保护其自尊心 |

表 5-30　儿童阶段心理健康常见问题与对策

| 年龄段 | | 心理问题 |
|---|---|---|
| 乳儿期 | 问题 | 有初步记忆力、简单思维和依恋情绪 |
| | 对策 | 足量蛋白+情感联系+语言交流+功能锻炼+2 岁或更长断奶+矫正不良行为 |
| 婴儿期 | 问题 | 情绪易冲动、感染；有低级思维 |
| | 对策 | 鼓励用规范语言说话+训练肢体动作+耐心解答+培养良好习惯 |
| 幼儿期 | 问题 | 产生初步友谊感、道德感、理智感 |
| | 对策 | 开展游戏活动+讲故事+培养兴趣+残疾活动+培养良好习惯+做好学前心理准备 |
| 学龄期 | 问题 | 思维进一步发展、记忆力循序发展、情感不断丰富 |
| | 对策 | 做好入学后的适应工作+家长学校社会共同约束+培养认知，引导思考+培养良好习惯+纠正不良习惯 |

### 二、青少年阶段心理健康常见问题与对策

(一)青少年心身发展的特点

1. 体质发育快，生理功能不断成熟。

2. 心理发展快，心理功能不断完善。

(1)认知功能全面和均衡发展；

(2)情绪体验敏感而不稳定；

(3)人格逐渐形成；

(4)性心理不断成熟。

(二)青少年阶段心理常见问题与对策

表 5-31　青少年阶段心理常见问题与对策

| 年龄段 | | 心理问题 |
|---|---|---|
| 青少年心理健康的问题与对策 | 问题 | 学习，情绪情感(情感丰富、情绪强烈、情绪不稳定、情绪心境化、情绪倾向的定型性爱憎分明)，恋爱与性问题 |
| | 对策 | 学校家庭培养+促进自我意识形成+性教育 |

### 三、中年人心理健康常见问题与对策

(一)中年人的心身特点

1. 生理功能逐渐衰退；

2. 智力发展到最佳状态；

3. 个性成熟与稳定。

(二)中年人心理健康常见问题与对策

表 5-32　中年人心理健康常见问题与对策

| 中年人心理健康的问题与对策 | 问题 | 反应速度和记忆力下降；渴望健康与追求成就的矛盾；人际关系错综复杂；家庭和事业的双趋冲突 |
|---|---|---|
| | 对策 | 重视对自身心理健康的监察；积极合理应对生活压力；加强自我心理保健 |

### 四、老年人心理健康常见问题与对策

#### (一)老年人的心身特点

1. 老年期生理变化——生理功能明显衰退、感觉功能下降、应变功能下降、大脑皮层明显萎缩导致脑功能下降，进一步导致躯体、内脏不适感增加。

2. 老年期心理变化——认知功能随年龄增大而减弱，智力水平开始下降(流体智力逐渐下降，但晶体智力仍可保持)

#### (二)老年人心理健康常见问题与对策

表 5-33　老年人心理健康常见问题与对策

| 老年人心理健康的问题与对策 | 问题 | 不适应退休；主观健康水平评价差；性生活；对死亡的恐惧 |
|---|---|---|
| | 对策 | 认同老年特征，提升自身价值；调整曲解认知，增进身心健康；加强人际交往，提高幸福指数 |

## [经典例题1]

关于青少年情绪、情感的特点，以下说法不正确的是

A. 情绪敏感　　　　B. 情绪反应强烈　　C. 情绪心境化　　　D. 情感丰富　　　　E. 情绪稳定

[参考答案] 1. E

# 第四章　心理应激与心身疾病

## 第一节　心理应激

### 一、心理应激的概念

人对外界环境有害物、威胁、挑战经认知、评价后所产生的生理、心理和行为反应。

### 二、应激源的概念与种类

应激源　是指环境对个体提出的各种要求，经个体认知评价后可引起心理或生理反应的刺激。所有应激源都包括共同的心理组分——被察觉到的威胁。

表 5-34　心理应激源的种类

| 应激源 | 特点 |
|---|---|
| 社会性 | 指造成个人生活样式或风格的变化，并要求人们对其作出调整或适应的事件或刺激。<br>包括：应激性生活事件、日常生活困扰、工作相关应激源、环境应激源 |
| 躯体性 | 指对人躯体直接产生刺激作用的刺激物。<br>包括：物理的、化学的和生物的刺激物 |
| 心理性 | 指来自自身的紧张性信息。<br>例如：挫折与心理冲突(双趋、趋避冲突等) |

### 三、心理应激的中介机制

心理应激的中介机制是指可以对应激源和应激反应的强度进行调节的因素，包括心理中介机制和生理中介机制。

#### (一)应激的心理中介机制

主要包括：①认知评价的概念和中介作用；②应对概念和中介作用；③社会支持的概念和中介作用；④个性特种的中介作用。

#### (二)应激的生理中介

1. 应激系统的概念　"应激系统"Chrousos 和 Gold( 1992)认为，神经内分泌系统是应激生理反应的调节者和效应者，提出以应激系统的概念描述这一过程。最初认为应激系统包括：①垂体-肾上腺皮质轴和自主神经系统

支配的组织；②蓝斑-去甲肾上腺素/自主神经系统，以及它们的外周效应器。应激反应通常是通过神经系统、内分泌系统和免疫系统的中介途径而发生的。

2. 应激系统的中介作用

(1)交感-肾上腺髓质系统：在个体认为具有威胁性情形下通过释放肾上腺素和去甲肾上腺素起作用，引起器官功能变化；

(2)自主神经系统：由下丘脑调节，通过交感和副交感神经来平衡机体放松和应激水平。紧急情况下交感神经处于优势可以保证机体防御时骨骼肌所需的血液供应、瞳孔扩大以改善视觉等。

(3)下丘脑-垂体-肾上腺皮质轴：由下丘脑-垂体调节，来促进肾上腺皮质激素的释放，应激时肾上腺皮质激素的分泌对某些代谢性应激反应有启动作用，可降低应激源危害的机制。

(4)内源性阿片系统：应激时可减少恐惧、镇痛以及抑制和疼痛有关的退缩行为。也可能与经历不可控制的应激后的消沉行为有关。

(5)性腺轴：动物试验中发现应激时，性腺轴可反馈作用于下丘脑，导致促性腺激素释放的减少，繁殖能力受损。如：心因性闭经。

(6)肾素-血管紧张素-醛固酮系统：应激时该系统激活后可使血压升高，通过肾脏排水、钠减少。

(7)免疫系统：遭遇不可控制的应激刺激(如丧偶、睡眠剥夺)之初，机体免疫功能抑制，容易发生疾病，随后可出现免疫功能增强或紊乱。

(8)情绪性脑区：主要指下丘脑和掌管情绪的特定大脑区域，如海马、杏仁体等；下丘脑存在防御反应带，与情绪活动控制有关。

四、应激的反应

1. 应激的心理反应(重点)

表 5-35　应激的心理反应

| 反应类型 | 特点 |
|---|---|
| 认识反应 | 轻度的应激——增强感知能力；强烈应激——不良影响(感觉过敏、歪曲、钻牛角尖等) |
| 情绪反应 | 应激可导致焦虑、恐惧、愤怒和抑郁等 |
| 行为反应 | 表现为或"战"(接近应激源)或"逃"两种类型，还有一种既不"战"也不"逃"的行为，称为退缩性反应，表现为顺从、依附和讨好 |
| 自我防御反应 | 借助于自我防御机制面对挑战 |

2. 应激的生理反应　下丘脑通过交感-肾上腺髓质系统，释放大量儿茶酚胺，从而影响各系统。

五、心理应激对健康的影响

1. 积极意义　适度的心理应激是人成长和发展的必要条件。(不经历风雨，怎能见彩虹)

2. 消极作用　长期的或强烈的应激反应会引起心身疾病和心理障碍。(白毛女一夜愁白头发)

六、心理应激的应对方法(重点，建议大家结合医学教育网课程学习，会更容易理解)

1. 消除、逃避或回避应激源。

2. 调整对刺激事件的认识态度，常常要降低期望值。

3. 增加可控性和可预测性。

4. 提高自身应对能力与经验。

5. 采用自我防御机制。

6. 学会放松和自我调节。

7. 取得社会支持和安慰，利用各种有效的应对资源。

8. 请心理治疗师帮助，必要时选用适当药物。

[经典例题 1]

男，35 岁，其妻在一场车祸中丧生，其后患者表现为依赖性增强，兴趣变得狭窄，以自我为中心。心理医生认为患者的表现属于应激反应。这类应激反应属于

A. "或战或逃"反应　　　B. 行为退缩反应　　　C. 认知反应

D. 自我防御反应　　　　E. 情绪反应

[参考答案] 1. B

**敲黑板**

　　这道题属于心理学当中的难题,如果不能对知识点充分的理解的话,很难将题做对。分析题干,患者的应激是其妻子去世了,内心很纠结。患者并没有去选择面对,也没有去逃避。而是变得懦弱了,所以应该属于行为退缩。C选项认知反应应该表现为感觉过敏等表现,不选择。D选项自我防御其实是给自己台阶下,让自己摆脱这种困境,这种就属于自我防御。E选项情绪反应应该表现为焦虑、愤怒等,大家学过神经病学,焦虑的核心是过分的担心,显然不符合题意。

# 第二节　心身疾病的概念

## 一、心身疾病的定义

（一）心身疾病的概念

　　狭义的心身疾病是指心理社会因素在发病、发展过程中起重要作用的躯体器质性疾病。广义的心身疾病则进一步包括了与心理社会因素关系密切的躯体功能障碍。

（二）心身疾病的范围

表 5-36　心身疾病的范围

| 系统 | 疾病 |
| --- | --- |
| 循环系统 | 原发性高血压及低血压、冠心病、某些心律失常 |
| 消化系统 | 消溃、溃结、过敏性结肠炎、慢性胃炎、胆囊炎、慢性肝炎、慢性胰腺炎、神经性厌食、幽门痉挛、肠道功能障碍、习惯性便秘、神经性呕吐、心因性多食或异食症 |
| 呼吸系统 | 哮喘、过敏性鼻炎、过度换气综合征、吞气症、心因性呼困、慢性呃逆 |
| 神经血管 | 脑血管病、多发性硬化、雷诺氏病、偏头痛、自主神经功能紊乱、晕厥 |
| 内分泌 | 糖尿病、甲亢、肥胖症 |
| 骨、肌肉 | 类风关、紧张性头痛、全身肌痛症、颈臂综合征、慢性腰背痛、痉挛性斜颈、书写痉挛 |
| 泌尿生殖 | 慢性前列腺类、阳萎、神经性多尿 |
| 儿科 | 胃肠功能紊乱、心因性发热、哮喘、遗尿、粪、夜惊、周期性呕吐 |
| 妇产科 | 宫血、月经失调、外阴瘙痒、更年期综合征、经前期紧张、心因性不孕、阴道痉挛 |
| 皮肤 | 慢性荨麻疹、湿疹、神经性皮炎、斑秃、过敏性皮炎、皮脂溢出、银屑病、皮肤瘙痒、多汗症 |
| 耳鼻喉 | 慢性鼻窦炎、梅尼尔病、咽部异感、口吃、晕动症 |
| 其它 | 青光眼、低眼压、眼肌疲劳症、口腔溃疡、口腔异物感、心因性齿痛、肿瘤 |

## 二、心身疾病的发病原因与机制

（一）心理社会因素与心身疾病

　　1. 情绪与心身疾病　消极的情绪状态对疾病的发生发展、病程和转归都起着不良作用。

　　2. 人格与心身疾病　人格特点或行为方式与疾病有密切的关系,它即可作为疾病的发病基础,又可以改变疾病的过程。因此,患者对待某种疾病的态度及其与人格有关的反映方式,可影响疾病的转归。

　　3. 社会环境与心身疾病

　　（1）社会因素与心身疾病:如紧张性的社会事件可引起人们罹患各种心身疾病的可能性增高。

　　（2）生活事件与心身疾病:生活变化过大、过多、过快和持续过久,会造成适应困难,引起严重的心理应激,甚至损害健康。

(二)心身疾病的发病机制

(1)心理动力学理论　该理论认为个体特异的潜意识动力特征决定了心理冲突引起特定的心身疾病。

(2)行为学习理论　该理论解释是某些社会环境刺激引发个体习得性心理和生理反应,通过强化或泛化作用使得心理和生理反应被固定下来而演变成疾病。

(3)心理生理学理论　据心理生理学研究,心理神经中介途径、心理神经内分泌中介途径和心理神经免疫中介途径是心理社会因素造成心身疾病的三种心理生理中介机制。

三、几种常见的心身疾病(具体临床学科介绍)

四、心身疾病的诊断与治疗

(一)心身疾病的诊断

1. 诊断要点

(1)有明确的临床症状、体征和相应的病理学改变或已知的病理生理学变化。

(2)有明确的心理社会因素,并且与上述改变构成因果关系。

(3)排除神经症、精神病和理化、生物学因素引起的疾病。

2. 诊断应注意的问题

(1)确定躯体症状:有明确的病理生理过程及临床躯体症状、阳性体征及实验室检查的异常发现。

(2)寻找致病的心理社会因素:发现某些心理社会因素与疾病的发生发展和症状发作在时间上有密切联系或发现患者存在某种特定的个性特点和对某些疾病易感的心理素质。

(3)排除躯体疾病和神经症的诊断:心身疾病应与单纯的躯体疾病和神经症相鉴别。与心身疾病特别是心身障碍比较,神经症总体的特点包括以心理症状为主,其伴随的躯体症状往往具有多系统多器官的特点且反复易变或不符合病理生理规律,无实质性病理生理过程或组织损害,临床检查大多没有阳性发现,病因中心理社会因素成分较大,以及可能有社会适应不良等情况。

(4)关注疾病症状与心理应激反应的相似性:心身疾病症状发作或加重不但与心理社会刺激因素在时间上可能相吻合,而且症状表现也可能与心理社会刺激所引起的心理应激反应有类似性。

3. 诊断程序

(1)病史采集:除与临床各科病史采集相同外,还应特别注意收集患者心理社会方面的有关材料,例如心理发展史、个性或行为特征、生活事件和社会支持程度等。

(2)体格检查:与临床各科体检相同,但要注意体检时患者的心理行为反应方式,有时可以从患者对待体检的特殊反应方式中发现其心理素质上的某些特点,例如是否过分敏感、拘谨等。

(3)心理学检查:对于初步疑为心身疾病者,应结合病史材料,采用交谈、座谈、行为观察、心理测量直至必要的心理生物学检查方法。

(二)心身疾病的治疗

1. 心身疾病的治疗原则　心身疾病应采取心、身相结合的治疗原则,但对于具体病例,则应各有侧重。心身疾病的心理干预包括支持疗法、环境控制、松弛训练、生物反馈、认知治疗、行为疗法、暗示或催眠疗法以及家庭治疗等。

2. 心理干预目标对心身疾病实施心理治疗主要围绕以下三种目标:

(1)消除心理社会刺激因素:通常使用心理支持、认知治疗、松弛训练或催眠疗法等改变认知方式,减轻焦虑反应。

(2)消除心理学病因:对某些具有明确行为因素的疾病如对冠心病患者,在其病情基本稳定后指导其对 A 型行为和其他冠心病危险因素进行综合行为矫正,改变认知模式和生活方式以减少心理刺激,从根本上消除心理病因学因素,逆转心身疾病的心理病理过程。

(3)消除生物学症状:通过心理学技术直接改变患者的生物学过程,提高身体素质,促进疾病的康复。

[经典例题 1]

　　女,18岁,某大学一年级新生,入学后对新的学习环境和教学模式不适应,出现情绪焦虑,失眠等情况。该生的辅导员及同学们给予其热情的帮助,疏导和安慰,使该生逐渐走出适应不良的状态,这种应对应激的方法属于

A. 催眠心理治疗　　　　　　　　B. 运用自我防御机制

C. 专业思想教育　　　　　　　　D. 取得社会支持

E. 回避应激源

## [经典例题2]

女，28岁。遇应激事件后，喜欢用钻牛角尖的方式来处理，这种反应属于

A. 心理反应　　　B. 行为反应　　　C. 情绪反应　　　D. 生理反应　　　E. 认知反应

## [经典例题3]

布雷迪曾作过这样的实验，两只猴子各坐在自己被约束的椅子上，每隔一定时间通一次电，其中一只(A)猴子能自己断电而避免电击，另一只猴子(B)则不能，最终

A. A得了溃疡病　　　　　　　　B. B得了溃疡病

C. AB均得了溃疡病　　　　　　D. AB均未得病

E. AB均得了高血压

[参考答案] 1. D；2. E；3. A

# 第五章　心理评估

## 第一节　心理评估概述

首先明确应一个思路：心理评估(有无心理疾病)——有——心理干预(心理治疗或心理咨询)。

一、心理评估的概念及作用

(一)心理评估的概念

依据心理学的理论和方法对人的心理品质及水平所作出的鉴定。所谓心理品质包括心理过程和人格特征等内容，如情绪状态、记忆、智力、性格等。

(二)心理评估的作用

1. 对临床心理学　临床心理学的两个基本任务：一个是临床心理评估，另一个是心理干预(如心理治疗或心理咨询等)。

心理评估是心理干预的重要前提和依据，还可对心理干预的效果作出判定。

2. 在医学心理的其他领域　如护理心理学、心身疾病的研究、健康心理学等方面，心理评估的作用。

3. 医学心理研究的重要手段。

二、心理评估的基本程序和常用方法

心理评估的基本程序：①明确评估目的，做好评估准备；②实施心理评估，系统收集资料；③整理评估资料，做出评估判断。

表 5-37　心理评估的常用方法

| 方法 | 备注 |
| --- | --- |
| 调查法 | 通过调查亲朋好友，了解在现实生活中的表现如何，适应能力的水准等 |
| 观察法 | 通过对被评估者的行为表现直接或间接(通过摄录像设备等)的观察或观测而进行心理评估的一种方法 |
| 会谈法 | 其基本形式是主试者与被评估者面对面的语言交流，也是心理评估中最常用的一种基本方法 |
| 作品分析法 | 所谓"作品"指被评估者所作的日记、书信、图画、工艺等文化性的创作 |
| 心理测验法及评定量表 | 问卷、投射 |

**[ 经典例题 1 ]**

常用的心理评估方法不包括

A. 观察法      B. 调查法      C. 实验法      D. 会谈法      E. 测验法

**[ 经典例题 2 ]**

心理评估中最常用的方法是

A. 会谈法      B. 调查法      C. 观察法      D. 临床评定量表      E. 心理测验法

[ 参考答案 ] 1. C；2. A

**三、对心理评估者的要求**

对于心理评估者必须要有严格的要求，具体应做到：①善意、②责任、③诚实、④公正、⑤尊重。

# 第二节 心理测验的分类及其应用

**一、按测验的目的分类**

表 5-38 根据测验的目的分类

| 分类 | 用途及方法 |
| --- | --- |
| 智力测验 | 儿童智力发育水平的鉴定、脑器质性损害及退行性病变——比奈一西蒙智力量表 |
| 人格测验 | 某些心理障碍病人的诊断和病情预后的参考——明尼苏达多相人格调查表（MMPI）、主题统觉测验（TAT）、洛夏墨迹测验 |
| 神经心理学测验 | 可用于脑器质性损害的辅助诊断及对脑与行为关系的研究——H-R 神经心理学测验 |

**敲黑板**

小结：智力——比西+韦氏；精神病——MMPI；神经病——H-R。

表 5-39 常用智力测验评定量表

| 智商指数 | | >130 为超常；70~130 为正常；<70 为低下（智力缺陷等级：轻度 50~69 分；中度 35~49；重度 20~34；极重度 0~19） |
| --- | --- | --- |
| 智力的单位 | 比率智商 | $IQ = [$智力年龄$(MA)/$实际年龄$(CA)] \times 100$ |
| | 离差智商 | $IQ = 100 + 15Z = 100 + 15(X-M)/S$（X 为某人测得的分数，M 为该人所在年龄组的平均分数，S 为该年龄组得分的标准差） |
| 常用量表 | 斯坦福-比奈量表 | 比奈-西蒙量表传到美国后，斯坦福大学教授推孟于 1916 年进行了第一次修订 |
| | 韦氏量表 | 韦克斯勒成人智力量表（WAIS）、韦克斯勒儿童智力量表（WISC） |

**[ 经典例题 1 ]**

$IQ = [15(X-M)]/S + 100$ 称为

A. 比率智商      B. 离差智商      C. 百分位智商      D. 中位数智商      E. 人格智商

[ 参考答案 ] 1. B

**二、按测验材料的性质分类**

按测验材料的性质可以分为文字测验和非文字测验。

### 三、根据测验方法分类

表 5-40　根据测验方法分类

| 分类 | 用途及方法 |
|---|---|
| 问卷法 | 多采用结构式问题的方式，被试者以"是"或"否"或在有限的几种选择上作出回答，如 MMPI、EPQ 等 |
| 作业法 | 非文字的，让受试者进行实际操作，如测量感知觉和运动的测验（文盲，文化差异用） |
| 投射法<br>（多用于测量人格） | 非文字的，让受试者进行实际操作或回答，借以诱导出受试者的经验、情绪或内心冲突。如洛夏墨迹测验、主题统觉测验(TAT)等，也有用于异常思维的检测，如自由联想测验、填词测验等 |

### 四、按测验的组织方式分类

1. **个别测验**　每个主试每次只可以测试一个被试，如韦氏智力量表、生活事件量表、性生活质量问卷等。
2. **团体测验**　每个主试可以同时测试多个被试，某些智力测验可以以团体为单位进行。

## 第三节　应用心理测验的一般原则

表 5-41　应用心理测验的一般原则

| 原则 | 备注 |
|---|---|
| 标准化原则 | 测量应采用公认的标准化的工具 |
| 保密原则 | 测验的内容、正确答案及记分方法只有此项工作的有关人员才能够掌握，不允许随意扩散，保护隐私 |
| 客观性原则 | 结合受试者的生活经历、家庭、社会环境以及通过会谈、观察获得的其他资料全面参考 |

## 第四节　信度、效度和常模

### 一、信度

信度　是指一个测验工具在对同一对象的几次测量中所得结果的一致程度。它反映工具的可靠性和稳定性。在相同情况下，同一受试者在几次测量中所得结果变化不大，便说明该测量工具性能稳定，信度高。

### 二、效度

效度　指一个测量工具能够测量出其所要测东西的真实程度。它反映工具的有效性、正确性。

### 三、常模

常模　是测验取样的平均值，即正常的或平均的成绩。有了常模，一个人的测验成绩才能通过比较而得出是优是劣，是正常还是异常。

## 第五节　常用的心理测验

### 一、智力测验及其应用

1. **智力的一般概念**　智力是一种潜在的、非单一的能力，它是一种知觉、分析和理解信息的复杂的混合体。智力与人的生物学遗传因素有关，它在发展过程中可由于后天环境及学习的因素而受到影响，促进或阻碍其发展及表现。它也与人的生长、发育以及成熟、衰老等生理状况关系密切。

2. **智力单位**　是在智力测验中衡量智力水平高低的尺度。目前常用的有三种表示法，分别为智商(IQ)表示法、百分位法和智力等级水平划分。而最常用的又是人们较为熟知的智商表示法。其计算方法为：$IQ = MA/CA \times 100$。公式中 MA 为智力年龄，CA 为受试者测验时的实际年龄。离差智商的计算公式为：$IQ = 100 + 15(X-M)/S$。100 指每个年龄组的 IQ 均值为 100，标准差为 15；X 为受试者的成绩，M 为常模样本成绩的平均数，s 为常模样本成绩的标准差。(X-M)/SD 实际上是标准分(Z 分数)的计算公式，离差智商公式是标准分的变换形式。

3. **常用的智力测验**　韦克斯勒智力量表：韦克斯勒于 1939、1949 年和 1967 年先后编制了韦克斯勒成人智力量表(WAIS)、韦克斯勒儿童智力量表(WISC)和韦克斯勒学龄前儿童智力量表(WPPSI)。这样，三个量表相互衔接，可以对一个人从幼年到老年的智力进行测量，便于前后比较。韦克斯勒智力量表包括言语和操作两个分量表,而每个分量表又含 5~6 个分测验,每一分测验集中测量一种智力功能。

## 二、人格测验及其应用

一般认为,人格指人的个别性,包括:能力、兴趣、气质和性格方面的差异,而尤以后两方面起主导作用。人格测验的形式比较庞杂。但大体上可分为客观性测验和投射性测验两大类。

### (一)客观性测验

这类测验主要采用问卷法,测验由一些问题或命题组成,要求受试者根据自己的实际情况在标准答题纸上作出选择。结果按标准记分键计分。常用的客观性测验如下:

1. 明尼苏达多相人格调查表(MMPI)MMPI 在临床中的作用主要是协助医生对患者的精神状况作出诊断并确定病情的轻重,对于疗效判定及病情预后也有一定参考价值。当然实际应用时所测得的资料不仅限于精神病学领域,也可用于心理卫生的评估及人员鉴别,以及人格特征的研究等。该量表的优点是较为客观和系统,不足之处是对诊断的鉴别力较差,还受教育及社会文化背景的限制。

2. 卡特尔 16 项人格因素问卷(16PF)可对人的多个侧面的特征进行评估。16PF 已在我国试用,对于选拔人才和职业咨询等有一定的参考价值。

3. 艾森克人格问卷(EPQ)EPQ 分为成人和儿童两个版本,可分别对成人(16 岁以上)和儿童(7~15 岁)的人格特征进行测评。EPQ 的四个分量表分别为:①E 量表;②N 量表;③P 量表;④L 量表;

### (二)投射性测验

1. 洛夏墨迹测验 是将十张模糊、无确定形状的墨迹图片(有些是彩色的)呈现给受试者,让其看这些墨迹"像"什么。记录回答的时间及受试者所指出的形状、部位、说出的内容、颜色及根据,再按照一定的记分原则对这些因素进行分析则可得出有价值的资料。

2. 主题统觉测验 是用一些有一定主题的图片来进行测量,这些图片没有特定意义,测验时让受试者根据自己的理解对每一张图画讲一个故事。故事不能太短,要有对事件、人物的描述、评论及结局等。以此来反映受试者的人格特征(包括能力、情绪等)

# 第六节 临床评定量表

## 一、评定量表概述

概念的界定,目前尚无统一认识。尽管概念上难以界定,但在特征上还是可以找到评定量表与严格意义上的心理测验的一些不同之处。

评定量表多是以实用为目的,理论背景不一定严格,多是在一些问卷的基本上进行结构化、数量化而发展起来。由于评定量表强调实用性,另一个突出特点就是简便易操作;此外,评定量表也不像心理测验那样控制严格,有些可公开发表,具有上述特征的评定量表既有他评的,也有用作自评的(如 SCL-90)。在医学心理学中常用的评定量表有许多种类,包括适应行为量表、精神症状评定量表、与心理应激有关的生活事件量表、应对方式量表和社会支持量表等。

## 二、常用的自评量表及其应用

(一)适应行为量表 适应行为是指个体维持生存的能力以及对周围环境和社会所提出要求的满足程度。对于一些婴幼儿、老年人、智残者和重症患者,进行适应行为的评定有时具有特别重要的意义。关于适应行为的评定一般有四个指标。

1. 自理能力如饮食、穿戴及大小便等生活自理能力。

2. 沟通能力指自我表达和了解他人的能力。

3. 社会化与人交往的社会技能。

4. 职业手工、体力以及其他工作技能。

我国心理学家龚耀先等编制的"成人智残评定量表"就是采用上述标准对智力缺陷者的生活能力、学习或工作、社会交往以及时间、空间、人事的定向力进行评定和程度划分。

(二)精神症状评定量表 精神症状评定量表多应用于精神科。这是因为采用量表化的评定具有客观性、数量化和全面等优点。常用的量表有:

1. 90 项症状自评量表(SCL-90)SCL-90 可前后多次测查,以观察病情发展或评估治疗效果。

2. 抑郁自评量表（SDS）特点是使用简便，能很直观地反映患者抑郁或焦虑的主观感受及严重程度。

3. 焦虑自评量表（SAS）用于反映有无焦虑症状友其严重程度。适用于焦虑症状的成人，也可用于流行病学调查。

（三）应激和应对有关评定量表

1. 生活事件量表 由杨德森、张亚林编制的生活事件量表（LES）；LES总分越高反映个体承受的精神压力越大。负性生活事件的分值越高对身心健康的影响越大。

2. 特质应对方式问卷 "应对"是心理应激过程的重要中介因素，与应激事件性质以及应激结果均有关系。特质应对方式问卷用于反映被试者面对困难挫折时的积极与消极的态度和行为特征。

# 第六章 心理治疗

## 第一节 心理治疗概述

### 一、心理治疗的概念

心理治疗也称精神治疗，是以一定的理论体系为指导，以良好的医患关系为桥梁，应用心理学的方法，影响或改变患者的认识、情绪及行为，调整个体与环境之间的平衡。从而达到治疗目的。

### 二、心理治疗的发展状况

（一）心理治疗发展现状 总体具有以下特征：

1. 从业人员多。

2. 机构设置多。

3. 专业分工细。

（二）心理治疗的发展前景 心理咨询与心理治疗将会成为21世纪的一个热门行业，其原因：

1. 健康与医学模式的转变。

2. 社会医疗的发展。

3. 脑科学的研究。

### 三、心理治疗的性质、区分与适应证

（一）性质

表 5-42 心理治疗的性质

| 自主性 | ①心理治疗的关键是帮助病人自己改变自己；②病人从一开始就承担主动的作用；③在心理治疗过程中的医患关系，是一种合作努力的行为，是一种伙伴或同盟的关系；④治疗后，病人变得越来越具有自主性和自我导向能力，对自己的情感和行为更负责任 |
|---|---|
| 学习性 | ①心理治疗的过程就是一个学习的过程；②心理治疗的一个基本假设就是个体的情感、认知以及行为都是个体过去生活经历的产物，它们是"学习"而来的；③心理治疗需要具备三个条件：一是病人自愿主动；二是环境允许他的改变；三是能克服学习的内部阻碍 |
| 实效性 | 心理治疗是一项有实效的工作，它是有效的、有益的而且是人道的 |

（二）区分

表 5-43 心理治疗与心理咨询的区分

| | 心理治疗 | 心理咨询 |
|---|---|---|
| 工作对象 | 为患者，主要为精神病、心身疾病、心理障碍患者 | 为来访者，在适应和发展方面发生困难的正常人 |
| 工作者 | 精神病医生、医学心理学家 | 临床咨询心理学家 |
| 工作任务 | 人格障碍、行为障碍、心身疾病、性变态 | 人际关系、学习、家庭婚姻 |
| 工作方式 | 强调人格的改造和行为的矫正，费时较长 | 强调教育、指导和发展，费时较少 |

另：心理治疗与思想政治工作的异同在于：心理治疗师的被动与思想政治工作的主动是一个重要的区别。

（三）适应证

最常应用在神经症、儿童与成人的行为障碍，包括性心理障碍、应激或挫折后的情绪反应、重性精神病的恢复期、心身疾病的辅助治疗、学习问题、个性问题以及某些慢性病患者的康复治疗等。

四、心理治疗的分类

表5-44 心理治疗的分类

| 按理解分类 | 广义的心理治疗 | 医院内医护的谈话 |
|---|---|---|
|  | 狭义的心理治疗 | 大夫对患者有诊断学治疗 |
| 按形式分类 | 个别心理治疗 | 1对1谈话 |
|  | 小组心理治疗 | 1对多，组成小组 |
| 按患者意识范围分 | 觉醒治疗 | 心理治疗最常采用的 |
|  | 催眠治疗 | 在意识中已经忘却的心理创伤回忆起来 |
| 按学派分 | 心理动力学派、行为主义学派和人本主义学派 | |

# 第二节 心理治疗的理论基础

## 一、三大学派的概述

表5-45 三大学派的概述

|  | 精神分析学派 | 行为主义学派 | 人本主义学派 |
|---|---|---|---|
| 代表 | 弗洛伊德 | 华生、巴甫洛夫 | 马斯洛、罗杰斯 |
| 特点 | 去想（了解患者想法看心理有没有病） | 去做（根据患者的行为看心理有没有病） | 去听（去倾听患者的内心，找到心理疾病的所在） |
| 兴起 | 19世纪末 | 20世纪20年代 | 20世纪40年代 |
| 基本理论 | 将人的心理活动分为3个层次，即意识、潜意识、前意识，童年时压抑在潜意识里的心理冲突是引起各种心理障碍、心身疾病的根源 | 人的一切行为、习惯、生活方式都是对外界刺激的反应，即学习得来的。各种心理疾病的产生都是通过错误的学习而得的条件反射 | 人本主义认为人的各种心理障碍和心身疾病的产生，都是自我实现受到环境的阻碍而不能实现的结果 |

## 二、精神分析学派

（一）关于心理结构

弗洛伊德将心理结构活动分为三个层次

表5-46 心理结构活动三个层次

| 意识 | 是心理活动表层，人们当前注意到的感知外界各种刺激的心理活动。遵循"现实原则" |
|---|---|
| 前意识 | 人们当前并未注意到，需经他人提醒或经自己集中注意，并努力回忆才能进入意识领域的心理活动，它是意识和潜意识之间的过渡领域（夹心）人不自觉的行为取向，如呼吸 |
| 潜意识 | 又称无意识，指由本能冲动引起的和被压抑的愿望，是不能为人意识到，也不能说出的心理活动（内心）；遵循"乐享原则" |

（二）关于人格结构

表5-47 人格结构

| 结构 | 特点 | 备注 |
|---|---|---|
| 本我 | 追求生物本能欲望的满足 | 遵循"快乐原则" |
| 自我 | 意识状态下的自己。"自我"可以按"现实原则"确定是否应该满足"本我"的各种要求 | 有意识 |

| 结构 | 特点 | 备注 |
|------|------|------|
| 超我 | 后天教育中形成的，具有自我控制与道德监察的功能；"超我"代表良心或道德力量的人格结构部分 | 遵循"道德原则" |

（三）关于心理发展

从婴儿到成年性本能可以分为以下不同阶段：

（1）婴儿期（口欲望）。

（2）幼儿期（肛欲期）。

（3）学前期（崇拜性器期）。

（4）青少年期（潜伏期）。

（5）成年期（生殖期）。

## ［经典例题 1］

男，50 岁，某公司总经理。在公司某次业务培训会的开幕式上致辞后出现口误，宣布"会议闭幕"。此口误背后折射出该总经理的心理活动为

A. 潜意识　　　　　B. 前意识　　　　　C. 超我　　　　　D. 意识　　　　　E. 本我

［参考答案］1. A

### 三、行为主义学派

表 5-48　行为主义学派与认知学派

| 代表人物 | 华生、巴甫洛夫 |
|------|------|
| 观点 | 动物的一切行为、习惯、生活方式都是通过学习得来的。受到刺激会做出反应 |

华生提出了两条规律

1. 频因律　对某一刺激的某一行为发生反应的次数越多，那么这一行为就越有可能固定保留下来，并在以后遇到相同的刺激时很可能发生。

2. 近因律　即对某一刺激发生某一行为在时间上越接近，那么这一行为反应越容易固定下来，并在以后遇到相同的刺激时很可能发生。

### 四、人本主义学派

代表人：罗杰斯、马斯洛

理论的核心在于：人人都有其独立的价值与尊严，人人都必须自己选择自己的生活方向。

表 5-49　人本主义学派的观点

| 观点 | 含义 |
|------|------|
| 实现趋势 | 植物和动物与生俱来就有不断发展、增长和延续其机体的趋势，只要有条件，有机体就会克服多种障碍和痛苦 |
| 自我概念 | 自我乃一个人对自己的知觉、理解与评价 |
| 充分体验 | 帮助患者集中注意力，一步步向下直到可以察觉到生理和内脏的感觉变化 |

### 五、认知学派

贝克等人认为：人的行为是个人理性认识、评价的结果；只有矫正错误观念，才能解除心理障碍；

告诉你什么是对的什么是错的。

**敲黑板**

考点：代表人物、学派、特点关键词

**表 5-50　代表人物、学派、特点关键词**

| 基本观点 | 代表人物 | 关键词 |
| --- | --- | --- |
| 精神分析理论 | 弗洛伊德 | 潜意识冲突 |
| 行为主义理论 | 巴甫洛夫、华生 | 强化条件反射 |
| 心理生理学派 | 坎农 | 中介机制 |
| 人本主义理论 | 罗杰斯、马斯洛 | 发挥潜能 |
| 认知学派理论 | 贝克、瑞米 | 矫正错误观念 |

# 第三节　心理治疗的主要方法及其应用

## 一、精神分析疗法

通过自由联想、释梦、移情、催眠等方法挖出其压抑的潜意识冲突，予以解释并在意识领域消除。

（一）自由联想（精神分析的常用方法）

1. 是精神分析疗法的主体。

2. 不对病人进行定向的引导，让病人仰卧在躺椅上畅所欲言，治疗者坐在病人侧后方，以免妨碍其自由表达思想。

3. 治疗者的任务是在病人"信口开河"过程中了解到用来解释疾病现状的潜意识情绪或幼年的特殊事件。

（二）梦的分析——周公解梦

弗洛伊德认为"梦乃是做梦者潜意识冲突欲望的象征"，精神分析学派还认为"梦并非无目的、无意义行为，而实际上是代表个人愿望的满足"。

1. 睡眠时躯体受到的刺激　如房间太冷，会梦到身陷冰天雪地的山谷中。

2. 日间活动残迹的作用　即所谓"日有所思，夜有所想"。人们可以在梦中继续完成白天的智力活动。

3. 潜意识的内容的反映（最重要）。

**表 5-51　梦境的内容分类**

| 类别 | 特点 |
| --- | --- |
| 象征 | 一种中性事物来替代一种忌讳的事物，如蛇虫象征阴茎 |
| 移置 | 梦中将对某个对象的情感（爱或恨）转移和投向另一个对象方面去 |
| 凝缩 | 梦中将内心所爱或恨的几个对象，凝缩成一个形象表现出来 |
| 投射 | 在梦中将自己某些不好的愿望与意念，投射于他人，而减轻对自我的谴责 |
| 变形 | 指在梦中将潜意识的欲望或意念用其他甚至相反的形式表现出来 |
| 二次加工 | 做梦者在梦醒过程中，往往会无意识地对自己的梦进行修改加工，使它比较有次序或合乎逻辑一些 |

（三）移情

治疗者在患者心目中成为父母的代替者，患者把儿童期对父母的依恋关系转移到治疗者身上。分为正、负移情，使患者重新体验到童年时期与父母的关系，以此消除过去留下的心理矛盾。

【例】女，32岁，接受精神分析治疗，舒适地躺在沙发上，把进入头脑中的一切都讲出来，不论其如何微不足道，荒诞不经，都如实地报告出来，这种方法是——自由联想。

## 二、行为主义的治疗

（一）行为疗法的概念

1. 概念　又称为行为矫正或学习疗法。它是根据行为学习及条件反射理论，消除和纠正异常并建立一种新的条件反射和行为的治疗方法。

2. 理论基础　行为疗法认为一切心理失常现象都是习得的行为。

（二）行为治疗的具体方法

表 5-52　行为治疗的具体方法

| 疗法 | 特点 | 适应证 |
| --- | --- | --- |
| 系统脱敏疗法 | 通过渐进性暴露于恐惧刺激，使已建立的条件反射消失，用以治疗心理或行为障碍 | 恐惧治疗，癔症 |
| 冲击疗法 | 又名满灌法，治疗开始即使病人处于他最怕的情境中，如果并没有真正可怕的事情发生，紧张、焦虑不安便会明显减轻 | 恐惧症 |
| 厌恶疗法 | 将令病人厌恶的刺激与对它有吸引力的不良刺激相结合（如有电击法、橡皮筋法、氨水法、阿扑吗啡法、厌恶想象法），形成条件反射，以消退不良刺激对病人的吸引力，使症状消退 | 恋物癖，抽烟 |
| 放松训练 | 又称松弛训练，学习有意识地控制或调节自身的心理生理活动，以达到降低机体唤醒水平，调整因紧张刺激而紊乱了的功能 | 紧张性头痛、失眠，高血压、焦虑、愤怒 |
| 生物反馈 | 利用现代生理科学仪器，通过人体内生理或病理信息的自身反馈，使患者经过特殊训练后，进行有意识的"意念"控制和心理训练 | 焦虑症，恐怖性神经症，失眠等 |
| 代币疗法 | （补充内容）给幼儿园小朋友，小红花，小星星就是代币疗法 | 改变人的行为，如奖励好的行为，惩处坏的行为 |

**[经典例题 1]**

女性，19 岁，大学一年级新生，从山区来到城市上学，自述不能见马路上的汽车，当汽车经过时，总感觉汽车很可能撞上自己，因此十分恐惧，来心理门诊就诊，最好采用的方法是

A. 自由联想　　　B. 厌恶治疗　　　C. 生物反馈　　　D. 系统脱敏　　　E. 梦的分析

**[经典例题 2]**

女，20 岁，主诉自初中毕业后，越来越不能与陌生人接触，近 1 年来发展为见到熟人与之说话也紧张，且一说话就脸红。对于该患者，首选的心理治疗方法是

A. 生物反馈　　　B. 系统脱敏　　　C. 自由联想　　　D. 催眠治疗　　　E. 人本主义

**[经典例题 3]**

患者，男，31 岁，经常在僻静的地方向经过的陌生女性暴露自己的生殖器，后公安机关强制其就诊，最适合他的治疗方法是

A. 自由联想　　　B. 系统脱敏　　　C. 梦的分析　　　D. 厌恶治疗　　　E. 生物反馈

**[经典例题 4]**

女，30 岁。因慢性皮肤溃疡迁延不愈需接受高压氧治疗。患者对高压氧舱的封闭环境感到十分恐惧。心理医生与患者进行了充分的沟通，在做好各种应急准备之后，让患者直接进入高压氧舱以快速克服恐惧心理。同时完成高压氧治疗。这种心理治疗方法是

A. 放松训练　　　B. 冲击疗法　　　C. 厌恶疗法　　　D. 系统脱敏法　　　E. 认知疗法

[参考答案] 1. D；2. B；3. D；4. B

**敲黑板**

脱敏法与冲击法虽都是将病人置于(暴露于)他所惧怕的情境中，但前者是采取缓和的、逐步消除恐惧的方法，而冲击法是治疗开始即将病人处于他最怕的情境中，如果并没有真正可怕的事情发生，那么紧张、焦虑不安便会明显减轻。例如一个人怕水，我们把他推入水中，结果他并没有生命危险，从而不再害怕水了。

第四小题考查心理治疗的方法，且每年必考，分析一下，这名女患者害怕高压氧舱，心理医生直接让她进入了高压氧舱，也就是直接暴露在最恐惧的环境中，当然属于冲击疗法。

### 三、人本主义疗法

人本主义学派的治疗方法也称为以人为中心疗法。

表 5-53　人本主义疗法特点

| 人本主义疗法特点 | 以来访者为中心；把心理治疗看成一个转变过程；非指令性治疗的技巧 |
| --- | --- |
| 人本主义疗法的主要技术 | 真诚一致、无条件积极关注、同感的了解 |
| 关键词 | 倾听，人本主义治疗最重要的是倾听 |
| 注意事项 | 反对操纵和支配病人，避免代替病人作决定 |

### 四、认知疗法

表 5-54　认知疗法的基本理论和基本技术

| 理论基础 | 通过挖掘患者扭曲的不合理认知进行纠正，从而达到治疗目的 | |
| --- | --- | --- |
| 基本理论 | 认知是情感和行为的中介 | 引起人们情绪和行为问题的原因在于人们对事件的解释 |
| | 认知和情感、行为互相影响 | 负性认知导致负性情绪及不良行为，而后者又反作用于认知从而形成恶性循环。打破循环是关键 |
| | 情绪障碍者存在重大认知曲解 | 是痛苦的真正原因 |
| 基本技术 | 识别自动化思维 | 促使患者修正歪曲认知及负性自动化思维 |
| | 真实性检验 | 患者在检验中体验原有信念不符合实际 |
| | 去中心化 | 消除患者自认为的自己是他人注意中心的想法 |

### 五、危机干预

1. 步骤——确定问题→保证求助者安全→给予支持→提出验证可变通的应对方式→制定计划→得到承诺(采用积极的应对方式)

2. 危机干预的策略

危机干预的过程中主要运用心理治疗与咨询技术，在整体的检查评估框架下积极的倾听和干预。在六步法系统操作过程中，应用有关危机干预的技术处理遭受各种创伤求助者的情感、所关心的问题和所处的境况。眼动治疗是在危机干预中应用很多并获得很好疗效的方法之一。在危机干预中，评估求助者及其危机境遇是危机干预的关键

### 六、其他疗法(了解内容)

还有很多其他心理疗法，如催眠治疗、认知治疗、完形治疗、音乐治疗、沙游戏治疗、积极心理治疗、支持疗法、心理剧治疗、森田治疗、叙事治疗、性心理治疗等 400 多种。(这些疗法教材均未做详细介绍，故仅作了解)。

## [经典例题 5]

男，12 岁，因频发时轻时重的口吃就诊，经暗谈，心理治疗师认为患儿的口吃症状与其父母感情不好，总在他面前争吵并动辄以离婚相威胁有关，遂要求三人一起接受心理治疗，并采用了循环提问等技术，该心理治疗

法称为

A. 家庭治疗　　　　B. 精神分析疗法　　　C. 人本主义疗法　　　D. 行为疗法　　　　E. 认知疗法

[参考答案] 5. A

# 第四节　心理治疗的原则

## 一、心理治疗关系建立原则

表 5-55　治疗关系的建立原则

| 特点 | 备注 |
|------|------|
| 单向性 | 一切为了患者的利益，不同于友谊的双向互利关系 |
| 系统性 | 心理治疗有着明确的目的和对象，治疗者应采取一系列措施，有计划地帮助患者解决问题 |
| 正式性 | 治疗者的目的和职责是给患者提供帮助。这种关系既非儿戏，也不是为了寻开心。它是正式建立的关系，一切活动均不能超出这种关系约定的目标与范围 |
| 时限性 | 治疗关系是以达到治疗目标为终结的，如果以后再有问题，还可以重新建立治疗关系 |

## [经典例题 1]

男，46 岁，投资顾问。因社交焦虑接受心理治疗，在心理治疗师的帮助下焦虑明显改善了，患者心存感激，欲将掌握的投资信息告知心理治疗师以作报答，但被婉言谢绝。在此治疗关系中，该心理治疗师遵循的原则是

A. 保密性　　　　B. 正式性　　　　C. 单向性　　　　D. 时限性　　　　E. 系统性

[参考答案] 1. C

## 二、心理治疗的原则

表 5-56　心理治疗的原则

| 原则 | 特点 |
|------|------|
| 真诚原则 | 医生对患者要真诚 |
| 保密原则 | 医生不得将病人的具体材料公布于众 |
| "中立"原则 | 不能替病人作任何选择，而应保持某种程度的"中立" |
| 回避原则 | 不宜在熟人之间做此项工作。亲人与熟人均应在治疗中回避 |
| 关系限定原则 | 不能收礼(礼物是一种控制)，不能到饭店、茶楼、家庭里治疗(游戏规则) |

## [经典例题 2]

下列不属于心理治疗原则的是

A. 正义原则　　　　B. "中立"原则　　　C. 真诚原则　　　D. 保密原则　　　E. 回避原则

## [经典例题 3]

某心理咨询师，在某超级市场遇见一位他的患者也正与其熟人在一起购物，这位治疗师故意未理睬他的患者，因为他遵循的一个心理治疗的原则是

A. 真诚原则　　　　B. 保密原则　　　C. 中立原则　　　D. 回避原则　　　E. 灵活原则

[参考答案] 2. A；3. B

## 三、心理治疗对治疗师的要求

1. 要有一颗帮助别人的心。
2. 要有一个敏锐的观察力。
3. 要有丰富的生活经验和知识。
4. 要具备乐观的生活态度。
5. 要遵守职业道德。

# 第五节　临床心理咨询

## 一、临床心理咨询的意义

(一)临床心理咨询的概念

咨询即商量、征求意见的磋商行为。心理咨询是给来询者以心理上的指导和帮助的过程。

(二)临床心理咨询的意义

1. 解除紧张应激压力的主要手段。

2. 防治心身疾病，促进健康长寿的有效方法。

3. 心理卫生知识传播的重要途径。

## 二、临床心理咨询的历史

略，本部分无考点。

## 三、心理咨询的方式

门诊信函电话专题心理互联网心理咨询。

## 四、心理咨询的手段与内容

(一)心理咨询的手段

表 5-57　心理咨询的手段

| 手段 | 内容 |
|---|---|
| 宣泄 | 将其郁积已久的情绪烦恼与变态行为倾诉给咨询人员 |
| 领悟 | 在咨询人员的帮助下，全面深刻地认识其心理不适与情绪障碍的程 |
| 强化自我控制 | 心理咨询中，任何形式的"痛"，都是自我控制不力的表现。增加自控能力解除某种不良情绪状态与行为方式对自我的禁锢 |
| 增强自信心 | 心理"通"的最高表现，有了自信，咨询者就能以乐观的态度对待人生 |

(二)不同对象的临床心理咨询

表 5-58　不同对象的临床心理咨询

| 年龄 | 咨询问题 |
|---|---|
| 儿童少年 | 咨询原因最多的是行为改变，其次为成绩下降、身体不适、幻觉与妄想、性格改变、交际困难等 |
| 青年 | 神经症最多，其次为精神病、心身疾病、性问题、躯体疾病等 |
| 中年人 | 以神经症为多，其中焦虑症居首位。重性精神病、心身疾病、各种躯体疾病所致心理问题，性变态与性功能障碍 |
| 老年人 | 咨询原因可能是心理方面，也常见躯体方面的。心理方面主要是情绪变化、睡眠障碍、幻觉、妄想、行为变异、智能缺损、性格改变等 |

## 五、心理咨询的基本过程

1. 问题探索阶段。

2. 分析认识阶段。

3. 治疗行动阶段。

4. 结束巩固阶段。

# 第七章 医患关系与医患沟通

## 第一节 医患关系的心理方面

### 一、医患关系的概念

医护人员与患者之间相互联系、相互影响的沟通过程，是人际关系在医疗情境中的具体化形式。医患关系有以下特征：

1. 明确的目的性：医患关系以医疗活动为中心，以维护患者健康为目的，属于医患关系核心。

2. 医患关系是一种建立在平等基础上的帮助性的人际关系。

3. 医患关系是以患者为中心的人际关系(医患关系的评价应主要以其对患者的作用和影响为标准)。

4. 医患关系具有明显的时限性(确立、发展、动态演变、结束)。

### 二、医患关系的重要性

1. 良好的医患关系是医学模式转变的要求。生物-心理-社会医学模式要求把人看成一个多层次的，完整的连续体。

2. 良好的医患关系是医疗活动顺利开展的前提(有利于问病史，遵医嘱等)。

3. 良好的医患关系是营造良好医疗心理氛围的关键(双方心情舒畅)。

## 第二节 医患间交往的两种形式和两个水平

### 一、医患交往的两种形式

1. 言语形式的交往：利用语言来传递信息。

2. 非语言形式的交往：动作和躯体两方面。

### 二、医患交往的两个水平

1. 技术关系：大夫用医学知识问病史、体检、辅助检查等方面建立关系。

2. 非技术关系：医患关系也如同社会关系中两人沟通一样，需要相互信任、悦纳甚为重要。

3. 两者关系：技术与非技术两方面的医患沟通相互依赖、相互影响。

## 第三节 医患沟通的理论、技术及其应用

### 一、医患沟通的基本理论

(一)医患沟通的基本理念与原则

1. 医患沟通的基本理念

①"以人为本"的服务理念；②理解与尊重的理念；③同情与换位的理念；④主动与共同参与的理念。

2. 医患沟通的基本原则

①平等的原则；②共同参与和知情同意的原则；③诚信和公正的原则；④诚信和公正的原则；⑤反馈的原则。

(二)医患沟通的基本内容

医患沟通的基本内容主要包括：①医生对于自身及相关诊疗环境的必要介绍，特别是在患者想要了解的这方面情况的情形下；②了解患者一般情况、采集病史、收集临床表现及相关信息；③介绍和解释所需检查项目的方法、场所、过程、目的、准备和注意事项、结果、临床意义等；④介绍疾病的诊断情况、主要诊疗计划与具体措施、疾病的疗效与预后；⑤介绍药物治疗的目的、功效、用法用量、不良反应、疗程以及注意事项等；⑥介绍手术的必要性、手术方式、术前准备与注意事项、麻醉方式、预期疗效、并发症、意外及其他可能出现的情况等；⑦说明包括手术、药物在内的各种疗法、重大医学检查及其他方面的费用，以及医疗保险的报销范围等；⑧住院

查房和门诊随诊期间对病情变化的进一步了解与反馈，对后续治疗方法与康复手段的说明等；⑨出院前的病情与治疗总结、出院后维持或康复治疗的方法和注意事项、定期复查的时间预期及项目安排等；⑩倾听患者的叙述，了解患者的体验与主观感受，表达对患者的理解与同情，安抚其情绪，鼓励其配合治疗并激发其主动性，对治疗和康复建立理性的认识和信心；⑪倾听患者及其家属想要了解的其他问题，并尽可能作出使其能够理解和接受的答复；⑫必要时，向患者及其家属解释当代医学技术的局限性，获得患方的理解，让其具有一定的风险意识，并对治疗结果抱以合理的预期。

（三）医患沟通的主要层次

1. 知识层面的交流

2. 情感层面的交流

3. 文化层面交流

（四）医患沟通的功能及意义

其功能及意义体现在以下方面：①医患沟通技巧是建立良好医患关系和治疗同盟的基础；②良好的医患沟通有利于完整疾病信息的获得从而有利于做出正确的诊断；③良好的医患沟通有利于制订医患双方都可以接受的可行性治疗方案；④良好的医患沟通可促进患者的依从性；⑤良好的医患沟通有利于患者理解疾病并理性地接纳疾病的预后；⑥良好的医患沟通有利于化解医疗纠纷；⑦良好的医患沟通可以促进疾病的康复并预防复发；⑧良好的医患沟通本身具有心理支持、安抚情绪等心理治疗作用；⑨良好的医患沟通体现了对患者的人格与权利的尊重。

二、医患沟通的技术与方法

（一）建立良好的医患关系的基本前提

就医务人员而言，建立良好的医患关系需要考虑以下基本前提：①以新医学模式为指导；②对卫生法律法规的重视；③职业和非职业关系的处理；④移情和反移情的处理；⑤医患沟通技巧的使用。

（二）医患沟通的基本方法

1. 言语沟通

（1）交谈原则：①尊重患者；②有针对性、有计划的进行；③及时反馈，利于医患间的双向信息交流。

（2）交谈的技巧：①注意倾听；②体会患者的感受；③抓住主要问题；④善用问句引导话题；⑤及时和恰当的反应。

2. 非言语沟通　主要分为动态和静态两种。动态主要包括面部表情、身段表情（肢体表情）、目光接触、人际距离（医患 0.5~1.2m，心理医生与患者 1.2~1.5m）、语调表情等。静态包括衣着打扮、环境信息等。

三、医患沟通的常见问题与处理

表 5-59　医患沟通常见问题与处理

| 常见问题 | 处理 |
| --- | --- |
| 信息缺乏或不足 | 在倾听患者问题时要注意以下几点：<br>①要专注患者的问题；<br>②患者叙述问题时不要表现出不耐烦，随意打断；<br>③在准备做结论时要问一下患者还有没有其他补充；<br>④利用肢体语言（点头、拍肩膀）确信你很在意患者的问题，不要让人感觉你很随意 |
| | 在临床晤谈中还需要注意的细节：<br>①对患者要表达同等关注，也要注意自身非语言方式；<br>②对患者的问题要做出反馈，为患者提供想要的信息；<br>③对于诊疗信息要充分说明情况；<br>④涉及昂贵的检查和药物时要针对其必要性、可行性及对病程影响进行详细讨论；<br>⑤要让患者参与治疗计划的决策，必须被患者所接受；<br>⑥沟通要尽可能使用简单易懂的方式，避免医学术语造成一知半解或误解 |

| 常见问题 | 处理 |
|---|---|
| 沟通障碍 | 对于医务人员而言，需要重视的三个方面：<br>①强化以患者为中心的服务理念；<br>②注重人文素质、人文精神的确立，掌握沟通技巧；<br>③增强情绪调节能力，提高抗压能力，避免职业倦怠 |
| | 对于民众和患者而言，要开展全民普及医患关系教育，包括医患双方责任、权利与义务教育，引导平等、尊重、理解、合作共赢的态度对待医务人员 |
| | 对于政府和社会而言，需要对医疗体制做出改革，加大医疗保健事业投入，建立健全的医疗保险制度；同时健全媒体监督机制 |
| 回忆不良 | ①尽量避免使用不易为患者所理解的医学术语；<br>②将医嘱内容进行归纳；<br>③指导力求具体，不要一般而言或模糊笼统；<br>④重要的医嘱要首先提出；<br>⑤应用复述增强记忆；<br>⑥尽可能使用书面形式，特别是重要医嘱 |
| 同情心不够 | 同情心是医务人员应具备的道德素质，同时富有同情心也是患者对医生角色期待的重要内容 |
| 依从性差 | 应从以下几点找到依从性差的原因<br>病人方面：症状不明显或自以为病情已好转；医嘱太贵或对病人的工作造成不良影响；医嘱过于复杂，病人难以理解；<br>最常见的原因是医疗措施和药物治疗给病人带来较大的痛苦和不良反应，导致病人拒绝治疗；<br>医务人员方面：冷漠、粗暴等态度引起病人不信任，这是病人不遵医的主要原因；医嘱要求不易执行，如服药的种类较多，时间不一，病人难以把握等 |

# 第四节　医患关系模式

## 一、医患关系的基本模式与临床应用

### 表 5-60　医患关系的基本模式与临床应用

| 基本模式 | 临床应用 |
|---|---|
| 主动-被动型 | 医生是主动的，在患者心目中处于权威地位，而患者则处于被动接受的从属地位，对医疗过程和措施一般不会提任何意见，完全按医生的要求去做，听从医生的支配。这种模式过分强调了医生的权威性，忽视了患者的主观能动性；适用于某些特殊病人，如昏迷、休克、全麻、自知力丧失的患者 |
| 指导-合作型 | 医生的作用占优势，同时有限度地调动患者的主动性，也就是说，医生是主角，患者是配角，主要适用于急性病人患者的治疗过程 |
| 共同参与型 | 医患双方的关系建立在平等基础上，双方有近似相等的权利和地位，共同参与医疗决策和实施过程，相互尊重，相互依赖。这种模式主要适用于慢性疾病的治疗 |

## 二、医患关系的其他模式与应用(了解)

（一）维奇模式

包括：①工程模式；②权威模式；③合作模式；④契约模式；

（二）布朗斯坦模式

包括：①传统模式；②人本模式。

# 第八章　患者的心理问题

## 第一节　患者角色、求医行为及其应用

### 一、患者角色的概述

（一）患者角色的概念

患者角色又称患者身份，指被医生确认的患病者应具有的心理活动和行为模式。当一个人患病后，便会受到不同的对待，人们期待他有与患者身份相应的心理和行为，即担负起"患者角色"。

（二）患者的角色特征

美国社会学家帕森斯提出了患者的四种角色特征，包括：①免除或部分免除原有的社会职责；②不必对陷入疾病状态负责；③寻求帮助；④恢复健康的义务。

### 二、患者角色的转化（重点）

表 5-61　患者角色的转化

| 行为 | 特点 | 备注 |
|---|---|---|
| 角色行为适应 | 自己所扮演的角色，并表现为外部行为、角色实现的过程，是主体适应环境和改造环境的过程 | 承认有病，且适应 |
| 角色行为缺如 | 否认（或未意识）自己有病，未能进入角色，如勉强从事不能胜任的操作，以致受伤或加重病势 | 否认有病+病情加重 |
| 角色行为冲突 | 个体在适应患者角色过程中与其病前的各种角色发生心理冲突 | 既想接受治疗，又不放弃工作 |
| 角色行为减退 | 认同角色后，因其他角色冲击病人角色，放弃病人角色，从事了不应承担的活动 | 承认有病，但放弃治疗 |
| 角色行为强化 | 由于依赖性加强和自信心减弱，对自我能力表示怀疑，对承担原来的社会角色恐惧不安，"安于"病人角色的现状，或自我感觉病情严重程度超过实际情况 | 小病大化 |
| 角色行为异常 | 病人受病痛折磨感到悲观、失望、不良心境导致行为异常 | 焦虑、失望、打骂医务人员 |

**[经典例题 1]**

患者被诊断患病时否认自己得病，难以进入患者角色的情形称为

A. 角色行为强化　　B. 角色行为冲突　　C. 角色行为减退　　D. 角色行为异常　　E. 角色行为缺如

**[经典例题 2]**

女，48 岁，某乡镇企业负责人，5 个月被确诊为乳腺癌并接受了手术治疗，术后患者仅休息了 2 个月，便全身心投入了工作，同患病前一样从事日常工作，参加各种会议和活动，对于自己身体的康复情况并不重视，不按要求到医院复查，也不愿再接受任何其它的治疗，该女性角色行为改变类型属于

A. 角色行为缺如　　B. 角色行为强化　　C. 角色行为异常　　D. 角色行为减退　　E. 角色行为冲突

[参考答案] 1. E；2. D

### 三、求医行为

（一）求医行为　指人们发现症状后寻求医疗帮助的行为。求医原因：①躯体原因；②心理原因；③社会原因。

（二）求医的类型

1. 主动求医型：不舒服自己来。

2. 被动求医型：未成年，意识丧失，老年人等由监护人送来。

医学教育网 www.med66.com

3. 强制求医型：精神病、传染病强制性治疗。

(三)影响求医行为的因素

1. 个体对疾病认知程度。

2. 个体以往求医经历。

3. 个体人格特征(A 型性格容易忽视症状，癔症则过敏多疑)。

4. 个体承受医疗费用的能力。

5. 医疗保健设施与服务态度的因素。

6. 社会经济发达程度。

### 四、遵医行为

1. 影响遵医行为的因素主要包括　患者对医生的信任度和满意度；疾病种类严重程度及就医方式；患者的主观愿望和治疗措施的吻合度；患者对医嘱的理解及治疗方式的复杂程度；患者的认知，包括疾病认知以及对治疗副作用的认知和接纳程度；

2. 提高遵医率的方法　医改+反复说明+共同参与治疗方案制定+调动患者主动性+要求患者自我监督+建立奖惩机制。

# 第二节　患者的一般心理问题及干预

### 一、患者的心理需要

主要体现在以下几个方面：①患病期间的生存需；②患病期间的安全需要；③患病期间接纳及社会联系和交往的需要；④患病期间尊重的需要；⑤患病期间自我实现的需要。

### 二、患者的认知活动特征

1. 感知觉异常　患病或进入病人角色以后，多数病人的注意力由外部世界转向自身的体验和感受，躯体的主观感受性增高，尤其对与所患疾病相关的症状异常敏感。

2. 记忆和思维能力受损　疾病作为一种应激源会严重损耗患者的精神和体力，同时疾病本身所带来的疲劳感、失眠、紧张、焦虑、抑郁、恐惧，以及某些可能影响中枢神经系统的药物等，都可能使患者的记忆和思维能力受损。

### 三、患者的情绪和情感特征

情绪不稳是患病后存在的情绪反应，患者对情绪的控制能力下降，易激惹。临床上患者情绪问题以焦虑、抑郁、愤怒较为常见。

1. 焦虑　交感神经亢进(心跳快、多汗)。

2. 抑郁　以情绪低落、兴趣和快感缺失、意志活动减少、精力丧失为主要临床表现。

3. 愤怒　医患纠纷无名火。

4. 其他方面的改变　意志行为的异常改变、个性化的改变。

### 四、患者的意志行为特征

1. 以自我为中心　把一切事物及与自己有关的人都看作是为他的利益而存在的。

2. 兴趣变得狭窄　仅对当时为他(她)发生的事有兴趣，而对其他事情不太关心，即便是病前感兴趣的事物，现在也不感兴趣。

3. 情感的依赖性增强　情感依赖性是指在情感上过分依赖别人。

4. 全神贯注于自己的身体功能　患者对自己身体功能有关的事情非常关心，如吃了什么、没吃什么、什么样的食物适合自己的病症、什么时间睡眠、什么活动对机体有利等。

### 五、患者的个性特征

一般来说个性是比较稳定的，但在患病的情况下，部分患者的人格可能会有一些变化，往往变得独立性降低而依赖性增强，被动、顺从、缺乏自尊、自卑、退缩甚至孤僻、冷漠等。尤其在一些慢性迁延疾病和导致体相改变的疾病，对患者的生活影响极大，患者常常很难适应，被疾病根本颠覆了的生活，以至于不得不改变原有的思维方式和行为方式，使个性发生了改变。

### 六、患者心理问题的基本干预方法

1. 支持疗法　充分理解和尊重患者。鼓励患者倾诉，耐心倾听患者的痛苦与忧伤，帮助患者疏导负性情绪，鼓励患者培养积极乐观的情绪。

2. 认知治疗　帮助患者识别自己的不良情绪和认知问题，然后，通过各种认知治疗技术，帮助患者改变观察问题的角度，赋予问题不同的解释，使患者的情绪和行为问题有所改善，努力达到纠正错误的认知，重建合理的信念和认知模式。

3. 行为治疗技术　是通过学习和训练矫正情绪障碍和生理功能失调的一种治疗方法。常用的方法有放松训练、生物反馈法和系统脱敏疗法等，通过学习和训练，提高自我控制能力，消除和减轻症状。

4. 健康教育和咨询健康教育可增加病人对疾病和自己身体情况的了解，减轻焦虑，增强战胜疾病的信心。

## 第三节　不同年龄阶段患者的心理活动特征

#### 一、儿童患者的心理
学龄期儿童初入院时有惧怕心理，表现孤僻、胆怯、悲伤、焦虑等。
儿童在患病期间，对父母更加依赖，更渴望父母的呵护，较长时间分离则会造成"分离性焦虑"状态。

#### 二、青年患者的心理
强烈而不稳定的，有时欢快，有时不愉快或愤怒，容易从一个极端走向另一个极端。

#### 三、中年患者的心理
属家庭支柱，社会压力大，无暇顾及自己身体，真的难以支撑才就医，住院迫切希望早检查、早治疗、早出院

#### 四、老年患者的心理
对病情估计多较悲观，心理上也突出表现为无价值感和孤独感。有的情感变得幼稚起来，甚至和小孩一样，为不顺心的小事而哭泣，容易生气。

## 第四节　特殊患者的心理问题

#### 一、不同病期患者的心理问题及干预

1. 急性期患者的心理特点

表 5-62　急性期患者的心理特点

| 情绪反应 | 焦虑+恐惧（如心梗濒死感，对医疗设备恐惧） |
|---|---|
| 行为反应 | 患者出现行为退化如情感幼稚，哭闹不安不配合治疗等 |
| 对策 | 积极有序抢救和治疗，沉重冷静果断救治，尊重理解，安慰鼓励患者 |

2. 慢性期患者的心理特征

表 5-63　慢性期患者的心理特征

| 心理反应 | 主观感觉异常（感觉异常敏锐）<br>情绪反应（否认有病、焦虑、抑郁）<br>角色强化<br>药物依赖和抗药心理 |
|---|---|
| 干预 | 药物干预+心理治疗+病人教育+放松和锻炼+社会支持 |

3. 康复期患者的心理问题及干预

表 5-64　康复期患者的心理问题及干预

| 心理问题 | 错误认识：否认伤残+认同延迟（认为康复治疗也是不良刺激而回避）+失能评价（失去机体功能而抑郁失望）<br>不良情绪：焦虑+抑郁+愤怒+孤独感<br>不健全人格：敏感多疑+癔症性人格（感情脆弱，情绪不稳定）+偏执性人格+强迫性人格+依赖性人格 |
|---|---|

| 干预 | 培养积极情绪状态+动员心理代偿功能+纠正错误的认知+康复运动锻炼的心理效应(运动锻炼可减轻紧张焦虑)+积极社会因素有利患者康复 |
|---|---|

## 二、手术患者心理问题及干预

**表 5-65　手术患者心理问题及干预**

| 术前心理反应 | | 焦虑和躯体反应(心悸、胸闷、睡眠障碍等) |
|---|---|---|
| 术后心理反应 | 术后常见的心理障碍 | 意识障碍、术后精神疾病复发、抑郁状态(如截肢、乳癌切除)、术后仍焦虑 |
| | 心理反应的影响因素 | 对手术期望不切实际+依从性低+情绪不稳定+缺乏自信 |
| 心理问题的干预 | 心理支持与指导 | 良好医患关系，耐心交谈——介绍病情和手术信息——术后反馈，加强社会支持(家属) |
| | 行为控制 | 放松训练、分散注意、示范法、催眠暗示、认知行为 |

## 三、不治之症患者的心理问题及干预

引起濒死感最强的疾病是癌症。

**表 5-66　不治之症患者的心理问题及干预**

| 心理变化 | 休克-恐惧期：持续不超过 1 周<br>否认-怀疑期：持续 1~2 周<br>愤怒-沮丧期：诊断 2 周后<br>接受-适应期：进入慢性抑郁和痛苦中，4 周后出现 |
|---|---|
| 干预 | 告知真实信息+纠正错误认知(癌症≠死亡)+处理患者情绪问题 |

## 四、危重患者的心理干预

可考性不强，略

## [经典例题 1]

儿童患者住院后常见的心理问题一般不包括

A. 分离性焦虑　　　B. 不安全感　　　C. 抑郁心理　　　D. 对陌生环境的恐惧　　　E. 依赖症

[参考答案] 1. C

# 第六篇

# 医学伦理学·课堂讲义

本篇主编：叶冬

## 考情分析

优秀是一种习惯！

——叶冬寄语

### 历年考情概况

（注意：伦理学 2019 考纲有所变化，不可完全参照历年考情作为复习的重点。）

| 常考知识点 | 历年常考内容 | 历年分值 |
|---|---|---|
| 伦理学与医学伦理学 | 概念、研究对象、基本理论 | 2 |
| 医学伦理学基本原则与规范 | 基本原则、基本规范 | 1 |
| 医疗人际关系伦理 | 医患关系伦理、医务人员之间关系伦理 | 1 |
| 临床诊疗伦理 | 诊疗、诊断、治疗、急救的伦理要求 | 2 |
| 临终关怀与死亡伦理 | 临终关怀、安乐死、死亡的伦理 | 1 |
| 公共卫生伦理 | 公共卫生伦理的含义、理论基础、原则和工作伦理要求 | 1 |
| 医学科研伦理 | 科研伦理的含义、要求、涉及人的生物学研究伦理、动物实验伦理 | 1 |
| 新技术研究于应用的伦理 | 辅助生殖技术、器官移植、胚胎干细胞与克隆的伦理 | 1 |
| 医务人员医学伦理素质的养成与行为规范 | 道德修养、道德评价、行为规范 | 1 |

### 易错考点摘要

详情见各章节"敲黑板"

### 本篇学习方法或注意事项

医学伦理学往年一般从三个方面出题：①伦理学文献、基本理论；②伦理原则及实际应用；③医疗机构从业人员行为规范。今年伦理学大纲变动较大，新增一些内容，应注意书课结合来进行复习；考试技巧：临床经验+理解+适当的记忆=高分。考试趋势分析：伦理学部分从考试题上分析，越来越贴近临床，题在书上找不到答案，但是可以通过经验解题，此外近年试题出现一种新题型，即将伦理学、心理学、卫生法规三门学科的知识点综合一道 A3/A4 型试题中考查，值得同学们注意的。医学伦理学没有大家想象的那么简单，但是也不难，学习+理解还是能搞定这些考点的。

Learning plan
# 学习时间规划表

| 第01天　第　章 | 第02天　第　章 | 第03天　第　章 | 第04天　第　章 | 第05天　第　章 | 第06天　第　章 |
|---|---|---|---|---|---|
| 听老师的课　☐<br>复习讲义　☐<br>做习题　☐ | 听老师的课　☐<br>复习讲义　☐<br>做习题　☐ | 听老师的课　☐<br>复习讲义　☐<br>做习题　☐ | 听老师的课　☐<br>复习讲义　☐<br>做习题　☐ | 听老师的课　☐<br>复习讲义　☐<br>做习题　☐ | 听老师的课　☐<br>复习讲义　☐<br>做习题　☐ |
| 第07天　第　章 | 第08天　第　章 | 第09天　第　章 | 第10天　第　章 | 第11天　第　章 | 第12天　第　章 |
| 听老师的课　☐<br>复习讲义　☐<br>做习题　☐ | 听老师的课　☐<br>复习讲义　☐<br>做习题　☐ | 听老师的课　☐<br>复习讲义　☐<br>做习题　☐ | 听老师的课　☐<br>复习讲义　☐<br>做习题　☐ | 听老师的课　☐<br>复习讲义　☐<br>做习题　☐ | 听老师的课　☐<br>复习讲义　☐<br>做习题　☐ |
| 第13天　第　章 | 第14天　第　章 | 第15天　第　章 | 第16天　第　章 | 第17天　第　章 | 第18天　第　章 |
| 听老师的课　☐<br>复习讲义　☐<br>做习题　☐ | 听老师的课　☐<br>复习讲义　☐<br>做习题　☐ | 听老师的课　☐<br>复习讲义　☐<br>做习题　☐ | 听老师的课　☐<br>复习讲义　☐<br>做习题　☐ | 听老师的课　☐<br>复习讲义　☐<br>做习题　☐ | 听老师的课　☐<br>复习讲义　☐<br>做习题　☐ |
| 第19天　第　章 | 第20天　第　章 | 第21天　第　章 | 第22天　第　章 | 第23天　第　章 | 第24天　第　章 |
| 听老师的课　☐<br>复习讲义　☐<br>做习题　☐ | 听老师的课　☐<br>复习讲义　☐<br>做习题　☐ | 听老师的课　☐<br>复习讲义　☐<br>做习题　☐ | 听老师的课　☐<br>复习讲义　☐<br>做习题　☐ | 听老师的课　☐<br>复习讲义　☐<br>做习题　☐ | 听老师的课　☐<br>复习讲义　☐<br>做习题　☐ |
| 第25天　第　章 | 第26天　第　章 | 第27天　第　章 | 第28天　第　章 | 第29天　第　章 | 第30天　第　章 |
| 听老师的课　☐<br>复习讲义　☐<br>做习题　☐ | 听老师的课　☐<br>复习讲义　☐<br>做习题　☐ | 听老师的课　☐<br>复习讲义　☐<br>做习题　☐ | 听老师的课　☐<br>复习讲义　☐<br>做习题　☐ | 听老师的课　☐<br>复习讲义　☐<br>做习题　☐ | 听老师的课　☐<br>复习讲义　☐<br>做习题　☐ |
| 第31天　第　章 | | | | | |
| 听老师的课　☐<br>复习讲义　☐<br>做习题　☐ | | | | | |

注意：每天的学习建议按照"听课→做题→复习讲义"三部曲来进行；另：计划一旦制订，请各位同学严格执行。

# 第一章　伦理学与医学伦理学

## 第一节　伦理学

### 一、伦理学的概念和类型

(一)伦理学的概念

简言之,伦理学可以被大致地定义为有关善恶、义务的学科,有关道德原则、道德评价和道德行为的学科。伦理学就是研究道德的。

1. 道德的概念　道德是人们在社会生活实践中形成并由经济基础决定的,用善恶作为评价标准,依靠社会舆论、内心信念和传统习俗为指导的,调节人与人、人与自然关系的行为原则和规范的总和。

2. 伦理的概念　伦理与道德都以善为追求目标,但是道德是善的理想形式,而伦理则是善在现实社会生活中的展现,具体化为普遍的道德规范或道德规范系统,以不同的方式规定在某些社会场景中人们应该如何行动或应该做什么等。

**敲黑板**

道德是上层建筑,精神的高境界,而伦理学属于道德的现实体现。本质上是一种东西。

(二)伦理学的类型

表 6-1　伦理学的类型

| 分类 | 特点 |
|---|---|
| 规范伦理学 | 对人类伦理行为的善恶价值分析,确定人们的行为标准,旨在达到完善社会、完善人类自身的目的 |
| 元伦理学 | 主要是分析道德语言和道德判断的学科,它并不制定道德规范和价值标准(对任何道德规范、价值都采取中立的立场) |
| 美德伦理学 | 元伦理学开始走下坡路后,美德伦理学得以复兴。关于人类优良道德的实现,即以行为主体及品德、美德为研究内容的伦理学理论,美德伦理的思想可以追溯到古希腊的亚里士多德,是以美德和德性为核心的伦理学理论体系 |
| 描述伦理学 | 只对道德现象的研究既不涉及行为的善恶及其标准,也不谋求制定行为的准则或规范,只是依据其特有的学科立场和方法对道德现象进行经验性描述和再现 |

[经典例题1]

医学伦理学属于

A. 环境伦理学　　　B. 社会伦理学　　　C. 元伦理学　　　D. 描述伦理学　　　E. 规范伦理学

[参考答案] 1. E

### 二、伦理学的研究对象

1. 伦理学就是要对道德现象进行研究与分析。

2. 道德的性质

(1)一般本质:上层建筑;因而是由经济基础决定。

(2)道德的特殊本质:特殊规范性和实践精神。一种非制度化、内化的规范,没有、也不使用强制性手段为自己的实现开辟道路,以指导行为为目的,以形成人们正确的行为方式为内容的精神,因此它是一种实践精神。

3. 道德的特征(5个统一)

(1)阶级性与全民性的统一。

(2)变动性与稳定性的统一。

（3）自律性与他律性的统一。

（4）现实性与理想性的统一。

（5）协调性与进取性的统一。

4. 道德现象的存在

一方面旨在促进人的发展以达到人格完善；另一方面则是统治阶级维持社会秩序、保护社会成员利益、保障生产力和社会协调发展以及经济基础巩固、社会安定的工具等。

**[经典例题2]**

医学伦理学的特征之一是

A. 灵活性　　　　B. 实践性　　　　C. 集体性　　　　D. 组织性　　　　E. 随机性

[参考答案] 2. B

### 三、伦理学的基本理论

表 6-2　伦理学的基本理论

| 理论观点 | 代表人 | 备注 |
|---|---|---|
| 效果论（目的论）功利主义 | 边沁、密尔 | 趋乐避苦、最大多数人的最大幸福——边沁 |
| 义务论（道义论） | 康德 | 道德源自理性而不是经验，义务不是来自人性或所处环境，而是来自纯粹推理 |
| 美德论（品德论） | 苏格拉底 | 最早提出"美德即知识"的观点，亚里士多德构建了较完整的美德论理论体系 |

*敲黑板*

一个行为之所以是符合道德的，并不是因为它引起或产生好的结果或者它能达到所追求的目标，只有出于义务心的行为才是道德的——义务论。

**[经典例题3]**

提出以"最大多数人的最大幸福"作为道德判断准则的学者是

A. 边沁　　　　B. 密尔　　　　C. 苏格拉底　　　　D. 亚里士多德　　　　E. 康德

[参考答案] 3. A

# 第二节　医学伦理学

### 一、医学伦理学的含义

医学伦理学属于应用规范伦理学，作为应用规范伦理学，医学伦理学的主要目的是为人们在医疗实践及其相关领域中的活动提供价值标准和行为规范。医学伦理学的重要性是由医学的本质所决定的。"医乃仁术"，道德是医学的本质，是医疗卫生工作的目的。

**[经典例题1]**

"医乃仁术"是指

A. 道德是医学的本质特征　　　　　　B. 道德是医学活动中的一般现象

C. 道德是医学的非本质要求　　　　　　D. 道德是医学的个别性质

E. 道德是个别医务人员的追求

[参考答案] 1. A

### 二、医学伦理学的历史发展

（一）医学伦理学的三个历史发展

1. 医德学　是医学伦理学的最初形式，亦称传统医学伦理学。医德学即医师道德学，其核心内容是与当时医学所处的经验医学阶段、医疗形式以个体行医为主的状况相联系的，强调的是医师个体的道德自律，即医师自己应该如何更好地行医。

2. 医学伦理学　是医学超越经验医学、进入专业化阶段的产物。医学中的伦理关系不再仅仅局限于医患关系，已形成包括医患之间、医务人员之间、医疗机构之间、医学与社会之间等多方面的复杂关系。而医学职业和医学社会组织的形成，使医学伦理由过去强调医者的个体美德，转变为医师协会组织的行业自治。

3. 生命伦理学　20世纪60年代末，在美国形成，即生命伦理学，它的产生与医学新技术的出现及其在临床上的应用以及医疗卫生保健日益社会化密切相关，尤其是生殖技术、器官移植、安乐死与安宁疗护、基因技术等问题。此时的医学已超越了生物医学模式，生物-心理-社会医学模式得以确立，医学发展和医疗卫生实践更加社会化，并带来大量社会伦理问题，对这些问题的思考和解决已经不局限于医学职业内部，而需要更广泛的视角和更多社会成员的参与。

(二)国外医学伦理学的历史发展

《希波克拉底誓言》为西方医学道德的规范(不伤害原则、患者利益原则、保密原则)，18世纪，德国柏林大学教授医生胡弗兰提出了救死扶伤、治病救人的《医德十二篇》；1803年，英国的托马斯·帕茨瓦尔出版了世界上第一部《医学伦理学》标志着医学伦理学的诞生；1864年8月，在日内瓦签订了《日内瓦公约》规定了军队医院和医务人员的中立地位；1947年，制订了《纽伦堡法典》，制定了关于人体实验的基本原则，"一是必须有利于社会，二是应该符合伦理道德和法律观点"；1964年，通过了《赫尔辛基宣言》，制定了关于指导人体实验研究的重要原则，强调了人体实验必须知情同意。

(三)我国医学伦理学的历史发展

东汉张仲景《伤寒杂病论》，"精研方术"、"知人爱人"。

晋代杨泉在《物理论》"夫医者，非仁爱之士不可托也；非聪明理达不可任也；非廉洁淳良不可信也。"孙思邈《备急千金要方》"人命至重，有贵千金，一方济之，德逾于此。"特别是其中的"大医精诚论"是我国古代医学伦理思想形成的重要标志。宋代张杲著的《医说》中有"医以救人为心"篇；林逋著的《省心录·论医》中提出的"无恒德者，不可以为医"；明代龚信的《古今医鉴》、龚廷贤的《万病回春·医家十要》、陈实功《外科正宗·医家五戒十要》；清代喻昌曾著《医门法律》明确提出在诊治中应遵守的执业规范。张石顽著《张氏医道·医门十戒》中强调了医生对习俗风尚应有的态度。

### 三、医学伦理学的研究对象和内容

(一)医学伦理学的研究对象

医学科学发展和医疗卫生实践中的道德现象为自己的研究对象。医学道德现象包括：

1. 道德意识现象(医学伦理的理论、观点、认识、观念、良心、舆论)。

2. 道德规范现象(医德原则、规则、宣言、守则)。

3. 道德实践现象(包括医学道德决策、辩护、评价、教育与修养)。

(二)医学伦理学的研究内容

医德的基本理论+医德的规范体系+医德的基本实践+医德难题。

[经典例题2]

目前我国医学伦理学主要的研究方向是

A. 公民道德问题　　　　　　　B. 临床医学问题　　　　　　　C. 公共道德的学说和体系
D. 生命科学的发展　　　　　　E. 医学实践中的道德问题

[参考答案] 2. E

### 四、医学伦理学的基本观点

(一)医学伦理学的基本观点：健康观、生命观、死亡观

1. 健康观：人们对人的健康的根本观点和态度

表6-3　新健康观的四层含义

| 伦理价值 | 促进人全面发展的必然要求；经济社会发展的基础条件；民族昌盛和国家富强的重要标志；广大人民群众的共同追求； |
| --- | --- |

| 新健康观四层次 | 身体上 | 生理上健康 |
|---|---|---|
| | 精神上 | 心理上健康 |
| | 社会上 | 对社会环境能很好地适应 |
| | 道德上 | 不能损害他人的利益来满足自己的需要，能以社会认可的道德约束和支配自己，并具有辨别善恶、荣辱的是非观念和能力 |
| 具体要求 | | 坚持正确的卫生与健康工作方针，以基层为重点，以改革创新为动力，预防为主，中西医并重，将健康融入所有政策，人民共建共享。遵循"人人为健康，健康为人人"的健康道德基本原则 |

2. 生命观：人们对人的生命的根本看法和基本态度

生命观的不同发展阶段：

**表 6-4　生命观的发展阶段**

| 阶段 | 特点 |
|---|---|
| 生命神圣论 | 指人的生命不可侵犯、具有至高无上的神圣性 |
| 生命质量论 | 具备一定质量、符合一定标准的生命才是值得保存和保护的生命 |
| 生命价值论 | 以生命的价值来衡量生命存在的意义，强调生命对社会、人类的价值 |

生命质量观和生命价值观是生命神圣观的补充，而生命神圣观是生命质量观和生命价值观的前提和归宿。

3. 死亡观：是人们对人的死亡的根本观点和态度

**表 6-5　死亡观的根本观点和态度**

| 传统死亡观 | 儒家 | "未知生、焉知死"的人世乐生，"舍生取义、杀身成仁"的美德至上、超越死亡观 |
|---|---|---|
| | 道家 | "方生方死，方死方生"的生死齐一观 |
| | 佛家 | 因果报应与生死轮回观 |
| 科学的死亡观 | 概念 | 科学地认识死亡，理性地对待死亡的理念 |
| | 要求 | 树立自然归宿信念，正确认识死亡；充实人的生命价值，积极对待人生；消除鬼神作祟臆念，理性面对死亡；减轻消除疾病痛苦，安详度过死亡 |

### 五、学习医学伦理学的意义和方法

(一)学习医学伦理学的意义

1. 有利于医务人员的成才。

2. 有利于医务人员将伦理融入技术操作之中，提高服务质量。

3. 有利于医务人员破解医学伦理难题。

4. 有利于精神文明建设。

(二)学习医学伦理学的方法

包括理论联系实际的方法、历史分析的方法、系统的方法、比较的方法等。

## [经典例题 3]

关于医学伦理学的任务，错误的是

A. 反映社会对医学的需求　　　　　　B. 为医学的发展导向

C. 为符合道德的医学行为辩护　　　　D. 努力解决医学活动中产生的伦理问题

E. 满足患者的所有要求和利益

## [经典例题 4]

从伦理学上分析，生物-心理-社会医学模式取代生物医学模式在本质上反映了

A. 医疗技术的进步  B. 以疾病为中心的医学观念
C. 重视人的内在价值  D. 重视人的心理健康
E. 医学道德的进步

**[经典例题 5]**

"无论是致病、治疗，还是预防和康复都应将人视为一个整体，需要考虑各方面因素的交互作用，而不能机械地将他们分割开"。此观点所反映的医学模式是

A. 自然哲学的医学模式  B. 生物-心理-社会医学模式
C. 神灵主义的医学模式  D. 机械论医学模式
E. 生物医学模式

[参考答案] 3. E；4. E；5. B

敲黑板

第五小题点评：伦理学就是这么可爱，考的就是理解，这题不会就这么想，多方面的因素相互作用，A、C、D、E 都只讲到了一方面的因素，而 B 选项讲到了三个方面，这样一分析，答案就出来了。看到这里，发现伦理学并不是单纯的让我们死记硬背。

# 第二章　医学伦理学的基本原则与规范

## 第一节　医学伦理的指导原则

本部分为大纲新增内容。

医学伦理的指导原则，是调节医学领域各种道德关系的根本原则，在医学伦理学规范体系中居于主导地位，具有广泛的指导性和约束力，是基本原则和具体原则的思想统领和指南。

1981 年，在上海举行的"全国第一届医德学术讨论会"上，首次明确提出了"防病治病，救死扶伤，实行革命的人道主义，全心全意为人民服务"的社会主义医德原则。这一原则至今仍不失其指导意义'是社会主义核心价值观在医疗卫生领域的具体体现，它包括三个方面的内容。

一、防病治病，救死扶伤

这一要求适用于各级医疗机构中的各类从业人员，尤其是广大卫生技术人员，无论身在哪一个工作岗位，无论医疗卫生单位的类型、性质如何，都必须肩负起防病与治病的使命。

二、实行社会主义人道主义

在当今社会主义建设时期，强调实行社会主义人道主义是对革命人道主义传统的继承和超越，是以马克思主义世界观和历史观为指导，建立在社会主义经济基础之上并同社会主义政治制度、核心价值观相适应的价值原则。

三、全心全意为人民身心健康服务

全心全意为人民身心健康服务是社会主义医学伦理学原则的最高要求，也是社会主义医学道德的核心内容和目标。

以上三个方面相互支撑、相互作用，共同传承和完善着我国"医乃仁术"的传统美德，是社会主义核心价值观在医疗卫生领域的具体体现。其中，"防病治病"是手段，"救死扶伤"是宗旨，"实行社会主义人道主义"和"全心全意"是理念，为人民身心健康服务"是目标。

医学教育网 www.med66.com

## 第二节　医学伦理学的基本原则

四大原则——尊重、不伤害、有利、公正。

### 一、不伤害原则

(一)不伤害原则的含义及其相对性

在医学实践中，不伤害是指在诊治、护理过程中不使患者的心身等受到损害。

不伤害包括不造成躯体伤害、精神伤害和经济损失三个方面。

1. 符合不伤害原则

凡是医疗、护理上必需的或者属于适应证范围，所实施的诊治、护理手段。

2. 违背不伤害原则

如果诊治、护理手段对患者是无益、不必要或是禁忌的，而有意或无意地去勉强实施从而使患者受到伤害。

3. 不伤害原则不是绝对的(相对的)即使符合适应证的诊治、护理手段也可能会给患者躯体或心理上带来一些伤害。

因此，实施任何诊疗手段之前先要进行风险和收益之比的评估。

(二)不伤害原则对医务人员的要求

①培养为患者利益和健康着想的动机和意向，杜绝有意和责任伤害；②尽力提供最佳的诊治、护理手段，防范无意但却可知的伤害，把不可避免但可控的伤害控制在最低限度；③对有危险或有伤害的医护措施要进行评价，要选择利益大于危险或伤害的措施等。

(三)临床上可能对患者造成伤害的情况

临床上可能对患者造成：躯体伤害、精神伤害和经济损失。

**[经典例题1]**

当妊娠危及胎儿母亲的生命时，可允许行人工流产或引产，这符合

A. 行善原则　　　　B. 不伤害原则　　　　C. 公正原则　　　　D. 尊重原则　　　　E. 自主原则

[参考答案] 1. B

### 二、有利原则

(一)狭义的有利原则

指医务人员的诊治、护理行为对患者确有助益，既能减轻痛苦或同时又能促进康复。

(二)广义的有利原则

不仅对患者有利，而且有利于医学事业和医学科学的发展，有利于促进人群、人类的健康和福利。有利原则对医务人员的要求：

①医务人员的行为要与解除患者的痛苦有关；②医务人员的行为可能减轻或解除患者的痛苦；③医务人员的行为对患者利害共存时，要使行为给患者带来最大的利益和最小的危害；④医务人员的行为使患者受益而不会给他人带来太大的伤害等。

**[经典例题2]**

医学伦理学的有利原则不包括

A. 努力使患者受益　　　　　　　　　　B. 有利于患者的客观利益和主观利益

C. 选择受益最大，伤害最小的行动方案　　D. 努力预防或减少难以避免的伤害

E. 把患者的利益看得高于一切

[参考答案] 2. E

### 三、尊重原则

(一)含义　尊重原则是指对患者的人格尊严及其自主性的尊重。像知情同意、知情选择、要求保守秘密和隐私等均是患者自主性的体现。

(二)尊重原则要求医务人员

①平等尊重患者及其家属的人格与尊严；②尊重患者知情同意和选择的权利，而对于缺乏或丧失知情同意和选择能力的患者，应该尊重家属或监护人的知情同意和选择的权利。医务人员行使"干涉权"的情况：在生命的危急时刻，家属或监护人不在场而又来不及赶到医院时，出于患者的利益和自身的职业责任。③要履行帮助、劝导，甚至限制患者选择的责任。

(三)患者实现自主性的前提条件

①它是建立在医护人员为患者提供适量、正确且患者能够理解的信息之上；②患者必须具有一定的自主能力，对于丧失或缺乏自主能力的患者，其自主性由家属或监护人代替；③患者作出决定时的情绪必须处于稳定状态；④患者的自主性决定必须是深思熟虑并和家属商讨过；⑤患者的自主性决定不会与他人、社会的利益发生严重冲突。

[经典例题 3]

在履行医学伦理学基本原则中的尊重原则时，重点内容不包括

A. 在医疗过程中要尊重病人和家属的自主权　　B. 各种治疗手段要获得病人和家属的知情同意

C. 各种用药目的要详细向病人和家属解释　　　D. 在医疗过程中要为病人保守秘密

E. 在医疗过程中要保守病人的隐私

[参考答案] 3.C

**四、公正原则**

(一)形式上的公正　指类似的个案分配收益与负担时以同样的准则处理，不同的个案以不同的准则处理，在我国仅限于基本的医疗和护理。

(二)内容(实质)上的公正　是根据患者的需要、个人的能力、对社会的贡献、在家庭中的角色地位等分配收益和负担，在现阶段我国稀有贵重卫生资源的分配只有根据实质上的公正。

(三)公正原则要求医务人员

①公正地分配卫生资源；②态度上能够公正地对待患者，特别是老年患者、精神病患者、残疾患者、年幼患者等；③在医患纠纷、医护差错事故的处理中，要坚持实事求是，站在公正的立场上。

# 第三节　医学伦理学的基本规范

**一、医学伦理学基本的含义和本质**

(一)医学伦理基本规范的含义　一种行为准则或具体要求。

(二)医学伦理学基本规范形成的本质　客观因素与主观因素的统一。

**二、医学伦理学基本规范的形式和内容**

(一)医学伦理学基本规范的形式

它强调的医务人员应履行的义务为内容，"应该做什么、不应该做什么以及如何做"的形式出现。一般以强调医务人员的义务为内容，多采用简明扼要，易于记忆，理解和接受的"戒律、宣言、誓言、誓词、法典、守则"等形式。

(二)医学伦理学基本规范的内容

2012 年，由我原国卫生部、国家食品药品监督管理局和国家中医药管理局联合发布的《医疗机构从业人员行为规范》中"医疗机构从业人员基本行为规范"的具体内容是：

1. 以人为本，践行宗旨。坚持救死扶伤、防病治病的宗旨，发扬大医精诚理念和人道主义精神，以患者为中心，全心全意为人民健康服务。

2. 遵纪守法，依法执业。自觉遵守国家法律法规，遵守医疗卫生行业规章和纪律，严格执行所在医疗机构各项制度规定。

3. 尊重患者，关爱生命。遵守医学伦理道德，尊重患者的知情同意权和隐私权，为患者保守医疗秘密和健康隐私，维护患者合法权益；尊重患者被救治的权利，不因种族、宗教、地域、贫富、地位、残疾、疾病等歧视患者。

4. 优质服务，医患和谐。言语文明，举止端庄，认真践行医疗服务承诺，加强与患者的交流与沟通，积极

医学教育网 www.med66.com

带头控烟，自觉维护行业形象。

5. **廉洁自律，恪守医德**。弘扬高尚医德，严格自律，不索取和非法收受患者财物，不利用执业之便谋取不正当利益；不收受医疗器械、药品、试剂等生产、经营企业或人员以各种名义、形式给予的回扣、提成，不参加其安排、组织或支付费用的营业性娱乐活动；不骗取、套取基本医疗保障资金或为他人骗取、套取提供便利；不违规参与医疗广告宣传和药品医疗器械促销，不倒卖号源。

6. **严谨求实，精益求精**。热爱学习，钻研业务，努力提高专业素养，诚实守信，抵制学术不端行为。

7. **爱岗敬业，团结协作**。忠诚职业，尽职尽责，正确处理同行同事间关系，互相尊重，互相配合，和谐共事。

8. **乐于奉献，热心公益**。积极参加上级安排的指令性医疗任务和社会公益性的扶贫、义诊、助残、支农、援外等活动，主动开展公众健康教育。

敲黑板

　　重点在第一点，这一点考查的很细致，其他几点可以看一看，理解内涵即可，但凡坏的东西肯定错，好东西就必对。

### 三、医务人员的行为规范

**表6-6　医师行为规范内容**

| 规范内容 | 备注 |
| --- | --- |
| 尊重科学 | 医师遵循的首要原则就是尊重医学科学规律，保证医疗技术应用的科学合理 |
| 规范行医 | 严格遵循临床诊疗和技术规范，使用适宜诊疗技术和药物，因病施治，合理诊疗，不隐瞒、误导或夸大病情，不过度医疗 |
| 重视人文 | 医师学习掌握人文医学知识，提高人文素养，对患者实行人文关怀，真诚、耐心地与患者沟通 |
| 规范文书 | 认真执行医疗文书书写与管理制度，规范书写、妥善保存病历材料，不隐匿、伪造或违规涂改、销毁医学文书及有关资料，不违规签署医学证明文件 |
| 严格报告 | 履行医疗质量安全事件、传染病疫情、药品不良反应、食源性疾病和涉嫌伤害事件或非正常死亡等法定报告职责 |
| 救死扶伤 | 要求医师认真履行医师职责，积极救治，尽职尽责为患者服务，增强责任安全意识，努力防范和控制医疗责任差错事件 |
| 严格权限 | 医师严格遵守医疗技术临床应用管理规范和单位内部规定的医师执业等级权限 |
| 规范试验 | 医师严格遵守药物和医疗技术临床试验有关规定，进行实验性临床医疗，应充分保障患者本人或其家属的知情同意权 |

# 第三章　医疗人际关系伦理

## 第一节　医患关系伦理

### 一、医患关系的含义和特点

(一)医患关系的含义

狭义的医患关系：是特指医生与患者之间相互关系。

广义的医患关系：指以医生为中心的群体(医方)与以患者为中心的群体(患方)在诊疗或缓解患者疾病过程中所建立的相互关系。

(二)医患关系伦理的特点

表 6-7　医患关系的特点

| 特点 | 解释 |
| --- | --- |
| 明确的目的性和目的的高度一致性 | 医患都希望把病治好 |
| 利益满足和社会价值实现的统一性 | 医方，治病可获得经济利益，同时可以获得精神上的满足(病人感激我，我开心啊)；患方，我的病治疗好了，我就可以赚钱，获得更多利益 |
| 尊严权利上的平等性和医学知识上的不对称性 | 这个你懂的，不必解释了 |
| 医患冲突或纠纷的不可避免性 | 矛盾是普遍存在的——马克思 |

### 二、医患关系伦理属性

(一)法律上说，医患关系是一种具有医疗契约性的关系，医患关系具有契约性，但并不是一种严格的契约关系

(二)从伦理上说，医患关系是一种信托关系。医患关系是以诚信为基础的具有契约性质的信托关系。

### 三、医患关系模式(重点)

医患关系模式的含义　是基于医患关系中的技术关系和非技术关系而概括总结出来的医患之间相互影响、相互作用的基本样式，它反映了医方人员看待和处理医患关系的总的观点和根本方法。

表 6-8　医患关系模式分类

| | 特点 | 类比 | 适用 |
| --- | --- | --- | --- |
| 主动-被动模式 | 医师处于主动或支配地位，病人完全是被动的 | 类似父母与婴儿 | 昏迷、手术、婴幼儿或精神 |
| 指导-合作模式 | 人有一定意志要求，需医师帮助，并愿意合作 | 父母与少年的关系 | 目前最常见的医患关系模式，适用急性病和外科手术 |
| 共同参与模式 | 以平等关系为基础，医师和病人都有治好疾病的共同愿望 | 成人与成人 | 慢性病、心理障碍和心身疾病 |

## [经典例题 1]

医患关系的实质是

A. 具有经济性质的商业关系　　　　B. 具有契约性质的信托关系

C. 具有法律性质的契约关系　　　　D. 具有市场性质的交换关系

E. 具有宗教性质的文化关系

## [经典例题 2]

适用于"主动-被动型"医患关系模式的患者群体中一般不包括

A. 昏迷患者　　　　　　　　　　　B. 婴幼儿患者

C. 焦虑症患者　　　　　　　　　　D. 痴呆患者

E. 精神分裂症缺乏自知力患者

[参考答案] 1. B；2. C

**敲黑板**

　　第一小题点评：经典型试题，在入学的时候我们都背过医学生誓词"健康所系，性命相托，当我步入神圣的医学殿堂……"其实这就是将医患关系告诉我们了。信任我，才能把性命托付给我。答案出来了。

　　第二小题点评：伦理学的题其实重复性挺高的，例如医患关系的伦理就是隔三差五的考查。

### 四、医患双方的道德权利与义务

(一)道德权利与道德义务的概念：略，无考点。

(二)医师的道德权利与义务

医学教育网 www.med66.com

1. 医师的道德权利　医师的道德权利是指在道义上允许医师可行使的权力和应享受的利益。

医师在执业活动中具有下列权利(简化版)：

①执业权(履行职责和获取相应条件)；②报酬权；③学习、科研权；④尊严和人身安全权；⑤参与权、建议权。

2. 医师的道德义务　一般来说，法律义务都是道德义务，根据《中华人民共和国执业医师法》规定，医师在执业活动中应履行下列义务：

①遵守法律、法规，遵守技术操作规范；②敬业尽责，遵守职业道德；③关爱、尊重患者，保护患者的隐私；④钻研业务，提高专业技术水平；⑤宣传卫生保健知识，对患者进行健康教育。

(三)患者的道德权利与道德义务

1. 患者的道德权利　患者拥有平等医疗权、知情同意权、隐私保护权(如果患者的"隐私"涉及他人或社会的利益，对他人或社会具有一定的危害性如患甲类传染病，则医务人员有疫情报告的义务，此时医务人员应当如实上报，但应对无关人员保密)、损害索赔权、医疗监督权等。这不仅是患者的法律权利，也是其道德权利。

2. 患者的道德义务　①配合医者诊疗的义务；②遵守医院规章制度；③给付医疗费用的义务；④保持和恢复健康的义务；⑤支持临床实习和医学发展的义务。

## [经典例题3]

相对于一般契约关系而言，医生在医患关系负有更重的义务，但这些义务中不包括

A. 监督义务　　　B. 保密义务　　　C. 披露义务　　　D. 注意义务　　　E. 忠实义务

## [经典例题4]

下列哪一项不是病人在医患关系中的权力

A. 基本的医疗权　　　　　　　B. 知情同意权和知情选择权

C. 保守秘密和保护隐私权　　　D. 获得休息和免除社会责任权

E. 选择生与死的权力

## [经典例题5]

某癌症患者，心理状态较差且预后不良，治疗过程中需要家属的积极配合。对此，医生关于患者的最佳告知方式是

A. 告知家属部分病情并向患者保密　　　B. 告知家属实情并对患者适度告知

C. 告知患者部分病情并向家属保密　　　D. 直接告知患者实情

E. 告知患者及家属实情

[参考答案] 3. A；4. E；5. B

**敲黑板**

第三小题点评：医师的义务看看书上的原话：①遵守法律、法规，遵守技术操作规范；②树立敬业精神，遵守职业道德，履行医师职责，尽职尽责为患者服务；③关心、爱护、尊重患者，保护患者的隐私；④努力钻研业务，更新知识，提高专业技术水平；⑤宣传卫生保健知识，对患者进行健康教育。看完后，很多同学说，完了，找不到答案。怎么办? 不怕! 这道题完全需要通过临床经验进行解题。临床上似乎只有患者监督医生，没有医生监督患者的情况，有人说，我监督我的病人不抽烟。你那叫善意提醒，患者抽烟了你能咋样呢? 监督义务是患者的义务。其他都是医生的义务。

第五小题点评：这题就属于结合临床型试题，临床上咱们也是这么作的，患者心理状态差，当然不能打击他，但是他有知情权，当然是适当告知，但是其家属就得完全告知了，否则我们就剥夺患者及家属的知情同意权了。

道德权利和法定权利内容类似，这部分内容可按照卫生法规相关章节复习即可。

注意：医师行使医德权利有一定自主性! 但无强制性。

五、构建和谐医患关系的伦理要求

(一)医患双方应密切地沟通与交流

(二)医患双方应自觉维护对方的权利

(三)医患双方应自觉履行各自的义务

(四)医患双方应正确认识和处理权利与义务的关系

(五)医患双方应加强道德自律和遵守共同的医学道德规范

# 第二节　医务人员之间关系伦理

一、医务人员之间关系的含义和特点

从广义上说，它是医务人员之间以及医务人员与医院党政管理人员、后勤服务人员、工程技术人员之间的人际关系；狭义上是指医生、护士及其他卫生技术人员自身之间及相互之间的关系。

表6-9　医际关系的特点

| 性质 | 特点 |
| --- | --- |
| 协作性 | 多科室医务人员的共同努力和密切配合才能达到良好的治疗效果，实现以人为本的服务理念 |
| 平等性 | 有职责分工的不同，但没有高低贵贱之分 |
| 同一性 | 所有医务人员的一切诊疗活动，都以救死扶伤、防病治病，为人民的健康服务为宗旨，需要服从协调 |
| 竞争性 | 在医疗质量、护理质量、诊疗水平、科研成果、服务内容上比、学、赶、帮、超 |

[经典例题1]

在医务人员之间人际关系的特点中，"比、学、赶、超"体现的是

A. 协作性　　　B. 平等性　　　C. 互助性　　　D. 竞争性　　　E. 同一性

[参考答案] 1. D

二、处理好医务人员之间关系的意义

①有利于医务人员成才；②有利于建立和谐的医患关系；③当代医学发展的客观需要；④有利于发挥医疗卫生保健机构的整体效应。

三、协调医务人员之间关系的伦理要求

表6-10　协调医务人员之间关系的伦理要求

| 伦理要求 | 备注 |
| --- | --- |
| 共同维护患者的利益和社会公益 | 是医务人员的共同义务和天职，也是协调医务人员之间关系的思想基础和道德要求 |
| 彼此平等、互相尊重 | 人格尊严地位平等，但绝不是平均主义的"大锅饭"，而是公平、公正，多劳多得，按劳取酬 |
| 彼此独立、互相支持 | 因专业岗位不同，故其工作都有相对独立性，在相互联系中要尽量为对方提供方便、支持和帮助 |
| 彼此信任、互相协作与监督 | 医务人员之间的彼此信任是互相协作的基础和前提 |
| 互相学习、共同提高和发挥优势 | 互补与师承功能；互相学习，鼓励发挥各自的技术特长、智能优势 |

[经典例题2]

有关医际关系与医患关系的表述，下列哪项是错误的

A. 医际关系的恶化在一定程度上将对医患关系产生不良影响

B. 医患关系的恶化在一定程度上将对医际关系产生不良影响

C. 处理医际关系和与医患关系依据的伦理原则是相同的

D. 医际关系与医患关系既互相独立又相互关联

E. 良好的医际关系有助于形成良好的医患关系

[参考答案] 2. C

# 第四章　临床诊疗伦理

## 第一节　临床诊疗的伦理原则

表 6-11　临床诊疗的伦理原则

| 原则 | 备注 |
|------|------|
| 患者至上原则 | 医务人员在诊疗过程中始终以患者为中心，并把患者的利益放在首位 |
| 最优化原则 | 效好价廉(痛苦最小、耗费最少、效果最好、安全度最高) |
| 知情同意原则 | 选择权在患者，签署知情同意书，如患者选择有误，医务人员有履行指导的责任 |
| 保密守信原则 | 要保守患者的秘密和隐私 |

## 第二节　临床诊断的伦理要求

一、询问病史的伦理要求

举止端庄，态度热情；全神贯注，语言得当，耐心倾听，正确引导。

二、体格检查的伦理要求

全面系统，认真细致，关心体贴，减少痛苦(不长时间检查同一部位，不频繁改换体位)，尊重患者，心正无私(异性查体需有第三人在场)。

三、辅助检查的伦理要求

对临床大夫：综合考虑确定检查项目，目的纯正；患者知情同意，医生尽职尽责；综合分析检查结果，切忌片面性。

对医技人员：严谨求实，防止差错；工作敏捷，尊重患者；精心管理(管理仪器)，保证安全(做好自身防护)；积极进取，加强协作。

**[经典例题 1]**

(共用选项题)

A. 尊重患者，心正无私　　　　B. 积极进取，保证安全　　　　C. 精诚团结，密切协作

D. 耐心倾听，正确引导　　　　E. 关心体贴，减少痛苦

(1)体格检查的伦理要求是

(2)询问病史的伦理要求是

(3)医务人员在手术中应遵循的伦理要求是

[参考答案] 1. E、D、C

**敲黑板**

B 型题点评：典型的临床应用型试题，我们反复强调过它的重要性，隔三差五就考查。

## 第三节　临床治疗的伦理要求

**一、药物治疗**

对医生：对症下药，剂量安全＋合理配伍(避免配伍禁忌，限制药位数，避免"多头堵"，"大包围")，细致观察＋节约费用(不开大处方，"人情方"、"搭车方")，公正分配(进口药、贵重药数量少、价格高，要公平分配)。

对药师：审方认真，调配迅速，坚持查对＋操作正规，称量准确，质量达标＋忠于职守，严格管理，廉洁奉公。

**二、手术治疗**

术前：掌握指征，动机纯正；知情同意；术前准备完善。

术中：关心患者，体贴入微；态度严肃，作风严谨；精诚团结，密切协作。

术后：严密观察，勤于护理；减轻痛苦，加速康复。

**三、心理治疗**

运用心理知识、技巧开导患者；有同情，有诚意；以健康心态影响和帮助患者；保护隐私。

**四、康复治疗**

理解与尊重；关怀与帮助；联系与协作。

**五、饮食营养治疗**

保证饮食科学性和安全性；创造良好的就餐环境；满足饮食习惯和营养。

**［经典例题1］**

下列各项，不属于术前准备伦理要求的是

A. 严格掌握指征，手术动机正确　　　　B. 要让病人知情同意

C. 要认真制定手术方案　　　　　　　　D. 帮助病人做好术前准备

E. 严密观察病情，努力解除病人的不适

**［经典例题2］**

医务人员在确定辅助检查项目后，必须做到

A. 只要检查目的明确，无需说服解释

B. 使病人知情同意，要告知病人(或家属)，尊重被检查者

C. 只要有益于治疗，医生可以作出决定

D. 向病人解释清楚检查的危险性

E. 因治病需要，无需向病人说明检查项目的经济负担

［参考答案］1. E；2. B

## 第四节　临床急救的伦理要求

**一、临床急救工作的特点**

1. 平时有应急准备，人员坚守岗位。

2. 工作量大、难度高和责任重。

3. 既尊重患方的自主性，又以新的生命观为指导。

**二、临床急救的伦理要求**

1. 争分夺秒地抢救，力争使患者转危为安。

2. 勇担风险，团结协作。

3. 满腔热情，重视心理治疗。

4. 全面考虑，维护社会公益(医务人员需尊重患者和家属的意愿实施临终关怀或被动安乐死，而对患者家属要求不惜代价地治疗和抢救时，医务人员基于患者利益和社会公益应耐心地进行解释和劝导，停止达不到医学目

的的治疗和抢救措施，可以给予支持疗法和护理）。

**［经典例题 1］**

女，30 岁，因出现类似早孕症状两次到某县医院门诊就医，大夫简单检查后均诊断为妇科炎症，但该女士服药多日症状未见缓解。半个月后，因突然阴道大出血和急腹症被送往医院抢救后确诊为宫外孕。该案例中，初诊医生可能违背的临床诊疗伦理要求是

A. 关心体贴，减少痛苦　　　　　B. 全面系统，认真细致　　　　　C. 耐心倾听，正确引导

D. 尊重病人，心正无私　　　　　E. 举止端庄，态度热情

［参考答案］1. B

## 第五节　临床治疗的伦理决策

一、临床治疗的伦理难题

(一)临床治疗的伦理难题的含义

在临床治疗中，医师与患者作为不同行为主体，从不同的专业水平、角色定位、价值理念、文化传统、生活习俗、宗教信仰等因素出发，以及卫生保障制度和相关法律规定的影响下，在对某一特定临床境遇下的行为进行道德判断或抉择时，可能会得出彼此不一致甚至相互冲突的治疗方案，并最终造成治疗方案选择上的困境。

伦理上的知情同意要求医务人员优先考虑患者的生命健康权利，当患者或其家属的知情选择对其生命健康不利，危及患者的生命安危时，医务人员需要勇于承担风险，充分发挥医务人员的特殊干涉权，竭力捍卫患者的生命健康权利。面对利益冲突，需要医务人员有勇于担当的责任意识，尽可能将患者利益、社会利益置于首位，而将自身利益置于其后。

(二)临床治疗伦理难题产生的原因

1. 伦理难题的理论和认识根源

(1)伦理学基本理论之间的深刻差异：医学伦理学的"四原则"理论可以看作义务论、效果论和美德论的"完美"结合体。在医疗实践中"四原则"之间的冲突往往成为医学伦理难题之源。

(2)文化差异及其认同障碍。

(3)生命价值观的嬗变：由生命神圣观转向生命质量和生命价值统一观。由此，面对植物人、无脑儿等生命质量极差的患者，应否积极救治就成为临床治疗的伦理难题。

2. 医学伦理难题产生的现实原因

表 6-12　伦理难题产生的原因

| 原因 | 备注 |
| --- | --- |
| 权利与义务的冲突 | 我国尚没有关于医师和患者权利的专门法律，缺乏系统性和明晰性 |
| 个体价值追求的多元化 | 如面对一个因为宗教信仰而拒绝输血患者，如何处理 |
| 医学高新技术应用带来的伦理挑战 | 器官移植、辅助生殖、基因疗法等的"应不应该"的问题 |
| 卫生法律法规不够健全 | 和医疗实践相比，法律规制总是相对滞后 |
| 医疗机构管理欠规范 | 部分医疗机构许多措施政策的出台以抓经济收益为主，过分依赖条文法规，漠视了医学的根本目的，忽视其社会责任 |

(三)临床治疗中的主要伦理难题

1. 放弃治疗的伦理难题：我国规定存在明确的临床死亡体征，可不予复苏；对按常规进行心肺脑复苏且 30 分钟后仍无效者可中止复苏。

2. 保护性医疗中的伦理难题：保护性医疗是针对特定患者，为避免对其产生不利后果而不告知或不全部告知其病情、治疗风险、疾病预后等真实信息的保护性医疗措施。《中华人民共和国执业医师法》第二十六条规定："医生应当如实向患者或其家属介绍病情，但应当注意避免对患者产生不利后果"。不应告知患者的不良诊疗信息，需要告知其家属或代理人，或依据患者的要求、心理接受能力及家属的意愿，实施逐渐或有限度地告知，并

不是要封闭一切诊疗信息。

## 二、临床治疗的伦理决策

(一)临床治疗伦理决策的含义：在临床治疗活动中的伦理抉择，是从医学伦理的角度来思考问题，以做出最恰当的、最符合医学伦理的临床治疗决定。

(二)临床治疗伦理决策的原则

表6-13　临床治疗伦理决策的原则

| 原则 | 特点 |
|---|---|
| 根本权益优先准则 | 一般来说生命健康权是第一位的权利，自主权也是一项应当优先考虑的权利，但优先未必排他，只是在利益冲突之时考虑的先后顺序有别 |
| 多元价值优选准则 | 医疗服务具有多元价值的属性，如：为了维护公众和社会的利益，对部分传染病患者进行强制隔离 |
| 变通性操作准则 | 某些情况下死守法律条文，把法律当作推卸责任的借口，可能适得其反，故必须讲究变通 |
| 规范与智慧并重准则 | 仅循原则和规范而缺少智慧就会力不从心 |

# 第五章　临终关怀与死亡的伦理

## 第一节　临终关怀伦理

### 一、临终关怀的含义与特点

(一)临终关怀的含义及发展

性质：一种"特殊的服务"，向临终患者及其家属提供的包括医疗、护理、心理、伦理和社会等全方位的照护。

(二)临终关怀的特点

1. 临终关怀的主要目的不是治疗或治愈疾病。

2. 临终关怀的主要对象为不可逆转的临终患者。

3. 临终关怀特别注重患者的生命尊严与生命质量和生命价值。

4. 临终关怀不仅关心病人，而且也关心其家属的身心健康。

5. 临终关怀的服务团队以医务人员为主，同时有家属、社会团体和各界人士等大量社会志愿者的积极参与。

**敲黑板**

临终关怀的目的不是要延长患者的生存时间，而是希望提高患者的生存质量。

### 二、临终关怀的伦理意义和要求

(一)临终关怀的伦理意义

1. 显示了人道主义精神。

2. 临终关怀体现了人的生命神圣、质量和价值的统一。

3. 临终关怀展示了人类文明的进步。

(二)临终关怀的伦理要求

1. 认识和理解临终患者。

2. 保护临终患者的权益。

3. 尊重临终患者的生活需求。

4. 同情和关心临终患者的家属。

**[经典例题 1]**

临终关怀的根本目的是为了

A. 节约卫生资源　　　　　　　B. 减轻家庭的经济负担

C. 提高临终病人的生存质量　　D. 缩短病人的生存时间

E. 防止病人自杀

**[经典例题 2]**

下列符合临终关怀伦理要求的做法是

A. 优先考虑临终患者家属的权益　　B. 尽力满足临终患者的生活需求

C. 帮助临终患者抗拒死亡　　　　　D. 满足临终患者结束生命的要求

E. 建议临终患者选择安乐死

[参考答案] 1. C；2. B

## 第二节　安乐死伦理

### 一、安乐死的含义

所谓安乐死是指医务人员对患不治之症的濒死病人，应病人和其家属的自愿请求，依据法律规定，为消除病人的痛苦或缩短痛苦的时间，采用医学的方法，通过作为或不作为，使其安宁地度过死亡阶段而终结生命的全过程。

(一)按照执行方式：主动安乐死和被动安乐死。

(二)按患者同意的方式：自愿安乐死和非自愿安乐死

可以得出四种类型：自愿主动安乐死；自愿被动安乐死；非自愿主动安乐死；非自愿被动安乐死。

前者使用药物终止生命，争议大，后者停止治疗，早已实施于医疗实践中。

### 二、安乐死的伦理争议

由于安乐死关乎生命的终止，特别是主动安乐死涉及人为地终止生命，因而引发了深刻而激烈的伦理争议。

### 三、安乐死的实施现状

(一)安乐死的立法

荷兰是最早实施安乐死的国家。

比利时是第二个实施安乐死的国家。

我国对安乐死尚未立法，也未颁布过相关的政策、条例。我国医务人员对于临终患者只能提供临终关怀，而不能是安乐死。1997 年首次举行了全国性的安乐死学术讨论会。

(二)当前安乐死的实施状况　略。

**敲黑板**

安乐死合法化是实施安乐死的基本前提。

## 第三节　死亡伦理

### 一、死亡的概念

一般而言，人们把死亡理解为人体的器官、组织、细胞等的整体衰亡，生物学生命新陈代谢的停止。

### 二、死亡标准的历史演变

(一)传统的心肺死亡标准：传统的医学死亡标准是呼吸、心跳的完全停止。

(二)脑死亡标准："脑功能不可逆性丧失"作为新的死亡标准，即将脑死亡确定为人的死亡标准(脑死亡的哈佛标准)：

①对外部刺激和内部需要无接受性和反应性；②自主的肌肉运动和自主呼吸消失；③诱导反射消失；④脑电图示脑电波平直。

### 三、脑死亡标准的伦理意义

1. 更科学地判定人的死亡

2. 维护了死者的尊严

3. 有利于节约卫生资源和减轻家属的负担

4. 有利于器官移植

上述1和2是执行脑死亡标准的动机和直接目的，而3和4是实施脑死亡的间接效果。

> 器官移植有关的医生不允许参与对脑死亡的判定，以保护临终患者的生命利益。

# 第六章　公共卫生伦理与健康伦理

## 第一节　公共卫生伦理的含义和理论基础

### 一、公共卫生伦理的含义

表6-14　公共卫生伦理的概述

| 含义 | 公共卫生措施、活动性质不是临床的医疗活动 |
| --- | --- |
| 目的 | 防止、控制疾病在人群中的蔓延、传播 |
| 开展的区域 | 不在医疗卫生机构，而在社区、社会 |
| 针对的对象 | 社区、地区、乃至整个社会的人群 |
| 措施手段 | 不是医疗性的而是社会性、政策制度性的 |
| 实施主体 | 不仅仅是医务人员还包括社会工作人员、政府机构人员等各领域的人员 |

### 二、公共卫生伦理的理论基础

表6-15　公共卫生伦理的理论学派及代表思想

| 理论学派 | 思想 | 备注 |
| --- | --- | --- |
| 功利主义 | 边沁提出人人皆有"趋乐避苦"的本性，"最大多数人的最大幸福" | 因为公共卫生可以让多数人幸福，得到好处，所以大多数国家优先发展公共卫生而非器官移植 |
| 自由主义 | 康德首先提出，自由主义的核心概念是权利 | 康德认为功利主义是牺牲少数人利益，给多数人带来利益，应该所有人有同等的价值，这称为自由主义 |
| 社群主义 | 是侧重于灌输美德和以培养良好社区为宗旨 | 本质由古希腊柏拉图的思想延续过来(柏拉图是苏格拉底的学生，其实社群主义就从美德论演变来的) |

# 第二节　公共卫生伦理原则

表 6-16　公共卫生伦理原则

| 原则 | 特点 |
| --- | --- |
| 全社会参与原则 | 政府、社会、团体和公众的广泛参与 |
| 社会公益原则 | 处理社会与个人的利益关系时，将社会公共利益置于优先考虑的位置 |
| 社会公正原则 | 尊重社会中每个人的基本权利，促进社会社区人群的健康 |
| 互助协同原则 | 需要不同领域中的人员之间的互助与协作 |
| 信息公开原则 | 信息公开在预防疾病、防范和控制疫情方面起到警示的作用，提醒人们关注和重视可能存在的公共问题 |

[经典例题 1]

以下属于公共卫生工作特有的伦理原则是

A. 生命价值原则　　B. 尊重自主原则　　C. 最优化原则　　D. 隐私保密原则　　E. 全社会参与原则

[经典例题 2]

对疑似甲类传染病患者予以隔离所体现的公共卫生伦理原则是

A. 社会公益原则　　B. 互助协同原则　　C. 信息公开原则　　D. 社会公正原则　　E. 全社会参与原则

[参考答案] 1. E；2. A

**敲黑板**

第二小题点评：公共卫生部分的试题近些年越来越多，无论在伦理学还是在预防医学都有较多试题，但是解题不难，例如这题，理解一下即可。隔离患者，本质上是防止更多人患病，当然是为了社会公益。

# 第三节　公共卫生工作伦理要求

一、疾病防控的伦理要求

(一)传染病防控的伦理要求

①积极开展传染病的防控，对广大群众的健康负责；②认真做好传染病的监测和报告，履行其道德和法律责任；③尊重科学，具有奉献精神；④尊重传染病患者的人格和权利。

(二)慢性非传染性疾病防控的伦理要求

①积极开展健康教育，促进人们健康行为、生活方式的转变；②加强慢性病的监测、筛查和普查工作，履行早发现、早诊断、早治疗的道德责任。

二、职业性损害防控的伦理要求

①依法开展卫生监督和管理，从源头控制职业性损害，对劳动者的安全和健康负责；②积极开展职业健康教育、卫生监测和健康监护，保护劳动者身体健康；③职业病诊断应客观公正，既要保障劳动者的健康权益，也要维护企业和国家的利益。

三、健康教育和健康促进的伦理要求

①履行法律义务，充分利用一切机会和场合积极主动地开展健康教育；②积极参与有利于健康促进的公共政策的制定、支持环境的创建和卫生保健体系的建立；③深入农村、社会，将健康教育与健康促进工作渗透到初级卫生保健工作中；④不断自我完善，以科学的态度和群众喜闻乐见的形式开展健康教育和健康促进活动。

四、应对突发公共卫生事件的伦理要求

①恪守职责和加强协作，发扬敬畏生命的人道主义精神；②树立崇高的职业责任感和科学态度；③勇于克服

困难，具有献身精神。

## 第四节　健康伦理

### 一、健康伦理的含义

健康伦理是关于人们维护自身健康、促进他人健康和公共健康等过程中的伦理问题进行研究的学问，而公共健康伦理是其重要的内容。

### 二、健康权利

健康权利的概念是一个社会历史发展的产物。在传统社会中，人们往往认为任何人都不想患病，患病本身对患者是一种损害，因此，患者不应对患病承担任务责任。1948 年世卫组织提出"不分种族、宗教、政治信仰、经济和社会状况，享有最高的、可获得的健康标准是每个人的基本权利之一。"

### 三、健康责任

医生在公民健康维护中的责任主要体现在当其健康出现问题时，医生的责任是努力保证患病的公民恢复其健康。除此之外，医生也承担一定的维护健康的社会责任，比如对相关政策提供专业的建议、在公民健康教育和健康促进工作中利用专业知识和技能提供必要的帮助等。

# 第七章　医学科研伦理

## 第一节　医学科研伦理的含义和要求

### 一、医学科研伦理的含义

医学科研作为一种探索性活动，无论在选择课题、科研过程及科研成果等各个阶段，都给医学研究工作者提出了一系列的道德规范和要求。所谓医学科研道德，就是指在医学科研的实践活动中调节科研人员与他人、集体和社会等之间各种关系的行为规范或准则。

### 二、医学科研中的伦理要求

表 6-17　医学科研中的伦理要求

| | |
|---|---|
| 动机纯正 | 临床试验多免费，避嫌 |
| 诚实严谨 | 坚持实事求是、忠于客观事实 |
| 敢于怀疑 | 不得盲目崇拜 |
| 公正无私 | 科研团队内相互合作与团队间相互协作的基础，也是团队间维持平等竞争与促进医学科学发展的保证 |
| 团结协作 | 医学科研课题是集体的结晶 |
| 知识公开 | 科研人员对疾病规律、发病机制知识只有优先权，不享有占有权 |

## 第二节　涉及人的生物医学研究伦理

### 一、涉及人的生物医学研究的含义和类型

(一)含义　涉及人的生物医学研究通常又称人体试验。

(二)涉及人的生物医学研究的类型

表 6-18　涉及人的生物医学研究类型

| | 特点 | 备注 |
|---|---|---|
| 天然试验 | 不受研究者控制的，在天然条件(如战争、旱灾、水灾、地震、瘟疫以及疾病高发区等)下的人体试验 | 没有道德代价 |

续表

| | 特点 | 备注 |
|---|---|---|
| 自愿试验 | 实验者出于医学的目的，受试者本人在一定的社会目的、健康的或经济利益的支配下自愿参加的人体试验 | 包括自我试验和志愿试验（知情同意下） |
| 强迫试验 | 在一定的军事、政治或行政组织的强大压力下，强迫受试者进行人体试验 | 731部队 |
| 欺骗试验 | 一些风险较大的人体试验，试验者对受试者告知的实验信息不准确，或者采用蒙骗手法的 | 违背伦理原则，不允许 |

### 二、涉及人的生物医学研究的伦理原则

1947年在对纳粹医生进行审判的判词基础上形成的《纽伦堡法典》成为以人类为受试者的医学研究的国际指导文献。其后在该文献基础上不断修改和完善形成的《赫尔辛基宣言》目前成为世界各国医学研究者的行动指南，它要求涉及人的生物医学研究首先应具有科学性，符合科学性原则，同时还应当遵循以下伦理原则。

（一）维护受试者安康的原则　动物实验基础；安全保护措施，严重危害立即停止实验；专家指导实验。

（二）医学目的的原则　有利于维护和提高人类的健康水平以及促进医学科学发展的原则。

（三）知情同意的原则　受试者决定是否参加人体试验，且这种决定是完全自由的(试验者可随时退出)。

我国《办法》将涉及人的生物医学研究应该遵循的伦理原则具体化为以下六个方面：

**表6-19　生物医学研究遵循的原则**

| 原则 | 备注 |
|---|---|
| 知情同意原则 | 尊重和保障受试者是否参加研究的自主决定权，严格履行知情同意程序，防止使用欺骗、利诱、胁迫等手段使受试者同意参加研究，允许受试者在任何阶段无条件退出研究 |
| 控制风险原则 | 先将受试者人身安全、健康权益放在优先地位，其次才是科学和社会利益 |
| 免费和补偿原则 | 对受试者参加研究免费，受试者在受试过程中支出的合理费用还应当给予适当补偿 |
| 保护隐私原则 | 切实保护受试者的隐私 |
| 依法赔偿原则 | 受试者参加研究受到损害时，应当得到及时、免费治疗，并赔偿 |
| 特殊保护原则 | 儿童、孕妇、智力低下者、精神障碍患者等特殊人群保护 |

## 第三节　动物实验伦理

### 一、动物实验伦理的含义

动物实验伦理是指对利用科学仪器设备，在动物模型上进行人为的变革、复制或模拟某种生物现象，突出主要因素，观察和研究生命客观规律过程中的伦理问题加以研究的学问。从伦理上说，动物实验具有以下特点。

1. 它具有简化、纯化的作用，并且可以对实验动物进行强化处理。

2. 动物实验周期较短，经济、可靠、易重复且便于验证和推广。

### 二、动物实验的伦理要求

1. 尽可能用没有知觉的实验材料代替活体动物，或使用低等动物替代高等动物。

2. 尽可能使用最少量的动物获取同样多的试验数据或使用一定数量的动物获得更多的实验数据。

3. 尽量减少非人道程序对动物的影响范围和程度。

## 第四节　医学伦理委员会及医学伦理审查

### 一、医学伦理委员会的含义

在我国医学伦理委员会分为两种：一种是设在国家、省(市)卫生行政主管部门的医学伦理专家委员会，按照《办法》第五条之规定：国家卫生计生委负责全国涉及人的生物医学研究伦理审查工作的监督管理，成立国家医学伦理专家委员会。省级卫生计生行政部门成立省级医学伦理专家委员会；另一种是由开展涉及人的生物医学研究和相关技术应用活动的机构，包括医疗卫生机构、疾病预防控制机构、科研院所和妇幼保健机构等设立的机构伦理审查委员会。

**二、医学伦理委员会的职能**

医学伦理委员会对涉及人的生物医学研究和相关技术应用项目进行伦理审查，其目的旨在保护人的生命和健康，维护人的尊严，尊重和保护受试者的合法权益，规范涉及人的生物医学研究伦理审查工作。同时，在某种意义上对科研人员也有一定的保护作用。

**三、涉及人的生物医学研究的伦理审查**

（一）伦理审查的依据

依据国内外颁布的有关文件规定和要求。如《纽伦堡法典》、《赫尔辛基宣言》、《人类遗传资源管理暂行办法》、《人类辅助生殖技术和人类精子库的伦理原则》等。

（二）伦理审查的申请

伦理审查的申请是伦理审查的首要程序。《办法》第十九条规定：涉及人的生物医学研究项目的负责人作为伦理审查申请人，在申请伦理审查时应当向负责项目研究的医疗卫生机构的伦理委员会提交下列材料：①伦理审查申请表；②研究项目负责人信息、研究项目所涉及的相关机构的合法资质证明以及研究项目经费来源说明；③研究项目方案、相关资料；④受试者知情同意书；⑤伦理委员会认为需要提交的其他相关材料。

（三）伦理审查的工作要求

尊重保护受试者的各种权利（保密、受赔偿等），受试者权利第一位，不得欺骗，允许受试者在任何阶段退出受试。

伦理委员会应遵循以下要求：

1. 伦理委员会对受理的申报项目应当及时开展伦理审查，提供审查意见；对已批准的研究项目进行定期跟踪审查，受理受试者的投诉并协调处理，确保项目研究不会将受试者置于不合理的风险之中。

2. 伦理委员会在开展伦理审查时，可以要求研究者提供审查所需材料、知情同意书等文件以及修改研究项目方案，并根据职责对研究项目方案、知情同意书等文件提出伦理审查意见。

3. 伦理委员会委员应当签署保密协议，承诺对所承担的伦理审查工作履行保密义务，对所受理的研究项目方案、受试者信息以及委员审查意见等保密。

4. 伦理委员会应当建立伦理审查工作制度或者操作规程，保证伦理审查过程独立、客观、公正。伦理委员会委员与研究项目存在利害关系的，应当回避；伦理委员会对与研究项目有利害关系的委员应当要求其回避。

5. 医疗卫生机构应当在伦理委员会设立之日起3个月内向本机构的执业登记机关备案，并在医学研究登记备案信息系统登记。医疗卫生机构还应当于每年3月31日前向备案的执业登记机关提交上一年度伦理委员会工作报告。伦理委员会备案材料包括：人员组成名单和每位委员工作简历；伦理委员会章程；工作制度或者相关工作程序；备案的执业登记机关要求提供的其他相关材料。以上信息发生变化时，医疗卫生机构应当及时向备案的执业登记机关更新信息。

6. 伦理委员会应当配备专（兼）职工作人员、设备、场所等，保障伦理审查工作顺利开展。

（四）伦理审查的内容

研究者资格、科学性、风险收益比、知情同意、是否保密受试者资料、公平与否、是否告知受试者权利、是否有合理补偿、是否专人处理知情同意和安全问题、是否有保护措施、研究与受试者有无利益冲突、研究是否存在社会舆论、需要审查的其他重点内容。

（五）伦理审查的决定

伦理委员会1/2同意通过，且伦理审查作出决定不意味着伦理审查的结束，而随着研究项目的进展，还要跟踪检查和监督。

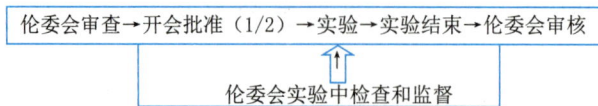

伦委会审查→开会批准（1/2）→实验→实验结束→伦委会审核 ↑ 伦委会实验中检查和监督

图6-1 伦理委员会的工作过程

（六）几种特殊伦理审查的要求

1. 简易审查 研究方案作较小修改和研究风险不大于最低风险的项目可以简易审查。

2. 与境外的合作研究的伦理审查 境外审查后，还需按照我国的办法再审查。

3. 多中心研究的伦理审查 项目总负责人单位的伦理委员会进行科学和伦理的审查，参加项目的单位伦理委员会只审查在本单位的可行性。

4. 跟踪审查：对已批准实施的研究项目，应跟踪审查，审查内容：①是否按照已通过伦理审查的研究方案进行试验；②研究过程中是否擅自变更项目研究内容；③是否发生严重不良反应或者不良事件；④是否需要暂停或者提前终止研究项目；⑤其他需要审查的内容。审查委员不少于 2 人。

5. 心理研究的伦理审查　保护受试者的隐私、对受试者心理伤害的评估应当是伦理审查的重要内容。

（七）伦理审查的监督管理

监督管理的具体内容包括：

1. 开展涉及人的生物医学研究的机构是否按要求设立伦理委员会。

2. 单位的伦理委员会是否按照伦理审查原则实施伦理审查。

3. 伦理审查内容和程序是否符合要求。

4. 伦理审查结果执行情况，有无争议。

# 第八章　医学新技术研究和应用伦理

## 第一节　人类辅助生殖技术伦理

### 一、人类辅助生殖技术的含义与分类

（一）人类辅助生殖技术的含义　生殖技术是指替代自然生殖过程的某一步骤或全部过程的医学技术。

（二）人类辅助生殖技术的分类

1. 人工授精；

2. 体外受精；

3. 代孕母亲（我国医疗机构和医务人员不得实施任何形式的代孕技术）；

4. 无性生殖（克隆）。

### 二、人类辅助生殖技术的伦理争论

1. 辅助生殖技术的伦理价值

①治疗不孕不育；②实现优生优育；③提供"生殖保险"。

2. 生殖技术引发的主要伦理问题

①如何确定配子（雄配子和雌配子即精子和卵子）、合子（有性生殖的生物雌雄配子结合后的细胞结构）和胚胎的道德地位；②如何确定人伦关系：谁是父亲？同性恋女性是否可以人工授精？③是否违背自然法则：生殖技术还可能导致近亲婚配；④错用或滥用的可能："错用"是指生殖技术操作中的动机原本是好的，但其效果却存在种种问题；"滥用"是指生殖技术操作者的动机本身就不纯，只是为了多赚钱。

### 三、人类辅助生殖技术和人类精子库的伦理原则

（一）人类辅助生殖技术的伦理原则

1. 有利于患者的原则　选择最有利于患者的治疗方案；禁止商业化的促排卵；不得随意处理不育夫妇的配子、胚胎。

2. 知情同意的原则　签知情同意书后方可进行人工辅助技术。

3. 保护后代的原则

①辅助生殖技术出生的孩子拥有普通孩子同样权利；②若辅助生殖技术对后代有损害，则需停止该技术；③医务人员不得实施代孕技术；④同一供者的精子、卵子最多只能使 5 名妇女受孕。

4. 社会公益原则

①不得对不符合国家人口和计划生育法规和条例规定的夫妇和单身妇女实施人类辅助生殖技术；②医务人员不得实施非医学需要的性别选择；③医务人员不得实施生殖性克隆技术；④医务人员不得将异种配子和胚胎用于人类辅助生殖技术；⑤医务人员不得进行各种违反伦理、道德原则的配子和胚胎实验研究及临床工作。

5. 保密原则

①供方与受方夫妇应保持互盲、供方与实施人类辅助生殖技术的医务人员应保持互盲、供方与后代保持互盲；②医院和医务人员须对捐赠者和受者的有关信息保密；③医务人员有义务告知捐赠者不可查询受者及其后代的一切信息，并签署书面知情同意书。

6. 严防商业化的原则。

7. 伦理监督的原则。

(二)人类精子库的伦理原则

1. 有利于供受者的原则　供精者筛查+提供供精者外貌特征(尊重夫妇选择权)+提供心理服务+理解供精者采集过程的困难。

2. 知情同意的原则　有权知道精液用途和限制供精次数+有权随时终止供精(补充精子库筛查和冷冻费用)。

3. 保护后代的原则　对供精后代无任何义务和权利。

4. 社会公益原则　严禁同一供精者多处供精并使五名以上妇女受孕，不得筛查 X、Y 精子。

5. 保密原则　供者和受者夫妇应保持互盲，供者和实施人类辅助生殖技术的医务人员应保持互盲，供者和后代应保持互盲，但是捐精者和精子库不必互盲。

6. 严防商业化的原则。

7. 伦理监督的原则。

### 四、人的生殖性克隆技术的伦理争论

我国禁止进行生殖性克隆人的任何研究。

**敲黑板**

那精子库和供方互盲吗？不必互盲。

**[经典例题 1]**

因女性不孕而实施的体外受精-胚胎移植技术，可能产生的伦理问题不包括

A. 用剩余胚胎进行干细胞研究　　　　　B. 代孕母亲

C. 妇女的"贞操"　　　　　　　　　　D. 卵子商品化

E. 对胚胎进行非医学目的的性别鉴定

**[经典例题 2]**

我国实施人类辅助生殖技术，下列违背卫健委制定的伦理原则的是

A. 使用捐赠的精子　　　　　　　　　　B. 使用捐赠的卵子

C. 实施亲属代孕　　　　　　　　　　　D. 实施卵胞浆内单精注射

E. 使用捐赠的胚胎

[参考答案] 1. C；2. C

## 第二节　人体器官移植的伦理

### 一、人体器官移植的含义和分类

(一)人体器官移植的含义

人体器官移植是指用健康的器官或组织置换功能衰竭，甚至丧失的器官或组织，以挽救病人生命的一项高新医学技术。

(二)人体器官移植的分类

**表 6-20　人体器官移植的分类**

| 类别 | 特点 |
| --- | --- |
| 自体移植 | 器官供体和器官受体是同一个人 |
| 同质移植 | 供体与受体虽非同一人，但供受体有着完全相同的遗传素质(即同卵双生子) |
| 同种移植 | 人与人之间的移植 |
| 异种移植 | 将动物器官移植给人 |

## 二、人体器官移植的伦理争论

(一)人体器官移植的道德完满性质疑

器官移植接受者人格是否具有完整性+器官移植技术费用过于昂贵+器官移植到底给病人带来多大好处，值得评估(人财两空)+移植器官的供不应求。

(二)器官来源的国际经验及伦理分析

1. 自愿捐献。

2. 推定同意(生前未反对捐献，死后推定同意)。

3. 器官买卖(买卖器官违法)。

4. 胎儿器官和"救星同胞"。

5. 异种器官。

(三)优先获取可供移植的器官

1. 前提考虑因素(移植的适应证和禁忌证)。

2. 至上考虑因素(尊重志愿者意愿决定给谁)。

3. 优先考虑因素(曾经的捐献者及其家属优先)。

4. 通常考虑因素(先来后到)。

5. 辅助参考因素(支付能力，社会价值等)。

6. 年龄因素(给予 18 岁以下肾移植等待者优先权)。

## 二、人体器官移植的伦理原则

(一)人体器官移植的国际伦理准则

《伊斯坦布尔宣言》规范尸体和活体器官捐献以应对器官买卖和交易，呼吁该领域的国际合作。

(二)我国人体器官移植的伦理准则

1. 病人健康利益至上原则。

2. 唯一选择原则(器官移植是唯一具有救治价值的方案时)。

3. 自愿、无偿与禁止商业化原则。

4. 知情同意原则。

5. 尊重和保护供者原则。

6. 保密原则。

7. 公正原则。

8. 伦理审查原则。

## [经典例题 1]

从事人体器官移植的医务人员允许

A. 从事广告宣传　　　　　B. 参与捐赠器官分配　　　　　C. 参与抢救

D. 参与死亡宣判　　　　　E. 接受馈赠

[参考答案] 1. B

## 第三节　人的胚胎干细胞研究伦理

### 一、人的胚胎干细胞研究与应用的伦理争论

(一)干细胞研究与临床应用：治疗白血病等。

(二)人的胚胎干细胞研究与应用的伦理争论(考查可能性极低)：

1. 为了干细胞的来源，胚胎或胎儿能否有意制造；

2. 能否有意地让他们存活至干细胞被获取时；

3. 从脐带血、胎儿组织及胚胎组织中获取干细胞，作为这些组织最直接来源的妇女会处于特殊的压力和危险之中；

4. 赠者和受者之间的自由和知情同意，风险与收益评估责任，捐赠者的匿名问题，细胞库的保密和安全问题，以及获取组织的信息机密性和隐私权；

5. 商业问题和参加者报酬问题。

### 二、人的胚胎干细胞研究与应用的伦理规范

1. 囊胚不得超过14天。

2. 不得将已用于研究的人囊胚植入人或任何其他动物的生殖系统。

3. 不得将人的生殖细胞与其他物种的生殖细胞结合。

4. 禁止生殖性克隆人研究；禁止买卖人类配子、受精卵、胚胎或胎儿组织。

5. 认真贯彻知情同意与知情选择原则。

6. 从事人胚胎干细胞的研究单位应成立伦理委员会。

## 第四节　基因诊疗的伦理

### 一、基因诊疗的概念

基因诊断也叫脱氧核糖核酸诊断、分子诊断，是指从患者体内提取脱氧核糖核酸或核糖核酸，应用分子生物学技术，通过检查基因的结构及其表达功能，来判断患者是否有基因异常或携带病原微生物。

### 二、基因诊断的伦理争议

1. 基因取舍问题　对于携带遗传病的胎儿是保留还是弃舍。

2. 基因歧视问题　人们是否会因自己天生的基因特征或基因缺陷而受到歧视。

3. 基因隐私问题

### 三、基因治疗的伦理问题

基因治疗引发以下伦理争议：

1. 疗效的不确定性问题。

2. 卫生资源分配公平性问题：基因治疗费用高，穷人用不起，富人可以用，这是不公平的。

3. 基因设计问题：医学的目的仅仅是对付疾病、缺陷，还是按照人们的理想制造"超人"。

### 四、基因诊疗伦理原则

由于基因诊断与基因治疗存在以上的伦理争议，因此在基因诊断与基因治疗中提出以下伦理原则：

表6-21　基因诊疗伦理原则

| 原则 | 备注 |
| --- | --- |
| 坚持人类尊严与平等原则 | 基因隐私予以保密，以防患者因其基因信息被泄露可能招致歧视，得到不公平对待；平等对待有基因缺陷患者 |
| 坚持知情同意原则 | 不剥夺患者知情选择权 |
| 坚持科学性原则 | 开展基因诊断、治疗必须有严谨的科学态度 |
| 坚持医学目的的原则 | 为了更有效地预防和治疗疾病，维护人类健康 |

# 第九章　医务人员医学伦理素质的养成与行为规范

## 第一节　医学道德教育

### 一、医学道德教育的特点

**表 6-22　医学道德教育的特点**

| 特点 | 备注 |
| --- | --- |
| 专业性与综合性 | 医德教育专业性强且需和思政教育，卫生改革，医院管理等相结合 |
| 同时性与层次性 | 医德的认识、情感、意志、信念和行为需综合发展，同时形成；但是实际中医务人员的层次不同，故医德要求是有差异的 |
| 长期性与渐进性 | 医德教育是一个长期、不间断的过程，要循序渐进的教育 |
| 理论性与实践性 | 既重视医德理论的灌输，又要重视医德的实践 |

### 二、医学道德教育的过程

1. 提高医学道德认识。
2. 陶冶医学道德情。
3. 锻炼医学道德意。
4. 树立医学道德信念。
5. 养成良好的医学道德行为和习惯。

### 三、医学道德教育的方法

1. 案例讨论，以理导人的方法。
2. 积极疏导、以情动人的方法。
3. 典型引导，以形感人的方法。
4. 舆论扬抑，以境育人的方法。

## 第二节　医学道德修养

### 一、医学道德修养的含义和意义

(一)医学道德修养的含义

医务人员在医学道德方面所进行的自我教育、自我锻炼和自我陶冶，它是医学道德实践的一种重要形式。属于一种境界。

(二)医学道德修养的意义

1. 它有助于医学道德教育的深化。
2. 它是形成医学道德品质的内在根据。
3. 它有助于形成良好的医德医风。

### 二、医学道德修养的目标和境界

(一)医学道德修养的目标

医德品质　由医德认识、医德情感和医德意志构成。

(1)医学道德修养的构成及定义

表 6-23　医学道德修养的构成及定义

| 构成部分 | 定义 |
|---|---|
| 医德认识 | 医务人员对客观存在的医德关系和处理这些关系的医德理论、原则、规范的正确理解 |
| 医德情感 | 一种医疗实践过程中的心理反映 |
| 医德意志 | 在履行医德义务过程中所表现出来的自觉克服困难、排除障碍，作出抉择的力量和坚持精神 |

(2)医德品质的内容　仁慈、诚挚、严谨、公正和节操等医德品质(A 型否定型试题考点)。

(二)医学道德修养的境界

大公无私(最高境界，需鼓励)、先公后私、先私后公、自私自利(最低境界，需抵制)。

三、医学道德修养的途径和方法

医学道德修养的途径：实践。

医学道德修养的方法：自我反省、见贤思齐、坚持慎独。

# 第三节　医学道德评价

一、医学道德评价的含义和意义

(一)医学道德评价的含义

主体是医学道德评价者，包括广泛的社会成员和社会组织。

客体即是医学道德评价的对象，包括医学伦理行为和医德品质。

结果包括"质"和"量"两种。

(二)医学道德评价的意义

它是培养医务人员医学道德品质和调整其行为的重要手段。

它是医学道德他律转化为医学道德自律的形式。

它可以创造良好的医学道德氛围，调节医学职业的道德生活。

它可以促进精神文明和医学科学的健康发展。

二、医学道德评价的依据

两个统一，动机与效果、目的与手段的辩证统一。

三、医学道德评价的 3 个方式

舆论、习俗、信念(良心)。

四、医学道德的四个评价标准

是否有利于患者疾病的缓解和康复；

是否有利于人类生存环境的保护和改善；

是否有利于优生和人群的健康、长寿；

是否有利于医学科学的发展和社会进步。

[经典例题 1]

医学道德修养是指医务人员在医学道德方面所进行的自我教育、自我锻炼和自我陶冶，以及在此基础上达到的

A. 医学道德境界　　B. 医疗实践能力　　C. 医疗技术水平　　D. 医患沟通能力　　E. 医疗道德意识

[经典例题 2]

医德修养要坚持

A. 集体性　　　　B. 组织性　　　　C. 实践性　　　　D. 强制性　　　　E. 机动性

[经典例题 3]

属于医务人员自我道德评价方式的是

A. 慎独　　　　　　　B. 内心信念　　　　C. 传统习俗　　　　D. 名誉　　　　　E. 社会舆论

[参考答案] 1. A；2. C；3. B

敲黑板

第三小题点评：这其实是考语文，什么叫自我评价，自己的内心给自己打分啊！答案出来了。选择 B。

# 第七篇

# 卫生法规·课堂讲义

本篇主编：叶冬

卫生法规有一个大原则就是"合情、合理、合法"，掌握这个原则做题就能达到事半功倍的效果，更多技巧欢迎在医学教育网收看我的课程。

——叶冬寄语

## 考情分析

### 历年考情概况

（注意：法规 2019 考纲变动较大，不可完全参照历年考情作为复习的重点。）

| 常考知识点 | 历年常考内容 | 历年分值 |
| --- | --- | --- |
| 执业医师法 | 概述、考试注册、执业规则、考核和培训、法律责任 | 2 |
| 医疗机构管理条例 | 概述、医疗机构执业、登记和校验、法律责任 | 1~2 |
| 医疗事故处理条例 | 预防处置、技术鉴定、处理与监督、事故的赔偿和法律责任 | 2 |
| 母婴保健法 | 婚前保健、孕产期保健、技术鉴定 | 1 |
| 传染病防治法 | 疫情报告、疫情控制 | 1 |
| 艾滋病防治条例 | 预防与控制 | 1 |
| 突发公共卫生事件应急条例 | 报告、信息发布、法律责任 | 1 |
| 药品管理法 | 管理、监督、法律责任 | 1 |
| 麻醉药品和精神药品 | 麻醉药品和精神药品的使用、法律责任 | 1 |
| 处方管理办法 | 一般规定、处方权、监督管理、法律责任 | 1 |
| 献血法 | 医疗机构职责、血站职责、法律责任 | 0~1 |
| 侵权责任法 | 赔偿责任的情形、紧急情况医疗措施的实施 | 1 |
| 放射诊疗管理的规定 | 执业条件、安全防护与质量保证 | 0 |
| 抗菌药物临床应用管理办法 | 抗菌药物临床应用管理及应用 | 0 |
| 医疗机构临床用血管理办法 | 临床用血管理、法律责任 | 1 |
| 精神卫生法 | 心理健康促进和精神障碍预防、诊断、治疗和康复 | 0 |
| 人体器官移植条例 | 器官捐献、器官的移植 | 0 |
| 疫苗流通和预防接种管理条例 | 疫苗接种、预防接种异常反应、法律责任 | 0 |

### 易错考点摘要

详情见各章节"敲黑板"

### 本篇学习方法或注意事项

卫生法规每年都有出题，在近几年执业医师的考试中越来越受到重视，题目难度不断加大，只要对内容熟悉，基本属于好拿分的科目。

卫生法规要尤其重视，重视概念性的表述，如医师法的内容、医师管理条例、药品管理法等。多看、多听、多记、多做题加深印象。

## Learning plan
# 学习时间规划表

| 第01天　第　章 | 第02天　第　章 | 第03天　第　章 | 第04天　第　章 | 第05天　第　章 | 第06天　第　章 |
|---|---|---|---|---|---|
| 听老师的课　☐<br>复习讲义　☐<br>做习题　☐ | 听老师的课　☐<br>复习讲义　☐<br>做习题　☐ | 听老师的课　☐<br>复习讲义　☐<br>做习题　☐ | 听老师的课　☐<br>复习讲义　☐<br>做习题　☐ | 听老师的课　☐<br>复习讲义　☐<br>做习题　☐ | 听老师的课　☐<br>复习讲义　☐<br>做习题　☐ |
| 第07天　第　章 | 第08天　第　章 | 第09天　第　章 | 第10天　第　章 | 第11天　第　章 | 第12天　第　章 |
| 听老师的课　☐<br>复习讲义　☐<br>做习题　☐ | 听老师的课　☐<br>复习讲义　☐<br>做习题　☐ | 听老师的课　☐<br>复习讲义　☐<br>做习题　☐ | 听老师的课　☐<br>复习讲义　☐<br>做习题　☐ | 听老师的课　☐<br>复习讲义　☐<br>做习题　☐ | 听老师的课　☐<br>复习讲义　☐<br>做习题　☐ |
| 第13天　第　章 | 第14天　第　章 | 第15天　第　章 | 第16天　第　章 | 第17天　第　章 | 第18天　第　章 |
| 听老师的课　☐<br>复习讲义　☐<br>做习题　☐ | 听老师的课　☐<br>复习讲义　☐<br>做习题　☐ | 听老师的课　☐<br>复习讲义　☐<br>做习题　☐ | 听老师的课　☐<br>复习讲义　☐<br>做习题　☐ | 听老师的课　☐<br>复习讲义　☐<br>做习题　☐ | 听老师的课　☐<br>复习讲义　☐<br>做习题　☐ |
| 第19天　第　章 | 第20天　第　章 | 第21天　第　章 | 第22天　第　章 | 第23天　第　章 | 第24天　第　章 |
| 听老师的课　☐<br>复习讲义　☐<br>做习题　☐ | 听老师的课　☐<br>复习讲义　☐<br>做习题　☐ | 听老师的课　☐<br>复习讲义　☐<br>做习题　☐ | 听老师的课　☐<br>复习讲义　☐<br>做习题　☐ | 听老师的课　☐<br>复习讲义　☐<br>做习题　☐ | 听老师的课　☐<br>复习讲义　☐<br>做习题　☐ |
| 第25天　第　章 | 第26天　第　章 | 第27天　第　章 | 第28天　第　章 | 第29天　第　章 | 第30天　第　章 |
| 听老师的课　☐<br>复习讲义　☐<br>做习题　☐ | 听老师的课　☐<br>复习讲义　☐<br>做习题　☐ | 听老师的课　☐<br>复习讲义　☐<br>做习题　☐ | 听老师的课　☐<br>复习讲义　☐<br>做习题　☐ | 听老师的课　☐<br>复习讲义　☐<br>做习题　☐ | 听老师的课　☐<br>复习讲义　☐<br>做习题　☐ |
| 第31天　第　章 | | | | | |
| 听老师的课　☐<br>复习讲义　☐<br>做习题　☐ | | | | | |

注意：每天的学习建议按照"听课→做题→复习讲义"三部曲来进行；另：计划一旦制订，请各位同学严格执行。

# 第一章 卫生法基础知识

## 一、卫生法的概念、分类和作用

### (一)卫生法的概念

表7-1 卫生法的概念

| 概念 | 指调整卫生关系的法律规范的总称 | |
|---|---|---|
| 分类 | 形式意义上的卫生法 | 指以"卫生法"为名称的法律(目前我国没有) |
| | 实质意义上的卫生法 | 指以"卫生"为对象制定的各种法律规范(已有) |

### (二)卫生法的分类

大致可以划分为以下几个部分:公共卫生法、医疗法、药事法、中医药法和医疗保障法等。它们共同构成卫生法体系。

### (三)卫生法的作用

卫生法在调整卫生关系中的作用是多方面的,最主要的作用可以归纳为以下三个方面。

**1. 维护社会卫生秩序** 所谓卫生秩序,就是通过卫生法调整而形成的有条不紊的卫生状态。

**2. 保障公共卫生利益** 利益在法律上的表现形式是权利,所以,公共卫生利益在卫生法上的表现形式就是公共卫生权利。

**3. 规范卫生行政行为** 卫生行政部门是卫生法的主要实施者之一。

## 二、卫生法的形式、效力和解释

### (一)卫生法的形式

卫生法的形式,是指卫生法的具体的外部表现形态。也就是通常说的卫生法的渊源。主要包括:

表7-2 卫生法形式

| 卫生法渊源 | 制定机关 | 备注 |
|---|---|---|
| 宪法 | 全国人大及其常委会 | 根本法,最高的法律效力 |
| 卫生法律 | 全国人大及其常委会 | 传染病防治法、母婴保健法、献血法、药品管理法等 |
| 卫生行政法规 | 国务院 | 突发公共卫生事件应急条例、传染病防治法实施办法、疫苗流通与预防接种管理条例、艾滋病防治条例等 |
| 地方性法规、自治法规中的卫生方面规范 | 各地方 | 只在制定者管辖的区域内生效 |
| 卫生行政规章 | 国家卫健委 | 卫生政府规章不得与法律、行政法规以及上级和同级地方性法规、自治法规相抵触 |
| 卫生标准 | 国家卫健委 | 强制性卫生标准 |
| 有关卫生方面的法律解释 | 最高人民法院 | 《关于审理非法行医刑事案件具体应用法律若干问题的解释》 |
| 卫生国际条约 | 国际 | 《国际卫生条例》 |

### (二)卫生法的效力

表7-3 卫生法效力

| 卫生法对人的效力 | 自然人(中国人、外国人等各种人)和法所拟制的人(法人以及其他组织) |
|---|---|
| 卫生法的空间效力 | 即卫生法效力的地域范围,卫生法律、行政法规、部门规章等都在全国范围内有效,卫生地方性法规、自治法规、政府规章等只在制定者管辖的区域内有效 |

| 卫生法的时间效力 | 卫生法的效力的起止时间和对其实施前的行为有无溯及力(卫生法实行不溯及既往原则)《执业医师法》第48条规定本法自1999年5月1日起施行 |
|---|---|

### (三)卫生法的解释

卫生法的解释是指对卫生法的条文的含义所作的说明。依其作出解释的主体和效力的不同,可分为正式解释与非正式解释。正式解释,也称有权解释,是指由立法机关及其授权法律解释的机关所作的解释。一般分为立法解释、行政解释和司法解释。正式解释具有法律效力。

非正式解释,是指在法律上没有约束力的解释。如一般公民或者当事人所作的任意解释和学术上的学理解释等。

### 三、卫生法的守法、执法和司法

#### (一)卫生法的守法

#### 表7-4 卫生法的守法

| 守法的定义 | | | 与卫生有关的单位和个人依照卫生法的规定,行使权利和履行义务的活动 |
|---|---|---|---|
| 守法的主体 | 机构 | | 卫生行政部门、医疗机构 |
| | 个人 | | 卫生技术人员及单位和个人等 |
| 守法的内容 | 履行义务 | 履行积极的义务 | 遵守卫生法中的指令性规范,作出一定的行为 |
| | | 履行消极的义务 | 遵守卫生法中的禁止性规范,不作出一定的行为 |
| | 行使权利 | | 通过自己作出一定行为或者要求他人作出或者不作出一定行为以使自己的合法权利得以实现 |

#### (二)卫生法的执法

#### 表7-5 卫生法的执法

| 定义 | | | 县级以上人民政府卫生行政部门及其卫生监督机构依照法定职权和程序,贯彻实施卫生法的活动 |
|---|---|---|---|
| 执法范围 | 行政许可 | | 行政机关根据公民、法人或者其他组织的申请,经依法审查,准予其从事特定活动的行为,如颁发《医师执业证书》 |
| | 行政强制 | 强制措施 | 为制止违法行为、防止证据损毁等,依法对公民的人身自由实施暂时性限制或对财物实施暂时性控制的行为;如卫生行政部门查封场所 |
| | | 强制执行 | 申请人民法院,强制履行义务的行为 |
| | 行政处罚 | | 对单位或者个人予以制裁的行为,如警告、罚款、没收违法所得、没收非法财物、责令停产停业、暂扣或者吊销许可证等 |
| | 行政复议 | | 不服行政机关作出的具体行政行为,依法向法定的行政复议机关提出申请,审查后并作出裁判的行为 |

#### (三)卫生法的司法

#### 表7-6 卫生法的司法

| 概念 | 指国家司法机关依据法定职权和法定程序,具体应用卫生法等处理卫生方面案件的活动 |
|---|---|
| 司法的种类 | 民事司法、行政司法和刑事司法 |
| 司法机关 | 人民法院(审判权)和人民检察院(检察权和法律监督权) |
| 司法人员 | 法官和检察官 |
| 法院系统 | 地方各级人民法院、专门人民法院和最高人民法院组成 |
| 检察院系统 | 地方各级人民检察院、专门人民检察院和最高人民检察院组成 |

# 第二章　传染病防治法

### 一、传染病防治概述

传染病是危害人民身体健康、威胁人民生命安全的严重疾病。他是由于致病性微生物侵入人体所引起。

（一）传染病方针和原则　国家对传染病防治实行预防为主的方针，防治结合、分类管理、依靠科学、依靠群众的原则。

（二）传染病分类

根据传染病病种的传播方式、传播速度、流行强度以及对人类健康危害程度的不同，参照国际统一分类标准，我国将 39 种急性和慢性传染病列为法定管理的传染病，并分为甲、乙、丙 3 类。

甲类传染病：鼠疫、霍乱。

乙类传染病：传染性非典型肺炎、艾滋病、病毒性肝炎、脊髓灰质炎、人感染高致病性禽流感、麻疹、流行性出血热、狂犬病、流行性乙型脑炎、登革热、炭疽、细菌性和阿米巴性痢疾、肺结核、伤寒和副伤寒、流行性脑脊髓膜炎、百日咳、白喉、新生儿破伤风、猩红热、布鲁氏菌病、淋病、梅毒、钩端螺旋体病、血吸虫病、疟疾。

丙类传染病：流行性感冒、流行性腮腺炎、风疹、急性出血性结膜炎、麻风病、流行性和地方性斑疹伤寒、黑热病、包虫病、丝虫病、除霍乱、细菌性和阿米巴性痢疾、伤寒和副伤寒以外的感染性腹泻病。

手足口病于 2008 年 5 月 2 日被纳入丙类传染病。

（三）甲类传染病预防控制措施的适用

《传染病防治法》规定，对乙类传染病中传染性非典型肺炎和炭疽中的肺炭疽，采取传染病防治法所称甲类传染病的预防、控制措施（乙类甲管）。

2009 年 4 月 30 日，原卫生部经国务院批准，将甲型 H1N1 流感纳入乙类传染病，并按甲类传染病的预防、控制措施。2013 年 10 月 28 日将 H1N1 纳入法定丙类传染病，并纳入流感进行管理。

2013 年 10 月 28 日，国家卫生计生委发出《关于调整部分法定传染病病种管理工作的通知》，将人感染 H7N9 禽流感纳入法定乙类传染病；将甲型 H1N1 流感从乙类调整为丙类，并纳入现有流行性感冒进行管理；解除对人感染高致病性禽流感采取的传染病防治法规定的甲类传染病预防、控制措施。

[经典例题 1]

男，35 岁，已婚。因尿道口有脓性分泌物到医院就诊，被诊断为淋病。

（1）根据《传染病防治法》对传染病分类的规定，该患者所患疾病属于

A. 按乙类管理的丙类传染病　　　　　　B. 丙类传染病

C. 甲类传染病　　　　　　　　　　　　D. 按甲类管理的乙类传染病

E. 乙类传染病

（2）为防止该病传染给患者妻子，医师符合伦理的最佳做法是

A. 请示当地疾病预防控制中心　　　　　B. 劝说患者告知其妻子实情

C. 将实情直接告知其妻子　　　　　　　D. 告知患者所在单位

E. 同意不告知患者妻子

（3）如果患者拒绝将病情告知其妻子，医师所面对的属于

A. 多重趋避冲突　　　B. 趋避冲突　　　　　C. 双趋冲突　　　　D. 双重趋避冲突　　　E. 双避冲突

[参考答案] 1. E、B、B

### 二、传染病预防

（一）预防接种

国家实行有计划的预防接种制度，对儿童实行预防接种证制度。儿童出生后 1 个月内，监护人应当到儿童居住地承担预防接种工作的接种单位为其办理预防接种证。

医学教育网 www.med66.com

（二）传染病的监测

国家建立传染病监测制度。国务院卫生行政部门制定国家传染病监测规划和方案。省、自治区、直辖市人民政府卫生行政部门制定本行政区域的传染病监测计划和工作方案。

（三）传染病预警制度

国务院卫生行政部门和省、自治区、直辖市人民政府根据传染病发生、流行趋势的预测，及时发出传染病预警，根据情况予以公布。

（四）传染病菌种、毒种管理

国家建立传染病菌种、毒种库。可能导致甲类传染病传播的菌种、毒种和检测样本，须经省级以上人民政府卫生行政部门批准。

对传染病菌种、毒种和传染病检测样本的采集、保藏、携带、运输和使用实行分类管理，建立健全严格的管理制度。

（五）疾病预防控制机构的职责

表 7-7 　疾病预防控制机构的职责

| 职责 | | 主要工作内容 |
| --- | --- | --- |
| 在传染病预防控制中的职责 | | 制定传染病预防控制规划、方案；分析传染病监测信息，预测流行趋势；开展疫情及公共卫生事件流行病学调查、现场处理；开展传染病实验室检测；实施计划免疫；普及传染病知识及健教；指导下级 CDC 开展工作；提供技术咨询 |
| 传染病发生、流行监测和预测 | 国家及省级 CDC | 对传染病发生、流行以及分布进行监测，对重大传染病流行趋势进行预测，提出预防控制对策，并开展卫生评价等工作 |
| | 设区市及县级 CDC | 负责具体工作的落实 |
| 疫情信息的调查和核实 | | 发现甲、乙传染病向当地卫健委报告，对疫情进行核实和分析 |
| 自然疫源地施工环境的卫生调查 | | （省级 CDC）施工前卫生调查，竣工后监测 |

[经典例题 2]

在自然疫源地和可能是自然疫源地的地区兴办的大型建设项目开工前，建设单位应当申请当地卫生防疫机构对施工环境进行

　A. 环保调查　　　　B. 卫生调查　　　　C. 卫生资源调查　　　D. 环境资源调查　　　E. 危害因素调查

[参考答案] 2. B

（六）医疗机构的职责

1. 防止传染病的医源性感染和医院感染。

2. 承担责任区域内传染病预防工作。

（七）传染病病人、病原携带者和疑似传染病病人合法权益保护

1. 疾病预防控制机构、医疗机构不得泄露涉及个人隐私的有关信息、资料。

2. 病人及携带者在治愈或排除传染病前不得从事易传播传染病的工作，任何人必须接受疾控的调查、检验和采集样本。

三、疫情报告、通报和公布

（一）疫情的报告

表 7-8 　传染病疫情报告

| 传染病疫情报告人 | 责任疫情报告人 | 疾病预防控制机构、医疗机构和采供血机构及其工作人员 |
| --- | --- | --- |
| | 义务疫情报告人 | 任何单位和个人 |
| 疫情报告的管理 | 属地管理原则 | 例如医院坐落在北京市海淀区，那么疫情就向海淀区疾控中心上报 |

续表

| 报告程序与方式 | 传染病报告卡 | 一般由首诊医生填写 |
| --- | --- | --- |
| 报告时限 | 甲类+乙类按甲类管理 | 2h 内上报 |
| | 乙类+丙类 | 24h 内上报 |

（二）传染病疫情的通报

国务院卫生行政部门应当及时向国务院其他有关部门和各省、自治区、直辖市人民政府卫生行政部门通报全国传染病疫情以及监测、预警的相关信息

（三）传染病疫情信息的公布

国务院卫生行政部门定期公布全国传染病疫情信息。省、自治区、直辖市人民政府卫生行政部门定期公布本行政区域的传染病疫情信息。

四、疫情控制

（一）控制措施

1. 医疗机构采取的控制措施

表 7-9  医疗机构发现甲类传染病时的处理

| 情况 | 处理 |
| --- | --- |
| 病人/携带者 | 隔离治疗，隔离期限根据医学检查结果确定 |
| 疑似者 | 确诊前在指定场所单独隔离治疗 |
| 亲密接触者 | 指定场所进行医学观察和采取其他必要的预防措施 |
| 擅自脱逃者 | 公安机关协助医疗机构采取强制隔离治疗 |
| 被污染场所/医疗废物 | 消毒和无害化处置 |
| 发现乙类或者丙类传染病病人 | 采取必要的治疗和控制传播措施。对被污染的场所、物品等进行无害化处理 |

2. 疾病预防控制机构采取的控制措施  ①对传染病疫情进行流行病学调查，根据调查情况提出划定疫点、疫区的建议，对被污染的场所进行卫生处理，对密切接触者，在指定场所进行医学观察和采取其他必要的预防措施，并向卫生行政部门提出疫情控制方案；②传染病暴发、流行时，对疫点（即病原体从传染源向周围播散的范围较小或者单个疫源地）、疫区（即传染病在人群中暴发、流行，其病原体向周围播散时所能波及的地区）进行卫生处理，向卫生行政部门提出疫情控制方案，并按照卫生行政部门的要求采取措施；③指导下级疾病预防控制机构实施传染病预防、控制措施、组织、指导有关单位对传染病疫情的处理。

3. 对发生甲类传染病病例场所及特定区域人员的紧急措施

表 7-10  对发生甲类传染病病例场所及特定区域人员的紧急措施

| 处理单位及措施 | 县以上政府实施隔离并报上级政府批准 |
| --- | --- |
| 具体要求 | 隔离期间给隔离人提供生活保障<br>被隔离人单位不得停发工资 |

（二）紧急措施

传染病暴发、流行时，县级以上地方人民政府应当立即组织力量，按照预防、控制预案进行防治，切断传染病的传播途径。必要时，报经上一级人民政府决定，可以采取下列紧急措施并予以公告：

①限制或者停止集市、集会、影剧院演出或者其他人群聚集的活动；

②停工、停业、停课；

③控制或者捕杀染疫野生动物、家畜家禽；

④封闭被传染病病原体污染的公共饮用水源；

⑤封闭可能造成传染病扩散的场所。

（三）疫区封锁

表 7-11　疫区封锁

| 适用情况 | 甲类、乙类传染病暴发、流行时 | |
|---|---|---|
| 宣布疫区 | 本行政区域疫区 | 县以上政府报上级政府批准 |
| | 跨省疫区 | 国务院 |
| 封锁疫区 | 本区域甲类传染病疫区实施封锁 | 省级政府 |
| | 大、中城市的疫区或者跨省、自治区、直辖市的疫区，以及封锁疫区导致中断干线交通或者封锁国境的 | 国务院 |
| 解除疫区封锁 | 由原决定机关决定并宣布 | |

**敲黑板**

　　措施＝宵禁＋封闭传染源；政府在有传染病疫情时，需首先组织力量防治，切断传播途径。

### 五、医疗救治

（一）预防医院感染的要求　使用一次性医疗器械，用完销毁，其他医疗器械注意消毒。

（二）开展医疗救治的要求

提高医疗救治能力；提供医疗救治方式；实行传染病预检、分诊制度；转院。

### 六、法律责任

（一）疾病预防控制机构的法律责任

表 7-12　对疾病预防控制机构的处理

| 处理机关 | 县级以上卫健委 | |
|---|---|---|
| 处理意见 | 对机构 | 责令限期改正，通报批评，给予警告 |
| | 责任人 | 给予降级、撤职、开除的处分，并吊销执照 |
| 构成犯罪 | 追究刑事责任 | |

（二）医疗机构法律责任

表 7-13　对医疗机构的处理

| 处理机关 | 县级以上卫健委 | |
|---|---|---|
| 处理意见 | 对机构 | 责令限期改正，通报批评，给予警告 |
| | 责任人 | 造成传染病传播、流行或者其他严重后果的，给予降级、撤职、开除的处分，并可吊销执照 |
| 构成犯罪 | 追究刑事责任 | |

**[经典例题 3]**

　　某县医院因收治多例人感染高致病性禽流感患者未按规定报告受到行政处罚。为此，该医院积极整改，加强《传染病防治法》的宣传，并落实各项传染病防治任务，不属于医院应承担的任务是

　　A. 开展流行病学调查　　　　　　　　　B. 承担责任区域内传染病预防工作

　　C. 承担医疗活动中与医院感染有关的威胁因素检测　　D. 防止传染病的医源性感染

　　E. 防止传染病的医院感染

　　[参考答案] 3. A

# 第三章 职业病防治法

## 一、概述

(一)职业病的概念 是指企业、事业单位和个体经济组织等用人单位的劳动者在职业活动中,因接触粉尘、放射性物质和其他有毒、有害因素而引起的疾病。

(二)职业病分类和目录的制定 《职业病防治法》规定,职业病的分类和目录由国务院卫生行政部门会同国务院安全生产监督管理部门、劳动保障行政部门制定、调整并公布。分10大类132种,包括:①职业性尘肺病及其他呼吸系统疾病19种;②职业性皮肤病9种;③职业性眼病3种;④职业性耳鼻喉口腔疾病4种;⑤职业性化学中毒60种;⑥物理因素所致职业病7种;⑦职业性放射性疾病11种;⑧职业性传染病5种;⑨职业性肿瘤11种;⑩其他职业病3种。

(三)国家职业卫生标准的制定 由国务院卫生行政部门组织制定并公布。

**敲黑板**

> 目录制定者:国家卫生行政+安监+劳动保障
>
> 职业卫生标准制定者:国务院卫生行政部门。

## 二、职业病诊断与职业病病人保障

表7-14 职业病诊断与职业病病人保障

| | | |
|---|---|---|
| 职业病诊断机构的设立及其条件 | 批准单位 | 省级卫生行政部门 |
| | 所需条件 | 医疗机构许可证+卫生技术人员+仪器+管理制度 |
| 职业病诊断应综合分析的因素 | 诊断成立条件 | 职业史+工作场所职业病危害因素+接触史+临床表现+辅助检查 |
| | 诊断证明书 | 职业病医师签字+医院盖章 |
| 职业病诊断、鉴定的现场调查 | 正常情况 | 安监部门10日内组织现场调查 |
| 医院发现职业病病人或者疑似职业病病人的报告 | 疑似病人 | 当地卫生行政和安监部门报告 |
| | 确诊病人 | 当地卫生行政、安监部门和劳动保障部门报告 |
| 职业病诊断异议的处理 | 过程 | 当事人有异议向当地卫健委申请→设区市以上卫健委组织鉴定→不服→省级卫健委鉴定 |
| 职业病诊断鉴定委员会的组成 | 原则 | 设立专家库,随机抽取专家鉴定 |
| 职业病诊断鉴定委员会组成人员的职责 | 原则 | 客观、公正地进行诊断鉴定,并承担相应的责任,不收好处,有利害关系则回避 |
| 劳动者职业病诊断地点的选择 | 原则 | 可在用人单位所在地,本人户籍或常居住地医疗机构进行诊断 |

## 三、法律责任

1. 未按规定报告职业病的医疗卫生机构的法律责任

表7-15 未按规定报告职业病的医疗卫生机构的法律责任

| 处理机关 | 主管部门 | | |
|---|---|---|---|
| 处理意见 | 未报告职业病、疑似职业病 | 限期改正,警告,可处1万以下罚款 | |
| | 弄虚作假 | 对医院 | 处以2~5万元罚款 |
| | | 对责任人和主管人员 | 行政处分 |

2. 擅自从事职业病诊断的医疗卫生机构的法律责任

表 7-16　擅自从事职业病诊断的医疗卫生机构的法律责任

| 处理机关 | | 卫生行政部门 |
| --- | --- | --- |
| | 一般情况 | 责令停止，没收违法所得，违法所得 5 千元以上，处以 2~10 倍罚款；无违法所得或<5 千元的，处以 5 千~5 万元罚款 |
| | 情节严重 | 责任人给予行政处分 |

3. 承担职业病诊断的医疗卫生机构的法律责任

有以下情形之一的：①超出资质认可或者批准范围从事职业病诊断的；②不按照规定履行法定职责的；③出具虚假证明文件的。给予以下处理：

表 7-17　承担职业病诊断的医疗卫生机构的法律责任

| 处理机关 | | | 卫生行政部门 |
| --- | --- | --- | --- |
| | 一般情况 | | 责令停止，给予警告，没收违法所得，违法所得 5 千以上，处以 2~5 倍罚款；无违法所得或<5 千元的，处以 5 千~2 万元罚款 |
| | 情节严重 | 对医院 | 取消职业病诊断资格 |
| | | 责任人 | 行政处分（降级、撤职、开除） |
| | 构成犯罪 | | 追究刑事责任 |

4. 职业病诊断鉴定委员会组成人员的法律责任

表 7-18　职业病诊断鉴定委员会组成人员的法律责任

| 违法情况 | 收受财物 |
| --- | --- |
| 处理 | 警告、没收收受财物，罚 3 千~5 万元，取消职业病诊断鉴定委员会组成人员的资格，并从省级专家库除名 |

# 第四章　突发公共卫生事件应急条例

一、概述

突发公共卫生事件，是指突然发生，造成或者可能造成社会公众健康严重损害的重大传染病疫情、群体性不明原因疾病、重大食物和职业中毒以及其他严重影响公众健康的事件。

二、报告与信息发布

1. 什么情况上报

①发生或者可能发生传染病暴发、流行；

②发生或者发现不明原因的群体性疾病；

③发生传染病菌种、毒种丢失；

④发生或者可能发生重大食物和职业中毒事件。

2. 报告时限（重点记时间）

省、自治区、直辖市人民政府应当在接到报告 1 小时内，向国务院卫生行政主管部门报告。国务院卫生行政主管部门对可能造成重大社会影响的突发事件，立即向国务院报告。

突发事件监测机构、医疗卫生机构和有关单位发现上述需要报告情形之一的，应当在 2 小时内向所在地县级人民政府卫生行政主管部门报告；接到报告的卫生行政主管部门应当在 2 小时内向本级人民政府报告，并同时向上级人民政府卫生行政主管部门和国务院卫生行政主管部门报告。

县级人民政府应当在接到报告后 2 小时内向设区的市级人民政府或者上一级人民政府报告；设区的市级人民政府应当在接到报告后 2 小时内向省、自治区、直辖市人民政府报告。

任何单位和个人对突发事件，不得隐瞒、缓报、谎报或者授意他人隐瞒、缓报、谎报。

## [经典例题 1]

负责向社会发布突发公共卫生事件信息的法定单位是

A. 县级人民政府

B. 省级人民政府

C. 国务院卫生计生行政部门

D. 国务院新闻办公室

E. 设区的市级人民政府

[参考答案] 1. C

### 三、法律责任

医疗卫生机构有下列行为之一的

①未依照本条例的规定履行报告职责，隐瞒、缓报或者谎报的；

②未依照本条例的规定及时采取控制措施的；

③未依照本条例的规定履行突发事件监测职责的；

④拒绝接诊病人的；

⑤拒不服从突发事件应急处理指挥部调度的。

表7-19　对医疗卫生机构的违法处理

| 处理机关 | 卫健委 | | |
|---|---|---|---|
| 处理意见 | 对机构 | 一般 | 责令改正、通报批评、给予警告 |
| | 责任人 | 情节严重 | 吊销《医疗机构执业许可证》 |
| | | 一般 | 给予降级或者撤职的纪律处分 |
| | | 严重危害后果 | 构成犯罪追究刑事责任 |

## [经典例题 2]

对违反《突发公共卫生事件应急条例》规定，未履行报告职责，隐瞒、缓报或者谎报突发公共卫生事件的医疗机构，应给予的处理不包括

A. 通报批评　　　　　　　　　B. 责令改正

C. 给予警告　　　　　　　　　D. 停业整顿

E. 吊销《医疗机构执业许可证》

[参考答案] 2. D

# 第五章　疫苗流通和预防接种管理条例

### 一、概述

疫苗，是指为了预防、控制传染病的发生、流行，用于人体预防接种的疫苗类预防性生物制品。

第一类疫苗，是指政府免费向公民提供。

第二类疫苗，是指由公民自费并且自愿受种的其他疫苗。

## 二、疫苗流通

**表 7-20　疫苗流通**

| | | |
|---|---|---|
| 疫苗的采购 | 制定第一类疫苗使用计划 | 省级疾控制定本地区第一类疫苗计划，并向省级卫健委报备，在省级公共资源交易平台进行采购 |
| | 签订政府采购合同 | 约定疫苗的品种、数量、价格等 |
| | 第一类疫苗的供应 | A. 只能给省级疾控或其指定机构供应疫苗，不得向个人供应<br>B. 疫苗最小外包装注明"免费"及国家卫健委规定的"免疫规划"标识 |
| | 第二类疫苗的采购和供应 | 省级疾控在省级公共交易平台集中采购，由县疾控采购后供应给本区域的接种单位 |
| | 检验合格或者审核批准证明 | 疾控及接种单位购进疫苗时，应向疫苗生产企业索取证明文件，并保存超过有效期 2 年备查 |
| 疫苗的分发 | 过程 | 省疾控→设区市疾控或县疾控→接种单位和乡级卫生机构→村医疗机构 |
| | 原则 | 第一类疫苗不收任何费用 |
| | 特殊情况 | 传染病暴发、流行时，设区市疾控可直接向接种单位分发第一类疫苗 |
| | 相关记录 | 建立购进、储存、分发、供应记录，做到票、账、货、款一致，并保存至超过疫苗有效期 2 年备查 |

## 三、疫苗接种

**表 7-21　疫苗接种**

| | | |
|---|---|---|
| 接种单位应具备的条件 | 医疗机构许可证+考核合格医师+有冷藏设备及制度+有预防接种门诊 | |
| 接种单位的管理 | 接受技术指导 | 接受县以上疾控指导 |
| | 疫苗接收和购进记录 | 做到票、账、货、款一致，无温度检测记录接种单位不得接收或购进，并向所在地药监和卫健委报告 |
| | 制定疫苗需求计划 | 接种单位制定，向县级卫健委和疾控报告 |
| | 遵守工作规范 | 接种场所公示第一类疫苗的品种和接种方法 |
| | 接种情况登记 | 向县级卫健委和疾控报告 |
| | 接种疫苗费用 | 第一类不收费，第二类可收服务费、接种耗材费 |
| 医疗卫生人员的职责 | 告知义务 | 疫苗的品种、作用、禁忌、不良反应以及注意事项，询问是否有接种禁忌 |
| | 接种记录 | 保存时间不少于 5 年 |
| | 医学建议 | 不能接种者需提出医学建议 |
| 儿童预防接种的管理 | 出生一个月内办预防接种证，离开居住地在现居住地接种 | |
| 群体性预防接种的管理 | 目的 | 为了预防、控制传染病的暴发、流行 |
| | 一般情况接种 | 县以上卫健委根据传染病监测和预警信息(为预防、控制传染病的暴发、流行)→报经本级政府决定→省级卫健委备案 |
| | 省级范围接种 | 省级卫健委→报经省级政府决定→国家卫健委备案 |
| | 国家范围/跨省接种 | 国家卫健委决定(任何其他单位或个人不得进行群体性预防接种) |
| 疾病预防控制机构的职责 | 开展与预防接种相关的宣传、培训、技术指导、监测、评价、流行病学调查、应急处置等工作 | |

### 四、预防接种异常反应的处理

(一)预防接种异常反应的概念  预防接种异常反应,是指合格的疫苗在实施规范接种过程中或者实施规范接种后造成受种者机体组织器官、功能损害,相关各方均无过错的药品不良反应。

(二)不属于预防接种异常反应的情形  《疫苗流通和预防接种管理条例》规定,下列情形不属于预防接种异常反应:

①因疫苗本身特性引起的接种后一般反应;②因疫苗质量不合格给受种者造成的损害;③因接种单位违规给受种者造成的损害;④受种者接种时处于疾病的潜伏期或者前驱期;⑤受种者有接种禁忌,接种前未如实提供健康情况;⑥因心理因素发生的个体或者群体的心因性反应。

(三)预防接种异常反应的处理

1. 上报  发现/疑似预防接种异常反应→上报所在地县级卫生行政部门及药监局并组织调查处理。

2. 争议的处理

表 7-22  争议的处理

| 争议情形 | 处理 |
| --- | --- |
| 一般情况 | 接种单位或者受种方请求接种单位所在地县级卫健委处理 |
| 受种者死亡/严重残疾/疑似群体性异常反应 | 接种单位或者受种方→县级卫健委采取应急措施(并上报本级政府)→移送上一级卫健委处理 |

3. 鉴定  预防接种异常反应的鉴定参照《医疗事故处理条例》执行。

(四)预防接种异常反应补偿

表 7-23  预防接种异常反应补偿

| 补偿情形 | 因异常反应造成受种者死亡/严重残疾/组织损伤,应一次性补偿 | |
| --- | --- | --- |
| 补偿费来源 | 接种第一类疫苗 | 省级财政厅在预防接种工作经费中安排 |
| | 接种第二类疫苗 | 由相关的疫苗生产企业承担 |
| | 疫苗不合格造成损伤 | 依照药品管理法的有关规定处理 |
| | 接种单位违反制度造成损伤 | 依照《医疗事故处理条例》的有关规定处理 |

### 五、法律责任

(一)疾病预防控制机构的法律责任

1. 疾病预防控制机构有下列情形之一的处理

①未按照使用计划将第一类疫苗分发到下级疾病预防控制机构、接种单位、乡级医疗卫生机构的;②未依照规定建立并保存疫苗购进、储存、分发、供应记录的;③接收或者购进疫苗时未依照规定索要温度监测记录,接收、购进不符合要求的疫苗,或者未依照规定报告的。

表 7-24  疾病预防控制机构的处理

| 处理机关 | 县级以上人民政府卫生主管部门 | |
| --- | --- | --- |
| 处理意见 | 一般情况 | 责令改正,通报批评,给予警告;有违法所得的,没收违法所得 |
| | 拒不改正的 | 对主要负责人、直接负责的主管人员和其他负责人员依法给予警告至降级的处分 |

2. 疾病预防控制机构有下列情形之一的处理

①违反规定,未通过省级公共资源交易平台采购疫苗的;②违反规定,从疫苗生产企业、县级疾病预防控制机构以外的单位或者个人购进第二类疫苗的;③接种疫苗未遵守预防接种工作规范、免疫程序、疫苗使用指导原则、接种方案的;④发现预防接种异常反应或者疑似预防接种异常反应,未依照规定及时处理或者报告的;⑤擅自进行群体性预防接种的;⑥未依照规定对包装无法识别、超过有效期、脱离冷链、经检验不符合标准、来源不明的疫苗进行登记、报告,或者未依照规定记录销毁情况的。

表 7-25  疾病预防控制机构处理

| 处理机关 | 县级以上人民政府卫生主管部门 |
| --- | --- |

| | | |
|---|---|---|
| 处理意见 | 一般情况 | 责令改正，给予警告；有违法所得的，没收违法所得 |
| | 拒不改正的 | 主要负责人、直接负责的主管人员和其他直接责任人员依法给予警告至撤职的处分 |
| | 造成受种者人身损害或严重后果 | 对主要负责人、直接负责的主管人员依法给予开除的处分，并由原发证部门吊销负有责任的医疗卫生人员的执业证书 |
| | 构成犯罪的 | 依法追究刑事责任 |

(二)接种单位的法律责任

1. 接种单位第一种违法情况的处理

①未依照规定建立并保存真实、完整的疫苗接收或者购进记录的；②未在其接种场所的显著位置公示第一类疫苗的品种和接种方法的；③医疗卫生人员在接种前，未依照本条例规定告知、询问受种者或者其监护人有关情况的；④实施预防接种的医疗卫生人员未依照规定填写并保存接种记录的；⑤未依照规定对接种疫苗的情况进行登记并报告的；⑥接收或者购进疫苗时未依照规定索要温度监测记录，接收、购进不符合要求的疫苗，或者未依照规定报告的。

**表 7-26　接种单位第一种违法情况的处理**

| 处理机关 | 县级人民政府卫生主管部门 | | |
|---|---|---|---|
| 处理意见 | 一般情况 | 责令改正，给予警告 | |
| | 拒不改正 | 对责任人 | 给予警告至降级的处分 |
| | | 对卫生人员 | 暂停3个月以上6个月以下的执业活动 |

2. 接种单位的第二种违法情况的处理

①从不具有疫苗经营资格的单位或者个人购进第二类疫苗的；②接种疫苗未遵守预防接种工作规范、免疫程序、疫苗使用指导原则、接种方案的；③发现预防接种异常反应或者疑似预防接种异常反应，未依照规定及时处理或者报告的；④擅自进行群体性预防接种的。⑤违反规定，未通过省级公共资源交易平台采购疫苗的；⑥未依照规定对包装无法识别、超过有效期、脱离冷链、经检验不符合标准、来源不明的疫苗进行登记、报告，或者未依照规定记录销毁情况的。

**表 7-27　接种单位的第二种违法情况的处理**

| 处理机关 | 县级以上人民政府卫生主管部门 |
|---|---|
| 处理意见 | 一般情况 | 责令改正，给予警告；没收违法所得 |
| | 拒不改正 | 主要负责人、直接负责的主管人员和其他直接责任人员依法给予警告至撤职的处分 |
| | 造成受种者人身损害或严重后果 | 负责人或主管人员给予开除的处分，并吊销负有责任卫生人员执业证书 |
| | 构成犯罪的 | 依法追究刑事责任 |

# 第六章　艾滋病防治条例

## 一、概述

(一)艾滋病防治原则

方针：预防为主、防治结合。

机制：政府组织领导、部门各负其责、全社会共同参与。

措施：加强宣传教育，采取行为干预和关怀救助等，实行综合防治。

(二)不歧视规定

任何单位和个人不得歧视艾滋病毒感染者、艾滋病病人及其家属。

艾滋病病毒感染者、艾滋病病人及其家属享有的婚姻、就业、就医、入学等合法权益受法律保护。

医疗机构不得因就诊的病人是艾滋病病毒感染者或者艾滋病病人，推诿或者拒绝对其进行其他疾病治疗。

### 二、预防与控制

(一)艾滋病监测

国家建立健全艾滋病监测网络。

(二)艾滋病自愿咨询和自愿检测制度

县级以上地方人民政府卫生主管部门指定的医疗卫生机构，为自愿接受艾滋病咨询、检测的人员免费提供咨询和初筛检测。

(三)采集或使用人体血液、血浆、组织的管理

采集血液、血浆需检测艾滋病，艾滋病阳性不得使用。

(四)艾滋病患者的义务和隐私权的保护

不得泄露艾滋病患者隐私，但艾滋病病毒感染者和艾滋病病人的义务如下：

①接受疾病预防控制机构或者出入境检验检疫机构的流行病学调查和指导；

②将感染或者发病事实及时告知与其有性关系者；

③就医时，将感染或者发病事实告知接诊医生；

④采取必要的防护措施，防止感染他人。艾滋病病毒感染者和艾滋病病人不得以任何方式故意传播艾滋病。

艾滋病患者隐私权保护：未经本人或者其监护人同意，任何单位、个人不得公开艾滋病病毒感染者、病人及家属的姓名、住址、工作单位、肖像、病史资料以及其他可能推断出其具体身份的信息。

### 三、治疗与救助

医疗卫生机构在艾滋病治疗与救助中的责任。

**表 7-28　医疗卫生机构对艾滋病的治疗与救助**

| 服务内容 | 具体实施 |
| --- | --- |
| 防治咨询、诊断和治疗服务 | 不得推诿或者拒绝对其进行其他疾病治疗，并提供防治咨询、诊断和治疗服务 |
| 告知义务 | 对确诊艾滋病感染或患者，需告知本人或监护人(本人无/限制行为能力) |
| 阻断母婴传播 | 提供预防艾滋病母婴传播的咨询、产前指导、阻断、治疗、产后访视、婴儿随访和检测 |
| 防止院内或医源性感染 | 严格执行操作规程和消毒管理制度 |

### 四、法律责任

1. 医疗卫生机构未依照规定履行职责。

**表 7-29　对医疗卫生机构未依照规定履行职责的处理**

| 处理机关 | 县级以上卫健委 | |
| --- | --- | --- |
| 处理意见 | 一般情况 | 限期改正，通报批评，给予警告 |
| | 造成艾滋病流行或其他严重后果 | 责任人给予降级、撤职、开除的处分，并可吊销执业许可证件 |
| 构成犯罪 | 追究刑事责任 | |

哪些情况？(了解)

①未履行艾滋病监测职责的；

②未按照规定免费提供咨询和初筛检测的；

③对临时应急采集的血液未进行艾滋病检测，对临床用血艾滋病检测结果未进行核查，或者将艾滋病检测阳性的血液用于临床的；

④未遵守标准防护原则，或者未执行操作规程和消毒管理制度，发生艾滋病医院感染或者医源性感染的；

⑤未采取有效的卫生防护措施和医疗保健措施的；

⑥推诿、拒绝治疗艾滋病病毒感染者或者艾滋病病人的其他疾病，或者对艾滋病病毒感染者、艾滋病病人未

提供咨询、诊断和治疗服务的；

⑦未对艾滋病病毒感染者或者艾滋病病人进行医学随访的；

⑧未按照规定对感染艾滋病病毒的孕产妇及其婴儿提供预防艾滋病母婴传播技术指导的。

2. 医疗卫生机构违反规定，公开艾滋病毒感染者、艾滋病病人或者其家属信息的处理。

**表 7-30　对医疗卫生机构违反艾滋病病人隐私处理**

| 处理机关 | | 县级以上卫健委 |
|---|---|---|
| 处理意见 | 一般情况 | 限期改正，通报批评，给予警告 |
| | 造成严重后果 | 责任人给予降级、撤职、开除的处分，并可吊销执业许可证件 |
| 构成犯罪 | | 追究刑事责任 |

**[经典例题 1]**

对感染艾滋病病毒的孕产妇，国家依法提供预防艾滋病母婴传播的服务是

A. 基因诊断　　　B. 终止妊娠　　　C. 产前指导　　　D. 无偿用血　　　E. 家庭接生

[参考答案] 1. C

# 第七章　母婴保健法及其实施办法

### 一、概述

（一）母婴保健工作方针　《母婴保健法实施办法》规定，母婴保健工作以保健为中心，以保障生殖健康为目的，实行保健和临床相结合，面向群体、面向基层和预防为主的方针。

（二）母婴保健技术服务事项　《母婴保健法实施办法》规定，母婴保健技术服务主要包括下列事项：

①有关母婴保健的科普宣传、教育和咨询；②婚前医学检查；③产前诊断和遗传病诊断；④助产技术；⑤实施医学上需要的节育手术；⑥新生儿疾病筛查；⑦有关生育、节育、不育的其他生殖保健服务。

### 二、婚前保健

（一）婚前保健服务内容

**表 7-31　婚前保健服务内容**

| 婚前卫生指导 | 关于性卫生知识、生育知识和遗传病知识的教育 |
|---|---|
| 婚前卫生咨询 | 对有关婚配、生育保健等问题提供医学意见 |
| 婚前医学检查 | 对准备结婚的男女双方可能患影响结婚和生育的疾病进行医学检查 |

附：婚前医学检查包括对下列疾病的检查

1. 严重遗传性疾病。

2. 指定传染病（艾滋病、淋病、梅毒、麻风病及其他认为影响结婚和生育的传染病）。

3. 有关精神病，经婚前医学检查，医疗保健机构应当出具婚前医学检查证明（或产前诊断）。

**敲黑板**

梅淋艾麻精神病，病发期内缓结婚，遗传疾病要避孕。

（二）婚前医学检查意见

经婚前医学检查，对诊断患医学上认为不宜生育的严重遗传性疾病的，医师应当向男女双方说明情况，提出医学意见；经男女双方同意，采取长效避孕措施或者施行结扎手术后不生育的，可以结婚。但《中华人民共和国婚姻法》规定禁止结婚的除外。

### 三、孕产期保健

(一)孕产期保健服务的内容

表 7-32　孕产期保健服务的内容

| 服务内容 | 备注 |
| --- | --- |
| 母婴保健指导 | 孕育健康后代前提供各种预防遗传病、地方病的医学意见 |
| 孕妇、产妇保健 | 产检、医学指导和咨询、对高危孕妇提供医疗保健服务、提供分娩服务、产后访视、避孕咨询、生殖健康教育等 |
| 胎儿保健 | 为胎儿生长发育进行监护 |
| 新生儿保健 | 新生儿生长发育、哺乳和护理提供的医疗保健服务 |

(二)孕产期医学指导

医疗保健机构对患严重疾病或者接触致畸物质,妊娠可能危及孕妇生命安全或者可能严重影响孕妇健康和胎儿正常发育的,应当予以医学指导。

医师发现或者怀疑患严重遗传性疾病的育龄夫妻,应当提出医学意见。育龄夫妻应当根据医师的医学意见采取相应的措施。

产前诊断,是指对胎儿进行先天性缺陷和遗传性疾病的诊断。孕妇有下列情形之一的,医师应当对其进行产前诊断,即对胎儿进行先天性缺陷和遗传性疾病的诊断:①羊水过多或过少的;②胎儿发育异常或胎儿有可疑畸形的;③孕早期接触过可能导致胎儿先天缺陷的物质的;④有遗传病家族史或者曾经分娩过先天性严重缺陷婴儿的;⑤初产妇年龄超过 35 周岁的。

(三)终止妊娠意见

三种情况:①胎儿患严重遗传性疾病的;②胎儿有严重缺陷的;③因患严重疾病,继续妊娠可能危及孕妇生命安全或者严重危害孕妇健康的。

知情同意:实行终止妊娠或者结扎手术的程序。依照《母婴保健法》规定施行终止妊娠或者结扎手术,应当经本人同意,并签署意见;本人无行为能力的,应当经其监护人同意,并签署意见。免费!

(四)新生儿出生医学证明

作用:婴儿的法定医学证明(户籍、国籍等)。

开具人及机构:医疗保健机构和从事家庭接生的人员。

颁发单位:卫生部统一印制,以省、自治区、直辖市为单位统一编号,不得跨省使用或借用。

(五)产妇、婴儿死亡以及新生儿出生缺陷报告

医疗保健机构和从事家庭接生的人员应当按照卫生和计划生育委员会的规定向卫生行政部门报告产妇和婴儿死亡以及新生儿出生缺陷情况。

[经典例题 1]

某孕妇在家中分娩一死胎,为向生育行政管理部门申请新的生育指标,其家属要求卫生院出具死产证明文件,乡卫生院拒绝出具。理由是

A. 产妇本人没有提出申请　　　　　B. 产妇户口不在卫生院所在地

C. 须向卫生行政部门报告　　　　　D. 未经医务人员亲自接产

E. 未接到公安部门通知

[经典例题 2]

医务人员必须经过省级卫生计生行政部门考核并取得相应合格证书方可从事的母婴保健服务项目是

A. 结扎手术　　　B. 家庭接生　　　C. 产前诊断　　　D. 婚前医学检查　　　E. 终止妊娠手术

[参考答案] 1. D;2. C

### 四、技术鉴定

鉴定机构:县级以上地方人民政府设立,负责对婚前检查、遗传病诊断和产前诊断结果有异议的进行医学技

术鉴定。

鉴定人员：县级为有经验的主治以上，市级和省级为副高以上职称（卫生行政部门提名，同级人民政府聘任）。

回避制度：凡与当事人有利害关系，需回避。

### 五、行政管理

医疗保健机构的许可：开展婚前医学检查、遗传病诊断、产前诊断以及施行结扎手术和终止妊娠手术的，需经县级以上地方人民政府卫生行政部门许可。

严禁采用技术手段对胎儿进行性别鉴定，但医学上确有需要的除外。

母婴保健工作人员的许可

（1）省级：遗传病诊断、产前诊断的人员，必须经过省级卫生行政部门的考核，并取得相应的合格证书。

（2）设区市：婚前医学检查。

（3）县级：从事助产技术服务、施行结扎手术和终止妊娠手术。

### 六、法律责任

**表 7-33 关于母婴保健法律责任**

| 情形 | 处理 |
|---|---|
| 未取得国家颁发的有关合格证书开证明、手术、诊断 | 卫健委予以制止，并予警告或罚款（违法所得 5 千元以上的，并处违法所得 3~5 倍的罚款；没有违法所得或者违法所得不足 5 千元的，并处 5 千~2 万元的罚款） |
| 医务人员开假证明（有母婴保健技术执业资格） | 给予行政处分；有以下情形吊销执照：①因延误诊治，造成严重后果的；②给当事人身心健康造成严重后果的；③造成其他严重后果的 |
| 进行胎儿性别鉴定 | 对责任人行政处分，两次以上鉴定或以营利为目的鉴定吊销母婴保健技术执业资格或者医师执业证书 |

# 第八章 献血法

### 一、概述

无偿献血制度　国家实行无偿献血制度，国家提倡 18 周岁至 55 周岁的健康公民自愿献血。无偿献血的血液必须用于临床，不得买卖。血站、医疗机构不得将无偿献血的血液出售给单采血浆站或者血液制品生产单位。

### 二、血站采血与供血

**表 7-34 血站采血与供血**

| 血站性质 | | 是采集、提供临床用血的机构，是不以营利为目的的公益性组织 |
|---|---|---|
| 批准设立部门 | | 国家卫健委或省级卫健委 |
| 献血要求 | 献血前 | 对献血者必须免费进行必要的健康检查，不符合条件不得采血 |
| | 采血量及时间 | 一般为 200ml，最多不得超过 400ml，两次采集间隔期不少于 6 个月，单采血小板献血间隔：不少于 2 周，不大于 24 次/年 |
| 供血 | | 检测合格才能医疗机构供血 |

**敲黑板**

免费体检献血前，身份核实再采集；不得买卖用临床，不得出售采血浆；

包储运，合标准，公民用血收此费；先献后用有保证，急用临床合规定；

合理科学不滥用，成分输血应推行；一次二百莫超四，间隔六月再一次。

### 三、医疗机构的职责

(一)医疗机构临床用血要求

①医疗机构临床用血应当制定用血计划,遵循合理、科学的原则,不得浪费和滥用血液。

②医疗机构应当积极推行按血液成分针对医疗实际需要输血。

③医疗机构对临床用血必须进行核查,不得将不符合国家规定标准的血液用于临床。

④为保证应急用血,医疗机构可以临时采集血液,但应当依照规定,确保采血用血安全。

⑤无偿献血的血液必须用于临床,不得买卖;医疗机构不得将无偿献血的血液出售给单采血浆站或者血液制品生产单位。

(二)医疗机构临床用血管理

①公民临床用血时只交付用于血液的采集、储存、分离、检验等费用;无偿献血者临床需要用血时,免交血液的采集、储存、分离、检验等费用;

②无偿献血者的配偶和直系亲属临床需要用血时,可以按照省、自治区、直辖市人民政府的规定免交或者减交相关费用;

③为保障公民临床急救用血的需要,国家提倡并指导择期手术的患者自身储血,动员家庭、亲友、所在单位以及社会互助献血。

### 四、法律责任

1. 有下列行为的,由县级以上地方人民政府予以取缔,没收违法所得,可以并处 10 万元以下的罚款;构成犯罪的,依法追究刑事责任:

(1)非法采集血液;

(2)血站、医疗机构出售无偿献血的血液的;

(3)非法组织他人出卖血液的。

2. 血站违反有关操作规程和制度采集血液的处罚

表 7-35 对血站违反操作规程的相关处理

| 处罚部门 | 县以上卫健委 | | |
|---|---|---|---|
| 处理意见 | 一般情况 | 责令改正 | |
| | 造成损害 | 对血站 | 依法赔偿 |
| | | 责任人 | 给予行政处分 |
| | 构成犯罪 | 追究刑事责任 | |

3. 临床用血的包装、储存、运输,不符合国家规定的卫生标准和要求的

表 7-36 对临床用血的储存及运输不合理的处理

| 处罚部门 | 县以上卫健委 |
|---|---|
| 处理意见 | 责令改正,给予警告,可以并处 1 万元以下的罚款 |

4. 血站违反规定向医疗机构提供不符合国家规定标准的血液的

表 7-37 对血站供血不合法的处理

| 处罚部门 | 县以上卫健委 | | |
|---|---|---|---|
| 处理意见 | 一般情况 | 责令改正 | |
| | 情节严重(传播疾病) | 对血站 | 限期整顿 |
| | | 责任人 | 给予行政处分 |
| | 构成犯罪 | 追究刑事责任 | |

5. 医疗机构将不符合标准的血液用于患者的处罚

表 7-38　对医疗机构的相关处罚

| 处罚部门 | 县以上卫健委 | | |
|---|---|---|---|
| 处理意见 | 一般情况 | 责令改正 | |
| | 给患者造成损害 | 对机构 | 依法赔偿 |
| | | 责任人 | 给予行政处分 |
| | 构成犯罪 | 依法追究刑事责任 | |

6. 医疗机构的医务人员违反规定，将不符合国家规定标准的血液用于患者的，由县级以上地方人民政府卫生行政部门责令改正；给患者健康造成损害的，应当依法赔偿，对直接负责的主管人员和其他直接责任人员，依法给予行政处分；构成犯罪的，依法追究刑事责任。

## [经典例题 1]

医疗机构的医务人员违反《献血法》规定，将不符合国家规定标准的血液用于患者的，由县级以上卫生行政部门给予的行政处罚是

A. 警告 　　　　　　　　　　　B. 罚款

C. 吊销《医疗机构执业许可证》　D. 责令改正

E. 限期整顿

## [经典例题 2]

医疗机构临床用血管理的第一责任人是

A. 临床用血的医师　　　　　　　B. 临床发放血液的管理人员

C. 临床用血所在科室的负责人　　D. 临床用血医师的上级医师

E. 医疗机构法定代表人

[参考答案] 1. D；2. E

# 第九章　执业医师法

### 一、概述

医师，包括执业医师和执业助理医师。依法取得执业医师资格或者执业助理医师资格，并经注册取得执业证书的，可以在医疗、预防、保健机构中从事相应的医疗、预防、保健业务。

### 二、考试和注册

(一)参加医师资格考试的条件

表 7-39　医师资格报考条件

| 执业报考资格 | 本科以上 | 试用期满一年 |
|---|---|---|
| | 专科 | 助理后二年 |
| | 中专 | 助理后五年 |
| 助理医师报考 | 专科及中专 | 试用一年 |
| 中医类学徒 | 无 | 满三年或多年，考核合格可以报考，但内容不同 |

医师资格种类：我国医师资格分为临床、中医(包括中医、民族医和中西医结合医)、口腔、公共卫生 4 类。

(二)准予注册、不予注册、注销注册、变更注册、重新注册的适用条件及法定要求

表 7-40　医师执业注册

| 注册 | 申请 | 个人申请或者医疗、预防、保健机构可以为本机构中的医师集体办理 |
|---|---|---|
| | 批准机关 | 县级以上卫健委 |
| | 批准时限 | 自收到申请之日起三十日内准予注册 |
| 不予注册 | 四种情况 | ①不具有完全民事行为能力的；无完全民事行为能力；<br>②因受刑事处罚，自刑罚执行完毕之日起至申请注册之日止不满二年的；刑罚不满二年；<br>③受吊销医师执业证书行政处罚，自处罚决定之日起至申请注册之日止不满二年的；吊销不满二年；<br>④有国务院卫生行政部门规定不宜从事医疗、预防、保健业务的其他情形的 |
| 注销注册 | 六种情况需30天内注销注册 | ①死亡或者被宣告失踪的；<br>②受刑事处罚的；<br>③受吊销医师执业证书行政处罚的；<br>④因考核不合格，暂停执业活动期满，经培训后再次考核仍不合格的；<br>⑤中止医师执业活动满 2 年的；<br>⑥有国务院卫生行政部门规定不宜从事医疗、预防、保健业务的其他情形的 |
| 变更注册 | 情况 | 执业地点、执业类别、执业范围变更时需要变更注册，未完成新的变更事项许可前，不得从事执业活动 |
| 重新注册 | 情况 | 中止医师执业活动 2 年以上需重新注册 |
| | 程序 | 接受 3 至 6 个月的培训——考核合格——重新注册 |

（三）对不予注册、注销注册持有异议的法律救济

《执业医师法》规定，申请人对受理申请的卫生行政部门以不符合条件不予注册的决定有异议的，可以依法申请复议或者向人民法院提起诉讼。当事人对卫生行政部门注销其注册的决定持有异议的，可以依法申请复议或者向人民法院提起诉讼。

**［经典例题 1］**

（共用备选答案）

A. 3 年　　　　　　B. 5 年　　　　　　C. 1 年　　　　　　D. 4 年　　　　　　E. 2 年

（1）取得执业助理医师执业证书后，具有高等学校医学专科学历的，可以在医疗、预防、保健机构中工作满一定年限后报考执业医师资格考试，该年限是

（2）具有高等学校医学专业本科以上学历，报考执业医师资格考试的，需要在医疗、预防、保健机构中试用期满一定年限，该年限是

［参考答案］1. E、C

**三、执业规则**

（一）医师在执业活动中的权利和义务

1. 医师在执业活动中享有的权利(我能得到些什么?)

①在注册的执业范围内，进行医学诊查、疾病调查、医学处置、出具相应的医学证明文件，选择合理的医疗、预防、保健方案。按照国务院卫生行政部门规定的标准，获得与本人执业活动相当的医疗设备基本条件——执业权(履行职责和获取相应条件)。

②从事医学研究、学术交流，参加专业学术团体。

③参加专业培训，接受继续医学教育——学习、科研权。

④在执业活动中，人格尊严、人身安全不受侵犯——尊严和人身安全权。

⑤获取工资报酬和津贴，享受国家规定的福利待遇——报酬权。

⑥对所在机构的医疗、预防、保健工作和卫生行政部门的工作提出意见和建议，依法参与所在机构的民主管理——参与权、建议权。

2. 医师在执业活动中履行的义务(我需要做什么?)

①遵守法律、法规，遵守技术操作规范。

②树立敬业精神，遵守职业道德，履行医师职责，尽职尽责为患者服务。

③关心、爱护、尊重患者，保护患者的隐私。

④努力钻研业务，更新知识，提高专业技术水平。

⑤宣传卫生保健知识，对患者进行健康教育——遵纪守法、规范操作、尊重隐私、苦练内功、健康宣讲。

（二）医师执业要求

1. 医师实施医疗、预防、保健措施，签署有关医学证明文件，必须亲自诊查、调查，并按照规定及时填写医学文书，不得隐匿、伪造或者销毁医学文书及有关资料。医师不得出具与自己执业范围无关或者与执业类别不相符的医学证明文件。

2. 对急危患者，医师应当采取紧急措施进行诊治；不得拒绝急救处置。

3. 使用规定药品器械。

4. 患者知情同意。

5. 不得索贿受贿。

6. 遇有自然灾害、传染病流行、突发重大伤亡事故及其他严重威胁人民生命健康的紧急情况时，医师应当服从县级以上人民政府卫生行政部门的调遣。

7. 报告医疗事故和传染病。

8. 按规定报告给所在机构或者卫生行政部门。

（三）执业助理医师的特别规定　执业助理医师应当在执业医师的指导下，在医疗、预防、保健机构中按照其执业类别执业。在乡、民族乡、镇的医疗、预防、保健机构中工作的执业助理医师，可以根据医疗诊治的情况和需要，独立从事一般的执业活动。

[经典例题 2]

《执业医师法》明确规定，医师在执业过程中应当履行的职责是

A. 以病人为中心，实行人道主义精神　　B. 防病治病，救死扶伤

C. 遵守职业道德，保护患者隐私　　D. 树立敬业精神，尽职尽责为患者服务

E. 防病治病，救死扶伤，保护人民健康

[参考答案] 2. E

四、考核和培训

1. 考核内容与考核不合格的处理

表 7-41　医师考核与培训

| 考核部门 | 县级以上卫生行政部门委托的机构或组织 |
| --- | --- |
| 考核内容 | 业务水平，工作成绩，职业道德 |
| 考核不过关 | 责令暂停执业 3~6 个月，培训后再考核 |
| 再次考核不合格 | 注销注册，收回证书 |

2. 表彰与奖励

《执业医师法》规定，医师有下列情形之一的，县级以上人民政府卫生行政部门应当给予表彰或者奖励：①在执业活动中，医德高尚，事迹突出的；②对医学专业技术有重大突破，作出显著贡献的；③遇有自然灾害、传染病流行、突发重大伤亡事故及其他严重威胁人民生命健康的紧急情况时，救死扶伤、抢救诊疗表现突出的；④长期在边远贫困地区、少数民族地区条件艰苦的基层单位努力工作的；⑤国务院卫生行政部门规定应当予以表彰或者奖励的其他情形的。

[经典例题 3]

某县医院医师张某在一个考核周期内开具不合理处方达 5 次以上，被认定考核不合格。县卫生计生行政部门根据《执业医师法》责令其暂停一定期限的执业活动并接受培训。该期限是

A. 3~9个月　　　　B. 3~6个月　　　　C. 1~6个月　　　　D. 6~12个月　　　　E. 1~3个月

[参考答案] 3. B

### 五、法律责任

1. 医师在执业活动中，违反本法规定，有下列行为之一的，给予处罚。注意：严重后果≠情节严重，只需要记住处罚形式即可。

**表 7-42　处罚形式**

| 处罚机关 | 县级以上卫健委 | |
| --- | --- | --- |
| 处罚形式 | 一般情况 | 给予警告或者责令暂停6个月以上1年以下执业活动 |
| | 情节严重 | 吊销其医师执业证书 |
| | 构成犯罪 | 依法追究刑事责任 |

(1)违反卫生行政规章制度或技术操作规范，造成严重后果的。

(2)由于不负责任延误急危患者的抢救和诊治，造成严重后果的。

(3)造成医疗责任事故的。

(4)未经亲自诊查、调查，签署诊断、治疗、流行病学等证明文件或有关出生、死亡等证明文件的。

(5)隐匿、伪造或者擅自销毁医学文书及有关资料的。

(6)使用未经批准使用的药品、消毒药剂和医疗器械的。

(7)不按照规定使用麻醉药品、医疗用毒性药品、精神药品和放射性药品的。

(8)未经患者或其家属同意，对患者进行实验性临床医疗的。

(9)泄露患者隐私，造成严重后果的。

(10)利用职务之便，索取非法收受患者财物或牟取其他不正当利益的。

(11)发生自然灾害、传染病流行、突发重大伤亡事故以及其他严重威胁人民生命健康的紧急情况时，不服从卫生行政部门调遣的。

(12)发生医疗事故或者发现传染病疫情，患者涉嫌伤害事件或者非正常死亡，不按照规定报告的。

2. 未经批准擅自开办医疗机构行医或者非医师行医的处理

**表 7-43　未经批准擅自开办医疗机构行医或者非医师行医的处理**

| 处理机关 | 县级以上人民政府卫生行政部门 | |
| --- | --- | --- |
| 处罚形式 | 对机构 | 予以取缔，没收其违法所得及其药品、器械，并处10万元以下的罚款 |
| | 对医师 | 吊销其执业证书 |
| | 给患者造成损伤 | 依法赔偿 |
| | 构成犯罪 | 追究刑事责任 |

3. 以不正当手段取得医师执业证书的法律责任

以不正当手段取得医师执业证书的，由发给证书的卫生行政部门予以吊销；对负有直接责任的主管人员和其他直接责任人员，依法给予行政处分。

### [经典例题 4]

医师在执业活动中享有

A. 保护患者隐私　　　　　　B. 履行医师职责　　　　　　C. 从事医学研究

D. 遵守技术规范　　　　　　E. 遵守职业道德

[参考答案] 4. C

# 第十章　侵权责任法

### 一、概述

医疗损害，既包括有过错的诊疗行为引起的患者损害，也包括有缺陷的产品和不合格血液引起的损害。

(一)医疗损害责任的赔偿主体

患者在诊疗活动中受到损害，医疗机构及其医务人员有过错的，由医疗机构承担赔偿责任。

因药品、消毒药剂、医疗器械的缺陷，或者输入不合格的血液造成患者损害的，患者可以向生产者或者血液提供机构请求赔偿，也可以向医疗机构请求赔偿。患者向医疗机构请求赔偿的，医疗机构赔偿后，有权向负有责任的生产者或者血液提供机构追偿。

(二)推定医疗机构有过错的情形

患者有损害，因下列情形之一的，推定医疗机构有过错：

1. 违反法律、行政法规、规章以及其他有关诊疗规范的规定。

2. 隐匿或者拒绝提供与纠纷有关的病历资料。

3. 伪造、篡改或者销毁病历资料。

(三)医疗机构不承担赔偿责任的情形

下列情形之一的，医疗机构不承担赔偿责任：

1. 患者或者其近亲属不配合医疗机构进行符合诊疗规范的诊疗。

2. 医务人员在抢救生命垂危的患者等紧急情况下已经尽到合理诊疗义务。

3. 限于当时的医疗水平难以诊疗。

但是在患者或者其近亲属不配合医疗机构进行符合诊疗规范的诊疗情形中，医疗机构及其医务人员也有过错的，应当承担相应的赔偿责任。

### 二、医疗机构承担赔偿责任的情形

1. 未尽到说明义务。

2. 未尽到与当时医疗水平相应的诊疗义务。

3. 泄露患者隐私。

## [经典例题 1]

女，36 岁。因患子宫肌瘤在县医院接受手术治疗，术后患者因对手术效果不满意诉至法庭。法院经审理认为医院存在《侵权责任法》规定的过错推定情形，判决医院败诉。该推定情形是

A. 伪造病历资料　　　　　　　　　　　　B. 未尽到说明义务

C. 未尽到与当时医疗水平相应的诊疗义务　　D. 限于当时的医疗水平难以诊疗

E. 泄露患者隐私

## [经典例题 2]

依据《侵权责任法》，医务人员实施手术前应当向患者说明的事项是

A. 医疗纠纷处理方式　　　　　　　　　　　B. 隐私保密要求

C. 替代医疗方案　　　　　　　　　　　　　D. 承担赔偿责任的情形

E. 复印病例资料范围

[参考答案] 1. A；2. C

**表 7-44　医疗机构过错与医疗机构承担赔偿责任**

| 推定医疗机构有过错 | 医疗机构承担赔偿责任 |
|---|---|
| A. 违反法律、法规<br>B. 隐匿、拒绝提供病历<br>C. 伪造、篡改或者销毁病历资料 | A. 未尽到说明义务<br>B. 未尽到与当时医疗水平相应的诊疗义务<br>C. 泄露患者隐私 |

### 三、紧急情况医疗措施的实施

因抢救生命垂危的患者等紧急情况，不能取得患者或者其近亲属意见的，经医疗机构负责人或者授权的负责人批准，可以立即实施相应的医疗措施。

### 四、病历资料

(一)病历资料的填写与保管

医疗机构及其医务人员应当按照规定填写并妥善保管住院志、医嘱单、检验报告、手术及麻醉记录、病理资料、护理记录、医疗费用等病历资料。

(二)病历资料的查阅与复制

患者要求查阅、复制住院志、医嘱单、检验报告、手术及麻醉记录、病理资料、护理记录、医疗费用等病历资料的，医疗机构应当提供。

### 五、对医疗行为的限制

《侵权责任法》规定，医疗机构及其医务人员不得违反诊疗规范实施不必要的检查。

### 六、医疗机构及其医务人员权益保护

略。

# 第十一章　精神卫生法

### 一、概述

(一)修订后的精神卫生法，自 2013 年 5 月 1 日起施行。"被精神病"时代的终结。

(二)精神卫生工作的方针、原则和管理机制

实行预防为主的方针，坚持预防、治疗和康复相结合的原则。政府组织领导、部门各负其责、家庭和单位尽力尽责、全社会共同参与的综合管理机制。

(三)精神病人权利——病人利益最大化

有合法权利+人格、财产安全权+不得歧视、限制其自由+不得拒收病人+会客权利(妨碍治疗除外)+要求保密权利。

### 二、心理健康促进和精神障碍预防

《精神卫生法》规定，医务人员开展疾病诊疗服务，应当按照诊断标准和治疗规范的要求，对就诊者进行心理健康指导；发现就诊者可能患有精神障碍的，应当建议其到符合《精神卫生法》规定的医疗机构就诊。

### 三、精神障碍的诊断和治疗

(一)开展精神障碍诊断、治疗活动应当具备的条件

精神科大夫+护士+设备及设施+各类制度(治疗、质控)+心理治疗师。

(二)精神障碍诊断、治疗的原则

维护患者合法权益、尊重患者人格尊严的原则。

(三)精神障碍的诊断

**表 7-45　精神障碍的诊断**

| 精神障碍诊断的依据 | 精神健康状况为依据，除法律另有规定外，不得违背本人意志进行确定其是否患有精神障碍的医学检查 |
|---|---|

| 医疗机构的接诊义务 | 不得拒绝为疑似精神障碍患者做出诊断 | |
|---|---|---|
| 精神障碍诊断的主体 | 诊断者 | 精神科执业医师 |
| | 公安局 | 疑似精神障碍患自残或伤人等情况应予以制止，并送往医疗机构做诊断 |
| | 医疗机构 | 疑似精神障碍者应留院并给予诊断 |

(四)精神障碍的住院治疗

**表7-46 精神障碍的住院治疗**

| 住院 | 害己或可能害己 | 监护人同意住院，不同意不住院 |
|---|---|---|
| | 害人或可能害人 | 鉴定是精神病住院，监护人或患者不同意可以申请再次鉴定 |
| 出院 | 自愿住院的 | 患者可以随时要求出院，医疗机构应当同意 |
| | 害己或可能害己情形的 | 监护人可以随时要求患者出院，医疗机构应当同意(那医院不同意出院呢？需告知不宜出院理由，但监护人仍要求出院，提出医学建议后，家属签字!) |
| | 害人或可能害人情形的 | 医疗机构认为患者可以出院的，应当立即告知患者及其监护人，让其出院 |

(五)精神障碍的再次诊断和医学鉴定

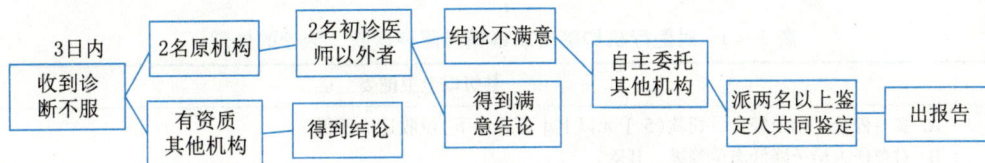

**图7-1 精神障碍的再次诊断和医学鉴定**

**表7-47 精神障碍的处理**

| 报告结果 | 解决方案 |
|---|---|
| 不确定严重精神障碍者或不需要治疗 | 医疗机构不得对其实施住院治疗 |
| 患者已发生危害他人行为或情形 | 监护人应同意患者接受治疗，阻碍或擅自脱离将由公安协助强制治疗 |

(六)医疗机构及其医务人员应当履行的告知义务(各种同意书)

(七)保护性医疗措施的实施

患者有害人或害己、扰乱医疗秩序可实施约束、隔离等保护性医疗措施。并通知监护人。

(八)对精神障碍患者使用药物的要求

以诊断和治疗为目的，使用安全、有效的药物，医疗机构不得强迫精神障碍患者从事生产劳动。

(九)精神障碍患者的病历资料及保管

不少于30年。

(十)心理治疗活动的开展

专门从事心理治疗的人员不得从事精神障碍的诊断，不得为精神障碍患者开具处方或者提供外科治疗。

**[经典例题1]**

根据《精神卫生法》医生可以限制患者父母会见患者的理由是

A. 医疗机构尚未作出再次诊断结论　　　　B. 未取得医疗机构负责人同意

C. 为了避免妨碍治疗　　　　　　　　　　D. 患者父母要求见面的理由不充分

E. 未取得当地卫生计生行政部门批准

**[经典例题2]**

连某因患严重躁狂抑郁障碍，正在接受精神病专科医院住院治疗。因病情恶化，患者出现伤人毁物等行为，医院在没有其他可替代措施的情况下，对其实施了约束身体的措施，但实施后没有及时通知连某的监护人。连某的父亲作为监护人探视时，看到儿子被捆绑在病床上非常气愤。依照《精神卫生法》，对患者实施约束行为的性质属于

A. 警告性措施　　B. 诊断性措施　　C. 治疗性措施　　D. 惩罚性措施　　E. 保护性医疗措施

[参考答案] 1. C；2. E

### 四、精神障碍的康复

(一)医疗机构精神障碍康复技术指导

表 7-48　精神障碍康复技术指导

| 部门 | 责任 |
| --- | --- |
| 医疗机构 | 在家的严重精神障碍患者提供精神科基本药物维持治疗 |
| 社区康复机构 | 提供康复训练 |

(二)严重精神障碍患者的健康档案

①基础医疗机构(卫生所、社区医院等)建档。

②县级卫健委给予指导和培训。

### 五、法律责任

(一)医疗机构擅自从事精神障碍诊断、治疗的法律责任

表 7-49　对医疗机构擅自从事精神障碍诊断、治疗的处理

| 处罚部门 | 县级以上卫健委 |
| --- | --- |
| 处理意见 | A. 责令停止，给予警告，罚款(5 千元以上 1 万元以下)没收违法所得<br>B. 对责任人给予降低岗位等级、开除<br>C. 对医务人员吊销其执业证书 |

(二)医疗机构及其工作人员的法律责任

1. 违法情况　拒绝诊断类似精神障碍患者或对住院患者未及时检查评估或未根据评估结果处理。

表 7-50　对医疗机构及其工作人员违法的处理原则

| 处罚部门 | | 县级以上卫健委 | |
| --- | --- | --- | --- |
| 处理意见 | 一般情况 | 限期改正，给予警告 | |
| | 情节严重 | 责任人 | 给予降低岗位等级或者撤职、开除的处分 |
| | | 医务人员 | 暂停 1 个月以上 6 个月以下执业活动 |

2. 违法情况　以下各种违反《精神卫生法》的规定

①违反规定实施约束、隔离等保护性医疗措施的；

②违反规定，强迫精神障碍患者劳动的；

③违反规定对精神障碍患者实施外科手术或者实验性临床医疗的；

④违反规定，侵害精神障碍患者的通讯和会见探访者等权利的；

⑤违反精神障碍诊断标准，将非精神障碍患者诊断为精神障碍患者的。

表 7-51　违反《精神卫生法》的规定的处理原则

| 处罚部门 | | | 县级以上卫健委 |
| --- | --- | --- | --- |
| 处理意见 | 一般情况 | 对机构 | 责令改正 |
| | | 责任人 | 降低岗位等级或撤职 |
| | | 医务人员 | 暂停 6~12 个月执业 |
| | 情节严重 | 责任人或医务人员 | 开除，并可吊销医务人员执业证书 |

（三）从事心理治疗人员的法律责任

心理治疗人员有下列情形之一的

①从事心理治疗的人员在医疗机构以外开展心理治疗活动的；

②专门从事心理治疗的人员从事精神障碍的诊断；

③专门从事心理治疗的人员为精神障碍患者开具处方或者提供外科治疗。

专门从事心理治疗的人员在心理治疗活动中造成他人人身、财产或者其他损害的，依法承担民事责任。

表 7-52　从事心理治疗人员的处理原则

| 处罚部门 | | 县级以上卫健委 |
|---|---|---|
| 处理意见 | 一般情况 | 责令改正，给予警告，并处 5 千元~1 万元罚款，有违法所得的，没收违法所得 |
| | 严重后果 | 暂停 6 个月以上 1 年以下执业活动，直至吊销执业证书 |

[经典例题 3]

依据《精神卫生法》，给予吊销精神科医师执业证书处罚的情形是

A. 未及时对有伤害自身危险的患者进行检查评估

B. 精神障碍患者对再次诊断结论有异议

C. 故意将非精神障碍患者诊断为精神障碍患者

D. 对实施住院治疗的患者未根据评估结果作出处理

E. 拒绝对送诊的疑似精神障碍患者作出诊断

[参考答案] 3. C

# 第十二章　医疗机构管理条例及其实施细则

## 一、概述

2017 年 2 月 21 日国家卫生计生委对《医疗机构管理条例实施细则》进行了修订，自 2017 年 4 月 1 日起施行。

我国医疗机构的类别是：①综合医院、中医医院、中西医结合医院、民族医医院、专科医院、康复医院；②妇幼保健院、妇幼保健计划生育服务中心；③社区卫生服务中心、社区卫生服务站；④中心卫生院、乡（镇）卫生院、街道卫生院；⑤疗养院；⑥综合门诊部、专科门诊部、中医门诊部、中西医结合门诊部、民族医门诊部；⑦诊所、中医诊所、民族医诊所、卫生所、医务室、卫生保健所、卫生站；⑧村卫生室（所）；⑨急救中心、急救站；⑩临床检验中心；⑪专科疾病防治院、专科疾病防治所、专科疾病防治站；⑫护理院、护理站；⑬医学检验实验室、病理诊断中心、医学影像诊断中心、血液透析中心、安宁疗护中心；⑭其他诊疗机构。

《医疗机构管理条例》规定，医疗机构的服务宗旨是：救死扶伤，防病治病，为公民的健康服务。

## 二、医疗机构执业规则

表 7-53　医疗机构执业规则

| 情景 | 怎么办？ |
|---|---|
| 《医疗机构执业许可证》、诊疗科目、诊疗时间和收费标准放哪？ | 悬挂于明显处所 |
| 上岗前干嘛？ | 佩戴有本人姓名、职务或者职称的标牌 |
| 妇科专科医院能看内科吗？ | 医疗机构必须按照核准登记的诊疗科目开展诊疗活动 |
| 没人，聘兽医看病行吗？ | 不得使用非卫生技术人员从事医疗卫生技术工作 |
| 危重病人怎么处理，搞不定怎么办？ | 立即抢救，搞不定及时转诊 |
| 门诊"小王，让你们科大夫给我开个诊断书请个假行吗？" | 医师（士）未亲自诊查病人，必须拒绝开具疾病诊断书、健康证明书、出生、死亡证明书、死产报告等任何证明 |

| 情景 | 怎么办？ |
|---|---|
| 明天要手术了怎么办？ | 医疗机构施行手术、特殊检查或者特殊治疗时，必须征得患者同意，并应当取得其家属或者关系人同意并签字 |
| 手术、腰穿等特殊检查或治疗，但签字没家属 | 医疗机构负责人签字 |
| 重大灾害、事故等情况 | 医务人员必须服从县级以上卫健委派遣 |

### 三、医疗机构设置校验和登记

（一）登记　医疗机构执业，必须进行登记，领取《医疗机构执业许可证》。

**表 7-54　医疗机构设置登记**

| | |
|---|---|
| 申请登记的条件 | ①批准书；②符合基本标准；③有场所；④有经费、设施、设备和专业卫生技术人员；⑤有规章制度；⑥能独立承担民事责任 |
| 登记的办理 | 医疗机构的执业登记，由批准其设置的人民政府卫生行政部门办理。国家统一规划的医疗机构，其执业登记，由所在地的省、自治区、直辖市人民政府卫生行政部门办理 |
| 登记的事项 | ①负责人；②所有制形式；③资金；④服务方式；⑤诊疗科目；⑥面积和床位；⑦服务对象；⑧职工人数；⑨医疗机构代码；⑩其他登记事项。门诊部、诊所、卫生所、医务室、卫生保健所、卫生站还应当核准附设药房（柜）的药品种类 |
| 登记的审核 | 县以上卫健委受理→45 天内审核→合格后发证 |
| 变更登记和注销登记 | 医疗机构歇业，必须向原登记机关办理注销登记，医疗机构非因改建、扩建、迁建原因停业超过 1 年的，视为歇业 |

（二）校验

1. 床位不满 100 张的医疗机构，其《医疗机构执业许可证》每年校验 1 次；床位在 100 张以上的医疗机构，其《医疗机构执业许可证》每 3 年校验 1 次。

2. 校验期满前 3 个月向登记机关申请办理校验手续。办理校验应当交验《医疗机构执业许可证》，并提交下列文件：①《医疗机构校验申请书》；②《医疗机构执业许可证》副本；③省、自治区、直辖市卫生行政部门规定提交的其他材料。

3. 校验 30 天内完成。医疗机构有下列情形之一的，登记机关可以根据情况，给予 1 至 6 个月的暂缓校验期：①不符合《医疗机构基本标准》；②限期改正期间；③省、自治区、直辖市卫生行政部门规定的其他情形。

### 四、法律责任

**表 7-55　法律责任**

| 情况 | | 处理 |
|---|---|---|
| 逾期不校验执照 | | 县级以上人民政府卫生行政部门责令补办校验手续，不补吊销执照 |
| 转让、出借、出卖执照 | 一般情况 | 县以上卫健委没收非法所得，罚款<5 千元 |
| | 情节严重 | 吊销执照 |
| 超登记范围 | 一般情况 | 县以上卫健委予以警告、责令其改正，罚款<3 千元 |
| | 情节严重 | 吊销执照 |
| 聘用无证医务人员 | 一般情况 | 县以上卫健委予以限期整改，罚款<5 千元 |
| | 情节严重 | 吊销执照 |
| 出具虚假证明 | 一般情况 | 县以上卫健委予警告 |
| | 有危害后果 | 罚款<1 千元，直接责任人予行政处分 |
| 不服判决怎么办？ | | 申请复议，不行找法院 |
| 不交纳罚款怎么办？ | | 找法院强制执行 |

有权同意具有完全民事行为能力且意识清醒的患者实施特殊治疗的人员是

A. 院长　　　　　　　　　　　B. 经治医生

C. 科主任　　　　　　　　　　D. 医院伦理委员会主任

E. 患者本人

[参考答案] 1. E

# 第十三章　医疗事故处理条例

## 一、概述

（一）处理医疗事故的概念及其处理原则

医疗事故，是指医疗机构及其医务人员在医疗活动中，违反医疗卫生管理法律、行政法规、部门规章和诊疗护理规范、常规，过失造成患者人身损害的事故。

处理医疗事故，应当遵循公开、公平、公正、及时、便民的原则。

（二）处理医疗事故的基本要求

处理医疗事故的基本要求是坚持实事求是的科学态度，做到事实清楚、定性准确、责任明确、处理得当。

## 二、医疗事故的分级（官方教材已经删除，但是仍有考查，故保留）

表 7-56　医疗事故分级

| 一级 | 造成患者死亡（甲）、重度残疾的（植物人） | |
| --- | --- | --- |
| 二级 | 造成患者中度残疾、器官组织损伤导致严重功能障碍 | 甲：器官功能完全丧失不能代替：双眼球摘除，肾透析，换肾 |
| | | 乙：器官功能严重丧失：重度智障 |
| 三级 | 造成患者轻度残疾、器官组织损伤导致一般功能障碍 | |
| 四级 | 造成患者明显人身损害的其他后果 | |

## 三、医疗事故的预防与处置

（一）病历书写、复印或者复制

1. 病历书写：因抢救未及时书写病历补记时间 6 小时。

2. 病历资料的复印或者复制

（1）患者有权复印的：门诊病历、住院志、体温单、医嘱单、化验单（检验报告）、医学影像检查资料、特殊检查同意书、手术同意书、手术及麻醉记录单、病历资料、护理记录。

（2）患者无权复印的：上级医师查房记录、会诊意见、死亡讨论、疑难病例讨论记录。

（二）告知和报告

报告程序：科室负责人报告→医务处→院长。

但有三种情况需要医疗机构应当在 12 小时内向所在地卫生行政部门报告的过失行为：

1. 导致患者死亡或者可能为二级以上的医疗事故；

2. 导致 3 人以上人身损害后果；

3. 国务院卫生行政部门和省级卫生行政部门规定的其他情形。

（三）病历资料的封存与启封

总原则：书面资料和疑似引起不良反应的药品、血液等物品均是医患双方在场情况下进行封存，封存地点在医院！若需要检验的物品，由医患双方共同指定的第三方机构检测，若双方无法共同指定，则有当地卫健委指定机构检测！

（四）尸检

医患双方当事人不能确定死因或者对死因有异议的，应当在患者死亡后48小时内进行尸检；具备尸体冻存条件的，可以延长至7日。尸检应当经死者近亲属同意并签字。

[经典例题1]

发生医疗纠纷时，不能让家属复印的是

A. 会诊记录

B. 医学影像检查资料

C. 特殊检查同意书

D. 手术同意书

E. 手术及麻醉记录单

[经典例题2]

因抢救急危患者，未能及时书写病历的，有关医务人员应当在抢救结束后据实补记，并加以注明，其时限是

A. 2小时内　　　B. 4小时内　　　C. 6小时内　　　D. 8小时内　　　E. 12小时内

[参考答案] 1. A；2. C

### 四、医疗事故的技术鉴定

首先问自己几个问题，然后再继续往后看

1. 医疗事故鉴定向谁申请？卫生局？医学会？

2. 谁来鉴定？卫生局？医学会？

3. 不服鉴定咋办？

4. 鉴定谁来执行？卫生局？医学会？法院？

（一）鉴定组织，鉴定专家库条件

表7-57　医疗事故技术鉴定申请

| 由谁组织事故鉴定 | 中华医学会 |
| --- | --- |
| 鉴定的提起 | 卫生行政部门接到交由负责医疗事故技术鉴定工作的医学会组织鉴定 |
| | 医患双方当事人共同委托负责医疗事故技术鉴定工作的医学会组织鉴定 |

表7-58　医疗事故技术鉴定机构

| 谁来鉴定 | | 医患双方随机抽取的专家 |
| --- | --- | --- |
| 鉴定流程 | 首次 | 设区的市级地方医学会和省、自治区、直辖市直接管辖的县(市)地方医学会负责组织 |
| | 再次鉴定 | 由省级地方医学会负责组织 |
| | 其他 | 中华医学会在必要时可以组织疑难、复杂并在全国有重大影响的医疗事故争议的技术鉴定工作 |
| 不服医疗鉴定怎么办？ | | 首次鉴定结论之日起15日内向医疗机构所在地卫生行政部门提出再次鉴定的申请 |
| 谁能入组专家库成员？ | | 有良好的业务素质和执业品德 |
| | | 高级技术职务3年以上的大夫和法医 |
| 专家有地域限制吗？ | | 医学会依照规定聘请医疗卫生专业技术人员和法医进入专家库，可以不受行政区域的限制 |

（二）鉴定原则和依据

表7-59　医疗事故技术鉴定原则和依据

| 合议制原则 | 基本要求 | 专家鉴定组进行医疗事故技术鉴定，实行合议制 |
| --- | --- | --- |
| | 人数要求 | 专家鉴定组人数应当为单数 |
| | 专家要求 | 涉及的主要学科的专家一般不得少于鉴定组成员的二分之一；涉及死因、伤残等级鉴定的，应随机抽取法医参加 |
| 回避原则 | 三种情况 | ①是医疗事故争议当事人或者当事人的近亲属的；②与医疗事故争议有利害关系的；③与医疗事故争议当事人有其他关系可能影响公正鉴定的 |

| 独立鉴定原则 | 神圣不可侵 | 任何单位或者个人不得干扰医疗事故技术鉴定工作，不得威胁、利诱、辱骂、殴打专家鉴定组成员 |
|---|---|---|
| | 廉洁奉公 | 专家鉴定组成员不得接受双方当事人的财物或者其他利益 |

（三）鉴定程序和要求

（受理之日起 5 日）双方提供材料→调查取证、听取陈述及答辩并进行核实→做鉴定。

附：医院碰到医疗官司了怎么办？举证倒置证明自己无过失，所谓举证倒置指的是医院只要碰到医疗事故，那么在打官司的时候就需要拿出证明来证明自己没有过错！而普通的民事纠纷是谁主张谁举证，例如，张三指责李四偷了自己钱包，那么就一定要拿出证据出来李四偷盗了，否则就被认为是无效的指控。

鉴定过程

鉴定结论以专家鉴定组成员的过半数通过。鉴定过程应当如实记载。

医疗事故技术鉴定书应当包括下列主要内容：

①双方当事人的基本情况及要求；

②当事人提交的材料和负责组织医疗事故技术鉴定工作的医学会的调查材料；

③对鉴定过程的说明；

④医疗行为是否违反医疗卫生管理法律、行政法规、部门规章和诊疗护理规范、常规；

⑤医疗过失行为与人身损害后果之间是否存在因果关系；

⑥医疗过失行为在医疗事故损害后果中的责任程度；

⑦医疗事故等级；

⑧对医疗事故患者的医疗护理医学建议。

（四）不属于医疗事故的情形

①在紧急情况下为抢救垂危患者生命而采取紧急医学措施造成不良后果的；

②在医疗活动中由于患者病情异常或者患者体质特殊而发生医疗意外的；

③在现有医学科学技术条件下，发生无法预料或者不能防范的不良后果的；

④无过错输血感染造成不良后果的；

⑤因患方原因延误诊疗导致不良后果的；

⑥因不可抗力造成不良后果的。

## [经典例题 3]

王某，4 岁。玩耍时将一小跳棋子误吸卡于喉部，导致严重窒息。其父速将其送至张某开设的中医诊所就诊。张某即刻用桌上的一把水果刀将王某的气管切开，并用手伸入切口将棋子捅出。王某的生命虽得救，但伤口感染。经抗炎治疗后，伤口愈合，瘢痕形成，气管狭窄。张某行为的性质属于

A. 违规操作，构成医疗事故

B. 非法行医，不属于医疗事故

C. 超范围执业，构成医疗事故

D. 见义勇为，不构成医疗事故

E. 在紧急情况下抢救垂危患者的生命，采取紧急医疗措施，虽造成不良后果，但不属于医疗事故

[参考答案] 3. E

### 五、医疗事故的行政处理与监督

**表 7-60　医疗事故的行政处理与监督**

| 申请医疗事故争议处理是否有时间限制？ | 有，当事人自知道或者应当知道其身体健康受到损害之日起1年内，可以向卫生行政部门提出医疗事故争议处理申请 |
|---|---|
| 县卫生局什么情况不可擅自处理？ | ①患者死亡；②可能为二级以上的医疗事故；③国务院卫生行政部门和省、自治区、直辖市人民政府卫生行政部门规定的其他情形 |
| 自行协商解决途径 | 医疗机构应当自协商解决之日起7日内向所在地卫生行政部门做出书面报告，并附具协议书 |

卫生行政部门接到医疗机构关于重大医疗过失行为的报告后，除责令医疗机构及时采取必要的医疗救治措施，防止损害后果扩大外，应当组织调查，判定是否属于医疗事故；对不能判定是否属于医疗事故的，应当依照医疗事故处理条例的有关规定交由负责医疗事故技术鉴定工作的医学会组织鉴定。

### 六、法律责任

(一)医疗机构的法律责任

1. 对相关医疗机构可以根据医疗事故的等级和情节，给予警告；责令限期停业整顿甚至吊销执业许可证。

2. 医疗机构有下列情形之一

表 7-61　对医疗机构的处理

| 处理机关 | 卫健委 | |
|---|---|---|
| 处理方式 | 一般情况 | 责令改正 |
| | 情节严重 | 对责任人给予处分 |

(1)未如实告知患者病情、医疗措施和医疗风险的。

(2)没有正当理由，拒绝为患者提供复印或者复制病历资料服务的。

(3)未按照国务院卫生行政部门规定的要求书写和妥善保管病历资料的。

(4)未在规定时间内补记抢救病历的。

(5)未按照本条例的规定封存保管和启封病历资料和实物的。

(6)未设置医疗服务质量监控部门或者配备专(兼)职人员的。

(7)未制定有关医疗事故防范和处理预案的。

(8)未在规定时间内向卫生行政部门报告重大医疗过失行为的。

(9)未按照本条例的规定向卫生行政部门报告医疗事故的。

(10)未按照规定进行尸检和保存、处理尸体的。

医疗机构违反《医疗事故处理条例》的规定，有下列情形之一的，由卫生行政部门责令改正，给予警告；对负有责任的主管人员和其他直接责任人员依法给予行政处分或者纪律处分；情节严重的，由原发证部门吊销其执业证书或者资格证书：①承担尸检任务的机构没有正当理由，拒绝进行尸检的；②涂改、伪造、隐匿、销毁病历资料的。

(二)医务人员的法律责任

表 7-62　对医务人员的处理

| 处理机关 | 卫健委 | |
|---|---|---|
| 处理方式 | 一般情况 | 暂停 6 个月以上 1 年以下执业 |
| | 情节严重 | 吊销其执业证书 |

[经典例题 4]

某患者凌晨因心脏病发作被送入医院抢救，但不幸于当日上午 8 时死亡。下午 3 时，患者家属要求查阅病历，院方以抢救时间紧急，尚未补记病历为由不予提供，引起患者家属不满，投诉至卫生局。根据《医疗事故处理条例》规定，卫生局应给予该医院的处理是

A. 限期整改　　　B. 责令改正　　　C. 罚款　　　D. 吊销执业许可证　　　E. 警告

[参考答案] 4.B

# 第十四章　人体器官移植条例

### 一、概述

人体器官移植，是指摘取人体器官捐献人具有特定功能的心脏、肺脏、肝脏、肾脏或者胰腺等器官的全部或

者部分，将其植入接受人身体以代替其病损器官的过程。

（一）申请人体器官移植手术患者排序原则

申请人体器官移植手术患者的排序，应当符合医疗需要，遵循公平、公正和公开的原则。

（二）禁止买卖人体器官

任何组织或者个人不得以任何形式买卖人体器官，不得从事与买卖人体器官有关的活动。

### 二、人体器官的捐献

（一）人体器官捐献的原则

人体器官捐献应当遵循自愿、无偿的原则。公民享有捐献或者不捐献其人体器官的权利；任何组织或者个人不得强迫、欺骗或者利诱他人捐献人体器官。

（二）捐献人体器官的条件

表 7-63　捐献器官的条件、捐献意愿的撤销和活体器官捐献人的条件

| 基本条件 | 公民具有完全民事行为能力（即满18周岁） | |
|---|---|---|
| 捐献意愿表示具体情形 | 生前不同意捐献 | 任何组织或者个人不得捐献、摘取该公民的人体器官 |
| | 生前未表态捐与否 | 死后其配偶、成年子女、父母可表示捐献意愿 |
| 捐献意愿的撤销 | 公民应有书面形式的捐献意愿，并有权予以撤销捐献意愿 | |
| 活体器官捐献人的条件 | 任何组织或者个人不得摘取未满18周岁公民的活体器官用于移植 | |

（三）活体器官接受人的条件：

①活体器官的接受人限于活体器官捐献人的配偶、直系血亲或者三代以内旁系血亲。

②有证据证明与活体器官捐献人存在因帮扶等形成亲情关系的人员。

[经典例题 1]

目前我国提倡的活体供体器官获取的方式是

A. 自由买卖　　　　B. 推定同意　　　　C. 自愿捐献　　　　D. 家属决定　　　　E. 医生强制

[参考答案] 1. C

### 三、人体器官的移植

1. 登记　医疗机构从事人体器官移植，应当依照《医疗机构管理条例》的规定，向所在地省、自治区、直辖市人民政府卫生主管部门申请办理人体器官移植诊疗科目登记。

2. 条件　医疗机构从事人体器官移植，应当具备下列条件：

①有器官移植科资质的医师和其他医务人员；

②有满足人体器官移植所需要的设备、设施；

③有人体器官移植技术临床应用与伦理委员会，该委员会中从事人体器官移植的医学专家不超过委员人数的1/4；

④有完善的人体器官移植质量监控等管理制度。

3. 对人体器官捐献人的医学检查和接受人的风险评估

实施人体器官移植手术的医疗机构及其医务人员应当对人体器官捐献人进行医学检查，对接受人因人体器官移植感染疾病的风险进行评估，并采取措施，降低风险。

4. 人体器官移植的伦理审查

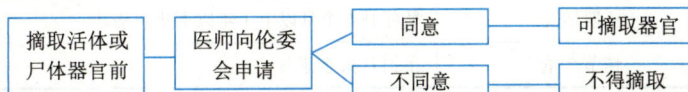

图 7-2　人体器官移植的伦理审查程序

注意：审核内容

①人体器官捐献人的捐献意愿是否真实；

②有无买卖或者变相买卖人体器官的情形；

③人体器官的配型和接受人的适应证是否符合伦理原则和人体器官移植技术管理规范。

④表决：经 2/3 以上委员同意，伦理委员会方可出具同意的书面意见。

**5. 摘取活体器官应当履行的义务**

从事人体器官移植的医疗机构及其医务人员摘取活体器官前，应当履行下列义务：

**表 7-64　摘取活体器官应当履行的义务**

| | |
|---|---|
| 说明 | 手术的风险，术后并发症及预防措施，并与捐献人签知情同意书 |
| 查验 | 查验捐献人捐献器官的书面意愿及捐献人与接受人器官移植条例规定关系的证明材料 |
| 确认 | 摘取器官的直接后果不损害活体器官捐献人其他正常的生理功能 |
| 保存 | 从事器官移植的医院应当保存活体器官捐献人的医学资料，并进行随访 |

**6. 摘取尸体器官的要求**

摘取尸体器官，应当在依法判定尸体器官捐献人死亡后进行。

从事人体器官移植的医务人员不得参与捐献人的死亡判定。

**7. 个人资料保密**

从事人体器官移植的医务人员应当对人体器官捐献人、接受人和申请人体器官移植手术的患者的个人资料保密。

### 四、法律责任

（一）买卖人体器官及相关活动的法律责任

**表 7-65　买卖人体器官相关处罚**

| 处罚部门 | 设区的市卫健委以上卫生行政部门 | |
|---|---|---|
| 处罚形式 | 罚款 | 没收违法所得，处交易额 8 倍以上 10 倍以下罚款 |
| | 医疗机构 | 撤销人体器官移植诊疗科目登记，且 3 年内不得再申请 |
| | 医务人员 | 吊销其执业证书 |
| | 国家工作人员 | 给予撤职、开除的处分 |

（二）医疗机构未办理人体器官移植诊疗科目登记，擅自从事人体器官移植的，依照《医疗机构管理条例》的规定予以处罚。

（三）未对人体器官捐献人进行医学检查的法律责任

医疗机构及其医务人员，未对人体器官捐献人进行医学检查或者未采取措施，导致接受人因人体器官移植手术感染疾病的，依照《医疗事故处理条例》的规定予以处罚。给他人造成损害的，应当依法承担民事责任。

（四）泄露个人资料的法律责任

医务人员泄露人体器官捐献人、接受人或者申请人体器官移植手术患者个人资料的，依照《执业医师法》或者国家有关护士管理的规定予以处罚。

给他人造成损害的，应当依法承担民事责任。

（五）从事人体器官移植的医务人员参与死亡判定的法律责任

**表 7-66　医务人员参与死亡判定的处罚**

| 处罚部门 | 县级以上卫健委 | |
|---|---|---|
| 处罚形式 | 一般情况 | 暂停其 6 个月以上 1 年以下执业活动 |
| | 情节严重 | 吊销其执业证书 |

（六）医疗机构有下列情形对责任人——依法给予处分

情节严重：由原登记部门撤销该医疗机构人体器官移植诊疗科目登记，该医疗机构 3 年内不得再申请人体器官移植诊疗科目登记。

①不再具备人体器官移植条例规定条件，仍从事人体器官移植的；

②未经人体器官移植技术临床应用与伦理委员会审查同意，做出摘取人体器官的决定，或者胁迫医务人员违反人体器官移植条例规定摘取人体器官的；

③摘取活体器官前未履行说明、查验、确认义务的；

④对摘取器官完毕的尸体未进行符合伦理原则的医学处理，恢复尸体原貌的。

(七)医务人员的法律责任

有下列情形的(同医疗机构法律责任的后 3 条)

依法给予处分；暂停其 6 个月以上 1 年以下执业活动；

情节特别严重，吊销其执业证书：

①未经人体器官移植技术临床应用与伦理委员会审查同意摘取人体器官的；

②摘取活体器官前未依照人体器官移植条例规定履行说明、查验、确认义务的；

③对摘取器官完毕的尸体未进行符合伦理原则的医学处理，恢复尸体原貌的。

# 第十五章　放射诊疗管理规定

## 一、概述

放射诊疗工作，是指使用放射性同位素、射线装置进行临床医学诊断、治疗和健康检查的活动。

根据《放射诊疗管理规定》，放射诊疗工作按照诊疗风险和技术难易程度分为放射治疗、核医学、介入放射学、X 射线影像诊断等四类管理。

## 二、执业条件

(一)开展放射诊疗的基本条件

医疗机构开展放射诊疗工作，应当具备与其开展的放射诊疗工作相适应的条件，经所在地县级以上地方卫生行政部门的放射诊疗技术和医用辐射机构许可。

(二)安全防护装置、辐射检测仪器和个人防护用品的配备与使用

医疗机构应当按照要求配备并使用安全防护装置、辐射检测仪器和个人防护用品。

(三)设备和场所警示标志的设置

1. 设备、容器，储存场所，放射诊疗工作场所的入口处设有电离辐射标志；

2. 放射诊疗工作场所按照要求分为控制区、监督区，在控制区进出口及其他适当位置，设有电离辐射警告标志和工作指示灯。

## 三、安全防护与质量保证

(一)场所防护要求

1. 定期对放射诊疗工作场所、储存场所和防护设施进行放射防护检测，保证辐射水平符合有关规定或者标准。

2. 放射性同位素储存场所应当有专人负责，有完善的存入、领取、归还登记和检查的制度。

3. 放射性同位素不得与易燃、易爆、腐蚀性物品同库储存；储存场所应当采取有效的防泄漏等措施，并安装必要的报警装置。

(二)放射诊疗工作人员防护要求

工作人员佩戴个人剂量计。医疗机构为工作人员进行健康检查，进行专业及防护知识培训，建立个人剂量、职业健康管理和教育培训档案。

(三)对患者和受检者的防护要求

遵守医疗照射正当化和放射防护最优化的原则。

有明确的医疗目的，严格控制受照剂量；对邻近照射野的敏感器官和组织进行屏蔽防护。告知患者辐射对健康的影响。

(四)放射诊断检查的原则和实施

优先采用对人体健康影响较小的诊断技术。实施检查应当遵守下列规定：

1. 严格执行检查资料的登记、保存、提取和借阅制度，不得因资料管理、受检者转诊等原因使受检者接受不必要的重复照射。

2. 不得将核素显像检查和 X 射线胸部检查列入对婴幼儿及少年儿童体检的常规检查项目。

3. 对育龄妇女腹部或骨盆进行核素显像检查或 X 射线检查前，应问明是否怀孕；非特殊需要，对受孕后 8 至 15 周的育龄妇女，不得进行下腹部放射影像检查。

4. 应当尽量以胸部 X 射线摄影代替胸部荧光透视检查。

5. 实施放射性药物给药和 X 射线照射操作时，应当禁止非受检者进入操作现场；因患者病情需要其他人员陪检时，应当对陪检者采取防护措施。

（五）放射治疗的原则和实施

治疗过程中，治疗现场至少应有 2 名放射诊疗工作人员。

**四、法律责任**

1. 医疗机构有下列情形之一的，应给予处理

①未取得放射诊疗许可从事放射诊疗工作的；

②未办理诊疗科目登记或者未按照规定进行校验的；

③未经批准擅自变更放射诊疗项目或者超出批准范围从事放射诊疗工作的。

表 7-67　对医疗机构的相关处理

| 处罚部门 | 县级以上卫健委 | |
|---|---|---|
| 处理意见 | 一般情况 | 警告、责令限期改正，并可处以 3 千元以下的罚款 |
| | 情节严重 | 吊销其《医疗机构执业许可证》 |

2. 医疗机构使用不具备相应资质的人员从事放射诊疗工作的。

表 7-68　使用不具备资质的人员工作的处理

| 处罚部门 | 县级以上卫健委 | |
|---|---|---|
| 处理意见 | 一般情况 | 责令限期改正，并可处以 5 千元以下的罚款 |
| | 情节严重 | 吊销其《医疗机构执业许可证》 |

3. 医疗机构违反放射诊疗管理规定，有下列行为之一的

①购置、使用不合格或国家有关部门规定淘汰的放射诊疗设备的；

②未按照规定使用安全防护装置和个人防护用品的；

③未按照规定对放射诊疗设备、工作场所及防护设施进行检测和检查的；

④未按照规定对放射诊疗工作人员进行个人剂量监测、健康检查、建立个人剂量和健康档案的；

⑤发生放射事件并造成人员健康严重损害的；

⑥发生放射事件未立即采取应急救援和控制措施或者未按照规定及时报告的；

⑦违反放射诊疗管理规定的其他情形。

表 7-69　医疗机构违反放射诊疗管理规定的处理

| 处罚部门 | 县以上卫健委 |
|---|---|
| 处理意见 | 警告，责令限期改正；并可处 1 万元以下的罚款 |

# 第十六章　处方管理办法

**一、概述**

处方，是指由注册的执业医师和执业助理医师在诊疗活动中为患者开具的、由取得药学专业技术职务任职资

医学教育网 www.med66.com

格的药学专业技术人员审核、调配、核对，并作为患者用药凭证的医疗文书。

处方包括医疗机构病区用药医嘱单。

医师开具处方和药师调剂处方应当遵循安全、有效、经济的原则。处方药应当凭医师处方销售、调剂和使用。

二、处方管理的一般规定

(一)处方书写规则

表 7-70　处方书写规则注意事项

| 情况 | 处理 |
|---|---|
| 处方必有的 | 一般情况、诊断(除非特殊情况可不写) |
| 处方几人用 | 只能一人 |
| 可否涂改 | 不得涂改，如涂改需要签名并注明时间 |
| 药品名称 | 必须写通用名，没有中文名称可用规范的英文名称，不得缩写，用法明确 |
| 可超剂量 | 需要注明原因并在此签名 |
| 如何结尾 | 书写完毕后需要划一斜线表明处方完毕，并签名，且签名式样和专用签章应当与院内药学部门留样备查的式样相一致 |
| 患者年龄 | 应当填写实足年龄，新生儿、婴幼儿写日、月龄，必要时要注明体重 |
| 多种药品的开具 | 西药和中成药可以分别开具处方，也可以开具一张处方，中药饮片应当单独开具处方，开具西药、中成药处方，每一种药品应当另起一行，每张处方不得超过 5 种药品 |
| 中药饮片 | 按照"君、臣、佐、使"的顺序排列；调剂、煎煮的特殊要求注明在药品右上方，并加括号，如布包、先煎、后下等；对饮片的产地、炮制有特殊要求的，应当在药品名称之前写明 |

(二)药品剂量与数量书写的要求

1. 药品剂量与数量用阿拉伯数字书写。剂量应当使用法定剂量单位：重量以克(g)、毫克(mg)、微克(μg)、纳克(ng)为单位；容量以升(L)、毫升(ml)为单位；国际单位(IU)、单位(U)；中药饮片以克(g)为单位。

2. 片剂、丸剂、胶囊剂、颗粒剂分别以片、丸、粒、袋为单位；溶液剂以支、瓶为单位；软膏及乳膏剂以支、盒为单位；注射剂以支、瓶为单位，应当注明含量；中药饮片以剂为单位。

[经典例题 1]

医师开具处方时，除特殊情况外必须注明

A. 患者体重　　　B. 药品的拉丁文　　　C. 处方药或非处方药　　　D. 临床诊断　　　E. 是否为过敏体质

[经典例题 2]

医师张某给一患者开具了处方，患者取药时，药剂师指出该处方不符合相关规定不予调配。其理由是

A. 该处方使用了药品通用名称　　　　　B. 该处方同时开具了中成药和西药

C. 该处方开具了 5 种药物　　　　　　　D. 该处方注明了 5 天有效期

E. 该处方开具了 7 天药物用量

[参考答案] 1. D；2. D

三、处方权的获得

(一)处方权的取得

注册后有相应处方权，执业医师经考核合格后取得麻醉药品和第一类精神药品的处方权，药师经考核合格后取得麻醉药品和第一类精神药品调剂资格。

进修大夫：接收进修的医疗机构对其胜任本专业工作的实际情况进行认定后授予相应的处方权。

(二)开具处方的条件

前提：医师需要签名留样或者专用签章备案。

处方生效前提：注册的医师在执业的医院签名或加盖专用签章。

麻方和精一处方：取得特殊处方权后方可开具，但不可为己开具，药师需有调剂资格后方可调剂。

试用期人员：开具处方需有处方权的执业医师审核，并签名或加盖专用签章后方有效。

### 四、处方的开具

**（一）开具处方的规则**

医师利用计算机开具、传递普通处方时，应当同时打印出纸质处方，其格式与手写处方一致；打印的纸质处方经签名或者加盖签章后有效。药师核发药品时，应当核对打印的纸质处方，无误后发给药品，并将打印的纸质处方与计算机传递处方同时收存备查。

**（二）开具处方的要求**

**表 7-71  开具处方的要求**

| 处方的时效 | | | 当日有效，特殊情况可延长（医师注明有效期限），但最长不超过 3 天 |
|---|---|---|---|
| 处方最大量 | 普通 | | 不得超过 7 日 |
| | 急诊 | | 不得超过 3 日 |
| | 其他 | | 慢性病、老年病或特殊情况可适当延长，但医师应当注明理由，毒麻药规定见后 |
| 长期麻药和精一者 | 首诊医师 | | 建立相应的病历+患者签署《知情同意书》 |
| | 病历内容 | | 二级以上医院的诊断证明+有效身份证明文件或代办人员身份证明 |
| 麻药和精一药可带回家吗 | 一般 | | 麻醉药品注射剂仅限于医疗机构内 |
| | 特殊 | | 癌症疼痛患者和中、重度慢性疼痛患者可以 |
| 门急诊的麻药 | 注射剂 | | 每张处方为一次常用量 |
| | 控缓释剂 | | 每张处方不得超过 7 日常用量 |
| | 其他剂型 | | 每张处方不得超过 3 日常用量 |
| 精神类药品 | 精一 | 注射剂 | 每张处方为一次常用量 |
| | | 控缓剂 | 不得超过 7 日常用量 |
| | | 其他剂型 | 不得超过 3 日常用量。哌醋甲酯用于治疗儿童多动症时，不得超过 15 日常用量/张 |
| | 精二 | 一般 | 不得超过 7 日常用量 |
| | | 慢性及特殊可以适当延长，医师应当注明理由 | |
| 癌症者+中重疼痛者 | 精一及麻药 | 注射剂 | 不超 3 日常用量/张 |
| | | 控缓剂 | 不超 15 日常用量 |
| | | 其他 | 不超 7 日常用量 |
| 住院患者 | 精一及麻药 | | 应当逐日开具，每张处方为 1 日常用量 |
| 特别管制药品 | 盐酸二氢埃托啡 | | 一次常用量，仅限于二级以上医院内使用 |
| | 哌替啶 | | 一次常用量，仅限于医疗机构内使用 |
| 医院的管理 | | | 要求长期使用麻醉药品和第一类精神药品的门（急）诊癌症患者和中、重度慢性疼痛患者，每 3 个月复诊或者随诊一次 |

### 五、监督管理

**（一）处方开具的管理**

1. 医疗机构应当对出现超常处方 3 次以上且无正当理由的医师提出警告，限制其处方权；限制处方权后，仍连续 2 次以上出现超常处方且无正当理由的，取消其处方权。

2. 医师出现下列情形之一的，取消处方权：①被责令暂停执业；②考核不合格离岗培训期间；③被注销、吊销执业证书；④不按照规定开具处方，造成严重后果的；⑤不按照规定使用药品，造成严重后果的；⑥因开具处方牟取私利。

**（二）处方由调剂处方药品的医疗机构妥善保存**

**表 7-72　处方的保存**

| | | |
|---|---|---|
| 处方保存年限 | 普通、急诊、儿科处方 | 1 年 |
| | 毒性药、精二 | 2 年 |
| | 麻药、精一 | 3 年 |
| 处方保存期满 | 处理方式 | 登记备案，方可销毁 |
| | 批准人 | 医疗机构主要负责人 |
| 专册保存制度 | 目的 | 根据麻药和精药的开具情况，按照药品种类、规格和消耗量进行登记 |
| | 内容 | 发药日期、患者姓名、用药数量 |
| | 保存时间 | 3 年 |

[**经典例题 3**]

县医院在处方检查中发现某医师开具了 3 张超常处方，医院领导询问其原因，该医师未能作出合理解释。于是，医院根据相关规定对其作出了处理。该处理是

A. 责令暂停执业　　B. 限制处方权　　C. 取消处方权　　D. 记过　　E. 注销执业证书

[参考答案] 3. B

**六、法律责任**

医师出现下列情形之一的

①未取得处方权或者被取消处方权后开具药品处方的；

②未按照《处方管理办法》规定开具药品处方的；

③违反《处方管理办法》其他规定的。

**表 7-73　对医师违反处方管理办法的处理**

| 处理机关 | | 县级以上卫健委 |
|---|---|---|
| 处理意见 | 般情况 | 警告或者责令暂停 6 个月至 1 年执业活动 |
| | 情节严重 | 吊销其执业证书 |

医师出现下列情形之一的，由县级以上卫生行政部门按照《麻醉药品和精神药品管理条例》第 73 条的规定予以处罚：①未取得麻醉药品和第一类精神药品处方资格的医师擅自开具麻醉药品和第一类精神药品处方的；②具有麻醉药品和第一类精神药品处方医师未按照规定开具麻醉药品和第一类精神药品处方，或者未按照卫生部制定的麻醉药品和精神药品临床应用指导原则使用麻醉药品和第一类精神药品的。

# 第十七章　抗菌药物临床应用管理办法

**一、概述**

抗菌药物，是指治疗细菌、支原体、衣原体、立克次体、螺旋体、真菌等病原微生物所致感染性疾病病原的药物，不包括治疗结核病、寄生虫病和各种病毒所致感染性疾病的药物以及具有抗菌作用的中药制剂。

(一)抗菌药物临床应用的原则

安全、有效、经济。

(二)抗菌药物临床应用的分级管理

表 7-74  抗菌药物临床应用的分级管理

| 级别 | 安全性 | 耐药性 | 价格 | 指征 | 开药者 |
|---|---|---|---|---|---|
| 非限制使用级 | 安全有效 | 较小 | 较低 | 预防感染、治疗轻度或局部感染 | 初级及在乡镇村医疗机构中的助理(乡村医师) |
| 限制级 | 安全有效 | 较大 | 较高 | 严重感染、免疫功能低合并感染或病原菌仅对限制使用级敏感时 | 主治医师 |
| 特殊级 | 严重不良反应,临床资料少 | 较快 | 昂贵 | 经感染、呼吸、ICU 检验科等会诊后可用 | 主任医师 |

特殊情况:抢救生命垂危等紧急情况,可越级,越级使用后,需要 24 小时内补办手续。

二、抗菌药物临床应用管理

(一)抗菌药物遴选和定期评估制度

表 7-75  抗菌药物遴选和定期评估制度

| 抗菌药物遴选申请 | 科室报告→药学部(给意见)→药管工作组审议 | | |
|---|---|---|---|
| 抗菌药物遴选申请审核 | 药管工作组审议(2/3 同意)→药事委员会同意(2/3 以上同意) | | |
| 抗菌药清退或更换 | 需清退情况 | 有安全隐患、疗效不确定、耐药、性价比差 | |
| | 提出部门 | 临床科室、药学部、药管组 | |
| | 过程 | 药管组半数同意→药事委员会备案→药管与药疗委员会通过可执行 | |
| | 后果 | 被清退药品 12 个月内不得上市 | |

(二)细菌耐药预警机制

表 7-76  细菌耐药预警机制

| 耐药率 | 处理意见 |
|---|---|
| 耐药率>30%抗生素 | 通报本机构医务人员 |
| 耐药率>40%抗生素 | 慎重经验用药 |
| 耐药率>50%抗生素 | 根据药敏试验 |
| 耐药率>75%抗生素 | 暂停对此目标细菌的临床应用,根据耐药监测结果再决定是否恢复临床应用 |

(三)抗菌药物临床应用异常情况的调查和处理

医疗机构应当对以下抗菌药物临床应用异常情况开展调查,并根据不同情况作出处理:

①使用量异常增长的抗菌药物;

②半年内使用量始终居前列的抗菌药物;

③经常超适应证、超剂量使用的抗菌药物;

④企业违规销售的抗菌药物;

⑤频繁发生严重不良事件的抗菌药物。

(四)临床应用知识和规范化管理培训及考核

表 7-77  临床应用知识和规范化管理培训及考核

| 考核单位 | 二级以上医院 |
|---|---|
| 考核对象 | 医师和药师 |

| 考核单位 | 二级以上医院 |
|---|---|
| 考核内容 | 《药品管理法》、《执业医师法》、《抗菌药物临床应用管理办法》、《处方管理办法》、《医疗机构药事管理规定》、《抗菌药物临床应用指导原则》、《国家基本药物处方集》、《国家处方集》和《医院处方点评管理规范（试行）》等相关法律、法规、规章和规范性文件。<br>抗菌药物临床应用及管理制度。<br>常用抗菌药物的药理学特点与注意事项。<br>常见细菌的耐药趋势与控制方法。<br>抗菌药物不良反应的防治 |

## [经典例题1]

抗菌药物的细菌耐药率超过一定的百分比时，慎重经验用药，该百分比是

A. 50%  　　　B. 20%  　　　C. 10%  　　　D. 40%  　　　E. 30%

[参考答案] 1. D

### 三、抗菌药物的临床应用

（一）处方权的授予　二级以上医院医师经本机构抗菌药物临床应用知识和规范化管理的培训，并考核合格后，方可获得相应的处方权。

其他医疗机构依法享有处方权的医师、乡村医生等，由县级以上地方卫生行政部门组织相关培训、考核。经考核合格的，授予相应的抗菌药物处方权。

（二）预防感染指征的掌握　医疗机构和医务人员应当严格掌握使用抗菌药物预防感染的指征。

（三）特殊使用级抗菌药物的使用

1. 临床应用特殊使用级抗菌药物应当严格掌握用药指征，经抗菌药物管理工作组指定的专业技术人员会诊同意后，由具有相应处方权医师开具处方。

2. 特殊使用级抗菌药物会诊人员由具有抗菌药物临床应用经验的感染性疾病科、呼吸科、重症医学科、微生物检验科、药学部门等具有高级专业技术职务任职资格的医师、药师或具有高级专业技术职务任职资格的抗菌药物专业临床药师担任。

（四）越级使用的情形　因抢救生命垂危的患者等紧急情况，医师可以越级使用抗菌药物。越级使用抗菌药物应当详细记录用药指征，并应当于 24 小时内补办越级使用抗菌药物的必要手续。

### 四、监督管理

（一）抗菌药物处方、医嘱点评

（二）对抗菌药物超常处方医师的处理

抗菌药超常处方3次以上且无正当理由的医师提出警告，限制其特殊使用和限制使用级抗菌药处方权。

（三）取消医师抗菌药物处方权的情形

考核不合格+限制处方仍超常处方+未按规定开处方/使用药造成严重后果+收回扣。

**敲黑板**

取消处方，6个月不得恢复处方权。

### 五、法律责任

（一）通过开具抗菌药物牟取不正当利益的法律责任（县级以上卫健委处理）

（二）医师违反抗菌药物临床应用规定的法律责任

医师有下列情形之一的，县级以上卫健委处理：

①未按照《抗菌药物临床应用管理办法》规定开具抗菌药物处方，造成严重后果；

②使用未经国家药品监督管理部门批准的抗菌药物；

③使用本机构抗菌药物供应目录以外的品种、品规，造成严重后果；

④违反《抗菌药物临床应用管理办法》其他规定，造成严重后果。

造成严重后果：

表 7-78　医师违反抗菌药物临床应用规定的处理

| 处罚部门 | 县以上卫健委 | |
|---|---|---|
| 处理意见 | 一般违法 | 给予警告或者责令暂停 6 个月以上 1 年以下执业活动 |
| | 情节严重 | 吊销其执业证书 |
| | 构成犯罪 | 追究刑事责任 |

再次强调：严重后果≠情节严重

[经典例题 2]

（共用备选答案）

A. 出现开具抗菌药物超常处方 3 次以上且无正当理由

B. 开具抗菌药物处方牟取不正当利益

C. 发生抗菌药物不良事件

D. 因紧急情况越级使用抗菌药物

E. 使用的抗菌药物明显超出规定用量

(1) 医疗机构对医师提出警告并限制其特殊使用级抗菌药物处方权的情形是

(2) 医疗机构取消医师抗菌药物处方权的情形是

[参考答案] 2. A、B

# 第十八章　医疗机构临床用血管理办法

**一、概述**

《医疗机构临床用血管理办法》规定，医疗机构应当将加强组织管理，明确岗位职责，健全管理制度。医疗机构法定代表人为临床用血管理第一责任人。

表 7-79　献血法与临床用血管理办法

| 时间 | 事件 |
|---|---|
| 1997 年 12 月 29 日 | 通过献血法，1998 年 10 月 1 日起施行 |
| 2012 年 6 月 7 日 | 国家卫健委发布了《医疗机构临床用血管理办法》，自 2012 年 8 月 1 日起施行 |

(一)临床输血管理委员会

二级以上医院和妇幼保健医院应当设立临床输血管理委员会，负责本机构临床用血管理工作。其他医疗机构应当设立临床管理工作组。

临床用血管理委员会或者临床用血管理工作组应当履行以下职责：

①认真贯彻临床用血管理相关法律、法规、规章、技术规范和标准，制定本机构临床用血管理的规章制度并监督实施；

②评估确定临床用血的重点科室、关键环节和流程；

③定期监测、分析和评估临床用血情况，开展临床用血质量评价工作，提高临床合理用血水平；

④分析临床用血不良事件，提出处理和改进措施；

⑤指导并推动开展自体输血等血液保护及输血新技术；

⑥承担医疗机构交办的有关临床用血的其他任务。

(二)输血科(血库)　医疗机构应当根据有关规定和临床用血需求设置输血科或者血库，并根据自身功能、任务、规模，配备与输血工作相适应的专业技术人员、设施、设备。不具备条件设置输血科或者血库的医疗机构，应当安排专(兼)职人员负责临床用血工作。

## 二、临床用血管理

(一)临床用血计划

当遵照合理、科学的原则。

(二)血液核查

血袋标签核对的主要内容是：①血站的名称；②献血编号或者条形码、血型；③血液品种；④采血日期及时间或者制备日期及时间；⑤有效期及时间；⑥储存条件。

(三)临床用血申请

表 7-80　临床用血申请原则

| 申请血量 | 申请人 | 批准人 |
|---|---|---|
| <800 毫升 | 主治 | 副高以上 |
| 800 至 1600 毫升 | 主治 | 科主任 |
| >1600 毫升 | 主治 | 主任审核，医务科批准 |

(四)签署临床输血治疗知情同意书

因抢救生命垂危的患者需要紧急输血，且不能取得患者或者其近亲属意见的，经医疗机构负责人或者授权的负责人批准后可用血。

(五)临时采集血液条件

1. 危及患者生命，急需输血；

2. 血站无法及时供血，且无法从其他医疗机构调剂，而其他医疗措施不能替代输血治疗；

3. 具备输血前检测能力；

4. 遵守采供血相关操作规程和技术标准。

医疗机构应当在临时采集血液后 10 日内将情况报告县级以上人民政府卫生行政部门。

(六)患者自身储血

(七)临床用血不良事件监测报告

(八)临床用血医学文书管理

(九)临床用血的费用

公民用血只交付用于血液的采集、储存、分离、检验等费用，献血者及直系亲属用血可按规定免交或者减交以上费用。

(十)医务人员职责

执行临床输血技术规范，严格掌握输血适应证。

## 三、医疗机构的法律责任

1. 将不符合标准的血液用于患者的法律责任

表 7-81　对医疗机构不合理用血的处罚

| 处罚部门 | 县级以上地方人民政府卫生行政部门 | | |
|---|---|---|---|
| 处理意见 | 一般情况 | 责令改正 | |
| | 给患者健康造成损害的 | 对医疗机构 | 依法赔偿 |
| | | 责任人 | 予行政处分 |
| | 构成犯罪 | 追究刑事责任 | |

2. 未尽临床用血管理职责的法律责任

以下情况县级以上人民政府卫生行政部门给予限期改正→(不改)通报批评，予警告→(情节严重)3 万元以下罚款+处分。①未设立临床用血管理委员会或者工作组的；②未拟定临床用血计划或者 1 年内未对计划实施情况进行评估和考核的；③未建立血液发放和输血核对制度的；④未建立临床用血申请管理制度的；⑤未建立医务人员临床用血和无偿献血知识培训制度的；⑥未建立科室和医师临床用血评价及公示制度的；⑦将经济收入作为对输血科或者血库工作的考核指标的；⑧违反《医疗机构临床用血管理办法》的其他行为。

3. 使用非卫生行政部门指定血站的血液的法律责任

表 7-82　使用未指定血站的血液的处罚

| 处罚部门 | 县级以上地方人民政府卫生行政部门 | |
|---|---|---|
| 处理意见 | 一般情况 | 并处 3 万元以下罚款 |
| | 情节严重或者造成严重后果 | 责任人员依法给予处分 |

4. 违反应急用血采血规定的法律责任

表 7-83　违反应急用血采血规定的处罚

| 处罚部门 | 县级以上人民政府卫生行政部门 | | |
|---|---|---|---|
| 处理意见 | 一般情况 | 限期改正，给予警告 | |
| | 情节严重或严重后果 | 对机构 | 处 3 万元以下罚款 |
| | | 责任人 | 予处分 |
| | 构成犯罪 | 追究刑事责任 | |

# 第十九章　药品管理法及其实施条例

## 一、概述

药品，是指用于预防、治疗、诊断人的疾病，有目的地调节人的生理功能并规定有适应证、用法和用量的物质。

包括中药材、中药饮片、中成药、化学原料及其制剂、抗生素、生化药品、放射性药品、血清疫苗、血液制品和诊断药品等。

## 二、药品管理

表 7-84　药品管理法中的小概念

| 假药 | 成分与国标规定的成分不符 |
|---|---|
| 按假药论处 | 禁止使用的药品；未被批准生产，进口的药物；变质的；被污染的；无生产批号的；标注适应证超出规定范围的 |
| 劣药 | 成分含量不符合国标规定的药品 |
| 按劣药论处 | 无有效期或更改有效期；不注明或者更改生产批号的；超过有效期的；直接接触药品的包装材料和容器未经批准的；擅自添加着色剂、防腐剂、香料、矫味剂及辅料的；其他不符合药品标准规定的 |
| 处方药 | 凭执业医师和执业助理医师处方方可购买、调配和使用的药品 |
| 非处方药 | 国务院药品监督管理部门公布的，不需要凭执业医师和执业助理医师处方，消费者可以自行判断、购买和使用的药品，根据安全性分为甲类非处方药和乙类非处方药 |

## [经典例题 1]

某地药品监督管理部门接到多名眼疾患者举报，反映在县医院眼科就诊使用某药后发生"眼内炎"。药品监督管理部门经过调查确认该药为假药，其法定依据是

A. 未标明有效期　　B. 未注明生产批号　　C. 未经批准而进口　　D. 超过有效期　　　　E. 擅自添加着色剂

[参考答案] 1. C

**敲黑板**

假药：成分不符+禁药+无批号生产、进口+变质、污染+超范围；

劣药：含量不符+无/改/过有效期+不注明/改生产批号+辅料(香精、防腐剂等)。

### 三、法律责任

**1. 医疗机构在药品购销中的法律责任**

表 7-85　药品购销中给予、收受回扣的处理

| 情况 | | 处理 |
| --- | --- | --- |
| 一般情况 | | 由工商行政管理部门处 1 万元以上 20 万元以下的罚款，有违法所得的，予以没收 |
| 情节严重 | 工商 | 吊销营业执照 |
| | 药监 | 吊销其《药品生产许可证》、《药品经营许可证》 |
| 构成犯罪 | | 追究刑事责任 |

**2. 医疗机构相关人员违法行为的法律责任**

医疗机构的负责人、药品采购人员、医师等有关人员收受财物或者其他利益的。

表 7-86　药品购销中违法收受财物或者其他利益的处理

| 处理机关 | | 卫生行政部门或本单位 |
| --- | --- | --- |
| 处理意见 | 一般情况 | 没收违法所得 |
| | 情节严重 | 卫健委吊销执照 |
| | 构成犯罪 | 追究刑事责任 |

# 第二十章　麻醉药品和精神药品管理条例

### 一、概述

特殊管理药品，是指麻醉药品、精神药品、医疗用毒性药品和放射性药品。国家对它们实行特殊管理。

麻醉药品和精神药品，是指列入麻醉药品目录、精神药品目录的药品和其他物质。

### 二、麻醉药品和精神药品管理

**(一)精神类和麻醉类药品概述(了解)**

精神类药物：直接作用于中枢神经系统，使之极度兴奋或抑制；精神药品分为第一类精神药品和第二类精神药品。第一类：去氧麻黄碱(冰毒)；第二类：地西泮，艾司唑仑；

麻醉药品：对中枢神经有麻醉作用，连续使用后易产生身体依赖性、能形成瘾癖的药品；

阿片类：包括天然来源的阿片以及从中提取的有效成分；

可卡因类：可卡因，古柯碱等；

大麻类：包括各种大麻的制剂。

**(二)麻醉药品和精神药品的使用**

表 7-87　麻醉药品和精神药品的使用

| 购买第一类精神药品需办理什么手续 | 在设区的市级人民政府卫生主管部门批准，取得麻醉药品、第一类精神药品购用印鉴卡 |
| --- | --- |
| 取得印鉴卡应具备的条件 | 管理人员+麻醉和第一类精神药品处方权大夫+储存设备+管理制度 |
| 可以给自己开麻/精方吗 | 不能 |

续表

| 麻药、精药可以自行配制吗 | 前提：市场无供应情况下 |
| | 配药机构：持有医疗机构制剂许可证和印鉴卡的 |
| | 批准部门：省级药品监督管理部门 |
| | 是否对外销售：不能 |

| 处方如何管理 | 处方权如何获得 | 进行有关麻醉药品和精神药品使用知识的培训、考核，考核合格方可有麻醉和精神一类药品处方权 |
| | 专用处方 | 是，且单张处方的最大用量应当符合国务院卫生主管部门的规定 |
| | 麻方和精一的核对制度 | 处方的调配人、核对人应当仔细核对，签署姓名，并予以登记 |

### 三、法律责任

1. 医疗机构的法律责任，取得印鉴卡的医疗机构违法规定，有下列情形之一

表 7-88　取得印鉴卡的医疗机构违法的处理

| 处理机关 | 设区市卫健委 | | |
| --- | --- | --- | --- |
| 处理意见 | 一般情况 | 责令限期改正，给予警告 | |
| | 逾期不改 | 处 5 千元以上 1 万元以下的罚款 | |
| | 情节严重 | 机构 | 吊销其印鉴卡 |
| | | 责任人 | 给予降级、撤职、开除的处分 |

哪些情况？（了解）

(1) 未依照规定购买、储存麻醉药品和第一类精神药品的；

(2) 未依照规定保存麻醉药品和精神药品专用处方或者未依照规定进行处方专册登记的；

(3) 未依照规定报告麻醉药品和精神药品的进货、库存、使用数量的；

(4) 紧急借用后麻醉药品和第一类精神药品未备案的；

(5) 未依照规定销毁麻醉药品和精神药品的。

2. 具有麻醉药品和第一类精神药品处方资格医师的法律责任

表 7-89　具有麻醉药品和第一类精神药品处方资格医师的处理

| 情况 | 处理 |
| --- | --- |
| 违反规定 | 取消处方权 |
| 造成严重后果 | 吊销执业证书 |

执业医师未按照临床应用指导原则的要求使用第二类精神药品或者未使用专用处方开具第二类精神药品，造成严重后果的，由原发证部门吊销其执业证书。

3. 未取得麻醉药品和第一类精神药品处方资格医师的法律责任

表 7-90　未取得麻醉药品和第一类精神药品处方资格医师的处理

| 情况 | 处理 |
| --- | --- |
| 违反规定擅自开具 | 县级以上卫健委警告 |
| 造成严重后果 | 吊销执业证书 |
| 构成犯罪 | 追究刑事责任 |

### [经典例题 1]

具有麻醉药品处方资格的执业医师违反规定开具麻醉药品造成严重后果的，卫生行政部门依法对其作出的处理是

A. 警告　　　　　　　　B. 吊销执业证书　　　　　　　C. 暂停执业半年

D. 取消麻醉药品处方资格　　　　　　　　　E. 罚款

[参考答案] 1. B

# 第二十一章　药品不良反应报告和监测管理办法

## 一、概述

药品不良反应，是指合格药品在正常用法用量下出现的与用药目的无关的有害反应。

## 二、报告与处置

(一)报告　实行药品不良反应报告制度。

**表7-91　报告**

| 报告人 | 配专(兼)职人员承担相应工作 | |
| --- | --- | --- |
| 如何上报 | 网报，无网报填写纸质版由当地药品不良反应监测机构代网报 | |
| 报告要求 | 真实、完整、准确 | |
| 上报类型 | 个例药品不良反应 | 医疗机构主动收集并填表上报 |
| | 群体药品不良事件 | 立刻电话或传真上报所在地县级药监、卫健委和药品不良反应监测机构，必要时可越级报，并填表 |

(二)处置

①医疗机构应当配合药品监督管理部门、卫生行政部门和药品不良反应监测机构对药品不良反应或者群体不良事件的调查，并提供调查所需的资料；

②医疗机构发现药品群体不良事件后应当积极救治患者，迅速开展临床调查，分析事件发生的原因，必要时可采取暂停药品的使用等紧急措施；

③医疗机构应当建立并保存药品不良反应报告和监测档案。

## 三、法律责任

《药品不良反应报告和监测管理办法》规定，医疗机构有下列情形之一的，给予以下处理：

**表7-92　法律责任**

| 处理机关 | | 所在地卫健委 |
| --- | --- | --- |
| 处理意见 | 一般情况 | 给予警告，责令限期改正 |
| | 逾期不改 | 处3万元以下的罚款 |
| | 情节严重并造成严重后果 | 对责任人给予行政处分 |

①无专职或者兼职人员负责本单位药品不良反应监测工作的；

②未按照要求开展药品不良反应或者群体不良事件报告、调查、评价和处理的；

③不配合严重药品不良反应和群体不良事件相关调查工作的。

# 第八篇

# 预防医学·课堂讲义

听听老师怎么讲

👤 本篇主编：叶冬

## 💡 考情分析

预防医学包括——统计学（内容难）和流行病学两个部分，我们在学习中要以流行病学为主要抓分点。

——叶冬寄语

### 历年考情概况

| 常考知识点 | 历年常考内容 | 历年分值 |
|---|---|---|
| 绪论 | 预防医学概述、健康及其影响因素、三级预防策略 | 1 |
| 医学统计学方法 | 基本概念和步骤、定量资料的统计描述和统计推断、分类资料的统计描述和统计推断、秩和检验、直线回归和相关、logistic 回归分析、生存分析、统计表和统计图 | 5 |
| 流行病学原理和方法 | 概论、流行病学资料的来源与疾病分布、常用流行病学研究方法、偏倚控制及病因推断、诊断试验和筛检试验、公卫监测与疾病爆发调查、循证医学 | 6 |
| 临床预防服务 | 临床预防服务的概述、健康相关行为干预、烟草使用的控制、合理营养指导、身体活动促进、疾病的早期发现和处理 | 5 |
| 社区公共卫生 | 传染病的预防和控制、慢性非传染性疾病的预防与管理、环境卫生、职业卫生服务于职业病管理、医疗场所健康安全管理、突发公共卫生事件及其应激策略 | 6 |
| 卫生服务体系与卫生管理 | 卫生系统及其功能、医疗保险、全球卫生保健策略与我国卫生改革 | 5 |

### 易错考点摘要

详情见各章节"敲黑板"

### 本篇学习方法或注意事项

预防医学是医师考试中晦涩难懂的内容。有部分考生在工作学习中接触统计学的知识较少，可以说想在医师的复习中完全掌握统计学是很难的；在这个学科中，最难的当属第二、三章；内容虽难，但实际考试却考的比较浅，所以学习中不课钻牛角尖非要弄通透不可。因此建议：

（1）统计学部分和临床知识联系不紧密，不要花大量时间和精力，对统计学部分尤其是公式、计算等知识点一般简单掌握，不作为主要拿分的重点。

（2）对统计学之外的部分，要进行强化记忆，关注书中总结的表格，对比记忆表格等。

Learning plan
# 学习时间规划表

| 第01天　第　章 | 第02天　第　章 | 第03天　第　章 | 第04天　第　章 | 第05天　第　章 | 第06天　第　章 |
|---|---|---|---|---|---|
| 听老师的课 ☐<br>复习讲义 ☐<br>做习题 ☐ | 听老师的课 ☐<br>复习讲义 ☐<br>做习题 ☐ | 听老师的课 ☐<br>复习讲义 ☐<br>做习题 ☐ | 听老师的课 ☐<br>复习讲义 ☐<br>做习题 ☐ | 听老师的课 ☐<br>复习讲义 ☐<br>做习题 ☐ | 听老师的课 ☐<br>复习讲义 ☐<br>做习题 ☐ |
| 第07天　第　章 | 第08天　第　章 | 第09天　第　章 | 第10天　第　章 | 第11天　第　章 | 第12天　第　章 |
| 听老师的课 ☐<br>复习讲义 ☐<br>做习题 ☐ | 听老师的课 ☐<br>复习讲义 ☐<br>做习题 ☐ | 听老师的课 ☐<br>复习讲义 ☐<br>做习题 ☐ | 听老师的课 ☐<br>复习讲义 ☐<br>做习题 ☐ | 听老师的课 ☐<br>复习讲义 ☐<br>做习题 ☐ | 听老师的课 ☐<br>复习讲义 ☐<br>做习题 ☐ |
| 第13天　第　章 | 第14天　第　章 | 第15天　第　章 | 第16天　第　章 | 第17天　第　章 | 第18天　第　章 |
| 听老师的课 ☐<br>复习讲义 ☐<br>做习题 ☐ | 听老师的课 ☐<br>复习讲义 ☐<br>做习题 ☐ | 听老师的课 ☐<br>复习讲义 ☐<br>做习题 ☐ | 听老师的课 ☐<br>复习讲义 ☐<br>做习题 ☐ | 听老师的课 ☐<br>复习讲义 ☐<br>做习题 ☐ | 听老师的课 ☐<br>复习讲义 ☐<br>做习题 ☐ |
| 第19天　第　章 | 第20天　第　章 | 第21天　第　章 | 第22天　第　章 | 第23天　第　章 | 第24天　第　章 |
| 听老师的课 ☐<br>复习讲义 ☐<br>做习题 ☐ | 听老师的课 ☐<br>复习讲义 ☐<br>做习题 ☐ | 听老师的课 ☐<br>复习讲义 ☐<br>做习题 ☐ | 听老师的课 ☐<br>复习讲义 ☐<br>做习题 ☐ | 听老师的课 ☐<br>复习讲义 ☐<br>做习题 ☐ | 听老师的课 ☐<br>复习讲义 ☐<br>做习题 ☐ |
| 第25天　第　章 | 第26天　第　章 | 第27天　第　章 | 第28天　第　章 | 第29天　第　章 | 第30天　第　章 |
| 听老师的课 ☐<br>复习讲义 ☐<br>做习题 ☐ | 听老师的课 ☐<br>复习讲义 ☐<br>做习题 ☐ | 听老师的课 ☐<br>复习讲义 ☐<br>做习题 ☐ | 听老师的课 ☐<br>复习讲义 ☐<br>做习题 ☐ | 听老师的课 ☐<br>复习讲义 ☐<br>做习题 ☐ | 听老师的课 ☐<br>复习讲义 ☐<br>做习题 ☐ |
| 第31天　第　章 | | | | | |
| 听老师的课 ☐<br>复习讲义 ☐<br>做习题 ☐ | | | | | |

注意：每天的学习建议按照"听课→做题→复习讲义"三部曲来进行；另：计划一旦制订，请各位同学严格执行。

# 第一章 绪 论

### 一、预防医学概述

**1. 定义和内容**

以"环境–人群–健康"为工作模式，以个体和确定的群体为研究对象，应用卫生统计学、流行病学、环境医学、社会行为科学等原理和方法，研究环境因素对人群健康影响的规律，疾病在人群中的分布规律，以达到预防疾病、防止伤残和早逝，促进个体和群体健康的目的。

**2. 预防医学的特点**

表 8-1 预防医学特点

|  | 预防医学 | 临床医学 |
| --- | --- | --- |
| 研究对象 | 个体、人群 | 个人 |
| 研究内容 | 疾病和健康 | 疾病 |
| 研究时间 | 发病前及整个过程 | 发病后 |
| 研究方法 | 统计+流行病学 | 物理诊断+实验室 |
| 实现手段 | 公共卫生措施 | 药物治疗 |
| 研究目的 | 防治疾病、促进健康 | 改善症状、治愈个体 |

**3. 预防医学的意义**

尽管预防医学在目的和许多方面与公共卫生有重叠，但它并不等同于公共卫生。公共卫生主要是通过组织社会的力量来保护和促进人群的健康，其对象是全社会整个人群，实施的措施更为宏观和宽泛。

### 二、健康及其影响因素

**1. 当代健康观**

传统的健康观 理解为"无病、无残、无伤"。

积极的健康观 健康是身体、心理和社会幸福的完好状态，而不仅是没有疾病和虚弱。

**2. 影响健康的主要因素**

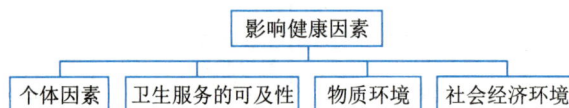

图 8-1 影响健康的主要因素

**3. 健康决定因素生态学模型**

健康生态学模型强调个体和人群健康是个体因素、卫生服务以及物质和社会环境因素相互依赖和相互作用的结果，且这些因素间也相互依赖和相互制约，以多层面上交互作用来影响着个体和群体的健康。

### 三、三级预防策略

**1. 疾病自然史与预防机会**

①病理发生期；②症状发生前期；③临床期；④结局。

从健康→疾病→健康（或死亡）的连续过程。

预防的机会窗：根据疾病自然史的几个阶段以及健康疾病连续带的理论，危险因素作用于机体到疾病临床症状的出现有一个过程，从而为预防疾病所留出的时间。

**2. 三级预防策略**

表8-2　三级预防策略

| 分级 | 别称 | 适用 |
|---|---|---|
| 一级预防 | 病因预防(治未病) | 用于病因明确疾病，如传染病、职业病和地方病，包括诊断环境(自然、社会、心理环境)的预防(根本性预防) |
| 二级预防 | 三早预防 | 用于病因不甚明确或多种病因的疾病采取预防措施，即早期发现、早期诊断、早期治疗，即临床前期的预防，如糖尿病、乳腺癌、直肠癌的普查 |
| 三级预防 | 康复治疗 | 对已患病的病人，采取及时、有效的治疗措施，防止病情恶化，预防并发症和伤残 |

## ［经典例题1］

预防疾病最有效的措施是

A. 针对致病因素采取的预防措施　　　　B. 改善环境措施

C. 增加人体健康措施　　　　D. 预防接种，提高人群免疫水平

E. 增强自我保健意识

［参考答案］1. A

# 第二章　医学统计学方法

## 第一节　统计学基本概念和步骤

### 一、统计学中的几个基本概念

表8-3　统计学中的几个基本概念

| 总体 | | 根据研究目的确定的、同质的全部研究对象(严格地讲，是某项观察值的集合)，如研究2008年中国60岁以上的老人血清总胆固醇含量，测定值的全部构成了一个总体 |
|---|---|---|
| 样本 | | 随机化的原则从总体中抽出的有代表性的一部分观察单位组成的子集称作样本，北京市抽取1000名60岁以上老人测血清总胆固醇，这1000份称为样本 |
| 抽样误差 | | 从同一总体中抽样，得到某变量值的统计量和总体参数之间有差别，因为样本不能替代全部整体，所以样本量越大，误差越小 |
| 变量 | 数值变量 | 变量值是定量的，表现为数值大小的变化，有度量衡单位。(计量资料)如：身高(cm)、体重(kg) |
| | 分类变量 | 变量值是定性的，表现为互不相容的类别或属性。(计数资料)如：性别分男女两类 |
| | 有序数据 | 半定量数据或等级资料，临床疗效可分为治愈、显效、好转、无效四级，尿糖(−、+、++、+++) |
| 概率 | | 描述随机事件(如发病)发生可能性大小的度量为概率，常用P表示。在0和1之间，$P \leq 0.05$的随机事件，通常称作小概率事件，即事件发生的可能性很小 |
| 同质和变异 | | 除了实验因素外，影响被研究指标的非实验因素相同被称为同质；变异是在同质的基础上被观察个体之间的差异 |
| 参数和统计量 | | 总体的统计指标称为参数，样本的统计指标称为统计量 |

### 二、统计工作的基本步骤

表8-4　统计工作的基本步骤

| 设计 | 统计工作最关键的一步，整个研究工作的基础 |
|---|---|

| 数据整理 | 对数据质量进行的检查，考虑数据分布及变量转换，检查异常值和数据是否符合特定的统计分析方法要求等 |
|---|---|
| 统计描述 | 描述及总结一组数据的重要特征，其目的是使实验或观察得到的数据表达清楚并便于分析 |
| 统计推断 | 由样本数据的特征推断总体特征的方法 |

[经典例题1]

（共用选项题）

A. 等级资料　　　　B. 计数资料　　　C. 计量资料　　　D. 分类变量　　　E. 定性因素

（1）在统计学中，数值变量构成

（2）在统计学中，分类变量构成

[参考答案] 1. C、B

# 第二节　定量资料的统计描述

一、集中趋势指标（重点）

表8-5　集中趋势指标

| 概念 | 表示 | 适用 |
|---|---|---|
| 算术平均数（均数） | 总体均数 $\mu$；样本均数 $\bar{X}$ | 正态或近似正态分布，例如北京男人平均体重80kg，那么在80kg人最多，常常用于平均身高、体重等情况 |
| 几何均数 | G 表示 | 等比资料，尤其是对数变换后正态分布计量资料。如抗体的平均滴度，药物浓度0.1，0.01，0.001 等 |
| 中位数 | M 表示 | 一组观察值，按大小顺序排列，不规律，位置居中的变量值（n 为奇数）或位置居中的两个变量值的均值（n 为偶数），如我们几个人吃饭食物中毒发病时间1d，2d，3d，4d，7d，中位数是3d |
| 百分位数 | $P_x$ | 是把一组数据从小到大排列，分成100等份，各等份含1%的观察值，分割界限上的数值就是百分位数 |

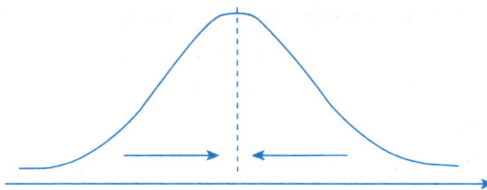

图8-2　集中趋势：一组数据向其中心值靠拢的倾向和程度

[经典例题1]

呈对数正态分布的数值变量资料，描述集中趋势的指标最好选用

A. 几何均数　　　　B. 众数　　　　C. 算术均数　　　D. 调和均数　　　E. 中位数

[参考答案] 1. A

计量资料，频数分布的特征
{
　集中趋势
　{
　　算术均数：对称分布
　　几何均数：偏态分布
　　中位数：偏态分布、分布末端无界值
　}
　离散趋势
　{
　　方差：对称分布
　　标准差：对称分布
　　变异系数
　　{
　　　单位不同
　　　均数相差悬殊
　　}
　　四分位数间距：偏态分布
　}
}

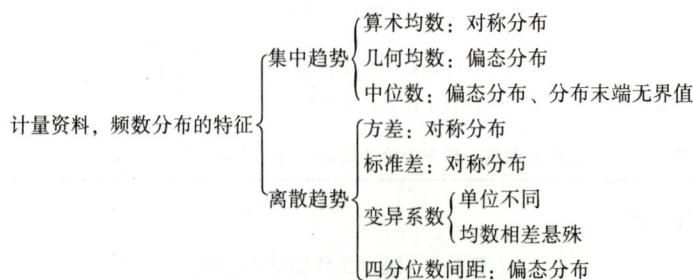

图8-3　计量资料，频数分布的特征

二、离散趋势指标

反映一组同质观察值的变异程度。常用的描述变异程度的统计指标包括极差、四分位数间距、方差、标准差和变异系数。

**敲黑板**

PS：说俗了就是统计的一堆数字中，相对大的数值减去小的数值得出来的结果就是离散趋势的指标，结果越大，说明离散程度越大，变异越大。举例：科里 20 名大夫，最大的 60 岁，最小的 21 岁，离散程度就是 39 了。

表 8-6　离散趋势指标

| 概念 | 表示 | 备注 |
| --- | --- | --- |
| 全距 | R 表示 | 一组资料的最大与最小值之差。全距越大，说明资料的离散程度（变异）越大 |
| 四分位数间距 | Q 表示 | 将一组资料分为四等份，上四分位数 Qu（$P_{75}$）和下四分位数 QL（$P_{25}$）之差（中间 50% 观察值的极差）就是 Q。Q 值越大，说明资料的离散程度越大。用于描述偏态分布资料的离散程度。$Q = P_{75} - P_{25}$ |
| 方差 | 总体方差用 $\sigma^2$ 表示，样本方差用 $S^2$ 表示 | 方差和标准差都是说明资料的变异（离散）程度，其值越大，说明变异程度越大。算术均数与标准差一起使用，描述正态分布资料的集中趋势和离散趋势 |
| 标准差 | 将方差开平方 S | 最常用，适用于正态分布 |
| 变异系数 | CV 表示 | CV 是将标准差转化为算术均数的倍数，以百分数表示。常用于度量单位不同或均数相差较大的情况 |

## ［经典例题 2］

有 8 个传染病病人，他们的潜伏期分别为：12、11、21、8、12、5、4、13，其中位数

A. 12　　　　　　B. 11.5　　　　　C. 10　　　　　D. 8　　　　　E. 9.5

## ［经典例题 3］

（共用选项题）

A. 标准差　　　　B. 四分位数间距　　C. 算术均数　　　D. 几何均数　　　E. 中位数

(1) 反映一组观察值离散程度最好的指标是

(2) 若偏态分布资料一端或两端无确切的数值，描述其集中趋势指标是

［参考答案］2. B；3. A、E

三、正态分布的特点与面积分布规律

1. 正态分布及其特点

特点：一种重要的连续型分布，以均数为中心，左右两侧基本对称，靠近均数两侧频数较多，离均数愈远，频数愈少，形成一个中间多、两侧逐渐减少、基本对称的分布。当样本含量扩大，将组段分细，图中直条变窄，就会表现出中间高、两侧逐渐降低、并完全对称的特点，将频数分布图各直条顶端的中点连线，就接近于一条光滑的曲线。这条曲线就称作正态分布曲线，用 $N(\mu, \sigma^2)$ 表示，其位置与均数有关，形状与标准差有关。标准差大，离散程度大，正态分布曲线则"胖"，反之，则"瘦"。

**敲黑板**

正态分布是一个中间多、两侧逐渐减少、基本对称的分布。

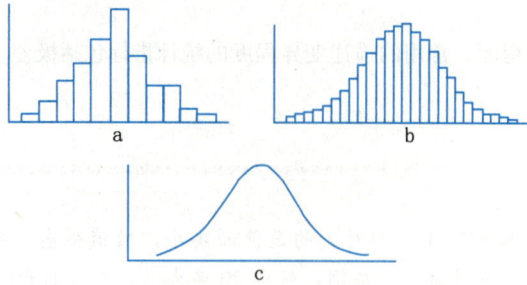

图 8-4　正态分布

2. 正态分布的面积规律

参数：μ 总体均数；S 样本标准差；总体标准差用 σ；μ 值的均数为 0；σ 为 1。

| 正态分布 | 标准正态分布 | 面积（或概率） |
|---|---|---|
| $\mu-1\sigma \sim \mu+1\sigma$ | $-1 \sim +1$ | 68.27% |
| $\mu-1.96\sigma \sim \mu+1.96\sigma$ | $-1.96 \sim +1.96$ | 95.00% |
| $\mu-2.58\sigma \sim \mu+2.58\sigma$ | $-2.58 \sim +2.58$ | 99.00% |

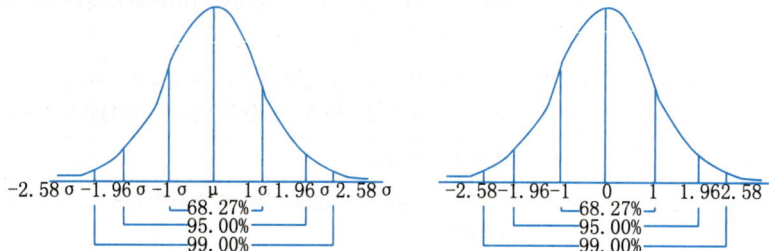

图 8-5　正态分布与标准正态分布的面积规律

## [经典例题 4]

普查某市 8 岁正常男孩体重，发现 95% 的人体重在 18.39~29.45 公斤，其标准差是

A. 2.14 公斤　　　　B. 5.14 公斤　　　　C. 2.82 公斤　　　　D. 0.95 公斤　　　　E. 无法计算

[参考答案] 4. C

思路：$\mu-1.96\sigma \sim \mu+1.96\sigma$　　● $\mu-1.96\sigma = 18.39$　　● $\mu+1.96\sigma = 29.45$
● $3.92\sigma = 11.06$　　● $\sigma = 2.82$（公斤）

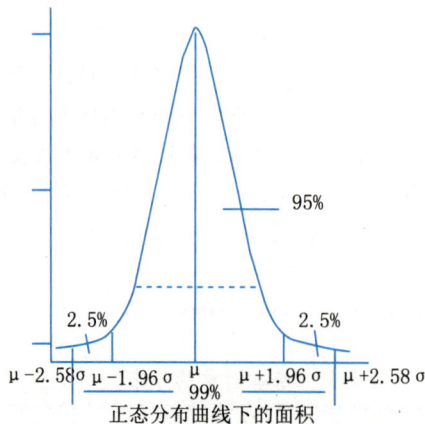

正态分布曲线下的面积

图 8-6　正态分布曲线下的面积

## 第三节 定量资料的统计推断

### 一、均数的抽样误差

从同一总体中随机抽取若干个观察单位数相等的样本，由于抽样引起样本均数与总体均数及样本均数之间的差异称作均数的抽样误差，其大小可用均数的标准差描述，样本均数的标准差称为标准误。

均数的抽样误差用标准误表示

公式 $S_{\bar{X}} = S/\sqrt{n}$

参数：S 样本标准差，n 代表样本量

再介绍一个常考的小问题：自由度 $\nu = n-1$（n 为样本例数），注意这里不需要管这个自由度是干什么用的，大家只需要记住这个公式即可。

标准误的用途：

1. 衡量抽样误差大小。标准误越小，样本均数与总体均数越接近，即样本均数的可信度越高。

2. 结合标准正态分布与 t 分布曲线下的面积规律，估计总体均数的置信区间。

3. 用于假设检验。

### [经典例题 1]

反映均数抽样误差大小的指标是

A. 变异系数　　　　B. 标准误　　　　C. 均数　　　　D. 标准差　　　　E. 全距

[参考答案] 1. B

点评：很多同学说，我就对这种题犯怵，其实不难，要学会用语文基础知识看抽样误差的大小，当然用标准误，因为都带"误"字，中华文化博大精深，名字取得都是有讲究的，要不然为啥叫标准误？不叫标准龙，标准虎呢？

### 二、总体均数可信区间及其估计方法

1. 总体均数 μ 的 95% 可信区间为：$(\bar{X} \pm 1.96\sigma_{\bar{X}})$。

2. 总体均数 μ 的 99% 可信区间为：$(\bar{X} \pm 2.58\sigma_{\bar{X}})$。

t 值的分布称作 t 分布。t 分布由一簇曲线所组成，曲线的形状与自由度 ν 有关：①t 分布是一簇对称于 0 的单峰分布曲线；②ν 越小，t 值越分散，曲线的中间越低，两边越高；③随 ν 的增大，t 分布曲线逐渐接近标准正态分布曲线；④当 ν 为无穷大时，t 分布曲线趋近标准正态分布曲线。

### 三、假设检验的基本步骤

1. 首先提出假设，即假设差异由抽样误差造成。

2. 其次，根据样本信息估计假设成立的概率 P。

3. 最后，依据概率下结论，若概率较小，则拒绝假设，若概率较大，则不拒绝假设。

建立假设和确定检验水准　检验假设有两种，一种是无效假设（零假设）即假设差异是由于抽样误差所致，总体参数相同。检验水准：α = 0.05（区分大小概率事件标准）。

$H_0$（无效假设）：$\mu = \mu_0$（或 $\mu_1 = \mu_2$）

两样本总体均数相同

$H_1$（备择假设）双侧 $\mu \neq \mu_0$（或 $\mu_1 \neq \mu_2$）

两样本来自不同的总体

小结：$H_0$是等于，$H_1$是不等于。

拒绝$H_0$就接受$H_1$，不拒绝就不接受$H_1$。

举例：

已知一般无肝肾疾患的健康人群尿素氮均值为4.882mmol/L，16名脂肪肝患者的尿素氮（mmol/L）测定值为5.74、5.75、4.26、6.24、5.36、8.68、6.47、5.24、4.13、11.8、5.57、5.61、4.37、4.59、5.18、6.96。问：脂肪肝患者尿素氮测定值的均数是否高于健康人？

1. $H_0$（无效假设）：脂肪肝患者的尿素氮均值与一般无肝肾疾患的健康人群尿素氮总体均值相同（$\mu = \mu_0$）。

$H_1$（备择假设）：脂肪肝患者的尿素氮均值高于一般无肝肾疾患的健康人群尿素氮总体均值（$\mu > \mu_0$）。

·检验水准：$\alpha = 0.05$（区分大小概率事件标准）

理解：为啥出现脂肪肝和正常人相同？因为是抽样误差导致。

2. 计算统计量　计算不考。

3. 确定P值　计算不考，记住P值和$\alpha$值比较，P值越小，假设不成立。$\alpha = 0.05$。

4. 做出推断结论　当$P \leq \alpha$时，概率较小，则拒绝假设，按检验水准拒绝$H_0$，接受$H_1$；当$P > \alpha$时，若概率较大，则不拒绝假设。按检验水准不拒绝$H_0$，不接受$H_1$。

**敲黑板**

　　PS：同学们，看完之后是不是觉得在看天书，没事儿，我来了。这个地方其实没有那么复杂，什么拒绝$H_0$，接受$H_1$，不拒绝$H_0$，不接受$H_1$，完全没有必要那么复杂，忘掉上面这一堆你看不懂的话吧！记住我的一句话，统计学的世界很简单，得出的结论只可能以下几种，*"1 or 0，相同 or 不同，有效 or 无效"*绝对不可能出现*"相差较大、相差不大、差不多；基本相同、基本不同；基本有效，基本无效"*等这样的词语出来。再记住我另外一句话，*"总是对的"*但凡是总体的选项往往是对的。

## [经典例题2]

　　随机抽样调查甲、乙两地正常成年男子身高，得甲地身高的均值为175cm，乙地为179cm，经t检验得$P < \alpha$，差别有统计学意义。其结论为

A. 可认为两地正常成年男子平均身高相差不大　　B. 甲、乙两地正常成年男子身高均值相差较大

C. 两地接受调查的正常成年男子平均身高不同　　D. 可认为两地正常成年男子平均身高不同

E. 两地接受调查的正常成年男子平均身高差别较大

[参考答案] 2. D

**敲黑板**

　　第二题首先排除ABE三个选项，因为要么相同，要么不同，绝对不会出现第三种情况，第二步，记住*"总是对的"*所以带总体的就是对的，答案C和D哪个是总体男子或者说哪个范围更大呢？显然是D选项，D选项是两个地区的男子，而C选项只是接受调查的男子。

　　再理解一下例如：看耳垂血和手指血白细胞数的差别有无统计学意义。

那么得到的结果就是两种：

A：耳垂血和手指血白细胞数相等；

B：耳垂血和手指血白细胞数不相等。

何解？统计学的世界你不懂！其实它是一个说一不二的世界，要么一样，要么不一样，就这么简单。

#### 四、Z检验和t检验

表8-7 Z检验和t检验

| | Z检验（μ检验） | t检验 |
|---|---|---|
| 相同条件 | 计量资料；两组均数对比 | |
| 不同条件 | 两独立样本均数的比较（大样本资料 n>50） | 两独立样本均数的比较（小样本资料 n<50） |
| 要求 | 资料服从对称分布或正态分布 | 资料服从正态分布<br>两均数比较时还要求所对应的总体方差齐同 |

[经典例题3]

两样本均数比较的t检验，其目的是检验

A. 两样本均数是否相等      B. 两样本所属的总体均数是否相等

C. 两样本所属总体的均数相差有多大      D. 两样本所属总体的均数为多大

E. 两样本均数相差有多大

[参考答案] 3. B

**敲黑板**

口诀：小题大作（小t大Z）。

#### 五、假设检验的两类错误及注意事项（少考，难度极大）

1. 两类错误

表8-8 两类错误

| 第I类错误 | 统计学中拒绝了实际正确的无效假设 $H_0$，概率用 α 表示 |
|---|---|
| 第II类错误 | 接受了实际上错误的无效假设 $H_0$，概率用 β 表示 |

2. 假设检验中的注意事项

(1)应用检验方法必须符合其适用条件：应根据设计类型、变量类型、样本大小等选择合适的检验方法。

(2)当样本量一定时，第I类错误的概率 α 变小，第II类错误的概率 β 就变大。反之亦然。

(3)结论不能绝对化：当 $P \leqslant 0.05$ 时，则"拒绝 $H_0$，接受 $H_1$"，检验结果有统计学意义，习惯上称为差别有显著性。

#### 六、方差分析

又称F检验，是通过对数据变异的分解来判断不同样本所代表的总体均数是否相同，用于两个或两个以上样本均数的比较、回归方程的假设检验等。

# 第四节 分类资料的统计描述

#### 一、率

1. 概念 表示在一定条件下，某现象实际发生的例数与可能发生该现象的总例数的比。总体率以 π 表示，样本率以 P 表示。

2. 计算公式 $率 = \dfrac{某现象实际发生的例数}{可能发生该现象的总例数} \times K$

3. 意义 用于说明某现象发生的频率或强度。

#### 二、相对比

1. 概念 两个有联系的指标之比，常用倍数或百分数表示。

2. 计算公式 $相对比 = \dfrac{甲指标}{乙指标}（或 \times 100\%）$

3. 意义　说明两者的对比水平。

城区肺癌死亡率 = 19.39/10 万

郊区肺癌死亡率 = 9.99/10 万

$$相对比 = \frac{19.39/10\ 万}{9.99/10\ 万} = 1.94$$

即市区肺癌死亡率是郊区的 1.94 倍。

**三、强度型指标**　是单位时间内某事件发生的频率。

构成比不能说明现象发生的频率或强度。

**四、相对数应用注意事项**(此处若看不明白，可忽略)

1. 理解相对数的含义不可望文生义　上述三种相对数的定义有明确的区别，但在实际应用中不要把频率型和强度型的指标混淆。

2. 频率型指标的解释要紧扣总体与属性。

3. 计算相对数时，观察单位数应足够多　观察单位数太少，计算的结果不稳定，缺乏代表性，不能反映事物的客观规律，甚至有时造成错觉。观察单位数少时最好不用相对数表示。

4. 正确计算合计频率　求几个率的平均率应分别将分子和分母合计，再求出合计的率，即为平均率。而不是简单的把各组分别计算的率相加求平均。

5. 相对数的比较应注意可比性，除了研究因素之外，其余的因素应相同或相近，通常应注意以下三点：

(1)研究对象是否同质，研究方法、观察时间、种族、地区、客观环境和条件是否一致。

(2)其他影响因素在各组的内部构成是否相同。

(3)同一地区不同时期资料的对比，应注意客观条件有无变化。如不同时期的发病率资料对比，应注意不同时期疾病登记报告制度完善程度、就诊率、诊断水平的变化。

6. 样本相对数的统计推断　在随机抽样的情况下，从样本估计值的差异推断总体的参数，必须考虑抽样误差，应进行参数估计和假设检验。

**[经典例题 1]**

已知甲地老年人比例大于乙地，经普查甲地冠心病死亡率为 5‰，乙地冠心病死亡率为 4‰，若希望比较甲、乙两地冠心病死亡率的高低，则

A. 计算标化率后再比较　　　　　　　　　B. 应做秩和检验

C. 应做两个率比较的 $X^2$ 检验　　　　　D. 应做率的 Z 检验

E. 可用两地的死亡率直接进行比较

**[经典例题 2]**

某研究组调查哈尔滨某医院门诊患者医疗费报销情况，共调查 800 人，不同报销比例患者的百分比见下表，问报销 80% 以上的患者和自费患者的相对比。

表 8-9　不同报销比例患者的百分比

| 报销情况 | 人数 | 构成比 |
| --- | --- | --- |
| 自费 | 261 | 32.6% |
| 报销<30% | 44 | 5.5% |
| 报销 30%～50% | 88 | 11% |
| 报销 51%～80% | 297 | 37.1% |
| 报销>80% | 110 | 13.8% |
| 合计 | 800 | 100% |

A. 42.3%　　　B. 2.37　　　C. 32.6%　　　D. 13.8%　　　E. 46.4%

[参考答案] 1. A；2. A

第二题思路：13.8%/32.6% = 42.3%

# 第五节　分类资料的统计推断

## 一、率的抽样误差和率的标准误

从同一个总体中随机抽出观察数相等的多个样本，样本率与总体率、各样本率之间往往会有差异，这种差异被称作率的抽样误差。率的抽样误差用率的标准误表示。

## 二、总体率的置信区间

总体率($\pi$)95%的可信区间：$P \pm 1.96 S_P$

总体率($\pi$)99%的可信区间：$P \pm 2.58 S_P$

## 三、Z检验和$\chi^2$检验

1. Z检验　样本大、样本率P和1-P均不接近于零的前提下，样本率的分布近似于正态分布，样本率和总体率之间、两个样本率之间差异来源的判断。

2. $\chi^2$检验　称为卡方检验。用于计数资料，推断2个及多个总体率(或总体构成比)之间有无差别。例如：统计干部、医师、工人、军人冠心病的发病率。再比如中专、大专、本科执业医师通过率的比较。

### [经典例题1]

某医师拟比较四组人群血型分布(A、B、AB和O型)的差别，适宜的统计分析方法为

A. $\mu$检验　　B. 回归分析　　C. 秩和检验　　D. $\chi^2$检验　　E. t检验

[参考答案] 1. D

# 第六节　秩和检验

秩和检验是通过对样本实际数据排队编秩后，基于秩次进行比较的非参数检验。

## 一、配对资料的符号秩和检验

符号秩和检验可用于推断配对样本差值的总体中位数是否为0，其基本思想是：假设两种处理效应相同，则每对变量的差数的总体是以0为中心对称分布的，这时差数总体的中位数为0。因此，若$H_0$(差值的总体的中位数为0)成立，则样本的正、负秩和绝对值应接近；反之，若差值总体的中位数不为0，中位数偏离0越明显，正、负秩和绝对值相差越大，$H_0$成立的可能性越小。

表8-10　对9个水样分别用两种方法测定硫酸盐含量的比较

| 水样 | A法 | B法 | 差值d | 秩次 |
|---|---|---|---|---|
| (1) | (2) | (3) | (4)=(2)-(3) | (5) |
| 1 | 6.07 | 6.07 | 0.00 | |
| 2 | 18.71 | 18.63 | 0.08 | 4 |
| 3 | 17.70 | 17.77 | -0.07 | -3 |
| 4 | 11.33 | 11.70 | -0.37 | -8 |
| 5 | 8.40 | 8.23 | 0.17 | 5 |
| 6 | 3.03 | 2.98 | 0.05 | 2 |
| 7 | 3.13 | 3.09 | 0.04 | 1 |
| 8 | 34.30 | 34.59 | -0.29 | -6 |

续表

| 水样 | A 法 | B 法 | 差值 d | 秩次 |
|---|---|---|---|---|
| 9 | 41.41 | 41.72 | -0.31 | -7 |
| | | | | $T_+ = 12$, $T_- = -24$ |

### 二、两样本比较秩和检验

对于计数资料，如果两个独立样本分别来自方差相等的正态总体的假设成立，就可以用 t 检验比较两样本均数的差别是否有统计学意义；如果此假设不成立或不能确定是否成立，则采用非参数检验——秩和检验来检验两样本是否来自同一总体。

表 8-11　两种药物治疗某病的疗效比较

| 疗效 | A 药物 (1) | B 药物 (2) | 合计($t_1$) (3) | 秩号范围 (4) | 平均秩次 (5) | 秩和 (6)=(1)(5) A | (7)=(2)(5) B |
|---|---|---|---|---|---|---|---|
| 治愈 | 119 | 109 | 228 | 1~228 | 114.5 | 13625.5 | 12480.5 |
| 显效 | 9 | 8 | 17 | 229~245 | 237.0 | 2133.0 | 1896.0 |
| 好转 | 1 | 9 | 10 | 246~255 | 250.5 | 250.5 | 2254.5 |
| 无效 | 4 | 3 | 7 | 256~262 | 259.0 | 1036.0 | 777.0 |
| 合计 | 133 | 129 | 262 | - | - | 17045.0 | 17408.0 |

### 三、多样本比较秩和检验

多组独立样本比较的秩和检验又称为 Kruskal-Wallis H 检验，用于推断定量变量或有序分类变量的多个总体分布位置有无差别。

**[经典例题 1]**

欲比较两种药物的治疗效果是否有差别，若疗效评定为"很有效、较有效、效果一般、基本无效"，宜采用的统计分析方法是

A. $\chi^2$检验　　　　B. t 检验　　　　C. 方差分析　　　　D. 回归分析　　　　E. 秩和检验

[参考答案] 1. E

*敲黑板*

看完后又被绕道云雾之中了吧，别着急，这里没有那么复杂，首先问问大家，秩和检验中的这个"秩"是什么意思，很多同学马上回答"秩序的意思"，说的好。

上面我给大家举了两个秩和检验的实际应用，大家仔细看看，发现两个表格有啥共性的地方没有？是不是都有排序，都跟有秩序一样呢？比如上面这个表格，治愈多少人，显效多少人，其实就是在排序嘛，所以将来考试中但凡和排序有关的，问我们用什么检验方法，都是秩和检验。

## 第七节　直线回归和相关

一、**概念**：研究事物或现象之间有无关系、关系的方向和密切程度，以 r 表示（无单位），其值在-1 至 +1 之间，r 为正，正相关，r 为负，负相关。正负取决于 $l_{xy}$。

二、**直线回归分析的作用，回归系数及其意义**

直线回归又称简单回归，用于研究两个连续性变量 X 和 Y 之间的线性数量依存关系。

回归方程式 Y=a+bX 中之斜率 b, 称为回归系数, 表示 X 每变动一单位, 平均而言, Y 将变动 b 单位。

### 三、直线相关分析的用途, 线性相关系数及其意义

用于研究两个连续性随机变量 X 和 Y 之间的线性关系。如研究血压和血糖之间的线性关系, 回答两者之间是否存在线性关系、关系是否密切以及是正相关还是负相关。

线性相关系数是反映两个变量线性关系的方向和密切程度的指标, 没有单位, r 值为正, 说明两变量之间为正相关关系, 即变化趋势是同向的; r 值为负, 说明两变量之间为负相关关系。

### [经典例题1]

分析胎儿不同出生体重和围产儿死亡率之间是否有关, 可以选用的统计方法是

A. t 检验　　　　B. F 检验　　　　C. $\chi^2$ 检验　　　　D. 相关分析　　　　E. 秩和检验

[参考答案] 1. D

通俗讲就是看两个事物之间是否有关系, 所以它的题眼就是"有关, 相关"。

### 四、直线回归与相关应用的注意事项

1. 从散点图能直观地看出两变量间有无线性关系, 所以在进行相关分析前应先绘出散点图, 当散点有线性趋势时, 才进行相关分析。

2. 线性相关分析要求两个变量都是随机变量, 而且仅适用于二元正态分布资料。

3. 出现异常值时慎用相关。

4. 相关关系不一定是因果关系。欲下因果关系的结论, 还需从专业角度分析有无实际意义。

## 第八节　logistic 回归分析

### 一、logistic 回归分析基本概念

在医学研究中研究的二分类因变量(如患病与未患病、阳性与阴性等)或多分类因变量(如治愈、显效、好转、无效)Y 与一组自变量($X_1$, $X_2$, …, $X_p$)的关系, 这类多重线性回归分析方法可采用 logistic 回归分析。

### 二、适用条件

(一)寻找危险因素　寻找某一疾病的危险因素等。

(二)预测　如果已经建立了 logistic 回归模型, 则可以根据模型, 预测在不同的自变量情况下, 发生某病或某种情况的概率有多大。

(三)判别　实际上跟预测有些类似, 也是根据 logistic 模型, 判断某人属于某病或属于某种情况的概率有多大, 也就是看一下这个人有多大的可能性是属于某病。

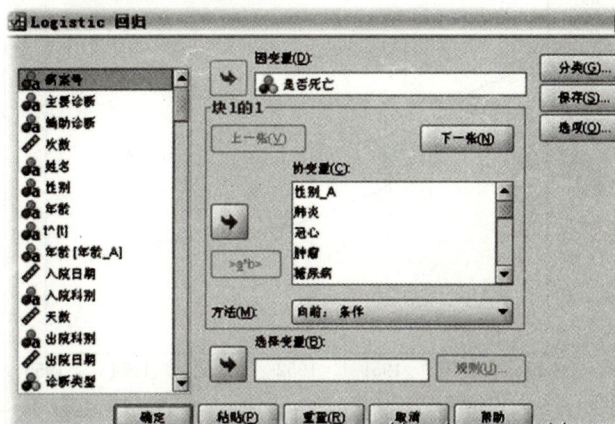

图 8-7　找逻辑关系

(四)应注意的问题　①个体间的独立性; ②应有足够的样本量; ③变量赋值。模型评价、标准化的回归系

统等变化。

# 第九节　生存分析

## 一、生存分析的基本概念

生存分析是将终点事件的出现与否和到达终点所经历的时间结合起来分析的一种统计分析方法，其主要特点是考虑了每个观察对象到达终点所经历的时间长短。终点事件不限于死亡，可以是疾病的发生、一种处理（治疗）的反应、疾病的复发等。

## 二、生存分析适用条件

生存分析包括生存曲线估计、生存曲线比较、影响因素分析和生存预测。

基于一组寿命资料估计生存曲线的非参数方法有寿命表法和 Kaplan-Meier 法。

寿命表法：适用于观察例数较多的情形，Kaplan-Meier 法适用于小样本或大样本资料，两者均利用概率乘法定理计算生存率。

# 第十节　统计表与统计图

## 一、统计表的基本结构和要求

统计表是将统计分析的事物及其指标的内容用表格形式来表达。可分为简单表和复合表。

统计表的基本原则，一是重点突出，简单明了，即一张表包括一个中心内容；二是主谓分明，层次清楚，即标目安排合理。

统计表格的基本结构有以下几个方面：

1. 标题　标题应扼要说明统计表的中心内容，一般放在表的正上方，必要时可点明时间或地点。

2. 标目　标目分纵标目和横标目。横标目多指研究分析的事物，一般列于统计表的左侧，相当于统计表的主辞；纵标目用以说明分析事物的数据或指标，一般列在表的上行，相当于统计表的宾辞。纵横标目相互联系，一般能完整地表达一个内容。

3. 线条　一般除表的顶线、底线，纵标目下和合计行上的横线条外，其他线条一般应略去。统计表两侧的封口线和表中斜线一律不用。

4. 数字　表内一律用阿拉伯数字。要求数字准确，位次对齐，同一指标小数位保留一致。表内不留有空格，无数字用"－"表示，暂缺或无记录用"…"表示，零则应填写 0。

## 二、统计图形的类型、选择

线图：用于表示连续性资料随时间变化的趋势。用线段的升降表示某事物的动态（差值）变化。例如：冠心病的发病率（看趋势）。

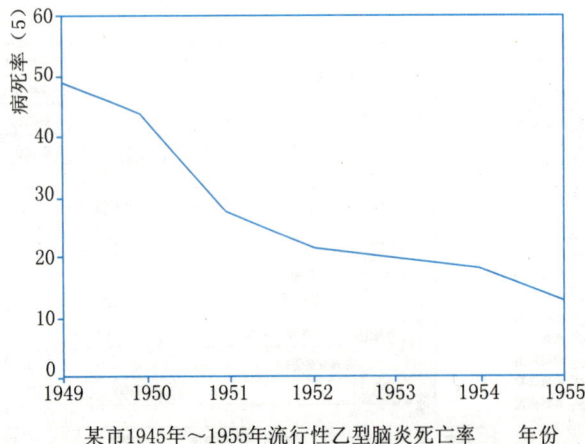

某市1945年～1955年流行性乙型脑炎死亡率　　年份

图 8-8　线图

直方图：适用于描述连续性变量的频数分布情况，以直方面积表达各组段的频数或频率（看分布）。

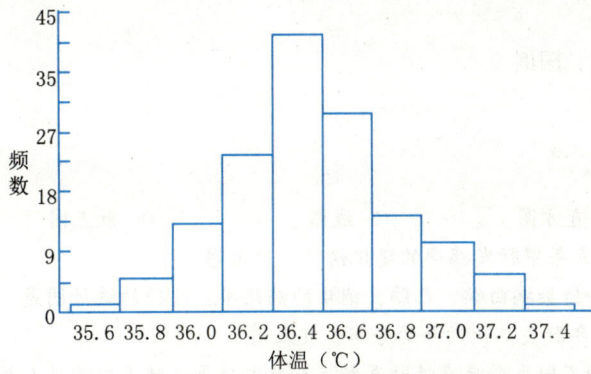

某地151例正常成人腋下体温值的分布

**图 8-9　直方图**

直条图：用于比较相互独立的指标的大小，如医生、工人、老师高血压的患病率(比高低)。

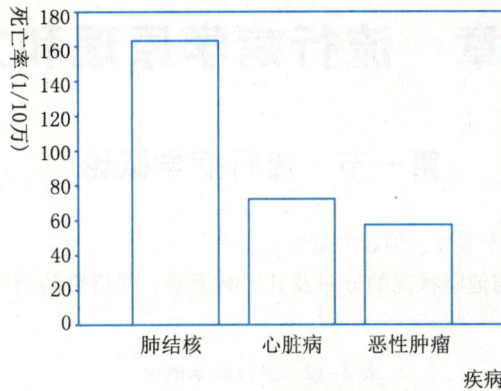

1952年三种疾病死亡率

**图 8-10　直条图**

圆形图：用于构成比资料。圆面积为100%，用圆的扇形面积表达内部构成比(看比重)。

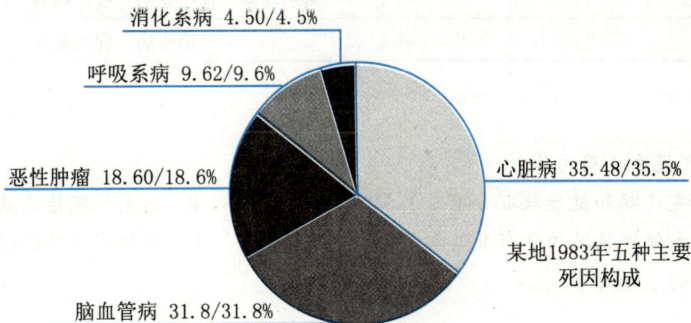

某地1983年五种主要
死因构成

**图 8-11　圆形图**

统计地图：地区性资料，艾滋病非洲多，欧洲少。以不同纹理或者颜色代表高低，说明地域分布(看地域)。

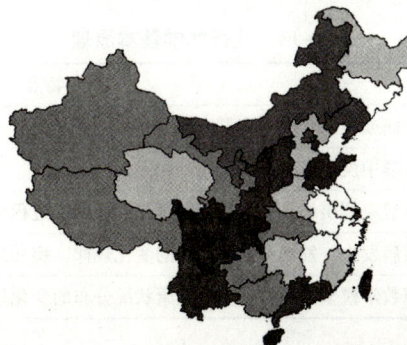

**图 8-12　统计地图**

三、制图通则

标题和图号；标目；尺度；图例

[经典例题1]

（共用选项题）

A. 条图　　　　　B. 直方图　　　　　C. 线图　　　　　D. 散点图　　　　　E. 圆图

(1)要反映某一城市连续五年甲肝发病率的变化情况，应选用

(2)比较1995年某地三种传染病白喉、乙脑、痢疾的病死率，选择的统计图是

(3)表示某地1993~1998年肝炎病例的年龄分布，宜采用

(4)表示某地1995年5种不同类型病毒性肝炎发病人数占病毒性肝炎发病总人数的比重，宜采用

[参考答案] 1. C、A、B、E

# 第三章　流行病学原理和方法

## 第一节　流行病学概论

一、流行病学定义（本考点，未考过，但较为重要）

流行病学是研究人群中疾病与健康状况的分布及其影响因素，并研究防治疾病及促进健康的策略和措施的科学。

表 8-12　流行病学概论

| 研究对象 | 人群 |
| --- | --- |
| 关注的事件 | 疾病与健康状况 |
| 主要研究 | 揭示现象、找出原因、提供措施、评价效果 |
| 目的 | 防治疾病、促进健康 |

[经典例题1]

关于流行病学，下列说法正确的是

A. 从个体的角度研究疾病和健康状况分布及其影响因素　　　B. 侧重研究传染病的流行特征和防治措施

C. 研究人群中疾病和健康状况的分布及其影响因素　　　D. 只研究疾病的防治措施

E. 侧重研究慢性病的危险因素

[参考答案] 1. C

二、流行病学的原理、基本原则和方法

1. 流行病学基本原理

表 8-13　流行病学基本原理

| 原理 | 特点 |
| --- | --- |
| 疾病分布论 | 分析疾病或健康状况在人群中的分布 |
| 病因论 | 探讨人群中疾病发生发展的各种原因 |
| 健康-疾病连续带理论 | 机体由健康到疾病是一个连续的过程，在这个过程中受多种因素的影响 |
| 疾病的预防控制理论 | 根据疾病发生、发展和健康状况的变化规律，疾病预防控制可以采取三级预防措施 |
| 疾病流行数理模型 | 可以用数学模型来描述疾病或健康状况分布的变化规律 |

医学教育网 www.med66.com

## 2. 流行病学的基本原则

表 8-14　流行病学的基本原则

| 原则 | 备注 |
|---|---|
| 群体原则 | 在人群中宏观地考查事物的动态变化是流行病学区别于其他医学学科最显著的特点 |
| 现场原则 | 流行病学研究的人群是生活在社会中的人群，因此常把一群人与周围的环境(现场)联系起来，包括社会环境和自然环境 |
| 对比原则 | 通过对比来发现疾病发生的原因，考查诊断的正确性和治疗方法的有效性 |
| 代表性原则 | 当选取全人群其中的一部分人作为研究对象时，这个样本要有代表性。代表性的特征，一是样本的产生是随机的，二是样本要足够大 |

## 3. 流行病学研究方法(容易出 A1 型题)

表 8-15　流行病学研究方法

| 方法 | | 概念 |
|---|---|---|
| 观察法 | 描述 流行病学 | 揭示人群中疾病或健康状况的分布现象 |
| | 分析 流行病学 | 找出影响分布的决定因素 |
| 实验法(评估干预措施效果用) | 临床研究 | 临床病人为研究对象 |
| | 现场研究 | 以未患病人群作为研究对象 |
| 理论流行病学 | | 通过对疾病或健康状况的分布与影响因素之间内在关系的深入研究，建立数学模型以描述疾病流行规律、预测疾病流行趋势、检验疾病防治效果 |

### 三、流行病学的用途

1. 描述疾病及健康状况的分布。
2. 探讨疾病的病因。
3. 研究疾病自然史，提高诊断治疗水平和预后评估。
4. 疾病的预防控制及其效果评价。
5. 为医学研究提供科学方法。

# 第二节　流行病学资料的来源与疾病分布

### 一、健康相关资料的来源

1. 常规收集的数据资料　如收集门诊病历。
2. 专题科学研究　如疾病的病因学研究、干预措施的效果评价、临床疗效分析、儿童生长发育调查等。
3. 各种统计报表　例如传染病报表。

### 二、疾病分布常用的测量指标

表 8-16　疾病分布常用的测量指标

| | 概念 | 关键词 |
|---|---|---|
| 发病率 | 一定期间内(1年)、特定人群中某病新病例出现的频率(新发的病例数÷暴露人口数) | 1年，新发 |
| 罹患率 | "罹"忧患、苦难之意，意思基本和发病率相同，罹患率适用于小范围、短时间内新发病例 | 1周，1个月，短时间，新发 |
| 患病率 | 特定时间里，被观察的总人口某病新、旧病例所占的比值，适于病程长的慢性病 | 新+旧，慢性病，目前 |
| 续发率 | 又称二代发病率，一个家庭、病房、集体宿舍、托儿所、幼儿园班组中第一个病例发生后，在最短潜伏期与最长潜伏期之间发病的人数占所有易感接触者总数的百分率 | 潜伏期 |
| 感染率 | 某个时间内被检查的人群中，某病现有感染者人数所占的比例 | 一定时间、感染者 |
| 病残率 | 一定的期间内，某人群中实际存在病残人数的比例 | 残疾+1年 |

| | 概念 | 关键词 |
|---|---|---|
| 病死率 | 一定时期内，患某病的全部患者中因该病死亡者所占的比例 | 一种病因+死亡+1 年 |
| 死亡率 | 指在一定期间（通常为 1 年）内，某人群中死于某病（或死于所有原因）的频率 | 多种病因+死亡+1 年 |
| 存活率 | 生存率，指随访期终止时仍存活的病例数与随访期满的全部病例数之比 | 存活所占比 |

[经典例题 1]

计算患病率的分子是

A. 观察期间某病的暴露人口数　　　　B. 观察期间某病的新旧病例数

C. 观察期间某病的新发病例数　　　　D. 观察开始之前某病的患病人数

E. 观察期间所有人口数

[经典例题 2]

对感染性腹泻进行监测应选择的疾病频率测量指标是

A. 期间患病率　　　B. 现患率　　　C. 罹患率　　　D. 发病率　　　E. 病死率

[参考答案] 1. B；2. D

三、疾病流行强度

表 8-17　疾病流行强度

| | 概念 | 关键词 |
|---|---|---|
| 散发 | 某病发病率维持历年的一般水平，病例间无明显的时、空联系和相互传播关系 | 不多，无关联，等于历年水平，如原卫生部：目前禽流感疫情处于散发状态 |
| 流行 | 发病率（1 年的）显著超过历年（散发）的发病率水平 3~10 倍 | 显著，1 年，大于历年水平 如流感 |
| 大流行 | 短时间超过地区界 | 省界、国界、洲界，如 SARS |
| 暴发 | 一个局部地区或集体单位中，短时间内，突然出现大量相同患者的现象 | 单位，短时间，如食物中毒 |

四、疾病三间分布·（天时地利人和）

表 8-18　疾病三间分布

| | 概念 | 举例 | |
|---|---|---|---|
| 时间分布 | 疾病分布随着时间的变化而变化，反映了致病因素的动态变化，也反映了人群特征的变化 | 短期波动 | 传染病、食物中毒 |
| | | 季节性 | 乙脑、流脑 |
| | | 周期性 | 流感隔几年大流行一次 |
| | | 长期变异 | 胃癌、肠癌、DM 增多，宫颈癌减少 |
| 地区分布 | 不同地区自然、社会环境不同→致病因子分布差异→某种疾病高发 | 如城乡差距，城市肺癌多，农村肺癌少；如南方胃癌多，北方高血压多 | |
| 人群分布 | 年龄、性别、职业、行为等有可能是疾病危险因素，研究有助于确定危险人群和探索病因 | 如麻疹儿童多，SLE 女人多，冠心病男人多等 | |

[经典例题 3]

（共用选项题）

A. 短期波动　　　B. 长期变异　　　C. 聚集性　　　D. 季节性　　　E. 周期性

（1）肠道传染病夏秋高发，其时间分布有
（2）DM 发病率近十五年来持续升高，其时间分布
（3）某托儿所 2 天前出现群体食物中毒，其时间分布有
[参考答案] 3. D、B、A

# 第三节　常用流行病学研究方法（重点）

## 一、流行病学方法分类及研究设计的基本内容

分类：描述流行病学（描述疾病分布）；分析流行病学（分析影响因素）；实验流行病学（通过实验评估干预措施效果）；理论流行病学（建立数字模型）。

流行病学研究设计的基本内容：①查阅有关文献提出研究目的；②根据研究目的确定研究内容；③结合具体条件选择研究方法；④按照研究方法确定研究对象；⑤根据研究内容设计调查表格；⑥控制调查过程，保证研究质量；⑦理顺分析思路得出正确结论。

## [经典例题 1]

流行病学研究的观察法与实验法的根本区别在于

A. 盲法　　　　　　　　　　B. 是否有人为干预

C. 统计学检验　　　　　　　D. 设立对照组

E. 不设立对照组

[参考答案] 1. B

## 二、描述流行病学

1. 概念

又称描述性研究。它是将专门调查或常规记录所获得的资料，按照不同地区、不同时间和不同人群特征分组，以展示该人群中疾病或健康状况分布特点的一种观察性研究。

2. 现况研究　研究现在的情况（了解）

又称横断面研究或患病率研究，是描述性研究中应用最为广泛的一种方法。通过普查或抽样搜集资料，通过资料分析有关因素与疾病或健康关系。

表 8-19　现况研究的逻辑关系

| 普查 | 特定时间对特定范围内人群中的全体成员进行的调查。普查分为以了解人群中某病的患病率、健康状况等为目的的普查和以早发现患者为目的的筛检 | |
| --- | --- | --- |
| 抽样调查：随机抽取有代表性（样本）的人进行调查→估计总体情况（以小博大） | 单纯随机抽样 | 抽奖，买彩票 |
| | 系统抽样 | 编号（间隔、等距抽样），如医院大夫编号 1~500，隔一人抽一个号，1、3、5 |
| | 分层抽样 | 分门别类（老、中、青三代抽） |
| | 整群抽样 | 代表性群体，抽一个班，连队 |
| | 多级抽样 | 先抽取大的单元，在大单元中再选取小单元，再在小单元中选取更小的单元（通常出现在干扰项中，不考） |

3. 样本含量的估计　样本含量适当是指将样本的随机误差控制在允许范围之内时所需的最小样本含量。样本含量适当是抽样调查的基本原则。

## [经典例题 2]

等距离抽样或机械抽样方法又称为

A. 单纯抽样　　　B. 系统抽样　　　C. 分层抽样　　　D. 整群抽样　　　D. 多阶段抽样

[参考答案] 2. B

### 三、分析流行病学

1. 概念与分类　进一步在有选择的人群中观察可疑病因与疾病和健康状况之间关联的一种研究方法。分析流行病学主要有病例对照研究和队列研究两种方法，目的都是检验病因假设，估计危险因素的作用程度。

2. 病例对照研究

（1）概念：以患有某病的人群（病例组）和未患该病的人群作为研究对象，调查两组人群过去暴露于某种可能危险因素的比例，从而判断该危险因素与疾病是否有关以及关联的程度。

病例对照研究有以下特点：①该研究只是客观地收集研究对象的暴露情况，而不给予任何干预措施，属于观察性研究；②病例对照研究可追溯研究对象既往可疑危险因素暴露史，其研究方向是回顾性的，是由"果"至"因"的；③病例对照研究按有无疾病分组，研究因素可根据需要任意设定，因而可以观察一种疾病与多种因素之间的关联。

病例对照研究分为非匹配病例对照研究和匹配病例对照研究（又分为频数匹配和个体匹配）。

（2）病例对照研究的设计

1）设计原则

①复习文献，提出假设（提假设）；

②明确目的（明目的）；

③选择适宜的对照形式（选形式）；

④研究对象的选择（选对象入组）。

2）病例与对照的选择（有病的和没病的对照）

**表 8-20　病例与对照的选择**

| 病例的选择（有病的） | ①疾病的诊断标准；②病例的确诊时间；③病例的代表性；④对病例某些特征的限制 | 医院和社区 |
|---|---|---|
| 对照的选择（没病的） | ①确认对照的标准；②对照的代表性、对照与病例的可比性；③对照不应患有与所研究因素有关的其他疾病；④有时可同时选择两种以上对照；⑤对照不应患有与所研究因素有关的其他疾病 | 医疗机构中其他诊断的病人；健康人（朋友、邻居、亲戚、配偶、同学等） |

举例：

想知道H7N9禽流感是否与接触鸡鸭（危险因素）有关，所以做了下面这个研究

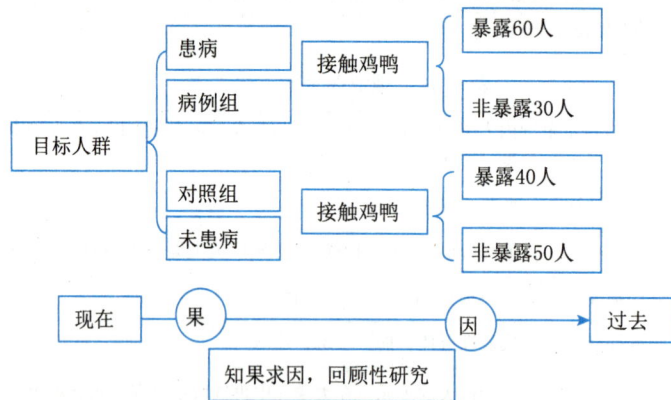

**图 8-13　H7N9禽流感与接触鸡鸭的关联性**

得出结论：接触鸡鸭与H7N9有关

附：联系强度以比值比（OR）表示：

OR＝1，表明暴露与疾病无关联

OR＞1，表明暴露与疾病有正关联

OR＜1，表明暴露与疾病有负关联

（3）样本含量的估计：分别有非匹配病例对照研究分类变量资料样本含量的估计和匹配病例对照研究分类变量资料样本含量的估计。

（4）资料的统计分析：病例对照研究采用比值比（OR，也称比数比、优势比或交叉乘积比）来估计暴露与疾

E. 一般健康促进

[参考答案] 1. B

## 二、诊断试验和筛检试验的评价方法和评价指标

1. 评价的方法及步骤

评价方法　诊断试验和筛检试验的方法基本相同。评价的步骤有：①确定"金标准"（目前被公认的最可靠、最权威的、可以反映有病或无病实际情况的诊断方法称为金标准）；②选择研究对象；③确定样本含量；④盲法同步测试；⑤整理分析资料；⑥质量控制。

2. 评价的指标　主要从真实性、可靠性和收益三方面进行。

表 8-28　试验检查结果真实性评价模式表

| 试验 | 有病 | 无病 | 合计 |
|---|---|---|---|
| 阳性 | 真阳性(a) | 假阳性(b) | 总阳性人数(a+b) |
| 阴性 | 假阴性(c) | 真阴性(d) | 总阴性人数(c+d) |
| 合计 | 患者总数(a+c) | 正常人总数(b+d) | 受检总人数(a+b+c+d) |

(1) 真实性：也称效度或准确性，是指测量值与实际值（金标准的测量值）符合的程度。

表 8-29　真实性的评价

| | 别称 | 概念 |
|---|---|---|
| 灵敏度<br>金筛阳 | 真阳性率 | 金标准确诊的病例中被评试验也判断为阳性者所占的百分比 |
| 特异度<br>金筛阴 | 真阴性率 | 金标准确诊的非病例中被评试验也判断为阴性者所占的百分比 |
| 假阳性率 | 误诊率 | 金标准确诊的非病例中被评试验错判为阳性者所占的百分比 |
| 假阴性率 | 漏诊率 | 金标准确诊的病例中被评试验错判为阴性者所占的百分比 |
| 约登指数 | 正确指数 | 灵敏度和特异度之和减 1 |
| 粗一致性 | - | 试验所检出的真阳性和真阴性例数之和占受试人数的百分比 |

## [经典例题 2]

用钼靶 X 线摄片检查方法做乳腺癌的筛检试验，分别检查了 100 名患和未患乳腺癌的妇女，结果如下表。

表 8-30　乳腺癌的筛检试验

| | 乳腺癌 | 非乳腺癌 | 合计 |
|---|---|---|---|
| 阳性 | 64 | 16 | 80 |
| 阴性 | 36 | 84 | 120 |
| 合计 | 100 | 100 | 200 |

(1) 此项筛检试验中灵敏度为

A. 16%　　　　B. 84%　　　　C. 64%　　　　D. 36%　　　　E. 74%

(2) 此项筛检试验中特异度为

A. 16%　　　　B. 84%　　　　C. 64%　　　　D. 36%　　　　E. 74%

[参考答案] 2. C、B

(2) 可靠性

表 8-31　可靠性

| 可靠性 | 信度或重复性、精确性 |
|---|---|
| 概念 | 一项试验在相同条件下重复检测获得相同结果的稳定程度 |

| 影响因素 | ①受试对象自身生物学差异;<br>②观察者差异;<br>③试验方法的差异 | |
|---|---|---|
| 评价试验可靠性的指标 | 变异系数 | 适用于作定量测定试验的可靠性分析 |
| | 符合率 | 适用于作定性测定试验的可靠性的分析。它是两次检测结果相同的人数占受试者总数的百分比 |
| | Kappa值 | 适用于定性资料的可靠性分析,该值表示不同观察者对同一批结果的判定和同一观察者在不同情况下对同一批结果判定的一致程度 |

(3)评价试验的收益(少考)

试验收益的评价可从个体效益和社会效益的生物学、社会经济学效益等方面进行评价。间接反映试验收益的主要指标有:

1)预测值:表示试验结果判断正确的概率,它表明试验结果的实际临床意义。

①阳性预测值指试验结果阳性人数中真阳性人数所占的比例。

$$阳性预测值 = \frac{a}{a+b} \times 100\%$$

②阴性预测值指试验结果阴性人数中真阴性人数所占的比例。

$$阴性预测值 = \frac{d}{c+d} \times 100\%$$

2)似然比:指病人中某种试验结果出现的概率与非病人中该试验结果出现的概率之比。

①阳性似然比是试验结果真阳性率与假阳性率之比,说明病人中出现某种试验结果阳性的概率是非病人的多少倍。

$$阳性似然比 = \frac{真阳性率}{假阳性率} = \frac{灵敏度}{1-特异度}$$

②阴性似然比是试验结果假阴性率与真阴性率之比,说明病人中出现某种试验结果阴性的概率是非病人的多少倍。

$$阴性似然比 = \frac{假阴性率}{真阴性率} = \frac{1-灵敏度}{特异度}$$

3. 确定试验判断标准

截断值(诊断标准),即确定阳性和阴性的界值。即确定某项指标的正常值,以区分正常与异常。

三、提高试验效率的方法

并联实验提高灵敏度,串联实验提高特异度。

记忆:和领导串联一起为了提高特权;和领导(媳妇)并排走,为了灵活一点,为她打伞。

# 第六节　公共卫生监测与疾病暴发的调查

一、公共卫生监测概述

**表8-32　公共卫生监测概述**

| 概念 | 连续地、系统地收集疾病或其他卫生事件的资料,经过分析、解释后及时将信息反馈给所有应该知道的人(如决策者、卫生部门工作者和公众等),并且利用监测信息的过程 | |
|---|---|---|
| 目的 | ①确定主要的公共卫生问题,掌握其分布和趋势;②查明原因,采取干预措施;③评价干预措施效果;④预测疾病流行;⑤制订公共卫生策略和措施 | |
| 分类 | 疾病监测 | ①传染病监测;②非传染病监测(如对恶性肿瘤、心血管疾病等) |
| | 与健康相关问题的监测 | 包括行为危险因素监测、出生缺陷监测、环境监测、药物不良反应监测、营养和食品安全监测、突发公共卫生事件监测和计划生育监测等 |

续表

| 程序 | 建立监测组织和监测系统 | 国家及全国各级疾病预防控制中心是负责管理全国公共卫生监测系统的机构。负责全球公共卫生监测的机构是世界卫生组织 |
| --- | --- | --- |
| | 公共卫生监测的基本过程 | 资料收集、资料分析和解释、信息反馈和信息利用四个基本过程 |
| 公共卫生监测系统的评价 | 敏感性 | 监测系统识别公共卫生问题的能力 |
| | 及时性 | 监测系统发现公共卫生问题到将信息反馈给有关部门的时间。它反映了监测系统的信息反馈速度 |
| | 代表性 | 监测系统发现的公共卫生问题在多大程度上能够代表目标人群的实际情况 |
| | 阳性预测值 | 监测系统报告的病例中真正的病例所占的比例 |
| | 简便性 | 监测系统的收集资料、监测方法和运作简便易行 |
| | 灵活性 | 监测系统能针对新的公共卫生问题进行及时的改变或调整 |
| | 可接受性 | 监测系统各个环节的工作人员对监测工作的参与意愿，反映在工作人员能否提供有效的信息 |

### 二、疾病监测

1. 概念　疾病监测是指连续地、系统地收集疾病的资料，经过分析、解释后及时将信息反馈给所有应该知道的人，并且利用监测信息的过程。

2. 我国主要的疾病监测方法

**表 8-33　我国主要的疾病监测方法**

| 被动监测 | 下级监测单位按照常规上报监测资料，而上级监测单位被动接受，称为被动监测，我国法定传染病报告属于此类监测 |
| --- | --- |
| 主动监测 | 上级监测单位专门组织调查或者要求下级监测单位严格按照规定收集资料，称为主动监测，传染病漏报调查以及对性病门诊就诊者、嫖娼、吸毒者等艾滋病高危行为人群的监测属于主动监测 |
| 常规报告 | 国家法定传染病报告系统，由法定报告人上报传染病病例 |
| 哨点监测 | 对能够反映总人群中某种疾病流行状况的有代表性特定人群、哨点人群，进行监测，了解疾病的流行趋势 |

3. 我国疾病监测体系

①疾病监测信息报告管理系统；②重点传染病监测系统；③症状监测系统；④死因监测系统；⑤病媒生物监测系统；⑥健康相关危险因素监测系统。

### 三、药物不良反应监测

1. 药品不良反应的概念及分类

**表 8-34　药品不良反应的概念及分类**

| 概念 | 合格药品在正常用法用量下出现的与用药目的无关的或意外的有害反应 | |
| --- | --- | --- |
| 分类 | A 型反应 | 与剂量有关，可以预测，包括过度作用、副作用、毒性反应、首剂反应、继发反应和停药综合征 |
| | B 型反应 | 与常规的药理作用和剂量无关，可能涉及遗传易感性和变态反应等机制，因此难以预测 |
| | C 型反应 | A 型反应和 B 型反应之外的异常反应，一般在长期用药后出现，潜伏期较长，没有明确的时间关系，难以预测。当不良反应致使机体某个器官或局部组织产生功能性或器质性损害而出现一系列临床症状和体征时，就成为药源性疾病 |
| | 严重不良反应 | ①引起死亡；②致癌、致畸、致出生缺陷；③对生命有危险并能够导致人体永久的或显著的伤残；④对器官功能产生永久损伤；⑤导致住院或住院时间延长 |

2. 药物不良反应监测的概念和方法

(1)药品不良反应监测是指药品不良反应的发现、报告、评价和控制的过程。

（2）常用的药物不良反应监测方法

表8-35　常用的药物不良反应监测方法

| 方法 | 备注 |
|---|---|
| 自愿报告系统 | 发现可疑的药物不良反应有关时，就应当填写药物不良反应报告表，逐级上报 |
| 义务性监测 | 自愿报告制度的基础上，要求医师报告所发生的每一例不良反应 |
| 重点医院监测 | 指定有条件的医院，报告药物的不良反应和对药品不良反应进行系统监测研究 |
| 重点药物监测 | 一部分新药进行上市后监测，以便及时发现一些未知或非预期的不良反应，并作为这类药品的早期预警系统 |
| 速报制度 | 美国、法国等要求上市后的药品发生严重药物不良反应要在15日之内向药品安全性监测机构报告 |

3. 药物不良反应因果关系评价

表8-36　药物不良反应因果关系评价

| 目的 | 该药品是否会发生这种不良反应；<br>该药品是否已经在特定患者身上发生了不良反应 |
|---|---|
| 评价方法 | 分为个例评价与集中评价两个步骤 |
| 评价内容 | 开始用药的时间与不良反应出现的时间有无合理的先后关系；<br>所怀疑的不良反应是否符合该药品已知不良反应的类型；<br>停药或减量后，反应是否减轻或消失；<br>再次接触可疑药品是否再次出现同样的反应；<br>所怀疑的不良反应是否可用并用药的作用、病人的临床状态或其他疗法的影响来解释 |

### 四、疾病暴发的调查与分析

1. 疾病暴发　是指在局部地区或集体单位中，短时间内突然出现异常多的性质相同的病例，在采取有效控制措施后，病例会迅速的减少。

2. 疾病暴发的调查　暴发调查是整个工作的关键，是突发公共卫生事件调查的基本形式之一，其基本工作程序如下：

（1）暴发的核实：核实诊断，确认暴发。

（2）准备和组织：包括人员的安排和组织的安排。

（3）现场调查：是暴发调查的核心，包括安全预防（到现场应有充分的防护措施）、病例发现、采集标本、个案调查、疾病三间分布的调查、环境和物种的变化调查等。

（4）资料的整理：及时的整理分析临床、现场和实验室资料，进行资料分析。

（5）确认暴发终止。

（6）文字的总结。

3. 暴发调查时应该注意的问题　暴发调查应与暴发的控制同步进行，因为暴发的有效控制是研究的目的；暴发调查既应得到法律的保障，也要自觉在法律的规范下开展；争取多部门的合作，并获得群众的支持；及时把信息上报给上级卫生行政和业务部门。

# 第七节　循证医学

### 一、循证医学的概念、核心思想和基本过程

表8-37　循证医学的概念、核心思想和基本过程

| 概念 | 任何临床的诊治决策，必须建立在当前最好的研究证据与临床专业知识和患者的价值相结合的基础上。它是把最佳研究证据与临床专业技能和患者的价值整合在一起的医学 |
|---|---|
| 核心思想 | 任何医疗决策的确定都应基于客观的临床科学研究依据 |

续表

| 循证医学的基本步骤 | 从病人存在的问题提出临床面临的要解决的问题→收集有关问题的资料→评价这些资料的真实性和有用性→在临床上应用证据指导决策→进行后效评价 |
|---|---|

## 二、证据的主要类型

临床医生在为每个患者进行诊断、治疗决策时，应尽量使用当前最佳的研究证据。

表 8-38　证据的主要类型

| 最佳研究证据的获得途径 | | 自己和同事的经验；教科书和杂志；学术会议的信息；文献综述；系统评价；定期更新的电子系统评价 |
|---|---|---|
| 评价最佳证据的三层次 | | 首先真实性，其次评价其对于临床医疗实践是否具有重要价值，最后是分析是否能适应于所面临的临床问题 |
| 系统评价 | 意义 | 是寻求证据的最常用也是最有效的一种方法 |
| | 概念 | 以某一具体临床问题为基础，系统、全面地收集全世界所有已发表或未发表的临床研究结果，采用临床流行病学严格评价文献的原则和方法，筛选出符合质量标准的文献，进行定性或定量合成，得出综合可靠的结论，并随着新的临床研究的出现及时更新(简单说就是看别人好的文章，总结出可靠的结论，这个结论随时更新) |
| | 过程与步骤 | ①确立题目；②收集文献；③选择文献；④评价文献；⑤收集数据；⑥分析数据；⑦解释结果；⑧更新系统评价 |

## 三、Meta 分析(荟萃分析)

1. **概念**　当系统评价采用了定量合成的方法对资料进行统计学处理时即称为 Meta 分析，所以，Meta 分析是运用定量统计学方法汇总多个研究结果的系统评价。

例：王教授研究发现吸烟导致肺癌，李教授研究发现吸烟可以让肺癌发病率升高 20 倍，金教授研究发现吸烟使得肺癌年轻化。如果做 Meta 分析，则可以得出结论，吸烟有害健康。

2. **关于 Meta 分析偏倚**　因为 Meta 分析本质就是将多个科学家的研究结果荟萃在一起得出的共同性的结论，不需要研究者自己亲力亲为的去研究，所以不存在随访偏倚。

[经典例题 1]

Meta 分析中常见的偏倚不包括

A. 引用偏倚　　　B. 发表偏倚　　　C. 文献库偏倚　　　D. 失访偏倚　　　E. 多次发表偏倚

[参考答案] 1. D

# 第四章　临床预防服务

## 第一节　临床预防服务概述

### 一、临床预防服务的概念

表 8-39　临床预防服务的概念

| 定义 | 医务人员在临床场所对人(健康+患者)的健康危险因素进行评价，服务内容强调第一级和第二级预防的结合即预防+临床一体化 |
|---|---|
| 健康管理 | 对个体或群体的健康进行全面监测、分析、评估、提供健康咨询、指导以及对健康危险因素进行干预的全过程 |

| 临床预防服务的内容 | 求医者的健康咨询；<br>健康筛检：筛查未被识别的病人或有健康缺陷的人；<br>免疫接种：抗原或抗体注入机体，使其获得免疫力；<br>化学预防：对无症状者使用药物、营养素(包括矿物质)、生物制剂或其他天然物质作为第一级预防措施，提高人群抵抗疾病的能力，防止某些疾病的发生；<br>预防性治疗：通过应用一些治疗的手段，预防某一疾病从一个阶段进展到更为严重阶段，或预防从某一较轻疾病发展为另一较为严重病的方法 |
|---|---|
| 实施临床预防服务的原则 | 重视危险因素的收集；<br>医患双方共同决策；<br>以健康咨询与教育为先导；<br>合理选择健康筛检的内容；<br>根据不同年龄阶段的特点开展针对性的临床预防服务；<br>注重连续性 |
| 临床预防服务的意义 | 临床预防服务实现了治疗与预防一体化的医疗卫生保健服务，是当今最佳的医学服务模式 |

[经典例题1]

临床预防服务的主要内容不包括

A. 化学预防　　　　B. 筛查　　　　C. 健康咨询　　　　D. 免疫接种　　　　E. 药物治疗

[参考答案] 1. E

二、健康危险因素评估

**表 8-40　健康危险因素评估**

| 概念 | 从个体或群体健康信息咨询或调查、体检和实验室检查等过程中收集各种与健康相关的危险因素信息，为进一步开展有针对性的干预措施提供依据(危险因素的收集是临床预防服务的第一步) |
|---|---|
| 目的 | 促进人们改变不良的行为生活方式 |
| 健康危险因素收集 | 一般通过问卷调查、健康体检和筛查等获得，也可通过门诊、住院病历的查阅获得 |
| 危险度评估方法 | 第一种是建立在单一危险因素与发病的基础上；第二种是建立在多因素数理分析的基础上，采用统计学概率理论的方法得出患病危险性与危险因素之间的关系模型 |

[经典例题2]

某地区成年人的首位死因是心脏病，下列各项措施中不属于该地区优先防治策略的是

A. 通过媒体倡导居民增加身体活动

B. 在社区人群中开展减少心脏病危险因素的咨询

C. 加强公共场所与工作场所的控烟

D. 大力发展心脏专科医院，为病人提供心脏介入治疗

E. 以高胆固醇血症和家族史为指标

[参考答案] 2. D

敲黑板

点评：其实这题我们只有一些预防医学的基础就能搞定，预防医学和临床医学最大的不同在于，预防医学在于预防疾病，临床医学强调治疗疾病，D选项显然是治疗疾病而非预防。

三、健康维护计划的制订与实施

**表 8-41　健康维护计划的制订与实施**

| 健康维护计划的概念 | 在明确个人健康危险因素分布的基础上，有针对性地制定将来一段时间内个体化的维护健康的方案，并以此来实施个性化的健康指导 |
|---|---|

续表

| 健康维护计划制订的原则 | 健康为导向的原则；个性化的原则；综合性利用的原则；动态性原则；个人积极参与的原则 |
|---|---|
| 健康维护计划的实施 | 建立健康维护流程表→与"病人"共同制订干预行动计划→实施 |

## [经典例题 3]

男，68岁，吸烟、饮酒40多年。有高血压病史。某年冬天晨起时发现左下肢不能动，入院后诊断为脑卒中。以下医生的建议不合理的是

A. 不良生活方式是疾病原因之一，应戒烟限酒　　　　B. 控制血压，预防再发

C. 告知患者定期来医院检查身体　　　　　　　　　　D. 告知患者康复注意事项

E. 告知患者天气太冷是引发该病的直接因素

[参考答案] 3. E

# 第二节　健康相关行为干预

### 一、健康行为、健康教育、健康促进的概念

1. 健康行为、健康教育、健康促进的概念及其活动领域

**表 8-42　健康行为、健康教育、健康促进的概念及其活动领域**

| 健康行为 | 与促进、维护或恢复健康相关的个体心理、情感状态和外显的行为模式 |
|---|---|
| 健康教育 | 旨在促使人们自愿采纳有益于健康的行为和生活方式 |
| 健康促进 | 促使人们维护和提高他们自身健康的过程 |
| 健康促进的五大活动领域 | 建立促进健康的公共政策；创造健康支持环境；加强社区行动；发展个人技能；调整卫生服务方向 |

## [经典例题 1]

健康促进的核心策略包括

A. 保护环境　　　B. 职业卫生　　　C. 倡导、促成、协调　　　D. 疾病控制　　　E. 学校卫生

[参考答案] 1. C

2. 健康促进的三项基本策略

**表 8-43　健康促进的三项基本策略**

| 策略 | 特点 | 关键词 |
|---|---|---|
| 倡导 | 要倡导政策支持、社会各界对健康措施的认同和卫生部门调整服务方向 | 倡导政策 |
| 增权 | 帮助群众具备正确的观念、科学的知识、可行的技能，激发其朝向完全健康的潜力，使群众获得控制那些影响自身健康的决策和行动的能力 | 增加正确的观念、科学的知识 |
| 协调 | 让利益冲突各方围绕促进和保护健康而妥协的过程 | 协调利益冲突 |

### 二、影响健康行为的因素及健康行为改变的理论

1. 影响健康行为的因素

**表 8-44　影响健康行为的因素**

| | 特点 | 包括内容 |
|---|---|---|
| 倾向因素 | 行为改变提供理由或动机的先行因素，是产生某种行为的动机或愿望 | 知识、信念、价值观、态度及自信心、以及现有技能、自我效能等 |
| 促成因素 | 允许行为动机或愿望得以实现的先行因素，即实现或达到某行为所必需的技术和资源 | 干预项目、服务、行为和环境改变的必需资源、行为改变所需的新技能等 |

续表

| | 特点 | 包括内容 |
|---|---|---|
| 强化因素 | 对象实施某行为后所得到的加强或减弱该行为的因素 | 行为者周围的人（配偶、亲属、医生、教师、同伴、长辈）；也包括行为者自己对行为后果的感受，如社会效益、生理效益、经济效益、心理收益等 |

**［经典例题 2］**

属于影响行为的倾向因素的是

A. 态度　　　　B. 资源　　　　C. 政策　　　　D. 法律　　　　E. 责任

［参考答案］2. A

2. 健康信念模式

表 8-45　健康信念模式

| 方面 | 备注 |
|---|---|
| 觉察到某种疾病或危险因素的威胁→问题的严重性 | 包括对疾病严重性的认识和对疾病易感性的认识 |
| 对采取某种行为或放弃某种行为的结果的估计 | 包括行为有效性和对实施或放弃行为的障碍的认识 |
| 效能期待（对自己实施和放弃某行为的自信也称为自我效能） | 如相信自己一定能通过努力成功地采取一个导致期望结果（如戒烟）的行动 |
| 行为线索（任何与健康问题有关的促进个体行为改变的关键事件和暗示） | 是导致个体行为改变的"最后的推动力" |

3. 行为改变阶段模式

表 8-46　行为改变阶段模式

| 阶段 | 特点 |
|---|---|
| 无打算阶段 | 没有在未来 6 个月中改变自己行为的考虑，或有意坚持不改 |
| 打算阶段 | 打算在未来 6 个月内采取行动，改变疾病危险行为 |
| 准备阶段 | 将于未来 1 个月内改变行为 |
| 行动阶段 | 过去 6 个月中目标行为已经有所改变 |
| 维持阶段 | 已经维持新行为长达 6 个月以上，已达到预期目的 |

4. 社会认知理论　与前述的个体水平的健康信念模式与行为改变阶段模式不同，社会认知理论属于人际水平的行为改变理论，可以用来解释广泛人类行为包括健康行为的综合行为理论，也是为设计行为干预措施的指导。

（1）社会认知理论的主要概念

表 8-47　社会认知理论的概念及其在健康教育中的运用

| 概念 | 定义 | 应用 |
|---|---|---|
| 环境 | 客观存在的外部因素 | 提供机会和社会支持 |
| 情境 | 个人对外部环境的理解 | 修正错误概念<br>促进健康规范 |
| 行为能力 | 执行特定行为的知识和技能 | 通过技能培训<br>促进主动学习 |
| 结果预期 | 预期的行为结果 | 模拟健康行为的有利结果 |
| 结果期望 | 对特定的行为结果的价值的判断 | 展示行为改变的有意义的结果 |
| 自我控制 | 对朝向目标的行为或行为实施的个人调节 | 提供目标设定、决策、问题解决、自我监督和自我奖励的机会 |

| 概念 | 定义 | 应用 |
|---|---|---|
| 观察学习 | 通过观察其他人的行为和结果而形成自己行为的过程 | 提供目标行为的角色模式 |
| 强化 | 对行为的应答，可进一步增强或减弱该行为发生的可能性 | 促使自我奖励和激励 |
| 自我效能 | 个人对实施某特定行为并克服困难的信心 | 通过能确保成功的小步骤来开始行为改变；寻找该种改变的特点 |
| 情感性应答反应 | 个人处理感情刺激的策略和战术 | 提供处理紧张和解决问题的培训，包括实践针对因情景而起的情绪的应对技能 |
| 交互决定论 | 在个人、行为和环境的动态交互影响中形成行为 | 考虑促使行为改变的多种因素，包括环境改变、技能和个人变化 |

（2）社会认知理论的主要内容

**表 8-48　社会认知理论的主要内容**

| 内容 | 备注 |
|---|---|
| 交互作用 | 包括环境和个人特性的双向作用和环境和人的行为之间的双向交互作用 |
| 观察学习 | 个体通过观察来学习，了解社会环境，进而形成行为 |
| 自我效能 | 自我效能是一种信念，即相信自己能在特定环境中恰当而有效地实施行为 |
| 情感 | 情感的控制也是行为形成和转变的重要因素 |
| 环境 | 环境要通过人的主观意识（情境）起作用。当人们意识到环境提供了采取某类行为的机会时，人们可能克服障碍而形成该行为 |
| 强化 | 强化理论认为行为发生（或再发生）与否及其频度同"行为前件"和"行为后件"有关。行为前件指能引发某行为的提示性事件。行为后件指紧接着某行为的结果而发生的，能对该行为再发生与否和发生频度、强度产生影响的事件 |

## [经典例题 3]

一名 45 岁的男性，由于患肺结核病而就诊，经问诊得知他已经吸烟 20 年，每天吸一包烟。他表示考虑在未来一个月内戒烟，作为一名临床医生，你要做的是

A. 强调戒烟的好处　　　　　B. 和病人一起确定戒烟日

C. 提供戒烟药物　　　　　　D. 随访

E. 告知吸烟的危害

[参考答案] 3. D

### 三、临床健康咨询的基本模式

**表 8-49　临床健康咨询的基本模式**

| 健康咨询 | 患者向医务人员咨询，它是临床场所尤其是初级卫生保健场所帮助个体及家庭改变不良行为最常用的一种健康教育方式 |
|---|---|
| 健康咨询的基本模式 | "5A 模式"即五个基本的步骤：评估（Ask/Assess，以病情、知识、技能、自信心为主）→劝告（Advise，提供有关健康危害的相关信息，行为改变的益处等）→达成共识（Agree）→协助（Assist）→安排随访（Arrange） |
| 健康咨询的原则 | 建立友好关系；鉴定需求；移情；调动参与；保守秘密；尽量提供信息和资源 |
| 建立健康行为的要点 | 提高认识；分析决定因素；制定可行的目标；自我激励 |

## 第三节　烟草使用的控制（热点重点）

### 一、烟草使用与二手烟流行状况及其定义

1. **烟草使用的流行**　烟草危害是当今世界上最严重的公共卫生问题之一。

2. 烟草的相关定义　烟草主要有两大类型，有烟烟草和无烟烟草，"二手烟"又称"被动吸烟"和"环境烟草烟雾暴露"，是指不吸烟者吸入吸烟者呼出的烟雾及卷烟燃烧产生的烟雾。二手烟暴露的定义为非吸烟状态，每周至少1天以上，每天至少15分钟暴露于烟草烟雾。

3. 水平分布　在很多工业化国家烟草使用呈现下降趋势时，发展中国家人群的吸烟率呈上升趋势，越来越多的吸烟者生活在中低收入国家。

二、烟草使用与二手烟流行对健康的主要危害及机制

**表 8-50　烟草使用与二手烟流行对健康的主要危害及机制**

| 主要危害物质 | 一氧化碳、一氧化氮、氨、硫化氢、氰化氢等，尼古丁是烟草成瘾的主要物质 | |
| --- | --- | --- |
| 所致疾病 | 癌症 | 肺癌、口腔癌、鼻咽部恶性肿瘤、喉癌、食管癌、胃癌、肝癌、胰腺癌、肾癌、膀胱癌和宫颈癌，结肠直肠癌、乳腺癌和急性白血病 |
| | 心脑血管系统 | 冠心病风险，脑卒中 |
| | 生殖系统 | 异位妊娠和自然流产，男性勃起功能障碍 |
| | 其他 | 2型糖尿病、术后骨折不愈合、皮肤老化、哮喘、消化性溃疡 |
| 二手烟 | 由于二手烟雾包含多种能够迅速刺激和伤害呼吸道内膜的化合物，因此即使短暂的暴露，也会导致上呼吸道损伤，激发哮喘频繁发作，增加血液黏度，伤害血管内膜，引起冠状动脉供血不足，增加心脏病发作的危险等 | |

三、烟草成瘾干预

1. 烟草依赖疾病的概念　使用烟草一定时间后，就可以成瘾，即所谓的烟草依赖疾病。它是一种慢性高复发性疾病，其本质是尼古丁依赖。

2. 临床戒烟指导　临床干预(5A法和5R法，简单说5R法是5A法的升级版)

①5A法：Ask 询问所有患者关于吸烟的问题；Advise 建议吸烟者戒烟；Assess 评估吸烟者的戒烟意愿；Assist 提供戒烟药物或者行为咨询治疗等；Arrange 安排随访。

②5"R"法

**表 8-51　5"R"法**

| 方法 | 特点 |
| --- | --- |
| 相关性(Relevance) | 使患者认识到戒烟与他们密切相关，越个体化越好 |
| 危险性(Risk) | 使患者认识到吸烟的潜在危险，强调那些与他们最密切相关的健康危害 |
| 益处(Rewards) | 使患者认识到戒烟的益处，突出说明那些和吸烟者最可能相关的益处 |
| 障碍(Roadblocks) | 医生应使患者认识到在戒烟中可能的障碍以及可以为其提供的治疗。障碍有：戒断症状、对戒烟失败的恐惧、体重增加、周围吸烟者的影响等 |
| 反复(Repetition) | 反复加强戒烟动机的干预，不断鼓励吸烟者积极戒烟 |

3. 常用戒烟药物　在戒烟治疗的过程中，尼古丁替代疗法(NRT)类药物、盐酸安非他酮和伐尼克兰是常用的戒烟药物。联合使用一线药物已被证实是一种有效的戒烟治疗方法，可提高戒断率。有效的联合药物治疗包括：长程尼古丁贴片(>14周)+其他NRT类药物(如咀嚼胶和鼻喷剂)；尼古丁贴片+尼古丁吸入剂；尼古丁贴片+盐酸安非他酮。

[经典例题1]

目前临床常用的戒烟药物包括

A. 尼古丁贴片　　　　B. 肾上腺素

C. 阿司匹林　　　　　D. 可乐定

E. 去甲替林

[参考答案] 1. A

#### 四、人群烟草控制策略(了解即可)

1.《烟草控制框架公约》　世界卫生组织主持制定的《烟草控制框架公约》(FCTC)是世界上第一个限制烟草的全球性公约,也是联合国第一部具有法律约束力的医药卫生多边条约。它标志着烟草控制已经由国内立法控制扩大到国际法上的共识。2006 年 1 月 9 日,FCTC 在我国正式生效。

2.MPOWER 战略　世界卫生组织结合 FCTC 条款的要求,从减少烟草需求的角度提出了 6 项十分重要且有效的烟草控制政策,即 MPOWER 战略。

表 8-52　MPOWER 战略

| 字母 | 含义 |
| --- | --- |
| M( monitor) | 监测烟草使用与预防政策 |
| P( protect) | 保护人们不接触烟草烟雾 |
| O( offer) | 提供戒烟帮助 |
| W( warn) | 警示烟草危害 |
| E( enforce) | 执行禁止烟草广告、促销和赞助的规定 |
| R( raise) | 提高烟草税 |

# 第四节　合理营养指导

## 一、合理营养

1. 营养和营养素的概念

表 8-53　营养和营养素的概念

| 营养 | 概念 | 人体摄取、消化、吸收、利用食物中的营养物质以满足机体生理需要的生物学过程 |
| --- | --- | --- |
| 营养素 | 概念 | 食物中所含的营养成分 |
| | 分类 | 蛋白质、脂肪、碳水化合物、维生素、矿物质和水 |
| | 功能 | 提供能量;构成细胞组织,供给生长、发育和自我更新所需的材料;调节机体生理活动 |

2. 膳食营养素参考摄入量

在每日膳食中营养素供给量基础上发展起来的一组每日平均膳食营养素摄入量的参考值。

表 8-54　膳食营养素摄入量参考值

| 内容 | 特点 |
| --- | --- |
| 平均需要量 | 指某一特定性别、年龄及生理状况群体中个体对某营养素需要量的平均值 |
| 推荐摄入量( RNI) | 指可满足某一特定性别、年龄及生理状况群体中 97%~98% 个体需要量的摄入水平,相当于传统的每日膳食中营养素供给量 RDA |
| 适宜摄入量 | 指通过观察或实验获得的健康人群某种营养素的摄入量 |
| 可耐受最高摄入量 | 指平均每日摄入营养素的最高限量 |
| 宏量营养素的可接受范围( AMDR) | 蛋白质、脂肪和碳水化合物理想的摄入量范围 |
| 预防非传染病性慢性病的建议摄入量( PI-NCD,简称建议摄入量,PI) | 以 NCD 的第一级预防为目标提出的必需营养素的每日摄入量 |
| 特定建议值( SPL) | 是指膳食中传统营养素以外的某些膳食成分的摄入量达到这个建议水平时,有利于维护人体健康 |

### 3. 人体必需的营养素及能量

表 8-55　人体必需的营养素及能量

| 营养素 | 推荐摄入量 |
| --- | --- |
| 蛋白质 | 成年男子蛋白质推荐摄入量为 65g/d，女子为 55g/d |
| 脂类 | 脂肪和类脂<br>脂肪 AI 占每日总能量的 20%~30% |
| 碳水化合物 | 占膳食总能量的 55%~65%，建议健康成年人每天摄入膳食纤维 20~25g 比较适宜 |
| 能量 | 人体对能量的需要与消耗是一致的。成人的能量消耗主要包括基础代谢、身体活动和食物的热效应三方面。<br>成年人膳食能量的需要量（EER）为 18~49 岁轻体力劳动男性 5250kcal/d，女性 1800kcal/d |
| 矿物质 | 正常成人膳食钙的 AI 为 800mg/d；膳食铁的 AI 男性为 12mg/d，女性为 20mg/d；成年男子锌 RNI 为 12.5mg/d，成年女子为 7.5mg/d |
| 维生素 | 叶酸成年人为 400μgDFE/d，孕妇为 600μgDFE/d，乳母为 550μgDFE/d |

### 4. 平衡膳食的概念及基本要求

又称为合理膳食，是指提供给机体种类齐全、数量充足、比例合适的能量和各种营养素，并与机体的需要保持平衡，进而达到合理营养、促进健康、预防疾病的膳食

平衡膳食的基本要求：①提供种类齐全、数量充足、比例合适的营养素；②保证食物安全；③科学的烹调加工；④合理的进餐制度和良好的饮食习惯。

### 5. 膳食指南

《中国居民膳食指南》（2016 年版）一般人群膳食指南：

①食物多样、谷类为主；

②吃动平衡，健康体重；

③多吃蔬果、奶类、大豆；

④适量吃鱼、禽、蛋、瘦肉；

⑤少盐少油，控糖限酒；

⑥杜绝浪费，兴新食尚。

### 6. 中国居民平衡膳食宝塔

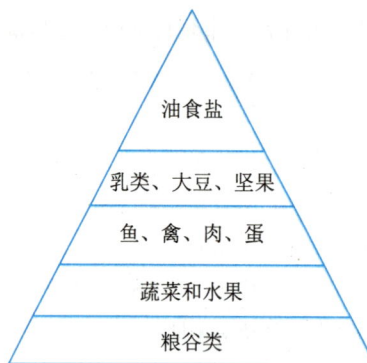

图 8-15　平衡膳食宝塔

推荐轻体力活动成年人每天至少饮水 1500~1700ml。每天进行至少相当于快步走 6000 步以上的身体活动。

## 二、特殊人群营养指导（考试热点）

### 1. 孕妇的膳食原则

表 8-56　孕妇的膳食原则

| 时期 | 食物 |
| --- | --- |
| 孕前期 | 多摄入富含叶酸的食物或补充叶酸；常吃含铁丰富的食物；保证摄入加碘食盐，适当增加海产品的摄入；戒烟、禁酒 |
| 孕早期 | 膳食清淡、适口；少食多餐；保证摄入足量含碳水化合物的食物；多摄入富含叶酸的食物并补充叶酸；戒烟、禁酒 |

续表

| 时期 | 食物 |
|---|---|
| 孕中、末期 | 适当增加鱼、禽、蛋、瘦肉、海产品的摄入量；常吃含铁丰富的食物；适量身体活动，维持体重的适宜增长；禁烟戒酒，少吃刺激性食物 |

2. 哺乳期的膳食原则

表 8-57　哺乳期的膳食原则

| 时期 | 饮食 |
|---|---|
| 哺乳期 | 增加富含优质蛋白质及维生素 A 的动物性食品和海产品，产褥期食物多样不过量。愉悦心情，充足睡眠，促进乳汁分泌。忌烟酒，避免浓茶和咖啡。 |

3. 婴幼儿的喂养原则

表 8-58　婴幼儿的喂养原则

| 推荐喂养方式 | | 母乳喂养为最佳(母乳营养丰富，且有免疫物质) |
|---|---|---|
| 能量摄入 RNI | 1 周岁以内 | 0.40MJ(95kcal)/(kg·d) |
| | 1~2 岁 | 男童 4.60MJ(1100kcal)/d，女童 4.40MJ(1050kcal)/d |
| | 2~3 岁 | 男童 5.02MJ(1200kcal)/d，女童 4.81MJ(1150kcal)/d |
| 蛋白质 RNI | 婴儿 | 1.5~3.0g/(kg·d) |
| | 1~2 岁幼儿 | 35g/d |
| | 2~3 岁幼儿 | 40g/d |
| 碳水化合物 | | 占总能量的 50%为宜 |
| 铁 | | 婴儿 4~6 月龄后，铁需要多，要及时添加含铁食物 |

4. 老年人膳食原则
①饮食多样化，食物搭配合理，宜吃软食；少食多餐，忌暴饮暴食；
②主食中包括一定量的粗粮、杂粮；
③每天饮用牛奶或食用奶制品；
④吃大豆或其制品；
⑤适量食用动物性食品；
⑥多吃蔬菜、水果；
⑦饮食清淡、少盐。

5. 儿童少年膳食要点
①规律就餐；
②自主进食，不挑食；
③每天喝奶，足量饮水，正确选择零食；
④食物应合理烹调，易于消化，少调料，少油炸；
⑤参与食物选择和制作，增进对食物的认知和喜爱；
⑥经常户外活动，保障健康成长。

6. 素食人群膳食要点
①谷类为主，食物多样，适量增加全谷物；
②增加大豆及其制品的摄入，每天 50~80g，选用发酵豆制品；
③常吃坚果、海藻和菌菇；
④蔬菜、水果应充足；
⑤合理选择烹调油。

三、临床营养
1. 基本膳食　一般健康人日常所用的膳食基本相同，膳食结构、能量与各种营养素和餐次均应遵守平衡膳食的原则，使能量及营养素数量和质量达到合理营养的要求。

2. 治疗膳食　指根据不同的病理与生理状况，调整患者膳食的营养成分和性状，治疗或辅助治疗疾病、促进患者康复的膳食（如低盐低脂饮食）。

### 四、人群营养状况评价及干预策略

1. 人群营养状况评价指标

（1）体重指数（BMI）= 体重（kg）/ [ 身高（m）]$^2$

BMI 小于 18.5 是体重过低。18.5~23.9 为体重正常，24.0~27.9 为超重，≥28 为肥胖。

（2）皮褶厚度与上臂围

1）皮褶厚度：是通过皮下脂肪组织反映身体脂肪含量。

2）上臂围：是上臂中点周长，反映肌肉及脂肪的情况，可大致了解一般营养状况，此指标多用于 5 岁以下儿童。

（3）腰围与臀围：男性腰围≥85cm、女性≥80cm 患肥胖相关疾病的危险性增加。腰围与臀围的比值也可以指示脂肪的区域性分布。

2. 膳食调查方法　称重法、记账法、回顾法、化学分析法、食物频率法。

3. 人群营养干预策略（考试热点）

（1）心血管疾病的营养防治原则：①控制总能量摄入，保持理想体重；②限制脂肪和胆固醇摄入；③适量摄入蛋白质，少吃甜食；④保证充足的膳食纤维摄入；⑤供给充足的维生素和无机盐；⑥应多食用新鲜蔬菜和水果，多选用富含钙、镁的食品，适当增加钾的摄入量；⑦饮食清淡，少盐和限酒；⑧适当多吃保护性食品。

（2）糖尿病的营养防治原则：①控制总能量是糖尿病饮食治疗的首要原则；②供给适量的碳水化合物；③供给充足的膳食纤维；④供给充足的蛋白质；⑤控制脂肪摄入量；⑥多食蔬菜；⑦糖尿病患者不宜饮酒；⑧糖尿病患者应合理安排每日三餐，每餐都应含有碳水化合物、脂肪和蛋白质。

（3）肥胖的营养防治原则：①控制总能量；②限制脂肪摄入量；③碳水化合物的供给要适量；④限制辛辣及刺激性食物及调味品；⑤膳食中必须有足够量的新鲜蔬菜；⑥避免油煎、油炸和爆炒等方法；⑦早餐一定要吃好，晚餐一定要少。

（4）骨质疏松症的营养防治原则：①儿童期开始注意补充足够的钙量，青春期应摄入 1000mg/d 以上的钙；②适度身体活动，户外活动接受日光照射；③避免吸烟、过量饮酒、咖啡；④绝经后妇女加强钙的补充，可选用加钙食品和钙补充剂；⑤补充维生素 D；⑥吃大豆或其制品。

（5）癌症的营养防治原则：①食用营养丰富的，以植物性食物为主的多样化膳食；②维持适宜体重；③坚持身体活动；④鼓励全年多吃蔬菜和水果；⑤选用富含淀粉和蛋白质的植物性主食，尽量食用粗加工的食物；⑥不要饮酒，尤其反对过度饮酒；⑦每天红肉（指牛、羊、猪肉及其制品）摄入量在 80g 以下，尽可能选择禽、鱼肉；⑧总脂肪提供的能量在总摄入能量的 15%~30%；⑨限制食盐，成人每日从各种来源摄入的食盐不要超过 6g；⑩尽力减少霉菌对食品的污染，应避免食用受霉菌毒素污染或在室温下长期储藏的食物；食品保藏方法适当；不要食用烧焦的肉和鱼。

## 第五节　身体活动促进

### 一、身体活动的概念

表 8-59　身体活动的概念

| 身体活动 | 又称作体力活动，是指骨骼肌收缩导致机体能量消耗明显增加的各种活动 |
| --- | --- |
| 体适能 | 人们拥有或获得的、与完成身体活动的能力相关的一组要素或特征 |
| 有氧运动 | 躯干、四肢等大肌肉群参与为主的、有节律、时间较长、能够维持在一个稳定状态的身体活动 |

| | | | |
|---|---|---|---|
| 身体活动分类 | 按日常生活分类 | 职业性 | 工作中的各种身体活动 |
| | | 交通往来 | 家中前往工作、购物、游玩地点等往来途中的身体活动 |
| | | 家务性 | 院子里或者室内进行的各种家务劳动 |
| | | 闲暇时间 | 职业、家务活动之余有计划、有目的进行的运动锻炼 |
| | 按生理功能分类 | 有氧运动 | 促进心血管健康不可或缺的运动形式，是身体活动中最主要的类型之一 |
| | | 阻力活动 | 强壮肌肉活动，指肌肉对抗阻力的重复运动，具有保持或增强肌肉力量、体积和耐力的作用 |
| | | 关节柔韧性活动 | 通过躯体或四肢的伸展、屈曲和旋转，锻炼关节的柔韧性和灵活性的活动，也称作拉伸 |
| | | 身体平衡和协调性练习 | 改善人体平衡和协调性的组合活动，可以改善人体运动能力 |
| 身体活动的强度及其衡量 | 身体活动的强度 | | 单位时间内身体活动的能耗水平或对人体生理刺激的程度 |
| | 身体活动强度衡量方法 | 最大心率百分比 | 最大心率＝220－年龄，身体活动中应达到的适宜心率即靶心率与最大心率的百分比值即为最大心率百分比 |
| | | 最大耗氧量百分比 | 身体活动的实际耗氧量与最大耗氧量之比即为最大耗氧量百分比 |
| | | 自我感知运动强度 | 以受试者自我感觉来评价运动负荷的心理学指标，它以个体主观用力和疲劳感的程度来判断身体活动的强度 |
| | | 代谢当量（也称梅脱） | 身体活动时的能量消耗与安静坐姿时的能量消耗之比，即相当于安静休息时身体活动的能量代谢水平 |
| 身体活动总量 | 概念 | | 个体身体活动强度、频度和每次活动持续时间的综合度量，其数值上等于身体活动强度、频度和每次活动持续时间这三个变量的乘积 |
| | 常用度量 | | 梅脱·分(MET-min)或梅脱·时(MET-h)来度量一定时间内身体活动总量 |

### 二、身体活动与健康

1. 身体活动的健康益处　①平常缺乏身体活动的人，如果能够经常(如每周 3 次以上)参加中等强度的身体活动，其健康状况和生活质量都可以得到改善；②强度较小的身体活动也有促进健康的作用，但产生的效益相对有限；③适度增加身体活动量(时间、频度、强度)可以获得更大的健康效益；④不同的身体活动类型、时间、强度、频度和总量促进健康的作用不同。

2. 身体活动伤害　运动伤害是指身体活动中或活动后发生的疾病，最常见的是外伤和急性心血管事件。由于从事某种动力模式的职业活动(如负重爬楼)发生的特定部位的损伤，则可以归因于过度使用该器官所造成的。合理安排活动量可以有效降低过度运动的风险。

3. 有益健康的身体活动推荐量

(1)5~17 岁年龄组

1)5~17 岁儿童青少年应每天累计至少 60 分钟中等到高强度体力活动。

2)大于 60 分钟的体力活动可以提供更多的健康效益。

3)大多数日常体力活动应该是有氧活动。同时，每周至少应进行 3 次高强度体力活动，包括强壮肌肉和骨骼的活动等。

(2)18~64 岁年龄组

1)18~64 岁成年人每周至少 150 分钟中等强度有氧体力活动，或每周至少 75 分钟高强度有氧体力活动，或中等和高强度两种活动相当量的组合。

2)有氧活动应该每次至少持续10分钟。

3)为获得更多的健康效益，成人应增加有氧体力活动，达到每周300分钟中等强度或每周150分钟高强度有氧体力活动，或中等和高强度两种活动相当量的组合。

4)每周至少应有2天进行大肌群参与的强壮肌肉活动。

（3）65岁及以上年龄组

1)老年人应每周完成至少150分钟中等强度有氧体力活动，或每周至少75分钟高强度有氧体力活动，或中等和高强度两种活动相当量的组合。

2)有氧活动应该每次至少持续10分钟。

3)为获得更多的健康效益，该年龄段的成人应增加有氧活动量，达到每周300分钟中等强度，或每周150分钟高强度有氧活动，或中等和高强度两种活动相当量的组合。

4)活动能力较差的老年人每周至少应有3天进行增强平衡能力和预防跌倒的活动。

5)每周至少应有2天进行大肌群参与的增强肌肉力量的活动。

6)由于健康原因不能完成所建议身体活动量的老人，应在能力和条件允许范围内尽量多活动。

三、临床场所身体活动指导（热点）

1.运动处方的概念、原则和制定步骤

表8-60 运动处方的概念、原则和制定步骤

| 运动处方 | 对从事运动锻炼者或患者，根据医学检查资料(包括运动测试与体适能测试)，按其健康、体适能及心血管功能状况，结合生活环境条件和运动爱好等个体特点，用处方的方式规定适当的运动类型、强度、时间及频度，并指出运动中的注意事项，以便有计划地经常性锻炼，达到健身或治疗的目的 |
|---|---|
| 原则 | 制定运动处方要个体化，具有针对性；制定运动处方要循序渐进；制定运动处方要具有有效性和安全性；制定运动处方要具有全面性和长期性；在制定运动处方时要考虑机体的全面锻炼，应兼顾局部和全身的关系 |
| 步骤 | 运动前风险评估；确定身体活动目标量；确定活动进度；预防意外情况和不适的处理 |

2.单纯性肥胖运动处方

目标：以增加能量消耗、减控体重，保持和增加瘦体重，改变身体成分分布、减少腹部脂肪，改善循环、呼吸、代谢调节功能为目标。

①运动频率至少每周5次，若要使能量消耗最大化，最好每天运动。

②起始运动训练强度应保持在中等强度，强调延长运动时间及增加运动频度的作用，最后增加到高强度运动。

③每周应进行2~3次肌肉力量训练，每次1~3组，每组10~15次重复。

3.2型糖尿病运动处方

①一般应达到中等强度，50%~70%最大心率。

②最好能做到每天运动，至少也要达到每周4次，每次20~60分钟中等强度的有氧运动。

③鼓励糖尿病患者从事各种肌肉力量训练，若没有禁忌，运动量参照正常人。

④增加运动量和强度时应合理安排进度，适时监测，运动时的足部保护。

⑤针对患者血糖调节、脏器损害、体液平衡、用药等情况的变化，处方中需要采取相应的措施保证身体活动的安全。

4.原发性高血压运动处方

①以大肌肉群参与的有氧耐力运动为主。提倡高血压患者进行有氧、中低强度，持续10分钟以上的活动。

②如没有运动禁忌，运动能力也没有特殊限制。

③需要采取不同的医学监督和预防措施，防止意外，其中首要关注的问题是心脑血管意外。

5.运动安全指导

①避免进行禁忌的运动项目。

②每次锻炼前后都要进行充分的准备活动和整理活动。

③每次运动后应注意自我监测，根据情况对运动方案进行相应调整。

[经典例题1]

某女性患者，45岁，体检结果显示：血压180/100mmHg，体重68kg，身高160cm（BMI＝26.6），甘油三酯4.5mmol/L，胆固醇5.1mmol/L。

（1）该女患者营养状态判断为

A. 肥胖                    B. 严重肥胖

C. 消瘦                    D. 超重

E. 正常

（2）针对该患者开出运动处方中，不合适的是

A. 运动频率每周2次，每次20分钟

B. 鼓励参加自行车、游泳等下肢关节承重小的运动

C. 运动中合理补液

D. 中等至高等强度运动

E. 减重同时加强肌肉力量锻炼

[参考答案] 1.D、A

### 四、人群身体活动促进

1. 人群身体活动评价量表及分级　国际身体活动量表（IPAQ）和全球身体活动量表（GPAQ）是常用的人群身体活动评价量表。GPAQ的信度效度评价目前正在各国进行当中。IPAQ是适用于18～65岁成年人的身体活动量表。

根据IPAQ专家组的建议，对是否达到身体活动推荐量进行评价，将身体活动量分成三个等级：

（1）身体活动不足：未达到后两者标准的身体活动水平。

（2）身体活动中度活跃：每周5次，每天30分钟中等强度有氧运动与每周3次，每天20分钟的高强度有氧运动，以及中等强度和高强度相结合身体活动是达到该身体活动水平的最小推荐标准。

（3）身体活动高度活跃：每周5次，每天60分钟中等强度有氧运动与每周3次，每天50分钟的高强度有氧运动，以及中等强度和高强度相结合身体活动是达到该身体活动水平的最小推荐标准。

2. 人群身体活动影响因素

表8-61　人群身体活动影响因素

| 方面 | 备注 |
| --- | --- |
| 环境因素 | 天气情况、气候因素、空气质量和锻炼器材等 |
| 社会因素 | 家庭及朋友的支持，大众传媒的影响等 |
| 认知因素 | 信念、自觉效能和动机等 |
| 生理特征 | 年龄、性别、体型、运动损伤和健康状况等 |
| 其他个人因素 | 如体育锻炼经验、饮食习惯、教育程度、收入和吸烟等其他行为因素等 |

3. 人群身体活动促进策略

①将干预措施从个体水平拓展到多层次、多水平的结合，将在医院中医生对就诊患者的干预扩大到对公共卫生领域所有身体活动不足的人群进行干预；②干预目标从个体的行为改变转为使整个社会网络、组织规范和环境朝着能加强目标人群的长期依从性的方向转变；③参与干预计划的不仅有卫生保健人员，还包括其他相关的人员和组织机构，以使干预对象可以得到更便利的锻炼设施，得到技术指导，得到家人和朋友的支持；④干预的场所也从固定的地点扩展到广泛的环境中，不仅可以进行特定的训练项目，并可通过增加常规活动量如改乘电梯为爬楼梯、改乘公共汽车为骑自行车等。

## 第六节　疾病的早期发现和处理

### 一、疾病的早期发现方法

**表 8-62　疾病的早期发现方法**

| 方法 | 定义 |
|---|---|
| 普查 | 对健康人，进行某疾病的检查 |
| 健康体检 | 对健康人进行身体的全面检查，即应用体检手段对健康人群的体格检查 |
| 定期健康检查 | 一定时间间隔进行的健康检查 |
| 医疗性体检 | 以疾病诊治为目的的体检 |
| 社会性体检 | 办理入职、入学、入伍、驾照、出国、结婚、保险等手续时的体检 |
| 机会性筛检 | 利用人们(往往是一些高危人群)就医的机会，进行某些针对性的检查，以早期发现可疑疾病 |

### [经典例题 1]

利用健康高危人群的就医机会进行的针对性检查称为

A. 特殊性体检　　　　B. 健康体检　　　　C. 社会性体检　　　　D. 医疗性体检　　　　E. 机会性筛检

[参考答案] 1. E

### 二、临床场所疾病筛检的方法与原则(了解内容)

1. 在临床场所确定是否进行疾病筛检的原则

**表 8-63　疾病筛检的原则**

| |
|---|
| 对于已证实有效的筛检项目应常规推荐给受检者； |
| 应在高危人群中开展相应的筛检，以使筛检的效益最大化； |
| 不鼓励受检者进行无针对性的全身体检。筛检的项目越多，产生的假阳性结果的可能性就越大和越多； |
| 对于无充足证据证实其有效性的筛检项目不应常规推荐，若患者强烈要求，则应告知利弊，并与受检者共享决定权； |
| 不应提供已证实无效或有害的筛检项目，若患者强烈要求，应进行规劝； |
| 进行特殊的筛检前应与受检者充分沟通，如结肠镜、抑郁症、肥胖或酒精滥用 |

2. 临床场所疾病筛检的方法　在具体开展筛检项目时，医生应该制定具体的实施方案，以规范体检的各个步骤，保证体检的质量。

①遵循筛检原则；②检查前准备；③检查方法；④提供健康咨询；⑤筛检异常的处理：有异常的受检者，医生应提出随访和治疗意见；⑥筛检的不良作用：了解并向受检者介绍筛检可能带来的不良后果，包括心理和生理上的；⑦筛检方法的正确性和可靠性；⑧注意事项：向受检者简介筛检过程中应注意的问题。筛检过程可能使受检者产生一些顾虑或增加其对患某种病的焦虑感。为了正确讲述这些问题，医生最好发给受检者一些宣传资料，解释这种检查的意义。

### 三、疾病筛检结果的判读及处理原则(了解)

1. 疾病筛检结果的判读　应告知其这些筛检报告的重要性，并建立相关的复诊或随访机制。

2. 疾病筛检结果的处理原则

**表 8-64　处理原则**

| 可能需要的进一步检查 | 筛检的结果通常只能提供一种诊断的倾向性，为明确诊断，可采用进一步的实验室检查、影像学检查或其他诊断性操作来除外筛检的假阳性结果或作鉴别诊断 |
|---|---|
| 可能需要的治疗方案 | 根据检查结果和相应的诊断，可能有健康教育和治疗的指征。对治疗方案的选择应依据该措施的有效性和患者的偏好进行，即应有患者的参与 |
| 对疑难病例 | 可采取转诊、专家咨询和会诊 |

续表

| 随访 | 包括阶段性的病史采集和体检，以检查有何新出现的症状和体征。必要时还包括血液化验、影像学检查和其他诊断措施，以证实治疗的合理性或监测早期的并发症 |
|------|------|
| 健康教育 | 结合患者的实际情况，提供合适的健康教育 |

# 第五章　社区公共卫生

## 第一节　传染病的预防与控制

### 一、传染病预防控制的策略与措施

1. 传染病预防控制策略

（1）预防为主：传染病的预防就是在疫情尚未出现，针对可能暴露于病原体并发生传染病的易感人群或传播途径采取措施。包括：

①加强人群免疫；

②改善卫生条件；

③加强健康教育。

（2）加强传染病监测。

（3）建立传染病预警制度。

（4）加强传染病预防控制管理。包括：

①制定严格的标准和管理规范；②加强血液及血液制品、生物制品、病原生物有关的生物标本等的管理；③加强对从事传染病相关工作人员的培训。

（5）传染病的全球化控制。

2. 传染病预防控制措施　传染病的预防措施包括传染病报告和针对传染源、传播途径和易感人群的多种预防措施。

**表 8-65　预防措施**

| 传染病报告 | | 任何人发现传染病患者或者疑似传染病患者时，都应及时向医疗保健机构或疾控中心报告 | |
|------|------|------|------|
| 针对传染源措施 | 患者 | 应做到早发现、早诊断、早报告、早隔离、早治疗 | |
| | 病原携带者 | 应做好登记、管理和随访至其病原体检查 2~3 次阴性后 | |
| | 接触者 | 接触者应接受检疫，包括留验；医学观察；应急接种和药物预防 | |
| | 动物传染源 | 危害大但经济价值不大的 | 彻底消灭 |
| | | 危害大的病畜或野生动物 | 捕杀、焚烧或深埋 |
| | | 危害不大且有经济价值的 | 予以隔离治疗 |
| 针对传播途径的措施 | | 必须采取有效的措施，去除和杀灭病原体 | |
| 针对易感者的措施 | | 免疫预防；药物预防；个人防护 | |

### 二、计划免疫

**表 8-66　计划免疫**

| 概述 | 计划免疫 | 根据疫情监测和人群免疫状况分析，按照规定的免疫程序，有计划地进行预防接种，以提高人群免疫水平，达到控制乃至最终消灭相应传染病的目的 |
|------|------|------|
| | 预防接种 | 将抗原或抗体注入机体，使人体获得对某些疾病的特异性抵抗力，从而保护易感人群，预防传染病发生 |
| | 免疫制剂 | 用于预防接种的生物制品 |

| 预防接种的种类 | 人工自动免疫 | 使宿主对相应传染病产生特异免疫抵抗力的方法，称为人工自动免疫或人工主动免疫(打疫苗主动产生抗体的过程) |
| --- | --- | --- |
| | 人工被动免疫 | 含有抗体的血清或其制剂直接注入机体，使机体立即获得抵抗某种传染病的能力的方法(打免疫球蛋白马上让人产生抗体) |
| | 被动自动免疫 | 在实施被动免疫的同时，进行疫苗接种，使机体迅速获得自身特异性抗体，产生持久的免疫力(既打免疫球蛋白又打疫苗) |
| 免疫规划的内容 | 20世纪70年代，"四苗防六病" | 7周岁以下儿童进行卡介苗、脊髓灰质炎三价疫苗、百白破混合制剂和麻疹疫苗免疫接种 |
| | 1992年"五苗防七病" | 卡介苗、脊髓灰质炎三价疫苗、百白破混合制剂、麻疹疫苗和乙肝疫苗 |
| 免疫程序 | 指儿童应该接种疫苗的先后次序、起始月(年)龄、剂量、间隔时间和要求，已达到合理使用疫苗的目的 | |
| 疫苗的效果评价 | 通过测定接种后人群抗体阳转率、抗体平均滴度和抗体持续时间来评价疫苗的效果 | |

# 第二节 慢性非传染性疾病的预防与管理

## 一、主要慢性非传染性疾病流行现状与防治策略

### 表8-67 主要慢性非传染性疾病流行现状与防治策略

| 概念 | 一组起病时间长，缺乏明确的病因证据，一旦发病即病情迁延不愈的非传染性疾病的概括性总称(如冠心病、脑卒中、肿瘤、糖尿病及慢性呼吸系统疾病等) | |
| --- | --- | --- |
| 特点 | 高发病率、高死亡率；主要危险因素的暴露水平不断提高；慢性病的疾病谱发生变化；疾病负担不堪重负 | |
| 防治的原则 | 在社区及家庭水平上降低最常见慢病的4种共同的危险因素(吸烟、饮酒、不健康饮食、静态行为方式)，进行生命全程预防；<br>三级预防并重，采取以健康教育、健康促进为主要手段的综合措施；<br>全人群策略和高危人群策略并重；<br>改变传统的保健系统服务内容、方式，包括鼓励患者共同参与，促进和支持患者自我管理，加强患者定期随访，加强与社区、家庭合作等内容的创新性慢性病保健模式发展；<br>加强社区慢性非传染性疾病防治的行动；<br>改变行为危险因素预防慢性病，应以生态健康促进模式及科学的行为改变理论为指导，建立以政策及环境改变为主要策略的综合性社区行为危险因素干预项目 | |
| 防治的策略 | 全人群策略 | 政府制定相应的卫生政策用多种手段控制主要危险因素，预防和减少疾病的发生与流行，属一级预防的范畴 |
| | 高危人群策略 | 对高危人群进行的三级预防，危险因素干预 |

## 二、慢性非传染性疾病的管理

1. 疾病管理

### 表8-68 疾病管理

| 概念 | 一种通过整合性医疗资源的介入与沟通来提高患者自我管理效果的管理系统 |
| --- | --- |
| 工作模式 | 针对疾病发生发展的各个阶段采取不同的措施，提供不同的服务，对疾病采取"全程的管理" |
| 优点 | 从根本上控制医疗保健的成本，节约有限的卫生资源 |

2. 慢性非传染性疾病管理的原则

表 8-69　慢性非传染性疾病管理的原则

| 慢性病管理概述 | 指导思想 | 生物-心理-社会医学模式 |
| --- | --- | --- |
| | 参与人员 | 慢性病专业医生及护理人员 |
| | 针对人群 | 健康人、慢性病风险人群、慢性病患者提供全面、连续、主动的管理 |
| | 目的 | 达到促进健康、延缓慢性病进程、减少并发症、降低伤残率、延长寿命、提高生活质量，同时降低医药费用为目的 |
| 慢病管理的支持体系 | | 卫生行政部门对社区卫生服务机构的公共投入和规模；<br>建立社区卫生服务机构和医院之间的双向转诊制度；<br>建立资源整合的完善的卫生信息系统平台 |
| 慢性病管理的要素 | | 建立有效的团队协作；完善初级卫生保健团队；建立各部门的协作；建立信息系统平台；医生培训；患者健康教育和患者的自我管理 |

### 3. 慢性病自我管理(潜在的考试热点)

表 8-70　慢性病自我管理

| 慢性病自我管理 | | 指在卫生保健专业人员的协助下，个人承担一些预防性或治疗性的卫生保健活动 |
| --- | --- | --- |
| 慢性病自我管理的内容 | 三大管理任务 | 所患疾病的医疗和行为管理(如按时服药、加强锻炼、就诊、改变不良饮食习惯)；角色管理(维持日常角色，做家务、工作、社会交往)；情绪的管理(愤怒、对未来担心、挫折感和偶尔的情绪低落) |
| | 5种基本自我管理技能 | 解决问题的技能；决策技能；寻找和利用社区资源的能力；建立良好医患关系的技能及目标设定与采取行动的技能 |
| 成功实施慢性病自我管理的要素 | 患者自我管理 | 有效的自我管理能帮助患者及其家人坚持治疗方案以尽可能稳定症状、降低并发症及因慢性病所致的失能。不仅提高服务效率，也能提高效果 |
| | 社区对患者自我管理的支持 | 开展慢性病自我管理健康教育项目，培训患者的自我管理能力 |
| | 医生的支持 | 日常自我管理活动的支持、指导(评估、帮助患者解决问题、确定管理目标及记管理日记等)；有效的临床管理；准确的诊疗计划；紧密的随访) |
| | 支持医生对慢病患者自我管理支持的系统改变 | 为创新性服务(如支持患者自我管理)提供政策、制度及激励机制；调整服务提供方式，确保有效果、有效率的临床服务及对自我管理支持；促进卫生机构提供符合科学证据及患者选择的服务；建立信息系统，利用患者及人群数据来帮助提高服务质量及效率 |

# 第三节　环境卫生

## 一、环境卫生的概念

表 8-71　环境卫生的概念

| | 概念 | | | 以人类为中心的外部世界的总和，它包括自然环境，还包括人类生活居住的社会环境 |
| --- | --- | --- | --- | --- |
| 环境 | 分类 | 自然环境 | 原生环境 | 天然形成的，未被人为活动影响的自然环境条件 |
| | | | 次生环境 | 人类生产、生活以及社会交往等活动使天然形成的环境条件发生了改变的自然环境，如生活环境与生产环境 |
| | | | 地方病 | 生物地球化学性疾病(地方病)如氟中毒，因为地球元素分布不均引起 |
| | | 社会环境 | | 人类在生产、生活和社会交往等活动过程中建立起来的上层建筑体系，它由各种非物质因素组成。包括生产关系、阶级关系与社会人际关系等 |

| 环境卫生 | 概念 | 以人类及其周围的环境为对象，阐明环境因素对人群健康影响的发生与发展规律，并通过识别、评价、利用或控制与人群健康有关的各种环境因素，达到保护和促进人群健康的目的 |
|---|---|---|

## 二、环境污染及其来源

**表 8-72　环境污染及其来源**

| | | | |
|---|---|---|---|
| 环境污染 | 概念 | | 人为的或自然的原因，各种污染物进入环境，使环境的组成与性质发生改变，扰乱了生态平衡，对人类健康造成了直接的或间接的或潜在的有害影响 |
| | 衍生概念 | | A. 严重的环境污染危害称为公害<br>B. 环境严重污染引起的地区性疾病称公害病 |
| | 污染源 | 概念 | 向环境排放有害物质或对环境产生有害影响的场所或设备与装置 |
| | | 类别 | 生产性污染源；生活性污染源；交通运输性污染源；其他污染源等 |
| | 污染物 | 概念 | 进入环境并引起环境污染的有害物质 |
| | | 分类 | 化学性污染物；物理性污染物；生物性污染物 |
| | | 一次污染物 | 从污染源直接进入环境，其理化性质未发生改变的污染物 |
| | | 二次污染物 | 排入到环境中的一次污染物在环境物理、化学、生物因素作用下本身发生变化，或在环境中与其他化学物质发生化学反应，形成理化性质与一次污染物不同的新污染物 |
| 环境有害物质的来源 | 空气污染 | 概念 | 人为或自然原因，使一种或多种污染物混入大气中，并达到一定浓度，超过大气的自净能力，对动植物产生不良影响的空气状况 |
| | | 来源 | 生活环境产生的有害物质；职业环境产生的有害物质；交通运输产生的有害物质 |
| | | 光化学烟雾 | 大气中存在的碳氢化合物和氮氧化物等在强烈日光紫外线作用下，经过一系列光化学反应而生成的浅蓝色烟雾(属于二次污染物) |
| | 水污染 | 概念 | 由于人为或自然原因，使一种或多种污染物进入水体，并达到一定浓度，对动植物产生不良影响的水体状况 |
| | | 来源 | 工业废水、农业污水和生活污水，也可源于自然因素 |
| | 土壤污染 | 概念 | 在人类生产和生活活动中排出的有害物质进入土壤中，直接或间接危害人畜健康的现象 |
| | | 来源 | 工业污染；生活污染；农业污染 |
| | | 污染方式 | 气型污染；水型污染；固体废弃物型污染 |

## [经典例题1]

炎热夏季的某一天，气压很低，强烈阳光照射着交通繁忙的城市，一些居民突然出现了不同程度的眼睛红肿、流泪、咽痛、喘息、咳嗽、呼吸困难、头痛、胸闷等症状，导致出现这些症状可能的原因

A. CO 急性中毒　　　　　　　B. 煤烟型烟雾　　　　　　　C. 光化学烟雾

D. 附近火山喷发烟雾　　　　　E. 某种传染病流行

[参考答案] 1. C

### 三、环境有害因素对健康的危害

1. 环境有害物质对健康影响的因素　污染物对健康损害的性质与程度主要取决于污染物、机体和环境三方面因素的联合效应。

(1)污染物因素：①污染物的理化性质；②污染物的作用剂量(暴露浓度或强度)；③污染物的作用时间。

1)剂量-效应关系：对个体而言，指化学物质的摄入量与摄入该化学物质的生物机体呈现某种生物学效应程度之间的关系。

2)剂量-反应关系：是对群体而言，指一定剂量的化学物质与在接触其有害作用的群体中呈现某一生物学效

应并达到一定程度的个体在群体中所占比例的关系。当不能获得剂量时，常用暴露水平-反应关系来代表剂量-反应关系。

注意看二者区别，咬文嚼字的看，为了方便大家解题，简化成一个表格。

表 8-73　剂量-效应关系与剂量-反应关系

| | 剂量-效应关系 | 剂量-反应关系 |
|---|---|---|
| 针对对象 | 个体 | 群体 |
| 研究重点 | 摄入量与生物学效应之间的关系 | 一定剂量的化学物质对群体所产生的效应，并统计受到影响的群体占总群体的比例 |
| 举例 | 一个人吃药，药吃的越多，中毒反应越重 | 一群人吃药，分别以 10mg，20mg，30mg 药品吃下去，计算产生效应的人群占总人群的比值分别为 10%，20%，30% |

（2）机体因素：影响污染物健康危害的机体因素（又称机体易感性）主要有：①健康状况；②生理状况；③遗传因素；④营养条件等。

（3）多种环境有害因素的联合效应：多种环境有害物质（主要是化学物）的联合作用一般有：①相加作用；②协同作用；③增强作用；④拮抗作用；⑤单独作用。

[经典例题 2]

在环境卫生评价中，剂量-反应关系是指

A. 不同的暴露引起不同的疾病规律

B. 暴露人群分布变化的规律

C. 人群发病率随暴露因素剂量的增加而呈规律性变化

D. 随暴露量增加引起个体效应严重程度不同的规律

E. 人群健康效应所发生的规律性变化

[参考答案] 2. C

2. 环境有害因素对健康的危害

表 8-74　环境有害因素对健康的危害

| 危害类型 | | 所致疾病 | 备注 |
|---|---|---|---|
| 直接危害 | 急性中毒 | 烟雾事件 | 分为煤烟型烟雾事件和光化学烟雾事件 |
| | 慢性炎症 | 结膜炎、咽喉炎、COPD | 长期吸入大气污染物引起 |
| | 变态反应 | 变态反应性疾病如哮喘 | 甲醛、$SO_2$、某些洗涤剂具有致敏作用 |
| | 非特异性疾病 | 易患感冒等呼吸系统疾病 | 严重污染地区居民唾液溶菌酶、SIgA 含量降低 |
| | 致癌作用 | 肺癌，胸膜间皮瘤等 | 苯并芘、石棉、镍、铬等的致癌作用 |
| 间接危害 | 温室效应 | 传染病、寄生虫病、食物中毒 | 温室气体包括 $CO_2$、甲烷、$O_3$、氯氟烃 |
| | 形成酸雨 | 呼吸道慢性炎症 | 大气中 $SO_2$、$NO_x$ 等污染物溶于水汽中 |
| | 破坏臭氧层 | 皮肤癌 | 紫外线照射使皮肤老化、免疫功能抑制 |
| 室内空气污染 | CO | 组织缺氧、动脉硬化、心绞痛、心梗等 | CO 与 Hb 结合成 HbCO，失去携带氧的能力 |
| | 甲醛 | 头晕、恶心、流泪、畏光、喷嚏、咳嗽、哮喘、致癌等 | 甲醛对上呼吸道的刺激作用及致敏作用 |
| | 香烟烟雾 | 肺癌、COPD 等 | 有害物质为尼古丁、焦油、多环芳香烃 |

## 四、环境污染物的危险度评价

有害物质的危险度评价包括：危害鉴定；暴露评价；剂量-反应关系评定；危险度特征分析。

## 五、环境有害因素的预防与控制

包括制定并完善环境保护法律和法规；强化环境管理，依法进行监督；加强环境科学技术研究，采用先进的污染防治技术；开展环境教育，提高全民环境意识。

# 第四节 职业卫生服务与职业病管理

## 一、职业性有害因素

### 表 8-75 职业性有害因素

| 概念 | 生产劳动过程及其环境中产生和(或)存在的，对职业人群的健康、安全和作业能力可能造成不良影响的一切要素或条件的总称 | | | |
|---|---|---|---|---|
| 分类 | 物理性有害因素；化学性有害因素；生物性有害因素；不良生理、心理性因素 | | | |
| 危害 | 物理性有害因素 | 高温作业 | 导致中暑即热射病(含日射病)、热痉挛和热衰竭 | |
| | | 噪声 | 使人感到厌烦或不需要声音的统称 | |
| | | 非电离辐射(潜在考点) | 高频 | 类神经症和自主神经功能紊乱 |
| | | | 微波 | 类神经症和自主神经功能紊乱、眼睛和血液系统改变 |
| | | | 红外、紫外和激光 | 对皮肤和眼睛的损伤作用 |
| | 化学性有害因素 | 毒物 | 较小剂量引起机体功能性或器质性损害，甚至危及生命的化学物质 | |
| | | 粉尘(潜在考点) | 可吸入性粉尘 | <15μm 的尘粒 |
| | | | 呼吸性粉尘 | <5μm 的尘粒 |
| | 生物性有害因素 | 概念 | 存在于生产工作环境中危害职业人群健康的致病微生物、寄生虫及动植物、昆虫等及其所产生的生物活性物质 | |
| | 不良心理对健康的危害(潜在考点) | 不良职业性生理因素 | 长期不良体位、姿势或使用不合理的工具所导致的疾患，例如口腔科医生多为颈椎病患者 | |
| | | 不良职业性心理因素 | 劳动者发现自己的能力无法完成工作，或者不能适应社会等，肯定心理会不爽，这种就称为不良职业性心理因素 | |
| | | 职业紧张 | 工作的时候紧张了，例如第一次拿手术刀会哆嗦 | |

## 二、职业卫生服务

1. 职业卫生服务

### 表 8-76 职业卫生服务

| 服务目的 | 保护和促进职业从事者的安全与健康 |
|---|---|
| 服务对象 | 以职业人群和工作环境为对象 |
| 参与者 | 有关的部门、雇主、职工及其代表 |
| 意义 | 整个卫生服务体系的重要组成部分 |
| 效果 | 创造和维持一个安全与健康的工作环境，使工作适合于职工的生理特点，从而促进职工的躯体与心理健康 |

2. 实施职业卫生服务的原则

### 表 8-77 实施职业卫生服务的原则

| 原则 | 特点 |
|---|---|
| 保护和预防原则 | 保护职工健康，预防工作中的危害 |

续表

| 原则 | 特点 |
|---|---|
| 适应原则 | 使工作和环境适应于人的能力 |
| 健康促进原则 | 增进职工的躯体和心理健康以及社会适应能力 |
| 治疗与康复原则 | 使职业危害、事故损伤、职业病和工作有关疾病的影响减少到最小程度 |
| 全面的初级卫生保健原则 | 为职工和家属提供全面的卫生保健服务 |

3. 职业卫生服务的核心内容（潜在考点）

①工作场所的健康需求评估；

②职业人群健康监护；

③健康危险度评估；

④危害告知、健康教育和健康促进；

⑤职业病和工伤的诊断、治疗和康复服务；

⑥实施与作业者健康有关的其他初级卫生保健服务；

⑦职业场所突发公共卫生事件的应急救援。

**[经典例题1]**

下列不属于职业卫生服务原则的是

A. 保护和预防原则　　　　　B. 全面的初级卫生保健原则　　　　　C. 适应原则

D. 健康促进原则　　　　　E. 治疗优先原则

[参考答案] 1. E

### 三、职业人群健康监护

1. 职业人群健康监护

**表 8-78　职业人群健康监护**

| 目的 | 预防 |
|---|---|
| 工作手段 | 对职业人群健康状况的各种检查以及系统、定期地收集、整理、分析和评价有关健康资料，掌握职业人群健康状况，并连续性地监控职业病、工作有关疾病等的分布和发展趋势，并采取相应预防措施 |
| 工作内容 | 接触控制（职业性有害因素的环境监测、接触评定）、医学监护和信息管理 |

2. 医学监护　对职业人群进行医学检查和医学实验以确定其处在职业危害中是否出现职业性疾患，称为医学监护。

**表 8-79　医学监护**

| 就业前健康检查 | 用人单位对作业人员从事某种有害作业前进行的健康检查（目的发现就业禁忌证） |
|---|---|
| 定期健康检查 | 用人单位按一定时间间隔对已从事某种有害作业的职工进行健康状况检查 |
| 离岗或转岗时健康检查 | 职工调离当前工作岗位时或改换为当前工作岗位前所进行的检查 |
| 职业病的健康筛检 | 在接触职业性有害因素的职业人群中所进行的筛选性医学检查 |

3. 职业环境监测　是对作业者作业环境进行有计划、系统的检测，分析作业环境中有毒有害因素的性质、强度及其在时间、空间的分布及消长规律。

**[经典例题2]**

为保障工人的健康，预防职业病的发生，按照《职业病防治法》的要求，某化工厂定期进行生产环境监测，为工人进行健康检查，建立健康档案并定期分析。以上所做的工作为

A. 职业流行病学研究　　　　　B. 现场劳动卫生学调查　　　　　C. 生物监测

D. 健康监护　　　　　E. 职业危险风险评估

[参考答案] 2. D

点评：考查是概念，这种题解题的时候要注意题干信息，然后找对应答案，工厂一方面做环境监测，另一方面做工人的检查(人的检测)，综合一下其实目的都是为了工人的健康，故答案 D 最为合理。

### 四、职业病

1. **职业病**　是指与工作有关并直接与职业性有害因素有因果关系的疾病。

2. **职业病特点**

①病因明确；②病因与疾病之间一般存在接触水平(剂量)-效应(反应)关系，所接触的病因大多是可检测和识别的；③群体发病，在接触同种职业性有害因素的人群中常有一定的发病率，很少只出现个别患者；④早期诊断、及时合理处理，预后康复效果较好。大多数职业病目前尚无特殊治疗方法，发现愈晚，疗效也愈差；⑤重在预防，除职业性传染病外，治疗个体无助于控制人群发病。

3. **职业病诊断**　职业病诊断须由各级政府卫生行政主管部门认定的专门医疗卫生机构进行。采取(诊断小组)集体讨论、诊断的方式。进行诊断时，劳动者本人或用人单位必须提供详细的职业接触史和现场劳动卫生学资料，诊断小组应遵循职业病诊断原则进行诊断。职业病诊断程序有：

劳动者或用人单位提出诊断申请→受理→现场调查取证→诊断。

4. **职业病报告管理**　按照《职业病法》的要求，用人单位和医疗卫生机构发现职业病患者或者疑似职业病患者时，应当及时向所在地卫生行政部门报告。

**表 8-80　职业病报告管理**

| 急性职业病报告 | 任何医疗卫生机构均应在 12~24 小时之内向当地卫健委上报 | |
|---|---|---|
| 非急性职业病报告 | 用人单位或医疗机构发现疑似非急性职业病患者 | 及时转诊+当地卫健委上报 |
| | 对确诊非急性职业病患者 | 在十五日内报告并当地卫健委上报 |

5. **职业病患者治疗、处理管理**　职业病患者享受国家规定的职业病待遇。职业病患者的诊疗、康复费用，伤残以及丧失劳动能力的职业病患者的社会保障，按国家有关工伤社会保险的规定执行，依法享有工伤社会保险和获得民事赔偿的权利。

6. **职业病预防管理**　职业病是一类人为的疾病，应遵循三级预防原则。职业病防治管理包括：①有害作业单位职业病防治管理；②卫生行政部门职业病防治监督管理；③医疗卫生机构职业病防治。

### 五、工作有关疾病

如果职业因素不是疾病发生和发展的唯一直接因素，而是诸多因素之一；并且职业因素影响了健康，促使潜在的疾病显露或加重已有疾病的病情；然而，通过控制有关职业因素，改善生产劳动环境，可使所患疾病得到控制或缓解，这类疾病称为工作有关疾病。

简单说因为工作导致新的疾病或者原有疾病加重了，改善了工作环境，疾病得到控制或缓解的，就是工作有关疾病。

## 第五节　食品安全与食物中毒

### 一、食品安全

1. **食源性疾病**　是指通过摄入食物而进入人体的各种致病因子引起的、通常具有感染或中毒性质的一类疾病。

2. **食品污染**　是指有毒、有害物质进入食品，对人体造成不同程度的危害或影响身体健康的过程。

3. 食品中常见的污染物及危害

**表 8-81　食品中常见的污染物及危害**

| 危害物质 | 所致疾病 | 原因或致病机制 |
|---|---|---|
| 黄曲霉毒素 | 肝损害，致癌（肝癌、胃癌、肾癌、直肠癌等） | 黄曲霉毒素是目前发现的最强的致癌物质 |
| 农药 | 急慢性毒性，致突变、致畸、致癌作用，可损害内分泌、免疫、生殖系统功能 | 例如有机磷农药有神经毒性，还可造成肝脏、血液系统损害 |
| 兽药 | 急慢性毒性，致突变、致畸、致癌作用 | 激素反应、细菌耐药性增加、过敏反应 |
| 有毒重金属 | 铅中毒——智力发育障碍、肠绞痛等<br>汞、镉中毒——水俣病、痛痛病 | 重金属（铅、汞、镉、砷、铬等）废水灌溉农田<br>汞中毒——累及神经系统<br>镉中毒——累及肾脏、骨骼和生殖系统 |
| 亚硝胺 | 消化道肿瘤（如胃癌、食管癌、结直肠癌、肝癌） | 硝酸盐、亚硝酸盐在腌制食品中含量高 |
| 多环芳烃 | 上皮癌（皮肤癌、肺癌、胃癌、消化道癌） | 苯并芘是一种较强的致癌物 |

4. 食品添加剂

有意识地一般以少量添加于食品，以改善食品的外观、风味、组织结构或贮存性质的非营养物质。

**使用原则（4 方面）**

(1) 应当符合相应的质量规格要求。

(2) 在下列情况下可使用食品添加剂：①保持或提高食品本身的营养价值；②作为某些特殊膳食用食品的必要配料或成分；③提高食品的质量和稳定性，改进其感官特性；④便于食品的生产、加工、包装、运输或者贮藏。

(3) 食品添加剂使用时应符合以下基本要求

①不应对人体产生任何健康危害；②不应掩盖食品腐败变质；③不应掩盖食品本身或加工过程中的质量缺陷或以掺杂、掺假、伪造为目的而使用食品添加剂；④不应降低食品本身的营养价值；⑤在达到预期目的前提下尽可能降低在食品中的使用量。

(4) 带入原则：在下列情况下食品添加剂可以通过食品配料（含食品添加剂）带入食品中。

①根据 GB2760-2011，食品配料中允许使用该食品添加剂；②食品配料中该添加剂的用量不应超过允许的最大使用量；③应在正常生产工艺条件下使用这些配料，并且食品中该添加剂的含量不应超过由配料带入的水平；④由配料带入食品中的该添加剂的含量应明显低于直接将其添加到该食品中通常所需要的水平。

**二、食物中毒**

1. 食物中毒的定义、分类和发病的特点

(1) 定义：指食用了被有毒有害物质污染的食品或者食用了含有毒有害物质的食品后出现的急性、亚急性疾病。

(2) 分类：一般按病原分为细菌性食物中毒、真菌及其毒素食物中毒、动物性食物中毒、有毒植物中毒、化学性食物中毒。

(3) 发病的特点：①季节性；②暴发性；③相似性；④非传染性。

2. 细菌性食物中毒（热点考点）

**表 8-82　细菌性食物中毒**

| | |
|---|---|
| 流行病学特点 | 发病季节性明显，以 5~10 月较多 |
| | 多数细菌性食物中毒病程短、恢复快、病死率低，但李斯特菌、小肠结肠炎耶尔森菌、肉毒梭菌、椰毒假单胞菌引起的食物中毒病程长、病情重、恢复慢 |
| | 引起细菌性食物中毒的主要食品为肉及肉制品，禽、鱼、乳、蛋也占一定比例 |
| 临床表现 | 分为感染型、毒素型和混合型三种，一般有不同程度胃肠道症状 |
| 预防与急救措施 | 加强监督+规范化管理+良好卫生习惯+工作人员办健康证+及时抢救患者+进行流行病学调查 |

3. 常见细菌性食物中毒

表 8-83　常见细菌性食物中毒

|  | 沙门菌食物中毒 | 副溶血弧菌食物中毒 | 葡萄球菌肠毒素食物中毒 | 变形杆菌食物中毒 |
|---|---|---|---|---|
| 发病季节 | 夏秋季最常见 | 7~9 月最常见 | 夏秋季最常见 | 5~10 月最常见 |
| 食品种类 | 动物性食品特别是畜肉类、禽肉 | 主要是海产品 | 乳制品、肉类、剩饭等 | 动物性食品，特别是熟肉、内脏的熟制品 |
| 临床表现 | 恶心呕吐，腹泻数次至 10 余次/日，水样便，黏液或血便，发热 | 上腹部疼痛，水样便，血水样，黏液或脓血便，里急后重不明显 | 恶心呕吐，呕吐物呈胆汁样或含血黏液，体温多正常或略高 | 恶心呕吐，脐周阵发性剧烈绞痛，水样便，黏液，恶臭 |

4. 化学性食物中毒

表 8-84　化学性食物中毒

|  | 亚硝酸盐中毒 | 砷中毒 | 有机磷中毒 |
|---|---|---|---|
| 毒物类型 | 亚硝酸盐、硝酸盐 | 三氧化二砷 | 敌敌畏、甲胺磷 |
| 中毒原因 | 腌制肉制品、泡菜、变质的蔬菜 | 误食 | 误食农药或自杀 |
| 中毒机制 | 亚硝酸盐能使血液中正常携氧的亚铁血红蛋白氧化成高铁血红蛋白，而失去携氧能力引起组织缺氧 | 对动物生长发育有轻度影响，肝肾重量明显增加 | 有机磷与乙酰胆碱酯酶结合，形成磷酰化胆碱酯酶，使其丧失水解胆碱酯酶的能力，导致乙酰胆碱积聚 |
| 中毒症状 | 头痛、头晕、乏力、胸闷、气短、心悸、皮肤发绀、烦躁不安、昏迷等 | 急性中毒表现为消化道症状（恶心呕吐、腹胀腹泻、水样便）和 CNS 症状（谵妄昏迷） | 瞳孔缩小、大小便失禁、肌肉震颤（M 和 N 样症状） |
| 解毒剂 | 亚甲蓝（美蓝） | 二巯基丙醇 | 阿托品、解磷定 |

5. 有毒动植物中毒

表 8-85　有毒动植物中毒

|  | 河豚中毒 | 毒蕈中毒 |
|---|---|---|
| 毒物类型 | 河豚毒素 | 胃肠毒素、神经毒素、溶血毒素、原浆毒素、肝毒素 |
| 常存在于 | 河豚鱼体内 | 毒蘑菇中 |
| 中毒机制 | 一种神经毒素，进入人体后作用于周围神经及脑干中枢致神经麻痹 | 上述各种毒素综合作用导致消化、神经、血液、泌尿等系统疾病 |
| 中毒症状 | 胃肠道症状、口唇麻木、四肢无力或肌肉麻痹、共济失调等。重症者出现瘫痪、言语不清、发绀、呼吸困难、神志不清、休克，最后可因呼吸循环衰竭而死亡 | 胃肠炎型（呕吐+剧烈腹泻）、神经精神型（副交感神经兴奋症状如多汗、瞳孔缩小，严重者昏迷）、溶血型（溶贫+黄疸）、中毒性肝炎型（中毒性肝损害乃至肝性脑病） |
| 解毒剂 | 无特效解毒药，对症治疗为主（催吐、洗胃、补液、血液灌洗等） | 阿托品或盐酸戊乙奎醚（长托宁） |

6. 真菌毒素和霉变食品中毒

常见的有霉玉米中毒、霉甘蔗中毒等。

7. 食物中毒的调查与处理

（1）食物中毒流行病学调查包括：①人群流行病学调查；②危害因素调查；③实验室检验。

（2）食物中毒技术处理总则

1）对患者采取紧急处理，并及时向当地卫生行政部门和食品安全综合监管部门报告：

①停止食用中毒食品；②采取患者标本，以备送检；③对患者急救治疗，包括急救（催吐、洗胃、清肠）、对症治疗和特殊治疗。

2）对中毒食品控制处理：①保护现场，封存中毒食品或疑似中毒食品；②追回已售出的中毒食品或疑似中毒食品；③对中毒食品进行无害化处理或销毁。

3)对中毒场所采取消毒处理。

[经典例题1]

下列食物未煮熟时易导致食物中毒的是

A. 赤豆　　　　B. 豌豆　　　　C. 荷兰豆　　　　D. 绿豆　　　　E. 四季豆

[参考答案] 1. E

# 第六节　医疗场所健康安全管理

一、医院安全管理的概念　是指通过对医院有效和科学的管理，保证医务人员在提供医疗保健服务和患者及其家属在接受这些服务的过程中，不受医院内在不良因素的影响和伤害。

二、医院常见的有害因素及其来源

表 8-86　医院常见的有害因素及其来源

| 因素 | 概念 |
| --- | --- |
| 医院专业因素(医源性因素) | 医务人员在专业操作过程中的不当或过失行为给患者造成的危害，包括技术性有害因素和药物性有害因 |
| 医院环境因素 | 医院建筑卫生、卫生工程、消毒隔离、环境卫生、营养卫生、作业劳动卫生等诸多环境卫生学因素对患者和医务人员健康和安全的潜在威胁 |
| 医院管理因素 | 各项组织管理措施不到位或不落实、运行机制不顺畅等原因造成患者或医务人员安全受到威胁的因素 |
| 医院社会因素(医闹) | 患者和医务人员健康危害的医院相关的外界社会因素 |

三、患者安全及其防范措施

1. 患者安全　指将卫生保健相关的不必要伤害风险降低到可以接受的最低水平。医疗差错常常会导致与患者安全有关的医疗不良事件，主要包括以下几个方面：

①医源性感染；②用药(血)安全问题；③手术安全问题；④医疗器械不恰当使用或不安全的注射方法导致的伤害；⑤各种并发症；⑥意外伤害；⑦环境及食品污染；⑧患方行为问题。

2. 患者安全的防范措施　患者安全问题的解决方法必须考虑如下方面：

(1)人体工效学与患者安全：通过应用人体工效学的原理，研究让医疗保健服务提供者正确工作更加简单的流程，执行标准化的操作，确保用药安全，实现良好的团队沟通，最终把错误减少到最低程度。

(2)用系统思维来保证患者安全：在分析患者安全问题的原因时，除了考虑个人的责任外，更应该深挖系统的内部缺陷，从各级层面找出系统的原因，提高系统设计水平，才能有效地防止错误的再次发生。医疗保健系统各个层面的因素包括(出题点)：①人的因素；②任务因素；③技术设备和工具因素；④团队因素；⑤环境因素；⑥组织因素。

(3)加强临床风险管理："系统思维"的方法还要求我们应用临床风险管理的原则，发现可能使患者受到伤害的风险，并采取措施预防和控制风险。如建立临床实验室"危急值"报告制度，以及时发现风险并及时加以控制。

(4)制定并严格执行各种安全相关制度：如为提高医务人员对患者识别的准确性，必须严格执行三查七对制度(三查：操作前，操作中，操作后；七对：床号、姓名、药名、浓度、剂量、用法、时间)。

(5)从错误中学习来防范不良事件的发生。

(6)做一名高效的团队合作者。

(7)通过有效交流来发挥患者和照料者在防范错误中的作用。

四、医务人员安全及其防范措施(了解)

1. 医务人员职业暴露环境中的危险因素主要有物理因素、化学因素、生物因素、社会心理因素和与工作有关的因素。

2. 医务人员安全防范原则　医院内所有区域都应当采取标准预防。要根据疾病的主要传播途径，采取相应的隔离措施，包括接触隔离、空气隔离和微粒隔离。

3. 医务人员标准预防的具体措施包括：

①接触血液、体液、分泌物、排泄物等物质以及被其污染的物品时应当戴手套；②脱去手套后应立即洗手；③一旦接触了血液、体液、分泌物、排泄物等物质以及被其污染的物品后应当立即洗手；④医务人员的工作服、脸部及眼睛有可能被血液、体液、分泌物等物质喷溅到时，应当戴一次性外科口罩或者医用防护口罩、防护眼镜或者面罩，穿隔离衣或围裙；⑤处理所有的锐器时应当特别注意，防止被刺伤；⑥患者用后的医疗器械、器具等应当采取正确的消毒措施。

4. 实验室人员职业安全防护措施包括：

①健全各项规章制度；②加强医务人员职业安全防护知识培训；③增强自身防护意识；④加强锐器损伤的防护和处理；⑤加强接触部位的消毒；⑥个人保健；⑦实验室安全事故处理方案；⑧建立报告与补偿机制。

5. 防范社会暴力伤害包括：

①加强安全保卫措施；②推行感动服务；③积极化解纠纷；④加强媒体沟通。

# 第七节　突发公共卫生事件及其应急策略

**一、突发公共卫生事件概念与分类**(这里的试题主要在法规中出)

1. 概念　指突然发生，造成或者可能造成社会公众健康严重损害的重大传染病疫情、群体性不明原因疾病、重大食物和职业中毒以及其他严重影响公众健康的事件。

2. 特点

表 8-87　突发公共卫生事件特点

| 特点 | 备注 |
| --- | --- |
| 突发性 | 事情发生突然，出乎人们的意料 |
| 普遍性 | 突发性公共事件影响的区域比较广，涉及的人员比较多。往往引发"多米诺骨牌"效应 |
| 非常规性 | 突发性公共事件超出了一般社会危机的发展规律并呈现出易变性特征，有时甚至呈"跳跃式"发展，因此造成其规律难寻，方式难控，本质难断，让人捉摸不定 |

3. 危害　①人群健康和生命严重受损；②造成心理伤害；③造成严重经济损失；④国家或地区形象受损及政治影响。

4. 突发公共卫生事件分类　①重大传染病疫情；②群体性不明原因疾病；③重大食物中毒和职业中毒；④其他严重影响公众健康的事件。

5. 分级　特别重大（Ⅰ级）、重大（Ⅱ级）、较大（Ⅲ级）和一般（Ⅳ级）四级。

6. 突发公共卫生事件应急预案　①应急组织体系及职责；②突发公共卫生事件的监测、预警与报告；③突发公共卫生事件的应急反应和终止；④善后处理；⑤突发公共卫生事件应急处置的保障；⑥预案管理与更新。

**[经典例题1]**

20世纪90年代，某地水源污染引发一起传染病暴发流行。在80万人的供水范围内。有40.3万人罹患经自来水传播的隐孢子病。此次突发公共卫生事件突出体现的特点是

A. 局限性　　　B. 普遍性　　　C. 常规性　　　D. 散发性　　　E. 聚集性

[参考答案] 1. B

敲黑板

点评："突发公共卫生事件的特点有：①突发性；②普遍性；③非常规性"。从题干字面上理解，80万人中有40.3万人得病了，当然属于普遍性了，答案出来了。

**二、群体性不明原因疾病应急处理**

1. 特点　临床表现相似性、发病人群聚集性、流行病学关联性、健康损害严重性的特点。

2. 分级　Ⅰ级、Ⅱ级和Ⅲ级。

3. 处理原则　①统一领导、分级响应的原则；②及时报告的原则；③调查与控制并举的原则；④分工合作、联防联控原则；⑤信息互通、及时发布原则。

4. 医疗机构职责　负责病例(疫情)的诊断和报告，并开展临床救治。

疑似传染病：按传染病救治。

疑似非传染病：按疑似食物中毒或疑似职业中毒处置。

### 三、急性化学中毒的应急处理

1. 概念　指一种或多种化学物释放的意外事件，短时间内损害人体健康或污染环境，使机体引起中毒病变、化学损伤、残疾或死亡。

2. 特点　①发生突然，防救困难；②病变特异，演变迅速，可大规模杀伤人、畜；③扩散迅速，受害广泛；④污染环境，不易洗消；⑤影响巨大，危害久远。

3. 处理要点　①脱离中毒环境；②清除毒物(彻底清除和清洗污染衣物及眼、皮肤、毛发+口服毒物应迅速催吐、洗胃、灌肠或导泻+吸入中毒者要保持呼吸道通畅)；③心跳呼吸骤停时，应立即实施心肺复苏术；④做好诊断及鉴别诊断，防止误诊、误治；⑤尽早使用解毒、排毒剂。

### 四、电离辐射损伤的应急处理

1. 概念

表 8-88　电离辐射损伤概念

| 电离辐射事故 | 电离辐射源失控引起的异常事件，直接或间接产生对生命、健康或财产的危害 |
|---|---|
| 急性电离辐射损伤 | 人体一次或一定时间(数日)内遭受体外大剂量强透力射线或比较均匀地全身照射仪器的损伤，引起急性电离辐射损伤的下限辐射剂量一般为 1Gy |

2. 对电离辐射事故进行干预所遵循的防护原则

(1)为避免发生非随机效应，必须采取防护措施，限制个人的受照剂量，使之低于可引起非随机效应的剂量阈值。

(2)应该限制随机效应的总发生率，使其达到可合理做到的尽可能低值。

(3)采取任何一种防护对策时，应进行最优化的判断和权衡。

3. 对电离辐射事故受照人员的医学处理的一般原则

(1)首先应尽快消除有害因素的来源，同时将事故受照人员撤离现场。检查受照人员受危害的程度。并积极采取救护措施，同时向上级部门报告。

(2)根据电离辐射事故的性质、受照的不同剂量水平、不同病程，迅速采取相应对策和治疗措施。在抢救中应首先处理危及生命的外伤、出血和休克等，对估计受照剂量较大者应选用抗放射药物。

(3)对疑有体表污染的人员，首先应进行体表污染的监测，并迅速进行去污染处理，防止污染的扩散。

(4)对电离辐射事故受照人员逐个登记并建立档案，除进行及时诊断和治疗外，尚应根据其受照情况和损伤程度进行相应的随访观察，以便及时发现可能出现的远期效应，达到早期诊断和治疗的目的。

电离辐射事故应急对策有：①个人防护方法；②隐蔽；③撤离；④搬迁；⑤控制食物和水，使用贮存的粮食和饲料。

# 第六章　卫生服务体系与卫生管理

## 第一节　卫生系统与卫生组织机构

### 一、卫生系统

表 8-89　卫生系统

| 概念 | 广义的卫生系统是指以改善健康为主要目的的所有组织、机构和资源的总和 |
|---|---|

| 性质 | 政府实行一定福利政策的社会公益事业 |
|---|---|
| 组成 | 卫生服务、医疗保障和卫生执法监督三部分 |
| 功能 | 提供服务+创建资源+筹措资金+监督管理 |
| 良好运行的关键 | ①领导和执政能力；②健康信息系统；③卫生筹资；④卫生人力资源；⑤基本医疗产品和技术；⑥卫生服务提供 |
| 卫生服务的需要 | 主要取决于居民的自身健康状况，是依据人们的实际健康状况与"理想健康状态"之间存在差距而提出的对预防、保健、医疗、康复等服务的客观要求 |
| 卫生服务需求 | 是从经济和价值观念出发，在一定时期内、一定价格水平上人们愿意而且有能力消费的卫生服务量 |
| 卫生服务利用 | 需求者实际利用卫生服务的数量（即有效需求量） |
| 卫生系统的目标 | ①提高总体健康水平；②提高卫生系统对人们的需求和期望的反应性；③保证卫生资金筹集过程中的资金公平性 |

**敲黑板**

注意区分卫生服务"需要"和"需求"的区别，前者基于理想主义，我想得到什么，后者则基于一定的经济基础。

小概念：反应性是指卫生系统在满足人们对系统中改善非健康方面的合理性期望的程度。反应性测量分为主观性指标如"尊重人权"和客观性指标如"以卫生服务对象为中心"两个部分，它包括尊严、机密性、自主性、及时性、社会支持、基本设施以及服务者的选择共7个要素。

[经典例题1]

我国卫生事业的性质是

A. 政府实行福利政策的事业

B. 政府通过购买形式为人民提供服务的事业

C. 政府许可的盈利性事业

D. 政府实行一定福利政策的社会公益事业

E. 政府实行的社会公益事业

[参考答案] 1. D

**敲黑板**

点评：这就属于常识题，"我国的卫生事业的性质是政府实行一定福利政策的社会公益事业。我国的卫生系统由卫生服务、医疗保障和卫生执法监督三部分组成。"

二、公共卫生体系

1. 概念　公共卫生是指通过有组织的社区努力来预防疾病、延长寿命和促进健康和提高效益的一门科学和艺术。

2. 公共卫生体系组成　各级政府的公共卫生机构、医疗保健服务提供系统、社区、企事业单位、大众媒体和学术研究机构。

3. 公共卫生作用　①预防疾病的发生和传播；②保护环境免受破坏；③预防意外伤害；④促进和鼓励健康行为；⑤对灾难做出应急反应，并帮助社会从灾难中恢复；⑥保证卫生服务的有效性和可及性。

4. 公共卫生的核心功能

表8-90　公共卫生的核心功能

| 功能 | 备注 |
|---|---|
| 评价 | 定期系统地收集、整理、分析社区的健康信息，做出社区诊断 |

续表

| 功能 | 备注 |
|---|---|
| 制订政策 | 推进公共卫生决策中科学知识的运用和引领公共卫生政策的形成，服务大众的利益 |
| 保障 | 通过委托、管理或直接提供公共卫生服务来确保个人和社区获得必要的卫生服务，达到公众同意预设的目标 |

5. 公共卫生组织机构　疾控中心+卫生监督所+食品与药品监督局+质量监督检验检疫局+安全生产监督管理局+爱国卫生运动委员会。

### 三、医疗保健体系(一、二、三级医院)

1. 医疗保健体系　由向居民提供医疗保健和康复服务的医疗机构和有关保健的机构组成的系统，如妇幼保健院。

2. 医疗保健的功能及基本要求

(1)医疗保健的功能

延寿+增进个体的功能+缓解患者及其家庭因健康问题带来的压力+解释医学问题+提供有关预后的咨询+为患者及家属提供支持和照料。

(2)良好医疗保健的基本要求

可供性；适量性；可及性；可接受性；适宜性；可评估性；责任性；综合性；完整性；连续性。

3. 医疗保健的组织机构的等级管理

表 8-91　医疗保健的组织机构的等级管理

| 级别 | 工作职责 |
|---|---|
| 一级保健机构 | 社区提供医疗、预防、康复、保健综合服务的基层卫生保健机构 |
| 二级医院 | 多个社区提供医疗卫生服务的地区性医院，是地区性医疗预防的技术中心 |
| 三级医院 | 跨地区、省、市以及向全国范围提供医疗卫生服务的医院，是具有全面医疗、教学、科研能力的医疗预防技术中心 |

4. 双向转诊　例如：社区医院发现急性心梗病人，马上转往三甲医院支架治疗，病情稳定后再回社区医院就诊。纵向、横向转诊。

5. 家庭医生制度

表 8-92　家庭医生制度

| 主体 | 全科医生 |
|---|---|
| 服务范围 | 社区为范围、以家庭为单位 |
| 目标 | 全面健康管理 |
| 工作形式 | 契约服务 |
| 服务模式 | 为家庭及其每个成员提供连续、安全、有效、适宜的综合医疗卫生服务和健康管理的服务模式 |

## [经典例题 2]

卫生服务需求形成的条件是

A. 消费者的便利程度和购买愿望

B. 消费者的购买愿望和服务提供者的水平

C. 消费者的购买愿望和支付能力

D. 消费者的支付能力和便利程度

E. 消费者的支付能力和服务提供者的水平

[参考答案] 2. C

## 第二节　医疗保险(热点)

### 一、医疗保险概述

1. 医疗保险　是指将多种渠道筹集的经费(保险费)集中起来形成基金(医疗保险基金),用于补偿个人(被保险人)因病或其他损伤所造成的经济损失的一种制度。

2. 医疗保险的特点　①保障对象的广泛性;②补偿形式的特殊性;③运行机制的复杂性;④保险风险的难控制性。

3. 主要医疗保险模式

表 8-93　主要医疗保险模式

| | | 国家医疗保险 | 社会医疗保险 | 商业医疗保险 | 储蓄医疗保险 |
|---|---|---|---|---|---|
| 资金来源 | | 国家财政 | 公司和员工缴纳 | 参保人或公司自愿购买 | 劳方或劳资双方缴纳 |
| 费用支出情况 | | 提供的医疗服务免费 | 保险机构支付一部分,个人支付一部分(强制性) | 保险机构按比例支付 | 个人账户支付 |
| 举例 | | 英国、加拿大等 | 德国、日本、法国 | 美国 | 新加坡 |
| 特点 | 优点 | 资金来源稳定,全民医保,覆盖范围广,共济能力强,医疗服务免费或低收费,体现社会公平性和福利性 | 强制保险,保险基金有保障,覆盖广,共济能力强。有利于医疗费用的约束(个人需付一部分) | 纯商业模式,管理形式灵活、多样化,能满足不同社会阶层对医疗服务的需求。非强制性,竞争性强 | 强调个人责任,有利于避免医疗过度,减少浪费,有利于保险基金的控制。管理效率高 |
| | 缺点 | 医疗费难以满足医疗需求,医疗机构之间缺乏竞争,积极性不高,医疗服务效率低,财政不堪重负 | 现收现付,没有纵向积累,保费来源单一,预防保健不在此列 | 保险机构以营利为目的,商业保险大都较昂贵,低收入者难以支付社会公平性较差 | 过分强调效率,忽视公平性。保险基金不能横向流动,不能实现人再分配,共济性差,低收入者支付能力差 |

### [经典例题 1]

医疗保险制度的资金来源主要是

A. 个人、保险公司、政府　　　　B. 个人、集体、国家　　　　C. 职工、雇主、保险公司

D. 职工、雇主、保险公司　　　　E. 个人、单位、保险公司

[参考答案] 1. B

### 二、我国医疗保障体系

表 8-94　我国医疗保障体系

| | 城镇职工基本医疗保险 | 城镇居民基本医疗 | 补充医疗保险 | 商业医疗保险 | 社会医疗救助 | 新农合 |
|---|---|---|---|---|---|---|
| 覆盖人群或单位 | 所有用人单位和职工 | 学生和无业人员 | 参保人 | 参保人 | 三无人员,老龄、失业残疾者 | 农村居民,乡镇企业职工 |
| 资金来源 | 单位和职工 | 家庭为主,政府补助 | 单位、企业或特定人群缴费 | 参保人 | 政府+社会资助 | 个人缴费、集体扶持和政府资助 |
| 参保性质 | 强制性 | 自愿 | 自愿 | 自愿,纯商业 | - | 自愿 |
| 覆盖范围 | 基本医疗保障,以收定支,收支平衡运行 | 住院和门诊大病医疗支出 | 基本医疗范围外的医疗费用 | 根据保单范围确定 | 无固定收入、无生活依靠、无基本医疗保险的老龄者、失业者、残疾者 | 大病统筹为主的农民医疗互助共济制度 |

### 三、医疗费用控制措施

1. 控制医疗服务供方的措施　主要在改变费用支付方式。

**表 8-95　医疗费用控制措施**

| 方式 | 备注 |
| --- | --- |
| 按病种给付方式 | 例如阑尾炎手术，就属于单病种，从住院到出院医保只给医院 5500 块钱，超出部分医院自己掏钱补 |
| 总额预付制 | 例如第一医院每年医保就给你 1 亿元，多的就不给你报销了，这就是为什么在有些地区医院会拒诊医保患者 |
| 按人头预付方式 | 根据医生服务的参保人数和每个人的支付定额标准 |
| 按服务单元付费 | 按服务单元付费又称平均费用付费，指预先确定服务单元平均费用标准，根据服务提供方的服务单元数量进行支付 |

2. 控制医疗服务需方的措施　主要是通过费用分担的方式。

**表 8-96　控制医疗服务需方的措施**

| | 定义 | 备注 |
| --- | --- | --- |
| 起付线 | 医疗保险开始支付医疗费用的最低标准，低于起付线的医疗费用由被保险人自负，超过起付线以上的医疗费用由医疗保险按规定支付 | 俗称"门槛线" |
| 共同付费 | 医疗保险机构按照合同或政府的规定对被保险人的医疗费用按一定的比例进行补偿，剩余比例的费用由个人自己负担 | 俗称按比例报销，例如北京市报销比例是 90% |
| 封顶线 | 最高支付限额，低于封顶线的医疗费用由医疗保险支付，超出封顶线的医疗费用由被保险人自己负担 | — |

3. 第三方(医疗保险管理方)的管理措施

主要通过开展医疗保险监督来规范单位和个人的参保就医行为，医疗机构和药店的服务行为，以及医疗保险管理和经办机构的保险服务行为。

(1)医疗保险需方监督包括：①医疗保险费征缴；②医疗保险费使用。

(2)医疗服务机构监督常用的方法主要包括：①审批支付监督；②抽查住院费用；③设置医疗费用预警监控系统；④重点调查；⑤定点医疗机构考核。

(3)定点零售药店监督的内容包括：提供购药服务监督和药品费用监督。常用监督方法包括审核支付、抽查、暗访、重点调查、定点药店考核等。

**[经典例题 2]**

医疗保险设置支付医疗费用的最低标准，低于该标准的医疗费用由患者自负，该标准被称为

A. 自付线　　　B. 共付线　　　C. 封顶线　　　D. 起付线　　　E. 封底线

[参考答案] 2. D

## 第三节　全球卫生与健康中国

### 一、联合国 2030 可持续性发展目标

联合国(UN)在千年发展目标"于 2015 年到期之际，将消除贫困、保护地球和确保繁荣作为 2015 年后 15 年(到 2030 年)新的"可持续发展议程"(Sustainable Development Agenda)。该议程指出，当今全球面临的挑战是复杂且互相联系的，消除贫困和不平等、保护地球、创造包容性的经济增长是互相联系并且相互依存的。因此，需要采取集成性的方法来解决。

在 17 个总目标中，目标 3 是专门针对健康的，即"确保健康的生活，促进各年龄阶段人群的福祉"。共 13 个子目标，具体包括：(1)到 2030 年，全球孕产妇每 10 万例活产的死亡率降至 70 人以下；(2)到 2030 年，消除新生儿和 5 岁以下儿童可预防的死亡，各国争取将新生儿每 1000 例活产的死亡率至少降至 12 例，5 岁以下儿童每 1000 例活产的死亡率至少降至 25 例；(3)到 2030 年，消除艾滋病、结核病、疟疾和被忽视的热带疾病等流行病，

抗击肝炎、水传播疾病和其他传染病；(4)到2030年，通过预防、治疗及促进身心健康，将非传染性疾病导致的过早死亡减少三分之一；(5)加强对滥用药物包括滥用麻醉药品和有害使用酒精的预防和治疗；(6)到2020年，全球公路交通事故造成的死伤人数减半；(7)到2030年，确保普及性健康和生殖健康保健服务，包括计划生育、信息获取和教育，将生殖健康纳入国家战略和方案；(8)实现全民健康保障，包括提供金融风险保护，人人享有优质的基本保健服务，人人获得安全、有效、优质和负担得起的基本药品和疫苗；(9)到2030年，大幅减少危险化学品以及空气、水和土壤污染导致的死亡和患病人数；(10)酌情在所有国家加强执行《世界卫生组织烟草控制框架公约》；(11)支持研发主要影响发展中国家的传染和非传染性疾病的疫苗和药品，根据《关于与贸易有关的知产权协议与公共健康的多哈宣言》(简称《多哈宣言》)的规定，提供负担得起的基本药品和疫苗，《多哈宣言》确认发展中国家有权充分利用《与贸易有关的知识产权协议》中关于采用变通办法保护公众健康，尤其是让所有人获得药品的条款；(12)大幅加强发展中国家，尤其是最不发达国家和小岛屿发展中国家的卫生筹资，增加其卫生工作者的招聘、培养、培训和留用；(13)加强各国，特别是发展中国家早期预警、减少风险，以及管理国家和全球健康风险的能力。

二、我国卫生成就、面对的挑战与"健康中国2030"

1. 新中国成立以来特别是改革开放以来，我国人民健康水平和身体素质持续提高。

挑战：工业化、城镇化、人口老龄化、疾病谱变化、生态环境及生活方式变化。

问题：健康服务供给总体不足与需求不断增长之间的矛盾依然突出，健康领域发展与经济社会发展的协调性有待增强。

2. "健康中国2030"(The Healthy China 2030)为了应对上述的健康挑战，从国家战略层面统筹解决关系健康的重大和长远问题，我国提出了推进健康中国建设的战略。

表8-97  健康中国建设的战略

| | |
|---|---|
| "健康中国2030"地位 | 是全面建成小康社会、基本实现社会主义现代化的重要基础 |
| 指导思想 | 要坚持以人民为中心的发展思想 |
| 工作原则 | 坚持健康优先、改革创新、科学发展、公平公正的原则 |
| 工作核心 | 提高人民健康水平 |
| 战略主题 | 共建共享、全民健康 |
| 卫生与健康工作方针 | 以人民健康为中心，坚持以基层为重点，以改革创新为动力，预防为主，中西医并重，把健康融入所有政策，人民共建共享 |
| 健康中国的5大重点领域 | "普及健康生活"、"优化健康服务"、"完善健康保障"、"建设健康环境"和"发展健康产业" |
| 医疗服务方面 | 建立公卫机构、综合和专科医院、基层医疗机构"三位一体"的重大疾病防控机制，建立信息共享、互联互通机制，推进慢性病防、治、管整体融合发展，实现医防结合。同时要加强医疗服务人文关怀，构建和谐的医患关系 |

# 第九篇

# 医学微生物·课堂讲义

本篇主编：叶冬

医学微生物要掌握两大块核心：微生物的基本性状（比如结构）和临床意义（比如某种细菌容易导致哪种疾病）

——叶冬寄语

## 考情分析

### 历年考情概况

（注意：医学微生物 2019 大纲变动较大，不能完全参照往年分值来判断考试的重难点）

| 常考知识点<br>（仅列举历年常出考题的章节） | 历年常考内容 | 历年分值 |
| --- | --- | --- |
| 微生物的基本概念 | 概念 | 0~1 |
| 细菌的形态与结构 | 格兰阳性、阴性菌结构和医学意义、荚膜、芽胞 | 0~1 |
| 病原性球菌 | 金黄色葡萄球菌、链球菌、奈瑟菌 | 1~2 |
| 厌氧新细菌 | 厌氧芽胞梭菌（破伤风梭菌） | 0~1 |
| 分枝杆菌 | 结核分枝杆菌 | 0~1 |
| 动物源性细菌 | 鼠疫耶尔森菌、炭疽芽胞杆菌 | 0~1 |
| 其他细菌 | 流感嗜血杆菌、铜绿假单胞菌、空肠弯曲菌 | 0~1 |
| 支原体、衣原体、立克次体、螺旋体 | 肺炎支原体、斑疹伤寒立克次体、沙眼衣原体、肺炎衣原体、钩端螺旋体 | 0~1 |
| 病毒 | 肝炎病毒、疱疹病毒、出血热病毒、脊髓灰质炎病毒、柯萨奇病毒、肠道病毒、SARS 病毒、麻疹病毒、人乳头瘤病毒；特别注意导致 2018 年流行病学事件的病毒（埃博拉、汉坦、塞卡病毒、新发病毒性传染病病原） | 1~2 |

### 易错考点摘要

详情见各章节"敲黑板"

### 本篇学习方法或注意事项

　　微生物学基础部分内容所占分值不高，但是从第九章开始就进入临床章节，后续内容因和临床结合紧密，故属于出题量非常大的章节，请同学们重点掌握。微生物内容相对免疫学简单，真正微生物的难点其实在微生物基础部分，但这部分内容总共才考 2 分。建议考生重点复习和临床结合型考题。预知未来考试趋势，必先看看历年考情，先分析。

# Learning plan
# 学习时间规划表

| 第01天　第　章 | 第02天　第　章 | 第03天　第　章 | 第04天　第　章 | 第05天　第　章 | 第06天　第　章 |
|---|---|---|---|---|---|
| 听老师的课　☐<br>复习讲义　☐<br>做习题　☐ | 听老师的课　☐<br>复习讲义　☐<br>做习题　☐ | 听老师的课　☐<br>复习讲义　☐<br>做习题　☐ | 听老师的课　☐<br>复习讲义　☐<br>做习题　☐ | 听老师的课　☐<br>复习讲义　☐<br>做习题　☐ | 听老师的课　☐<br>复习讲义　☐<br>做习题　☐ |
| 第07天　第　章 | 第08天　第　章 | 第09天　第　章 | 第10天　第　章 | 第11天　第　章 | 第12天　第　章 |
| 听老师的课　☐<br>复习讲义　☐<br>做习题　☐ | 听老师的课　☐<br>复习讲义　☐<br>做习题　☐ | 听老师的课　☐<br>复习讲义　☐<br>做习题　☐ | 听老师的课　☐<br>复习讲义　☐<br>做习题　☐ | 听老师的课　☐<br>复习讲义　☐<br>做习题　☐ | 听老师的课　☐<br>复习讲义　☐<br>做习题　☐ |
| 第13天　第　章 | 第14天　第　章 | 第15天　第　章 | 第16天　第　章 | 第17天　第　章 | 第18天　第　章 |
| 听老师的课　☐<br>复习讲义　☐<br>做习题　☐ | 听老师的课　☐<br>复习讲义　☐<br>做习题　☐ | 听老师的课　☐<br>复习讲义　☐<br>做习题　☐ | 听老师的课　☐<br>复习讲义　☐<br>做习题　☐ | 听老师的课　☐<br>复习讲义　☐<br>做习题　☐ | 听老师的课　☐<br>复习讲义　☐<br>做习题　☐ |
| 第19天　第　章 | 第20天　第　章 | 第21天　第　章 | 第22天　第　章 | 第23天　第　章 | 第24天　第　章 |
| 听老师的课　☐<br>复习讲义　☐<br>做习题　☐ | 听老师的课　☐<br>复习讲义　☐<br>做习题　☐ | 听老师的课　☐<br>复习讲义　☐<br>做习题　☐ | 听老师的课　☐<br>复习讲义　☐<br>做习题　☐ | 听老师的课　☐<br>复习讲义　☐<br>做习题　☐ | 听老师的课　☐<br>复习讲义　☐<br>做习题　☐ |
| 第25天　第　章 | 第26天　第　章 | 第27天　第　章 | 第28天　第　章 | 第29天　第　章 | 第30天　第　章 |
| 听老师的课　☐<br>复习讲义　☐<br>做习题　☐ | 听老师的课　☐<br>复习讲义　☐<br>做习题　☐ | 听老师的课　☐<br>复习讲义　☐<br>做习题　☐ | 听老师的课　☐<br>复习讲义　☐<br>做习题　☐ | 听老师的课　☐<br>复习讲义　☐<br>做习题　☐ | 听老师的课　☐<br>复习讲义　☐<br>做习题　☐ |
| 第31天　第　章 | | | | | |
| 听老师的课　☐<br>复习讲义　☐<br>做习题　☐ | | | | | |

注意：每天的学习建议按照 "听课→做题→复习讲义" 三部曲来进行；另：计划一旦制订，请各位同学严格执行。

# 第一章　微生物的基本概念

### 一、微生物的定义（非重点）

微生物：广泛存在于自然界的形体微小、数量繁多、肉眼看不见，需借助于光学显微镜或电子显微镜放大数百倍、上千倍甚至数万倍，才能观察到的最低等的微小生物。

### 二、三大类微生物及其特点★★★

表 9-1　三大类微生物及其特点

|  | 特点 | 种类 |
|---|---|---|
| 非细胞型微生物 | 无典型细胞结构，仅含 RNA 或 DNA 的一种核酸，只能在活细胞中繁殖 | 病毒、阮粒 |
| 原核细胞型微生物 | 双链 DNA 和 RNA 组成，无完整的 x 细胞核、核膜及核仁，有核糖体，无内质网、线粒体等 | 细菌、放线菌、支原体、衣原体、立克次氏体、螺旋体 |
| 真核细胞型微生物 | 有细胞核和各种细胞器，能在体外生长繁殖 | 真菌 |

**[经典例题 1]**

有完整细胞核的微生物是

A. 立克次体　　　B. 放线菌　　　C. 细菌　　　D. 真菌　　　E. 衣原体

**[经典例题 2]**

属于原核细胞型微生物的一组是

A. 酵母菌、淋病奈瑟菌　　　　　B. 放线菌、破伤风梭菌

C. 链球菌、念珠菌　　　　　　　D. 隐球菌、结核分枝杆菌

E. 小孢子菌、大肠埃希菌

[参考答案] 1. D；2. B

# 第二章　细菌的形态与结构

### 一、细菌的大小和形态

表 9-2　细菌的大小和形态

| 大小 | 微米（μm）（测量单位） |  |  |
|---|---|---|---|
| 形态 | 球菌 |  | 球菌；链球菌；葡萄球菌；四联球菌和八叠球菌 |
| 形态 | 杆菌 |  | 链杆菌、棒状杆菌、球杆菌、分枝杆菌、双歧杆菌 |
| 形态 | 螺形菌 | 螺杆菌 | 幽门螺杆菌 |
| 形态 | 螺形菌 | 螺菌 | 鼠咬热螺菌 |
| 形态 | 螺形菌 | 弧菌 | 霍乱弧菌 |

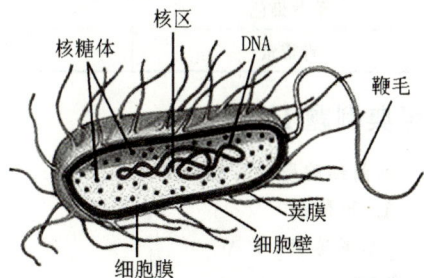

图 9-1　细菌镜下图

### 二、细菌的结构

（一）细菌的基本结构及肽聚糖

表9-3　细菌的基本结构及肽聚糖结构

| 结构 | 特点及功能 |
|---|---|
| 细胞壁 | 主要组分为肽聚糖，功能维持菌体外形，维持渗透压，支原体没有细胞壁，细菌和立克次氏体的细胞壁中含肽聚糖 |
| 细胞膜 | 功能：渗透和运输作用；呼吸作用；生物合成(肽聚糖、鞭毛、荚膜)；形成中介体(参与细菌分裂繁殖) |
| 细胞质 | 细菌进行新陈代谢的主要场所。含以下颗粒：<br>核糖体：合成蛋白质的场所<br>胞浆颗粒：储藏营养<br>异染颗粒：嗜碱性强，染成与细菌其他部分不同的颜色<br>鉴别细菌，如：白喉杆菌、鼠疫耶尔森氏菌、结核分枝杆菌<br>质粒(见后) |
| 核质 | 无核膜、核仁，DNA 和 RNA 聚合而成 |

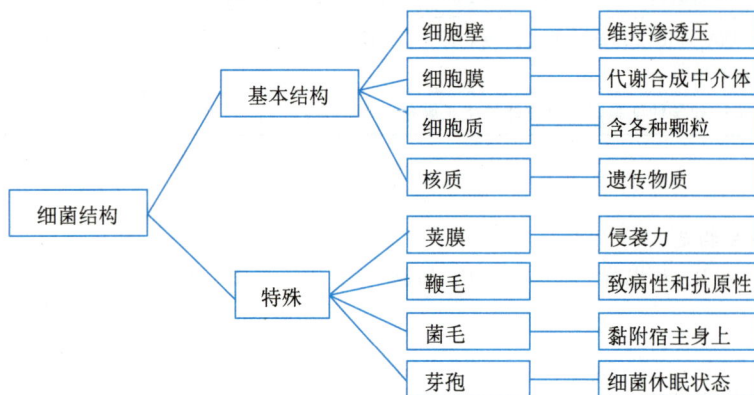

图9-2　细菌结构图

(二)革兰阳性菌和阴性菌的细胞壁结构的异同和医学意义

表9-4　革兰阳性菌和阴性菌结构的鉴别点

| 细胞壁结构 | 革兰阳性菌 | 革兰阴性菌 |
|---|---|---|
| 细胞壁强度 | 较坚硬 | 较疏松 |
| 肽聚糖层数 | 可达50层 | 1~3层 |
| 肽聚糖含量 | 50~80% | 5~20% |
| 磷壁酸 | 有 | 无 |
| 外膜 | 无 | 有 |
| 五肽交联桥 | 有(三维结构) | 无(二维结构) |
| 革兰染色 | 阳性(紫色) | 阴性(红色) |
| 青霉素 | 敏感 | 不敏感 |

[经典例题1]

细菌细胞壁特有的成分是

A. 肽聚糖　　　　B. 外膜　　　　C. 脂蛋白　　　　D. 脂多糖　　　　E. 类脂

[参考答案] 1. A

敲黑板

临床意义：青霉素类抗生素抑制 $G^+$ 菌肽聚糖的五肽交联桥；溶菌酶可水解聚糖骨架的 β-1，4 糖苷键，发挥抗菌作用；多肽类抗生素万古霉素和杆菌肽抑制四肽侧链的连接；磷霉素抑制聚糖骨架的合成。

(三)细菌胞质内与医学有关的重要结构及意义

**表9-5　细菌胞质内与医学有关的重要结构及意义**

| | 特点 | 临床意义 |
|---|---|---|
| 核糖体 | 蛋白质合成的场所。细菌核糖体沉降系数为70S,由50S和30S两个亚基组成 | 链霉素与30S亚基结合,红霉素与50S亚基结合,干扰蛋白质合成,杀死细菌 |
| 质粒 | ▽染色体外的遗传物质<br>▽双股环状DNA<br>▽携带某些遗传信息,控制某些遗传性状 | R质粒:耐药性质粒<br>F质粒:编码性菌毛<br>Col质粒:产生大肠菌素 ST质粒和LT质粒:产生肠毒素 |
| 胞质颗粒 | 又称内含物,为细菌贮藏的营养物质多糖、脂类、磷酸盐等。主要成分是RNA和偏磷酸盐,为异染颗粒 | 异染颗粒常见于白喉棒状杆菌,有助于病原学鉴定 |

### 三、细菌的特殊结构

**表9-6　细菌的特殊结构**

| 荚膜 | 具有黏附宿主细胞核抗吞噬等致病作用,具有侵袭力 |
|---|---|
| 鞭毛 | 是运动器,具有抗原性并与致病性有关 |
| 菌毛 | 普通菌毛可促使细菌黏附于宿主细胞表面而致病;性菌毛使噬菌体吸附于F⁺菌,并使后者获取致病物质 |
| 芽胞 | 抵抗力强,耐高温。为休眠状态,内含生命物质,可以再生。通常以杀死芽胞作为灭菌指标 |

## [经典例题2]

细菌芽胞最显著的特性是

A. 抗吞噬性　　　　B. 具有毒素活性　　　C. 耐热性　　　　D. 黏附性　　　　E. 侵袭性

## [经典例题3]

细菌细胞壁的功能不包括

A. 参与细胞内外的物质交换　　　　B. 保护细菌抵抗低渗环境

C. 抵抗吞噬细胞的吞噬作用　　　　D. 维持细菌形态

E. 诱导机体产生免疫应答

[参考答案] 2.C；3.C

### 四、细菌的染色方法

1. 意义：①细菌的鉴定；②指导选择抗生素治疗。

2. 步骤：

(1)初染(结晶紫)—媒染(碘液)—脱色(95%乙醇)—复染(复红)

(2)结果判断：紫色——G⁺菌；红色——G⁻菌

# 第三章　细菌的生理

### 一、细菌的生长繁殖

(一)细菌生长繁殖的基本条件、方式与生长曲线

1. 生长基本条件　水、无机盐、碳源、氮源、生长因子+合适温度及PH+必须的气体环境。

2. 生长繁殖的方式　二分裂的方式进行无性繁殖

3. 细菌的生长曲线

表 9-7　细菌的生长曲线

| 分期 | 特点 |
|---|---|
| 迟缓期 | 适应阶段 |
| 对数期 | 细菌的形态、染色性、生理活性都较典型 |
| 稳定期 | 芽胞、抗生素、外毒素等代谢产物 |
| 衰亡期 | 细菌死亡逐渐增多，死菌数超过活菌数 |

（二）根据对氧的需求进行细菌分类：分专性需氧菌、微需氧菌、兼性厌氧菌和专性厌氧菌。

二、细菌的代谢

各种细菌所具有的酶不完全相同，对营养物质的分解能力亦不一致，因而其代谢产物有别。根据此特点，利用生物化学方法来鉴别不同细菌称为细菌的生化反应试验。常见的有：糖发酵试验，VP 试验，甲基红试验，枸橼酸盐利用试验，吲哚试验，硫化氢试验，尿素酶试验。

表 9-8　细菌合成的代谢产物和意义

| 代谢产物 | | 意义 |
|---|---|---|
| 热原质 | | 引起人体发热，为细胞壁的脂多糖 |
| 毒素 | 内毒素 | $G^-$菌的脂多糖 |
| | 外毒素 | $G^+$菌产生的蛋白质，毒性强且有高度的选择性 |
| 侵袭性酶 | | 利于细菌在组织中扩散，如卵磷脂酶、透明质酸酶等 |
| 色素 | | 对细菌的鉴别有帮助，如铜绿假单胞菌呈绿色 |
| 抗生素 | | 用于临床治疗药物 |
| 细菌素 | | 杀伤近缘细菌，用于细菌分型★★ |
| 维生素 | | 大肠埃希菌能合成 VitB 和 VitK 等 |

# 第四章　消毒与灭菌

一、基本概念

1. 消毒：指杀死病原微生物，但不包括芽胞。
2. 灭菌：是指杀灭物体上所有微生物，包括芽胞。（全歼）
3. 无菌：不含活菌的状态。即灭菌的效果。
4. 防腐：防止或抑制微生物生长繁殖的方法，细菌不一定被杀死。
5. 清洁：通过除去尘埃和一切污秽以减少微生物数量的过程。

二、物理灭菌法

（一）热力灭菌法种类及其应用

1. 干热灭菌法

表 9-9　干热灭菌法的分类

| 方法 | 应用 |
|---|---|
| 焚烧 | 病理性废弃物品、动物尸体等 |
| 烧灼 | 微生物学实验室的接种环、试管口等 |
| 干烤 | 耐高温的玻璃器皿、瓷器、玻璃注射器 |
| 红外线 | 医疗器械和食具的消毒与灭菌 |

## 2. 湿热灭菌

表 9-10　湿热灭菌法的分类

| | 方法 | 应用 |
|---|---|---|
| 巴氏消毒法 | 用较低温度杀灭液体中的常见致病菌,不使蛋白质变性(71.7℃ 15~30秒) | 牛奶、酒类的消毒 |
| 煮沸法 | 1个大气压、100℃、5min 杀灭繁殖体,1~2h 杀灭芽胞。加入2%碳酸氢钠,沸点105℃,可促芽胞杀灭、防止金属器皿生锈 | 消毒食具、剪刀、注射器 |
| 高压蒸汽灭菌法 | 是灭菌效果最好的方法。加压至1.05kg/cm²、121.3℃、15~20min 能杀灭包括芽胞在内的所有微生物(不能杀灭朊粒) | 一般培养基、生理盐水、手术敷料、耐湿热物品 |

### (二)辐射杀菌法的原理和应用

表 9-11　辐射杀菌法的原理和应用

| | 方法 | 应用 |
|---|---|---|
| 紫外线 | 波长265~266nm 杀菌作用最强。可使 DNA 链上两个相邻嘧啶以共价键结合,形成二聚体,干扰 DNA 复制与转录 | 手术室、传染病房、无菌实验室的空气消毒,不耐热物品的表面消毒 |
| 电离辐射 | 主要利用β射线和γ射线的作用,干扰 DNA 合成、破坏细菌细胞膜 | 一次性医疗塑料制品的消毒食品、药品及生物制品的消毒灭菌(不耐热医疗器械) |

(三)滤过除菌法的应用:除去液体或空气中的细菌、真菌,以达到无菌的目的,但不能除去病毒、支原体和衣原体。

### 三、化学消毒灭菌法

表 9-12　化学灭菌法的分类

| 类别 | 药品 | 用途 |
|---|---|---|
| 醇类 | 乙醇70%~75% | 皮肤消毒及体温计浸泡消毒 |
| 重金属盐类 | 0.01%~0.1%硫柳汞 | 生物制品防腐剂 |
| 过氧化物消毒剂 | 3%~6%过氧化氢 | 口腔黏膜消毒,冲洗伤口防止厌氧菌感染 |
| | 0.2%~0.3%过氧乙酸 | 手及耐腐蚀物品消毒 |
| 烷化剂 | 10%甲醛 | 浸泡1小时以上,用于物体表面消毒 |
| | 2%碱性戊二醛 | 浸泡1小时,用于各种内镜、导管、口腔科医用器材及透析器械的消毒 |
| | 0.12%~0.8%环氧乙烷 | 密闭熏蒸6~12小时,用于电子仪器及不耐高温物品的灭菌 |
| | 甲醛与高锰酸钾液熏蒸 | 密闭熏蒸6小时,用于室内空气、衣物及物品消毒 |
| 含氯消毒剂 | 10%~20%漂白粉 | 地面、厕所及排泄物消毒 |
| 含碘消毒剂 | 2%碘酊和碘伏 | 皮肤、粘膜等表面消毒 |
| 季铵盐 | 0.05%~0.1%苯扎溴铵 | 皮肤、黏膜和物品表面的消毒 |
| 酸碱类 | 生石灰加水 | 排泄物及地面的消毒 |

# 第五章　噬菌体

## 一、噬菌体的生物学性状

表 9-13　噬菌体的生物学性状

| 概念 | 侵袭细菌、真菌、螺旋体和支原体等微生物的病毒 |
|---|---|

续表

| 形态 | 蝌蚪形、球形、细杆状 |
|---|---|
| 化学组成 | 头部和尾部的化学组成是蛋白质且具有抗原性 |
| 应用 | 噬菌体特异性寄居于易感宿主菌体内，故可用于细菌的鉴定与分型 |

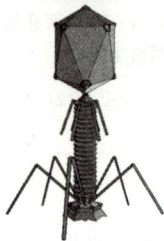

图9-3　噬菌体

### 二、毒性噬菌体和温和噬菌体

(一)毒性噬菌体的概念

毒性噬菌体在宿主菌体内复制增殖，产生许多子代噬菌体，并最终裂解细菌。因此，毒性噬菌体的增殖方式是复制，其增殖过程有吸附、穿入与脱壳、生物合成和成熟释放四个阶段。

(二)温和噬菌体的概念及其与细菌遗传物质转移的关系

1. 概念　温和噬菌体或称溶原性噬菌体当感染宿主菌后并不增殖，其基因整合于细菌染色体中。

2. 温和噬菌体可转移细菌的遗传物质　整合在细菌染色体上的噬菌体基因可随细菌基因的复制而将噬菌体基因传递给子代细菌。

敲黑板

在科研上就用噬菌体去改造细菌，将我们需要的基因整合到细菌上，达到目的。

# 第六章　细菌的遗传与变异

### 一、细菌遗传变异的物质基础

细菌的遗传物质包括细菌核质内染色体、质粒、转位因子(转座因子)、整合子及噬菌体基因组等。

1. 细菌染色体　细菌的各种遗传特性主要受细菌核质内染色体环状双螺旋 DNA(dsDNA)所控制。

2. 质粒　本质是细菌染色体外的遗传物质，能够自主复制的细菌染色体以外的双股环状 DNA。

3. 细菌基因组中主要的特殊结构　细菌基因组中能改变自身位置的一段 DNA 序列，这种转座作用既可发生在同一染色体上，也可发生在染色体之间或质粒之间，甚至染色体和质粒之间。转座因子包括插入序列(IS)、转座子(Tn)和整合子等。

4. 整合子　是一种运动性 DNA 分子，具有独特结构，可捕获和整合外源性基因，使之转变成为功能性基因。它通过转座子或接合性质粒，使多种耐药基因在细菌间进行水平传播。

5. 噬菌体基因组　带有温和噬菌体的溶原性细菌，其噬菌体基因组片段可整合到细菌染色体中(称为前噬菌体)，使其细菌性状发生改变，称溶原性转换。

### 二、细菌遗传与变异的机制

(一)转化、接合、转导及溶原性转换的概念

1. 转化：如活的无毒力的肺炎链球菌可摄取死的有毒力的肺炎链球菌 DNA 片段。

2. 接合：细菌通过接合性质粒和性菌毛相互连通。

3. 转导：噬菌体介导，将供菌 DNA 片段转入受菌。

医学教育网 www.med66.com

4. 溶原性转换：以前噬菌体形式与溶原菌的染色体整合，导致溶原菌的基因型改变及获得新的遗传特征。经过溶原性转换，如白喉棒状杆菌、产气荚膜梭菌和肉毒梭菌等，可分别变为产生白喉毒素、α毒素和肉毒毒素的产毒株。

(二)耐药质粒(R质粒)的分类及与耐药性的关系

1. 分类　根据R质粒有无自行转移能力，分为接合性和非接合性耐药质粒。

2. 耐药质粒及其与耐药性的关系　耐药质粒(R质粒)转移是细菌产生耐药性的主要原因之一。

[经典例题1]

质粒在细菌间的转移方式主要为

A. 转化　　　　　B. 接合　　　　　C. 转导　　　　　D. 易位　　　　　E. 溶原性转换

[参考答案] 1. B

# 第七章　细菌的感染与免疫

一、正常菌群与机会致病菌

1. 正常菌群　在人体各部位正常寄居而对人无害的细菌。

2. 机会致病菌　当正常菌群与宿主间的生态平衡被打破而导致疾病的发生，使得在正常状态下非致病的正常菌群成为机会致病菌。

3. 菌群失调和菌群失调症　菌群失调是指寄生在正常人体某部位的正常菌群，各菌体之间的比例发生了较大幅度的变化，超出正常范围。多由于滥用广谱抗生素引起。而由菌群失调导致的疾病，称为菌群失调症。

表9-14　菌群失调症

| 菌群失调症 | 概念 | 由于菌群失调引起的疾病 |
| --- | --- | --- |
| | 主要诱因 | 抗生素滥用 |
| | 主要原因 | 正常菌群的组成和数量明显改变 |

二、医院感染

(一)医院感染的概念与类型

1. 医院感染的概念　患者、陪护人员及医务工作人员在医院环境内发生的感染称为医院感染，亦称医院获得性感染。

2. 医院感染的分类

(1)内源性医院感染：亦称自身感染，是指患者在医院内由于某种原因，自身体内寄居的微生物(包括正常菌群和潜伏的致病性微生物)大量繁殖而导致的感染。内源性医院感染的病原体主要是正常菌群。

(2)外源性医院感染：是指患者在医院环境内遭受医院内非自身存在的微生物侵入而发生的感染。包括：交叉感染、环境感染。

(二)医院感染的微生态特征

1. 大多为机会致病菌；

2. 常具有耐药性；

3. 常发生种类的变迁。

(三)医院感染的控制

1. 合理应用消毒与灭菌措施及无菌诊断治疗操作。

2. 正规采取隔离传染源和切断传播途径的预防措施。

3. 合理使用抗菌药物，杜绝滥用广谱抗生素。

4. 建立健全对医院感染的监测和规范化管理。

### 三、细菌的致病性

是细菌对宿主感染致病的能力。细菌的致病性取决于：细菌的毒力、侵入数量、侵入部位。

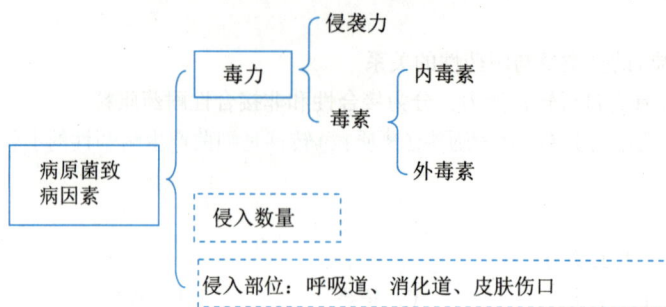

```
                                    ┌─ 侵袭力
                    ┌─ 毒力 ────────┤          ┌─ 内毒素
                    │               └─ 毒素 ───┤
  病原菌致          │                          └─ 外毒素
  病因素     ───────┤
                    ├─ 侵入数量
                    │
                    └─ 侵入部位：呼吸道、消化道、皮肤伤口
```

图 9-4　细菌的致病性

### （一）细菌的毒力

表 9-15　细菌的毒力

| 使细菌在体内定居的结构 | 黏附素 | 菌毛黏附素 |
| --- | --- | --- |
| | | 非菌毛黏附素 |
| 增强抗吞噬的菌体表面结构 | 荚膜、菌体表面蛋白（M 蛋白）、菌体表面抗原 | |
| 侵袭性酶类 | 血浆凝固酶 | 增强细菌抗吞噬能力 |
| | 透明质酸酶 | 均增强细菌的扩散能力 |
| | 链激酶 | |
| | DNA 酶 | |
| 侵袭素 | 导致细菌侵入邻近的上皮细胞内繁殖 | |
| 细菌生物被膜 | 极强的耐药性和抵抗机体免疫系统作用 | |

### （二）细菌内、外毒素的主要区别

表 9-16　内毒素和外毒素的区别

| | 外毒素 | 内毒素 |
| --- | --- | --- |
| 来源 | G⁺菌与部分 G⁻ | G⁻菌 |
| 释放方式 | 由活菌分泌，少数菌崩解释出 | 细胞壁组分，菌裂解后释出 |
| 化学成分 | 蛋白质 | 脂多糖 |
| 稳定性 | 60~80℃，30 分钟 | 160℃，2~4 小时 |
| 毒性作用 | 强，对组织器官有选择性 | 较弱，引起发热、白细胞增多、微循环障碍、休克、DIC 等 |
| 抗原性 | 强，刺激机体产生抗毒素；脱毒形成类毒素 | 弱，不能形成类毒素 |

### ［经典例题 1］

关于内毒素性质的错误叙述是

A. 来源于革兰阴性菌　　　　B. 用甲醛脱毒可制成类毒素　　　C. 其化学成分是脂多糖

D. 性质稳定，耐热　　　　　E. 菌体死亡裂解后释放

［参考答案］1. B

**敲黑板**

外阳内阴；外活内死；外蛋内糖；外强内弱。

#### 四、宿主的抗菌免疫

**(一)固有免疫**

宿主的固有免疫由屏障结构、吞噬细胞、非特异性体液因素(补体、溶菌酶、胃酸、乳酸等)和细胞因子(白细胞介素、干扰素、肿瘤坏死因子等)等组成。

**(二)吞噬细胞吞噬作用的后果**：有完全和不完全吞噬两种结局。

**(三)胞外菌感染、胞内菌感染及外毒素致病的免疫特点**

表 9-17　胞外菌感染、胞内菌感染的免疫特点

|  | 胞外菌感染 | 胞内菌感染 |
|---|---|---|
| 致病的免疫特点 | 胞外菌寄居于宿主细胞外的组织间隙、血液、淋巴液、组织液中 | 兼性胞内菌可在胞内+胞外生长繁殖专性胞内菌只能在活细胞内生长繁殖 |
| 常见细菌 | 大多数致病菌均属于胞外菌，如葡萄球菌、链球菌、肺炎链球菌、霍乱弧菌、白喉棒状杆菌、破伤风梭菌、百日咳鲍特菌 | 兼性胞内菌有结核分枝杆菌、麻风分枝杆菌、伤寒沙门菌、布鲁菌、嗜肺军团菌，专性胞内菌有立克次体、衣原体 |
| 致病机制 | 主要是产生外毒素、内毒素和侵袭性胞外酶，并引起局部化脓性炎症 | 主要引起免疫病理损伤常有肉芽肿形成，并伴有迟发型超敏反应 |
| 起病快慢 | 常导致急性感染 | 常导致慢性感染 |
| 免疫机制 | 以体液免疫为主 | 以细胞免疫为主 |

#### 五、感染的发生与发展

**(一)细菌感染的来源**

1. **外源性感染**　指来自宿主体外细菌的感染，包括急性或慢性患者、带菌者以及病畜和带菌动物，均可向外环境排出病原菌。

2. **内源性感染**　指机体体内或体表的机会致病菌，或者潜伏在体内的病原菌，当机体免疫力低下或滥用广谱抗生素时，可引起异位感染或菌群失调症。

**(二)菌血症、败血症及脓毒血症的概念**

表 9-18　菌血症、败血症及脓毒血症的概念和疾病

|  | 概念 | 举例 |
|---|---|---|
| 菌血症 | 致病菌由局部侵入血流，但并未在血流中生长繁殖，只是短暂的一过性通过血循环，到达体内适宜部位后再进行繁殖而致病 | 伤寒第一次菌血症 |
| 败血症 | 致病菌侵入血流后，在其中大量繁殖并产生毒性产物，引起全身症状，如高热、皮肤和黏膜瘀斑、肝脾肿大等 | 鼠疫耶尔森菌、炭疽芽胞杆菌引起的败血症 |
| 脓毒血症 | 化脓性病菌侵入血流后，在其中大量繁殖，并通过血流扩散至宿主体内的其他组织或器官，产生新的化脓性病灶 | 金黄色葡萄球菌的脓毒血症，常导致转移性肝脓肿、肾脓肿 |
| 毒血症 | 致病菌局部繁殖，不入血，但产生的外毒素入血 | 白喉 |
| 内毒素血症 | $G^-$ 菌侵入血液，大量繁殖，释放大量内毒素 | 也可由病灶内 $G^-$ 菌死亡导致 |

# 第八章　细菌感染的检查方法和防治原则

#### 一、细菌学诊断

**(一)细菌学诊断检验方法**

1. 镜下直接观察；

2. 病原菌分离、培养和鉴定；

3. 病原菌的抗原检测；

4. 病原菌核算的检测。

（二）检验程序

```
                        可疑细菌感染
                             ↓
血清学诊断（双份血清）  ←  采集标本  →  直接形态学检查
        ↓                    ↓              ↓
   特异性抗体检测        细菌成分检测    细菌分离培养
        ↓                 ↓      ↓           ↓
    试管凝集          抗原检测  核酸检测      鉴定
    沉淀反应            ↓       ↓            ↓
    补体结合实验      试管试验  核酸杂交    形态检测
                    协同凝集试验 聚合酶链反应 生化反应
                    乳胶凝集试验            抗原检测
                    ELISA                动物实验（毒力）
                    免疫荧光检测            药敏试验
```

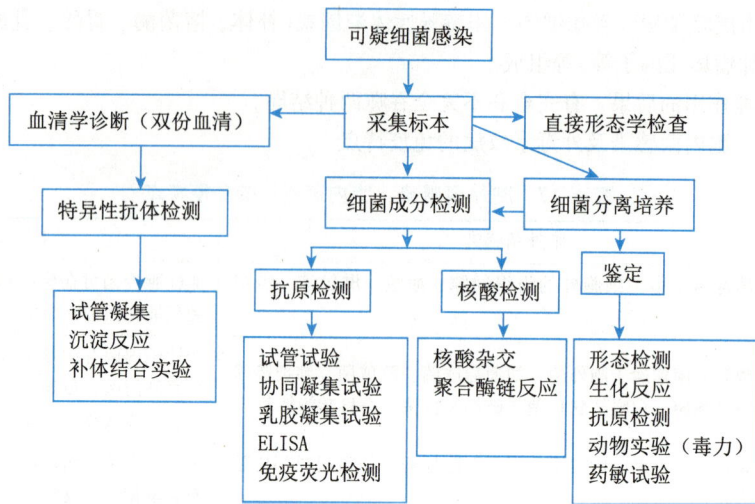

**图 9-5　细菌感染的检验程序**

二、血清学诊断

用已知的细菌或其特异性抗原检测病人血清或其他体液中的抗体及其效价的变化，可以作为感染性疾病的辅助诊断。由于多采取病人血清检测抗体，故常称为血清学诊断。

三、细菌感染的特异性防治

主动（自动）免疫和被动免疫

1. 人工主动免疫

概念：人工主动免疫是人为地将疫苗或类毒素接种于人体，使机体主动产生特异性免疫力（主动产生抗体）的过程。

**表 9-19　细菌类疫苗**

| 灭活疫苗 | 减毒活疫苗 | 类毒素 | 亚单位疫苗 | 联合疫苗 |
|---|---|---|---|---|
| 选用免疫原性强的病原体，人工培养后，用理化方法灭活制成，主要诱导特异性抗体产生，需多次接种 | 毒力高度减弱或基本无毒的病原微生物制成的预防制剂接种一次，诱导体液免疫和细胞免疫 | 外毒素经 0.3～0.4%甲醛处理，使其毒性减弱而保留其免疫原性 | 去除病原体有害成分或与保护性免疫无关的成分，保留有效免疫原成分 | 能预防多种疾病的疫苗 |
| 百日咳、霍乱灭活菌、伤寒灭活菌 | 卡介苗、鼠疫减毒活疫苗、布鲁氏菌活疫苗、炭疽活疫苗 | 白喉类毒素、破伤风类毒素 | 肺炎链球菌、脑膜炎奈瑟菌 | 百白破联合疫苗 |

2. 人工被动免疫

概念：输入含有特异性抗体免疫血清或制备好的免疫细胞，使机体立即获得免疫力的过程。用于某些急性传染病的紧急预防和治疗。

常用的人工被动免疫制剂有：

①抗毒素：破伤风、白喉、肉毒、炭疽；②抗菌血清：已经淘汰；③胎盘丙种球蛋白和血清丙种球蛋白。

# 第九章　病原性球菌

病原性球菌主要引起化脓性炎症，故又称为化脓性球菌。病原性球菌主要包括 4 个菌属，即葡萄球菌属、链球菌属、肠球菌属和奈瑟氏球菌属。其中 $G^+$ 菌包括：葡萄球菌属、链球菌属、肠球菌属；$G^-$ 菌包括：奈瑟菌属。

一、葡萄球菌属

(一)形态染色、分类和生物学性状

葡萄球菌为革兰染色阳性球状菌，直径约 1μm，呈葡萄状排列，无鞭毛和荚膜，一般不形成芽胞。耐甲氧西林金黄色葡萄球菌是目前医院感染最常见的致病菌。

(二)金黄色葡萄球菌致病性

1. 致病物质

表 9-20　致病物质的种类及发病机制

| 致病物质 | 致病机制 |
| --- | --- |
| 凝固酶 | 侵袭性疾病：皮肤局部的化脓性炎症 |
| 葡萄球菌溶素 | 各种器官的化脓性感染 |
| 杀白细胞素 | 可损伤中性粒细胞和巨噬细胞 |
| 肠毒素 | 属于超抗原。直接或间接刺激呕吐中枢，引起呕吐 |
| 表皮剥脱毒素 | 烫伤样皮肤综合征 |
| 毒性休克综合征毒素-1 | 为外毒素，毒性休克综合征 |

[经典例题1]

男，45 岁。2 周前烧伤，烧伤面积 40% 左右，近 5 天开始发热，体温 38～39℃，间歇性，逐渐加重并伴有寒战，血培养出的细菌可产生凝固酶、杀白细胞素、肠毒素。最可能感染的细菌是

A. 肺炎链球菌　　B. 溶血性链球菌　　C. 厌氧芽胞菌　　D. 大肠杆菌　　E. 金黄色葡萄球菌

[经典例题2]

男，25 岁。左手食指指甲旁红肿、疼痛 1 天。3 天前该处曾被木刺刺伤。实验室检查：血 WBC $15.0×10^9$/L，N 0.79。引起该患者感染的常见细菌是

A. 金黄色葡萄菌　　B. 草绿色链球菌　　C. 大肠埃希菌　　D. 破伤风梭菌　　E. 铜绿假单胞

[参考答案] 1. E；2. A

2. 所致疾病(各种化脓性疾病和各种中毒反应)

表 9-21　葡萄球菌属所致疾病

| 侵袭性疾病（化脓） | 局部脓肿 | 毛囊炎、疖、痈 |
| --- | --- | --- |
| | 器官化脓 | 气管炎、肺炎、脓胸、心内膜炎、骨髓炎、中耳炎 |
| | 全身感染 | 败血症、脓毒血症 |
| 毒素性疾病 | 外毒素引起 | 肠毒素性食物中毒、烫伤样皮肤综合征、毒性休克综合征等 |

(三)致病性葡萄球菌(金葡菌)的鉴别要点(A1 型试题考点)

1. 镜检符合葡萄球菌的形态特征和染色特点。

2. 菌落能产生金黄色色素。

3. 有透明溶血环。

4. 凝固酶试验阳性。

5. 耐热核酸酶试验阳性。

6. 能分解甘露醇产酸(发酵试验阳性)。

(四)凝固酶阴性葡萄球菌的致病特点　除金黄色葡萄球菌外，其他葡萄球菌均不产生凝固酶，统称为凝固酶阴性葡萄球菌。一般为正常菌群，但在机体抵抗力降低或异位时可发生机会性感染。主要包括：泌尿系统感染、细菌性心内膜炎、败血症和术后及植入医疗器械引起的感染等。

二、链球菌属

(一)形态染色与分类

1. 形态染色　为革兰氏染色阳性，呈链状排列，无鞭毛，不形成芽胞，幼龄菌可有透明质酸形成荚膜。

2. 分类原则

表 9-22　链球菌属的分类

|  | 甲型溶血性链球菌 | 乙型溶血性链球菌 | 丙型链球菌 |
|---|---|---|---|
| 别称 | 草绿色链球菌 | 溶血性链球菌 | 不溶血性链球菌 |
| 溶血现象 | 甲型溶血（α溶血） | 乙型溶血（β溶血） | 不产生溶血 |
| 致病力 | 多为机会致病菌 | 致病力最强，引起多种疾病 | 不致病，常存在乳类和肠道内 |

（二）A 群链球菌的主要生物学性状

根据抗原可分为乙型溶血 150 个型，因多数引起乙型溶血，又称其为乙型溶血性链球菌。

（三）A 群链球菌的致病性

1. 致病物质的种类

表 9-23　致病物质的种类

| 分类 | 致病物质 | 临床意义 |
|---|---|---|
| 胞壁成分 | 黏附素 | 由脂磷壁酸（LTA）和菌毛蛋白（F蛋白）构成，对细胞膜有高度亲和力，有利于细菌定植在皮肤、呼吸道黏膜表面 |
|  | M 蛋白 | 与致肾小球肾炎等超敏反应性疾病有关 |
|  | 肽聚糖 | A 群链球菌的肽聚糖可致发热、溶解血小板、提高血管通透性、诱发实验性关节炎 |
| 外毒素类 | 致热外毒素 | 又称红疹毒素，是人类猩红热的主要毒性物质，抗原性强，具有超抗原作用 |
|  | 链球菌溶素 | 可溶解破坏红细胞、白细胞、血小板及多种组织 |
| 侵袭性酶 | 胞外酶 | 透明质酸酶、链激酶（SK）、链道酶（SD）亦称 DNA 酶等，均具有促进细菌在组织间扩散作用 |

2. 所致疾病

A 群链球菌引起的疾病约占人类链球菌感染的 90%，所致疾病有：

①化脓性感染：淋巴管炎、淋巴结炎、蜂窝织炎、咽炎、鼻窦炎、产褥感染、乳突炎等。

②中毒性疾病：猩红热、链球菌毒素休克综合征。

③变态反应性疾病：风湿热、急性肾小球肾炎等。

（四）链球菌溶血素 O 和临床检测的关系

链球菌溶素 O（SLO）抗原性强，测定血清抗链球菌溶素

试验，也称（ASO）试验，简称抗"O"试验，当 SLO 抗体滴度为 1：400 及以上时，有诊断意义。（五）肺炎链球菌的形态染色、致病性和防治原则

1. 形态染色

革兰染色为阳性，矛头状成双排列，无鞭毛，不形成芽胞，有些毒株可形成荚膜，在血琼脂培养基平板上形成 α-溶血环。此菌可产生自溶酶，24 小时后菌体自溶形成脐状菌落。

肺炎链球菌可发酵菊糖，故胆汁溶菌试验及菊糖发酵试验可鉴别肺炎链球菌与甲型溶血性链球菌。

2. 主要致病物质与所致疾病

（1）主要致病物质

表 9-24　肺炎链球菌致病物质及发病机制

| 致病物质 | 致病机制 |
|---|---|
| 荚膜 | 有荚膜的肺炎链球菌的抵抗力强，具有抗吞噬作用，且是主要的毒力因子 |
| 肺炎链球菌溶血素 O | 可溶解人、马、羊和兔的红细胞，并能活化补体经典途径，引起发热、炎症及组织损伤 |
| 神经氨酸酶 | 与肺炎链球菌在鼻咽部和支气管黏膜的定植、繁殖及扩散有关 |
| 脂磷壁酸 | 起黏附到肺上皮细胞或血管内皮细胞表面的作用 |

**2. 所致疾病**

主要为大叶性肺炎，其次为支气管炎和化脓性脑膜炎等。

[经典例题 1]

不属于肺炎链球菌致病物质的是

A. M 蛋白　　　　B. 荚膜　　　　C. 神经氨酸酶　　　　D. 肺炎链球菌溶素　　　　E. 脂磷壁酸

[参考答案] 1. A

### 三、奈瑟菌属

(一)奈瑟菌属的形态染色与培养特点、标本采集与送检原则

革兰染色为阴性球菌，营养要求较高，需用营养培养基——血琼脂(巧克力色)培养基才能培养。标本采集后须立即常温(保暖保湿)送检。

(二)脑膜炎奈瑟菌的主要致病性、预防原则

**1. 致病物质**

表 9-25　脑膜炎奈瑟氏菌的致病物

| 荚膜 | 抗吞噬 |
|---|---|
| 菌毛 | 吸附易感细胞 |
| 脂寡糖 | 有内毒素活性，可引起发热和休克 |
| IgA1 蛋白酶 | 破坏黏膜上 SIgA1，使细菌黏附细胞表面 |

**2. 所致疾病**　流行性脑脊髓膜炎(简称流脑)，人类是唯一的易感宿主。

**3. 预防**　注射疫苗，流行期口服磺胺。

(三)淋病奈瑟氏菌的致病性、防治原则

**1. 致病物质**

表 9-26　淋病奈瑟氏菌的致病物

| 致病物质 | 致病机制 |
|---|---|
| 菌毛 | 与细胞表面结合，附着在人泌尿生殖道上皮细胞、精子、红细胞及白细胞上 |
| 脂寡糖 | 类似脂多糖，内毒素作用 |
| IgA1 蛋白酶 | 破坏黏膜表面特异性 SIgA1 |
| 外膜蛋白 | 有破坏宿主黏膜上皮细胞膜结构的作用 |

**2. 所致疾病**　人类是淋球菌唯一的天然宿主，成人淋病绝大多数通过性接触感染，是重要的性传播疾病。

表 9-27　两种奈瑟菌的对比

|  | 脑膜炎奈瑟菌 | 淋病奈瑟菌 |
|---|---|---|
| 革兰染色 | 阴性 | 阴性 |
| 特殊结构 | 无芽胞，无鞭毛，有荚膜，有菌毛 | 无芽胞，无鞭毛，无荚膜，有菌毛 |
| 寄生部位 | 脑脊液中，多位于中性粒细胞内 | 脓汁标本中，多位于中性粒细胞内 |
| 致病物质 | 荚膜(抗吞噬)、菌毛(吸附易感菌)、IgA1 蛋白酶(黏附作用)、脂寡糖(LOS 具有内毒素活性) | 外膜蛋白(黏附作用)、菌毛(吸附易感菌)、IgA1 蛋白酶(黏附作用)、脂寡糖(LOS 具有内毒素活性) |
| 所致疾病 | 流行性脑膜炎，人是唯一宿主 | 淋病，人是唯一宿主 |

3. 防治原则

（1）加强性病知识宣传教育，杜绝性滥交，提高人民道德素质。

（2）对患者根治措施　首选药物为青霉素类抗生素，足够剂量和足够疗程治疗，以控制传染源；对新生儿用四环素、红霉素或硝酸银滴眼，以预防淋病性脓漏眼。

四、肠球菌属

肠球菌属细菌是人类和动物肠道正常菌群的一部分，近年研究已证实肠球菌具有致病性，是仅次于葡萄球菌的重要医院感染致病菌。肠球菌在体内可利用外源叶酸，使磺胺甲噁唑-甲氧苄啶失去抗菌作用。

# 第十章　肠道杆菌

一、肠道杆菌的共同特征

（一）形态、染色和抗原结构　是一群生物学性状相似的 G⁻ 杆菌，多寄居于人和动物的肠道中。

表 9-28　抗原结构

|  | 菌体抗原 | 鞭毛抗原 | 荚膜抗原 |
|---|---|---|---|
| 别称 | O 抗原 | H 抗原 | K 抗原，Vi 抗原 |
| 存在部位 | 细胞壁脂多糖的最外层 | 鞭毛蛋白 | O 抗原外围 |
| 抗原特征 | 具有属特异性耐热，100℃不被破坏 | 不耐热 60℃，30 分钟即被破坏 | 具有型特异性，不耐热，60℃，30 分钟被破坏 |
| 抗体反应 | 主要引起 IgM 抗体 | 主要引起 IgG 抗体 | — |

（二）生化反应的特点　致病菌一般不分解乳糖，非致病菌大多分解乳糖，此可以鉴别。

二、埃希菌属

（一）致病性大肠埃希菌的致病特点和种类

表 9-29　致病性大肠埃希氏菌的致病特点和种类

| 菌种 | 作用部位 | 致病物质及其机制 | 主要疾病和症状 |
|---|---|---|---|
| ETEC（肠产毒型） | 小肠 | 分泌不耐热肠毒素（LT）和耐热肠毒素（ST），导致小肠黏膜对水分吸收功能障碍 | 旅行者腹泻，婴幼儿腹泻，水样便，呕吐，腹痛，低热 |
| EIEC（肠侵袭型） | 大肠 | 由质粒介导侵袭和破坏结肠黏膜上皮细胞 | 水样便腹泻，继以少量血便，腹痛，发热 |
| EPEC（肠致病型） | 小肠 | 由质粒介导，破坏肠黏膜上皮细胞微绒毛刷状缘，导致微绒毛萎缩变平即 A/E 组织病理损伤 | 婴儿腹泻，水样便腹泻，恶心，呕吐，发热 |
| EHEC（肠出血型） | 大肠 | 由溶原性噬菌体编码志贺氏毒素［Stx-Ⅰ或（和）Stx-Ⅱ］，导致 A/E 损伤 | 水样便，继以大量血样便和剧烈腹痛，可引起儿童急性肾衰及溶血性尿毒综合征 |
| EAEC（肠集聚型） | 小肠 | 由质粒介导聚集性黏附上皮细胞，阻止液体吸收 | 婴儿腹泻，持续性水样便腹泻，恶心，呕吐，脱水，低热 |

（二）肠出血性大肠埃希氏菌（EHEC）的血清型及所致疾病

EHEC O157：H7 血清型引起以反复出血性腹泻和严重腹痛为特征的出血性结肠炎，表现为大量血样便腹泻。

（三）大肠埃希氏菌在卫生细菌学检查中的应用

我国的生活饮用水卫生标准（GB 5749-2006）规定，在 100ml 饮用水中不得检出大肠菌群，1ml 饮用水中细胞总数不得超过 100 个菌落形成单位（CFU）。

三、志贺菌属

（一）种类、致病性

表 9-30 志贺菌属种类、致病物质及所致疾病

| 菌名 | 群别 | 产生的毒素 | 细菌毒力 | 抵抗力 | 临床常见类型 |
|---|---|---|---|---|---|
| 痢疾志贺菌 | A 群 | 内毒素+外毒素 | 最强 | 最弱 | 急性菌痢多见 |
| 福氏志贺菌(我国) | B 群 | 内毒素 | 较低 | 较强 | 急性+慢性+中毒性菌痢，易转变为慢性 |
| 鲍氏志贺菌 | C 群 | 内毒素 | 较强 | 较弱 | 急性菌痢多见 |
| 宋内志贺菌 | D 群 | 内毒素 | 较低 | 最强 | 急性+中毒性菌痢 |

(二)标本采集、分离培养与鉴定 可采集患者粪便和(或)肛拭子标本。

## 四、沙门氏菌

(一)致病性、致病菌种类

表 9-31 沙门氏菌致病物质与所致疾病，致病菌的种类

| 致病物质 | 菌毛 | | 与侵袭力有关 |
|---|---|---|---|
| | 菌体(O)抗原 | | |
| | 毒素 | 内毒素 | 致肠道局部炎症和全身性中毒症状 |
| | | 肠毒素 | 致严重的腹泻 |
| 对应疾病 | 伤寒和副伤寒 | | 分别由伤寒沙门氏菌、副伤寒甲、乙、丙沙门氏菌引起 |
| | 食物中毒 | | 鼠伤寒沙门氏菌、猪霍乱沙门氏菌、肠炎沙门氏菌等污染食物引起 |
| | 败血症 | | 免疫力低下者易发生 |
| 注意 | 部分伤寒及副伤寒沙门氏菌感染者或发病后因质量不彻底可变为慢性带菌者并成为传染源 | | |

(二)肠热症的标本采集及分离鉴定

发病 1 周内应取静脉血；

第 1~3 周取骨髓穿刺标本；

第 2~4 周时可取粪便和尿液标本。

(三)肥达试验和结果判断

用已知伤寒沙门菌 O、H 和甲、乙型副沙寒沙门菌 H 抗原与病人血清做定量凝集试验，用以辅助诊断肠热症。

正常凝集价：寒沙门菌 O 抗体的凝集价<1：80，H 抗体<1：160，若 O 或 H 效价均增高且超过上述水平，或病人恢复期中抗体效价增高 4 倍以上，则具有诊断意义。

## [经典例题 1]

女，42 岁。乏力、纳差、腹胀伴发热 8 天，于 8 月 8 日来诊。开始为低热，近 3 天高热，体温波动于 39℃ ~ 39.8℃。查体：T 39℃，P 80 次/分，躯干散在少数充血性皮疹，脾肋下可及。实验室检查：血 WBC $3.6×10^9$/L，N 0.60，L 0.40。最可能感染的病原体是

A. 立克次体　　　　B. 沙门菌　　　　C. 大肠埃希菌　　　　D. 军团菌　　　　E. 布鲁菌

[参考答案] 1. B

# 第十一章　弧菌属

## 一、霍乱弧菌

(一)生物学性状

1. 耐碱不耐酸，在 pH 8.8~9.0 的碱性蛋白胨水或碱性琼脂平板中生长良好，于平板上可形成圆形、光滑、

透明的菌落。

2. 形态　弧形或逗点状，革兰氏染色阴性，有鞭毛，无荚膜、芽胞，悬滴观察，细菌呈穿梭样运动。

## [经典例题1]

关于霍乱弧菌的生物学性状，错误的描述是

A. 革兰染色为阴性
B. 有菌毛和单鞭毛
C. 悬滴观察呈"穿梭"样运动
D. El-Tor 生物型可形成芽胞
E. 增菌培养基通常为碱性蛋白胨水

[参考答案] 1. D

(二)致病物质与所致疾病

1. 鞭毛、普通菌毛　黏附作用。

2. 霍乱肠毒素　有强烈的致泻作用，致泻作用最强。严重者可因肾衰竭、休克而死亡；所致疾病-霍乱；人类是霍乱弧菌的唯一易感者。传染源：污染的水源与食物。传播途径：胃肠道。

### 二、副溶血性弧菌

主要存在于海水、海底沉积物和海产品中(食物中毒)，在含有 3.5%NaCl 培养基上最易生长，无盐则不能生长，故又称为嗜盐性细菌。主要引起细菌性食物中毒，表现为腹痛、水样腹泻、呕吐及发热等，为自限性疾病。

# 第十二章　厌氧性细菌

### 一、厌氧芽胞梭菌

厌氧芽胞梭菌只有一个属，即梭状芽胞菌属，主要菌种有：破伤风梭菌、产气荚膜梭菌、肉毒梭菌和艰难梭菌。

表 9-32　厌氧芽胞梭菌的生物学性状、致病物质、特点、所致疾病及防治原则

| 病原菌 | 生物学性状和致病性 | 培养特点 | 导致疾病 | 防治 |
|---|---|---|---|---|
| 破伤风梭菌 | 生物学性状：G⁺阳性，专性厌氧，有周鞭毛无荚膜，常用庖肉培养基进行厌氧培养。致病性：破伤风溶血素、破伤风痉挛毒素：封闭抑制性突触的介质释放，导致肌肉的强直性收缩 | 血琼脂平板上，形成羽毛样菌落，菌落周围伴β-溶血 | 破伤风(苦笑面容、角弓反张等症状) | 清创并用过氧化氢溶液；大剂量使用青霉素；注射 TAT 中和游离毒素；预防接种 |
| 肉毒梭菌 | 生物学性状：G⁺阳性短粗杆菌，专性厌氧，有鞭毛无荚膜。致病性：神经外毒素，即肉毒毒素(已知最毒)具有嗜神经性，进入机体后作用于神经肌肉接头处，阻止乙酰胆碱的释放，导致肌肉麻痹即肉毒梭菌中毒 | 普通琼脂平板上，能产生脂酶 | 食物中毒 | 加强食品卫生管理和监督；多价抗生素治疗 |
| 产气荚膜梭菌 | 生物学性状：G⁺阳性粗大杆菌，专性厌氧，有荚膜无鞭毛。致病性：α毒素(卵磷脂)、β毒素(引起坏死)、ε毒素(增加胃肠道通透性)、ι毒素(引起坏死、增加血管通透性) | 形成双层溶血环，在牛奶培养基中形成汹涌发酵 | 气性坏疽，食物中毒，坏死性肠炎 | 清创并用过氧化氢溶液冲洗，多价抗生素和高压氧仓应用，必要时截肢 |
| 艰难梭菌(了解) | 属于正常菌群，长期使用抗生素导致菌群失调后，能引起腹泻，致病性与毒素 A 和 B 有关 | - | 抗生素相关性腹泻 | 避免长期滥用抗生素 |

## [经典例题1]

男，30岁，全身乏力，面部肌肉紧张2天，7天前在稻田间劳动时足部划伤，局部分泌物标本检出致病微生物为革兰阳性菌，有周鞭毛，无荚膜，厌氧培养呈羽毛样菌落，最可能的致病微生物是

A. 产气荚膜梭菌　　B. 溶血性链球菌　　C. 破伤风梭菌　　D. 金黄色葡萄球菌　　E. 铜绿假单胞菌

[参考答案] 1. C

### 二、无芽胞厌氧杆菌

1. 致病条件　无芽胞厌氧菌是寄生于皮肤和黏膜上的正常菌群，其致病条件为：①机体受机械或病理性损伤，使皮肤黏膜屏障被破坏；②各种原因引起的宿主免疫力下降；③菌群失调；④局部厌氧微环境的形成：如局部缺血坏死、异物留存、血管损伤、肿瘤压迫等造成组织局部缺氧。

2. 感染特点

①形成慢性深部脓肿；②分泌物黏稠，为乳白色、血性或黑色，并有恶臭；③分泌物直接涂片镜检可见到细菌；④使用氨基糖苷类抗生素无效；⑤分泌物或脓液使用普通培养基没有细菌的生长，必须采用特殊的培养方式。

3. 所致疾病种类

①败血症：厌氧菌败血症占败血症的 10%～20%；

②中枢神经系统感染：最常见的为脑脓肿；

③口腔感染：无芽胞厌氧菌单一菌或混合感染，是坏死性溃疡性牙龈炎、牙周炎、坏疽性口腔炎等口腔感染的主要病因；

④肺部和胸膜炎症性感染；

⑤腹部和会阴部感染：占半数以上的肝脓肿由厌氧菌引起；

⑥女性生殖道及盆腔感染；

⑦其它：感染性心内膜炎和皮肤软组织慢性脓肿。

### [经典例题 2]

在下述情况中，排除无芽胞厌氧菌的依据是

A. 机体多个部位的脓肿　　　　　　　　　B. 血性分泌物，恶臭或有气体

C. 分泌物直接涂片可见细菌　　　　　　　D. 在普通肉汤培养基中呈表面生长

E. 在无氧环境下的血平板中长出微小菌落

### [经典例题 3]

引起牙周脓肿最常见的病原菌是

A. 甲型溶血性链球菌　　　　　B. 类白喉杆菌　　　　　C. 无芽胞厌氧菌

D. 铜绿假单胞菌　　　　　　　E. 白念珠菌

[参考答案] 2. D；3. C

# 第十三章　分枝杆菌

### 一、结核分枝杆菌

(一)形态染色、培养特性和抵抗力

1. 形态染色　细长略弯，有时呈分枝状；无芽胞、鞭毛，不形成芽胞，有荚膜，抗酸染色呈红色，细胞壁含大量脂质。

### [经典例题 1]

结核分枝杆菌化学组成最显著的特点是含有大量的

A. 蛋白质　　　B. 脂类　　　C. 多糖　　　D. RNA　　　E. 磷壁酸

[参考答案] 1. B

培养特性——又馋又懒(专性需氧；营养要求高；生长缓慢)；

抵抗能力——对酸、碱、自然环境和干燥有抵抗力，但对湿热、酒精和紫外线敏感，对抗结核药物易产生耐药性。

(二)结核分枝杆菌感染的免疫学特点及致病性

1. 致病性

(1)致病物质　结核分枝杆菌不产生内、外毒素以及侵袭性酶。其致病作用主要与菌体成分，特别是胞壁中所含的大量脂质，以及蛋白质、多糖和荚膜等有关。

(2)所致疾病：结核分枝杆菌感染主要引起人类结核病，其中以肺结核最为多见。

2. 感染的免疫学特点

**表9-33　结核分枝杆菌感染的免疫学特点**

| 抗结核免疫属于带菌免疫 | 结核菌一旦被清除，免疫力即随之消失 |
|---|---|
| 抗结核免疫主要是细胞免疫 | 激活的致敏 T 细胞可释放白介素 2，TNF 等增强巨噬细胞的杀伤作用 |
| 抗结核免疫与超敏反应并存 | 其中超敏反应属于Ⅳ型变态反应，结核菌素试验，即可判定其有无免疫力 |

(三)结核菌素试验的原理、结果判断和应用

**表9-34　结核菌素试验的结果判断**

| 硬结直径 | 反应 |
|---|---|
| <5mm | 阴性 |
| >5mm | 阳性 |
| ≥15mm | 强阳性 |

**表9-35　结核菌素试验的结果及意义**

| 结果 | 意义 |
|---|---|
| 阴性 | 不能排除结核，未感染过或还处于结核感染早期、重症结核、HIV、使用免疫抑制剂或糖皮质激素等 |
| 阳性 | 机体细胞免疫功能正常，曾感染过结核分枝杆菌 |
| 强阳性 | 可能有活动性结核 |

(四)微生物学检查和防治原则

预防接种：卡介苗(BCG)接种。

接种对象：新生儿和结核菌素试验阴性的儿童。

二、麻风分枝杆菌

1. 形态　染色麻风分枝杆菌的形态与结核分枝杆菌相似，菌体细长略弯，抗酸染色呈红色杆状菌，常束状排列。

2. 致病性　该菌可通过直接接触传播以及呼吸道传播感染易感者，其所致疾病麻风主要有两型即瘤型和结核样型，少数患者居于两型之间，称为界线类和未定类。接种卡介苗(BCG)预防麻风病，也有一定的效果。

三、非结核分枝杆菌

除结核及麻风以外的分支杆菌称为非结核分枝杆菌，分四组，其中第Ⅲ组称为鸟-胞内分枝杆菌，是艾滋病患者中最多见的机会致病菌。

# 第十四章　动物源性细菌

表 9-36　动物源性细菌组成和其他考点

| 组成 | 布鲁菌，鼠疫耶尔森氏菌、炭疽芽胞杆菌（记忆：布什炭烤鼠） | |
|---|---|---|
| 其它考点 | 布鲁菌 | 形态：小球杆菌，格兰染色阴性，无鞭毛无芽胞，一般无荚膜，我国流行的菌种主要是羊布鲁菌；<br>所致疾病：引起波浪热，孕期动物对布鲁氏菌最易感，感染后常引起流产，但人感染后不引起流产 |
| | 耶尔森氏菌属 | 形态：卵圆形，短小杆菌，有荚膜，无鞭毛，不形成芽胞，格兰染色阴性；<br>所致疾病：带菌的鼠蚤叮咬而受染鼠疫；<br>防治原则：灭鼠灭蚤，接种无毒珠 EV 活菌苗 |
| | 炭疽芽胞杆菌 | 形态：是致病菌中最粗大的杆菌，革兰氏染色阳性，镜下竹节样排列的长链；<br>抵抗力：强，高压蒸汽灭菌 3h 才能被杀灭；<br>致病：吸入-肺炭疽；接触—皮肤炭疽<br>食入-肠炭疽；<br>防治：预防重点在家畜感染/牧场卫生；药物青霉素为首选 |

**敲黑板**

布鲁氏菌，鼠疫耶尔森氏菌、炭疽芽胞杆菌（记忆：布什炭烤鼠）

[经典例题 1]

男，39 岁，发热两天。伴畏寒，右上肢剧烈疼痛，有啮齿动物接触史，查体：T 39.8℃，P 110 次/分，R 22 次/分，BP 120/75mmHg，神志清楚，强迫体位，右腋下可触及肿大淋巴结，触痛明显，心肺腹未见异常。实验室检查：WBC $12.4×10^9$/L，中性粒细胞 0.86，淋巴细胞 0.14，淋巴结穿刺液涂片染色检查可见 $G^-$ 菌，引起该病的病原体是

A. 伤寒杆菌　　　　B. 大肠埃希菌　　　　C. 奈瑟球菌　　　　D. 鼠疫耶尔森氏菌　　E. 流感嗜血杆菌

[参考答案] 1. D

# 第十五章　其他细菌

表 9-37　其他细菌特点及治疗

| 细菌 | 形态特点、培养特性 | 防治 |
|---|---|---|
| 流感嗜血杆菌 | 革兰氏染色阴性菌，血琼脂分离本菌可见"卫星现象"，血清型中以 b 型致病力最强，可致呼吸道感染，可导致脑膜炎、流感 | 头孢、磺胺等 |
| 百日咳鲍特菌 | 革兰氏染色阳性菌，专性需氧菌，无鞭毛，不形成芽胞，有毒株具有荚膜和菌毛，易引起婴幼儿百日咳 | 白百破疫苗，早期应用红霉素、氨苄西林等 |
| 幽门螺杆菌（HP） | 革兰氏染色阴性菌，呈弧形、S 形微需氧菌，与胃溃疡、慢性胃炎及胃癌等密切相关，尿素酶丰富 | 2 种抗生素+PPI 治疗 |

续表

| 细菌 | 形态特点、培养特性 | 防治 |
|---|---|---|
| 铜绿假单胞菌 | 革兰氏染色阴性小杆菌，有荚膜、菌毛、鞭毛，不形成芽胞，产生水溶性色素，使培养基变为亮绿色；属机会致病菌，感染多见于皮肤黏膜受损部位，如烧伤、创伤等处，脓液呈蓝绿色 | 庆大霉素，多粘菌素等，多耐药 |
| 嗜肺军团菌 | 革兰氏染色阴性杆菌，感染来源为污染的中央空调和冷却塔水系统等，有流感样型、肺炎型、肺外感染型，流感样型预后良 | 红霉素 |
| 空肠弯曲菌 | 逗点状、弧形、"S"形、螺旋形或海鸥展翅形，主要引起急性及慢性肠炎 | 首选红霉素或氨基糖苷类抗菌治疗 |
| 白喉棒状杆菌 | 革兰染色阳性，致病物质主要为白喉外毒素 | 白喉类毒素或百白破疫苗；治疗注射白喉抗毒素 |

# 第十六章　放线菌

**一、放线菌属**

特点：革兰阳性，无荚膜和鞭毛的丝状菌。

定植：口腔等外通腔道。

致病：抵抗力低下、拔牙、外伤时，可以引起感染。

临表：慢性脓肿及形成瘘管，向外排出的黄色黏稠的脓液中，有肉眼可见的黄色米粒大小颗粒，称作硫磺样颗粒，为放线菌病的指征。

**二、诺卡菌属**

特点：为专性需氧菌，菌落呈白色或黄色或橙褐色的颗粒状，G+。

定植：土壤中腐生菌，非人体正常菌群。

致病菌：星形诺卡氏菌最常见，其次是巴西诺卡氏菌。

[经典例题1]

放线菌病的好发部位是

A. 胸腔　　　　B. 腹腔　　　　C. 盆腔　　　　D. 面颈部　　　　E. 四肢

[参考答案] 1. D

# 第十七章　支原体

**一、生物学性状**

1. 最小原核细胞型微生物。

2. 无细胞壁。

3. 二分裂繁殖。

4. 多形态性，"油煎蛋样"菌落。

5. 可通过除菌滤器。

6. 能在无生命培养基中生长繁殖的最小微生物。

二、主要病原性支原体

表 9-38　主要病原性支原体

|  | 肺炎支原体 | 解脲脲原体 |
|---|---|---|
| 引发疾病 | 原发性非典型性肺炎（间质性肺炎） | 引起非淋菌性尿道炎的重要病原体，可引起不孕症，可通过胎盘感染胎儿，引起早产、死胎和新生儿呼吸道感染 |
| 传播 | 经空气飞沫传播 | 主要经性接触传播 |

# 第十八章　立克次体

一、生物学性状

概念、形态染色　立克次体是一类严格活细胞内寄生的原核细胞型微生物，形态多样，球杆状或呈多形态，有细胞壁且含肽聚糖和脂多糖（LPS）。革兰染色为阴性，但不易着色，只能在活的宿主细胞内生长，以二分裂方式繁殖。

表 9-39　立克次体特征和所致疾病

| 立克次体特征 | 比细菌小，能通过滤器，光镜可见；专性细胞内寄生的原核细胞微生物（只能在活体细胞内培养）；二分裂繁殖；多数人畜共患；对抗生素敏感（四环素和氯霉素） |
|---|---|
| 所致疾病 | 发热出疹性疾病 |

二、主要病原性立克次体

表 9-40　主要病原性立克次体

| 病原性立克次体 | 所致疾病 | 传播途径 |
|---|---|---|
| 普氏立克次体 | 流行性斑疹伤寒 | 人→人虱→人 |
| 斑疹伤寒立克次体 | 地方性斑疹伤寒 | 鼠←→鼠蚤或鼠虱→人 |
| 恙虫病立克次体 | 恙虫病 | 鼠←→恙螨幼虫→人 |

[经典例题 1]

（共用选项题）

A. 蚊　　　　　　B. 人虱　　　　　　C. 蚤　　　　　　D. 恙螨　　　　　　E. 蜱

（1）登革热的传播媒介是

（2）地方性斑疹伤寒的传播媒介是

（3）流行性斑疹伤寒的传播媒介是

[参考答案] 1. A、C、B

# 第十九章　衣原体

一、生物学性状

表 9-41　衣原体的生物学性状

| 概念和染色 | 能通过细菌滤器，严格细胞内寄生，有独特发育周期的原核细胞型微生物，染色 G⁻ |
|---|---|

| 发育周期 | 原体 | 是发育成熟的衣原体，染色呈红色，具有高度感染性 |
|---|---|---|
| | 始体 | 无细胞壁，大而疏松，染色呈蓝色，不具感染性，为繁殖体形式，以二分裂繁殖 |

## 二、主要病原性衣原体

表9-42　主要病原性衣原体

| 沙眼衣原体 | 沙眼生物型 | 通过眼→眼及眼→手→眼，引起沙眼；通过性接触传播，引起泌尿生殖道感染和包涵体结膜炎 |
|---|---|---|
| | 性病淋巴肉芽肿生物型 | 主要通过性接触传播，引起性病淋巴肉芽肿 |
| | 生殖生物型 | 通过性接触引起泌尿生殖道感染，也可经性接触、手→眼游泳池水引起滤泡性结膜炎 |
| 肺炎衣原体（TWAR株） | 感染途径 | 空气飞沫或呼吸道分泌物 |
| | 所致疾病 | 肺炎、支气管炎等 |
| 鹦鹉热衣原体 | 感染途径 | 呼吸道或破损皮肤 |
| | 所致疾病 | 鹦鹉热（人禽共患病）、间质性肺炎、大叶性肺炎 |

# 第二十章　螺旋体

螺旋体是一类细长、柔软、螺旋状、运动活泼的原核细胞型微生物。

## 一、钩端螺旋体

表9-43　钩端螺旋体的相关知识点

| 形态和染色 | 形态 | 一端或两端弯曲呈钩状，电镜下可见外膜及两根内鞭毛 |
|---|---|---|
| | 染色 | G⁻ |
| 培养特性 | 特点 | 液体培养基中呈半透明云雾状生长 |
| 所致疾病 | 钩体病 | 流感伤寒型、黄疸出血型、肺出血型、脑膜脑炎型、肾功能衰竭型 |
| 防治原则 | 预防 | 防鼠，灭鼠，加强对带菌家畜的管理 |
| | 治疗 | 首选青霉素类 |

**敲黑板**

1. 流感伤寒型、黄疸出血型、肺出血型、脑膜脑炎型、肾功能衰竭型

记忆：一炎一寒两血一衰竭

2. 联系临床，青霉素治疗钩体病容易出现赫氏反应，预防赫氏反应需要小剂量缓慢输注青霉素，若出现赫氏反应则用激素治疗（因赫氏反应本质是一种过敏反应，故用激素治疗）。

## 二、密螺旋体-梅毒螺旋体

（一）特点

形态染色　梅毒螺旋体即苍白螺旋体（属于密螺旋体），镀银染色成棕褐色；

所致疾病：梅毒，人是梅毒的唯一传染源。

传播途径：性接触→梅毒（皮肤黏膜）。

垂直传染（母-胎）→先天性梅毒。

输血→输血后梅毒(血液)。

(二)所致疾病——梅毒分为3期

1. 第一期　硬性下疳，可自行缓解。

2. 第二期(早期梅毒)　玫瑰疹、淋巴结肿大，该期传染性极强。

3. 第三期(晚期梅毒)　梅毒性心瓣膜病、动脉瘤、脊髓痨，对组织破坏性大，但传染性小。

(三)防治原则

洁身自好，性道德教育；治疗早期青应用霉素类抗生素足量足疗程治疗。

### 三、疏螺旋体

表9-44　疏螺旋体

| 形态和染色 | 形态 | 3~10个稀疏而不规则的螺旋，有鞭毛 |
|---|---|---|
| | 染色 | G⁻，不易着色，染色呈紫红色 |
| 所致疾病(莱姆病) | 传播媒介 | 硬蜱 |
| | 人群 | 户外工作者或旅行者 |
| | 表现 | 慢性游走性红斑，并可累及心脏、神经和关节等多系统，晚期伴随有器官的严重功能损伤 |

# 第二十一章　真　菌

### 一、概述

真菌是真核细胞型微生物，细胞结构比较完整，有典型的细胞核和完善的细胞器，不含叶绿素，无根、茎、叶的分化。

(一)形态、结构及真菌分类

表9-45　真菌的分类及特点

| 分类 | 特点 |
|---|---|
| 单细胞真菌 | 芽生方式繁殖，如酵母菌(无菌丝)；类酵母型真菌(有菌丝)如白假丝酵母菌 |
| 多细胞真菌(霉菌)孢子+菌丝组成 | 菌丝：由孢子生出嫩芽，长出芽管，芽管逐渐延长，呈丝状；孢子：真菌的繁殖体；菌丝和孢子等鉴别多细胞真菌的重要依据 注：细菌芽胞非繁殖方式 |

**[经典例题1]**

标本涂片可见圆形或卵圆形菌体，革兰染色阳性，从菌体上有芽管伸出，但不与菌体脱离，形成假菌丝，将标本接种至玉米粉培养基上，可长出厚膜孢子，此微生物可能是

A. 葡萄球菌　　　B. 链球菌　　　C. 白色念珠菌　　　D. 放线菌　　　E. 毛癣菌

[参考答案] 1. C

(二)真菌的培养特性

真菌对营养要求不高，最适pH值为4.0~6.0，最适温度为22~28℃，某些深部感染的真菌则在37℃生长最好。

(三)真菌的致病性

1. 真菌性感染；

2. 真菌性超敏反应：呼吸道或消化道发生；

3. 真菌毒素中毒：黄曲霉毒素可致肝细胞癌等。

### 二、主要病原性真菌

(一)皮肤癣真菌：引起皮肤癣(以手足癣最多)的浅部真菌即皮肤癣菌约有40余种，分别属于3个菌属，

即毛癣菌属、表皮癣菌属和小孢子癣菌属。

(二)白假丝酵母菌(白色念珠菌)的生物学性状、致病性和微生物学检查法。

1. 生物学性状　菌体圆形或椭圆形，G⁺，孢子伸长形成芽管，不与母体分离，形成较长的假菌丝。

2. 所致疾病：属于机会性致病菌，存在于体表和与外界相同的腔道中，菌群失调会发生感染，如念珠菌病；皮肤、黏膜感染(鹅口疮)；内脏感染；中枢神经系统感染。

3. 微生物学检查　标本涂片加墨汁负染后镜检，，见有出芽的菌体外围有宽厚的荚膜，即可作出诊断。

(三)新型隐球菌

1. 生物学性状：致病隐球菌可见透明荚膜；非致病则无荚膜。

2. 微生物学检查：涂片检测。

3. 致病性：在 AIDS 等免疫力低下患者，尤其易侵犯中枢神经系统，导致亚急性或慢性脑膜炎，预后不良。

(四)卡氏肺孢子菌致病性

肺孢子菌属是分布于人类及多种哺乳动物肺内的机会致病菌，尤以卡氏肺孢子菌多见，当人体免疫力低下(如 AIDS)时，可致肺孢子菌肺炎。

# 第二十二章　病毒的基本性状

一、概述

特点：非细胞型微生物+体积微小，测量单位为纳米(nm)+只含一种类型核酸(DNA 或 RNA)+严格的细胞内寄生。

增殖方式：复制。形态：呈球状或近似球状，少数为杆状、丝状或子弹头状，痘病毒呈砖块状，噬菌体呈蝌蚪状。

二、病毒的结构和化学组成

1. 病毒的结构　病毒体主要由核算和蛋白质组成，核心为核算 DNA 或 RNA，在核酸外围有外科，称为衣壳。有些病毒在核衣壳外面包裹有包膜。

2. 病毒化学组成和功能

表 9-46　病毒的化学组成和功能

| 组成部分 | 功能 |
| --- | --- |
| 核酸 | 核酸构成病毒的基因组，决定病毒的增殖、遗传和变异等功能，并决定病毒的感染性 |
| 衣壳和包膜 | 由蛋白质构成，对病毒核酸有保护作用；衣壳蛋白和包膜上的蛋白突起可特异地吸附到易感细胞表面受体上引起感染 |
| 包膜 | 由脂质、糖类和病毒蛋白构成 |

三、病毒的增殖

人和动物病毒的复制周期主要包括吸附、穿入、脱壳、生物合成、装配与释放病毒粒子(病毒体)5 个步骤。

[经典例题 1]

不属于病毒复制周期的是

A. 吸附　　　　B. 脱壳　　　　C. 组装　　　　D. 成熟　　　　E. 扩散

[参考答案] 1. E

四、理化因素对病毒的影响

(一)物理因素

1. 温度　大多数病毒耐冷不耐热，在 0℃以下的温度，特别是在干冰温度(70℃)和液氮温度(196℃)下可长期保持其感染性。大多数病毒于 50~60℃30 分钟即被灭活。

2. pH　pH 6~8 的范围内比较稳定，而在 pH 5.0 以下或 pH 9.0 以上迅速灭活。

(二)化学因素

1. 脂溶剂　易被乙醚、氯仿(三氯甲烷)、去氧胆酸盐等脂溶剂所溶解。在脂溶剂中乙醚对病毒包膜具有最大的破坏作用，所以乙醚灭活试验可鉴别有包膜和无包膜病毒

2. 氧化剂、卤素及其化合物　病毒对这些化学物质都较敏感。

# 第二十三章　病毒的感染与免疫

## 一、病毒的传播方式

表 9-47　病毒的传播方式

| 传播途径 | 特点 | 备注 |
|---|---|---|
| 水平传播 | 病毒在人群不同个体间的传播 | 如呼吸道或消化道传播、直接接触和性接触传播、虫媒传播和经输血注射传播 |
| 垂直传播 | 通过胎盘或产道，病毒直接由亲代传播给子代的方式 | 如风疹病毒、乙型肝炎病毒(HBV)、AIDS 病毒(HIV)、丙型肝炎病毒(HCV)、巨细胞病毒(CMV)等十余种，可引起死胎、流产、早产、先天性感染或先天性畸形等 |

敲黑板

垂直传播病毒记忆：巨风爱上流丙乙肝，生下了一个畸形儿。

## 二、病毒的感染类型

表 9-48　病毒的感染类型

| 感染类型 | 举例 |
|---|---|
| 慢性感染 | HBV、巨细胞病毒、EBV |
| 潜伏感染 | 水痘-带状疱疹病毒 |
| 急性病毒感染的迟发并发症 | 麻疹病毒可引起亚急性硬化性全脑炎(SSPE) |
| 慢发病毒感染 | 朊粒感染引起的慢发性致死性震颤 |

## 三、病毒的致病机制

(一)病毒对宿主细胞的致病作用

1. 杀细胞性感染：腺病毒等。

2. 稳定状态感染——细胞融合　巨细胞感染 CMV。

3. 形成包涵体　病毒感染宿主细胞后形成。

4. 基因组整合感染　整合作用可使细胞遗传性状发生改变。

5. 细胞增殖与转化　如疱疹病毒、CMV、EB 病毒及乳头瘤病毒等感染，非但不抑制细胞生物合成，反而促进细胞增生甚至于癌变。

6. 促进细胞凋亡　有些病毒(如 HIV、腺病毒等)感染细胞后，可直接由病毒或由病毒所编码蛋白间接地作为诱导因子，引发细胞凋亡。此作用对机体是双刃剑，既有利于清除病毒，又可增加细胞损伤。

(二)病毒感染的免疫病理作用

表 9-49　病毒感染的免疫病理作用

| 对机体作用 | 机制 | 备注 |
|---|---|---|
| 体液免疫病理作用 | 感染细胞表面的病毒抗原，与体液内的抗体形成复合体 | Ⅱ型超敏反应，造成组织损伤 |
| | | Ⅲ型超敏反应，引起自身免疫性疾病 |

续表

| 对机体作用 | 机制 | 备注 |
|---|---|---|
| 细胞免疫病理作用 | 病毒蛋白亦可因与宿主细胞的某些蛋白间存在共同抗原而导致自身免疫应答 | Ⅳ型超敏反应 |
| 抑制免疫系统功能 | 直接杀伤免疫活性细胞 | 如 HIV 及 SARS 冠状病毒等，可直接杀伤 T 细胞等白细胞 |
| | 引起免疫抑制 | 可引发细胞免疫功能降低或暂时被抑制 |
| | 引发自身免疫病 | 病毒感染可导致免疫应答功能紊乱 |

**敲黑板**

病毒的致病机制中不包括Ⅰ型超敏反应。

### (三)病毒的免疫逃逸

病毒可能通过逃避免疫监视、防止免疫激活或阻止免疫应答的发生等方式来逃脱免疫应答。

**表 9-50　常见病毒免疫逃逸机制**

| 机制 | 作用方式 |
|---|---|
| 胞内寄生 | 细胞内寄生，逃避抗体、补体及药物作用而发挥逃避免疫机制的作用 |
| 抗原变异 | 抗原变异使得免疫应答滞后 |
| 抗原结构复杂 | 抗原多态性致使免疫应答不利 |
| 损伤免疫细胞 | 可在 T 或 B 细胞内寄生并导致宿主细胞死亡 |
| 降低抗原表达 | 可抑制 MHC-I 转录、表达 |
| 病毒的免疫增强作用 | 某些毒再次感染，因机体内预先存在中和抗体能促进游离的病毒进入单核细胞内，并大量增殖 |

### 四、抗病毒免疫

**表 9-51　抗病毒免疫**

| 干扰素的概念及抗病毒机制 | 概念：病毒或其他干扰素诱生剂刺激人或动物细胞所产生的一种糖蛋白，具有抗病毒、抗肿瘤和免疫调节作用 | 分类：IFN-α(白细胞产生)；IFN-β(成纤维细胞产生)；IFN-γ(T 淋巴细胞和自然杀伤细胞产生) |
|---|---|---|
| | | 抗病毒机制：不直接灭活病毒，通过诱导细胞合成抗病毒蛋白发挥效应 |
| 中合抗体的概念及作用机制 | 概念：指针对病毒某些表面抗原的抗体 | |
| | 作用机制：主要是直接封闭与细胞受体结合的病毒抗原表位，或改变病毒表面构型，阻止病毒吸附于易感细胞，使病毒不能穿入细胞内进行增殖 | |

# 第二十四章　病毒感染的检查方法与防治原则

**一、病毒感染的检查方法**

1. 形态学检测　电镜检查高浓度病毒颗粒，光学显微镜检查细胞内包涵体。

2. 病毒成分的检测

(1)病毒蛋白抗原的检测

（2）病毒核酸的检测（PCR）技术

3. 病毒感染的血清学诊断方法

（1）中和试验（NT）。

（2）血凝抑制试验。

（3）特异性 IgM 抗体的检测。

（4）蛋白印迹试验。

**二、病毒感染的防治原则**

1. 病毒类疫苗

表 9-52　病毒类疫苗

| 疫苗类型 | 举例 |
| --- | --- |
| 减毒活疫苗 | 脊髓灰质炎、麻疹、甲肝、风疹、腮腺炎疫苗 |
| 灭活疫苗 | 乙脑、狂犬病、肾综合征出血热等 |
| 基因工程疫苗 | 乙肝疫苗 |
| 联合疫苗 | 麻腮风三联疫苗 |

2. 抗病毒药物　病毒药物必须进入细胞内才能作用于病毒，包括核苷类药物、蛋白酶抑制剂等。

# 第二十五章　呼吸道病毒

表 9-53　主要呼吸道病毒

| | |
| --- | --- |
| 正黏病毒-（甲型流感病毒） | 分型：甲（A）、乙（B）、丙（C）和丁（D）型<br>甲型流病毒致病力强，易变异。<br>变异机制：抗原漂移（变异小，引起中小流行）和抗原转变（变异大，易大流行）；<br>防治原则：接种流感疫苗是预防流感最有效的措施 |
| 副黏病毒 | 麻疹病毒：病毒有包膜，RNA；<br>致病性：麻疹是儿童时期最常见的出疹性传染病；<br>免疫性：麻疹感染可终身免疫；<br>防治：麻疹疫苗注射 |
| | 腮腺炎病毒致病性：引起流行性腮腺炎，通过飞沫、玩具传播；<br>防治：接种减毒活疫苗 |
| 冠状病毒 | 生物学性状：SARS 冠状病毒属于冠状病毒科冠状病毒属，呈球形，有包膜；<br>上呼吸道感染——代表毒株 229E 株；新生儿/幼儿急性腹泻/胃肠炎——OC43；<br>急性呼吸综合征——SARS-CoV 和 MERS-CoV |
| | SARS 冠状病毒（SARS-CoV）：2003 年引起"非典"简称 SARS；主要经呼吸道传播；<br>中东呼吸综合征冠状病毒（MERS-CoV）：2012 年发现，症状与 SARS 相似，但受体不同；<br>防治：控制 SARS 和 MERS 是"早期隔离"及"检疫可疑者" |
| | 腺病毒生物学性状：无包膜 DNA 病毒<br>致病性：通过呼吸道传播，引起腺病毒肺炎，亦可引起流行性角膜炎（俗称红眼病）及咽结膜热 |
| 其他病毒 | 风疹病毒生物学性状：单股正链 RNA 病毒；<br>致病性：人是唯一宿主，呼吸道/垂直传播<br>垂直传播：孕妇在孕期 4 个月内感染风疹病毒，容易导致胎儿出现先天性耳聋、白内障及心脏病等畸形，称作先天性风疹综合征<br>防治：接种风疹减毒活疫苗，三联疫苗<br>接种对象：育龄期的妇女，孕妇严禁接种风疹疫苗 |

# 第二十六章　胃肠道病毒

### 一、概述

人类肠道病毒归于小 RNA 病毒科肠道病毒属；在污水或粪便中可存活数月，对外界抵抗力较强，对脂溶剂不敏感，pH 3~9 均稳定。主要经粪-口途径传播，不同肠道病毒可引起相同的临床病症，而同一种病毒又可引起不同的临床病症。

### 二、脊髓灰质炎病毒

1. 病毒类型：属于小 RNA 病毒科，核衣壳裸露无包膜。
2. 致病性：引起脊髓灰质炎，又称小儿麻痹症，是一种危害中枢神经系统的传染病。
3. 免疫性：口服脊灰减毒活疫苗。

### 三、柯萨奇病毒、埃可病毒、肠道病毒 70 型及 71 型

1. EV-D70，是人类急性出血性结膜炎的主要病原体
2. EV-A71，是我国近年来手足口病的主要病原之一，EV-A71 感染的儿童可出现严重的神经系统并发症，手足口病的重症和死亡病例主要由该病毒所致。

柯萨奇病毒是疱疹性咽峡炎的主要病原体；埃可病毒常引起埃可病毒疹、心肌炎及上呼吸道感染等。

### 四、急性胃肠炎病毒

主要掌握轮状病毒特点：只有具有双层衣壳结构的完整病毒颗粒才有感染性。A 组轮状病毒感染最为常见。

# 第二十七章　肝炎病毒

### 一、几种病毒性肝炎基因组及抗体系统

表 9-54　病毒性肝炎的生物学性状特点

| | HAV | HBV | HCV | HDV | HEV |
|---|---|---|---|---|---|
| 基因组 | 单股正链 RNA 小 RNA 病毒科 | DNA 病毒 | 单股正链 RNA（黄病毒属） | 单股环状 RNA | 单股正链 RNA（杯状病毒属） |
| 抗体系统 | IgM，表近期感染，IgG 可保持多年 | HBV 颗粒又叫 Dane 颗粒 | 不是保护性抗体是 HCV 感染的标志 | 抗-HDV 不是保护性抗体 | 抗 HEV IgM 在发病初期产生是近期感染的标志 |
| 备注 | 100℃ 1min 可完全灭活，紫外线、过氧乙酸等敏感 | HBV 抵抗力强，100℃ 10min 可灭活，对酒精敏感 | 100℃ 10min 可灭活 | 一种缺陷病毒需 HBV 辅助才能复制 | 消毒剂敏感 |

### 二、致病性与免疫性

表 9-55　病毒性肝炎的流行病学

| | 传染源 | 传播途径 | 易感人群 |
|---|---|---|---|
| 甲型肝炎 | 甲型肝炎无病原携带者，传染源为急性期患者和隐性感染者 | 以粪-口传播为主 | 抗-HAV 阴性者 |
| 乙型肝炎 | 急、慢性乙型肝炎患者和病毒携带者 | 母婴传播（乙肝的主要传播途径），血液（丙肝的主要传播途径）、体液传播（包括丁肝） | 抗-HBs 阴性者 |
| 丙型肝炎 | 急、慢性患者和病毒携带者 | | 普遍易感 |
| 丁型肝炎 | 需乙肝病毒混合感染 | 血液、体液、母婴传播 | 已感染乙肝患者 |

| | 传染源 | 传播途径 | 易感人群 |
|---|---|---|---|
| 戊型肝炎 | 人、畜 | 以粪-口传播为主 | 15~39 岁人群 |

**敲黑板**

1. HBV 的抗原抗体系统

表 9-56　HBV 的抗原抗体系统

| HBsAg | 最早出现血清学标志 |
|---|---|
| 抗-HBs 抗体(曾感染乙肝；接种了疫苗) | 一种保护性抗体，10 年内转阴 |
| HBeAg(e 抗原) | HBV 活动性复制和传染性标志 |
| 抗-HBe | 传染性减弱的标志 |
| HBcAg(核心抗原) | 存在于受感染肝细胞核中，血液中检测不到，阳性表示有传染性 |
| 抗-HBc | IgM 早期感染 |
| | IgG 过去感染 |
| HBV DNA | 最敏感最直接的 HBV 感染指标 |

2. HBV 的抗原

表 9-57　HBV 的抗原系统

| HBsAg | HBeAg | 抗-HBs | 抗-HBe | 抗-HBc IgM | 抗-HBc IgG | 结果分析 |
|---|---|---|---|---|---|---|
| + | − | − | − | − | − | HBV 感染者或无症状携带者 |
| + | + | − | − | + | + | 急性或慢性乙型肝炎(传染性强，俗称"大三阳") |
| + | − | − | + | − | + | 急性感染趋向恢复(俗称"小三阳") |
| ǀ | ǀ | − | − | ǀ | + | 急性或慢性乙型肝炎或无症状携带者 |
| − | − | + | + | − | − | 既往感染 |
| − | − | − | − | − | + | 既往感染 |
| − | − | + | − | − | − | 既往感染或接种过疫苗 |

3. 预防原则

(1)切断传播途径；

(2)主动免疫：甲型肝炎、乙型肝炎预防以接种疫苗为主导措施；对乙型肝炎母亲的新生儿出生立即注射 100IU 乙肝免疫球蛋白，同时接种 10μg/0.5ml 乙肝疫苗，1、6 月龄再各注射一针可显著阻断母婴传播。

丙型肝炎目前无有效疫苗预防，防治措施是主要就是切断传播途径：预防经输血传播，预防经皮肤黏膜途径传播；预防母婴传播，预防性接触传播。

丁型肝炎因依赖乙肝病毒，故接种乙肝疫苗就可以同时预防乙肝和丁肝。

戊型肝炎切断粪口传播途径仍是主要措施，疫苗 2012 年才在中国上市。

# 第二十八章　黄病毒(虫媒病毒)

黄病毒属(虫媒病毒)包括流行性乙型脑炎(日本脑炎)病毒、登革病毒及森林脑炎病毒等，均为有包膜、直径 30~60nm 的球状颗粒。

一、流行性乙型脑炎病毒

1. 传播媒介　库蚊/伊蚊/按蚊(虫媒)。

2. 传染源　家畜、家禽；乙脑患者和隐性感染者。幼猪是乙脑病毒传播环节中最重要的中间宿主。

3. 防治原则　疫苗(人猪)+灭蚊

二、登革病毒

1. 致病性　流行区域——热带、亚热带(广东、海南、广西)；传染源——人、猴；传播途径——伊蚊叮咬；

2. 导致疾病——登革热。

(1)普通登革热

(2)登革出血热/登革休克综合征(DHF/DSS)(既往感染，再次感染)

三、寨卡(ZiKa)病毒的致病性

1. 传播媒介　伊蚊(虫媒)，也可母婴或性传播

2. 传染源　患者和感染者。

3. 防治原则　目前无疫苗，主要灭蚊、控蚊。

# 第二十九章　出血热病毒

## 一、汉坦病毒

1. 生物学性状　汉坦病毒(HTV)有包膜，多形性，多数呈圆形或卵圆形；单股负链 RNA。

2. 主要型别　Ⅰ型(野鼠型出血热病毒)和Ⅱ型(首尔病毒)在东亚流行且危害最为严重。

3. 流行环节　传染源：携带病毒的啮齿类动物，主要是黑线姬鼠和贺家鼠。传播途径：主要经皮肤黏膜、消化道及呼吸道由鼠→人传播。

4. 致病性及免疫性　主要引起肾综合征出血热，致病机制：病毒对肾等组织细胞的直接损伤作用和免疫病理作用。

5. 免疫性　发病 2 日后可检测到血清 IgM 及 IgG 中和抗体。

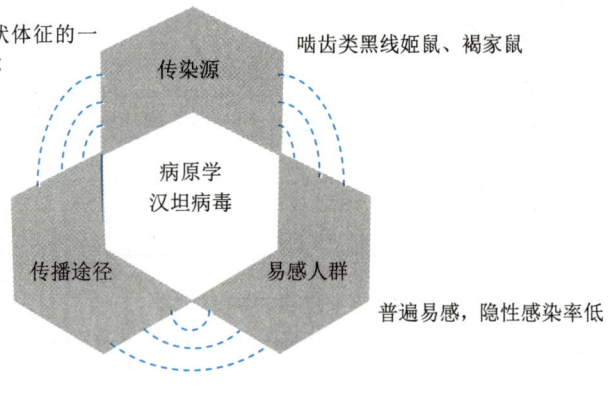

图 9-6　汉坦病毒的流行环节

表 9-58　乙脑病毒、登革病毒与汉坦病毒的比较

|  | 乙脑病毒 | 登革病毒 | 汉坦病毒 |
|---|---|---|---|
| 所致疾病 | 流行性乙型脑炎 | 登革热；登革出血热/登革休克综合征 | 肾综合征出血热 |
| 病毒形态 | 球形，有包膜 | 球形，有包膜 | 多形性，呈圆形或卵圆形 |
| 病毒类型 | 单正链 RNA 病毒 | 单正链 RNA 病毒 | 单负链 RNA 病毒 |
| 传染源 | 带毒的家畜(尤其是幼猪) | 患者及隐性感染者 | 鼠类 |
| 储存宿主 | 幼猪 | 人和灵长类动物 | 鼠类 |
| 传播媒介 | 三节吻库蚊 | 蚊(白纹伊蚊、埃及伊蚊) | 动物源性传播 |

二、埃博拉病毒

1. 基因组：单负链 RNA

2. 宿主：猴子、猩猩及人

3. 传播途径：体液传播，故医务人员处理尸体时易被感染

4. 发病特点：早期感染样症状，数天后出现严重出血、呕吐和腹泻、皮肤瘀斑和高热等，1-2周死亡，死亡率高达 50~80%。

5. 预防：隔离患者，切断传染源。

三、克里米亚-刚果出血热病毒

1. 传播途径：蜱虫叮咬或直接接触。

2. 临床特点：发热+出血+高死亡率，属于人畜共患。

**[经典例题 1]**

（共用选项题）

A. 炭疽芽胞杆菌　　B. 解脲脲原体　　C. 柯萨奇B组病毒　D. 伯氏疏螺旋体　　　E. 汉坦病毒

(1) 人类病毒性心肌炎的重要病原体是

(2) 人类非淋病性尿道炎的重要病原体是

(3) 肾综合征出血热的病原体是

[参考答案] 1. C、B、E

# 第三十章　疱疹病毒

疱疹病毒种类有 100 种以上的病毒，其中对人有重要意义的主要病毒有人类疱疹病毒 1 型（HHV-1）或称单纯疱疹病毒 1 型（HSV-1）、人类疱疹病毒 2 型（HHV-2）或称单纯疱疹病 2 型（HSV-2）、人类疱疹病毒 3 型（HHV-3）或称水痘-带状疱疹病毒（VZV）、人类疱疹病毒 4 型（HHV-4）或称 EB 病毒（EBV）以及人类疱疹病毒 5 型（HHV-5）或称人巨细胞病毒（HCMV）等。

一、单纯疱疹病毒 1 型及 2 型（HSV-1&HSV-2）

表 9-59　单纯疱疹病毒分型及流行病学

| 流行病学 | 传染源 | 单纯疱疹患者和健康携带者 |
|---|---|---|
| | 传播途径 | 密切接触与性接触为主要，接吻和飞沫为其次 |
| 原发感染 | HSV-1 | 半岁以后的婴儿易发生，最常引起龈口炎 |
| | HSV-2 | 于性生活后，主要引起生殖器疱疹 |
| 潜伏与再发感染 | HSV-1 | 潜伏于三叉神经节和颈上神经节 |
| | HSV-2 | 潜伏于骶神经节 |
| 新生儿先天性感染 | 妊娠期 | 原发感染或隐伏感染的病毒被激活可感染胎儿，造成畸形 |
| | 分娩时 | 孕妇生殖器有疱疹损害者可传播 |

二、水痘-带状疱疹病毒（VZV）-潜伏病毒

在儿童初次感染时引起水痘，恢复后病毒潜伏在神经节内，青春期或成年以后少数人复发可引起带状疱疹。

三、巨细胞病毒

巨细胞病毒（CMV）的种属特异性高，即人的 CMV 只能感染人。人群中 CMV 感染非常广泛，初次感染大多在 2 岁以下，通常为隐性感染。60%~90%成人已有 CMV 抗体，多数可长期带毒成为潜伏感染。孕妇发生原发性或复发性 CMV 感染时，病毒可通过胎盘侵袭胎儿，引起子宫内先天性感染和畸形。

### 四、EB 病毒

EB 病毒（EBV）是嗜 B 细胞的人类疱疹病毒，中国 3~5 岁儿童的 EBV 抗体阳性率达 90% 以上，对应疾病如下：

1. 传染性单核细胞增多症。
2. 非洲儿童恶性淋巴瘤即 Burkitt's 淋巴瘤。
3. 鼻咽癌。
4. 淋巴增生性疾病，如 AIDS 患者极易机会性感染 EBV，导致弥漫性多克隆淋巴瘤等并可致死。

### 五、其他感染人的疱疹病毒致病性

人疱疹病毒 6 型（HHV-6）：可引起幼儿丘疹或婴儿玫瑰疹、或导致中枢神经系统症状，也是引起器官移植受者发热的原因之一。

人疱疹病毒 8 型（HHV8）：与艾滋病患者卡波西肉瘤的发生、血管淋巴细胞增生性疾病及一些增生性皮肤疾病的发病有关。

**敲黑板**

表 9-60　四种疱疹病毒比较

| | 单纯疱疹病毒 | 水痘-带状疱疹病毒 | EB 病毒 | 人巨细胞病毒 |
| --- | --- | --- | --- | --- |
| 代号 | HSV-1，HSV-2 | VZV | EBV | HCMV |
| 所致疾病 | 原发感染（儿童龈口炎）、潜伏感染、复发感染、新生儿感染、孕妇感染 | 原发感染-水痘复发感染-带状疱疹 | 传染性单核细胞增多症；非洲儿童恶性淋巴瘤；淋巴组织增生性疾病；鼻咽癌 | 先天性和围生期感染；儿童和成人原发感染；免疫功能低下者可引起严重的感染 |

# 第三十一章　逆转录病毒

### 人类免疫缺陷病毒 HIV

1. 形态与结构　球形。脂蛋白包膜：其中嵌有 gp120 和 gp41 两种病毒特异的糖蛋白。内膜：p24 核衣壳组成。核心：逆转录酶、蛋白酶、整合酶、RNA 基因组。

2. 基因组结构　为两条单股正链 RNA。感染表面有 CD4 受体的细胞，主要是辅助性 T 细胞（CD4+）。主要通过刺突 gp120 与 CD4 分子结合。

传染源：HIV 无症状携带者和艾滋病患者。

传播途径：①性行为传播；②血液传播；③母婴传播。

3. 致病机制　HIV 主要侵害的靶细胞包括 CD4+T 细胞、巨噬细胞和树突状细胞等。主要引起 T 细胞数量进行性减少和丧失功能，导致免疫严重缺陷和多种病原体的机会性感染。

4. 微生物学检查

（1）HIV-1 抗体检测　包括筛查试验（含初筛和复检）和确认试验。机体被 HIV 感染 6~12 周后，血清抗-HIV 开始出现，6 个月后均转为阳性。确认试验常用的方法是免疫印迹法（WB）。如 HIV 抗体筛查两次均为阳性，则需蛋白印迹试验进行确认，方可报告 HIV 感染。

（2）病毒载量测定病毒载量一般用血浆中每毫升 HIV RNA 的拷贝数或每毫升国际单位来表示。

（3）外周血 CD4+T 细胞数量测定　应用流式细胞仪测定外周血中 CD4+T 细胞数量，用以判断 HIV 复制状态，了解机体的免疫状态和病程进展，确定疾病分期和治疗时机。

（4）HIV 基因型耐药检测 HIV 耐药检测结果可为艾滋病治疗方案的制定和调整提供重要参考依据。

5. 防治原则　目前尚无 AIDS 疫苗问世，宜采取综合性预防措施；HIV 感染者应终生用药，以便降低其血液中病毒载量，推迟病情发展，延长生存期。用抗病毒药物的原则是服用 2 种逆转录酶抑制剂（如 AZT 和 3TC）与一种蛋白酶抑制剂（如 IDV）联合用药（俗称鸡尾酒疗法），但应注意监测 HIV 耐药变异，以便及时变更用药方案。

# 第三十二章　其他病毒

## 一、人乳头瘤病毒（HPV）

表 9-61　人乳头瘤病毒

| 传播途径 | | 直接接触感染（性接触、毛巾、坐便器）为主 |
| --- | --- | --- |
| 所致疾病 | | 尖锐湿疣，导致恶性肿瘤，宫颈癌、喉癌、皮肤癌等 |
| 分型 | 低危型 | 乳头状瘤和皮肤疣等，如 HPV6，HPV11 |
| | 高危型 | 宫颈癌及其他生殖器癌的发生密切相关，如 HPV16、18、31、33 |
| 预防 | | HPV 疫苗 |

## 二、狂犬病病毒

表 9-62　狂犬病病毒

| 生物学特点 | | 外界抵抗力弱，56℃ 30 分钟或 100℃ 2 分钟均可使之灭活 |
| --- | --- | --- |
| 传播途径 | | 直接接触（被带毒动物咬伤或抓伤） |
| 潜伏期 | | 3~8 周（10 日至数年） |
| 发病表现 | | 是神经兴奋性增高，吞咽或饮水时喉头肌肉发生痉挛，故又称恐水病 |
| 防治原则 | 疫苗 | 咬伤后第 0、3、7、14、30 日，各肌内注射 1ml |
| | 犬类 | 加强管理 |

# 第三十三章　朊　粒

朊粒为传染性蛋白粒子的简称。朊粒病即传染性海绵状脑病，如疯牛病等。

## 一、主要生物学性状

朊粒是一种疏水性糖蛋白粒子，其主要成分是一种对蛋白酶 K 有抗性，不溶于去垢剂的羊瘙痒病朊粒蛋白。

## 二、致病性

朊粒在人和动物中引起传染性海绵状脑病，为一种潜伏期长，中枢神经系统致死性慢性退化性疾病，主要包括人的进行性痴呆和震颤病（库鲁病）、克-雅病、格斯特曼综合征及致死性家族性失眠症等，动物疾病如羊瘙痒病及牛海绵状脑病（即疯牛病）等。

[经典例题 1]

引起疯牛病和人类克雅病、库鲁病等的病原因子

A. 病毒　　　　B. 类病毒　　　　C. 拟病毒　　　　D. 朊病毒（朊粒）　　　E. 衣原体

[参考答案] 1. D

# 第十篇

# 医学免疫学·课堂讲义

听听老师怎么讲

⚇ **本篇主编：叶冬**

> 要想在医学免疫学这门很难的学科中捞分，建议复习重点以自身免疫病、肿瘤免疫、超敏反应、免疫球蛋白、免疫细胞功能这几个方面为主。
>
> ——叶冬寄语

## 💡 考情分析

### 历年考情概况

（注意：医学免疫学 2019 考纲变动较大，不可完全参照历年考情作为复习的重点。）

| 常考知识点<br>（仅列举历年常出考题的章节） | 历年常考内容 | 历年分值 |
| --- | --- | --- |
| 抗原 | 抗原分类、胸腺依赖性抗原、胸腺非依赖性抗原、肿瘤抗原、超抗原、佐剂 | 1 |
| 免疫球蛋白 | 基本概念、结构、分型、特性和功能 | 1 |
| 细胞因子 | 基本概念、种类和功能、细胞因其与疾病 | 1 |
| 超敏反应 | 四型超敏反应的抗体、补体、所致代表疾病 | 2 |
| 自身免疫和自身免疫性疾病 | 基本概念、组织损伤机制、诱因、治疗原则 | 1 |
| 肿瘤免疫 | 肿瘤抗原、效应机制、肿瘤的免疫逃逸机制、免疫治疗 | 1 |
| 免疫缺陷疾病 | 基本概念、原发性免疫缺陷疾病、继发性免疫缺陷疾病 | 0～1 |

### 易错考点摘要

详情见各章节"敲黑板"

### 本篇学习方法或注意事项

免疫学历年考查的分值大约是 5-8 分。从某种意义上来说，分值是有所增加的。但 2019 新增解剖、病生之后，免疫学分值应该会再增加，因为总科目数量增加了但总分却没有增加，所以免疫学分值必定不会有涨幅；考试方向预测，考试重点为自身免疫病、肿瘤免疫、超敏反应、免疫球蛋白分型、免疫细胞功能。

大多数同学说，医学免疫学太难了，我想放弃，不看了。有些同学说，我迷茫了，我也不知道要不要看？这个问题其实对于我来说很难回答，我的回答是看自己的时间安排吧，若时间充足的话那就把教材的内容通读，若时间不够充裕，则只需要看看课堂上面我给大家讲解的重点即可。

# 学习时间规划表

| 第01天　第　章 | 第02天　第　章 | 第03天　第　章 | 第04天　第　章 | 第05天　第　章 | 第06天　第　章 |
|---|---|---|---|---|---|
| 听老师的课　□<br>复习讲义　　□<br>做习题　　　□ | 听老师的课　□<br>复习讲义　　□<br>做习题　　　□ | 听老师的课　□<br>复习讲义　　□<br>做习题　　　□ | 听老师的课　□<br>复习讲义　　□<br>做习题　　　□ | 听老师的课　□<br>复习讲义　　□<br>做习题　　　□ | 听老师的课　□<br>复习讲义　　□<br>做习题　　　□ |
| **第07天　第　章** | **第08天　第　章** | **第09天　第　章** | **第10天　第　章** | **第11天　第　章** | **第12天　第　章** |
| 听老师的课　□<br>复习讲义　　□<br>做习题　　　□ | 听老师的课　□<br>复习讲义　　□<br>做习题　　　□ | 听老师的课　□<br>复习讲义　　□<br>做习题　　　□ | 听老师的课　□<br>复习讲义　　□<br>做习题　　　□ | 听老师的课　□<br>复习讲义　　□<br>做习题　　　□ | 听老师的课　□<br>复习讲义　　□<br>做习题　　　□ |
| **第13天　第　章** | **第14天　第　章** | **第15天　第　章** | **第16天　第　章** | **第17天　第　章** | **第18天　第　章** |
| 听老师的课　□<br>复习讲义　　□<br>做习题　　　□ | 听老师的课　□<br>复习讲义　　□<br>做习题　　　□ | 听老师的课　□<br>复习讲义　　□<br>做习题　　　□ | 听老师的课　□<br>复习讲义　　□<br>做习题　　　□ | 听老师的课　□<br>复习讲义　　□<br>做习题　　　□ | 听老师的课　□<br>复习讲义　　□<br>做习题　　　□ |
| **第19天　第　章** | **第20天　第　章** | **第21天　第　章** | **第22天　第　章** | **第23天　第　章** | **第24天　第　章** |
| 听老师的课　□<br>复习讲义　　□<br>做习题　　　□ | 听老师的课　□<br>复习讲义　　□<br>做习题　　　□ | 听老师的课　□<br>复习讲义　　□<br>做习题　　　□ | 听老师的课　□<br>复习讲义　　□<br>做习题　　　□ | 听老师的课　□<br>复习讲义　　□<br>做习题　　　□ | 听老师的课　□<br>复习讲义　　□<br>做习题　　　□ |
| **第25天　第　章** | **第26天　第　章** | **第27天　第　章** | **第28天　第　章** | **第29天　第　章** | **第30天　第　章** |
| 听老师的课　□<br>复习讲义　　□<br>做习题　　　□ | 听老师的课　□<br>复习讲义　　□<br>做习题　　　□ | 听老师的课　□<br>复习讲义　　□<br>做习题　　　□ | 听老师的课　□<br>复习讲义　　□<br>做习题　　　□ | 听老师的课　□<br>复习讲义　　□<br>做习题　　　□ | 听老师的课　□<br>复习讲义　　□<br>做习题　　　□ |
| **第31天　第　章** | | | | | |
| 听老师的课　□<br>复习讲义　　□<br>做习题　　　□ | | | | | |

注意：每天的学习建议按照"听课→做题→复习讲义"三部曲来进行；另：计划一旦制订，请各位同学严格执行。

# 第一章　绪　论

### 一、基本概念

机体免疫系统识别和清除外来抗原或发生变异的自身抗原的整个过程和效应，生理状态下免疫具有抗感染、抗肿瘤等免疫保护功能；病理状态下则可能产生组织损伤等病理效果。

### 二、免疫系统及其组成

免疫器官+免疫细胞+免疫分子。

**表 10-1　免疫器官**

| 中枢免疫器官 | 胸腺、骨髓、法氏囊(禽类) | 胸腺：T 细胞分化、成熟；<br>骨髓：B 细胞分化、成熟 |
|---|---|---|
| 外周免疫器官 | 脾脏、淋巴结 | 成熟淋巴细胞定居、发挥功能的场所 |
| | 黏膜相关淋巴组织 | 与脾、淋巴结功能类似，如肠、鼻、支气管相关淋巴组织 |
| | 皮肤相关淋巴细胞 | |

免疫细胞：NK 细胞+B 细胞+T 细胞+其他(嗜酸性粒细胞和嗜碱性粒细胞等)。

**表 10-2　免疫分子**

| 膜型分子 | 分泌型分子 |
|---|---|
| TCR | 免疫球蛋白 |
| BCR | 补体 |
| CD 分子 | 细胞因子 |
| 黏附分子；MHC 分子<br>细胞因子受体 | |

### 三、固有免疫和适应性免疫

**表 10-3　固有免疫和适应性免疫**

| | 固有免疫 | 适应性免疫 |
|---|---|---|
| 获得形式 | 固有性(或先天性)，无需抗原激发 | 获得性免疫，需要抗原激发 |
| 发挥作用时相 | 早期、快速(数分钟~4 天) | 4~5 天后发挥效应 |
| 免疫原识别受体 | 模式识别受体等 | 特异性抗原识别受体，由于细胞发育中基因重排产生多样性 |
| 免疫记忆 | 无 | 有，产生记忆细胞 |
| 举例 | 抑菌、杀菌物质，补体，炎症因子，吞噬细胞，NK 细胞，NKT 细胞 | T 细胞：细胞免疫-效应 T 细胞等；B 细胞：体液免疫-抗体 |

### 四、免疫系统主要功能

**表 10-4　免疫系统主要功能**

| 功能 | 生理性(有利) | 病理性(有害) |
|---|---|---|
| 免疫防御 | 清除病原微生物及其他抗原性异物 | 超敏反应(过度)<br>持续感染(不足) |
| 免疫自稳 | 清除损伤或衰老的细胞 | 自身免疫性疾病 |
| 免疫监视 | 清除染色体畸变和基因突变细胞 | 肿瘤 |

# 第二章　抗　原

### 一、概念

能被免疫系统特异性抗原受体(TCR、BCR及免疫球蛋白Ig/Ab)所特异识别、进而引起免疫应答效应的蛋白质、多糖等物质。

基本特征 { 免疫原性：能刺激机体产生免疫应答
抗原性：抗原物质被特异性抗原受体(TCR/BCR)、特异性免疫应答效应物质(抗体)所识别结合的特性

**图 10-1　抗原的基本特征**

B细胞抗原表位多为位于病原表面的构象表位，可被B细胞的BCR直接识别。T细胞抗原表位通常存在于抗原分子内部，需经蛋白酶解为线性表位多肽，并经MHC分子提呈于T细胞表面，方可被T细胞TCR识别。

可诱导机体产生免疫耐受的抗原又称为耐受原；能诱导变态反应(或超敏反应)的抗原又称为变应原。两个不同来源的抗原所含有的相同或相似的表位称为交叉抗原。

### 二、抗原分类

(一)完全抗原：有免疫原性和抗原性。

(二)半抗原：只有抗原性，仅能被特异性抗体识别。

## [经典例题1]

完全抗原

A. 只有免疫原性，无免疫反应性　　　　B. 只有免疫反应性，无免疫原性

C. 既无免疫原性，又无免疫反应性　　　　D. 既有免疫原性，又有抗原性

E. 不能激发细胞免疫应答

[参考答案] 1. D

(三)胸腺依赖性抗原和胸腺非依赖性抗原

**表 10-5　胸腺依赖性抗原和胸腺非依赖性抗原**

|  | TD-Ag(胸腺依赖性抗原) | TI-Ag(胸腺非依赖性抗原) |
|---|---|---|
| 组成 | 大多数为蛋白质 | 细菌脂多糖、肺炎球菌荚膜多糖等 |
| T细胞辅助 | 必需 | 无需 |
| 免疫应答 | 体液和细胞免疫 | 体液免疫 |
| 抗体类型 | 多种 | IgM |
| 免疫记忆 | 有 | 无 |

胸腺依赖性抗原(TD-Ag)：刺激B细胞产生抗体时依赖于T细胞。

胸腺非依赖性抗原(TI-Ag)：直接刺激B细胞，无需T细胞辅助，能产生IgM类抗体，无免疫记忆。

(四)据抗原与机体的亲缘关系分类

异种抗原：微生物及其产物，异种器官移植

同种异性抗原 { 血型抗原ABO
组织相容性抗原

自身抗原 { 隐藏的自身抗原
改变(修饰)的自身抗原
自身正常物质

异嗜性抗原：与种属特异性无关，存在于不同种系生物间的共同抗原

**图 10-2　抗原分类**

（五）独特型抗原

是存在于 TCR、BCR 或抗体可变区的抗原。独特型抗原可在同一个体内诱生抗独特型抗体。抗独特型抗体具有免疫调节作用。

### 三、超抗原（SAg）

表 10-6　超抗原的种类

| 概念 | | 某些抗原物质只需极低浓度即可激活 2%~20% 的某些 T 细胞克隆，产生极强的免疫应答 |
|---|---|---|
| 种类 | 外源性 | 金黄色葡萄球菌肠毒素 A~E |
| | 内源性 | 小鼠乳腺肿瘤病毒蛋白（MLS） |
| 相关疾病 | 人接触金葡肠毒素 | 引起恶心、剧烈呕吐、腹绞痛和腹泻，导致金葡菌食物中毒 |
| | 月经期妇女 | 长期使用卫生棉条可致金葡菌产生大量 TSST，可引起患者发热、脱水、皮疹、休克和全身器官衰竭，为毒素休克综合征 |
| | SAg | 参与川崎病、特应性皮炎、银屑病、类风湿关节炎、糖尿病和猩红热的发生 |

### 四、佐剂

（一）概念

疫苗成分中，预先或与抗原同时注入体内可增强机体对该抗原的免疫应答或改变免疫应答类型的物质称为佐剂。

（二）种类

佐剂功能的物质包括卡介苗、氢氧化铝、人工合成胞苷酸（poly I：C）、免疫刺激复合物和含 CPG 的脱氧寡核苷酸（CPG 0DN）等。动物实验中常用的佐剂包括弗氏完全佐剂（CFA）和弗氏不完全佐剂（IFA）。

（三）临床应用

三种宫颈癌疫苗 Cervarix、Gardasil 和 GARDASIL 9，分别以氢氧化铝、AS04 和硫酸羟基磷酸铝作为佐剂，AS04 佐剂为铝盐和 MPL®（明尼苏达沙门菌 LPS 来源单磷酰糖脂 A，系天然 TLR4 配体）的混合物。

# 第三章　免疫器官

### 一、中枢免疫器官

包括人类的骨髓、胸腺。

表 10-7　中枢免疫器官

| | 胸腺 | 骨髓 |
|---|---|---|
| 功能 | T 细胞分化、成熟的场所 | ·各类免疫细胞的发源地<br>·B 细胞分化、成熟的场所<br>·再次体液免疫应答的场所 |
| 不全或缺陷 | ·细胞免疫功能缺陷<br>·体液免疫功能受损 | 严重损害机体的造血功能，并导致免疫功能缺陷 |

**[经典例题 1]**

原发性免疫缺陷易出现的主要疾病是

A. 自身免疫性疾病　　B. 肿瘤　　C. 白血病　　D. 艾滋病　　E. 反复感染

**[经典例题 2]**

动物新生期切除胸腺的后果是

A. 细胞免疫功能缺陷，体液免疫功能正常　　B. 细胞免疫功能正常，体液免疫功能缺陷

C. 细胞和体液免疫功能均不受影响　　D. 细胞免疫功能缺陷，体液免疫功能受损

E. 机体造血和免疫功能均有损害

[参考答案] 1. E；2. D

## 二、外周免疫器官

(一)功能

淋巴结和脾是成熟淋巴细胞定居、发挥功能的场所；

MALT 在肠道、呼吸道及泌尿生殖道黏膜构成了一道免疫屏障，在黏膜局部抗感染免疫防御中发挥关键作用。

(二)组成

淋巴结；脾脏是人体最大的外周免疫器官；黏膜相关淋巴组织：扁桃体、小肠的派氏集合淋巴结及阑尾等。

[经典例题 3]

机体受外源性抗原刺激后，发生免疫应答的部位是

A. 骨髓　　　　B. 淋巴结　　　　C. 胸腺　　　　D. 腔上囊　　　　E. 外周血

[经典例题 4]

(共用选项题)

A. 抗原决定簇　　　　B. 胸腺非依赖性抗原　　　　C. 完全抗原

D. 共同抗原　　　　E. 肿瘤相关抗原

(1)既有免疫原性，又有免疫反应性的是

(2)决定抗原特异性

(3)直接刺激 B 细胞产生抗体

(4)甲胎蛋白

[参考答案] 3. B；4. C、A、B、E

# 第四章　免疫细胞

概述：泛指所有参加免疫应答和与免疫应答有关的细胞及其前体细胞，包括下列细胞：T 淋巴细胞、B 淋巴细胞、自然杀伤(NK)细胞、抗原提呈细胞、其他免疫细胞。

在正式进入本节内容学习之前，首先明确几个小概念

A. 分化群(俗称 CD)：将不同来源单克隆抗体所识别的同一分化抗原称为 CD。

B. MHC 主要组织相容性复合体(特异性身份证)：其编码的分子表达于不同细胞表面，参与抗原递呈，制约细胞间相互识别及诱导免疫应答。不同种类哺乳动物 MHC 及其编码产物的名称各异。小鼠的 MHC 称为 H-2 复合体。人类的 MHC 通常称为 HLA 基因或 HLA 复合体。

表 10-8　MHC 主要组织相容性复合体

| | MHC Ⅰ类分子途径 | MHC Ⅱ类分子途径 |
| --- | --- | --- |
| 抗原来源 | 内源性抗原 | 外源性抗原 |
| 降解抗原的胞内位置 | 蛋白酶体 | 溶酶体 |
| 抗原与 MHC 分子结合部位 | 内质网 | 溶酶体及内体 |
| 处理和提呈抗原的细胞 | 所有有核细胞 | 专职 APC(树突状细胞) |
| 识别和应答细胞 | CD8$^+$T 细胞(主要是 CTL) | CD4$^+$T 细胞(主要是 Th) |

## 一、T淋巴细胞

### (一)细胞表面标记物(参与TC活化增殖分化等)

表10-9　细胞表面标记物及功能

| | 对应细胞 | 功能 |
|---|---|---|
| TCR | 所有T细胞 | T细胞受体(TCR)为所有T细胞表面的特征性标志 |
| CD3 | T细胞、胸腺T细胞 | 组成TCR-CD3复合体,T细胞信号转导 |
| CD4 | T细胞亚群,单核细胞亚群 | 与MHCⅡ类分子结合,增强T细胞与抗原提呈细胞或靶细胞之间的相互作用,并辅助TCR识别抗原 |
| CD8 | T细胞亚群,胸腺细胞亚群 | 与MHCⅠ类分子结合,增强T细胞与抗原提呈细胞或靶细胞之间的相互作用,并辅助TCR识别抗原 |
| CD28 | $CD4^+$、$CD8^+$T细胞 | 与CD80、CD86互为配体,提供T细胞协同刺激信号 |
| ICOS | 活化的T细胞 | 调节活化的T细胞多种细胞因子的产生,促进T细胞增殖 |
| PD-1 | 活化的T细胞 | 抑制T细胞增殖、细胞因子(IL-2和IFN-γ)的产生 |
| CD40L | 活化CD4+T细胞 | 与表达于APC上的CD40结合,促进APC提呈活化。同时促进T细胞活化Th与B细胞的CD40L-CD40共刺激信号,提供B细胞增殖、分化、抗体生成、抗体类别转换和记忆性B细胞等关键第二信号 |

### (二)TCR复合物

复合物的组成　TCR-CD3复合物是T细胞特有的重要标志,表达于所有T细胞表面。T细胞依靠T细胞受体(T cell receptor,TCR)识别特异性抗原,并通过CD3分子向细胞内传递该信号。

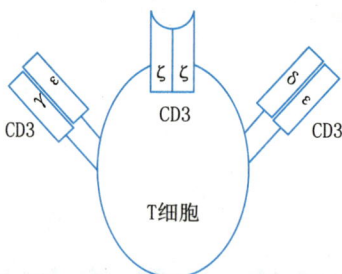

图10-3　T细胞结构

## [经典例题1]

只有T细胞才具有的表面标记为

A. 识别抗原受体　　B. C3受体　　　　C. 细胞因子受体　　D. CD3分子　　　　E. 有丝分裂原受体

[参考答案] 1. D

### (三)T淋巴细胞亚群及其功能

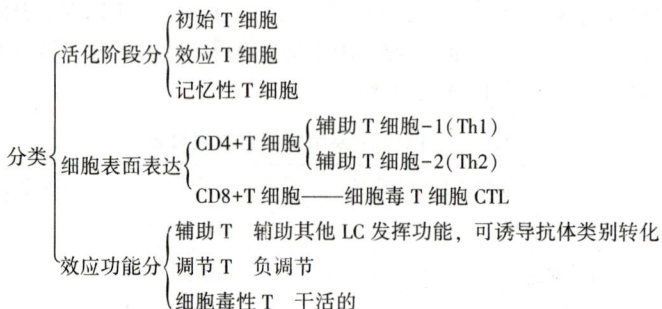

图10-4　T淋巴细胞亚群及其功能

表 10-10 T 淋巴细胞亚群及其功能 ★

| CD4⁺T(辅助 T) | CD8⁺T(抑制/细胞毒 T) |
|---|---|
| 识别 MHC Ⅱ 提呈的外源性抗原肽 | 识别 MHC Ⅰ 提呈的内源性抗原肽 |
| Th1：分泌 IL-2、IFN-γ<br>介导细胞免疫<br>促进 Tc 和 φ 增殖、分化<br>Th2：分泌 IL-4、5、6、10<br>介导体液免疫<br>促进 B 细胞增殖、分化<br>Th17：通过分泌 IL-17 参与固有免疫和某些炎症，过度活化<br>导致类风节、银屑病、多发性硬化、炎症性肠病等 | 细胞毒性 T 细胞(CTL)<br>分泌穿孔素、颗粒酶<br>通过 Fas/FasL 途径诱导靶细胞凋亡 |

**[经典例题 2]**

产生 IL-2 的细胞是

A. 巨噬细胞　　　B. 肥大细胞　　　C. T 淋巴细胞　　　D. B 细胞　　　E. 嗜酸性粒细胞

**[经典例题 3]**

T 细胞不能

A. 产生细胞因子　　　　　　B. 直接杀伤靶细胞

C. 参与病毒的免疫应答　　　D. 介导 ADCC 效应

E. 诱导抗体的类别转换

[参考答案] 2. C；3. D

二、B 淋巴细胞

(一)B 淋巴细胞的表面标志分子、功能及意义

表 10-11 B 淋巴细胞的表面标志分子、功能及意义

| | 表达细胞 | 功能及意义 |
|---|---|---|
| BCR | 所有 B 细胞 | B 细胞受体(BCR)为所有 B 细胞表面最主要的标志 |
| mIg | 所有 B 细胞 | B 细胞的特征性表面标志，识别和结合抗原 |
| B 细胞共受体 | B 细胞 | CD19/CD21/CD81 组成复合物，调节 B 细胞活化、分化、发育 |
| 共刺激分子 | B 细胞 | BCR 结合抗原提供 B 细胞活化的第一信号，而 Th 细胞和 B 细胞表面的共刺激分子对(CD28-B7、CD40L-CD40)相互作用提供 B 细胞充分活化必需的第二信号 |
| CD20 | 除浆细胞的各阶段 B 细胞 | 在 B 细胞分化、增殖中起重要调节作用 CD20 是 B 细胞特征性标志 |
| CD32 | 即 FcγR Ⅱ | FcγR Ⅱ B 亚型能负反馈调节 B 细胞活化及抗体的分泌 |

(二)BCR 复合物

BCR 是特异性表达于 B 细胞表面的膜型免疫球蛋白(mIg)。

(三)B 淋巴细胞亚群　根据是否表达 CD5 分子，可将 B 细胞分为 B-1 细胞和 B-2 细胞两大亚群，B-1 细胞仅占人 B 细胞总数的 5%~10%；B-2 细胞即我们通常所说的 B 细胞，是体内参与体液免疫应答的主要细胞。

表 10-12 B 细胞亚群功能及意义

| | B-1 细胞 | B-2 细胞 |
|---|---|---|
| CD5 分子表达 | CD5⁺ | CD5⁻ |
| 分泌的抗体 | 主要是 IgM，其次为 IgG | 主要是 IgG，其次为 IgM |
| 免疫反应 | 主要参与固有免疫 | 主要参与适应性体液免疫 |

续表

|  | B-1 细胞 | B-2 细胞 |
|---|---|---|
| 占比 | 约占 B 细胞总数的 5%～10% | 是分泌抗体和体液免疫应答的主要细胞 |
| 主要定居部位 | 胸腔、腹腔和肠道黏膜固有层中 | 淋巴器官 |
| 抗体类型 | 天然抗体（IgM 抗体），表现为多反应性 | 单特异性抗体 |
| 抗原刺激 | 在无明显外源性抗原刺激的情况下，可产生天然抗体，行使固有免疫功能（无需 Th 细胞的辅助） | 在抗原刺激和 Th 细胞辅助下，B-2 细胞分化为浆细胞，产生抗体，行使体液免疫功能 |

附：边缘 B 细胞 MZ B 位于滤泡边缘区，识别血液来源病原并分泌 IgM

### 三、自然杀伤（NK）细胞

概述：是一类可非特异性直接杀伤肿瘤细胞和病毒感染细胞的固有免疫淋巴细胞。

表 10-13　自然杀伤细胞

| 表面标志 | IgG Fc 受体 | ADCC 作用 |
|---|---|---|
| | 细胞表达 | TCR$^-$、mIg$^-$、CD16$^+$、CD56$^+$ |
| 受体 | KLR | 杀伤细胞活化受体（激发 NKC 杀伤作用） |
| | KIR | 杀伤细胞抑制受体（抑制 NKC 杀伤作用） |
| 功能及意义 | 非特异性杀伤作用 | NK 细胞可通过 ADCC 作用直接杀伤某些肿瘤细胞、病毒感染细胞，在机体抗肿瘤、早期抗病毒或胞内寄生菌感染的免疫应答中起重要作用 |
| | 分泌细胞因子 | 可分泌 IFN-γ 和 TNF-α 等，增强机体抗感染效应，并参与免疫调节 |

表 10-14　T、B、NK 细胞表面标记及作用

|  | T 淋巴细胞 | B 淋巴细胞 | NK 细胞 |
|---|---|---|---|
| 表面标志 | CD3（重要的抗原信号传导分子，是所有 T 细胞的表面标志）、CD4、CD8、CD28（3、4、8、28） | CD19、20（B 淋巴细胞特异性标志）、21；CD40（B 细胞活化的协同刺激分子），CD80 | TCR$^-$、mIg$^-$、CD56、CD16 |
| 作用 | 介导细胞免疫<br>CD4$^+$结合 MHC Ⅱ类分子<br>CD8$^+$结合 MHC Ⅰ类分子<br>CD28$^+$：T 细胞活化最重要的协同刺激因子 | 介导体液免疫（分化成浆细胞）；活化的 B 细胞以抗原肽-MHC 分子复合物形式提呈可溶性抗原给 T 细胞 | 参与抗体依赖细胞介导细胞毒作用 ADCC |

**[经典例题 4]**

不参与 ADCC 作用的免疫分子是

A. 补体　　　　　B. Fc 受体　　　　　C. 免疫球蛋白　　　　　D. 颗粒酶　　　　　E. 穿孔素

**[经典例题 5]**

可通过 ADCC 作用介导细胞毒作用的细胞是

A. 浆细胞　　　　　B. CTL　　　　　C. B 细胞　　　　　D. NK 细胞　　　　　E. 肥大细胞

**[经典例题 6]**

介导 ADCC 的是

A. CD3　　　　　B. IgG　　　　　C. IFN-γ　　　　　D. IL-4　　　　　E. CD4

[参考答案] 4. A；5. D；6. B

第四小题点评：这道题其实也属于难度系数极高的题，这道题考查的知识点其实还是 ADCC 的名词解释，我们来看看书上是怎么说的："自然杀伤细胞(NK)是一类可非特异性直接杀伤肿瘤细胞和病毒感染细胞的固有免疫淋巴细胞。NK 细胞不表达特异性抗原识别受体，表达 IgG Fc 受体(FcγRⅢ，CD16)，能杀伤与 IgG 抗体结合的靶细胞，这种杀伤作用称为抗体依赖细胞介导的细胞毒作用(ADCC)"，ADCC 的中文意思是抗体依赖细胞介导的细胞毒作用，既然依赖的抗体，当然和补体没关系，所以答案选择 A。

#### 四、抗原提呈细胞

(一)概念

抗原提呈细胞(APC)是指能够摄取、加工处理抗原，并将抗原信息提呈给 T 细胞的一类细胞。在机体的免疫识别、免疫应答与免疫调节中起重要作用。

(二)种类

**表 10-15 抗原提呈细胞分类**

| | 专职 APC | 非专职 APC |
|---|---|---|
| 表达 | 可组成性表达 MHC Ⅱ类分子、T 细胞活化所需的共刺激分子和黏附分子 | 通常不表达 MHC Ⅱ类分子，但在炎症、IFN-γ 等作用下，可表达 MHC Ⅱ类分子、共刺激分子和黏附分子 |
| 功能 | 具有显著的抗原摄取、加工、处理与递呈功能 | 具有较弱的抗原处理和递呈能力 |
| 细胞种类 | 树突状细胞(最强的专职 APC)、单核-巨噬细胞、B 淋巴细胞 | 内皮细胞、成纤维细胞、上皮细胞等 |

(三)抗原提呈过程

**表 10-16 抗原提呈过程**

| | MHC Ⅰ类分子途径 | MHC Ⅱ类分子途径 |
|---|---|---|
| 抗原来源 | 内源性抗原 | 外源性抗原 |
| 降解抗原的胞内位置 | 蛋白酶体 | 溶酶体 |
| 抗原与 MHC 分子结合部位 | 内质网 | 溶酶体及内体 |
| 处理和提呈抗原的细胞 | 所有有核细胞 | 专职 APC(树突状细胞) |
| 识别和应答细胞 | CD8$^+$T 细胞(主要是 CTL) | CD4$^+$T 细胞(主要是 Th) |

(四)内源性抗原提成

病毒感染细胞合成的病毒蛋白、肿瘤细胞合成的肿瘤抗原和某些胞内自身抗原为内源性抗原，此类抗原与 MHCI 类分子结合形成抗原肽-MHC Ⅰ类分子复合物，再转运至细胞膜表面，供 CD8+T 细胞识别结合。

(五)外源性抗原提呈

外源性抗原(细菌、蛋白质等)被 APC 摄取进入内体，内体与溶酶体融合，抗原被降解为多肽；内质网中新合成的 MHC Ⅱ类分子与 Ⅰa 相关恒定链(Ⅰi)结合经高尔基体转运到内体，形成富含 MHC Ⅱ类分子的小体(MⅡC)，抗原肽也转运至 MⅡC 中，Ⅰi 链被降解而将 MHC Ⅱ类分子相关恒定链多肽(CLIP)残留于 MHC Ⅱ分子的抗原肽结合槽中，HLA-DM 使 CLIP 被 13~18 个氨基酸的抗原多肽所置换，形成稳定的抗原肽-MHC Ⅱ类分子复合物，然后转运至 APC 膜表，供 CD4$^+$T 细胞识别。

(五)抗原的交叉提呈

抗原提呈细胞将外源性抗原摄取、加工、处理后，不仅可通过 MHC Ⅰ类分子途径提呈给 CD8$^+$T 细胞。同样，内源性抗原在某些情况下，也可通过 MHC Ⅱ类分子途径提呈给 CD4$^+$T 细胞。

抗原的交叉提呈参与了机体对病毒(如疱疹病毒)、细菌(如李斯特菌)感染和大多数肿瘤的免疫应答，但不是抗原提呈的主要方式。

**[经典例题 7]**

(共用选择题)

A. B 淋巴细胞　　　　B. 树突状细胞　　　C. NK 细胞　　　　D. 巨噬细胞　　　　E. T 淋巴细胞

(1)即能产生抗体又能提呈抗原的免疫细胞是

(2)可用于艾滋病辅助诊断的免疫细胞是

[参考答案] 7. A、E

**五、其他免疫细胞**

(一)单核巨噬细胞包括血液中的单核细胞和组织器官中的巨噬细胞。

三个功能：吞噬、抗原提呈和产生细胞因子(如 TNF、IL-1、IL-4、IL-5 和 IL-12 等，促进炎症反应)。

(二)中性粒细胞：白细胞中数量最多的一种，具有很强的趋化作用和吞噬功能。

(三)嗜酸性粒细胞：过敏或寄生虫感染患者常发生外周血嗜酸性粒细胞增多症。

(四)嗜碱性粒细胞：介导 I 型超敏反应的主要效应细胞

(五)肥大细胞

1. 特点　多种组织，其胞质内存在大量含组胺、5-羟色胺和肝素等介质的颗粒。

2. 作用　引发多种 I 型超敏反应性疾病，如过敏性鼻炎、哮喘、湿疹、瘙痒、过敏性结膜炎、全身性过敏反应等。

(六)固有淋巴样细胞：为组织定居型淋巴细胞。

**[经典例题 8]**

在免疫应答中，巨噬细胞

A. 产生抗体　　　　　　　　　　　B. 表达 TCR

C. 产生细胞因子　　　　　　　　　D. 表达 CD3 分子

E. 发生基因重组

**[经典例题 9]**

受 MHC 限制的是

A. CTL 杀伤病毒感染细胞　　　　　B. NK 细胞杀伤肿瘤细胞

C. 巨噬细胞吞噬细菌　　　　　　　D. 抗体结合病毒

E. 树突状细胞摄取抗原

**[经典例题 10]**

关于免疫细胞和膜分子，错误的组合是

A. 辅助性 T 细胞——CD4 抗原阳性　　　B. 单核吞噬细胞——MHC-Ⅱ类抗原阳性

C. 细胞毒性 T 细胞——CD8 抗原阳性　　D. NK 细胞——CD4 抗原阳性

E. 人红细胞——MHC-Ⅰ类抗原阴性

**[经典例题 11]**

(共用选项题)

A. CD3　　　　　B. CD19　　　　C. KIR　　　　D. MHC-Ⅱ　　　E. IL-2

(1)T 细胞的表面分子

(2)树突状细胞的表面分子

(3)NK 细胞的表面分子

[参考答案] 8. C；9. A；10. D；11. A、D、C

# 第五章　免疫球蛋白

## 一、基本概念

表 10-17　免疫球蛋白和抗体的概念

| 免疫球蛋白(Ig)/抗体(Ab) | 前者强调其化学结构为球蛋白,后者更强调其免疫学功能为 B 细胞接受特异抗原刺激后所产生的可特异结合抗原的糖蛋白,系介导体液免疫的重要效应分子 |
| --- | --- |
| 多克隆抗体 | 天然抗原性物质因含有多个不同抗原表位其免疫动物后可同时激活多个抗原特异性 B 细胞,产生多种不同抗原特异性抗体 |
| 单克隆抗体 | 通过单个 B 细胞克隆分离鉴定和用生化技术,当前通过杂交瘤技术可产生仅针对单个 B 细胞表位的 mAb |

### [经典例题 1]

关于免疫球蛋白和抗体的说法,正确的是

A. 免疫球蛋白就是抗体,二者具有相同的含义

B. 免疫球蛋白均为抗体,抗体不一定都是免疫球蛋白

C. 免疫球蛋白与抗体不同,二者也不相关

D. 抗体均为免疫球蛋白,而免疫球蛋白并不一定都是抗体

E. 抗体和免疫球蛋白只存在于血液和体液中,二者均具有免疫功能

[参考答案] 1. A

## 二、免疫球蛋白的结构

根据 Ig 重链恒定区肽链抗原特异性不同,分为五类 IgA、IgD、IgE、IgG、IgM。

高变区:是抗体与抗原结合的部位。

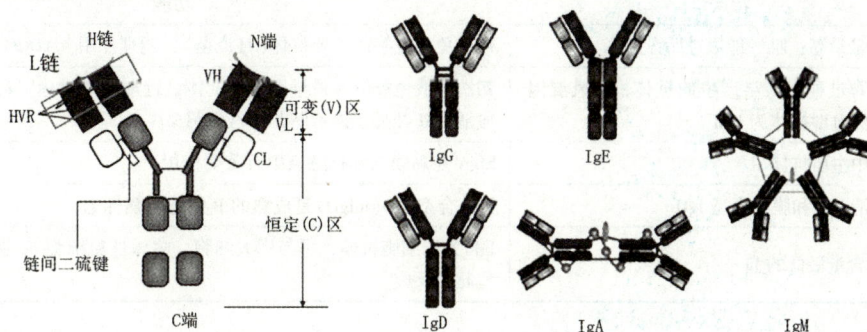

图 10-5　各类免疫球蛋白的结构

表 10-18　免疫球蛋白的结构和功能

| 结构 | 含义 | 意义 |
| --- | --- | --- |
| 基本结构 | Ig 单体分子由两条相同的重链(H 链)和两条相同的轻链(L 链)通过链间二硫键连接而成 | Ig 单体是免疫球蛋白分子的基本单位 |
| 可变区 | 指轻链和重链中靠近 N 端氨基酸序列变化较大的区域 | V 区分别占轻链的 1/2 和重链的 1/4 或 1/5 |
| 恒定区 | 指轻链和重链中靠近 C 端氨基酸序列相对恒定的区域 | C 区分别占轻链的 1/2 和重链的 3/4 |
| 高变区(HVR) | 轻链和重链的可变区各有 3 个区域的氨基酸组成和排列顺序高度可变称为高变区(HVR)或互补决定区(CDR),分别用 CDR1、2、3 表示,一般 CDR3 变化程度更高 | 高变区的 3 个 CDR 共同组成 Ig 的抗原结合部位,决定着抗体特异性,负责识别及结合抗原 |

续表

| 结构 | 含义 | 意义 |
|---|---|---|
| 轻链(L 链) | 由 214 个氨基酸残基组成。轻链有两种,分别为 κ 链和 λ 链。据此将 Ig 分为两型,即 κ 型和 λ 型 | Ig 分型的依据 |
| 重链(H 链) | 由 450~550 个氨基酸残基组成。根据重链恒定区氨基酸组成和排列顺序的不同,将 Ig 分为 5 类(5 个同种型),即 IgM、IgD、IgG、IgA 和 IgE | 重链恒定区的不同,决定 Ig 的抗原性不同,是 Ig 分类的依据 |
| 铰链区 | 位于 CH1 和 CH2 之间,富含脯氨酸,易伸展弯曲,能改变两个结合抗原的 Y 形臂之间的距离 | 有利于两臂同时结合两个抗原表位铰链区易被木瓜蛋白酶、胃蛋白酶水解 |

**[经典例题 2]**

决定免疫球蛋白类别的结区是

A. 轻链可变区　　　B. 轻链恒定区　　　C. 重链恒定区　　　D. 铰链区　　　E. 重链可变区

**[经典例题 3]**

免疫球蛋白分类的主要依据是

A. L 链　　　B. H 链　　　C. 二硫键数目　　　D. 单体数　　　E. 分子量大小

[参考答案] 2. C；3. B

三、免疫球蛋白的类型(Ig 的类、亚类和型)

少考,略

四、免疫球蛋白的功能

少考,略

五、各类免疫球蛋白的特性和功能★

表 10-19　各类免疫球蛋白的特性和功能

| | 特点 | 功能 |
|---|---|---|
| IgG | 血清含量最高;唯一能通过胎盘 | 再次免疫应答的主要抗体(打疫苗),调理作用、ADCC 效应 |
| IgM | 个体发育过程中最早产生的抗体;类风湿因子和天然血型抗体为 IgM | 初次体液免疫应答最早产生的抗体,近期感染指标。若脐带血或新生儿血清 IgM 升高,提示胎儿有宫内感染 |
| IgA | 分泌液中主要抗体 | SIgA 在黏膜局部抗感染中有重要作用 |
| IgD | 分为血清 IgD 和膜结合型 IgD | 膜结合型 IgD(mIgD)是成熟的 B 细胞成熟标志 |
| IgE | 血清中含量最低的 Ig | IgE 为亲细胞抗体,可与肥大细胞、嗜碱性粒细胞 Fc 受体结合,介导 I 型超敏反应 |

**[经典例题 4]**

天然血型抗体是

A. IgA　　　B. IgM　　　C. IgG　　　D. IgE　　　E. IgD

[参考答案] 4. B

**敲黑板**

1. IgG 生后 3 个月开始合成,3~5 岁达成人水平。

2. 早期抗感染主要是 IgM,晚期抗感染主要是 IgG。

3. IgG 能通过胎盘,在新生儿抗感染免疫中起重要作用。

4. IgA 能通过乳汁获得,在婴儿抗感染免疫中起重要作用。

## 六、抗体的应用（少考）

注意临床联系，**美罗华——利妥昔单抗治疗 CD20 阳性淋巴瘤。**

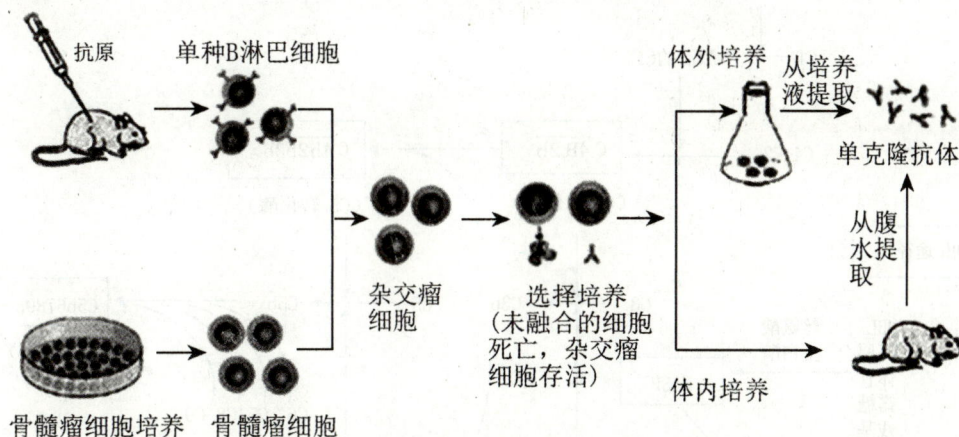

**图 10-6　抗体的制备过程**

# 第六章　补体系统

### 一、补体系统的基本概念

（一）补体的概念：是一组存在于血清、体液及细胞表面，补充和调控抗体溶菌、或独立清除病原及有害物质的固有蛋白质系统。

（二）补体系统的组成：补体系统由补体固有成分、补体调节蛋白和补体受体组成。

### 二、补体系统的激活

表 10-20　补体系统的激活途径

| | 经典途径 | 旁路途径 | MBL 途径 |
|---|---|---|---|
| 激活物 | 抗原 - 抗体复合物（$IgG_1$、$IgG_2$、$IgG_3$、IgM） | 细菌脂多糖(LPS)、肽聚糖、酵母多糖 $IgG_4$、IgA | 病原微生物表面甘露糖残基(MBL) |
| 补体成分 | C1~C9 | B、D、P 因子 C3、C5~C9 | MBL、C2~C9、MASP-1, 2 |
| C3 转化酶 | C4b2a | C3bBb | C4b2a, C3bBb |
| C5 转化酶 | C4b2a3b | C3bBb3b | C4b2a3b |

**敲黑板**

最终形成攻膜复合物：C5b6789n 复合物。

经典美宝莲(MBL)，C3 转化无 C3，C5 转化无 C5，替代三宝全搞定。

表 10-21　补体系统的激活途径的功能

| | 经典途径 | 替代途径 | MBL 途径 |
|---|---|---|---|
| 功能 | 在特异性体液免疫应答的效应阶段发挥作用 | 参与非特异性免疫，在感染早期发挥作用 | 参与非特异性免疫，在感染早期发挥作用 |

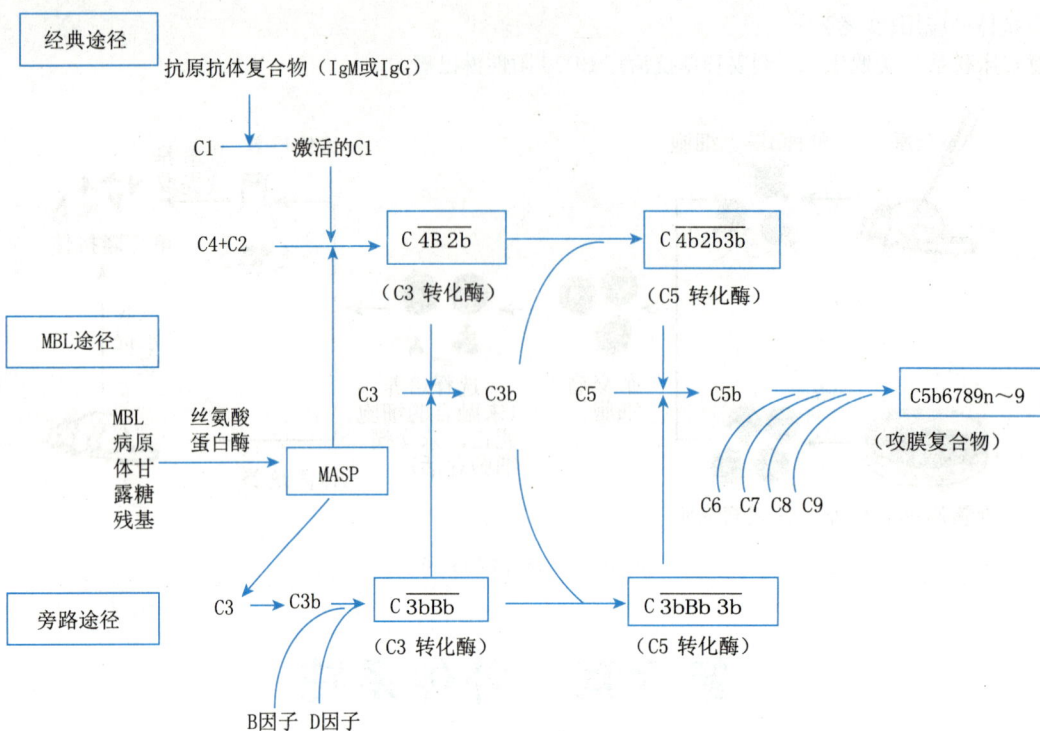

图 10-7　补体三条激活途径全过程示意图

### 三、补体激活的调节

少考，略。

### 四、补体的生物学功能

表 10-22　补体的生物学功能

| 作用 | 备注 |
| --- | --- |
| 调节吞噬作用 | C3b/C4b 与细菌等颗粒性抗原或免疫复合物结合形成大分子聚合物，易被吞噬 |
| 过敏毒素 | C3a 和 C5a 可与肥大细胞或嗜碱性粒细胞表面 C3aR 和 C5aR 结合，触发细胞脱颗粒，释放组胺和其他血管活性介质，介导局部超敏反应 |
| 趋化促炎作用 | C5a 可趋化中性粒细胞和单核-吞噬细胞向炎症病灶部位聚集，并刺激细胞分泌炎性介质促进局部炎症应答 |

**敲黑板**

补体激活一共有三种途径，替代美宝莲(MBL)走经典途径。

### 五、补体与疾病(未考但可能考)

表 10-23　补体与疾病

| 疾病 | 免疫学机制 | 治疗 |
| --- | --- | --- |
| 遗传性血管神经性水肿 | C1 抑制物基因缺陷所致 | C1 抑制剂 |
| 阵发性夜间血红蛋白尿症 | 磷脂酰肌醇(GPI)无法合成 | 抗 C5 的人源化单克隆抗体[(依库丽单抗)] |
| 非典型溶血尿毒综合征 | 多种补体抑制分子的缺失 | |
| 反复发生奈瑟菌感染 | C8 缺陷 | — |

## [经典例题 1]

参与经典途径激活补体的是

A. IgE      B. LPS      C. IgD      D. IgA      E. IgM

## [经典例题 2]

参与替代途径激活补体的物质是

A. IgG      B. IgM      C. IgD      D. LPS      E. MBL

## [经典例题 3]

（共用选项题）

A. C4b2a3b      B. C3bBb3b      C. C3bBb      D. C4b2a      E. C5b6789n

（1）经典途径的 C3 转化酶是

（2）替代途经的 C3 转化酶是

（3）经典途径的 C5 转化酶是

（4）替代途经的 C5 转化酶是

## [经典例题 4]

补体系统在激活后可以

A. 诱导免疫耐受      B. 抑制变态反应

C. 结合细胞毒性 T 细胞      D. 启动抗体的类别转换

E. 裂解细菌

## [经典例题 5]

具有调理吞噬作用的补体裂解产物是

A. C2b      B. C3b      C. C5a      D. C2a      E. C4a

[参考答案] 1. E；2. D；3. D、C、A、B；4. E；5. B

# 第七章 细胞因子及受体

## 一、基本概念

表 10-24 细胞因子生物学特性

| 本质 | 各种刺激细胞所产生的低分子量可溶性蛋白质 |
| --- | --- |
| 作用 | 刺激细胞活化、增殖和分化 |
| 产生 | 一种细胞因子可由多种细胞产生 |
| 作用形式 | 自分泌、旁分泌或内分泌形式，细胞因子间可通过合成分泌的相互调节、受体表达的相互控制、生物学效应的相互影响组成细胞因子网络 |

## 二、种类

（一）白介素（IL）

表 10-25　白介素的种类及功能

|  | 主要产生细胞 | 主要功能 |
|---|---|---|
| IL-1 | 巨噬细胞、树突状细胞、上皮细胞 | 参与 T 细胞、NK 细胞和巨噬细胞的活化 |
| IL-2 | 活化 T 细胞（主要为 Th1） | 刺激 T 细胞的生长和分化，激活 NK 细胞和巨噬细胞，促进 CTL 功能 |
| IL-3 | T 细胞 | 刺激骨髓造血干/祖细胞发育分化，参与早期造血 |
| IL-4 | Th2 细胞，嗜碱性粒细胞 NK T 细胞 | 刺激 B 细胞增殖，参与 Th2 细胞分化<br>促进嗜酸性粒细胞、嗜碱性粒细胞和肥大细胞发育，促进 IgE 生成 |
| IL-5 | Th2 细胞、肥大细胞 | 参与 B 细胞分化和嗜酸性粒细胞的生成，促进 IgA 的生成 |
| IL-6 | 单核细胞、巨噬细胞、Th2 细胞、内皮细胞 | 刺激 T、B 细胞生长和分化，促进 CTL 功能，诱导急性期反应蛋白 |
| IL-7 | 骨髓和胸腺的基质细胞 | 参与早期造血，支持 B 细胞、T 淋巴细胞和 NK 细胞存活和发育 |
| IL-9 | T 细胞 | 刺激活化 T 细胞生长，促进肥大细胞增殖，刺激造血 |
| IL-10 | Th2 细胞、单核细胞、肥大细胞 | 抑制活化的单核细胞产生细胞因子，抑制 Th1 细胞因子的产生，促进 B 细胞增殖 |
| IL-11 | 骨髓和胸腺的基质细胞 | 参与早期造血和巨核细胞分化 |
| IL-12 | 树突状细胞、巨噬细胞、B 细胞 | 激活 NK 细胞，诱导 Th1 细胞分 |
| IL-18 | 巨噬细胞 | 激活 NK 细胞和 T 细胞，诱生 IFN-γ，参与 Th1 细胞分化 |

[经典例题 1]

产生 IL-2 的细胞是

A. 巨噬细胞　　　　　　　　　　B. 肥大细胞

C. T 淋巴细胞　　　　　　　　　D. B 细胞

E. 嗜酸性粒细胞

[参考答案] 1. C

（二）干扰素：干扰素（IFN）分 α、β、γ 三种类型

表 10-26　干扰素的分类及功能

| 名称 | 类型 | 主要产生细胞 | 主要功能 |
|---|---|---|---|
| 干扰素 α | Ⅰ型干扰素 | 浆细胞样树突状细胞、淋巴细胞、单核-巨噬细胞 | 抗病毒，免疫调节<br>促进 MHCⅠ类分子和Ⅱ类分子的表达 |
| 干扰素 β | Ⅰ型干扰素 | 成纤维细胞 | 抗病毒，抗细胞增殖，免疫调节促进 MHC Ⅰ类分子和Ⅱ类分子的表达 |
| 干扰素 γ | Ⅱ型干扰素 | 活化 T 细胞、NK 细胞 | 激活巨噬细胞，抗病毒，促进 MHC 分子表达和抗原提呈，诱导 Th1 细胞分化，抑制 Th2 细胞分化 |

（三）肿瘤坏死因子

肿瘤细胞有细胞毒作用，分为 TNF-α 和 TNF-β。

（四）集落刺激因子（CSF）

刺激不同造血干细胞增殖分化 EPO（促红细胞生成素）、G-CSF（粒刺激因子）。

（五）趋化因子

对血细胞具有趋化、激活作用。

（六）其它细胞因子

生长因子刺激骨细胞生长促进损伤修复；血管内皮细胞生长因子促进血管生成；表皮生长因子促进皮肤创口愈合。B 细胞活化因子促进 B 细胞活化、增殖、分化。

三、细胞因子受体

少考。略。

四、细胞因子的功能概述

在调节固有免疫和适应性免疫应答、刺激造血、诱导细胞凋亡、直接杀伤靶细胞、促进损伤组织的修复等方

面发挥重要作用。

（一）细胞因子/受体与疾病的发生

表 10-27　细胞因子与相关疾病

| 疾病 | 细胞因子 |
| --- | --- |
| 类风湿性关节炎 | TNF-α 和 IL-1 |
| 银屑病性关节炎，SLE | IFN-α |
| X-连锁重症联合免疫缺陷病 | γc 基因缺陷 |

（二）细胞因子/受体与疾病的诊断

表 10-28　细胞因子/受体与疾病的诊断

| 疾病 | 异常细胞因子 |
| --- | --- |
| 卵巢癌 | IL-7 升高 |
| 心血管疾病 | IL-1β 和 TNF-α 升高 |
| 新生儿败血症 | IL-6、TNF-α 升高 |
| 肺癌、胃癌、胰腺癌的转移侵袭性高度相关 | 趋化因子 CXCR4 升高 |

（三）细胞因子/受体与疾病的治疗

表 10-29　细胞因子/受体与疾病的治疗

| 细胞因子 | 治疗疾病 |
| --- | --- |
| TNF 拮抗剂 | 类风关、克罗恩病、银屑病、强直性脊柱炎 |
| 重组 IFN-β1a | 多发性硬化 |
| 重组 α 干扰素 | 人毛细胞白血病，艾滋病患者发生的 Kaposi 肉瘤、尖锐湿疣、丙型肝炎、乙型肝炎等疾病 |
| 重组 γ 干扰素 | 慢性肉芽肿疾病 |
| TNF-α 分泌抑制剂（来那度安） | 多发性骨髓瘤 |
| EPO | 肾性贫血 |
| GSF 和 IL-2 | 白细胞减少症 |
| IL-11 | 血小板减少症 |
| 抗表皮细胞生长因子受体 | 转移性结肠直肠癌和头颈部肿瘤 |

**［经典例题 2］**

能杀伤细胞的细胞因子是

A. IL-2　　　B. TNF-α　　　C. 干扰素　　　D. IL-4　　　E. IL-1

**［经典例题 3］**

（共用选项题）

A. 抗 CD3 单克隆抗体　　　B. 抗肿瘤坏死因子抗体

C. 干扰素 β　　　D. 干扰素 α

E. EPO

（1）治疗多发性硬化症

（2）治疗贫血

（3）治疗类风湿关节炎

［参考答案］2. B；3. C、E、B

# 第八章　白细胞分化抗原和黏附分子

### 一、白细胞分化抗原

主要是指造血干细胞在分化成熟为不同谱系淋巴细胞及其活化过程中，出现或消失的细胞表面标志。

表 10-30　白细胞分化抗原种类

| | |
|---|---|
| CD3 | 与 TCR 形成 TCR-CD3 复合体 |
| CD4 | 人类免疫缺陷病毒的细胞受体之一 |
| CD19 | 分布于 B 细胞表面，B 细胞活化的辅助受体，能加强信号转导，促进 B 细胞活化 |

### 二、黏附分子

是一类介导细胞间或细胞与细胞外基质间相互接触和结合的糖蛋白。

功能：

1. 提供 T、B 细胞活化时的协同刺激信号。
2. 介导炎症过程中白细胞与血管内皮细胞的黏附。
3. 介导淋巴细胞归巢。

# 第九章　主要组织相容性复合体及其编码分子

### 一、基本概念

(一)主要组织相容性抗原：在组织细胞表面存在的一组能引起强烈而迅速的移植排斥反应的抗原系统。

(二)主要组织相容性复合体(MHC)：是位于同一染色体上的编码主要组织相容性抗原的一群紧密连锁的基因群。参与抗原递呈，制约细胞间相互识别及诱导免疫应答等——通行证。

人类主要组织相容性抗原又称人类白细胞抗原(HLA)；人类 MHC 又称为 HLA 复合体。

小鼠 MHC 称为 H-2 复合体。

MHC 分子的主要生理功能为：提呈抗原肽→激活 T 细胞→启动特异性免疫应答

### 二、HLA 复合体及其产物(少考)

### 三、HLA-Ⅰ类和 HLA-Ⅱ类抗原结构、分布、功能

表 10-31　HLA-Ⅰ类和 HLA-Ⅱ类抗原的区别

| | HLA-Ⅰ类抗原 | HLA-Ⅱ类抗原 |
|---|---|---|
| 基因类型 | 包括 B、C、A 三个座位 | 由 DP、DQ、DR 三个亚区组成<br>每个亚区含 2 个基因座位 |
| 染色体 | 6 号染色体 A、B、C 区编码 | 6 号染色体 D 区编码 |
| 肽结合结构域 | $\alpha_1 + \alpha_2$ | $\alpha_1 + \beta_1$ |
| 分布 | 所有有核细胞表面 | APC、活化的 T 细胞 |
| 主要功能 | 识别和提呈内源性抗原多肽，与辅助受体 CD8 结合，激活 $CD8^+T$ 细胞 | 识别和提呈外源性抗原肽，与辅助受体 CD4 结合，激活 $CD4^+$ Th 细胞 |

### 四、HLA 与临床

(一)HLA 的生理意义：略

(二)HLA 与疾病相关性：

1. HLA-B27 与强直性脊柱炎；

2. 类风湿关节炎与 DR4 高度相关；

3. 多发性硬化症与 DR2 相关。

(三)HLA 与同种器官移植、输血反应的关系

同种异体器官移植的成败主要取决于供、受者间 HLA 抗原的相符合程度。

## [经典例题 1]

关于 HLA-Ⅱ类抗原分子，正确的是

A. 由 α 链和 $\beta_{2m}$ 链组成

B. 提呈外源性抗原

C. 分布在所有有核细胞的表面

D. 由 HLA-A、B、C 等基因编码

E. 可与 CD8 分子结合

## [经典例题 2]

(共用选项题)

A. HLA-I 类分子

B. HLA-Ⅱ类分子

C. HLA-Ⅲ类分子

D. TCR

E. BCR

(1)与 CD4 分子结合的配体是

(2)与 CD8 分子结合的配体是

## [经典例题 3]

与强直性脊柱炎密切相关的 HLA 分子是

A. HLA-A5　　　B. HLA-B5　　　C. HLA-B7　　　D. HLA-B27　　　E. HLA-DR3

[参考答案] 1. B；2. B、A；3. D

# 第十章　免疫应答

### 一、基本概念

(一)免疫应答概念

免疫应答的类型和特点免疫应答是机体免疫系统受抗原刺激后，免疫细胞活化并发挥以清除抗原为主要生物学效应的全过程，其生理学意义是保持内环境相对稳定，而病理状态下可损伤机体。

(二)免疫应答的类型

表 10-32　免疫应答的类型

| | 固有免疫应答 | 适应性免疫应答 |
|---|---|---|
| 概念 | 机体在遇到病原体后，迅速发动的非特异性的具有初级防御作用的免疫应答 | 机体受到抗原刺激后产生针对抗原的特异性免疫应答 |
| 参与细胞 | 吞噬细胞、NK、DC | T/B 细胞、抗原提呈细胞 |

### 二、固有免疫应答

(一)固有免疫细胞识别的分子机制

1. 模式识别受体(PRR)

指存在于固有细胞表面和血清中，可识别结合病原微生物或宿主凋亡细胞表面共有分子结构的受体。如：甘露糖受体、清道夫受体、Toll 样受体。

2. 病原相关模式分子(PAMP)

是模式识别受体(PRR)识别结合的配体分子。如 G-菌脂多糖(LPS)、热休克蛋白(HSP)等。

表 10-33　模式识别受体(PRR)

| 膜型 PRR | TLR2 与 TLR6/TLR1 |
|---|---|
|  | CD14 与 TLR2 |
|  | TLR3(胞内器室膜上) |
|  | TLR5 |
|  | TLR7/TLR8(胞内器室膜) |
|  | 甘露糖受体(MR) |
|  | 清道夫受体(SR) |
| 分泌型 PRR | 甘露聚糖结合凝集素(MBL) |
|  | C-反应蛋白(CRP) |
|  | 脂多糖结合蛋白(LBP) |

3. 损伤相关分子模式(DAMP)

由坏死细胞或应激细胞释放,包括:透明质酸钠片段、热休克蛋白(HSP)、S100 家族蛋白 β 淀粉样蛋白、尿酸、ATP、核相关蛋白如高迁移率组盒蛋白 1(HMGB1)等。

(二)固有免疫应答的过程与效应

表 10-34　固有免疫系统的组成、作用、特征与过程

| 组成 | 由皮肤黏膜屏障、肠道菌群竞争抑制、补体系统溶菌、吞噬细胞吞噬杀病原、NK/γδT 杀伤和单核巨噬细胞介导的炎症细胞因子效应构成 | |
|---|---|---|
| 作用 | 皮肤黏膜屏障 | 提供物理屏障+腺体分泌溶菌酶或胃酸+上皮细胞分泌抗菌肽 |
|  | 肠道菌群竞争抑制 | 抑制有害菌黏附 |
|  | 补体系统溶菌 | 迅速诱导对细菌等攻膜破坏 |
|  | 吞噬细胞吞噬杀病原 | NK 和 γδT 定居于肝脏和肠道固有层,具有天然杀伤病原功能 |
| 特征 | 个体天然具备,具有遗传性,无抗原特异性 | |
| 过程 | 略,无考点 | |

(三)固有免疫应答异常与疾病

表 10-35　固有免疫应答异常与疾病

| 异常 | 疾病 |
|---|---|
| TLR7 和 TLR9 的过度激活 | 系统性红斑狼疮和银屑病 |
| TLR2 与 TLR4 的过度激活 | 脓毒血症休克、急性移植排斥和自身免疫性炎症性肠病 |
| 中性粒细胞功能缺失 | 反复感染细菌类疾病 |

### 三、适应性免疫应答

(一)概念:T、B 淋巴细胞经 TCR、BCR 特异性识别结合抗原表位后,诱导的特异性免疫应答。

(二)分为 T 细胞介导的细胞免疫应答和 B 细胞介导的体液免疫应答。

(三)特点:个体差异大,有特异性;发生较晚;对抗体有记忆性,有放大效应;体内维持时间较长。

(四)适应性免疫应答三阶段

1. 识别阶段:T、B 细胞分别通过 TCR 和 BCR 精确识别抗原,其中 T 细胞识别的抗原必须由抗原递呈细胞(APC)来递呈。

2. 活化增殖阶段:在协同刺激分子的参与下,淋巴细胞发生活化、增殖和分化,产生效应细胞(如 CTL)、效应分子(如抗体、细胞因子等)和记忆细胞。

3. 效应阶段：由效应细胞和效应分子清除抗原。

[经典例题1]

属于非特异性免疫的是

A. 致敏 T 淋巴细胞　　　　　　　B. IgG 抗体　　　　　　　C. IgM 抗体

D. IgE 抗体　　　　　　　　　　　E. 单核-巨噬细胞

[参考答案] 1. E

### 四、B 细胞介导的体液免疫应答

基本过程：

抗原诱导→特异性 B 细胞活化、增殖→浆细胞分泌特异性抗体→体液中发挥免疫效应。

抗原识别分类：

T 细胞依赖性抗原(TD-Ag)和 T 细胞非依赖性抗原(TI-Ag，又分为 TI-1 和 TI-2)。B 细胞对 TD-Ag 的应答需要 Th(辅助 T)细胞的辅助。

**表 10-36　TD 抗原与 TI 抗原诱导的体液免疫应答**

|  | TD 抗原 | TI-1 抗原 | TI-2 抗原 |
|---|---|---|---|
| 名称 | T 细胞依赖性抗原 | T 细胞非依赖性抗原-1 | T 细胞非依赖性抗原-2 |
| T 细胞辅助 | 需要 Th 细胞辅助 | 无需 Th 细胞辅助 | 无需 Th 细胞辅助 |
| 抗原举例 | 白喉毒素、PPD、病毒血凝素 | 细菌多糖、多聚蛋白、脂多糖（LPS） | 肺炎球菌荚膜多糖，沙门菌多聚鞭毛 |
| 后果 | B 细胞分化成浆细胞及记忆 B | 诱导产生低亲和力的 IgM，早期免疫应答它在 | B 细胞发挥调理作用促进吞噬细胞的吞噬 |

**表 10-37　体液免疫应答的一般规律**

|  | 初次免疫应答 | 再次免疫应答（回忆应答） |
|---|---|---|
| 定义 | 特定抗原初次刺激机体所引发的免疫应答 | 初次应答中所形成的记忆淋巴细胞当再次接触相同抗原后，可迅速、高效、持久的应答 |
| 应答时间 | 长（数小时~数周） | 短（初次的一半） |
| 抗原剂量 | 所需抗原剂量较大 | 所需抗原剂量较小 |
| 抗体特点 | 抗体浓度低，维持时间短 | 抗体浓度高，增加快，维持时间长 |
| 抗体类型 | 多为低亲和力的 IgM | 多为高亲和力的 IgG |

### 五、T 细胞介导的细胞免疫应答

**表 10-38　Th1、Th2 和 CTL 细胞**

|  | Th1 细胞 | Th2 细胞 | CTL |
|---|---|---|---|
| 表达 | $CD4^+$ | $CD4^+$ | $CD8^+$ |
| 诱导分化 | IL-12，IFN-γ | IL-4 | IL-2 |
| 分泌细胞因子 | IFN-γ、TNF-α IL-2、IL-3、GM-CSF | IL4、IL-5、IL-10、L-13 GM-CSF | IFN-γ、LTα、TNF-α、穿孔素、颗粒酶、FasL |
| 主要参与 | 细胞免疫应答 | 体液免疫应答 | 细胞免疫应答 |
| 免疫保护 | 胞内病原体(如结核杆菌) | IL-5 等激活抗寄生虫免疫 | 病毒感染细胞、肿瘤细胞 |
| 作用途径 | 通过活化巨噬细胞而增强抗胞内病原体感染 | 促进 B 细胞增殖转化为浆细胞，产生抗体 | CTL 可高效、特异性杀伤靶细胞，而不损害正常细胞 |
| 临床相关 | 迟发型超敏反应类风炎、炎症性肠病 | 哮喘等变态反应性疾病 | IV型变态反应移植排斥反应 |

T 细胞免疫应答的生物学功能小结

1. 抵抗胞内寄生菌：结核杆菌、麻风杆菌、布氏杆菌。
2. 抗病毒：$CD8^+CTL$ 清除病毒感染细胞。
3. 抗肿瘤：$CD8^+CTL$ 裂解表达肿瘤的肿瘤细胞。
4. 参与移植排斥反应和移植物抗宿主病。
5. 介导IV型超敏反应。

# 第十一章 黏膜免疫

一、基本概念

（一）黏膜免疫

黏膜是病原体入侵机体的最初部位，因此黏膜免疫担负了重要的早期和局部抗感染免疫的重担，特别对于经黏膜途径感染的病原体（结核杆菌、流感病毒、HIV 等）的清除至关重要。

（二）黏膜相关淋巴组织 MALT

指呼吸道、胃肠道及泌尿生殖道黏膜固有层和上皮细胞下散在的无被膜淋巴组织，以及某些器官化的黏膜淋巴组织，如扁桃体、小肠的派氏集合淋巴结（Peyer's patches，PP）及阑尾等。

二、黏膜免疫系统的细胞和分子

MALT 主要包括肠相关淋巴组织、鼻相关淋巴组织和支气管相关淋巴组织等。

表 10-39　MALT 分类

| 细胞（各种淋巴组织） | 肠 | M 细胞 | 可摄取肠腔内抗原 |
|---|---|---|---|
| | | 上皮内淋巴细胞 | 免疫监视和黏膜细胞免疫中起作用 |
| | 鼻 | 韦氏环 | 包括咽扁桃体、腭扁桃体、舌扁桃体及鼻后部其他淋巴组织，抵御呼吸道传播的病原体的感染 |
| | 支气管 | 分布 | 各肺叶的支气管上皮下，其结构与派氏集合淋巴小结相似 |
| 分子 | IgA | | 多为产生 IgA 的 B 细胞 |
| | IL-5 | | Th2 细胞分泌，可促进 B 细胞分化并产生 IgA，最终形成大量分泌型 IgA（SIgA） |

三、黏膜免疫的功能及应用

表 10-40　黏膜免疫的功能

| 诱导免疫耐受 | 黏膜免疫是诱导对食物等的特异性口服抗原耐受的重要机制。人工诱导对过敏原的口服耐受可用于治疗食物过敏、哮喘等 |
|---|---|
| 抗感染 | 产生 SIgA；黏膜局部的抗感染免疫屏障 |
| 参与超敏反应 | 治愈 I 型超敏性疾病的根本在于扭转食物、哮喘变应原诱导的病理 IgE 应答为 slgA |

# 第十二章　免疫耐受

### 一、免疫耐受

机体免疫系统在接触某种抗原后产生的特异性的免疫无应答，但对其他抗原仍可产生正常免疫应答。

表 10-41　免疫耐受分类

| | |
|---|---|
| 自身耐受 | 对自身抗原产生的耐受 |
| 诱导性耐受 | 特定条件下，对异己抗原产生耐受 |
| 中枢免疫耐受 | 胚胎发育阶段及出生后免疫细胞的中枢发育过程中，尚未成熟的 T 细胞和 B 细胞接受自身抗原的刺激，形成了对自身抗原的免疫耐受 |
| 外周免疫耐受 | 成熟的 T 细胞和 B 细胞，在接触内源性或外源性抗原后形成的免疫耐受，主要因克隆无能、克隆不活化等引起 |

### 二、免疫耐受与临床

1. 建立免疫耐受——抑制应答

移植、治疗自身免疫病。

2. 打破耐受——恢复应答

治疗肿瘤、抗感染。

[经典例题 1]

一存活多年的同种异体肾移植接收者的体内，虽有供体者抗原表达却未发生明显的排斥反应，其原因可能是

A. 受者的免疫细胞功能活跃　　　　B. 移植物的免疫细胞功能活跃

C. 移植物已失去了免疫原性　　　　D. 受者对移植物发生了免疫耐受

E. 移植物对受者发生了免疫耐受

[参考答案] 1. D

# 第十三章　抗感染免疫

### 一、概述

免疫系统针对感染性病原体(细菌、病毒等)诱导的旨在清除病原体的免疫应答称为抗感染免疫。感染性病原体因其寄生的部位分为胞内感染病原体和胞外感染病原体。

### 二、针对细胞外病原体的效应机制

(一)抗细菌固有免疫应答　主要依赖补体、肥大细胞、单核-巨噬细胞、中性粒细胞等。

(二)抗细菌适应性免疫应答　Th2 应答对清除胞外菌感染很关键：①诱导抗体中和细菌和毒素；②促进吞噬杀菌。

(三)抗寄生虫抵抗　Th2、IgE、嗜酸性粒细胞、补体经典途径损伤寄生虫。

### 三、针对细胞内病原体的效应机制

胞内感染病原体主要包括病毒、胞内感染性细菌和疟原虫等。

(一)抗病毒免疫：

1. 抗病毒固有免疫　IFNα/β、NK 细胞。

2. 抗病毒适应性免疫　①病毒特异性 CTL 是清除病毒的关键；②Th1 作用；③病毒特异性 B 细胞和抗体。

(二)抗胞内菌感染免疫：Th1、CTL。

### 四、病原体的免疫逃逸机制

（一）病原基因组的高度突变。

（二）潜伏感染：HBV 通过典型的持续性感染逃避免疫攻击。

（三）免疫抑制：①抵御吞噬细胞的吞噬杀菌、杀病毒功能：如肺炎球菌的荚膜；②干扰宿主的抗原提呈；③干扰抗感染细胞因子、补体功能；④直接杀伤免疫细胞：如 HIV 感染 CD4$^+$Th 细胞。

# 第十四章　超敏反应

### 一、概述

**表 10-42　超敏反应概述及变应原**

| | |
|---|---|
| 超敏反应 | 机体接受某些抗原刺激后，再次接触相同抗原时，发生的一种以机体生理功能紊乱或组织细胞损伤为主的特异性免疫应答 |
| 变应原 | 能引起超敏反应的抗原 |

### 二、四型超敏反应比较★★★

**表 10-43　超敏反应的分类及异同**

| | Ⅰ型 | Ⅱ型 | Ⅲ型 | Ⅳ型 |
|---|---|---|---|---|
| 名称 | 速发型 | 细胞毒型 | 免疫复合物型 | 迟发型 |
| 抗体 | IL-4 促进 B 细胞产生 IgE | IgG、IgM | IgG、IgM | 无 |
| 补体 | 无 | + | + | 无 |
| 细胞 | 肥大细胞、嗜碱粒 | 中性粒、巨噬细胞、NK 细胞 | 中性粒、血小板 | CD4$^+$Th1 型细胞介导巨噬细胞 |
| 疾病 | A. 过敏性休克<br>B. 荨麻疹<br>C. 哮喘<br>D. 消化道过敏 | A. 输血反应所致的溶血<br>B. 新生儿溶血<br>C. 药物过敏性血细胞减少<br>D. 肺出血-肾炎综合征<br>E. Graves 病 | A. 血清病<br>B. 急性肾小球肾炎<br>C. 类风关<br>D. 系统性红斑狼疮 | A. 结核菌素反应<br>B. 接触性皮炎 |

[经典例题 1]

佩戴金属首饰后局部皮肤出现炎症反应，其免疫病理基础可能是

A. Ⅰ型超敏反应　　　　　　　B. Ⅱ型超敏反应

C. Ⅲ型超敏反应　　　　　　　D. Ⅳ型超敏反应

E. Arthus 反应

[经典例题 2]

Ⅱ型超敏反应导致的疾病是

A. 青霉素过敏性休克　　　　　B. 新生儿溶血病

C. 接触性皮炎　　　　　　　　D. 食物过敏性腹泻

E. 花粉过敏性哮喘

[参考答案] 1. D；2. B

# 第十五章　自身免疫和自身免疫性疾病

## 一、基本概念

| | |
|---|---|
| 自身抗原 | 蛋白、糖脂和核酸 |
| 自身免疫 | 对自身细胞或自身成分发生的免疫应答 |
| 自身免疫病 | 机体免疫系统对自身抗原发生免疫应答而导致的疾病 |

## 二、临床常见的自身免疫病

**表 10-45　常见的自身免疫疾病（简化版）**

| | 原因 | 疾病 |
|---|---|---|
| 抗体介导的自身免疫病 | 抗血细胞抗体 | 自身免疫性血小板减少性紫癜 |
| | 抗细胞表面受体的自身抗体 | 产生针对 TSHR 的血清 IgG 抗体产生甲亢；乙酰胆碱受体自身抗体导致重症肌无力 |
| | 抗细胞外成分自身抗 | 抗基底膜 IV 型胶原自身抗体引起肺出血-肾炎综合征 |
| | 自身抗原抗体免疫复合物 | 系统性红斑狼疮 |
| T 细胞介导的自身免疫 | 反应性 T 细胞 | IDDM、多发性硬化、重症肌无力（T 细胞杀伤肌肉细胞） |

## 三、自身免疫性疾病的发生机制

**表 10-46　自身免疫性疾病**

| 机制 | 对应疾病 |
|---|---|
| 隐蔽抗原的释放 | 体内位于特定解剖位置而与免疫系统隔绝的抗原成分如眼外伤（人体脑、睾丸、眼球、心肌和子宫抗原属于隐蔽抗原） |
| 自身抗原的改变 | 肺炎支原体可改变红细胞的抗原→溶血 |
| 分子模拟 | 链球菌感染引起急性肾小球肾炎和风湿热；柯萨奇病毒感染引发糖尿病 |
| 表位扩展 | 在自身免疫性疾病的发生过程中，机体自身应答性 T 细胞克隆识别自身抗原的隐蔽表位，如 SLE，类风关，多发性硬化，IDDM 等 |
| 免疫调节异常 | Th1 亢进引起 IDDM，Th2 引起 SLE |
| 遗传易感性改变 | DR3 与重症肌无力、系统性红斑狼疮、胰岛素依赖糖尿病、突眼性甲状腺肿；DR4 与类风湿关节炎、寻常性天疱疮、胰岛素依赖糖尿病；B27 与强直性脊柱炎等 |

## ［经典例题 1］

主要由自身反应性 T 细胞介导的自身免疫性疾病是

A. 链球菌感染后肾小球肾炎　　　　B. 系统性红斑狼疮

C. 肺出血-肾炎综合征　　　　　　D. 血小板减少性紫癜

E. 多发性硬化

［参考答案］1. E

## 四、自身免疫性疾病的治疗原则

（一）常规治疗　激素抗炎。

（二）免疫与生物治疗　环孢素 A 和 FK506 对多种自身免疫性疾病有明显效果。应用细胞因子及其受体的抗体或阻断剂如应用 TNF-α 单克隆抗体治疗类风湿关节炎。

# 第十六章　免疫缺陷病

### 一、基本概念

免疫系统先天发育不全或后天损害而使免疫细胞的发育、增殖、分化和代谢异常并导致免疫功能不全所出现的临床综合征。按病因不同分为原发性免疫缺陷病(PIDD)和获得性免疫缺陷病(AIDD)(其他分类略)

### 二、原发性免疫缺陷病

**表 10-47　原发性免疫缺陷病**

| | |
|---|---|
| B 细胞缺陷 | X-性连锁低丙球血症：血清中各类 Ig 水平明显降低或缺失，反复化脓菌感染 |
| | 选择性 IgA 缺陷或 IgA 和 IgG 缺陷：反复化脓性细菌感染 |
| T 细胞缺陷 | DiGeorge 综合征：先天性胸腺发育不全，T 细胞数目降低，B 细胞数目正常，易反复感染病毒、真菌、原虫及胞内寄生菌 |
| 联合免疫缺陷 | 重症联合免疫缺陷综合征(SCID)：由于 T 细胞及 B 细胞均缺陷而导致的细胞免疫和体液免疫联合缺陷——IL-2Rγ 链参与 |
| 吞噬细胞缺陷 | 慢性肉芽肿病：频发的细菌、真菌感染和肉芽肿的形成 |
| 补体系统缺陷 | C3 缺陷患者易发生严重的致死性化脓菌感染；C2a 产生过多，导致血管通透性增高，患者表现为反复发作的皮肤黏膜水肿 |

### 三、获得性免疫缺陷病

(一)概念：获得性免疫缺陷病是后天因素造成的、继发于某些疾病或使用药物后产生的免疫缺陷性疾病。

(二)种类包括药物(主要是免疫抑制剂)、肿瘤(白血病、淋巴瘤等)、感染、遗传因素、营养不良等引起的免疫缺陷病。

**[经典例题 1]**

男性患儿，出生后表现为持续性鹅口疮，9 个月后因真菌性肺炎死亡。尸检发现其胸腺发育不全。此患儿发生持续性感染的主要由于

A. 继发性免疫缺陷　　B. 细胞免疫缺陷　　C. 体液免疫缺陷　　D. 吞噬细胞缺陷　　E. 补体系统缺陷

**[经典例题 2]**

患儿，18 个月。自 8 个月起多次患肺炎、中耳炎和脓疱病，为查询原因家长带其到医院就诊，查体发现该患儿扁桃体缺陷，血常规正常，可能诊断是

A. 选择性 IgA 缺陷症　　　　　　　B. 胸腺发育不全症

C. X 连锁无丙种球蛋白血症　　　　D. 选择性 IgM 缺陷症

E. 联合免疫缺陷病

**[经典例题 3]**

IL-2 受体 γ 链基因突变的个体可发生细胞功能缺陷的是

A. NK 细胞　　　　B. T 淋巴细胞　　　C. 树突状细胞　　　D. 巨噬细胞　　　E. 中性粒细胞

**[经典例题 4]**

慢性肉芽肿病的发生原因是

A. 先天性胸腺发育不全　　　　　　B. 吞噬细胞功能缺陷

C. B 细胞发育和功能异常　　　　　D. 补体某些组分缺陷

医学教育网 www.med66.com

E. T、B 细胞混合缺陷

[经典例题 5]

关于 DiGeorge 综合征的叙述，哪项是错误的

A. 患者抗病毒免疫力降低　　　　　B. 患者先天性胸腺发育不全

C. 患者结核菌素试验阴性　　　　　D. 患者体液免疫功能不受影响

E. 患者细胞免疫功能缺陷

[参考答案] 1.B；2.C；3.B；4.B；5.D

# 第十七章　肿瘤免疫

一、肿瘤抗原

(一)定义　肿瘤抗原是指细胞癌变过程中出现的新抗原、肿瘤细胞异常或过度表达的抗原物质的总称。

(二)分类

1. 肿瘤特异性抗原(TSA)：是只存在于某一种或几种肿瘤细胞而不存在于正常细胞的新抗原。

2. 肿瘤相关抗原(TAA)：指肿瘤细胞和正常细胞组织均可表达的抗原，只是其含量在细胞癌变时明显增高的抗原。

表 10-48　肿瘤相关抗原分类

| 尿 Bence-Jones 蛋白 | 多发性骨髓瘤 |
|---|---|
| 碱性磷酸酶 AKP↑ | 肝癌、骨肉瘤、阻塞性黄疸 |
| α-胚胎抗原 | 畸胎瘤 |
| 乳酸脱氢酶↑ | 肝癌、恶性淋巴瘤 |
| α-酸性糖蛋白↑ | 肺癌 |
| 癌胚抗原 CEA↑ | 结肠癌、胃癌、肺癌、乳癌 |
| 甲胎蛋白 AFP↑ | 原发性肝癌、生殖性胚胎源性肿瘤、恶性淋巴瘤、活动性肝病 |
| CA199 | 胰腺癌 |
| CA125 | 卵巢癌 |

[经典例题 1]

肿瘤相关抗原通常不能有效抗肿瘤免疫的原因是

A. 无诱导产生抗体能力　　　　　B. 表达量低　　　　　C. 多为自身抗原

D. 抗原具有单一性　　　　　　　E. 多为 TI 抗原

[参考答案] 1.C

二、机体抗肿瘤免疫的效应机制

(一)抗肿瘤固有免疫

NK 细胞天然杀伤 MHC Ⅰ类分子下调的肿瘤细胞，是早期监视和清除肿瘤的重要效应细胞，是机体抗肿瘤的第一道防线。

(二)细胞免疫机制

1. NK 细胞：不受 MHC 限制，肿瘤早期起作用，为第一道防线；

2. 巨噬细胞既是抗原提呈细胞，也是杀伤肿瘤的效应细胞；

3. $CD8^+$ 细胞 CTL 介导的细胞免疫应答最重要；

4. $CD4^+$ 细胞分泌 IL-2、IFN-γ 激活 $CD8^+$CTL。

### 三、肿瘤的免疫逃逸机制

表 10-49　肿瘤的免疫逃逸机制

| | |
|---|---|
| 下调抗原表 | 肿瘤细胞抗原调变：肿瘤细胞特异或相关抗原表达减少或丢失，使肿瘤细胞逃避宿主免疫识别和 CTL 杀伤 |
| 上调免疫抑制性因子 | 肿瘤细胞分泌 TGF-β、IL-10 等，广谱抑制 Th1 型免疫应答的诱导和效应 |
| 诱导免疫抑制性细胞 | 1. 肿瘤微环境显著上调的 TGFβ、RA、IL-2 等诱导 iTreg 的显著上调发挥强大免疫抑制效果；<br>2. 肿瘤内浸润巨噬细胞表型为 Arg-1+CD206+，其分泌 IL-6、IL-10 和 TGF-β，促肿瘤细胞增殖、抑制 CTL 及 NK 的活化和肿瘤杀伤；<br>3. 肿瘤局部还大量浸润免疫抑制功能的髓系来源抑制细胞（MDSC），表型为 CDllb+Grl+，通过模型 TGF-β1 显著抑制外周和肿瘤局部 CTL、NK 的活化和杀伤功能。 |

### 四、肿瘤的免疫治疗

（一）免疫预防：乙肝疫苗，多价 HPV 疫苗

（二）肿瘤免疫治疗　被动免疫（输注抗体如美罗华）+关键点免疫抑制剂+细胞因子治疗（IFN-α 治疗毛白）活化 T 细胞免疫治疗/肿瘤治疗性疫苗。

# 第十八章　移植免疫

### 一、基本概念

表 10-50　移植免疫分类

| | |
|---|---|
| 移植 | 应用异体或自体正常细胞、组织、器官置换病变的或功能缺损的细胞、组织、器官，以维持和重建机体生理功能 |
| 自体移植 | 指移植物取自受者自身，不发生排斥反应 |
| 同种异基因移植 | 同种内遗传基因不同的个体间移植，临床上此种移植最多见，一般均发生排斥反应 |
| 异种移植 | 指不同种属个体间的移植，移植后可能发生严重排斥反应 |
| 宿主抗移植物反应 | 受者对供者移植物发生的免疫应答称为排斥，也称宿主抗移植物反应 |
| 移植物抗宿主反应 | 移植物中免疫细胞可识别受者组织抗原并产生免疫应答，称为移植物抗宿主反应 |

### 二、同种移植排斥反应

表 10-51　宿主抗移植物反应、移植物抗宿主反应

| | | |
|---|---|---|
| 超急性排斥 | 移植器官与受者血管接通后数分钟至 24 小时内 | 受体预存抗供体血型类 Ab（多为 IgM），激活补体系统和凝血系统导致血管内凝血 |
| 急性排斥反应 | 移植后数天至 2 周左右发生 | 主要由细胞免疫应答所致：<br>（1）CD4+Th1 介导的迟发型超敏反应是主要的损伤机制；<br>（2）CTL 直接杀伤表达异型抗原的移植细胞 |
| 慢性排斥 | 移植后数周、数月至数年发生 | Th1、Mφ→炎症 |

### 三、抗移植排斥临床策略

1. 组织配型
2. 免疫抑制
3. 诱导耐受

# 第十九章　免疫学检测技术

## 一、抗原-抗体反应的基本检测方法

### 表 10-52　抗原抗体反应

| 凝集反应 | ▲直接凝集：菌种鉴定；人 ABO 血型鉴定<br>▲间接凝集 |
|---|---|
| 免疫沉淀 | 毒素等可溶性抗原+特异性抗体 |

### 表 10-53　抗原抗体反应的基本检测方法

| 免疫标记技术 | ▲免疫荧光：荧光素标记抗原或抗体<br>▲酶免疫测定：用酶标记 Ab/抗原进行免疫学检测的技术<br>▲放射免疫测定：最敏感，用于微量物质和 CTL 功能检测 |
|---|---|
| 免疫印迹 | ▲Western blotting：应用最广泛的蛋白质定性定量技术 |

## 二、免疫细胞的分离

1. 流式细胞术
2. 增殖试验
3. 细胞毒试验
4. 细胞凋亡检测
5. 细胞因子的生物活性检测

[经典例题 1]

要从混合的 T、B 细胞中分离 T 细胞，最佳方法是

A. 流式细胞术　　　　　　　　B. 放射免疫分析法

C. ELISA　　　　　　　　　　D. 双向琼脂扩散试验

E. 免疫电泳

[参考答案] 1. A

# 第二十章　免疫学防治

## 一、免疫预防

### 表 10-54　免疫预防

| 人工主动免疫 | 用疫苗接种机体、使机体获得特异性免疫力、从而预防感<br>染的方法。用于人工主动免疫的、含有抗原性物质的生物制品称为疫苗 |
|---|---|
| 人工被动免疫 | 给人体注射含特异性抗体或细胞因子的制剂，以治疗或紧急预防感染。效果仅 2~3 周。<br>常用人工被动免疫制剂包括：抗毒素、人免疫球蛋白、细胞因子、单克隆抗体 |

### 表 10-55　我国儿童计划免疫常用疫苗及程序

| 接种起始月(年)龄 | 疫苗名称 |
|---|---|
| 刚出生 | 卡介苗，乙肝疫苗(第1次) |

| 接种起始月(年)龄 | 疫苗名称 |
|---|---|
| 1个月 | 乙肝疫苗(第2次) |
| 2个月 | 脊髓灰质炎三型混合疫苗(第1次) |
| 3个月 | 脊髓灰质炎三型混合疫苗(第2次),百白破混合制剂(第1次) |
| 4个月 | 脊髓灰质炎三型混合疫苗(第3次),百白破混合制剂(第2次) |
| 5个月 | 百白破混合制剂(第3次) |
| 6个月 | 乙肝疫苗(第3次) |
| 8个月 | 麻疹疫苗 |
| 1.5~2岁 | 百白破混合制剂(复种),麻疹疫苗(复种) |
| 4岁 | 脊髓灰质炎三型混合疫苗(复种) |
| 6~7岁 | 白破二联类毒素(复种) |
| 8月龄 | 乙脑疫苗(2周岁时接种第二次) |
| 6~18月龄 | A群流脑疫苗(1、2次间隔3个月) |
| 3周岁 | A+C群流脑疫苗(第1次3岁、第2次6岁) |
| 18月龄 | 甲肝疫苗 |

## 二、免疫治疗

(一)基于抗体的治疗策略

1. 抗血清治疗　如破伤风外毒素血清,可用于治疗和紧急预防破伤风;人免疫球蛋白制剂用于治疗丙种球蛋白缺乏症和预防麻疹、传染性肝炎等。

2. 单克隆抗体和人源化抗体治疗抗CD3单克隆抗体用于抑制心、肝、肾移植的急性排斥反应;T细胞类风湿关节炎治疗用抗TNF-a单抗;抗CD20单抗治疗非霍奇金淋巴瘤;抗VEGF治疗转移性结肠直肠癌;抗IgE治疗持续性哮喘。

3. 抗体靶向治疗利用抗体的特异性结合抗原作用,可靶向特定分子,进行精准治疗。

(二)细胞免疫治疗

第一代肿瘤细胞免疫治疗为LAK(自体来源的细胞因子激活的杀伤细胞),仅有一过性缓解晚期肿瘤效果。第二代为上市的前列腺癌治疗性疫苗,解决了肿瘤抗原特异性和抗原提呈的问题,但十分昂贵。第三代细胞免疫治疗为嵌合T细胞抗原受体-改造T细胞(CAR-T)免疫治疗,显著提高了T细胞杀伤肿瘤。

(三)细胞因子治疗

1. 重组细胞因子　广泛用于肿瘤、感染、造血障碍等疾病的治疗。

2. 细胞因子拮抗疗法阻止细胞因子发挥生物学效应。

(四)免疫增强与抑制策略

免疫增强剂也称为佐剂,可用于疫苗佐剂或免疫治疗。免疫抑制剂主要用于抗移植排斥反应和治疗自身免疫病。

# 第十一篇

# 解剖学·课堂讲义

本篇主编：庄严

## 考情分析

学习贵在平时，贵在坚持，只有平时的努力，考场上才毫不费力。
——庄严寄语

### 预测考情概况

| 知识点 | 预测考核内容 | 预测分值 |
|---|---|---|
| 运动系统 | 椎骨的特点；胸骨角；骨盆；肩关节和膝关节的组成和功能；重要的腹肌，上肢肌，下肢肌起止功能；腹直肌鞘、腹股沟管、腋窝、血管腔隙 | 1 |
| 消化系统 | 牙的排列方式；唾液腺的开口；食管的分部及狭窄；小肠的分部及各部的特点；大肠的分部及特点；阑尾体表投影；肝的毗邻及肝门的结构；肝外胆道 | 2 |
| 呼吸系统 | 鼻腔及鼻旁窦的开口；喉腔的分部；肺的位置，分叶肺门及体表投影；气管的特点；纵隔 | 1 |
| 泌尿系统 | 肾位置，肾区及肾的被膜；输尿管分部及狭窄；膀胱形态及膀胱三角；女性尿道的特点 | 1 |
| 生殖系统 | 输精管的分部及精索；男性尿道分部、狭窄、膨大及弯曲；输卵管的分部和各部特点；子宫位置、分部和固定装置；会阴分区；坐骨肛门窝、盆膈、会阴间隙、会阴中心腱 | 1 |
| 腹膜 | 腹膜内位器官，间位器官，外位器官 | 1 |
| 脉管系统 | 心的位置与毗邻；左右冠状动脉的分支分布；头、颈、胸、腹、盆、四肢的主要动脉的分支分布；头颈四肢动脉常用的压迫止血点；甲状腺和直肠的动脉来源；头颈和四肢的浅静脉；肝门静脉；淋巴干及胃、肺、乳房的淋巴引流 | 3 |
| 感觉器 | 眼球壁，房水循环，咽鼓管；内耳的组成 | 1 |
| 神经系统 | 脊髓的外形及内部灰质白质的组成和功能；脑干的外形及内部灰质白质的组成和功能；基底神经核，内囊损伤，大脑皮质功能定位；颈丛、臂丛、腰丛、骶丛的主要分支、分布及神经损伤；胸神经前支的节段性分布；脑神经的名称、性质及主要分支、分布及损伤；脊髓的被膜，蛛网膜下隙，硬膜外隙；颈内动脉和椎基底动脉的主要分支；脑脊液的产生及循环 | 3 |
| 内分泌系统 | 垂体的分叶；甲状腺的形态、位置和毗邻，甲状腺的动脉与喉的神经的位置关系 | 1 |

### 易错考点摘要

| 考点 | 考查角度 |
|---|---|
| 运动系统 | 脑颅和面颅组成：脑颅骨由8块脑颅骨组成，其中不成对的有额骨、筛骨、蝶骨和枕骨，成对的有颞骨和顶骨；15块面颅骨包括成对的上颌骨、腭骨、颧骨、鼻骨、泪骨及下鼻甲，不成对的有犁骨、下颌骨和舌骨 |
| | 各种椎骨的特点：颈椎椎体较小，横突有横突孔，有椎动脉和椎静脉通过；颈椎椎体有肋凹；腰椎椎体大，椎孔大，棘突宽而短，呈板状 |

| 考点 | 考查角度 |
|---|---|
| 运动系统 | 腹股沟管：位于腹股沟韧带内侧半的上方，是由外上斜向内下的肌筋膜裂隙。成人腹股沟管长4.5cm。腹股沟管的结构可以概括为"两环两口四壁"，男性腹股沟管内有精索通过，女性腹股沟管内有子宫圆韧带通过<br>腹股沟三角：位于腹前壁下部，由腹直肌外侧缘、腹股沟韧带和腹壁下动脉围成的三角区，腹股沟直疝由此三角突出。腹股沟斜疝从腹壁下动脉外侧的深环进入腹股沟管，腹壁下动脉可作为手术时鉴别腹股沟斜疝与直疝的标志 |
| 脉管系统 | 冠状动脉：1)左冠状动脉：分为前室间支和旋支。前室间支：前室间支分布于左、右心室前壁的一部分，室间隔的前2/3。旋支：发出左室后支分布于左室膈面。2)右冠状动脉：①后室间支：后室间支分支分布于左、右心室后壁和室间隔后下1/3。②左室后支：在冠状沟内向左行，距离不等(最远者可达心左缘)，分支分布于左室后壁的一部分或全部<br>重要的动脉的分支分布及止血点：①面动脉：在下颌骨下缘和咬肌前缘交界处，可摸到面动脉的搏动，面部出血时，可在该处进行压迫止血。②肱动脉：当前臂和手部大出血时，可在臂中部将该动脉压向肱骨以暂时止血。③腹腔干：自腹主动脉前壁发出，立即分为胃左动脉、肝总动脉和脾动脉。④股动脉：在腹股沟韧带中点下方可触及股动脉搏动，当下肢出血时，可在此处向后压迫止血<br>四肢浅静脉：①头静脉：起自手背静脉网的桡侧，沿前臂桡侧上行，至肘窝处，借肘正中静脉与贵要静脉相连。②贵要静脉：起自手背静脉网的尺侧，沿前臂尺侧上行，至肘窝处接受肘正中静脉，继续沿肱二头肌内侧沟上行，至臂部中点稍下方，穿深筋膜注入肱静脉，或上行注入腋静脉。③正中静脉：起自手掌浅静脉，沿前臂前面上行汇入肘正中静脉或贵要静脉。④大隐静脉：为全身最长的皮下静脉。起自足背静脉弓的内侧端，经内踝前方，沿小腿内侧伴随隐神经上行，过膝关节内侧，绕股骨内侧髁后方，再沿大腿内侧上行，并逐渐转至前面，在耻骨结节下外方约3cm处，穿隐静脉裂孔注入股静脉<br>肝门静脉组成及属支 |
| 神经系统 | (1)正中神经：运动纤维支配大部分的前臂前群肌和部分手肌；感觉纤维分布于手掌桡侧2/3、桡侧3个半手指掌面和中、远节背面的皮肤，因鱼际肌群萎缩而手掌显平坦，呈现所谓的"猿手"<br>(2)桡神经：运动纤维支配上肢背侧的肌肉，肘关节屈曲，前臂呈旋前位，腕部呈"垂腕"状态<br>(3)腓总神经损伤表现为：由于小腿前、外侧群肌瘫痪，小腿后群肌因失去拮抗肌而过度牵拉，致使足跖屈(足下垂)和内翻位，呈现"马蹄内翻足"畸形<br>(4)胸神经：分布有节段性：$T_2$-胸骨角，$T_4$-乳头，$T_6$-剑突，$T_8$-肋弓，$T_{10}$-脐，$T_{12}$-脐与耻骨联合<br>(5)脑神经：I嗅II视III动眼，IV滑V叉VI外展，VII面VIII听IX舌咽，X迷XI副XII舌下全。<br>(6)硬膜外隙：硬脊膜与椎管内骨膜和韧带之间的疏松间隙称为硬膜外隙，其容积约为100ml，略呈负压，内含疏松结缔组织、脂肪、淋巴管和静脉丛，有脊神经根通过。临床上进行硬膜外麻醉，就是将药物注入此隙，以阻滞脊神经根内的神经传导。 |

**本篇学习方法或注意事项**

人体解剖学作为2019年执业医师新增的基础科目，预计出题的分值不会太高。重要考查章节为运动系统、循环系统、神经系统及临床疾病相关联的考点，如脑颅和面颅组成；各种椎骨的特点；重要动脉的分支分布及止血点；四肢浅静脉；"猿手、垂腕、马蹄内翻足"有关的知识点。建议考生：

(1)对人体解剖学的学习，先跟着老师的网课授课思路对重要内容认真听课。边听课边在教材上对考试内容作出标记。

(2)每听完一个章节，做对应章节的考题，然后对照答案找出正确的答案，并加以理解和纠错。

(3)考前再看一遍冲刺班的网课，然后再对曾做过的习题熟悉一遍，就可以达到满意的学习效果。

Learning plan
# 学习时间规划表

| 第01天　第　章 | 第02天　第　章 | 第03天　第　章 | 第04天　第　章 | 第05天　第　章 | 第06天　第　章 |
|---|---|---|---|---|---|
| 听老师的课　□<br>复习讲义　□<br>做习题　□ | 听老师的课　□<br>复习讲义　□<br>做习题　□ | 听老师的课　□<br>复习讲义　□<br>做习题　□ | 听老师的课　□<br>复习讲义　□<br>做习题　□ | 听老师的课　□<br>复习讲义　□<br>做习题　□ | 听老师的课　□<br>复习讲义　□<br>做习题　□ |
| 第07天　第　章 | 第08天　第　章 | 第09天　第　章 | 第10天　第　章 | 第11天　第　章 | 第12天　第　章 |
| 听老师的课　□<br>复习讲义　□<br>做习题　□ | 听老师的课　□<br>复习讲义　□<br>做习题　□ | 听老师的课　□<br>复习讲义　□<br>做习题　□ | 听老师的课　□<br>复习讲义　□<br>做习题　□ | 听老师的课　□<br>复习讲义　□<br>做习题　□ | 听老师的课　□<br>复习讲义　□<br>做习题　□ |
| 第13天　第　章 | 第14天　第　章 | 第15天　第　章 | 第16天　第　章 | 第17天　第　章 | 第18天　第　章 |
| 听老师的课　□<br>复习讲义　□<br>做习题　□ | 听老师的课　□<br>复习讲义　□<br>做习题　□ | 听老师的课　□<br>复习讲义　□<br>做习题　□ | 听老师的课　□<br>复习讲义　□<br>做习题　□ | 听老师的课　□<br>复习讲义　□<br>做习题　□ | 听老师的课　□<br>复习讲义　□<br>做习题　□ |
| 第19天　第　章 | 第20天　第　章 | 第21天　第　章 | 第22天　第　章 | 第23天　第　章 | 第24天　第　章 |
| 听老师的课　□<br>复习讲义　□<br>做习题　□ | 听老师的课　□<br>复习讲义　□<br>做习题　□ | 听老师的课　□<br>复习讲义　□<br>做习题　□ | 听老师的课　□<br>复习讲义　□<br>做习题　□ | 听老师的课　□<br>复习讲义　□<br>做习题　□ | 听老师的课　□<br>复习讲义　□<br>做习题　□ |
| 第25天　第　章 | 第26天　第　章 | 第27天　第　章 | 第28天　第　章 | 第29天　第　章 | 第30天　第　章 |
| 听老师的课　□<br>复习讲义　□<br>做习题　□ | 听老师的课　□<br>复习讲义　□<br>做习题　□ | 听老师的课　□<br>复习讲义　□<br>做习题　□ | 听老师的课　□<br>复习讲义　□<br>做习题　□ | 听老师的课　□<br>复习讲义　□<br>做习题　□ | 听老师的课　□<br>复习讲义　□<br>做习题　□ |
| 第31天　第　章 | | | | | |
| 听老师的课　□<br>复习讲义　□<br>做习题　□ | | | | | |

注意：每天的学习建议按照"听课→做题→复习讲义"三部曲来进行；另：计划一旦制订，请各位同学严格执行。

# 第一章　运动系统

## 第一节　骨学与关节学

一、骨的分类和构造

1. 骨的分类

成人有 206 块骨，按部位分为中轴骨（颅骨和躯干骨）和附肢骨（四肢骨）；按发生分为膜化骨和软骨化骨；按形态分为长骨、短骨、扁骨和不规则骨。

（1）长骨：分布于四肢，呈长管状，分一体两端。体（骨干）其内有空腔称骨髓腔，容纳骨髓；体表面有血管出入的孔，称滋养孔。两端膨大称骺，其上有一光滑的关节面，与相邻关节面构成关节。骨干与骺相邻的部分称干骺端，幼年保留透明软骨部分称骺软骨，骺软骨细胞不断分裂繁殖和骨化，使骨不断加长。成年后，骺软骨骨化，骨干与骺融为一体，其间保留一骺线。

（2）短骨：呈立方体状，多成群分布于连结牢固且运动较灵活的部位，如腕骨和跗骨。

（3）扁骨：呈板状，主要构成颅腔、胸腔和盆腔的壁，起保护作用，如颅盖骨和肋骨。

（4）不规则骨：形状不规则，如椎骨。有些不规则骨内有与外界相通的腔，称含气骨，如上颌骨。

位于在某些肌腱内的扁圆形小骨称籽骨，如髌骨和第一跖骨头下的籽骨，在运动中起着减少摩擦和改变肌肉牵拉方向的作用。

2. 骨的构造

骨由骨质、骨膜和骨髓构成。

（1）骨质：由骨组织构成，分骨密质和骨松质。骨密质配布于骨表面，质地致密，耐压性较大；骨松质配布于骨的内部，呈海绵状，由相互交织的骨小梁构成，其排列方式与骨所承受压力和张力的方向一致，因而骨能承受较大的重量。颅盖骨表层为骨密质，分别称外板和内板，外板厚而坚韧，富有弹性；内板薄而松脆，颅骨骨折多见于内板。内板与外板之间的骨松质称板障，内有板障静脉经过。

（2）骨膜：由纤维结缔组织构成，被覆于关节面以外的骨表面，含有丰富的神经、血管和淋巴管，对骨的营养、再生和感觉有重要作用。骨膜分内、外两层，外层致密，有许多胶原纤维束穿入骨质，使之固定于骨面；内层疏松，有成骨细胞和破骨细胞，分别有产生新骨质和破坏旧骨质的功能，使骨不断增粗。幼年期骨膜功能非常活跃，直接参与骨的生成；成年转为静止状态，骨折时骨膜又重新恢复功能，参与骨折端的修复愈合，如骨膜剥离太多或损伤过大，则骨折愈合困难。衬在骨髓腔内面和骨松质间隙内的膜称骨内膜，是菲薄的结缔组织，也含有成骨细胞和破骨细胞，有造骨和破骨的功能。

（3）骨髓：充填于骨髓腔和骨松质间隙内。胎儿和幼儿的骨髓内含不同发育阶段的红细胞和某些白细胞，呈红色，称红骨髓，有造血功能；5 岁以后长骨骨干内的红骨髓逐渐被脂肪组织代替，呈黄色，称黄骨髓，无造血功能。在慢性失血或重度贫血时，黄骨髓可转化为红骨髓恢复部分造血功能。椎骨、髂骨、肋骨、胸骨以及肱骨和股骨等长骨的骺内终生都存在红骨髓，临床常选胸骨、髂前上棘和髂后上棘等处进行骨髓穿刺，检查骨髓象，诊断血液病。

（4）骨的血管、淋巴管和神经：长骨的动脉有滋养动脉、干骺端动脉、骺动脉和骨膜动脉。上述各动脉均有同名静脉伴行。短骨、扁骨和不规则骨的动脉来自骨膜动脉或滋养动脉。骨的淋巴管是否存在尚有争论，骨膜的淋巴管很丰富。

骨的神经伴滋养血管进入骨内，内脏感觉纤维较多，分布到血管壁；躯体感觉纤维多分布于骨膜，对张力或撕扯刺激较为敏感，骨脓肿和骨折常引起剧痛。

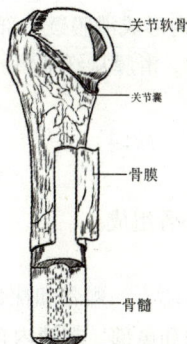

骨的构造：质膜髓。

图 11-1　骨的构造

## 二、关节的基本结构和辅助结构

骨连结的最高分化形式是间接连结，又称关节（滑膜关节）。关节相对骨面互相分离，有充以滑液的腔隙，借周围结缔组织相连，有较大的活动性。

1. 关节的基本结构

关节的基本结构由关节面、关节囊和关节腔构成。

（1）关节面：是组成关节各骨的接触面，一般为一凸一凹，凸面是关节头，凹面是关节窝。关节面终生覆盖关节软骨，多数是透明软骨，少数是纤维软骨，厚薄因关节和年龄而异，通常为 2～7mm。关节软骨使关节面变为光滑，可减少关节面的摩擦，缓冲震荡和冲击。

（2）关节囊：是由纤维结缔组织膜构成的囊，附着于关节周围并与骨膜连续；包围关节，封闭关节腔。分内层（滑膜）和外层（纤维膜）。滑膜是薄而柔润的疏松结缔组织膜，衬贴于纤维膜内面，边缘附着于关节软骨的周缘，包裹关节内除关节软骨、关节唇和关节盘以外的所有结构。滑膜表面有滑膜绒毛，滑膜富含血管网，能产生滑液。滑液为关节腔内提供了液态环境，能增加润滑，是关节软骨、半月板等新陈代谢的媒介。纤维膜是厚而坚韧的致密结缔组织膜，富含血管和神经。纤维膜的厚薄与关节的功能有关，下肢关节的纤维膜坚韧而紧张，上肢关节的纤维膜则薄而松弛。部分纤维膜增厚形成韧带，稳固关节。

（3）关节腔：是滑膜与关节面围成的密闭腔隙，腔内含有少量滑液，呈负压，对维持关节的稳固有一定作用。

关节的基本结构：面囊腔

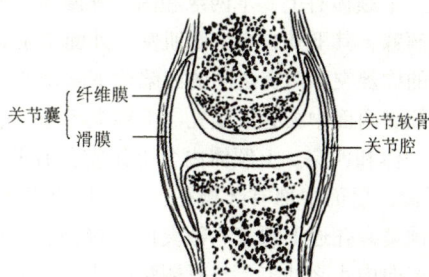

图 11-2　关节的基本结构

2. 关节的辅助结构

（1）韧带：是连结相邻两骨之间的致密纤维结缔组织束，可加强关节的稳固或限制过度运动。位于关节囊内的韧带称囊内韧带，有滑膜包裹。位于关节囊外的韧带称囊外韧带，可与关节囊相贴或不相贴。

（2）关节盘和关节唇：是关节腔内不同形态的纤维软骨。关节盘位于关节面之间，周缘附着于关节囊，将关节腔分成两部。关节盘使关节面更加适应，减少外力对关节的冲击和震荡，分隔成的两个腔可增加关节运动的灵活性和多样性。有的关节盘呈半月形，称半月板。关节唇是附着于关节窝周缘的纤维软骨环，可加深关节窝和增大关节面。

（3）滑膜襞和滑膜囊：滑膜折叠突入关节腔内形成滑膜襞，部分襞内含脂肪形成滑膜脂垫。滑膜襞和滑膜脂垫扩大了滑膜的面积，有利于滑液的分泌和吸收。滑膜从纤维膜的薄弱或缺如处突出，充填于肌腱与骨面之间形成滑膜囊，可减少肌与骨面之间的摩擦。

三、颅骨的名称与颅的整体观，颞下颌关节，颅囟

1. 颅骨

颅骨由 8 块脑颅骨、15 块面颅骨和 6 块听小骨组成。

（1）脑颅骨

由 8 块脑颅骨组成。其中不成对的有额骨、筛骨、蝶骨和枕骨，成对的有颞骨和顶骨，参与构成颅腔。

1）额骨：位于颅的前上方，分为额鳞、眶部和鼻部。额鳞内含空腔称额窦，眶部构成眶上壁，鼻部位于两侧眶部之间。

2）筛骨：位于两眶之间，构成鼻腔顶壁和外侧壁，分为筛板、垂直板和筛骨迷路。筛板是多孔的水平骨板，构成鼻腔的顶；垂直板构成骨性鼻中隔上部；筛骨迷路位于垂直板两侧，由菲薄骨片围成许多小腔，称筛窦；迷路内侧壁有上鼻甲和中鼻甲，迷路外侧壁称眶板，构成眶的内侧壁。

3）蝶骨：位于颅底中央，分为体、大翼、小翼和翼突四部分。蝶骨体内含蝶窦，其上面呈马鞍状称蝶鞍，其中央凹陷称垂体窝。蝶骨大翼由体伸向两侧，有大脑面、眶面和颞面，大翼根部由前内向后外有圆孔、卵圆孔和棘孔，分别通过重要的神经和血管。蝶骨小翼从体平伸向两侧，其与体交界处有视神经管；小翼与大翼间的裂隙称眶上裂。蝶骨翼突从体与大翼连接处向下伸出，向后分开形成内侧板和外侧板。翼突根部有矢状方向贯通的细管称翼管，向前通翼腭窝。

4）颞骨：位于颅两侧，并延伸至颅底，参与构成颅底和颅腔侧壁。分为鳞部、鼓部和岩部。鳞部内面有脑膜中动脉沟，外面有颧突伸向前与颧骨的颞突构成颧弓，颧突根部下面有下颌窝，其前缘的横行突起称关节结节。鼓部位于下颌窝后方，从前面、下面和后面围绕外耳道。岩部（锥体）呈三棱锥形，有一尖、一底和三面。尖伸向前内，对着蝶骨体，底接颞鳞和乳突。前面朝向颅中窝，近尖端有三叉神经压迹、中部有弓状隆起，其外侧有鼓室盖。后面中部有内耳门，通入内耳道。下面中部有通颈动脉管的颈动脉管外口，开口于岩尖的颈动脉管内口，颈动脉管外口后方有颈静脉窝，其外侧的细长骨突称茎突。岩部后份肥厚的突起称乳突，内有许多腔隙称乳突小房。茎突与乳突之间有茎乳孔。

5）枕骨：分为基底部、鳞部和侧部。侧部下方有椭圆形关节面，称枕髁。

（2）面颅骨

15 块面颅骨围成眶腔、鼻腔和口腔。包括成对的上颌骨、腭骨、颧骨、鼻骨、泪骨及下鼻甲，不成对的有犁骨、下颌骨和舌骨。

1）下颌骨：分为下颌体和下颌支。下颌体有上、下两缘和内、外两面。上缘构成牙槽弓，有容纳下颌牙牙根的牙槽，下缘称下颌底。内面正中有颏棘，其下外方有二腹肌窝；外面正中有颏隆凸，其外侧有颏孔。下颌支末端有两个突起，前方的称冠突，后方的称髁突，两突之间的凹陷称下颌切迹，髁突上端的膨大称下颌头，与下颌窝相关节，头下方变细称下颌颈。下颌支内面中央有下颌孔。下颌支后缘与下颌底相交处称下颌角。

2）上颌骨：位于面部中央，分为一体和四突。上颌体内含上颌窦，有前面、后面（颞下面）、上面（眶面）和内侧面（鼻面）。前面有眶下孔和尖牙窝，后面中部有牙槽孔，上面构成眶下壁，有矢状位的眶下沟，向前连眶下管，内侧面构成鼻腔外侧壁，有上颌窦裂孔通上颌窦。额突向上接额骨、鼻骨和泪骨，颧突伸向外侧接颧骨，牙槽突向下伸出，容纳上颌牙根。腭突向内水平伸出，与对侧腭突结合组成骨腭。

3）舌骨：位于下颌骨下方，分为体、大角和小角。舌骨借韧带与颅骨和颈部相连。

4）腭骨：位于上颌骨腭突与蝶骨翼突之间，分为水平板和垂直板。

2. 颅的整体观

（1）颅底内面观：颅底内面有颅前窝、颅中窝和颅后窝，窝中有很多孔裂与颅底外面相通。

颅前窝：由额骨眶部、筛骨筛板和蝶骨小翼组成。正中线上有额嵴、盲孔、鸡冠等结构，筛板上有筛孔通

鼻腔。

颅中窝：由蝶骨体、蝶骨大翼和颞骨岩部组成。窝中央是蝶骨体，上面有垂体窝，前外侧有视神经管通眶腔，管口外侧有前床突。垂体窝前方是鞍结节，后方是鞍背，其两侧有后床突。蝶鞍两侧有颈动脉沟，前端通眶上裂，后端有破裂孔。蝶鞍两侧由前内向后外依次有圆孔、卵圆孔和棘孔。脑膜中动脉沟自棘孔走向外上方。弓状隆起与颞鳞之间有鼓室盖，岩部尖端有三叉神经压迹。

颅后窝：由枕骨和颞骨岩部后面组成。窝中央有枕骨大孔，其前上方有斜坡，前外侧有舌下神经管内口，后上方有枕内隆凸。枕内隆凸向上延续为上矢状窦沟，向下延续为枕内嵴，向两侧延续为横窦沟、乙状窦沟，末端接颈静脉孔。颞骨岩部后面有内耳门，通内耳道。

(2)颅底外面观：颅底外面高低不平，有许多神经、血管通过的孔裂。两侧上颌牙槽突合成牙槽弓，上颌骨腭突与腭骨水平板合成骨腭，其正中有腭中缝，前端有切牙孔通切牙管，骨腭后缘两侧有腭大孔。骨腭上方被犁骨分成左、右鼻后孔，其两侧有翼突内侧板。翼突外侧板根部后外方有卵圆孔和棘孔。

枕骨大孔前方是枕骨基底部，后方有髁管开口，两侧有枕髁，其前外侧有舌下神经管外口。枕骨与颞骨岩部交界处有颈静脉孔，前方有颈动脉管外口，后外侧有茎突，其后方有茎乳孔。颧弓根部后方有下颌窝，与下颌头相关节。下颌窝前缘隆起称关节结节。蝶骨、枕骨基底部和颞骨岩部会合围成破裂孔。

(3)颅侧面观：由额骨、蝶骨、顶骨、颞骨及枕骨构成。颧弓将颅侧面分为颞窝和颞下窝。颞窝前下部较薄，额骨、顶骨、颞骨和蝶骨会合处最为薄弱，此处常构成 H 形的缝，形成翼点，其内面有脑膜中动脉前支通过。颞下窝容纳咀嚼肌和血管神经，窝的前壁是上颌骨体和颧骨，内壁是翼突外侧板，外壁是下颌支，下壁与后壁缺如。颞下窝向上通颞窝，借卵圆孔和棘孔通颅中窝，向前借眶下裂通眶，向内借翼上颌裂通翼腭窝。翼腭窝深藏于颞下窝内侧，有神经、血管经过。翼腭窝向外通颞下窝，向前借眶下裂通眶，向内借蝶腭孔通鼻腔，向后借圆孔通颅中窝，借翼管通颅底外面，向下移行于腭大管，经腭大孔通口腔。

(4)颅前面观

颅的前面观分为额区、眶、骨性鼻腔和骨性口腔。

1)额区：为眶以上的部分，由额鳞组成。两侧可见隆起的额结节，结节下方有与眶上缘平行的弓形隆起，称眉弓，其内侧份的深面有额窦。

2)眶：容纳眼球及其附属结构，底向前外，尖向后内，眶有一尖、一底和四壁。尖有视神经管通颅中窝。底(眶口)呈四边形，眶上缘有眶上孔或眶上切迹，眶下缘有眶下孔。上壁是额骨眶部和蝶骨小翼，前外侧有泪腺窝，外侧壁与上壁交界处有眶上裂向后通颅中窝。下壁是上颌骨，与外侧壁交界处有眶下裂向后通入颞下窝和翼腭窝，向前经眶下沟通眶下管，开口于眶下孔。内侧壁是上颌骨额突、泪骨、筛骨眶板和蝶骨体，与筛窦和鼻腔相邻，前下方有泪囊窝经鼻泪管通鼻腔。外侧壁是颧骨和蝶骨。

3)骨性鼻腔：位于两眶和上颌骨之间，被犁骨和筛骨垂直板构成的骨性鼻中隔分为左、右鼻腔，分顶、底、内侧壁和外侧壁。顶是筛板，有筛孔通颅前窝。底是骨腭前端，有切牙管通口腔。内侧壁是骨性鼻中隔。外侧壁有上鼻甲、中鼻甲和下鼻甲，上鼻甲后方有蝶筛隐窝，中鼻甲后方有蝶腭孔通翼腭窝，下鼻甲后方有咽鼓管咽口。每个鼻甲下方分别是上鼻道、中鼻道和下鼻道，中鼻道前方有筛泡，其下方有钩突，筛泡与钩突之间有半月裂孔。鼻腔前方开口是梨状孔，后方开口是鼻后孔，通咽腔。鼻旁窦是额骨、筛骨、蝶骨和上颌骨内的骨腔，开口于鼻腔。额窦居眉弓深面，开口于中鼻道。筛窦(筛骨迷路)分前群、中群和后群，前群和中群开口于中鼻道，后群开口于上鼻道。蝶窦居蝶骨体内，开口于蝶筛隐窝。上颌窦居上颌骨体内，顶是眶下壁，底是上颌骨牙槽突，紧邻第 2 前磨牙和第 1、2 磨牙，前壁有尖牙窝，内侧壁是鼻腔外侧壁。上颌窦开口于中鼻道，窦口高于窦底，直立位时不易引流。

4)骨性口腔：由上颌骨、下颌骨和腭骨围成。顶是骨腭，前壁和外侧壁是上、下颌骨及牙，底缺空，由软组织封闭，向后通咽。

## [经典例题1]

形成矢状缝的是

A. 额骨与顶骨　　　　B. 枕骨与顶骨　　　　C. 顶骨与顶骨　　　　D. 额骨与颞骨　　　　E. 顶骨与颞骨

[参考答案] 1. C

3. 颞下颌关节

颞下颌关节(下颌关节)由下颌头、下颌窝和关节结节构成。关节囊内有关节盘将关节腔分为上、下两部分，关节囊的前部较薄弱，下颌关节易向前脱位。颞下颌关节是联合关节，下颌骨上提和下降发生在下关节腔，前进和后退发生在上关节腔，侧方运动是一侧下颌头对关节盘作旋转运动，对侧下颌头和关节盘一起对关节窝作前进运动。张口是下颌骨下降伴有前进运动，闭口是下颌骨上提伴有后退运动。

4. 颅囟

新生儿颅顶骨尚未完全发育，骨缝间充满纤维组织膜，颅顶骨之间连接处的间隙称颅囟。前囟(额囟)位于矢状缝与冠状缝连接处。后囟(枕囟)位于矢状缝与人字缝连接处，呈三角形。蝶囟位于顶骨前下角，乳突囟位于顶骨后下角。前囟在生后 1~2 岁时闭合，其余各囟都在生后不久闭合。

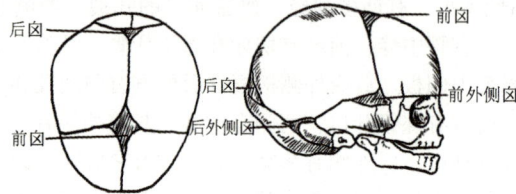

图 11-3　新生儿颅囟

### 四、椎骨的形态及其连结，脊柱

1. 椎骨的一般形态　椎骨由前方的椎体和后方的椎弓组成。椎体是椎骨负重的主要部分，表面的骨密质较薄，内部充满骨松质，上、下面粗糙，借椎间盘与邻近椎骨相接。椎体后面与椎弓共同围成椎孔，各椎孔贯通构成容纳脊髓的椎管。

椎弓是弓形骨板，连接椎体的缩窄部分称椎弓根，其上、下缘各有一切迹，分别称椎上、下切迹。相邻椎骨的椎上、下切迹共同围成椎间孔，有脊神经和血管通过。两侧椎弓根向后内扩展变宽称椎弓板，在中线会合。椎弓发出 7 个突起，1 个伸向后方或后下方的棘突，尖端可在体表扪到；2 个伸向两侧的横突。棘突和横突都是肌和韧带的附着处；4 个关节突，包括 2 个伸向上方的上关节突和 2 个伸向下方的下关节突，相邻关节突构成关节突关节。

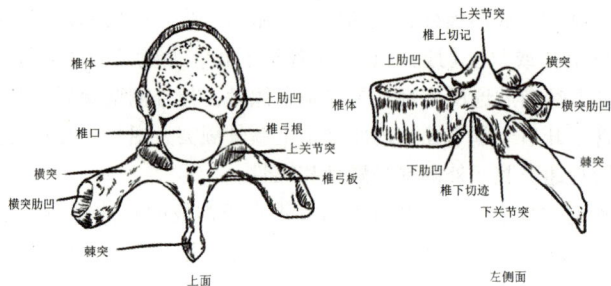

图 11-4　椎骨的一般形态(胸椎)

2. 各部椎骨的主要特征

(1)颈椎：椎体较小，上、下关节突的关节面几呈水平位。第 3~7 颈椎体上面侧缘向上的突起称椎体钩，与上位椎体下面侧缘形成的唇缘构成钩椎关节(Luschka 关节)。如钩椎关节过度增生肥大，可使椎间孔狭窄，压迫脊神经，产生颈椎病的症状和体征，为颈椎病的病因之一。颈椎椎孔较大，呈三角形。横突有孔，称横突孔，有椎动脉和椎静脉通过。第 6 颈椎横突前结节特别隆起，称颈动脉结节，颈总动脉行经其前方，头部出血时可用手指将颈总动脉压于此结节，进行暂时性止血。第 2~6 颈椎的棘突较短，末端分叉。

第 1 颈椎(寰椎)呈环状，无椎体、棘突和关节突，由前弓、后弓及侧块组成。前弓后面正中有齿突凹，与枢椎的齿突相关节。后弓上面有横行的椎动脉沟，有同名动脉通过。侧块连接前后两弓，上面有椭圆形关节面与枕髁相关节；下面有圆形关节面与枢椎上关节面相关节。第 2 颈椎(枢椎)椎体向上伸出齿突与寰椎齿突凹相关节。第 7 颈椎(隆椎)棘突特别长，末端不分叉，活体易于触及，常作为计数椎骨序数的标志。

(2)胸椎：椎体后外侧上、下缘有与肋头相关节的关节面，分别称上、下肋凹。横突前面有横突肋凹与肋结节相关节。关节突的关节面几乎呈冠状位，上关节突关节面向后，下关节突关节面向前。棘突较长向后下方倾斜，呈叠瓦状排列。

（3）腰椎：椎体大。椎孔大呈卵圆形或三角形。上、下关节突粗大，关节面几呈矢状位。<u>棘突宽而短，呈板状</u>，水平伸向后方，棘突间隙较宽，临床上可于此做腰椎穿刺术。

（4）骶骨：由5块骶椎融合而成，呈底向上，尖向下的三角形。前面（盆面）上缘中份向前隆凸称岬，中部有4条横线，其两端有4对骶前孔。背面粗糙隆凸，正中线上有骶正中嵴，其外侧有4对骶后孔。骶前、后孔与骶管相通，有骶神经前、后支通过。<u>骶管上通椎管，下端的裂孔称骶管裂孔，其两侧有向下突出的骶角，是骶管麻醉的标志。</u>骶骨外侧有耳状面与髂骨的耳状面构成骶髂关节。

（5）尾骨：由3~4块退化的尾椎融合而成。上接骶骨，下端游离称尾骨尖。

**［经典例题2］**

颈椎的最主要特征是

A．椎体较小　　　　B．棘突分叉　　　　C．有横突孔　　　　D．关节突呈额状位　　E．椎孔较小

［参考答案］2. C

3. 脊柱

由24块椎骨、1块骶骨和1块尾骨借骨连结形成，构成人体中轴，上承载颅，下连肢带骨。

（1）椎体间的连结：椎体之间借椎间盘及前、后纵韧带相连。

1）椎间盘：是连结相邻两个椎体的纤维软骨盘，由髓核和纤维环构成。髓核是中央部柔软富有弹性的胶状物质，纤维环是周围部多层纤维软骨环构成的同心圆结构，牢固连结椎体，保护并限制髓核向周围膨出。椎间盘有弹性垫作用，可缓冲外力对脊柱的震动，增加脊柱的运动幅度。颈部和腰部椎间盘较厚，颈椎和腰椎活动度较大。纤维环破裂后，髓核向后外侧突入椎管或椎间孔，压迫脊髓或神经根引起放射性痛，称椎间盘脱出症。

2）前纵韧带和后纵韧带：前纵韧带是椎体前面的韧带，起自枕骨大孔前缘，止于第2骶椎椎体，牢固地附着于椎体和椎间盘，防止脊柱过度后伸和椎间盘向前脱出。后纵韧带是椎管内椎体后面的韧带，起自枢椎，止于骶骨，与椎间盘纤维环及椎体上、下缘连结紧密，与椎体结合疏松，限制脊柱过度前屈。

（2）椎弓间的连结

1）黄韧带和棘间韧带：黄韧带位于椎管内，是连结相邻两椎弓板间的韧带，协助围成椎管，限制脊柱过度前屈。棘间韧带是连结相邻棘突间的韧带，前连黄韧带，后接棘上韧带，限制脊柱过度前屈。

2）棘上韧带和项韧带：棘上韧带是连结胸、腰、骶椎棘突尖的韧带，限制脊柱前屈。项韧带是颈椎棘上韧带和棘间韧带向后的延续，向上附着于枕外隆凸和枕外嵴，向下至第7颈椎棘突，供颈部肌肉附着。

3）横突间韧带：是相邻椎骨横突间的纤维索。

4）关节突关节：是相邻椎骨上、下关节突关节面构成的平面关节，可作轻微滑动。

5）寰枕关节和寰枢关节：寰枕关节是枕骨髁与寰椎侧块构成的联合关节，使头俯仰和侧屈。寰枕前膜连结枕骨大孔前缘与寰椎前弓上缘。寰枕后膜连结枕骨大孔后缘与寰椎后弓上缘。寰枢关节包括寰枢外侧关节和寰枢正中关节。①寰枢外侧关节由寰椎侧块下关节面与枢椎上关节面构成。②寰枢正中关节由齿突与寰椎前弓后方的关节面和寰椎横韧带构成。寰枢关节沿齿突垂直轴使头连同寰椎进行旋转。

（3）脊柱的整体观和运动：脊柱支持躯干和保护脊髓。

1）脊柱前面观：椎体自上向下随负载增加而逐渐加宽，第2骶椎最宽，骶骨耳状面以下随重力经髂骨传到下肢骨，椎体逐渐变小。

2）脊柱后面观：棘突连贯形成纵嵴。颈椎棘突分叉，近水平位；胸椎棘突细长，叠瓦状；腰椎棘突板状，水平伸向后方，棘突间隙较大，利于腰椎穿刺。

3）脊柱侧面观：成人脊柱有颈曲、胸曲、腰曲和骶曲，颈曲和腰曲凸向前，胸曲和骶曲凸向后。脊柱的生理弯曲增大了脊柱的弹性，可维持人体重心稳定和减轻震荡，扩大胸腔和盆腔的容积。

4）脊柱的运动：整个脊柱的活动范围较大，可屈、伸、侧屈、旋转和环转。脊柱各部的运动性质和范围取决于关节突关节的方向和形状、椎间盘厚度和韧带位置及厚薄，也与年龄、性别和锻炼程度相关。颈椎关节突关节面呈水平位，关节囊松弛，椎间盘较厚，屈伸和旋转幅度较大。胸椎与肋骨相连，椎间盘较薄，关节突的关节面呈冠状位，棘突呈叠瓦状，活动范围较小。腰椎椎间盘最厚，屈伸灵活，关节突的关节面呈矢状位，旋转受限。

**五、胸廓的组成和胸骨角**

1. 胸骨　胸骨位于胸前壁正中，分为柄、体和剑突。胸骨柄上缘中份为颈静脉切迹，两侧有锁切迹与锁骨

相关节，柄侧缘接第 1 肋软骨。柄与体连接处微向前突称胸骨角，可在体表扪及，两侧与第 2 肋软骨相关节，是计数肋的重要标志，胸骨角向后平对第 4 胸椎体下缘。胸骨体两侧接第 2~7 肋软骨。剑突形状变化较大，下端游离。

2. 胸廓　胸廓由 12 块胸椎、12 对肋骨和 1 块胸骨以及它们之间的连结共同构成。

（1）肋椎关节：包括肋头关节和肋横突关节，这两个关节在功能上是联合关节，使肋上升或下降，增加或缩小胸廓前后径和横径，改变胸腔容积，有助于呼吸。

（2）胸肋关节：是第 2~7 肋软骨与胸骨肋切迹构成的微动关节。第 1 肋与胸骨柄之间是软骨结合，第 8~10 肋软骨依次与上位肋软骨连结形成肋弓，第 11 和 12 肋游离于腹壁肌中。

（3）胸廓的整体观及其运动

胸廓有上、下两口和前、后、外侧壁。上口是胸腔与颈部的通道，下口由膈肌封闭。前壁由胸骨、肋软骨和肋骨前端构成，后壁由胸椎和部分肋骨构成，外侧壁由肋骨体构成。相邻两肋之间称肋间隙。两侧肋弓构成向下开放的胸骨下角，剑突将胸骨下角分成左、右剑肋角。胸廓参与呼吸运动。吸气时肋抬高，胸廓横径和前后径扩大，胸腔容积增大，呼气时肋下降，胸腔容积减小。胸腔容积变化形成肺呼吸。佝偻病儿童胸廓前后径增大，形成鸡胸。慢性支气管炎和肺气肿病人胸廓各径均增大，形成桶状胸。

六、骨盆的连结和骨盆的性别差异

1. 骨盆的连结

（1）骨盆的组成：骨盆由左右髋骨、骶骨和尾骨及其骨连结构成。

（2）骨盆的连结

直立时两侧髂前上棘与两耻骨结节位于同一冠状面内，尾骨尖与耻骨联合上缘位于同一水平面上。骨盆有传导重力、支持和保护盆腔脏器的作用。骨盆由骶骨岬、弓状线、耻骨梳、耻骨结节至耻骨联合上缘构成的环形界线将骨盆分为大骨盆（假骨盆）和小骨盆（真骨盆）。

（3）骨盆的整体观：大骨盆由界线上方的髂骨翼和骶骨构成，几乎没有前壁。小骨盆是大骨盆向下延伸的骨性狭窄部，可分为骨盆上口、骨盆下口和骨盆腔。骨盆上口由界线围成，骨盆下口由尾骨尖、骶结节韧带、坐骨结节、坐骨支、耻骨支和耻骨联合下缘围成。坐骨支与耻骨下支构成耻骨弓，其夹角是耻骨下角。骨盆上、下口之间的腔是小骨盆腔（盆腔），是胎儿娩出的产道。

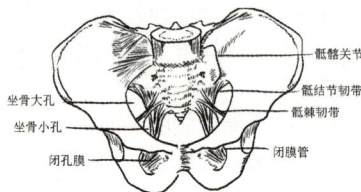

图 11-5　骨盆的前面观

2. 骨盆性别差异

全身骨骼中骨盆的性别差异最为显著。骨盆的主要功能是运动，但女性骨盆更要适合分娩需要。女性骨盆外形短而宽，骨盆上口近似圆形，较宽大，骨盆下口和耻骨下角较大，女性耻骨下角可达 $90° \sim 100°$，男性为 $70° \sim 75°$。

[经典例题 3]

骨盆入口呈横椭圆形，入口横径较前后径稍长，耻骨弓较宽，属于

A. 女型骨盆　　　B. 男型骨盆　　　C. 单纯扁平型骨盆　D. 类人猿型骨盆　　E. 骨软化症骨盆

[参考答案] 3. A

七、上肢骨及其连结（肩关节、肘关节、桡腕关节）

1. 上肢骨

（1）上肢带骨

1）锁骨：内侧端（胸骨端）有关节面与胸骨柄相关节，外侧端（肩峰端）有关节面与肩胛骨肩峰相关节。内侧 2/3 凸向前，外侧 1/3 凸向后。全长可在体表扪到，锁骨骨折多在中、外 1/3 交界处。锁骨支撑肩胛骨离开胸廓，保证上肢灵活运动。

医学教育网 www.med66.com

2）肩胛骨：分二面、三缘和三个角。腹侧面（肋面）有肩胛下窝，背侧面有肩胛冈，向外侧延伸的突起是肩峰，与锁骨外侧端相关节，肩胛冈上、下方的浅窝分别是冈上窝和冈下窝。上缘外侧有肩胛切迹，更外侧的指状突起是喙突；内侧缘是脊柱缘，外侧缘是腋缘。上缘与内侧缘会合处是上角，平对第2肋；内侧缘与外侧缘会合处是下角，平对第7肋或第7肋间隙，上缘与外侧缘会合处是外侧角，向外侧的浅窝是关节盂，与肱骨头相关节。关节盂上、下方的粗糙隆起分别是盂上结节和盂下结节。肩胛冈、肩峰、肩胛骨下角、内侧缘及喙突都可在体表扪到。

（2）自由上肢骨

1）肱骨：位于臂部，分一体两端。上端有肱骨头，与肩胛骨的关节盂相关节，头周围的环状浅沟是解剖颈。肱骨头外侧有大结节，前方有小结节，两结节向下延伸形成大结节嵴和小结节嵴。两结节之间的纵沟是结节间沟。上端与体交界处是外科颈，容易发生骨折。肱骨体中部外侧有三角肌粗隆，后面中部有自内上斜向外下的桡神经沟，有桡神经和肱深动脉经过，肱骨中部骨折可能伤及桡神经，内侧缘近中点有开口向上的滋养孔。下端外侧部前面有肱骨小头，与桡骨相关节，肱骨小头前面上方有桡窝。内侧部有肱骨滑车，与尺骨形成关节，肱骨滑车前面上方有冠突窝，滑车后面上方有鹰嘴窝。肱骨小头外侧有外上髁，肱骨滑车内侧有内上髁，其后方有尺神经沟，有尺神经经过。肱骨内、外上髁稍上方容易发生肱骨髁上骨折。肱骨大结节和内、外上髁都可在体表扪到。

2）桡骨：位于前臂外侧，分一体两端。上端有桡骨头，其上面的关节凹与肱骨小头相关节，头周围的环状关节面与尺骨相关节，头下方变细是桡骨颈，颈内下方有桡骨粗隆。桡骨体内侧缘是骨间缘。下端外侧有桡骨茎突。下端内面有尺切迹，与尺骨头相关节，下面有腕关节面与腕骨相关节。桡骨茎突和桡骨头在体表可扪到。

3）尺骨：位于前臂内侧，分一体两端。上端前面有滑车切迹，与肱骨滑车相关节，切迹后上方有鹰嘴，前下方有冠突，其外侧有桡切迹，与桡骨头相关节。冠突下方有尺骨粗隆，尺骨外侧缘是骨间缘，与桡骨相对。下端有尺骨头，其环状关节面与桡骨的尺切迹相关节，下面借三角形的关节盘与腕骨隔开，头后内侧有尺骨茎突。尺骨茎突比桡骨茎突高1cm。鹰嘴、后缘、尺骨头和茎突都可在体表扪到。

4）手骨：分腕骨、掌骨和指骨。腕骨8块排成两列，近侧列由桡侧向尺侧分别为手舟骨、月骨、三角骨和豌豆骨，远侧列为大多角骨、小多角骨、头状骨和钩骨。8块腕骨组成腕骨沟，腕骨相邻的关节面形成腕骨间关节。手舟骨、月骨和三角骨形成关节面，与桡骨腕关节面和尺骨下端的关节盘构成桡腕关节。掌骨5块，近端是底，接腕骨；远端是头，接指骨，中间是体。第1掌骨底有鞍状关节面，与大多角骨的鞍状关节面相关节。指骨14块，分为近节指骨、中节指骨和远节指骨；指骨近端是底，中间是体，远端是滑车。

**［经典例题4］**

肱骨

A. 外科颈易发生骨折　　　　　　　　B. 肱骨干骨折易损伤尺神经

C. 内上髁骨折易损伤桡神经　　　　　D. 下端前面有鹰嘴窝

E. 肱骨小头外侧有肱骨滑车

［参考答案］4. A

**敲黑板**

腕骨：舟月三角豆、大小头状钩

2. 肩关节　肩关节（盂肱关节）由肱骨头与肩胛骨关节盂构成。肱骨头较大，关节盂浅而小，虽然有盂唇加深关节窝，仍仅能容纳关节头的1/4～1/3。肩关节囊薄而松弛，滑膜膨出形成滑液鞘或滑膜囊，肱二头肌长头腱穿过关节。关节囊上壁有喙肱韧带加强，前壁和后壁有数条肌腱纤维加强，下壁最为薄弱，脱位常发生前下方。肩关节是全身最灵活的关节，外展超过180°时，常伴随胸锁与肩锁关节运动及肩胛骨旋转。

**［经典例题5］**

肩关节脱位时，肱骨头最易脱出的方向是

A. 前方        B. 外侧        C. 内侧        D. 上方        E. 后方

[参考答案] 5. A

3. 肘关节　肘关节包括肱尺关节、肱桡关节和桡尺近侧关节。3 个关节包在一个关节囊内，关节囊前、后壁薄而松弛，两侧壁厚而紧张，囊的后壁最薄弱，常见桡、尺骨后脱位。肱尺关节由肱骨滑车和尺骨滑车切迹构成。肱桡关节由肱骨小头和桡骨关节凹构成。桡尺近侧关节由桡骨环状关节面和尺骨桡切迹构成。桡骨环状韧带与尺骨桡切迹共同构成一个上口大、下口小的骨纤维环容纳桡骨头，幼儿 4 岁前桡骨头尚未完全发育，环状韧带松弛，肘关节伸直位用力牵拉前臂时，常发生桡骨小头半脱位。

肘关节运动以肱尺关节为主。肱骨滑车内侧缘向前下突出超过外侧缘约 6mm，伸前臂时偏向外侧，与上臂形成约 163°提携角。肘关节的提携角增大了运动幅度，有利于生活和劳动的操作。肱桡关节能作屈、伸和旋前、旋后运动，桡尺近侧关节与桡尺远侧关节联合可使前臂旋前和旋后。肘关节屈至 90°时，肱骨内、外上髁和尺骨鹰嘴三点连线构成一个顶角向下的等腰三角形；肘关节脱位时，三点位置关系发生改变，肱骨髁上骨折时，三点位置关系不变。

4. 桡腕关节　桡腕关节(腕关节)由手舟骨、月骨和三角骨近侧关节面作为关节头，桡骨腕关节面和尺骨头下方的关节盘作为关节窝构成。关节囊松弛，关节的前、后和两侧均有韧带加强。桡腕关节可作屈、伸、展、收及环转运动。

## 八、下肢骨及其连结(髋关节、膝关节、距小腿关节)

1. 下肢骨

(1)下肢带骨

1)髋骨：由髂骨、耻骨和坐骨组成。髋骨上部是髂骨翼，中部有朝向下外的髋臼，下部有闭孔，左、右髋骨与骶骨和尾骨构成骨盆。髋臼由髂骨、坐骨和耻骨构成。髋臼内有月状面，中央未形成关节面的部分称髋臼窝。髋臼边缘下部的缺口称髋臼切迹。

2)髂骨：分为髂骨体和髂骨翼。髂骨体构成髋臼的上 2/5。髂骨翼上缘形成髂嵴，前端是髂前上棘，后端是髂后上棘，髂前上棘后方 5~7cm 处有髂结节，它们都是重要的体表标志。髂前、后上棘的下方分别有髂前下棘和髂后下棘，髂后下棘下方有坐骨大切迹。髂骨翼内面是髂窝，下界是弓状线，髂骨翼外面是臀面，有臀肌附着。髂骨翼后下方有耳状面与骶骨相关节，耳状面后上方有髂粗隆，借韧带与骶骨相连。

3)坐骨：分坐骨体和坐骨支。坐骨体组成髋臼的后下 2/5。坐骨体后缘有坐骨棘，下方有坐骨小切迹，上方有坐骨大切迹。坐骨支末端与耻骨下支结合。坐骨体与坐骨支移行处有坐骨结节，可在体表扪到。

4)耻骨：分体、上支和下支。耻骨体组成髋臼前下 1/5。耻骨体与髂骨体结合处有髂耻隆起，向前内形成耻骨上支，其末端形成耻骨下支。耻骨上支上缘是耻骨梳，向后接弓状线，向前接耻骨结节。耻骨结节上缘是耻骨嵴。耻骨上、下支相互移行处内侧是耻骨联合面，借软骨相接构成耻骨联合。耻骨与坐骨围成闭孔。耻骨结节、耻骨嵴和耻骨联合都是重要的体表标志。

(2)自由下肢骨

1)股骨：位于股部，分一体两端。上端有股骨头与髋臼相关节，头中央有股骨头凹，头下窄细部是股骨颈。颈与体连接处上外方有大转子，内下方有小转子，有肌附着。大、小转子之间，前面有转子间线，后面有转子间嵴。股骨体后面有粗线，上端分叉向上外延续为臀肌粗隆，向上内侧延续为耻骨肌线，下端分为内、外两线，两线间的骨面是腘面。粗线中点附近，有口朝下的滋养孔。下端有内侧髁和外侧髁。两髁前方的关节面形成髌面接髌骨，两髁后份之间是髁间窝，两髁侧面有内上髁和外上髁。内上髁上方有收肌结节。

2)髌骨：位于股骨下端前面，在股四头肌腱内，后面为关节面，与股骨髌面相关节。髌骨可在体表扪到。

3)胫骨：位于小腿内侧，分一体两端。上端形成内侧髁和外侧髁，两髁上面有关节面与股骨髁相关节，两关节面之间有髁间隆起。外侧髁后下方有腓关节面与腓骨头相关节。上端前面的隆起是胫骨粗隆。内、外侧髁和胫骨粗隆于体表可扪到。胫骨体前缘和内侧面位于皮下，外侧缘是骨间缘，后面上份有比目鱼肌线。下端内下方有内踝，下面和内踝外侧面有关节面与距骨滑车相关节，外侧面有腓切迹与腓骨相接。

4)腓骨：位于胫骨外上方，分一体两端。上端是腓骨头，有关节面与胫骨相关节，头下方缩窄是腓骨颈。体内侧缘是骨间缘，有小腿骨间膜附着。下端是外踝，内侧有外踝关节面与距骨相关节。

5)足骨：分跗骨、跖骨和趾骨。跗骨 7 块，分前列、中列和后列。后列包括距骨和跟骨，中列是足舟骨，前列是内侧楔骨、中间楔骨、外侧楔骨和骰骨。跖骨 5 块，近端为底，与跗骨相接，中间为体，远端是头，接近节趾骨。趾骨共 14 块，分为近节趾骨、中节趾骨和远节趾骨，趾骨近端是底，中间是体，远端是滑车。

**敲黑板**

　　跗骨：内中外楔骰内舟，距上跟下内出头

　　2. 髋关节　髋关节由髋臼与股骨头构成。髋臼有髋臼唇增加髋臼深度，髋臼切迹被髋臼横韧带封闭，使髋臼关节面扩大成环形紧抱股骨头，加大稳固性。关节囊坚韧致密，周围有髂股韧带、耻股韧带、坐股韧带和轮匝带等多条韧带加强。关节内的股骨头韧带被滑膜包裹，连结股骨头凹和髋臼横韧带，内含营养股骨头的血管。髋关节可作屈、伸、展、收、旋内、旋外以及环转运动。股骨头深藏于髋臼窝内，关节囊紧张坚韧，受多条韧带限制，运动幅度远不及肩关节，稳固性较大，以适应承重和行走。关节囊后下部较薄弱，脱位时股骨头向下方脱出。

　　3. 膝关节　膝关节由股骨下端、胫骨上端和髌骨构成，是人体最大、最复杂的关节。关节囊薄而松弛，周围有韧带加固。

　　(1)膝关节的韧带：分为囊外韧带和囊内韧带．

　　1)囊外韧带：髌韧带由髌骨下端至胫骨粗隆，是股四头肌腱中央部纤维的延续。腓侧副韧带起自股骨外上髁，止于腓骨头，与外侧半月板不直接相连。胫侧副韧带起自股骨内上髁，止于胫骨内侧髁，与关节囊和内侧半月板紧密结合。胫侧副韧带和腓侧副韧带在伸膝时紧张，屈膝时松弛，半屈膝时最松弛，半屈膝时膝关节可少许旋内和旋外。腘斜韧带起自胫骨内侧髁，止于股骨外上髁。

　　2)囊内韧带：膝交叉韧带被滑膜包裹。前交叉韧带起自髁间隆起前方，斜向后上外，止于股骨外侧髁内侧；伸膝时紧张，防止胫骨前移。后交叉韧带起自髁间隆起后方，斜向前上内，止于股骨内侧髁外侧，屈膝时紧张，防止胫骨后移。膝关节囊滑膜在髌骨上方，突入股四头肌腱与股骨体之间形成髌上囊，在髌骨下方滑膜突入关节腔形成翼状襞。髌下深囊位于髌韧带与胫骨上端之间，与关节腔不通。

　　(2)膝关节的关节盘：是垫在股骨内、外侧髁与胫骨内、外侧髁关节面之间的纤维软骨板，分内侧半月板和外侧半月板。内侧半月板较大，呈"C"形，周缘与胫侧副韧带紧密相连，外侧半月板较小，呈"O"形，周缘与腓侧副韧带不相连。半月板使关节面更为合适，缓冲压力和吸收震荡，半月板增大了关节窝深度，连同股骨髁一起对胫骨作旋转运动。半月板位置随膝关节运动而改变，急剧伸小腿强力旋转时，半月板尚未来得及前滑，被膝关节上、下关节面挤压发生半月板挤伤或破裂。内侧半月板与胫侧副韧带紧密相连，损伤机会较多。膝关节可屈、伸和旋转。膝关节位置表浅，在前、内、外侧方向没有重要神经、血管，最适合使用关节镜。

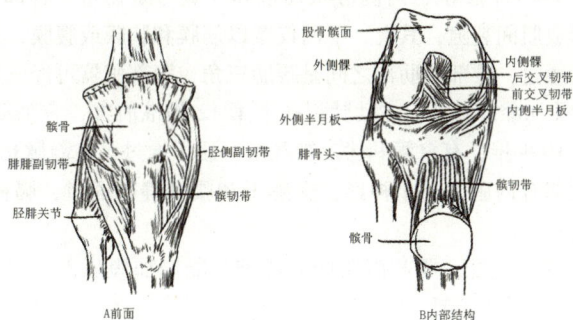

**图 11-6　膝关节**

　　4. 距小腿关节　距小腿关节(踝关节)由胫骨和腓骨下端与距骨滑车构成。内侧韧带(三角韧带)较坚韧，起自内踝尖，止于足舟骨、距骨和跟骨。外侧韧带较薄弱，包括不连续的 3 条独立韧带，前为距腓前韧带，中为跟腓韧带，后为距腓后韧带，3 条韧带起自外踝，止于距骨及跟骨。踝关节能作背屈(伸)和跖屈(屈)运动。距骨滑车前宽后窄，当背屈时较宽的滑车前部嵌入关节窝内，踝关节较稳定，当跖屈时较窄的滑车后部进入关节窝内，关节不够稳定，踝关节扭伤多发生在跖屈位置。

# 第二节 肌 学

按照形态、分部和功能分为平滑肌、心肌和骨骼肌。平滑肌分布于内脏的中空器官及血管壁，心肌构成心壁，骨骼肌分布于躯干和四肢。

肌分为长肌、短肌、阔肌和轮匝肌。长肌收缩幅度较大，多见于四肢。短肌有明显的节段性，收缩幅度较小，多见于躯干深层。阔肌多见于胸腹壁，可保护内脏。轮匝肌由环形肌纤维构成，见于孔裂周围，可关闭孔裂。

肌的辅助装置包括浅筋膜(皮下组织)、深筋膜(固有筋膜)、滑膜囊和腱鞘。

### 一、咀嚼肌

咀嚼肌包括咬肌、颞肌、翼内肌和翼外肌。咀嚼肌作用于下颌关节，受下颌神经支配。咬肌起自颧弓下缘和内面，止于咬肌粗隆，上提下颌骨。颞肌起自颞窝，经颧弓深面止于下颌骨冠突，上提下颌骨。翼内肌起自翼窝，止于翼肌粗隆，上提下颌骨。翼外肌起自蝶骨大翼的下面和翼突外侧，止于下颌颈，两侧翼外肌同时收缩作张口运动，单侧收缩下颌移向对侧。闭口肌力大于张口肌力，下颌关节的自然姿势是闭口。

### 二、胸锁乳突肌和斜角肌间隙

1. 胸锁乳突肌 起自胸骨柄前面和锁骨胸骨端，止于颞骨乳突。一侧肌收缩，头向同侧倾斜，面转向对侧；两侧肌收缩，头后仰。胸锁乳突肌受副神经支配，肌挛缩时可引起斜颈。

2. 斜角肌 包括前斜角肌、中斜角肌和后斜角肌。斜角肌受颈丛前支支配。各肌均起自颈椎横突，前斜角肌和中斜角肌止于第1肋，后斜角肌止于第2肋。前斜角肌、中斜角肌与第1肋之间的空隙是斜角肌间隙，有锁骨下动脉和臂丛通过，前斜角肌肥厚或痉挛可压迫这些结构，引起前斜角肌综合征。

### 三、斜方肌和背阔肌

1. 斜方肌 起自上项线、枕外隆凸、项韧带、第7颈椎和全部胸椎的棘突，上部肌束斜向外下，中部平行向外，下部斜向外上方，止于锁骨外侧端、肩峰和肩胛冈。斜方肌受副神经支配。斜方肌使肩胛骨向脊柱靠拢，上部肌束可上提肩胛骨，下部肌束使肩胛骨下降。斜方肌瘫痪时产生"塌肩"。

2. 背阔肌 起自下6个胸椎的棘突、全部腰椎的棘突、骶正中嵴及髂嵴后部，以扁腱止于肱骨结节间沟底。背阔肌受胸背神经支配。背阔肌使肱骨内收、旋内和后伸。

### 四、膈

膈的肌纤维起自胸廓下口周缘和腰椎前面，分胸骨部、肋部和腰部。胸骨部起自剑突后面，肋部起自下6对肋，腰部以左、右膈脚起自上2~3个腰椎、内侧弓状韧带和外侧弓状韧带。各部肌纤维向中央移行于中心腱。膈各部起点之间无肌纤维，形成肌间裂隙，其上、下面仅覆以筋膜和胸膜或腹膜，是膈薄弱区。胸骨部与肋部之间是胸肋三角，有腹壁上血管通过，腰部与肋部之间是腰肋三角，腹部脏器可经三角突入胸腔形成膈疝。

膈有主动脉裂孔、食管裂孔和腔静脉孔。主动脉裂孔平第12胸椎前方，有主动脉和胸导管通过，食管裂孔位于主动脉裂孔左前方，平第10胸椎，有食管和迷走神经前、后干通过，腔静脉孔位于食管裂孔右前方，平第8胸椎，有下腔静脉通过。膈腰部有内脏大、小神经，交感干和腰升静脉通过，膈神经穿膈肌部、中心腱或腔静脉孔。

膈是主要的呼吸肌，受膈神经支配。膈与腹肌同时收缩，能增加腹压，协助排便、呕吐、咳嗽、喷嚏和分娩等活动。

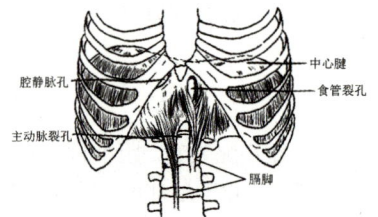

图11-7 膈肌

### 五、腹前外侧壁的层次，腹直肌鞘、腹股沟管、腹股沟三角

1. 腹前外侧壁的层次

腹前外侧壁的扁肌纤维互相交错，与腹直肌共同形成牢固而有弹性的腹壁，保护腹腔脏器，维持腹内压。

(1)腹外斜肌：起自下8肋外面，与前锯肌、背阔肌的肌齿交错，肌纤维斜向下内，在髂前上棘与脐连线附近移行为腹外斜肌腱膜，参与构成腹直肌鞘前层，最后止于白线。腹外斜肌腱膜在耻骨结节外上方形成三角形裂孔，称腹股沟管浅环(皮下环、外环)。浅环上缘是内侧脚，附着于耻骨联合，下缘是外侧脚，附着于耻骨结节，浅环底是耻骨嵴，脚间纤维连系两脚。腹外斜肌腱膜下缘卷曲增厚，连于髂前上棘与耻骨结节之间，是腹股沟韧带。腹股沟韧带内侧端部分腱纤维向下后反折至耻骨梳，是腔隙韧带（陷窝韧带）。腔隙韧带向外延伸附于耻骨梳的部分是耻骨梳韧带。腹外斜肌腱膜形成的韧带在腹股沟疝和股疝的修补术时有重要意义。

（2）腹内斜肌：位于腹外斜肌深面，起自胸腰筋膜、髂嵴和腹股沟韧带外侧 1/2，斜向上内，至腹直肌外侧缘处移行为腱膜，分前层和后层包裹腹直肌，构成腹直肌鞘的前层和后层，最后止于白线。

（3）腹横肌：位于腹内斜肌深面，起自下 6 个肋软骨内面、胸腰筋膜、髂嵴和腹股沟韧带外侧 1/3，肌束向前横行在腹直肌外侧缘处移行为腱膜，经腹直肌后面参与组成腹直肌鞘后层，最后止于白线。

腹内斜肌和腹横肌的下缘呈弓状，越过精索上内侧在腹直肌外侧缘处腱性融合，称腹股沟镰（联合腱），没有腱性融合称结合肌。腹内斜肌和腹横肌下缘的部分肌纤维沿精索下行，成为提睾肌。

（4）腹直肌：纵列于白线两侧，居腹直肌鞘内，起自耻骨联合和耻骨嵴，向上止于胸骨剑突和第 5~7 肋软骨前面。肌被 3~4 条横行腱划分成几个肌腹，腱划与腹直肌鞘的前层紧密结合。

2. 腹直肌鞘　腹直肌鞘包裹腹直肌，由腹外斜肌、腹内斜肌和腹横肌腱膜构成。腹直肌鞘分前层（前鞘）和后层（后鞘），前层由腹外斜肌腱膜与腹内斜肌腱膜前层构成，后层由腹内斜肌腱膜后层和腹横肌腱膜构成。脐下 4~5cm 处 3 块扁肌的腱膜全部转到腹直肌前面构成腹直肌鞘前层，致使后层缺如，腹直肌鞘后层由于腱膜中断而形成凸向上的弧形分界线，称弓状线（半环线），弓状线以下腹直肌后面与腹横筋膜相贴。

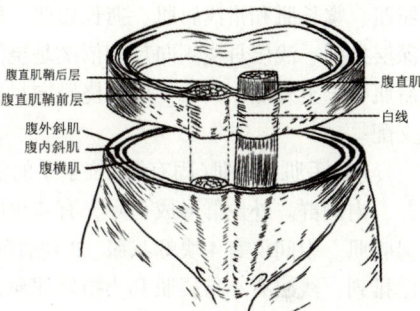

**图 11-8　腹直肌鞘**

3. 腹股沟管　位于腹股沟韧带内侧半的上方，是由外上斜向内下的肌筋膜裂隙。成人腹股沟管长 4.5cm。腹股沟管的结构可以概括为"两环两口四壁"。两环两口是指深环即内口，浅环即外口。内口是腹股沟管深环（腹环），位于腹股沟韧带中点上方约一横指处，腹壁下动脉的外侧，是腹横筋膜外突形成的一个卵圆形孔，外口是腹股沟管浅环（皮下环），是腹外斜肌腱膜在耻骨结节外上方形成的三角形裂隙。前壁是腹外斜肌腱膜，管的外 1/3 处有腹内斜肌起始部加强，后壁是腹横筋膜，管的内 1/3 处有联合腱加强，上壁是腹内斜肌和腹横肌的弓状下缘，下壁是腹股沟韧带。

男性腹股沟管内有精索通过。精索由输精管、输精管动脉、睾丸动脉、蔓状静脉丛、生殖股神经的生殖支、淋巴管及腹膜鞘突的残余部分等组成。精索有 3 层被膜，进入腹股沟管内口时有来自腹横筋膜的精索内筋膜包绕；在腹内斜肌和腹横肌弓状缘以下，提睾肌形成精索中筋膜，出腹股沟管外口时有来自腹外斜肌腱膜的精索外筋膜覆盖。女性腹股沟管内有子宫圆韧带通过，其常与腹股沟管管壁融合而消失，也可出腹股沟管后分散止于耻骨结节和大阴唇附近的浅筋膜。

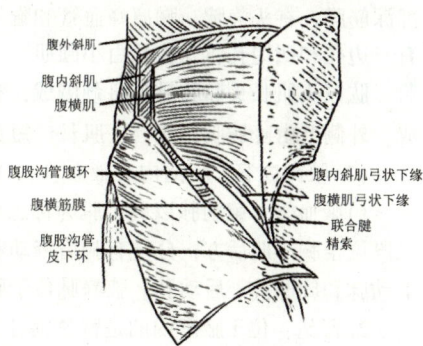

**图 11-9　腹股沟管**

4. 腹股沟三角（海氏三角）　位于腹前壁下部，由腹直肌外侧缘、腹股沟韧带和腹壁下动脉围成的三角区，腹股沟直疝由此三角突出。腹股沟斜疝从腹壁下动脉外侧的深环进入腹股沟管，腹壁下动脉可作为手术时鉴别腹股沟斜疝与直疝的标志。

腹股沟管和腹股沟三角都是腹壁下部的薄弱区。腹膜鞘突未闭合、腹壁肌肉薄弱和长期腹内压增高等因素，可致腹腔内容物由薄弱区突出形成疝。腹腔内容物经腹股沟管腹环进入腹股沟管，再经皮下环突出，下降入阴囊，是腹股沟斜疝，腹腔内容物不经腹环，从腹股沟三角膨出，是腹股沟直疝。

六、上肢肌配布、腋窝、三边孔、四边孔、肘窝、腕管和腱鞘

1. 上肢肌的配布　上肢肌分上肢带肌、臂肌、前臂肌和手肌。

（1）上肢带肌

1）三角肌：三角肌位于肩部，起自锁骨外侧段、肩峰和肩胛冈，与斜方肌的止点对应，肌束逐渐向外下方集，止于肱骨体外侧

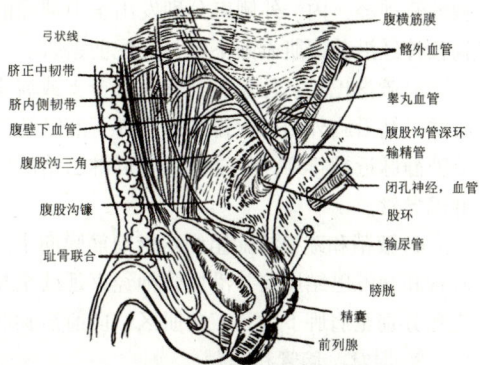

**图 11-10　腹股沟三角**

的三角肌粗隆。腋神经受损可致该肌瘫痪。三角肌外展肩关节，前部肌束使肩关节屈和旋内，后部肌束使肩关节伸和旋外。

2）肌腱袖：肩胛下肌、冈上肌、冈下肌、小圆肌腱分别止于肩关节的前方、上方、后方，腱纤维与关节囊纤维相交织，形成肌腱袖（肩袖），加强肩关节的稳定性。肩关节扭伤或脱位时，可撕裂肌腱袖，引起剧烈疼痛。肌腱袖的肌瘫痪时，可导致肩关节半脱位。

（2）臂肌：臂肌分前群和后群。前群是屈肌，受肌皮神经支配，包括肱二头肌、肱肌和喙肱肌。后群是伸肌，受桡神经支配，包括肱三头肌和肘肌。

（3）前臂肌：前臂肌分前群和后群。前群是屈肌和旋前肌，有9块肌，分浅、中、深层排列。浅层自桡侧向尺侧依次有肱桡肌、旋前圆肌、桡侧腕屈肌、掌长肌和尺侧腕屈肌。中层是指浅屈肌。深层有拇长屈肌、指深屈肌和旋前方肌。桡神经支配肱桡肌，尺神经支配尺侧腕屈肌和指深屈肌尺侧半，正中神经支配旋前圆肌、桡侧腕屈肌、掌长肌和指浅屈肌、拇长屈肌、指深屈肌桡侧半和旋前方肌。后群是伸肌和旋后肌，有10块，分浅层和深层排列。浅层自桡侧向尺侧依次是桡侧腕长伸肌、桡侧腕短伸肌、指伸肌、小指伸肌和尺侧腕伸肌。深层的旋后肌位于上外侧，其余4肌从桡侧向尺侧依次是拇长展肌、拇短伸肌、拇长伸肌和示指伸肌。后群肌受桡神经支配。

（4）手肌：手肌（固有肌）位于手的掌侧，除可屈、伸、收、展外，还可作对掌运动。手肌分外侧群、中间群、内侧群。外侧群形成鱼际，有4块肌，分浅层和深层排列，浅层有拇短展肌和拇短屈肌，深层有拇对掌肌和拇收肌。中间群有4块蚓状肌、3块骨间掌侧肌和4块骨间背侧肌。内侧群形成小鱼际，有3块肌，分浅层和深层排列，浅层有小指展肌和小指短屈肌，深层有小指对掌肌。尺神经支配小鱼际肌，第3、4蚓状肌，拇收肌和骨间肌，正中神经支配第1、2蚓状肌和除拇收肌外的鱼际肌。

2. 腋窝、三边孔和四边孔

（1）腋窝的构成：腋窝分顶、底和前壁、后壁、内侧壁及外侧壁。

1）顶：是腋窝上口向上通颈根部，由锁骨中1/3段、第1肋外缘和肩胛骨上缘围成。

2）底：由皮肤、浅筋膜和腋筋膜构成。

3）四壁：前壁由胸大肌、胸小肌、锁骨下肌和锁胸筋膜构成，锁胸筋膜是锁骨下肌、胸小肌和喙突之间的胸部深筋膜，有头静脉、胸肩峰血管和胸外侧神经穿过。后壁由大圆肌、背阔肌、肩胛下肌和肩胛骨构成，后壁上有三边孔和四边孔，三边孔由小圆肌、大圆肌和肱三头肌长头围成，有旋肩胛血管通过，四边孔由小圆肌、大圆肌、肱三头肌长头和肱骨外科颈围成，有腋神经和旋肱后血管通过。内侧壁由前锯肌、上4个肋骨及肋间肌构成。外侧壁由喙肱肌，肱二头肌长、短头和肱骨结节间沟构成。

（2）腋窝内容：腋窝内有腋血管、臂丛、腋淋巴结、腋鞘和疏松结缔组织。

1）腋血管：腋动脉以胸小肌为标志分3段。第一段位于第1肋外缘与胸小肌上缘之间，分支有胸上动脉；第二段位于胸小肌后方，分支有胸肩峰动脉和胸外侧动脉。第三段位于胸小肌下缘与大圆肌下缘之间，分支有肩胛下动脉和旋肱前、后动脉。腋静脉位于腋动脉内侧，两者之间有臂丛分支。

2）臂丛：位于腋窝内的是臂丛锁骨下部。内侧束是下干前股的延续，外侧束由上、中干的前股合成，后束由三个干的后股合成。内侧束发出尺神经、胸内侧神经、前臂内侧皮神经和臂内侧皮神经，外侧束发出肌皮神经和胸外侧神经，内、外侧束分别发出正中神经的内、外侧根，后束发出桡神经、腋神经、肩胛下神经和胸背神经。胸长神经沿前锯肌表面下降，支配前锯肌。

3）腋淋巴结：位于腋血管及其分支或属支周围疏松结缔组织内，分5群。外侧淋巴结沿腋静脉远端排列；胸肌淋巴结沿胸外侧血管排列，肩胛下淋巴结沿肩胛下血管排列；中央淋巴结位于腋窝底的脂肪组织中，尖淋巴结沿腋静脉近端排列，收纳其他各群淋巴结的输出管汇合成锁骨下干，左锁骨下干注入胸导管，右锁骨下干注入右淋巴导管。

4）腋鞘和疏松结缔组织：椎前筋膜向下外延续，包绕臂丛和腋血管构成腋鞘。疏松结缔组织填充于臂丛、腋血管和腋淋巴结周围并沿血管神经束延续至相邻各区，向上随腋鞘至颈根部，向下至臂前、后区，经三边孔、四边孔分别至肩胛下区和三角肌区，向前至胸肌间隙，这些区域的感染可相互蔓延。

3. 肘窝、腕管和腱鞘

（1）肘窝：肘窝是肘前区三角形凹陷，尖向远侧，底位于近侧。

1）肘窝构成：上界是肱骨内、外上髁连线，外侧界是肱桡肌，内侧界是旋前圆肌，顶是皮肤、浅筋膜、深筋膜和肱二头肌腱膜，底是肱肌、旋后肌和肘关节囊。

2）肘窝内容：自外向内依次是肱二头肌腱、肱动脉及其分支和正中神经。肘深淋巴结位于肱动脉分叉处。肱动脉平桡骨颈分为桡动脉和尺动脉。

（2）腕管

1）腕管构成：由屈肌支持带和腕骨沟共同构成。屈肌支持带（腕横韧带）是腕前区深筋膜深层增厚形成，厚而坚韧，尺侧端附着于豌豆骨和钩骨，桡侧端附着于手舟骨和大多角骨。

2）腕管内容：管内有指浅屈肌腱、指深屈肌腱和拇长屈肌腱9条肌腱及其腱鞘以及正中神经通过。指浅屈肌腱和指深屈肌腱被屈肌总腱鞘（尺侧囊）包裹，拇长屈肌腱被拇长屈肌腱鞘（桡侧囊）包裹。正中神经在腕管内紧贴屈肌支持带桡侧端的深面，腕骨骨折时可压迫正中神经引起腕管综合征。

（3）腱鞘：腱鞘是包裹肌腱的鞘管，多存在于腕、踝、手指和足趾等处。长期、过度和快速活动可导致腱鞘损伤，称腱鞘炎。

### 七、下肢肌配布，梨状肌上下孔，股三角、血管腔隙、收肌管、腘窝、踝管

1. 下肢肌配布　下肢肌分髋肌、大腿肌、小腿肌和足肌。

（1）髋肌：髋肌（盆带肌）分前群和后群。

1）前群：有3块肌，包括髂腰肌、腰小肌和阔筋膜张肌。髂腰肌由腰大肌和髂肌组成，腰大肌起自腰椎体侧面和横突，髂肌起自髂窝，两肌向下会合经腹股沟韧带深面止于股骨小转子，髂腰肌使髋关节前屈和旋外，受腰丛分支支配。腰小肌起自第12胸椎，贴腰大肌前面下行，止于髂耻隆起。阔筋膜张肌起自髂前上棘，肌腹在阔筋膜两层之间向下移行于髂胫束，止于胫骨外侧髁，屈髋关节，受臀上神经支配。

2）后群（臀肌）：有7块，包括臀大肌、臀中肌、臀小肌、梨状肌、闭孔内肌、股方肌和闭孔外肌。臀大肌起自髂骨翼外面和骶骨背面，止于髂胫束和股骨臀肌粗隆，使髋关节伸和外旋，受臀上神经支配。臀中肌和臀小肌起自髂骨翼外面，向下集中形成短腱止于股骨大转子，使髋关节外展，受臀上神经支配。梨状肌起自盆内骶骨前面，出坐骨大孔达臀部止于股骨大转子尖端，坐骨大孔分为梨状肌上孔和梨状肌下孔；梨状肌外旋和外展髋关节，受骶丛分支支配。闭孔内肌起自闭孔膜内面及其周围骨面，向后集中成肌腱由坐骨小孔出骨盆转折向外，止于转子窝，肌腱上、下分别有上孖肌、下孖肌，与闭孔内肌一起止于转子窝，闭孔内肌使髋关节旋外，受骶丛分支支配。股方肌起自坐骨结节，止于转子间嵴，使髋关节旋外，受骶丛分支支配。闭孔外肌位于股方肌深面，起自闭孔膜外面及其周围骨面，经股骨颈后方止于转子窝，使髋关节旋外，受闭孔神经支配。

（2）大腿肌：大腿肌分前群、后群和内侧群。

1）前群：有股四头肌和缝匠肌。股四头肌有股直肌、股内侧肌、股外侧肌和股中间肌4个头。股直肌起自髂前下棘，股内侧肌和股外侧肌分别起自股骨粗线内、外侧唇，股中间肌位于股直肌的深面，起自股骨体前面；4个头向下形成肌腱包绕髌骨，向下续为髌韧带，止于胫骨粗隆；屈髋关节和伸膝关节，受股神经支配。缝匠肌起于髂前上棘，止于胫骨上端内侧；屈髋和屈膝关节，受股神经支配。

2）后群：有股二头肌、半腱肌和半膜肌。股二头肌长头起自坐骨结节，短头起自股骨粗线，止于腓骨头。半腱肌起自坐骨结节，止于胫骨上端内侧。半膜肌起自坐骨结节，止于胫骨内侧髁后面。后群3块肌屈膝关节、伸髋关节，受坐骨神经支配。后群肌均起自坐骨结节，跨越髋、膝两个关节，常称为"腘绳肌"。

3）内侧群：有5块肌，包括耻骨肌、长收肌、股薄肌、短收肌和大收肌。内侧群肌位于大腿内侧，起自闭孔周围骨面，除股薄肌止于胫骨上端内侧外，其他各肌止于股骨粗线；大收肌有一个腱止于收肌结节，腱与股骨之间形成收肌腱裂孔，有股血管通过。内侧群肌使髋关节内收、旋外，受闭孔神经支配。

（3）小腿肌：小腿肌分前群、后群和外侧群。前群在小腿骨间膜前面，后群在骨间膜后面，外侧群在腓骨外侧面。

1）前群：包括胫骨前肌、趾长伸肌和拇长伸肌。前群肌起自胫腓骨上端骨间膜前面，经伸肌上、下支持带深面至足背。胫骨前肌止于内侧楔骨和第1跖骨底，伸踝关节（背屈），使足内翻。趾长伸肌至足背分为4个腱到第2～5趾，止于中节和末节趾骨底，伸踝关节、伸趾，趾长伸肌分出1个腱，止于第5跖骨底，称第三腓骨肌。拇长伸肌止于拇趾远节趾骨底，伸踝关节、伸拇趾。前群肌受腓深神经支配。

2）后群：有6块肌，分浅层和深层。浅层肌包括小腿三头肌和跖肌。小腿三头肌中两个头的腓肠肌起自股骨内、外上髁后面，另一个头的比目鱼肌起自腓骨后面上部和胫骨比目鱼肌线，肌束向下与腓肠肌腱合成粗大的跟腱止于跟骨。小腿三头肌屈踝关节和屈膝关节，受胫神经支配。跖肌类似上肢的掌长肌，起自股骨外上髁及膝关

节囊，止于跟骨结节。深层肌包括腘肌、趾长屈肌、踇长屈肌和胫骨后肌。腘肌起自股骨外侧髁外侧面，止于胫骨比目鱼肌线以上骨面，屈膝关节，使小腿旋内。趾长屈肌、踇长屈肌和胫骨后肌起自胫腓骨后面和骨间膜，经屈肌支持带深面至足底，趾长屈肌至足底分为4条肌腱，止于第2~5趾远节趾骨底，屈踝关节和屈第2~5趾，踇长屈肌至足底与趾长屈肌腱交叉，止于踇趾远节趾骨底，屈踝关节和屈踇趾，胫骨后肌至足底，止于舟骨粗隆和内侧、中间及外侧楔骨，屈踝关节和使足内翻。深层肌受胫神经支配。

3）外侧群：包括腓骨长肌和腓骨短肌。两肌起自腓骨外侧面，经腓骨上、下支持带的深面，经外踝后方转向前，腓骨短肌腱止于第5跖骨粗隆，腓骨长肌腱绕至足底斜行至足内侧，止于内侧楔骨和第1跖骨底。外侧群肌使足外翻和屈踝关节（跖屈），受腓浅神经支配。

（4）足肌：足肌分足背肌和足底肌。足背肌包括伸踇趾的踇短伸肌和伸第2~4趾的趾短伸肌，腓深神经支配足背肌。足底肌的配布和作用与手掌肌相似，也分内侧群、外侧群和中间群，但没有与拇指和小指相当的对掌肌。

内侧群有踇展肌、踇短屈肌和踇收肌，受足底内侧神经支配，外侧群有小趾展肌和小趾短屈肌，受足底外侧神经支配，中间群由浅入深排列有趾短屈肌、足底方肌、4条蚓状肌、3块骨间足底肌和4块骨间背侧肌，受足底内、外侧神经支配。各肌的作用同其名，足底方肌的作用是协助趾长屈肌腱向正后方屈足趾。足肌的主要作用是维持足弓。

**2. 梨状肌上孔和梨状肌下孔**

梨状肌起于盆腔后壁第2~4骶前孔外侧，向外穿坐骨大孔出盆腔，与坐骨大孔上、下缘之间各留下一个间隙，分别称梨状肌上孔和梨状肌下孔。自外向内穿经梨状肌上孔的结构依次是臀上神经、臀上动脉和臀上静脉。自外向内穿经梨状肌下孔的结构依次是坐骨神经、股后皮神经、臀下神经、臀下动脉、臀下静脉、阴部内静脉、阴部内动脉和阴部神经。

**3. 股三角和收肌管**

（1）股三角：位于股前区上部，为底向上、尖向下倒三角形凹陷，下续收肌管。股三角上界是腹股沟韧带；外下界是缝匠肌内侧缘；内下界是长收肌内侧缘；前壁是阔筋膜；后壁凹陷，自外向内是髂腰肌、耻骨肌和长收肌及其筋膜。股三角内的结构由外向内依次是股神经、股动脉、股静脉和股管。

股动脉起始处发出腹壁浅动脉、旋髂浅动脉和阴部外动脉3条浅动脉；股动脉在腹股沟韧带下方3~5cm处发出最大分支股深动脉，其分支有旋股内、外侧动脉和数条穿动脉。

（2）收肌管：位于大腿中部缝匠肌深面，是肌肉之间的三棱形间隙。前壁是大收肌腱板，后壁是大收肌，外侧壁是股内侧肌。收肌管上口是股三角尖，下口是收肌腱裂孔通腘窝。管内有股血管和隐神经通过。

**4. 血管腔隙、肌腔隙和股管**

髂耻弓连于腹股沟韧带和髋骨髂耻隆起之间，将腹股沟韧带与髋骨之间空隙分隔成内侧部（血管腔隙）和外侧部（肌腔隙），是腹、盆腔与股前内侧区之间的重要通道。

（1）血管腔隙和肌腔隙：血管腔隙前界是腹股沟韧带内侧部，后内界是耻骨肌筋膜及耻骨梳韧带，内侧界是腔隙韧带（陷窝韧带），后外界是髂耻弓；腔隙内有股鞘、股血管、生殖股神经股支和淋巴管通过，最内侧是股管上口（股环）。肌腔隙前界是腹股沟韧带外侧部，后外界是髂骨，内侧界是髂耻弓；腔隙内有髂腰肌、股神经和股外侧皮神经通过。

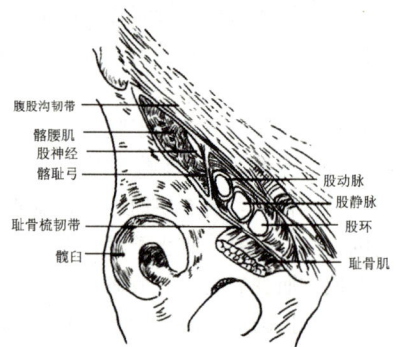

图例标注：腹股沟韧带、髂腰肌、股神经、髂耻弓、耻骨梳韧带、髋臼、股动脉、股静脉、股环、耻骨肌

**图 11-11  血管腔隙**

（2）股管：是股鞘内侧份漏斗状筋膜间隙，长1.0~1.5cm。股管前壁由上向下依次为腹股沟韧带、隐静脉裂孔镰状缘上端和筛筋膜；后壁依次是耻骨梳韧带、耻骨肌及其筋膜；内侧壁依次是腔隙韧带及股鞘内侧壁；外侧壁是股静脉内侧的纤维隔。股管下端是盲端；上口（股环）内界是腔隙韧带，后界是耻骨梳韧带，前界是腹股沟韧带，外界是股静脉内侧的纤维隔。股环被薄层疏松结缔组织覆盖形成股环隔（内筛板），其上面衬有腹膜，称股凹。股管内有1~2个腹股沟深淋巴结和脂肪组织。

腹压增高时腹腔脏器（主要是肠管）可被推向股凹，继而经股环至股管，最后由隐静脉裂孔处突出形成股疝。股环前、后和内侧三边均为韧带结构不易延伸，所以股疝易发生绞窄。

**5. 腘窝**

腘窝是膝关节后方的菱形凹陷。

(1)腘窝构成：腘窝外上界是股二头肌腱，内上界是半腱肌和半膜肌，下内、下外界分别是腓肠肌内、外侧头；窝顶是腘筋膜，窝底自上而下是股骨腘面、膝关节囊后部和腘斜韧带、腘肌及其筋膜。

(2)腘窝内容：腘窝内由浅至深依次是胫神经、腘静脉和腘动脉及外上界的腓总神经。胫神经位于腘窝最浅层，在腘窝内发出肌支、关节支至附近肌和膝关节。腓总神经是坐骨神经另一终支，越腓肠肌外侧头表面至腓骨头下方绕腓骨颈，分为腓浅和腓深神经。腘动脉位置最深，在腘窝内发出的分支是膝上内侧动脉、膝上外侧动脉、膝中动脉、膝下内侧动脉和膝下外侧动脉，供应膝关节并参与膝周动脉网组成。在腘窝下角处腘动脉分成胫前动脉和胫后动脉。

6. 踝管

踝后区深筋膜在内踝和跟结节内侧面之间部分增厚，形成屈肌支持带(分裂韧带)，此韧带与跟骨内侧面和内踝之间围成踝管。屈肌支持带向深面发出 3 个纤维隔，将踝管分成 4 个通道。踝管内通过的结构由前向后依次是胫骨后肌腱，趾长屈肌腱，胫后动、静脉和胫神经以及踇长屈肌腱。踝管是小腿后区与足底间的一个重要通道，感染可借踝管蔓延。踝管狭窄时可压迫其内容物，形成"踝管综合征"。

# 第二章 消化系统

消化系统是人体内脏(消化、呼吸、泌尿和生殖)四大系统之一。它由消化管和消化腺两部分组成。消化管是一条起自口腔，延续咽、食管、胃、小肠(十二指肠、空肠、回肠)、大肠(盲肠、阑尾、结肠、直肠、肛管)，到肛门的长肌性管道。临床上常把口腔至十二指肠的这部分管道称上消化道，空肠以下的部分称下消化道。消化腺包括小消化腺和大消化腺。小消化腺分布在消化管的管壁内，大消化腺包括三对唾液腺(腮腺、下颌下腺、舌下腺)、肝和胰，它们借助导管将分泌的消化液排入消化管腔内。消化系统的基本生理功能是摄取和消化食物、吸收营养、排泄废物。

## 第一节 口 腔

### 一、牙的形态、结构、名称及排列顺序

牙是人体最坚硬的器官，具有咀嚼食物及协助发音的作用。牙位于口腔前庭和固有口腔之间，镶嵌于上、下颌骨的牙槽内，分别排列成上、下牙弓。

1. 牙的形态 牙可分为牙冠、牙颈和牙根三部分。牙冠是露出牙龈以外的部分，因牙的种类不同而形状有所不同；牙冠内部的腔隙称牙冠腔。牙根内的细管称牙根管，此管开口于牙根尖端的根尖孔。牙的血管和神经通过根尖孔和牙根管，进而进入牙冠内较大的牙冠腔。牙根管与牙冠腔合称牙腔或髓腔，其内容纳牙髓。

2. 牙的结构 牙由牙质、牙釉质、牙骨质和牙髓组成。牙质构成牙的大部分。牙冠部的牙质外面覆有全身最坚硬的物质，称牙釉质。牙根与牙颈处的牙质外包有牙骨质。牙髓位于牙腔内，由结缔组织、神经和血管共同组成。由于牙髓内含有丰富的感觉神经末梢，所以牙髓炎时，可引起剧烈的疼痛。

3. 牙周组织 牙周组织包括牙周膜、牙槽骨和牙龈，对牙起到保护、固定和支持作用。牙周膜是介于牙槽骨与牙龈之间的致密结缔组织膜，具有固定牙根和缓解咀嚼时所产生压力的作用。牙龈是口腔黏膜覆盖于牙颈及牙槽骨的部分，血管丰富，呈淡红色，坚韧而有弹性。

4. 牙的种类与牙式 人的一生要更换一次牙。小儿牙称乳牙，共有 20 个，即上、下颌左右各 5 个；成人牙称恒牙，共 32 个，即上、下颌左右各 8 个。

(1)牙的种类：人类由于食物复杂，牙进一步分化，出现形状、功能各异的牙，乳牙和恒牙均包括切牙、尖牙和磨牙。恒牙又包括磨牙和前磨牙。

(2)牙式(牙的排列顺序和名称)：临床上以被检查者方位为准，用列于横线上与下的罗马数字或阿拉伯数字来表示上颌或下颌的相应乳牙和恒牙的位置，竖线则示左或右牙列。如"Ⅴ"表示左下颌第 2 乳磨牙，"5"则表示右上颌第 2 前磨牙，这种特定的牙科记录方式为牙式。牙式排列如下(以左上颌牙为例)。

乳牙牙式：

| I | II | III | IV | V |
|---|---|---|---|---|
| 乳中切牙 | 乳侧切牙 | 乳尖牙 | 第1乳磨牙 | 第2乳磨牙 |

**图 11-12　乳牙牙式**

恒牙牙式：

| 1 | 2 | 3 | 4 | 5 | 6 | 7 | 8 |
|---|---|---|---|---|---|---|---|
| 中切牙 | 侧切牙 | 尖牙 | 第1前磨牙 | 第2前磨牙 | 第1磨牙 | 第2磨牙 | 第3磨牙 |

**图 11-13　恒牙牙式**

### 二、舌乳头和颏舌肌

舌是位于口腔底的肌性器官。舌具有协助咀嚼和吞咽食物、感受味觉和辅助发音等功能。

1. 舌乳头　舌黏膜活体呈淡红色，覆盖于舌的两面。舌背的黏膜呈淡红色，其表面形成大小各异的突起，为舌乳头。舌根部黏膜内淋巴组织则形成结节状隆起，称舌扁桃体。舌乳头包括丝状乳头、菌状乳头、轮廓乳头和叶状乳头。丝状乳头呈白色，数目最多，体形甚小，遍布于舌背前2/3；菌状乳头略大于丝状乳头，色较红，呈钝圆状，量较少，多散在于舌侧与舌尖的丝状乳头间；轮廓乳头体形最大，7~9个，排列在界沟前方；叶状乳头位于舌侧缘的后部，为每侧4~8条平行叶片形的黏膜皱襞，小儿较清楚。菌状乳头、轮廓乳头、叶状乳头以及软腭、会厌及咽后壁等处的黏膜内含有味蕾，为味觉感受器，具有感受酸、甜、苦、咸等味觉功能。

2. 舌肌　包括舌内肌和舌外肌，它们的肌纤维常交织，并协同运动。

(1)舌外肌：起于舌周围各骨，止于舌，包括颏舌肌、舌骨舌肌和茎突舌肌等，收缩时可改变舌的位置。其中颏舌肌是一对强而有力的肌，起自下颌体后面的颏棘，肌纤维呈扇形向后上方放散，止于舌正中线两侧。两侧颏舌肌同时收缩，拉舌向前下方，即伸舌；单侧收缩可使舌尖伸向对侧。如一侧颏舌肌瘫痪，当病人伸舌时，舌尖偏向瘫痪侧。

(2)舌内肌：起点和止点均在舌内，收缩时仅改变舌的形状。根据肌纤维方向可分为纵肌、横肌和垂直肌。

### 三、大唾液腺的位置及导管开口

唾液腺位于口腔周围，能分泌并向口腔内排泄唾液。根据腺的大小和位置，唾液腺分大唾液腺和小唾液腺两类。后者小，数目多，位于口腔各部黏膜内。大唾液腺有3对，即腮腺、下颌下腺和舌下腺。

1. 腮腺　腮腺最大，以下颌支后缘为界将其分为浅部与深部。浅部覆盖于下颌支与咬肌后份的浅面，略呈三角形；深部位于下颌支深面，呈锥体状突向咽侧壁。腮腺管长3.5~5cm，自浅部前缘发出，约在颧弓下一横指处水平向前越过咬肌表面，至咬肌前缘弯向内侧，斜穿颊肌，开口于上颌第2磨牙冠平对的颊黏膜处，开口处形成腮腺管乳头。

2. 下颌下腺　呈卵圆形，位于下颌体下缘以及二腹肌前、后腹围成的下颌下三角内，其导管长约5cm，自腺内侧面发出，沿口底黏膜深面前行，开口于舌下阜。

3. 舌下腺　位于口底舌下襞的深面，其导管有大管1条，与下颌下腺管共同开口于舌下阜，小管5~15条，直接开口于舌下襞表面。

# 第二节　咽

### 一、咽的位置

咽为上部较宽、前后扁窄的肌性漏斗状管道，长约12cm，其内腔称咽腔。咽上端起于颅底，下方在第6颈椎下缘(环状软骨)处移行为食管。咽的前方自上而下借鼻后孔、咽峡和喉口与鼻腔、口腔及喉腔相通。咽是消化管与呼吸道共同的通道。

## 二、咽的分部

以腭帆游离缘和会厌上缘平面为界,咽自上而下可分为鼻咽部、口咽部和喉咽部。

1. 鼻咽部　位于颅底与软腭之间。两侧壁于下鼻甲的后方有咽鼓管咽口,鼻咽腔经此口通向中耳鼓室。咽鼓管咽口平时是关闭的,吞咽或打哈欠时开放,空气通过咽鼓管咽口进入鼓室,以维持鼓膜两侧的气压平衡。咽部感染时,细菌也可经该口至咽鼓管传播到中耳,引起中耳炎。小儿的咽鼓管较短而宽,咽鼓管咽口与咽鼓管鼓室口在同一高度,故儿童患急性中耳炎远较成人为多。咽鼓管咽口的后上方隆起为咽鼓管圆枕,它是寻找咽鼓管的标志。咽鼓管圆枕后方为咽隐窝,是鼻咽癌好发部位。咽部的淋巴组织丰富,后上壁为咽扁桃体,在小儿尤为发达,甚至可因过度增大而影响呼吸等功能。咽鼓管咽口附近的黏膜内有咽鼓管扁桃体。

2. 口咽部　位于咽峡后方,软腭至会厌上缘的部分。该部舌根与会厌之间有 3 条黏膜皱襞,即正中的舌会厌正中襞及两侧的舌会厌外侧襞,襞间的凹陷称会厌谷,为异物易逗留处。

腭扁桃体位于腭舌弓和腭咽弓围成的扁桃体窝内,呈椭圆形,具有防御功能。该扁桃体内侧被覆黏膜,黏膜上皮向扁桃体实质内下陷,形成 12~20 个小管状凹陷,称扁桃体小窝,为病原菌易停留繁殖的场所。

咽后上方的咽扁桃体、两侧的咽鼓管扁桃体、腭扁桃体和舌扁桃体共同构成咽淋巴环,位于口腔、鼻腔至咽的入口处,对消化道和呼吸道有防御功能。

3. 喉咽部　位于喉口与喉的后方,呈上大下小的漏斗状,自会厌上缘至第 6 颈椎下缘平面与食管相续。该部在喉口的两侧有深陷的梨状隐窝,是异物易存留之处。

# 第三节　食　管

## 一、食管的位置和分部

食管为一扁平肌性长管状器官,是消化管各部中最狭窄的部分。上于第 6 颈椎下缘平面续咽,下经贲门与胃相连,长约 25cm,可依其行程分为颈部、胸部和腹部 3 部。颈部自起始端至胸骨颈静脉切迹平面。胸部自胸骨颈静脉切迹至膈食管裂孔。腹部自膈食管裂孔至贲门。

## 二、食管的狭窄

食管的管径并非上下均匀一致,这与食管本身的结构特点以及邻近器官有关,最重要和有意义的是食管的 3 处生理性狭窄。第一狭窄为食管的起始部,相当于第 6 颈椎体下缘水平,距中切牙约 15cm;第二狭窄为食管在左主支气管的后方与其交叉处,相当于第 4、5 胸椎体之间水平,距中切牙约 25cm;第三狭窄为食管通过膈的食管裂孔处,相当于第 10 胸椎水平,距中切牙约 40cm。这三处狭窄部是食管异物易滞留和食管癌的好发部位。

## 三、食管各部的毗邻

1. 食管颈部的毗邻　食管颈部长约 5cm。其前方为气管颈部,后方有颈长肌和脊柱。后外侧隔椎前筋膜与颈交感干相邻。两侧为甲状腺侧叶、颈动脉鞘及其内容。食管颈部位置稍偏左侧,故食管颈部手术入路以左侧为宜。

2. 食管胸部的毗邻　食管胸部长约 18cm,占食管全长的 7/10。食管前方自上而下有气管、气管杈、左喉返神经、左主支气管、右肺动脉、迷走神经食管前丛、心包、左心房和膈。后方有迷走神经食管后丛、胸主动脉、胸导管、奇静脉、半奇静脉、副半奇静脉和右肋间后动脉。左侧有左颈总动脉、左锁骨下动脉、主动脉弓、胸主动脉、胸导管上份。右侧有奇静脉弓。食管的第二个狭窄位于食管胸部,是食管异物嵌顿和食管癌的好发部位。此外,左心房扩大可压迫食管,食管钡餐造影时出现明显的压迹。

3. 食管腹部的毗邻　食管腹部长 1~2cm。前方有迷走神经前干经过,后方有迷走神经后干。

## [经典例题 1]

食管的第 2 个狭窄在

A. 起始处　　　　　　　　　B. 穿过膈处

C. 与左主气管交叉处　　　　D. 距中切牙约 15cm

E. 距中切牙约 40cm

[参考答案] 1. C

## 第四节　胃

胃是消化管的膨大部分，上接食管，下续十二指肠，成人胃容量约 1500ml。胃具有容纳和搅拌食物、分泌胃液、内分泌等功能。

### 一、胃的位置

胃的位置因体型、体位和充盈程度不同而有较大的变化。一般在中度充盈时，大部分位于左季肋区，小部分位于腹上区。剑突下是胃的触诊部位。贲门位于第 11 胸椎体左侧，幽门位于第 1 腰椎体右侧。胃的贲门较为固定，其余部分移动较大。直立位时，幽门可下降至第 3 腰椎平面，胃大弯可降至脐或脐平面以下；仰卧位时胃的位置上移。瘦长型者，胃的位置较低，矮胖型者则较高。暴饮暴食时，胃大弯可降至髂前上棘平面以下。

### 二、胃的形态

胃的形态因人而异，与性别、年龄、体型、体位、呼吸、腹肌张力、胃的盈虚以及周围器官等有关。胃中度充盈时呈袋状，空虚时呈管状。胃有两口、两壁和两弯。胃的入口称贲门，连通食管腹部，较固定；出口称幽门，续十二指肠上部。幽门的浆膜下有环行的幽门前静脉，为手术中确定幽门的标志，但尸体上不明显。胃前壁与肝的脏面、腹前壁等相贴；胃后壁构成网膜囊前壁的一部分。胃的上缘凹陷，称胃小弯，有肝胃韧带附着，比较固定；下缘隆凸，称胃大弯。胃小弯最低处弯曲成角切迹。

### 三、胃的分部与胃窦

胃可分为贲门部、胃底、胃体和幽门部 4 部。贲门部是指贲门附近区界限不明确。胃底为贲门平面以上，食管腹部左侧的膨隆部分，临床称为胃穹隆。内含吞咽时进入的空气，约 50ml，X 线胃片可见此气泡，又称"胃泡"。婴幼儿的胃底较低，不明显，易出现胃内容物反流至食管的现象。幽门部（临床上也称"胃窦"）位于角切迹至幽门之间，该部又借胃大弯处不明显的中间沟，分为左侧膨大的幽门窦和右侧呈管状的幽门管两部。幽门窦通常位于胃的最低部，胃溃疡和胃癌多发生于其附近的胃小弯处。胃体是胃底和角切迹之间的部分。

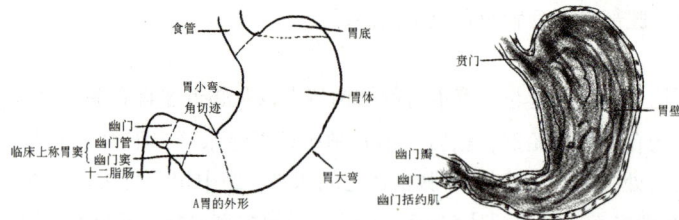

**图 11-14　胃的冠状切面**

### 四、胃的毗邻

胃前壁右侧被肝左叶覆盖，左侧邻膈，被左肋弓覆盖，中间部与腹前壁相贴，为胃触诊部位；胃后壁隔网膜囊与左肾、左肾上腺、脾、胰、横结肠及其系膜相邻，这些器官共同构成胃床。胃底与膈和脾相邻。

## 第五节　小　肠

分为十二指肠、空肠与回肠 3 部。小肠是进行消化和吸收的重要器官，并具有一定的内分泌功能。

### 一、十二指肠的位置、形态和分部

十二指肠是介于胃与空肠之间的肠管，因总长约有 12 个横指的宽度（20~25cm）而得名。胰管与胆总管均开口于十二指肠，因此，十二指肠既接受胃液，又接受胰液和胆汁的注入，其消化功能十分重要。十二指肠呈"C"形，环绕胰头，分上部、降部、水平部和升部 4 部。

1. 上部　长约 5cm，起自胃的幽门，走向右后方，至胆囊颈的后下方，急转成为降部，转折处为十二指肠上曲，接续降部。上部起始处有大、小网膜附着，属于腹膜内位器官，故活动度较大。近幽门约 2.5cm 的上部肠管，壁较薄，黏膜面较光滑，无环状襞，钡剂 X 线下呈三角形阴影，称十二指肠球，是十二指肠溃疡的好发部位。

2. 降部　长 7~8cm，由十二指肠上曲沿右肾内侧缘下降，至第 3 腰椎水平，弯向左侧，转折处为十二指肠下曲，续于水平部。降部为腹膜外位，几乎无活动性。降部的内侧紧邻胰头、胰管及胆总管。降部黏膜多为环状皱襞，其后内侧壁有胆总管沿其外面下行，致使黏膜呈略凸向肠腔的纵行隆起，称十二指肠纵襞。在十二指肠纵襞的下端，约于降部中、下 1/3 交界处，可见圆形隆起的<u>十二指肠大乳头，其是胆总管和胰管的共同开口</u>（肝胰壶腹的开口处）。大乳头稍上方，有时可见十二指肠小乳头，是副胰管的开口处。

3. 水平部　又称下部，长约 10cm，自十二指肠下曲水平向左，横过第 3 腰椎前方至其左侧，移行为升部。此部也是腹膜外位。其前方有肠系膜根和其中的肠系膜上动、静脉跨过，故当肠系膜上动脉起点过低时，可能会压迫此部而引起十二指肠肠腔郁积、扩大，甚至梗阻，称肠系膜上动脉压迫综合征。

4. 升部　长 2~3cm，由水平部向左上斜升，至第 2 腰椎左侧急转向前下方，形成十二指肠空肠曲，移行为空肠。十二指肠空肠曲的上后壁被由纤维组织和肌组织构成的十二指肠悬肌连至右膈脚。<u>十二指肠悬肌和包绕其下段表面的腹膜皱襞共同构成十二指肠悬韧带，或称 Treitz 韧带。Treitz 韧带是腹部外科手术时确认空肠起始的重要标志。</u>

**[经典例题 1]**

十二指肠大乳头位于

A. 十二指肠上部　　　　　　　　　　B. 十二指肠降部

C. 十二指肠水平部　　　　　　　　　D. 十二指肠升部

E. 十二指肠纵襞的上方

[参考答案] 1. B

**二、空肠和回肠的形态结构特点**

空肠和回肠上端起自十二指肠空肠曲，下端接续盲肠。它们借肠系膜连于腹后壁，所以空肠和回肠也称为系膜小肠，属腹膜内位器官，其活动度较大。空、回肠连于肠系膜的边缘为系膜缘，相对缘为游离缘或对系膜缘。

空肠和回肠形态结构不完全一致，但两者无明显界限，渐进发生变化。空肠始于十二指肠空肠曲，占空、回肠全长的近侧 2/5，占据腹腔的左上部；回肠占全长远侧的 3/5，位于腹腔右下部，部分位于盆腔内，在右髂窝续盲肠。外观上，空肠管径较粗，管壁较厚，血管较多，颜色较红；而回肠管径较细，管壁较薄，血管较少，颜色较浅。空肠与回肠的黏膜形成许多环状襞，并有大量小肠绒毛，因而极大地增加了小肠的吸收面积；环状襞在空肠最密、最高，向下逐渐减少、变小，到回肠下部几乎消失。空肠与回肠的黏膜固有层和黏膜下层内含有淋巴滤泡，其分为孤立淋巴滤泡与集合淋巴滤泡两类，前者见于空肠与回肠，后者多见于回肠下部；集合淋巴滤泡又称 Peyer 斑，有 20~30 个，呈梭形，其长轴与小肠长轴一致，常位于肠的对系膜缘。肠伤寒的病变发生在集合淋巴滤泡，可并发肠穿孔或肠出血。肠系膜的厚度从上到下逐渐变厚，脂肪含量越来越多。空、回肠肠系膜内血管的分布也有区别，空肠的直血管较回肠长；回肠的动脉弓级数多（可达 4 级或 5 级弓），而空肠的动脉弓级数少。另外，距回肠末端 0.3~1m 范围的回肠对系膜缘上，约 2% 的成人，有长 2~5cm 的囊状突起，管径与回肠近似，称 Meckel 憩室，此为胚胎时期卵黄囊管残留所致。此憩室可发炎或合并溃疡穿孔，因其位置靠近阑尾，故症状与阑尾炎相似。

## 第六节　大　肠

大肠是消化管的下段，全长约 1.5m，全程围绕在空、回肠的周围，分盲肠、阑尾、结肠、直肠和肛管。大肠的主要功能是吸收水分、维生素和无机盐，并将食物残渣形成粪便，排出体外。

**一、大肠的分部、结肠的结构特征**

大肠分为<u>盲肠、阑尾、升结肠、横结肠、降结肠、乙状结肠、直肠和肛管</u>。除直肠、肛管以及阑尾外，<u>结肠和盲肠具有 3 种特征性结构，即结肠带、结肠袋和肠脂垂</u>。结肠带是由肠壁的纵形肌增厚形成，有 3 条，这 3 条结肠带均汇集于阑尾根部；结肠袋是由于结肠带较肠管短，使后者皱褶形成的囊状突起；肠脂垂为沿结肠带两侧分布的许多小突起，由浆膜及其所包含的脂肪组织形成。腹部手术时，鉴别大、小肠的主要依据就是上述三个特征。

**二、阑尾的位置、阑尾根部的体表投影及回盲瓣**

1. 盲肠　盲肠粗而短，一般长 6~7cm，属腹膜内位器官，是大肠的起始部，通常位于右髂窝内。盲肠左侧接回肠末端，后壁有阑尾附着（三者合称回盲部）。回肠末端通入盲肠，开口称回盲口，此处黏膜形成上、下两片皱襞，称为<u>回盲瓣</u>，其可阻止小肠内容物过快流入大肠，并可防止盲肠内容物逆流到回肠。在回盲口下方约

2cm 处，有阑尾的开口。

2. 阑尾　阑尾为一蚓状盲突，阑尾的根部连于盲肠的后内侧壁，远端游离。阑尾的长短差异较大，平均长度 6~8cm，成人阑尾的管径介于 0.5~1.0cm 之间，管腔随年龄增长而缩小，故易由粪石阻塞；阑尾系膜呈三角形或扇形，内有血管、神经、淋巴管等，系膜游离缘短则使阑尾不同程度弯曲，这些都是阑尾炎的形态学基础。

一般阑尾和盲肠位于右髂窝内，少数人阑尾随盲肠位置变化而出现异位阑尾。阑尾远端为游离盲端，移动性大，故其在右髂窝内与回肠、盲肠的位置关系多样，如回肠下位、回肠后位、盲肠下位等，因而阑尾炎时症状和体征可能不同。阑尾根部附于盲肠后内侧壁，3 条结肠带汇合于阑尾根部，故可沿盲肠结肠带追踪至阑尾，这是临床找寻阑尾的可靠方法。阑尾根部的体表投影点通常在脐与右髂前上棘连线的中、外 1/3 交点处，称 McBurney 点，也可用 Lanz 点表示，即左、右髂前上棘连线的右、中 1/3 交点处，阑尾炎时局部常有明显压痛。

### 三、直肠和肛管的形态和位置

1. 直肠　直肠全长 10~14cm，位于小骨盆腔的后部，骶骨的前方，上端在第 3 骶椎平面与乙状结肠相接，向下沿第 4~5 骶椎和尾骨前面下行，穿过盆膈移行于肛管。直肠在矢状面上有两个弯曲，即骶曲和会阴曲。前者由于直肠在骶、尾骨前面下降，形成凸向后方的弯曲；后者是直肠绕过尾骨尖形成凸向前方的弯曲。直肠在冠状位也有 3 个侧方弯曲，但不恒定。直肠上端与乙状结肠交接处管径较细，向下肠腔显著膨大称为直肠壶腹。直肠腔内一般有 3 条由黏膜和环形平滑肌形成的半月形横向皱襞，称直肠横襞。中间的直肠横襞最大而明显，位置最恒定，位于直肠右侧壁，距肛门约 7cm。在进行直肠或乙状结肠镜检查时，应注意直肠弯曲、横襞的位置和方向，缓慢推进，以免损伤肠壁。

2. 肛管　肛管长约 4cm，其上界为直肠穿过盆膈的平面，向下止于肛门，为肛门括约肌所包绕，平时处于收缩状态，其生理功能是控制粪便的排泄。

肛管内面有 6~10 条纵行的黏膜皱襞，称肛柱，柱内有动、静脉及纵行肌。肛柱下端之间，彼此借半月形的黏膜皱襞相连，这些半月形的黏膜皱襞称肛瓣。肛瓣与相邻肛柱下端共同围成的小隐窝称肛窦，窦口向上，肛门腺开口于此，窦内往往积存粪屑，易于感染而发生肛窦炎，严重者可形成肛瘘或坐骨肛门窝脓肿等。肛柱上端的环形连线为肛直肠线，是直肠与肛管的分界线。肛柱下端与肛瓣的边缘连成的锯齿状环形线，环绕肠管内面，称齿状线。齿状线上、下肛管被覆上皮的来源、动脉的来源、静脉和淋巴回流以及神经支配完全不同，临床上有实用意义。齿状线以上的肛管内表面为黏膜，上皮为单层柱状上皮，由内胚层演化而来；齿状线以下的肛管内表面为皮肤，由外胚层演化而来，为复层扁平上皮。齿状线以上部分肛管由直肠上、下动脉供应；齿状线以下由肛动脉营养。齿状线以上肛管的静脉通过直肠上静脉、肠系膜下静脉回流至肝门静脉；齿状线以下静脉通过肛静脉、阴部内静脉、髂内静脉回流至下腔静脉。齿状线上方由内脏神经分布，下方由躯体神经分布。

齿状线下方宽约 1cm 的环形区域称肛梳或称痔环，该处皮肤轻度角化，深部为静脉丛，故呈浅蓝色。肛梳下缘不甚明显的环行线称白线，它的位置相当于肛门内、外括约肌之间，直肠指检可触知此处有一环形浅沟，称括约肌间沟。肛柱部的黏膜下层和肛梳的皮下组织内含有丰富的静脉丛，可因血流不畅而淤积，以致曲张成痔。齿状线以上者为内痔，以下者为外痔，跨越齿状线上下者为混合痔。肛门是肛管的下口，是一前后纵行的裂口，前后径 2~3cm。

肛门括约肌环绕肛管周围，包括肛门内括约肌和肛门外括约肌。肛门内括约肌属平滑肌，是肠壁环形肌增厚而成，环绕肛管上 3/4，有协助排便的作用，对控制排便的作用不大。肛门外括约肌为横纹肌，围绕肛门内括约肌的外面和肛管全部，受意识支配，有较强的控制排便功能。肛门外括约肌按其纤维所在部位可分为皮下部、浅部和深部 3 部。皮下部是位于肛门周围皮下的环形肌束，如此部肌纤维被切断，不会产生大便失禁；浅部为围绕肛管下端的椭圆形肌束，前、后方分别附着于会阴中心腱和尾骨尖；深部为位于浅部上方较厚的环形肌束。浅部和深部是控制排便的重要肌束。肛门内括约肌、直肠下份的纵行肌、肛门外括约肌的浅、深部等共同构成一围绕肛管的强大肌环，称肛门直肠环，对肛管起着极重要的括约作用。若外科手术不慎切断此环，可引起大便失禁。

## 第七节　肝

肝是人体内最大的腺体，也是最大的消化腺。我国成年男性的肝重 1230~1450g，女性为 1100~1300g，占体重的 1/50~1/40。胎儿和新生儿的肝相对较大，体积可占腹腔容积的一半，重量可达体重的 1/20。肝的血供丰富，活体肝呈棕红色。肝的质地柔软而脆，受暴力打击易破裂，发生腹腔内大出血。肝的功能复杂而且十分重要。消化道吸收的物质，绝大部分要在肝内分解、合成、转化、储存、解毒。此外，肝还有吞噬作用以及分泌胆汁的功能，胚胎时期肝有造血等功能。

### 一、肝的形态、位置和毗邻及肝门

**1. 肝的形态、毗邻及肝门**

肝大致呈楔形，右端粗大，左端细小，分上、下两面，前、后、左、右四缘。肝的上面隆凸，主要与膈接触，又称为膈面。膈面与膈之间借镰状韧带、冠状韧带、三角韧带和结缔组织相连，因此，呼吸时肝随膈上下移动。肝为腹膜间位器官，其膈面后部没有腹膜覆盖的部分为裸区。肝的下面凹凸不平，与腹腔脏器相邻，故又称脏面。肝的脏面中部有两条纵行和一条横行的凹陷，总体呈"H"形，分别称左、右纵沟和横沟。横沟位于肝的中部，连接左、右纵沟，有肝左、右管，肝固有动脉左、右支，肝门静脉左、右支以及神经、淋巴管等在此处出入肝，称肝门，也称第一肝门。出入肝门的结构被肝十二指肠韧带的腹膜包被，构成肝蒂，主要结构成"品"字形排列，一般肝左、右管居前方，肝固有动脉左、右支居左前方，肝门静脉左、右支位于两者的后方。左纵沟窄而深，前部有肝圆韧带通过，称肝圆韧带裂；后部容纳静脉韧带，为静脉韧带裂。肝圆韧带是胎儿时期脐静脉闭锁后的残件，包被在镰状韧带游离缘内，下端连至脐，上端经肝圆韧带裂走向肝门。静脉韧带是胎儿时期静脉导管闭锁的遗迹。右纵沟宽而浅，前部为一浅凹，容纳胆囊，称胆囊窝；后部宽而较深，位于裸区的左侧，有下腔静脉通过，称腔静脉沟。腔静脉沟的上部，有肝左、中、右静脉注入下腔静脉，临床称此处为第二肝门。

肝的膈面被镰状韧带分为左、右两叶。肝右叶大而厚，肝左叶小而薄。肝的脏面借"H"形沟分为4叶；肝左叶位于左侧纵沟的左侧；肝右叶位于右侧纵沟的右侧；方叶和尾状叶位于两侧纵沟之间，横沟前方的是方叶，后方的为尾状叶。脏面的肝左叶与膈面的肝左叶相对应，脏面的肝右叶、方叶和尾状叶三部分相当于膈面的肝右叶。

肝的前（下）缘锐利，中部的左、右侧各有一凹陷，分别称为肝圆韧带切迹和胆囊切迹。肝圆韧带经肝圆韧带切迹进入肝圆韧带裂，胆囊底则从胆囊切迹露出，与腹前壁接触。肝的左缘薄而锐利，右缘和后缘则厚而圆钝。

除裸区外，肝表面均覆有浆膜。浆膜与肝实质间有一层结缔组织构成的纤维膜。纤维膜在肝门伸入肝内，包绕肝固有动脉、肝门静脉和肝管及其分支的周围，构成血管周围的纤维囊（Glisson囊）。

**2. 肝的位置** 肝的大部分位于右季肋区和腹上区，小部分位于左季肋区。成人的肝除在左、右肋弓之间露出于剑突下方，可经腹前壁触及之外，其余部分被胸壁遮挡，不能触及。如在成人右肋弓下方能触及肝的下缘，可考虑肝大。但在新生儿和婴幼儿，肝的体积相对较大，其下缘比右肋弓低约2cm，可在腹前壁触及，属于正常情况。腹上区和右季肋区遭受暴力打击或肋骨骨折时，均可能导致肝破裂。呼吸时，肝随膈上、下移动的范围为2~3cm。

**3. 肝的毗邻**

肝膈面大部分与膈相贴，小部分与腹上区的腹前壁接触。肝左叶通过膈与心的膈面相邻，肝右叶通过膈与右肋膈隐窝和右肺底相邻。肝右叶脓肿时，可侵蚀肝的膈面和膈，波及右胸膜腔和右肺。肝左叶后缘靠近左纵沟附近，有食管腹段经过。

肝的脏面毗邻复杂，与结肠上区的众多脏器相邻，左叶邻胃，方叶邻幽门，右叶有胆囊附着并与结肠右曲和右肾相邻，肝门与十二指肠上部接近。

### 二、肝外胆道系统的组成，胆囊的形态和位置，胆囊三角

**1. 肝外胆道系统的组成** 肝外胆道包括肝左、右管，肝总管，胆总管和胆囊，主要作用是将肝分泌的胆汁输送到十二指肠腔。

（1）肝左、右管与肝总管：肝左、右管由肝内胆小管在肝实质内逐渐汇合而成，出肝门后位于肝固有动脉左、右支的前方，紧贴在肝门下方汇合成肝总管。肝总管长约3cm，在肝十二指肠韧带内下行，其末端与胆囊管呈锐角或并行一段距离之后汇合成胆总管。

（2）胆总管：由胆囊管与肝总管汇合形成，向下与胰管相汇合，其中胆囊管与肝总管的汇合形式可多样。胆总管一般长4~8cm，直径为0.6~0.8cm，直径大于1.0cm时，可视为病理状态（如胆总管下端梗阻等）。根据胆总管的走行，可将其分为4段，即十二指肠上段、十二指肠后段、胰腺段和十二指肠壁内段。

1）十二指肠上段：位于肝十二指肠韧带内，与左侧的肝固有动脉平行，二者的后方为肝门静脉。此段为胆总管切开探查引流术的常用部位。

2）十二指肠后段：行经十二指肠上部的后方，左侧为肝门静脉，左后方为下腔静脉。

3）胰腺段：该段上部紧贴胰头后面的胆总管沟内，下部常被薄片胰腺组织遮盖。胆总管可因胰头肿瘤等压迫造成梗阻。

4）十二指肠壁内段：斜穿十二指肠降部中份后内侧壁，与胰管汇合，形成略为膨大的肝胰壶腹（也称 Vater 壶），壶腹开口于十二指肠大乳头。胆总管末端和胰管末端的环行平滑肌与肝胰壶腹周围的环行平滑肌一起合称 Oddi 括约肌，具有控制胆汁和胰液排放的作用。进食时，Oddi 括约肌松弛，胆汁（自胆囊经胆囊管、胆总管、肝胰壶腹）和胰液排入十二指肠腔，不进食时，Oddi 括约肌收缩，肝分泌的胆汁经肝左、右管，肝总管，胆囊管进入胆囊内贮存。十二指肠壁内段较狭窄，易发生胆道结石梗阻，导致阻塞性黄疸。

2. 胆囊的形态和位置，胆囊三角

为贮存和浓缩胆汁的囊状梨形器官。位于肝脏面的胆囊窝内，与肝之间借疏松结缔组织附着，下面覆以腹膜，其附着处也称为胆囊床。胆囊容积为 40~60ml。

（1）胆囊的分部：胆囊分为底、体、颈、管 4 部。胆囊底突出于肝的下缘，与腹前壁接触，为盲端，壁薄，是穿孔的好发部位。其体表投影位于右锁骨中线（或右腹直肌外缘）与肋弓相交处，胆囊发炎时，在此处用手指向深部按压，可使疼痛加剧。胆囊体是胆囊的主体部分，膨大，约在肝门右端逐渐移行为胆囊颈。胆囊颈迂曲变细，位置较深，常以直角向左下弯曲，移行为胆囊管。胆囊颈的起始部膨大，称为 Hartmann 囊，为胆囊结石滞留的常见部位。胆囊管续于胆囊颈，长 3~4cm，斜向下行于肝十二指肠韧带内，与肝总管汇合形成胆总管。胆囊颈和胆囊管处的黏膜呈螺旋状突入腔内，称螺旋襞（Heister 瓣），其作用为控制胆囊内胆汁的流入和排放。

（2）胆囊的毗邻：上方贴肝，下方邻十二指肠上部和横结肠，左侧靠近幽门，右侧与结肠左曲（肝曲）相邻，底与腹前壁内面接触。胆囊炎时，可与周围器官发生粘连，甚至形成窦道。

（3）胆囊三角：由肝总管、胆囊管和肝的脏面围成，又称 Calot 三角。胆囊动脉常行经该三角，因此该三角是寻找和结扎胆囊动脉的标志。

# 第八节　胰

胰为人体的第二大消化腺，包括外分泌部和内分泌部。外分泌部分泌胰液，其含有大量分解消化蛋白质、糖和脂肪的酶，经胰管和副胰管排泄至十二指肠腔，对消化至关重要，其内分泌部分泌激素，有胰岛素和胰高血糖素，主要调节血糖浓度。

## 一、胰的位置和毗邻

胰是位于腹后壁的狭长腺体，呈三棱柱状，质地柔软，活体为灰红色。胰位于腹上区和左季肋区的深部，横行于第 1、2 腰椎平面，属于腹膜外位器官。胰的前面隔网膜囊与胃后壁相邻，后方有胆总管、肝门静脉、下腔静脉和腹主动脉。右侧上、下和右侧被十二指肠围绕，左端抵达脾门。

## 二、胰的分部

按胰的形态，从右向左分头、颈、体、尾 4 部。胰头膨大。胰颈很短，为头、体移行的狭窄部分。胰体在右侧连接胰颈，走向左侧靠近脾门时逐渐变细，移行为胰尾。

1. 胰头　为胰右端膨大的部分，被十二指肠"C"形围绕，其下部有一向左的突起，称为钩突。后面有胆总管紧贴，再后方邻下腔静脉，二者均可被胰头肿块压迫，造成阻塞性黄疸或下腔静脉淤血。钩突与胰颈之间有肝门静脉起始部及肠系膜上动、静脉经过。胰头肿大可压迫肝门静脉，出现腹水、脾大等表现。

2. 胰颈　位于胰头和胰体之间的狭窄部分。胰颈前上方邻胃幽门，后方邻脾静脉、肠系膜上静脉以及由二者汇合形成的肝门静脉。

3. 胰体　位于胰颈和胰尾之间，占胰的大部分，横位于第 1 腰椎体的前方。上缘和后面有脾动、静脉贴附，前方邻胃，后方横越腹主动脉、左肾和左肾上腺，上方与腹腔干和腹腔丛相邻，下方为十二指肠水平部和升部。

4. 胰尾　较细，行向左上方至左季肋区，在脾门下方接触脾，与脾蒂关系密切。

## 三、胰管

胰管是排放胰液入十二指肠的管道，起始于胰尾，贯穿于胰的全长，沿途收纳胰液，最后在十二指肠降部后内侧壁内，与胆总管汇合形成肝胰壶腹，开口于十二指肠大乳头。副胰管细而短，收纳胰头前上部的胰液，开口于十二指肠小乳头，通常有分支与胰管相连。

# 第三章 呼吸系统

呼吸系统包括呼吸道和肺两部分，呼吸道包括鼻、咽、喉、气管及支气管，其中鼻、咽、喉称上呼吸道，气管和各级支气管称下呼吸道。呼吸系统的主要功能是进行气体交换，即吸入氧，排出二氧化碳。

[经典例题1]

通常所说的上呼吸道是

A. 口腔、咽、喉
B. 口腔、咽、喉、气管
C. 鼻、咽、喉
D. 鼻、咽、喉、气管
E. 口腔、喉、气管
[参考答案] 1. C

## 第一节 鼻

鼻分为外鼻、鼻腔和鼻旁窦三部分。

一、外鼻与鼻腔

1. 外鼻 外鼻以鼻骨和鼻软骨为支架，外被皮肤、内覆黏膜。软骨部的皮肤因含有皮脂腺和汗腺成为痤疮、酒渣鼻和疖肿的好发部位。

2. 鼻腔 鼻腔被鼻中隔分为两半，向前借鼻孔与外界相通，向后借后孔通鼻咽部。每侧鼻腔又分为鼻前庭和固有鼻腔。鼻中隔是鼻腔的内侧壁，表面覆有黏膜，前下方血管丰富、位置浅表，外伤或干燥刺激均易引起出血，是鼻出血的好发部位，被称为易出血区或 Little 区。鼻腔外侧壁自上而下依次有上鼻甲、中鼻甲和下鼻甲，多数人在上鼻甲后上方还有最上鼻甲。最上鼻甲或上鼻甲与蝶骨体之间的窝称蝶筛隐窝，上、中鼻甲之间为上鼻道，中、下鼻甲之间为中鼻道，下鼻甲下方称下鼻道。切除中鼻甲后可见中鼻道的半月裂孔。位于上鼻甲与其相对的鼻中隔及二者上方鼻腔顶部的鼻黏膜为嗅区，富含嗅细胞，其余部分的鼻黏膜称呼吸区，富含鼻腺。

二、鼻旁窦的位置与开口

鼻旁窦是开口于鼻腔的颅骨内含气腔洞，内衬黏膜并与鼻腔黏膜相移行，有温暖、湿润空气及对发音产生共鸣的作用。

1. 额窦 位于额骨额鳞的下部，左右各一，呈三棱锥体形，开口于中鼻道。

2. 筛窦 为筛骨迷路内的含气小房，根据位置分为前筛窦、中筛窦和后筛窦。前筛窦、中筛窦开口于中鼻道，后筛窦开口于上鼻道。

3. 蝶窦 位于蝶骨体内，被中隔分隔成左、右两腔，分别开口于左、右蝶筛隐窝。

4. 上颌窦 位于上颌骨体内，开口于中鼻道的半月裂孔，因开口位置较高，分泌物不易排出。

[经典例题1]

鼻

A. 既是呼吸道，又是嗅觉器官
B. 外鼻全部以鼻骨为支架，不含鼻软骨
C. 鼻腔被鼻中隔分为完全对称的两部分
D. 中鼻甲是单独的一对骨
E. 中鼻道的前部有鼻泪管的开口
[参考答案] 1. A

## 第二节 喉

喉由喉软骨和喉肌构成，上借喉口通咽，下接气管。

### 一、喉软骨

喉的支架由甲状软骨、环状软骨、会厌软骨和杓状软骨构成。

1. 甲状软骨　甲状软骨形似盾牌，位于环状软骨与会厌软骨之间，构成喉的前壁和侧壁，左、右侧两软骨板在前缘融合形成前角，前角上端向前突出称喉结。软骨板后缘游离，向上发出的突起称上角，向下发出的突起称下角。

2. 环状软骨　是喉软骨中唯一完整的软骨环，呈完整的环状，位于甲状软骨的下方，前部低窄为环状软骨弓，后部高阔称环状软骨板。环状软骨板上缘有杓关节面，弓与板交界处有甲关节面。环状软骨平对第6颈椎。

3. 会厌软骨　是一个薄而具有弹性的树叶状软骨板，位于舌骨体后方。会厌软骨表面覆以黏膜构成会厌，吞咽时可以封闭喉口，阻止食团入喉并引导食团入咽。

4. 杓状软骨　成对，呈三棱锥体形，位于环状软骨上缘两侧，与环状软骨之间形成环杓关节。杓状软骨底面向前伸出称声带突，为声韧带附着处，向外侧伸出称肌突，大部分喉肌附着于此。

### 二、喉的连结

喉的连结包括喉软骨之间的连结及喉与舌骨、气管之间的连结。

1. 甲状舌骨膜　是位于甲状软骨上缘与舌骨之间的结缔组织膜，中部增厚称甲状舌骨正中韧带。

2. 环甲关节　由环状软骨的甲关节面和甲状软骨下角构成的联合关节。环甲肌收缩，甲状软骨前倾，使声带紧张。

3. 环杓关节　由环状软骨上缘的杓关节面和杓状软骨底的关节面构成。该关节的运动可使杓状软骨的声带突互相靠近和分开，从而缩小或开大声门。

4. 方形膜　起于甲状软骨前角后面和会厌软骨两侧缘，向后附着于杓状软骨前内侧缘，构成喉前庭外侧壁的基础，下缘游离称前庭韧带。

5. 弹性圆锥　起自甲状软骨前角后面的圆锥形弹性纤维膜，呈扇形向后、向下止于杓状软骨声带和环状软骨上缘。其上缘游离增厚，张于甲状软骨前角后面至杓状软骨声带突之间，称声韧带。弹性圆锥中部弹性纤维增厚，称环甲正中韧带，是急性喉阻塞时的理想穿刺点。

6. 环状软骨气管韧带　为连结于环状软骨下缘与第1气管软骨环之间的膜。

### 三、喉腔的分部

由喉软骨、韧带、纤维膜、喉肌和喉黏膜等共同围成的管腔。喉腔内有两对皱襞：前庭襞连于甲状软骨前角后面与杓状软骨声带突上方的前内侧缘之间，是一对呈矢状位、粉红色的黏膜皱襞。两侧前庭襞之间的裂隙称前庭裂。声襞位于前庭襞的下方，是一对位于甲状软骨前角后面与杓状软骨声带突之间、呈白色的黏膜皱襞。两对皱襞将喉腔分为3部分：

1. 喉前庭　位于喉口与前庭襞之间。

2. 喉中间腔　是声襞与前庭襞之间的部分，其向两侧突出的隐窝称喉室。两侧声襞及杓状软骨底和声带突之间的裂隙称声门裂，是喉腔最狭窄处。声带由声韧带、声带肌及覆盖于表面的喉黏膜共同构成。

3. 声门下腔　声襞与环状软骨下缘之间为声门下腔。其黏膜下组织疏松，炎症时易发生喉水肿，尤以婴幼儿更易发生急性喉水肿。

## ［经典例题 1］

喉腔最狭窄的部位是

A. 前庭裂　　　　B. 声门裂　　　　C. 喉中间腔　　　　D. 喉室　　　　E. 喉口

［参考答案］1. B

# 第三节　气管与支气管

### 一、气管的位置及毗邻

气管由14~17个气管软骨、平滑肌、结缔组织和黏膜等构成。

1. 位置　气管约平第6颈椎椎体下缘起，上接环状软骨下缘，向下至胸骨角平面（约平第4胸椎体下缘）分叉形成左、右主支气管。气管杈内面有半月状嵴称气管隆嵴，略偏向左侧，是支气管镜检查时判断气管分叉的重要标志。气管以胸廓上口为界，分为颈部和胸部。

2. 毗邻　气管颈部前方由浅入深依次为皮肤、浅筋膜、颈筋膜浅层、胸骨上间隙及颈静脉弓、舌骨下肌及气管前筋膜，第2~4气管软骨前方有甲状腺峡，峡的下方有甲状腺下静脉、甲状腺静脉丛和可能存在的甲状腺下动脉。气管后方为食管，两侧为甲状腺侧叶，二者之间的气管食管沟内有喉返神经，其后外侧为颈动脉鞘和颈交感干等。气管胸部前方为胸骨柄、胸骨甲状肌、胸骨舌骨肌的起始部、胸腺（胸腺遗迹）、左头臂静脉、主动脉弓、头臂干、左颈总动脉和心丛等。后方有食管，后外为喉返神经，左侧有左迷走神经和左锁骨下动脉，右侧为奇静脉和右迷走神经，右前方有右头臂静脉和上腔静脉等。

二、左、右主支气管的形态

是气管分出的各级分支，其中一级分支称左、右主支气管。

1. 右主支气管　是气管杈与右肺门之间的支气管，通常有3~4个软骨环。

2. 左主支气管　是气管杈至左肺门之间的支气管，通常有7~8个软骨环。

3. 左、右主支气管的特点　左主支气管细而长，下缘与气管中线之间的夹角（嵴下角）大，斜行；右主支气管短而粗，嵴下角小，走行相对直。因此，经气管坠入的异物多进入右主支气管。

[经典例题1]

右主支气管的特点是

A. 细而长　　　　B. 细而短　　　　C. 粗而短　　　　D. 粗而长　　　　E. 较水平

[参考答案] 1. C

## 第四节　肺

肺的位置、形态和分叶，肺门，肺根

1. 位置　肺位于胸腔内，坐落于膈肌之上，纵隔两侧。分为左肺和右肺。

2. 形态、肺门和肺根　肺呈圆锥形，包括一尖、一底、三面、三缘。肺的上端钝圆，称肺尖，突入颈根部。肺的下面称肺底，坐落于膈肌之上，故也称膈面。肺的外侧面与胸廓的侧壁和前、后壁相邻，故称肋面。内侧面与纵隔相邻，称纵隔面，其中央椭圆形的凹陷称肺门。肺门为支气管、血管、神经和淋巴管等出入肺的门户，出入肺门的结构被结缔组织包裹，称肺根。肋面与纵隔面在前方的移行处为前缘，左肺前缘下部有心切迹。肋面与纵隔面在后方的移行处为后缘，膈面、肋面与纵隔面的移行处为下缘。

3. 分叶　左肺被斜裂分为上、下两叶，右肺被斜裂和水平裂分为上、中、下三叶。每个肺叶又以肺段支气管为单位划分为若干（支气管）肺段。

## 第五节　胸　膜

胸膜的分部与肋膈隐窝

胸膜是衬覆于胸壁内面、膈上面、纵隔两侧面和肺表面等部位的一层浆膜，其中衬覆于胸壁内面、膈上面、纵隔两侧面以及突至颈根部的胸膜称壁胸膜，按其覆盖部位不同分为4部分：肋胸膜、膈胸膜、纵隔胸膜和胸膜顶；而覆盖在肺表面并伸入至叶间裂的胸膜称脏胸膜。壁、脏两层胸膜在肺根处相互移行，围成一个封闭的、潜在的胸膜间隙，称胸膜腔，左、右各一，呈负压，互不相通。肋胸膜与膈胸膜反折形成的一个半环形间隙称肋膈隐窝，是胸膜腔的最低位。

[经典例题1]

人在直立或坐位时，胸膜腔的最低处是

A. 肺下界　　　　B. 膈上界　　　　C. 肋膈隐窝　　　　D. 心包下界　　　　E. 纵隔下界

[参考答案] 1. C

肺的体表投影：锁中6，腋中8，肩胛线下10来查。

## 第六节　纵　隔

纵隔是指左、右两侧纵隔胸膜间全部器官、结构和结缔组织的总称。四分法以胸骨角水平面将纵隔分为上纵隔和下纵隔，下纵隔又以心包为界，分为前、中、后纵隔。

### 一、上纵隔

上界为胸廓上口，下界为胸骨角至第4胸椎下缘的平面，前方为胸骨柄，后方为第1~4胸椎体。自前向后有胸腺、左和右头臂静脉、上腔静脉、膈神经、迷走神经、喉返神经、主动脉弓及其三大分支、气管、食管、胸导管和交感干胸段等。

### 二、下纵隔

上界为上纵隔的下界，下界是膈，两侧为纵隔胸膜。前纵隔位于胸骨体与心包之间，容纳胸腺或胸腺遗迹、纵隔前淋巴结、胸廓内动脉纵隔支、疏松结缔组织及胸骨心包韧带等。中纵隔即心包所在区域，容纳心及出入心的大血管。后纵隔位于心包与脊柱胸部之间，容纳气管杈及左、右主支气管，食管，胸主动脉及奇静脉、半奇静脉、胸导管、交感干胸段和淋巴结等。

### ［经典例题1］

有关纵隔的描述，错误的是
A. 是两侧纵隔胸膜之间的所有器官和组织的总称
B. 呈上窄下宽的矢状位
C. 通常偏向左侧
D. 以胸骨角和第4胸椎下缘平面分为上、下两部
E. 心及心包属于前纵隔
［参考答案］1. E

# 第四章　泌尿系统

泌尿系统由肾、输尿管、膀胱和尿道组成，主要功能是排出机体新陈代谢过程中所产生的废物和多余的水，保持机体内环境的平衡和稳定。

## 第一节　肾

### 一、肾的形态、位置、结构、毗邻及肾蒂和肾区

1. 肾的形态　肾形似蚕豆，分内、外侧两缘，前、后两面及上、下两端。内侧缘中部的凹陷称肾门，是肾的血管、神经、淋巴管及肾盂出入肾的门户。出入肾门的结构即肾动脉、静脉、肾盂、淋巴管和神经被结缔组织所包裹，称肾蒂。肾蒂内各结构的排列关系，自前向后分别为肾静脉、肾动脉和肾盂末端；自上而下分别为肾动脉、肾静脉和肾盂。由肾门伸入肾实质内的腔隙称肾窦。

2. 肾的位置　肾位于腹膜后间隙内，脊柱的两侧，贴靠腹后壁的上部。正常时肾的位置可随呼吸和体位而上下移动。左肾在第11胸椎体上缘至第2~3腰椎间盘之间，右肾在第12胸椎体上缘至第3腰椎体上缘之间。左、右两侧的第12肋分别斜过左肾后面中部和右肾后面上部。肾门约平第1椎体平面。肾门的体表投影位于竖

脊肌的外侧缘与第 12 肋之间的交界处，此区称为肾区或脊肋角。

3. 肾的结构 肾实质可分为肾皮质和肾髓质。肾皮质主要位于肾实质的浅层，富有血管，于新鲜标本上呈红褐色。肾髓质位于肾皮质的深部，色淡红，含有许多小管道。肾髓质由 15~20 个肾锥体组成。锥体的基底朝向皮质，尖端钝圆，朝向肾窦，称肾乳头，有时 2~3 个肾锥体合成 1 个肾乳头。肾乳头顶端有许多小孔，肾生成的尿液由此孔流入肾小盏内。皮质延伸至肾锥体之间的部分称肾柱。肾小盏位于肾窦内，呈漏斗状。肾小盏包绕肾乳头，承接由肾乳头排出的尿液。2~3 个肾小盏合成肾大盏，肾大盏共有 2~3 个，彼此汇合成肾盂。肾盂离开肾门后向下走行，逐渐变细，约在第 2 腰椎体上缘移行为输尿管。

4. 肾的毗邻 肾的上方与肾上腺相邻，两者共同由肾筋膜所包绕。两肾的内下方以肾盂续输尿管。左肾的内侧有腹主动脉，右肾的内侧有下腔静脉，两肾的内后方分别有左、右腰交感干。肾前方的毗邻，左、右侧有所不同。左肾的上部有胃后壁，中部有胰横过，下部有空肠袢及结肠左曲，右肾的上部为肝右叶，下部为结肠右曲，内侧为十二指肠降部。肾后面第 12 肋以上部分与膈邻贴，并借膈与胸膜腔相邻。在第 12 肋以下部分，除有肋下血管、神经外，自内向外有腰大肌及其前方的生殖股神经、腰方肌及其前方的髂腹下神经、髂腹股沟神经等。

### 二、肾的被膜

肾的表面自内向外有 3 层被膜包绕。纤维囊为贴附于肾实质表面的薄层致密坚韧的结缔组织膜，内含少量弹力纤维。脂肪囊为纤维囊外周的脂肪组织，在肾的边缘处和下端较为丰富。脂肪经肾门伸入到肾窦内，充填于各管道结构与神经之间，对肾起弹性垫的保护作用。肾筋膜位于脂肪囊的外周包绕肾和肾上腺，分为肾前筋膜和肾后筋膜两层。两层在肾的上方和外侧互相融合，在肾的下方则相互分离，其间有输尿管通过。肾筋膜向深面发出许多结缔组织小束，穿过脂肪囊连于纤维囊，对肾起固定作用。

### [经典例题 1]

紧贴肾表面的被膜是

A. 肾筋膜　　　　　B. 脂肪囊　　　　　C. 纤维囊　　　　　D. 脏腹膜　　　　　E. 外膜

[参考答案] 1. C

## 第二节 输尿管

### 一、输尿管的走行和分部

输尿管自肾盂起始后，于腹膜后面，沿腰大肌表面下行，在小骨盆上口处，左输尿管越过左髂总动脉前方，右输尿管则经过右髂外动脉前方进入盆腔，再沿盆腔侧壁行向前、下、内方，男性输尿管在输精管后外方与之交叉，女性输尿管经子宫动脉后下方绕过，向下内斜穿膀胱壁开口于膀胱。根据行程，输尿管可分为 3 段，小骨盆上口以上部分为输尿管腹部，小骨盆上口至膀胱壁的部分为输尿管盆部，斜穿膀胱壁的部分为输尿管壁内部。

### 二、输尿管的狭窄

输尿管全长有 3 处狭窄，上狭窄位于肾盂与输尿管移行处，中狭窄位于小骨盆上口与髂血管交叉处，下狭窄在输尿管的壁内段。

## 第三节 膀 胱

### 一、膀胱的形态

膀胱空虚时呈三棱锥体形，分为尖、体、底和颈 4 部分，膀胱尖端朝向前上，底部呈三角形，朝向后下，称膀胱底。尖与底之间的大部分称膀胱体。膀胱的最下部称膀胱颈，其下端有尿道内口通尿道。

### 二、膀胱的位置和毗邻

1. 膀胱的位置 膀胱位于盆腔前部、耻骨联合后方。其位置可因年龄和充盈程度而不同。成人膀胱顶在空虚时不超过耻骨联合上缘，充盈时高于此界，当膀胱充盈时，膀胱顶和体上面的腹膜可升高而被推向上方，此时膀胱的前外侧壁直接与腹前壁接触。

2. 膀胱的毗邻 膀胱前方紧贴耻骨联合后面，膀胱尖向上与脐正中韧带相连。膀胱前方与耻骨联合间为耻骨后隙，其底有连接于膀胱颈与耻骨间的筋膜束，称为耻骨膀胱韧带（女性）或耻骨前列腺韧带（男性）。膀胱的下外侧面与肛提肌、闭孔内肌及其筋膜相邻。男性膀胱底上部借直肠膀胱陷凹与直肠相邻，在腹膜返折线以下的膀胱底与输精管壶腹和精囊相邻，并一同借直肠膀胱隔与后方的直肠相邻。在女性，膀胱后方借膀胱阴道隔与子宫及阴道前壁相邻。膀胱上面与小肠袢相邻，女性还与子宫相邻。膀胱的下部即膀胱颈，下接尿道，男性邻贴前列腺，女性与尿生殖膈相邻。

### 三、膀胱三角

膀胱内面黏膜由于膀胱肌层的收缩而形成许多皱襞，当膀胱膨胀时，皱襞可全部消失。但在膀胱底的内面，两输尿管口与尿道内口之间的三角形区域，黏膜与肌层紧密相连，无论在膀胱充盈或空虚时，都保持平滑状，不形成皱襞，此区称为膀胱三角。

[经典例题1]

有关膀胱的描述，错误的是

A. 是储尿器官

B. 分为尖、底、体和颈四部分

C. 男性膀胱下方邻接尿生殖膈

D. 空虚时，膀胱尖不超过耻骨联合上缘

E. 底内面有平滑的膀胱三角

[参考答案] 1. C

## 第四节　女性尿道

女性尿道较男性尿道短（长约5cm）、宽（直径0.6cm），且较直。起于膀胱的尿道内口，经阴道前方行向前下，与阴道前壁紧密相邻，穿经尿生殖膈时有横纹肌形成的尿道外括约肌环绕，可起随意的括约作用，末端以尿道外口开口于阴道前庭。

# 第五章　生殖系统

## 第一节　男性内部生殖器

男性内部生殖器包括生殖腺（睾丸）、输精管道（附睾、输精管、射精管、男性尿道）和附属腺体（精囊、前列腺、尿道球腺）。睾丸产生精子和分泌雄激素，精子贮存于附睾内，当射精时精子经输精管、射精管和尿道排出体外。精囊、前列腺和尿道球腺的分泌液参与精液的组成，并供给精子营养及有利于精子的活动。

### 一、睾丸、附睾的形态、结构

1. 睾丸的形态、结构

睾丸位于阴囊内，左右各一，呈微扁的卵圆形，睾丸后缘和上端与附睾相邻。睾丸表面有一层坚厚的纤维膜，称白膜。白膜在睾丸后缘增厚突入睾丸内形成睾丸纵隔。从纵隔发出许多睾丸小隔成扇形伸入睾丸实质，将睾丸实质分为许多睾丸小叶。每个小叶内含有2~4条盘曲的精曲小管，精曲小管上皮细胞产生精子。精曲小管向睾丸纵隔方向集中并合成精直小管，进入睾丸纵隔后交织成睾丸网。睾丸网发出睾丸输出小管，后者进入附睾形成附睾管。精曲小管间的结缔组织内有分泌雄激素的间质细胞。

[经典例题1]

男性生殖腺是

A. 睾丸　　　　B. 附睾　　　　C. 前列腺　　　　D. 精囊　　　　E. 肾上腺

[参考答案] 1. A

2. 附睾的形态、结构

附睾呈新月形，分为上端膨大的附睾头、中部的附睾体和下端变细的附睾尾。睾丸输出小管弯曲盘绕形成膨大的附睾头，末端汇合形成一条附睾管构成附睾的体和尾。附睾尾向上弯曲移行为输精管。附睾储存精子，分泌附睾液营养精子。

### 二、输精管和射精管的分部和走形及精索

1. 输精管的分部和走形　输精管管壁厚硬，管腔细小，是附睾管的直接延续。附睾尾在阴囊内上行，穿经腹股沟管进入盆腔到达膀胱后方，全长约 50cm。依据行程，输精管分 4 部分：①睾丸部：从附睾尾至睾丸上端的部分。②精索部：介于睾丸上端与腹股沟管皮下环之间。此段位置表浅，为输精管结扎的理想部位。③腹股沟部：位于腹股沟管内。④盆部：为输精管最长的一段，经腹股沟管腹环进入腹腔，向下进入盆腔至膀胱底的后面，两侧输精管在此处形成膨大称输精管壶腹。壶腹末端变细，与精囊的排泄管汇合成射精管，穿入前列腺，开口于尿道的前列腺部。

2. 精索　是位于睾丸上端和腹股沟管腹环之间的一对柔软的圆索状结构。其主要结构是输精管，此外有睾丸动脉、蔓状静脉丛、输精管血管、神经、淋巴管及其表面的被膜等构成。精索表面有三层被膜，从内向外依次为精索内筋膜、提睾肌和精索外筋膜。

### 三、附属腺体

1. 精囊　精囊又称精囊腺，位于膀胱底后方、输精管壶腹外侧。呈长椭圆形、多囊状。精囊排泄管与输精管末端汇合成射精管。精囊分泌物参与组成精液。

2. 前列腺　前列腺形似栗子，前列腺上端宽大为底，邻接膀胱颈，下端尖细，为前列腺尖，邻尿生殖膈。底与尖之间为前列腺的体。体后面中间有一纵行的浅沟称前列腺沟，活体直肠指检可触及。前列腺肥大时，此沟消失。男性尿道在前列腺底进入，经腺实质下行，由前列腺尖穿出。近前列腺底的后缘处，有射精管穿入前列腺，开口于尿道前列腺部后壁的精阜上。前列腺的排泄管开口于尿道前列腺部后壁尿道嵴两侧。前列腺分为 5叶：前叶、中叶、后叶和两侧叶。前列腺肥大常发生在中叶和侧叶，压迫尿道，造成排尿困难甚至尿潴留。后叶位于中叶和两侧叶的后方，是前列腺肿瘤的易发部位。前列腺的分泌物是精液的主要成分。

## 第二节　男性外生殖器

男性外生殖器为阴茎和阴囊。

### 一、阴茎的结构

分为头、体和根 3 部分。阴茎根固定于会阴的耻骨下支和坐骨支。阴茎体借韧带悬于耻骨联合的前下方。阴茎前端膨大称阴茎头，尖端有尿道外口。头与体交界处缩窄为阴茎颈。阴茎主要由两条阴茎海绵体和一条尿道海绵体组成。阴茎海绵体为两端细的圆柱体，位于阴茎的背侧，左右各一，两者紧密相连。阴茎海绵体前端变细，嵌入阴茎头后面的凹陷内；阴茎海绵体后端称阴茎脚，左、右分离并附于两侧的耻骨下支和坐骨支。尿道海绵体位于阴茎海绵体的腹侧，尿道贯穿其全长。尿道海绵体前端膨大为阴茎头，后端膨大称尿道球，位于两侧阴茎脚之间，固定在尿生殖膈下面。海绵体内部由许多海绵体小梁和与血管相通的腔隙构成。当腔隙充血时，阴茎即变粗变硬而勃起。

### 二、阴囊的层次

是位于阴茎后下方的皮肤囊袋，由皮肤和肉膜组成。容纳睾丸、附睾和精索等。肉膜为浅筋膜，含有平滑肌纤维，可随外界温度变化而舒缩，以调节阴囊内的温度，有利于精子的发育与生存。

## 第三节　男性尿道

男性尿道起自膀胱的尿道内口，止于阴茎头的尿道外口。

### 一、男性尿道分部

男性尿道按行程分为前列腺部、膜部和海绵体部 3 部分。

1. 前列腺部　为尿道穿过前列腺的部分，管腔宽大。后壁有一纵行隆起称尿道嵴，嵴中部隆起称精阜。精阜中央的小凹陷称前列腺小囊，两侧有细小的射精管开口。精阜两侧有许多细小的前列腺排泄管开口。

2. 膜部　为尿道穿过尿生殖膈的部分，管腔狭窄，周围有尿道外括约肌环绕，该肌有控制排尿的作用。临

床上将尿道前列腺部和膜部合称为后尿道。

3. 海绵体部 为尿道穿过尿道海绵体的部分，临床上称为前尿道。尿道球内的尿道管腔扩大，称尿道球部，尿道球腺开口于此。阴茎头内的尿道扩大称尿道舟状窝。

二、男性尿道弯曲

尿道全长有两个弯曲，在阴茎体内，尿道存在一个凹向下的弯曲，位于耻骨联合前下方，称耻骨前弯。当阴茎勃起或将阴茎向上提起时，此弯曲即可变直而消失。另一个弯曲凸向下后方，在尿道膜部附近，位于耻骨联合后下方，称耻骨下弯，该弯曲固定不可变。

三、男性尿道狭窄与膨大

尿道有 3 处狭窄、3 处膨大。3 处狭窄分别位于尿道内口、尿道膜部和尿道外口，以外口最窄。尿道结石常易嵌顿在这些狭窄部位。3 处膨大分别位于尿道前列腺部、尿道球部和舟状窝。临床上进行膀胱镜检查或导尿时应注意尿道的这些解剖学特点。

[经典例题 1]

男性尿道的正确描述是

A. 有两个弯曲、两个狭窄　　B. 耻骨下弯恒定
C. 耻骨前弯恒定　　D. 前列腺部最狭窄
E. 仅有排尿功能
[参考答案] 1. B

# 第四节　女性内生殖器

女性生殖系统由内生殖器和外生殖器构成。内生殖器包括生殖腺(卵巢)、输送管道(输卵管、子宫和阴道)以及附属腺体(前庭大腺)，外生殖器即女阴。

一、卵巢的位置与固定装置

卵巢为女性生殖腺，可产生卵细胞和分泌女性激素。卵巢呈扁卵圆形。未孕女性卵巢位于盆腔侧壁，一般位于髂内动脉和髂外动脉分叉处的卵巢窝内。卵巢的正常位置主要靠卵巢悬韧带、卵巢固有韧带和卵巢系膜维持。卵巢悬韧带，又称骨盆漏斗韧带，是腹膜形成的皱襞，起自小骨盆上口侧缘，向内下延至卵巢的上端，内含卵巢动静脉、淋巴管、神经丛、结缔组织和平滑肌纤维等，是寻找卵巢血管的标志。卵巢固有韧带呈索状，自卵巢下端连至输卵管与子宫结合处的后下方。卵巢系膜是卵巢与子宫阔韧带间的腹膜。

[经典例题 1]

卵巢位于

A. 盆腔内，膀胱与直肠之间　　B. 髂窝内
C. 左、右髂总动脉之间　　D. 髂内、外动脉起始部之间的夹角内
E. 包裹在子宫圆韧带内
[参考答案] 1. D
二、输卵管的分部和各部的特点

输卵管位于子宫底的两侧，包裹在子宫阔韧带的上缘内。其内侧端以输卵管子宫口与子宫腔相通，外侧端悬附于卵巢上端，并以输卵管腹腔口开口于腹膜腔。输卵管由内侧向外侧分为 4 部分：①输卵管子宫部：为输卵管穿过子宫壁的部分，以输卵管子宫口通子宫腔。②输卵管峡部：短直而狭窄，是输卵管结扎术的常选部位。③输卵管壶腹：约占输卵管全长的 2/3，粗而弯曲，血管丰富，卵细胞通常在此部受精。受精卵经输卵管子宫口入子宫，植入子宫内膜中发育成胎儿。若受精卵未能迁移入子宫而在输卵管或腹膜腔内发育，即为宫外孕。④输卵管漏斗：为输卵管外侧端呈漏斗状膨大的部分，漏斗状末端的边缘形成许多细长的指状突起称输卵管伞，覆盖于卵巢后缘和内侧面。漏斗末端的中央有输卵管腹腔口，开口于腹膜腔。卵巢排出的卵子即由此进入输卵管。

[经典例题 2]

结扎输卵管最理想的部位是

A. 输卵管子宫部　　　　　B. 输卵管峡部　　　　　　　C. 输卵管壶腹
D. 输卵管漏斗　　　　　　E. 输卵管伞
[参考答案] 2. B

### 三、子宫的位置、毗邻、形态、分部和固定装置

1. 子宫的形态和分部　子宫呈倒置梨形，分为底、体、峡、颈4部分。子宫上部宽而圆凸的部分称子宫底，位于输卵管子宫口以上。子宫底与输卵管相接处称子宫角。子宫下端呈圆柱状的部分称子宫颈，子宫颈的下部伸入阴道内的部分称子宫颈阴道部，未伸入阴道的部分称子宫颈阴道上部。前者为炎症、肿瘤的好发部位。子宫底与子宫颈之间大部分为子宫体。子宫峡是子宫颈与子宫体相接的部分。非妊娠时，子宫峡不明显，长约1cm；妊娠期，子宫峡逐渐伸展变长，形成"子宫下段"，产科常在此处进行剖宫术。子宫内腔分为上、下两部：上部在子宫体内，称子宫腔，呈前后扁的三角形，在子宫底的两端通输卵管子宫口，下部在子宫颈内，呈梭形，称子宫颈管，其上端通子宫腔，下口称子宫口。未产妇的子宫口呈圆形，经产妇的则为横裂状。

2. 子宫的位置和毗邻　子宫位于盆腔中央，膀胱与直肠之间，下端接阴道，两侧有输卵管和卵巢。输卵管和卵巢被称为子宫附件。当膀胱空虚时，成人子宫呈轻度的前倾前屈位。前倾，是指子宫长轴与阴道长轴形成的向前开放的约90°夹角；前屈，是指子宫体长轴与子宫颈长轴之间约呈170°的夹角。未妊娠时，子宫底不高于小骨盆上口平面，子宫颈不低于坐骨棘平面。子宫有较大的活动性，膀胱和直肠的充盈程度可影响子宫的位置。子宫位置异常是女性不孕的原因之一，常见为后倾后屈，即子宫后位。

3. 子宫的固定装置

子宫借韧带、尿生殖膈和盆底肌等保持其正常位置。子宫的韧带有子宫阔韧带、子宫圆韧带、子宫主韧带和子宫骶韧带等。

（1）子宫阔韧带位于子宫两侧，略呈冠状位，由子宫前、后面的腹膜自子宫侧缘向两侧延伸至盆侧壁和盆底的双层腹膜构成，可限制子宫向两侧移动。子宫阔韧带的上缘游离，包裹输卵管。前、后层之间的疏松结缔组织内还有子宫动、静脉等结构。

（2）子宫圆韧带为一圆索状韧带，起于子宫角的下方，在阔韧带内向前外侧行，由腹股沟管腹环进入腹股沟管，出皮下环后分散为纤维束止于阴阜和大阴唇皮下。子宫圆韧带有维持子宫前倾的作用。

（3）子宫主韧带位于子宫阔韧带的基部，从子宫颈两侧缘延至盆侧壁。子宫主韧带较强韧，是维持子宫颈正常位置、防止子宫向下脱垂的重要结构。

（4）子宫骶韧带从子宫颈后面向上外侧向后绕过直肠的两侧，止于第2、3骶椎前面的筋膜。其表面覆以腹膜形成的弧形的直肠子宫襞。此韧带向后上牵引子宫颈，与子宫圆韧带协同维持子宫的前倾前屈位。

### 四、阴道与阴道穹

阴道为前、后扁的肌性管道。阴道前有膀胱和尿道，后邻直肠。阴道的上端宽阔，包绕子宫颈阴道部，两者之间的环形空间称阴道穹，阴道穹分为前部、后部和侧部，以阴道穹后部最深，与其后上方的直肠子宫陷凹仅隔以阴道后壁和覆盖其上的腹膜，可经阴道穹后部穿刺以引流直肠子宫陷凹内的积液或积血进行诊断和治疗。阴道下部较窄，下端以阴道口开口于阴道前庭。

## 第五节　乳房的形态结构及乳房悬韧带

乳房的形态、结构　成年未产妇女的乳房呈半球形，主要由乳腺和脂肪等组织构成。乳腺包括15~20个乳腺叶，每个乳腺叶又分为若干乳腺小叶。一个乳腺叶有一个排泄管称输乳管，行向乳头，在近乳头处膨大为输乳管窦，其末端变细，开口于乳头。乳腺叶和输乳管均以乳头为中心呈放射状排列，故乳房手术时宜做放射状切口，可减少对乳腺叶和输乳管的损伤。乳腺周围的纤维组织发出许多小的纤维束，连于胸筋膜与皮肤和乳头之间，对乳房起支持和固定作用，称为乳房悬韧带或 Cooper 韧带。当乳腺癌侵及乳房悬韧带时，纤维组织增生，韧带缩短，向内牵引皮肤，致使皮肤表面出现凹陷，称"酒窝征"。在乳腺癌晚期，皮下淋巴管被癌细胞堵塞，引起淋巴回流障碍，出现真皮水肿，皮肤呈"橘皮样"改变。

## 第六节 会 阴

### 一、会阴的概念和分区

1. 会阴的概念 会阴有狭义和广义之分。广义的会阴指盆膈以下封闭小骨盆下口的所有软组织的统称。狭义的会阴即产科会阴，指肛门与外生殖器(女性为唇后连合)之间狭小区域的软组织。由于分娩时此区承受的压力较大，易发生撕裂(会阴撕裂)，助产时应注意保护此区。

2. 会阴的分区 会阴的前界为耻骨联合下缘，后界为尾骨尖，两侧界为坐骨结节，前外侧界为耻骨下支和坐骨支，后外侧界为骶结节韧带。以坐骨结节连线为界，将会阴分为前、后两个三角形的区域。前上方三角形区域为尿生殖区，又称尿生殖三角，男性有尿道通过，女性有尿道和阴道通过，后上方三角形区域为肛区，又称肛三角，有肛管通过。

### 二、盆膈、尿生殖膈、会阴浅隙与会阴深隙、坐骨肛门窝、会阴中心腱

1. 盆膈 由肛提肌和尾骨肌及其覆盖在它们上、下面的筋膜共同构成，有承托盆腔脏器的作用，其中央有直肠穿过。两侧肛提肌的前内侧之间留有一个三角形的裂隙称为盆膈裂孔，位于直肠和耻骨联合之间，男性有尿道通过，女性有尿道和阴道通过。肛提肌对肛管和阴道有括约作用。尿生殖膈从下方封闭盆膈裂孔。

2. 尿生殖膈 在尿生殖区，两侧坐骨支之间存在会阴深横肌，肌纤维横行，其上、下覆盖有尿生殖膈上、下筋膜。会阴深横肌及尿生殖膈上、下筋膜构成尿生殖膈。尿生殖膈封闭盆膈裂孔，尿道和(或)阴道穿经尿生殖膈。

3. 会阴浅隙与会阴深隙 尿生殖区的浅筋膜分为两层，浅层富含脂肪，深层呈膜状，称为会阴浅筋膜。会阴浅筋膜和尿生殖膈下筋膜之间的间隙称会阴浅隙。在会阴浅隙内有尿生殖三角浅层肌，男性有阴茎根，女性有阴蒂脚、前庭球和前庭大腺，还有会阴血管和神经等。尿生殖膈上、下筋膜之间的间隙称会阴深隙，其内有会阴深横肌、尿道(阴道)括约肌，男性还有尿道膜部和尿道球腺等结构。

4. 坐骨肛门窝 在肛门与坐骨结节之间，有底朝下、尖向上的锥形间隙，称坐骨肛门窝。坐骨肛门窝内填充着大量的脂肪组织，其间有血管、神经通过。坐骨肛门窝是肛周脓肿的好发部位。

5. 会阴中心腱 又称会阴体，位于外生殖器与肛门之间，是狭义会阴深面的一个腱性结构，长约1.3cm，许多会阴肌附着于此，有加固盆底的作用。在女性，此腱较大且有韧性和弹性，在分娩时有重要作用。

# 第六章 腹 膜

### 一、腹膜与腹膜腔

腹膜是覆盖于腹腔壁、盆腔壁内表面及腔内脏器表面的一层薄而光滑的浆膜。衬于腹、盆腔壁内表面的腹膜称为壁腹膜或腹膜壁层，位于腹、盆腔脏器表面的腹膜称为脏腹膜或腹膜脏层。壁腹膜和脏腹膜互相延续形成的不规则潜在腔隙称腹膜腔。腹膜腔内仅有少量浆液。某些病变可导致腹膜腔内大量积液，称腹水。男性腹膜腔为一封闭的腔隙，女性腹膜腔则借输卵管腹腔口，经输卵管、子宫、阴道和阴道口与外界相通。

### 二、腹膜与腹、盆腔脏器的关系

根据脏器被腹膜覆盖的范围大小，将腹、盆腔脏器分为3类，即腹膜内位器官、腹膜间位器官和腹膜外位器官。

1. 腹膜内位器官 表面几乎全部被腹膜所覆盖的器官为腹膜内位器官，如胃、十二指肠上部、空肠、回肠、盲肠、阑尾、横结肠、乙状结肠、脾、卵巢和输卵管等。

2. 腹膜间位器官 表面大部分被腹膜覆盖的器官为腹膜间位器官，如肝、胆囊、升结肠、降结肠、子宫、膀胱和直肠上段等。

3. 腹膜外位器官 仅小部分表面被腹膜覆盖的器官为腹膜外位器官，如肾、肾上腺、输尿管，十二指肠降部、水平部和升部，直肠中下段及胰等。

**[经典例题1]**

属于腹膜间位器官的是

A. 胃　　　　　　B. 脾　　　　　　C. 胰　　　　　　D. 空肠　　　　　　E. 子宫

**[经典例题2]**

（共用备选答案）

A. 肾　　　　　　B. 睾丸　　　　　C. 卵巢　　　　　D. 胰　　　　　　E. 子宫

（1）腹膜间位器官

（2）腹膜外位器官

（3）腹膜内位器官

[参考答案] 1. E；2. E、A、C

### 三、腹膜形成的结构

壁腹膜与脏腹膜在腹壁与脏器之间或脏腹膜在器官之间互相返折移行形成许多结构，如网膜、系膜和韧带等。这些结构一方面对器官起着连接和固定作用，另一方面支配和营养脏器的神经、血管等也借助这些结构分布到器官。

（一）网膜

是位于肝门与胃之间、胃与横结肠之间的双层腹膜皱襞。

1. 小网膜　是由肝门向下移行至胃小弯和十二指肠上部的双层腹膜。从肝门连于胃小弯的部分称肝胃韧带，内含有胃左、右血管等结构。从肝门连于十二指肠上部的部分称肝十二指肠韧带，在该韧带内，右侧为胆总管，左侧为肝固有动脉，两者之后为肝门静脉。

2. 大网膜　形似围裙，覆盖于空、回肠的前方。大网膜的前两层由覆盖胃前、后壁的腹膜自胃大弯汇合处形成，向下至脐平面稍下方后返折向上，形成大网膜的后两层。后两层向上包裹横结肠并形成横结肠系膜将横结肠系于腹后壁。成人大网膜前两层与后两层常粘连愈合，在胃大弯和横结肠之间的大网膜（前两层）称胃结肠韧带。在胃结肠韧带内有胃网膜左、右血管吻合而成的胃网膜动脉弓。

3. 网膜囊　网膜囊是小网膜和胃后壁与腹后壁的腹膜之间的一个扁窄而不规则的间隙，又称小腹膜腔，为腹膜腔的一部分。网膜囊的前壁为小网膜、胃后壁和大网膜前两层（或胃结肠韧带），后壁为大网膜后两层、横结肠及其系膜，以及覆盖在胰、左肾、左肾上腺等处的腹膜；上壁为肝尾状叶和膈下方的腹膜；下壁为大网膜前、后层的愈着处。网膜囊的左侧为脾、胃脾韧带和脾肾韧带，右侧借网膜孔与腹膜腔的其余部分相通。

4. 网膜孔（Winslow 孔）　上界为肝尾状叶，下界为十二指肠上部，前界为肝十二指肠韧带，后界为覆盖在下腔静脉表面的腹膜。在第 12 胸椎与第 2 腰椎体的前面，成人网膜孔可容 1~2 指。

（二）系膜

是将肠管固定于腹后壁的双层腹膜结构，其内有出入该肠管的血管、神经、淋巴管等。主要的系膜有肠系膜、阑尾系膜、横结肠系膜和乙状结肠系膜等。

1. 肠系膜　是将空肠和回肠固定于腹后壁的双层腹膜结构。在腹后壁附着的部分为肠系膜根，长约 15cm，自第 2 腰椎左侧斜跨至右骶髂关节前方。肠系膜呈扇形展开，游离缘包裹空、回肠，长达 5~7m。肠系膜的两层腹膜间含有肠系膜上血管及其属支和淋巴管、淋巴结等。

2. 阑尾系膜　呈三角形，将阑尾连于肠系膜下方。阑尾的血管走行于系膜的游离缘，故切除阑尾时，应在系膜游离缘结扎血管。

3. 横结肠系膜　是将横结肠连于腹后壁的双层腹膜结构。其腹后壁附着的部分为横结肠系膜根，起自结肠右曲，向左跨过右肾中部、十二指肠降部、胰、左肾前方直至结肠左曲。横结肠系膜内含有中结肠血管及其分支等。

4. 乙状结肠系膜　是将乙状结肠固定于左下腹和盆腔的双层腹膜结构，其根部附着于左髂窝和骨盆左后壁。该系膜较长，故乙状结肠活动度较大。系膜内含有乙状结肠血管、直肠上血管等。

（三）韧带

1. 肝的韧带　肝脏面有肝胃韧带和肝十二指肠韧带，二者合称小网膜。在肝膈面与腹前壁和膈下面之间有双层腹膜结构，呈矢状位的称镰状韧带，呈冠状位的称冠状韧带。冠状韧带的前、后两层之间分开，导致肝膈面的后部无腹膜被覆，称肝裸区。冠状韧带的前后两层在肝的左右两端彼此黏合增厚形成左、右三角韧带。

2. 胃的韧带　包括肝胃韧带、胃脾韧带、胃结肠韧带和胃膈韧带，它们是位于胃与周围器官之间的双层腹膜结构。

3. 脾的韧带　包括胃脾韧带、脾肾韧带、膈脾韧带。它们是位于脾与周围器官之间的双层腹膜结构。

（四）皱襞、隐窝和陷凹

腹膜皱襞是腹膜在腹、盆腔壁上或者脏器之间形成的隆起。在皱襞之间或皱襞与腹、盆壁之间形成的腹膜凹陷称腹膜隐窝，较大的隐窝称陷凹。

1. 腹前壁的皱襞　腹前壁内面有 5 条腹膜皱襞。脐与膀胱尖之间为脐正中襞，内含脐尿管闭锁后形成的脐正中韧带。位于脐正中襞两侧的是脐内侧襞，内含脐动脉闭锁后形成的脐内侧韧带，位于脐内侧襞的外侧有脐外侧襞，内含腹壁下动、静脉，故又称腹壁动脉襞。

2. 陷凹　主要位于盆腔内，由腹膜深陷相邻脏器之间的间隙而成。男性在膀胱与直肠之间有直肠膀胱陷凹。女性在膀胱与子宫之间有膀胱子宫陷凹，在直肠与子宫之间有直肠子宫陷凹，后者又称 Douglas 腔，较深，凹底与阴道穹后部之间仅以阴道后壁和腹膜相隔。站立位或坐位时，男性的直肠膀胱陷凹和女性的直肠子宫陷凹是腹膜腔的最低部位，故腹膜腔内的积液多积存于此。

#### 四、膈下间隙与交通

介于膈与横结肠及其系膜之间，被肝分为肝上、下间隙。肝上间隙借镰上韧带和左三角韧带分为右肝上间隙、左肝上前间隙和左肝上后间隙，肝下间隙以肝圆韧带分为右肝下间隙和左肝下间隙，后者又被小网膜和胃分成左肝下前间隙和左肝下后间隙（网膜囊）。膈与肝裸区之间为膈下腹膜外间隙。上述任何一个间隙发生脓肿，均称膈下脓肿，其中以右肝上、下间隙脓肿较为多见。网膜囊囊内感染渗出物，或胃后壁穿孔而积液，开始时往往局限于网膜囊内；随着渗出液的增多可经网膜孔流入右肝下间隙（肝肾隐窝），并向上可扩展到右肝上间隙，向下可沿右结肠旁沟至右髂窝，甚至到达盆腔的直肠膀胱陷凹或直肠子宫陷凹。

# 第七章　脉管系统

## 第一节　概　述

脉管系统包括心血管系统和淋巴系统。心血管系统由心、动脉、毛细血管和静脉组成，其内循环流动的是血液。淋巴系统由淋巴管道、淋巴器官和淋巴组织组成，其内流动的是淋巴液，最终汇入静脉，故淋巴系统可看成是静脉的辅助部分。

### 体循环、肺循环、侧支循环的概念

心血管系统包括心、动脉、毛细血管和静脉。心是中空的肌性器官，主要功能是为血液循环提供动力。动脉是运送血液离心的管道。毛细血管是连于小动脉、小静脉之间，相互交织成网状的微细血管，是血液和组织、细胞之间进行物质交换的场所。静脉是引导血液回心的血管。

1. 体循环　又称大循环。当心室收缩时，富含氧和营养物质的血液由左心室射入主动脉，再经主动脉的各级分支到达全身的毛细血管。血液在此与周围组织和细胞进行物质交换，将代谢产物和二氧化碳等带回血液，再经各级静脉属支，最后到达上、下腔静脉及冠状窦汇入右心房。体循环的特点是：路程长，流经范围广，以动脉血滋养全身各部，并将各部的代谢产物和二氧化碳运送回心。

2. 肺循环　又称小循环，从体循环回流的静脉血，由右心房到右心室，当右心室收缩时将富含二氧化碳的静脉血从右心室射出，经肺动脉干及其各级分支，到达肺泡的毛细血管网，血液在肺泡内进行气体交换，排出二氧化碳，吸进氧气，将富含氧的血液经肺静脉汇入左心房，再从左心房进入左心室。肺循环的特点是：路程较短，只通过肺，主要是将乏氧的静脉血变成富含氧的动脉血。

3. 侧支循环　血管之间的吻合非常广泛，体内血液除动脉—毛细血管—静脉流通外，动脉与动脉之间、静脉与静脉之间，甚至动脉与静脉之间可以彼此直接连通，形成血管吻合，借以保证局部血液供应或缩短循环途径，起调节血流量的作用。有的血管主干在行程中发出与其平行的侧副支，发自主干不同高度的侧副管彼此吻合，形成侧支吻合。当主干阻塞时，侧副支逐渐增粗，血流可经扩大的侧副吻合到达阻塞远端的血管主干，使远端血供得到不同程度的代偿和恢复，这种侧支建立的循环称侧支循环。侧支循环的建立，对于保证器官在病理状态下的血供具有重要意义。

# 第二节　心

## 一、心的位置、毗邻与外形

1. 心的位置与毗邻　心位于胸腔前下部的中纵隔内，全部被心包所包裹，约2/3居身体正中线的左侧，上方连有出入心的大血管，下方是膈，两侧借纵隔胸膜与肺相邻，后方与左主支气管、食管、左迷走神经、胸主动脉相邻，平对第5~8胸椎，前方对向胸骨体及第2~6肋软骨，大部分被肺和胸膜所覆盖，只有左肺心切迹内侧部分与胸骨体下部左半及左侧第4~6肋软骨相邻。临床心内注射多在胸骨左缘第4肋间进针，将药物注射到右心室腔内，可避免伤及肺和胸膜。

2. 心的外形　心形似前后略扁倒置的圆锥体，大小似本人拳头。心的外形可分为一尖、一底、两面、三缘和四条沟。

(1) 心尖钝圆、游离，由左心室构成，朝向左前下方，与左胸前壁贴近，故在胸骨左侧第5肋间隙锁骨中线内侧1~2cm处可扪及心尖搏动。

(2) 心底大部分由左心房、小部分由右心房构成，朝向右后上方。上、下腔静脉分别从上、下方开口于右心房，左、右两对肺静脉分别从两侧注入左心房。心底后面隔心包后壁与食管、左迷走神经和胸主动脉等相邻。

(3) 两面为胸肋面和膈面。胸肋面（或前面）朝向前方，大部分由右心房和右心室构成，小部分由左心耳和左心室构成。胸肋面上部可见起于右心室的肺动脉干，行向左上方，起于左心室的升主动脉在肺动脉干后方向右上方行走。膈面（或下面）朝向下后，近乎水平位，隔心包紧贴于膈。该面约2/3由左心室、1/3由右心室构成。

(4) 三缘即下缘、左缘和右缘。下缘较锐利，近水平位，略向左下方倾斜，大部分由右心室、仅心尖处由左心室构成。左缘斜向左下，钝圆，绝大部分由左心室构成，仅上方小部分有左心耳参与。右缘垂直向下，由右心房构成。左、右两缘隔心包分别与左、右膈神经和心包膈血管以及左、右纵隔胸膜与肺相邻。

(5) 四条沟为冠状沟、前室间沟、后室间沟和房间沟，可以作为各心腔在心表面的分界。冠状沟靠近心底处近似冠状位，几乎环绕心一周，前方被肺动脉干所中断，是心房和心室在心表面的分界标志。在心室的胸肋面和膈面各有一条自冠状沟向心尖右侧延伸的浅沟，分别称为前室间沟和后室间沟。两沟在心尖的右侧下缘相遇，是左、右心室在心表面的分界。前、后室间沟在心尖右侧的会合处稍凹陷，称心尖切迹。在心底，右心房与右上、下肺静脉交界处的浅沟称后房间沟，与房间隔后缘一致，是左、右心房在心表面的分界。后房间沟、后室间沟与冠状沟的相交处称房室交点，是心表面的一个重要标志。此处是左、右心房与左、右心室在心后面相互接近之处，其深面有重要的血管和神经等结构。

## [经典例题1]

构成心底的大部分是

A. 左心房　　　B. 左心室　　　C. 右心房　　　D. 右心室　　　E. 心包

[参考答案] 1. A

## 二、心的各腔

心腔分为右心房、右心室、左心房和左心室4个腔，同侧心房与心室间借房室口相通，但左、右心房间，左、右心室间互不相通，分别被房间隔、室间隔分隔。

1. 右心房　位于心的右上部，可分为前方的固有心房和后方的腔静脉窦两部分。两部以表面位于上、下腔静脉前缘间的浅沟即界沟为界，内部为对应的一条纵行嵴，称界嵴。右心房前部腔面有许多大致平行的肌束，称梳状肌，它们起自界嵴，止于右房室口。梳状肌之间壁薄，呈半透明状，应避免心导管插管时损伤。右心房向左前方突出部分称右心耳，内面梳状肌发达，似海绵状，当心功能障碍时，心耳处因血流缓慢、血液淤积，易导致血栓形成。右心房的后部内壁光滑，上方和下方分别有上腔静脉口和下腔静脉口，后者的前缘有胚胎时残留下来的下腔静脉瓣，此瓣呈半月形，胎儿时期引导来自胎盘富含氧的血液通过下腔静脉经房间隔上面的卵圆孔注入左心房。冠状窦口位于下腔静脉口和右房室口之间，窦口后缘有半月形的冠状窦瓣。心脏大部分静脉血回流入冠状窦。

右心房的后内壁为房间隔，其下部有一卵圆形凹陷，称卵圆窝，为胎儿时期卵圆孔闭合后的遗迹，此处壁较薄弱，是房间隔缺损的好发部位。卵圆窝前上方边缘隆起，称卵圆窝缘，可作为心导管从房间隔入左心房的标志。在房间隔前上部的右心房内侧壁，有与左侧主动脉窦相应的隆起部，称主动脉隆凸，为临床重要标志，手术时要防止误伤。此外，在右侧房间隔的基部，由冠状窦口的前内缘、三尖瓣隔侧尖的附着缘和Todaro腱围成的三角区，称 Koch 三角。Todaro 腱位于心内膜下，为心的中心纤维体连到下腔静脉瓣前缘的腱性纤维束。Koch 三角前部的心内膜深面为房室结所在，因此该三角为外科手术中的重要标志，手术时应避开此三角区域。右心房共有3 个入口，即上、下腔静脉口和冠状窦口；1 个出口，即右房室口，右心房的血液经此口流入右心室。

2. 右心室　位于右心房的左前下方，构成胸肋面的大部分，直接位于胸骨左缘第 4、5 肋软骨后方。室腔略呈锥体形，壁较薄(厚 3~4mm)，约是左心室厚度的 1/3。室腔底有右房室口和肺动脉口，两口之间的室壁上有一较宽的弓形肌隆起，称室上嵴，将室腔分为右心室流入道(窦部)和流出道(漏斗部)两部分。右心室有 1 个入口和 1 个出口，分别为右房室口和肺动脉口。

(1)流入道：右心室流入道的入口为右房室口，呈卵圆形，约容纳 3 个指尖大小。其周围由致密结缔组织构成的三尖瓣环围绕。该纤维环上附有 3 个近似三角形的瓣叶，称三尖瓣，分为前尖、后尖和隔侧尖。各个瓣膜的边缘与其心室面连有多条腱索，腱索向下连于室壁上的乳头肌。乳头肌基部附于心室壁，尖端突入心室腔，呈锥形肌肉隆起。心室的纤维环、瓣膜、腱索和乳头肌在功能上是一个整体，称三尖瓣复合体。它们共同保证血液的单向流动。当心室收缩时，由于瓣环的缩小及血液推动，使三尖瓣紧闭，封闭房室口，同时，由于乳头肌收缩，腱索牵拉，使瓣膜不致翻向心房，防止血液逆流入心房。复合体中任何一部分结构损伤，均将导致心内的血流动力学改变。右心室流入道的室壁有许多交错排列的肌性隆起，称肉柱。在前乳头肌根部有一条肌束横过室腔到室间隔，称隔缘肉柱(又称节制索)，内含心的传导纤维束，有防止心室过度扩张的功能。

(2)流出道：右心室流出道又称动脉圆锥或漏斗部，位于右心室前上方，内壁光滑无肉柱，呈锥体状，其上端借肺动脉口通肺动脉干。肺动脉口周缘有 3 个彼此相连的半月形纤维环为肺动脉环，环上附有 3 个半月形的肺动脉瓣，瓣膜游离缘中点增厚部分称为半月瓣小结。当心室收缩时，血液冲开肺动脉瓣进入肺动脉干，当心室舒张时 3 个袋状瓣膜被倒流的血液充盈，使瓣膜相互靠拢将动脉口关闭，半月瓣小结互相紧贴，阻止血液反流入心室。

3. 左心房　位于右心房的左后方，构成心底的大部，是 4 个心腔最靠后的部分，其前方有升主动脉和肺动脉，后方隔着心包与食管相毗邻。因此，经食管钡餐 X 线造影，可诊断有无左心房扩大。左心房前部向右前突出的部分称左心耳，内壁有梳状肌，凹凸不平，呈海绵状。心功能障碍时，血流缓慢，在心耳内易形成血栓。左心房后部腔面光滑，其两侧分别有左、右肺上、下静脉的开口，将肺循环内富含氧的血液经肺静脉注入左心房。左心房出口为左房室口，血液经此口进入左心室。左心房共有 4 个入口和 1 个出口，4 个入口分别是左肺上、下静脉和右肺上、下静脉开口；1 个出口即左房室口。

4. 左心室　位于右心室的左后方。室腔近似圆锥形，构成心尖及心的左缘，心室壁厚 9~12mm，约为右心室 3 倍。左心室腔以二尖瓣前尖为界可分为左心室流入道(窦部)和流出道(主动脉前庭)两部分。左心室有 1 个口和 1 个出口，分别是左房室口和主动脉口。

(1)流入道：流入道是左心室左下较大区域，内壁粗糙不平，入口是左房室口，口周围有纤维环，称二尖瓣环，较三尖瓣环略小。环上有 2 片近似三角形的瓣膜，称二尖瓣。二尖瓣分成前尖和后尖两个瓣，各瓣均通过腱索连于前、后壁的前、后乳头肌上。同样，二尖瓣环、二尖瓣、腱索和乳头肌在功能上作为一个整体，故称二尖瓣复合体。

(2)流出道：又称主动脉前庭，是左心室前内侧的部分，壁光滑无肉柱，无伸展性和收缩性。其出口是主动脉口，口周围有纤维性的主动脉瓣环，瓣环上也附有 3 个袋口向上的半月形瓣膜，称主动脉瓣，大而坚韧，按瓣的方位可分为主动脉瓣左、右和后半月瓣，每个瓣膜与主动脉壁之间形成袋状的间隙，称主动脉窦，分别为左、右、后 3 个窦。左、右窦内分别有左、右冠状动脉的开口。心冠状动脉造影时，导管经此开口进入冠状动脉。两侧心房和心室的收缩与舒张是同步的。当心室收缩时，二尖瓣和三尖瓣关闭，主动脉瓣和肺动脉瓣开放，血液射入动脉，当心室舒张时，二尖瓣和三尖瓣开放，主动脉瓣和肺动脉瓣关闭，血液由心房射入心室。

医学教育网 www.med66.com

### 三、心的构造

心由心壁、中间的房间隔和室间隔以及心纤维性支架3部分构成。

1. 心壁

(1)心内膜：是衬在心腔内面的一层光滑的薄膜，心内膜的内皮与血管内皮相连续，内皮下为内皮下层，以结缔组织为主。心瓣膜是由心内膜折叠并夹一层致密的结缔组织而构成的。

(2)心肌层：为心壁的主体，主要由心肌构成。心房肌较薄，心室肌肥厚，左心室肌最发达。心肌纤维呈螺旋状排列，大致可分为深层的纵行、中层的环形和浅层的斜行走向3层。在心房肌与心室肌之间有结缔组织形成的支持性结构，称心纤维骨骼，它构成心脏的支架，心肌纤维和心瓣膜附于其上。特殊分化的心肌细胞构成心的传导系统。

(3)心外膜：被覆于心肌层和大血管根部的表面，即浆膜性心包的脏层，表面为间皮，间皮下为薄层疏松结缔组织，含较多的脂肪组织。

2. 房间隔和室间隔　左、右心房之间为房间隔，左、右心室之间为室间隔。

(1)房间隔：位于左、右心房之间，向左前方倾斜，由两层心内膜中间夹心房肌纤维和结缔组织构成，其前缘与升主动脉后面相适应，稍向后弯曲，后缘邻近心表面的后房间沟。房间隔右侧面中下部有卵圆窝，是房间隔最薄弱处。房间隔缺损最常见的类型为卵圆孔未闭，如缺损较大，由于左心房的压力高于右心房，会导致血液由左向右分流，右心负荷增加，引起肺动脉高压和肺淤血。

(2)室间隔：位于左、右心室之间，可分为肌部和膜部两部分。①肌部：位于室间隔下方的大部分，由心肌和心内膜构成。其左侧面的心内膜深面有左束支及其分支通过，右侧面有右束支通过。②膜部：室间隔上部中份有一卵圆形缺乏肌质的薄膜部，称室间隔膜部。膜部左侧面位于主动脉瓣右瓣和后瓣的下方，右侧面被三尖瓣隔侧尖的附着缘分为上部的房室部、下部的室间部。前者分隔右心房和左心室，后者分隔左、右心室。室间隔膜部为室间隔缺损的好发部位。由于室间隔膜部与房室结，房室束，左、右束支和三尖瓣、主动脉瓣位置关系密切，手术修补时应注意避免损伤这些结构。另外一种常见的先天性心脏病是法洛四联症，其主要特征是：①主动脉骑跨于左、右心室上，②室间隔缺损，③右心室流出道(漏斗部)狭窄或肺动脉口狭窄，④右心室肥厚。

3. 心纤维性支架　又称心纤维骨骼，位于左、右房室口，肺动脉口和主动脉口的周围，由致密结缔组织构成。心纤维性支架质地坚韧而富有弹性，为心肌纤维和心瓣膜提供了附着处，在心肌运动中起支持和稳定作用。心纤维性支架包括左、右纤维三角，4个瓣纤维环(肺动脉瓣环、主动脉瓣环、二尖瓣环和三尖瓣环)，圆锥韧带和室间隔膜部等。

(1)右纤维三角：位于二尖瓣环、三尖瓣环和主动脉后瓣环之间，右纤维三角位于心的中央，又称中心纤维体，前方与室间隔膜部相延续，向后发出Todaro腱，位于右心房心内膜深面，终于下腔静脉瓣的前端。

(2)左纤维三角：位于主动脉左瓣环外侧与二尖瓣环之间，呈三角形，体积较小，其前方与主动脉左瓣环相连，向后方发出纤维带，与右纤维三角发出的纤维带共同形成二尖瓣环。左纤维三角位于二尖瓣前外连合之前，外侧与左冠状动脉旋支相邻近，是二尖瓣手术时的重要外科标志，也是易于损伤冠状动脉的部位。

二尖瓣环、三尖瓣环和主动脉瓣环彼此靠近，肺动脉瓣环位于较高平面，借圆锥韧带(又称漏斗腱)与主动脉瓣环相连。主动脉瓣环和肺动脉瓣环各由3个弧形瓣环首尾相互连结而成。位于3个半月瓣的基底部，主动脉左、后瓣环之间的三角形致密结缔组织板称瓣膜间隔，向下与二尖瓣前瓣相连续，同时向左延伸连接左纤维三角，向右与右纤维三角相连。

### 四、心的传导系

心的传导系统位于心壁内，由特殊分化的心肌细胞构成，主要功能是产生和传导兴奋，控制心的节律性活动。心传导系包括：窦房结，结间束，房室结，房室交界区，房室束，左、右束支和浦肯野纤维网。

1. 窦房结　是心的正常起搏点。位于上腔静脉与右心房交界处，在界沟上端的心外膜下。窦房结呈长梭形(或半月形)，其长轴与界沟大致平行，结的中央有窦房结动脉穿过。窦房结由结细胞团和结缔组织等构成。结细胞发出冲动传至心房肌，使心房肌收缩，同时向下可能经结间束传至房室结。

2. 结间束　窦房结是心的起搏点，关于窦房结产生的冲动如何传至左、右心房和房室结，长期以来一直未定。国外有学者提出窦房结和房室结之间有结间束相连，左、右心房之间亦有房间束连接，从生理学上证实有结间束的存在，但形态学的证据尚不充分，通常认为结间束的途径有3条：

(1)前结间束：由窦房结头端发出向左行，弓状绕上腔静脉前方和右心房前壁，向左行至房间隔上缘分为两束：一束左行分布于左房前壁，称上房间束，另一束下行经卵圆窝前方的房间隔，下降至房室结的上缘。

（2）中结间束：由窦房结右上缘发出，向右、向后弓状绕过上腔静脉，然后进入房间隔，经卵圆窝前缘，下降至房室结上缘，此束即 Wenchebach 束。

（3）后结间束：由窦房结下端（尾部）发出，在界嵴内下行，然后转向下内，经下腔静脉瓣，越冠状窦口的上方，至房室结的后缘。此束在行程中分出纤维至右心房壁。

各结间束在房室结上方相互交织，并有分支与房间隔左侧的左房肌纤维相连，从而将冲动传至左房。

3. 房室交界区　又称房室结区，是心传导系在心房与心室相互连接部位的特化心肌结构，位于房室间隔内，其范围基本与房室隔右侧面的 Koch 三角一致。房室交界区由 3 部分组成：房室结、房室结的心房扩展部（结间束的终末部）以及房室束（His 束）的近侧部。房室结呈扁椭圆形，较窦房结小。位于房间隔下部右侧心内膜深面，冠状窦口的前上方，Koch 三角的尖端。房室结的作用是将窦房结传来的冲动传至心室。房室交界区将来自窦房结的兴奋延搁后再传至心室，使心房肌和心室肌按照先后顺序分别收缩。房室交界区是冲动从心房传向心室的必由之路，且为最重要的次级起搏点，许多复杂的心律失常在此区发生，这一区域有重要的临床意义。

4. 房室束　又称 His 束，起于房室结前端，穿右纤维三角前行，沿室间隔膜部后下缘至室间隔肌部上缘分为左、右束支。

5. 左、右束支　右束支细长，呈圆索状，沿室间隔膜部下缘，在右侧心内膜深面下行，经右室圆锥乳头肌的后方，向下沿隔缘肉柱至右心室前乳头肌根部，分散成浦肯野纤维（Purkinje 纤维），并吻合成网，分布于右心室乳头肌和右心室心肌细胞。左束支呈扁带状，沿室间隔左侧心内膜深面下行，在肌性室间隔上、中 1/3 交界水平分前、后 2 支或前、中、后 3 支分别到前、后乳头肌根部和室间隔，分散交织成浦肯野纤维网，最后与心肌纤维相连，支配心肌纤维收缩。

6. 浦肯野纤维网　左、右束支在心内膜下交织成心内膜下 Purkinje 网。

五、心的血管

心的血管包括动脉和静脉。供应心的动脉是左、右冠状动脉，心的静脉血绝大部分经冠状窦回流到右心房，小部分直接汇入右心房。

1. 心的动脉

（1）左冠状动脉：一般较右冠状动脉粗，起于主动脉左窦，经左心耳与肺动脉根部之间向左行，随即分为前室间支和旋支。

1）前室间支：也称前降支，是左冠状动脉主干的延续，在前室间沟内下行，绕过心下缘至膈面，在后室间沟内上行 1～3cm 而终止。亦可与右冠状动脉之后室间支吻合。前室间支分布于左、右心室前壁的一部分，室间隔的前 2/3。前室间支的主要分支有左室前支、右室前支和室间隔支等，它们的供应区顾名思义。前室间支闭塞可引起左心室前壁及室间隔（部分）心肌梗死。

2）旋支：起始后沿冠状沟向左行，绕过心左缘至心膈面，多在心的左缘和后室间沟之间分支而终，发出左室后支分布于左室膈面。旋支的分支：①左缘支：于旋支过左缘处分出，此支恒定，也较发达，向下分布于左室侧壁。此支也是冠状动脉造影辨认分支的标志之一。②窦房结支：近 40% 的人此支起于旋支的近侧段，沿左房前壁向上向右分布于窦房结。③左室后支：分布于左室膈面的外侧部。④心房支：供应左心房的前壁、外侧壁和后壁。

（2）右冠状动脉：①后室间支：又称后降支，是右冠状动脉本干之延续，沿后室间沟向下行，距离不等，有的可达心尖而终止，亦可与左冠状动脉前降支末梢吻合。后室间支分支分布于左、右心室后壁和室间隔后下 1/3。②左室后支：在冠状沟内向左行，距离不等（最远者可达心左缘），分支分布于左室后壁的一部分或全部。此外，右冠状动脉还分布于右心房、右心室前壁等。由于心膈面大部分是右冠状动脉供应，所以临床上所见的后壁心肌梗死多由右冠状动脉阻塞造成。鉴于冠状动脉阻塞性病变好发于左冠状动脉前室间支的上 1/2 段，其次为右冠状动脉胸肋面的前 1/2 处和左冠状动脉旋支的胸肋面，且这三大主支病变的近侧段发生率较高，而远侧段可完好通畅，故临床上常另用一段血管，在主动脉和狭窄或阻塞段的冠状动脉远端之间施行主动脉–冠状动脉旁路移植术，又称冠脉搭桥术。

（3）冠状动脉的分布类型：左、右冠状动脉在心膈面的分布范围变异较大，根据左、右冠状动脉在膈面分布区域的大小可分为 3 型：①右优势型：右冠状动脉除发出后室间支外，还分布于左室膈面的一部分或全部，此类型最多，占 71.35%。②均衡型：左、右冠状动脉的分布区互不越过房室交点和后室间沟，此类型占 22.92%。③

左优势型：左冠状动脉较粗大，除发出分支分布于左室膈面外，还越过房室交点和后室间沟分布于右室膈面的一部分，此型的后室间支和房室结动脉均来自左冠状动脉，约占5.73%。当冠状动脉主干阻塞时，由于有不同的分布类型，因此可产生不同的临床表现及后果。

2. 心的静脉　心的静脉，绝大多数先汇集于冠状沟后部的冠状窦，经冠状窦口注入右心房，只有一些细小的静脉直接开口于心腔。冠状窦的属支有：①心大静脉：与前室间支伴行，向上至冠状沟，再向左绕过心左缘至心膈，注入冠状窦，②心中静脉：与后室间支伴行，向上注入冠状窦右端。③心小静脉：行于右侧冠状沟，向左注入冠窦，收集右冠状动脉分布区的部分血液。

### 六、心包及心包窦

心包为包裹心和出入心大血管根部的锥体形纤维浆膜囊。分外层的纤维心包和内层的浆膜心包。

1. 纤维心包　是坚韧的结缔组织囊，上方与大血管的外膜相连，下方与膈的中心腱愈着。

2. 浆膜心包　薄而光滑，分脏、壁两层。脏层紧贴心肌层表面，即心外膜；壁层于纤维心包内面。脏、壁两层之间的潜在腔隙称心包腔，内含少量浆液，起润滑作用。

3. 心包窦　心包腔内位于升主动脉、肺动脉干后壁与上腔静脉、左心房前壁之间的间隙称心包横窦。在心直视手术需阻断主动脉和肺动脉血流时，阻断钳可通过横窦从前后钳夹这两条动脉。在左心房后壁，左、右肺静脉，下腔静脉与心包后壁之间的间隙称心包斜窦。手术时若需阻断下腔静脉的血流，可经斜窦下部进行。此外，位于心包腔前下部，即心包前壁与膈之间的转折间隙，称心包前下窦，此处为从左剑肋角心包穿刺的较安全部位。

心包的主要功能：一是可减少心脏跳动时的摩擦；二是防止心过度扩张。同时作为一种屏障，可有效防止邻近部位的感染波及心。浆膜心包在炎症时可产生过多的液体，称心包积液，导致心脏压迫，影响心的泵血功能。在缩窄性心包炎时，心包形成纤维瘢痕，使心包增厚、收缩，限制心的舒缩活动，导致血流动力学障碍和心功能不全。

## 第三节　动　脉

动脉是将血液从心运送到全身各组织器官的血管。

体循环的动脉主干是主动脉，其由左心室发出，先斜向右上，再弯向左后，沿脊柱左前方下行，穿膈的主动脉裂孔入腹腔，至第4腰椎体下缘水平分为左、右髂总动脉。依其行程分为升主动脉、主动脉弓和降主动脉三部分。降主动脉又以膈为界，分为胸主动脉和腹主动脉。

### 一、头颈部的动脉及压迫止血点

1. 颈总动脉　是头颈部的主要动脉干，左右成对，右侧起自头臂干，左侧起自主动脉弓。两侧均在胸锁关节的后方，沿食管、气管和喉的外侧上行，至甲状软骨上缘水平分为颈内动脉和颈外动脉。颈总动脉与颈内静脉、迷走神经一起被包裹在颈动脉鞘内。当头面部大出血时，在胸锁乳突肌前缘，相当于环状软骨平面，可将颈总动脉向后压向第6颈椎横突前结节（颈动脉结节），进行急救止血。

（1）颈外动脉：起自颈总动脉，初居颈内动脉的前内侧，后经其前方绕至其前外侧，上行穿腮腺实质在下颌颈高度分为颞浅动脉和上颌动脉两个终支。其主要分支有：

1）甲状腺上动脉：起自颈外动脉的起始处，行向前下方，分布到甲状腺上部和喉。

2）舌动脉：在甲状腺上动脉的稍上方，平舌骨大角处发自颈外动脉，分布到舌、舌下腺和腭扁桃体。

3）面动脉：在舌动脉稍上方发出，向前经下颌下腺的深面，至咬肌前缘绕过下颌骨下缘至面部，经口角和鼻翼的外侧，向上至眼内眦，改称为内眦动脉。面动脉分布于面部软组织、下颌下腺和腭扁桃体等。在下颌骨下缘和咬肌前缘交界处，可摸到面动脉的搏动，面部出血时，可在该处进行压迫止血。

4）颞浅动脉：在外耳门的前方上行，越过颧弓根至颞部皮下，其分支分布于腮腺、额、颞和顶部软组织。在外耳门前方颧弓根部可触及其搏动，当头前外侧部出血时，可在此压迫止血。

5）上颌动脉：经下颌颈深面入颞下窝，沿途分支分布于外耳道、中耳、硬脑膜、颊、腭扁桃体、牙及牙龈、咀嚼、鼻腔和腭部等处。其中分布于硬脑膜的分支称脑膜中动脉，它自上颌动脉发出后，向上穿棘孔入颅中窝，且紧贴颅骨内面走行，分前、后两支分布于硬脑膜。前支经过翼点内面，当颞部骨折时，易受损伤致出血引起颅内硬脑膜外血肿，临床上需要及时清除血肿，否则会造成严重的后果。

6)颈外动脉的分支还有枕动脉、耳后动脉和咽升动脉，分布于枕部、耳后和咽。

（2）颈内动脉：由颈总动脉发出后，垂直上行到颅底，在颈部无分支(借此可以与颈外动脉相鉴别)，再经颈动脉管入颅腔，分支分布于脑和视器。

**2. 锁骨下动脉**

锁骨下动脉左侧起于主动脉弓，右侧起自头臂干。锁骨下动脉从胸锁关节后方斜向外至颈根部，呈弓状经胸膜顶前方，穿斜角肌间隙，至第1肋外缘延续为腋动脉。

从胸锁关节至锁骨上缘中点画一弓形线(弓的最高点距锁骨上缘约1.5cm)，为锁骨下动脉的体表投影。上肢出血时，可在锁骨中点上方的锁骨上窝处向后下方将该动脉压向第1肋进行止血。

锁骨下动脉的主要分支有：

（1）椎动脉：90%的人双侧椎动脉的直径不等，一般情况下，左侧的直径较右侧粗。从前斜角肌内侧发出，向上穿第6~1颈椎横突孔，出第1颈椎横突孔后弯向后内，绕过寰椎的后方，穿寰枕后膜及硬脊膜经枕骨大孔入颅腔，左右汇合成一条基底动脉，与颈内动脉共同营养脑、脊髓和视器等。

（2）胸廓内动脉：在椎动脉起始的相对侧发出，向下入胸腔，经第1~6肋软骨后面(距胸骨外侧缘1.5cm处)下。分为肌膈动脉和腹壁上动脉，后者穿膈肌进入腹直肌鞘内，营养腹直肌的上部，其末端与腹壁下动脉形成吻合。胸廓内动脉的分支分布于胸前壁、乳房、心包等处。该动脉是冠状动脉搭桥时的最常用动脉。

（3）甲状颈干：为一短干，起自锁骨下动脉，立即分成数支至颈部和肩部。其中甲状腺下动脉向上至甲状腺下，并分布于咽、喉、气管和食管。肩胛上动脉自甲状颈干发出后，至冈上、下窝，分布于冈上、下肌和肩胛骨。

**3. 腋动脉**　为上肢的动脉主干，在第1肋外缘处续于锁骨下动脉，经腋窝至大圆肌下缘处移行为肱动脉。其主要分支有：

（1）胸肩峰动脉：为一短干，在胸小肌上缘发自腋动脉，立即分支分布于三角肌、胸大肌、胸小肌和肩关节。

（2）胸外侧动脉：沿胸小肌下缘走行，分布于乳房、胸大肌和前锯肌。

（3）肩胛下动脉：在肩胛下肌下缘附近发出，行向后下，分为胸背动脉和旋肩胛动脉。（4）旋肱后动脉：伴腋神经穿四边孔，绕肱骨外科颈，分布于肩关节和三角肌。

**4. 肱动脉及压迫止血点**　大圆肌下缘续于腋动脉，沿肱二头肌内侧下行至肘窝，平桡骨颈高度分为桡动脉和尺动脉。在肘窝的内上方，可触到肱动脉的搏动，为测量血压时听诊的部位。当前臂和手部大出血时，可在臂中部将该动脉压向肱骨以暂时止血。肱动脉的主要分支有肱深动脉，伴桡神经在桡神经沟下行，分支营养肱三头肌和肱骨，终支参与组成肘关节网。

**5. 尺动脉和桡动脉**　两者均由肱动脉分出，桡动脉在肱桡肌与旋前圆肌之间，继而在肱桡肌腱与桡侧腕屈肌腱之间下行(在腕关节上方可触其搏动，是诊脉常用部位，也是桡动脉穿刺的重要参考)，绕桡骨茎突至手背，穿第1掌骨间隙到手掌，与尺动脉掌深支吻合成掌深弓。桡动脉主要分支有：①拇主要动脉：桡动脉入手掌处发出，分3支分布于拇指两侧和示指桡侧；②掌浅支：在桡腕关节处发出，穿鱼际肌或沿其表面至手掌，与尺动脉末端吻合成掌浅弓。桡动脉也可以作为冠状动脉搭桥的血管。尺动脉在指浅屈肌与尺侧腕屈肌之间下行，经豌豆骨桡侧至手掌，与桡动脉掌浅支吻合成掌浅弓。尺动脉的主要分支有：①骨间总动脉：自尺动脉上端发出，在骨间膜上缘分为骨间前动脉和骨间后动脉。分别沿骨间膜前、后面下行，分支分布于前臂肌和尺、桡骨。②掌深支：在豌豆骨桡侧由尺动脉发出，与桡动脉末端吻合成掌深弓。临床上常通过Allen试验检测手部尺动脉与桡动脉之间的吻合情况。

**6. 掌浅弓和掌深弓**　掌浅弓位于掌腱膜和指屈肌腱之间，分支有小指尺掌侧动脉和3支指掌侧总动脉。前者分布于小指尺侧缘，后者达掌指关节附近各分2支指掌侧固有动脉，分布于第2~5指相对缘，手指出血时可在手指两侧压迫止血。掌深弓位于指屈肌腱深面，约平腕掌关节高度由弓发出3条掌心动脉，至掌指关节附近，分别与相应的指掌侧总动脉吻合。

**二、胸部的动脉**

胸主动脉是胸部动脉的主干，胸主动脉在第4胸椎体下缘偏左侧续于主动脉弓，初沿脊柱稍左侧下行，逐渐转至其前方，于12胸椎高度穿膈的主动脉裂孔，移行为腹主动脉。胸主动脉是胸部的动脉干，发出壁支和脏支。

**1. 壁支**　包括肋间后动脉、肋下动脉和膈上动脉。第1~2对肋间后动脉来自锁骨下动脉，第3~11对肋间后动脉和肋下动脉由胸主动脉的后外侧壁发出，每支在脊柱两侧各分前、后两支。后支细小，分布于脊髓、背部的肌肉和皮肤。前支粗大，在相应肋骨下缘的肋沟内与肋间后静脉和肋间神经伴行，分布于胸壁和腹壁上部。膈上动脉为2~3条小支，分布于膈上面的后部。

2. 脏支 主要有支气管支、食管支和心包支，分布于气管、食管和心包。

### 三、腹部的动脉

腹主动脉是腹部动脉的主干，在膈的主动脉裂孔处续于胸主动脉，沿脊柱左前方下降，至第4腰椎体下缘水平分为左、右髂总动脉。腹主动脉右侧有下腔静脉伴行，前方有肝左叶、胰、十二指肠水平部和小肠系膜根越过。腹主动脉的分支，按其分布区域，亦可分为壁支和脏支，但不同于胸主动脉的分支，即其脏支较壁支粗大。

1. 壁支

(1)膈下动脉：左、右各一，除分支至膈下面以外，还发出细小的肾上腺上动脉至肾上腺上部。

(2)腰动脉：有4对，自腹主动脉后壁发出，分布于腰部和腹前外侧壁的肌肉和皮肤，也有分支营养脊髓及其被膜。

2. 脏支 分为成对和不成对的两种。成对脏支有肾上腺中动脉、肾动脉和睾丸动脉(男)或卵巢动脉(女)，不成对脏支有腹腔干、肠系膜上动脉和肠系膜下动脉。

(1)肾上腺中动脉：约在平第1腰椎处起自腹主动脉侧壁，分布于肾上腺中部，在腺内与肾上腺上动脉(发自膈下动脉)、肾上腺下动脉(发自肾动脉)形成吻合。

(2)肾动脉：约平对第1、2腰椎体之间起自腹主动脉侧壁，横行向外，到肾门附近分为前、后两干，经肾门入肾，并在入肾之前各发出1支肾上腺下动脉至肾上腺下部。由于腹主动脉偏于左侧，故左肾动脉较右侧短。由于此关系，左侧的肾移植的难度大于右侧。有时，肾尚有不经肾门而从肾上端或下端入肾的副肾动脉，它可由肾动脉、腹主动脉、膈下动脉等动脉发出，在多数情况下，它乃是一支起始和行程有变异的副肾动脉，结扎后可引起肾局部缺血坏死。

(3)睾丸动脉：又称精索内动脉，细而长，在肾动脉起始处的稍下方由腹主动脉前壁发出，斜向下外，跨过输尿管前面，经腹股沟管至阴囊，分布于睾丸。在女性则为卵巢动脉，经卵巢悬韧带下行入盆腔，分布于卵巢和输卵管壶腹部。

(4)**腹腔干**：又称腹腔动脉，为一短而粗的干，在主动脉裂孔稍下方，约平第12胸椎高度，自腹主动脉前壁发出，立即分为胃左动脉、肝总动脉和脾动脉。

1)胃左动脉：斜向左上方至胃的贲门，在小网膜两层之间沿胃小弯转向右行，与胃右动脉吻合。沿途分支至食管腹段、贲门和胃小弯附近的胃壁。

2)肝总动脉：向右前方在十二指肠上部的上缘进入肝十二指肠韧带内，分为肝固有动脉和胃十二指肠动脉。①肝固有动脉：行于肝十二指肠韧带内，在肝门静脉的前方、胆总管左侧上行至肝门，分为左、右两支进入肝的左、右叶。右支在进入肝门前发出胆囊动脉，经胆囊三角上行，分支分布于胆囊。胆囊动脉一般起于肝右动脉，本干分两支，分布于胆囊的前、后面。胆囊动脉起点变异较多，但胆囊动脉绝大多数位于胆囊三角(Calot 三角)内，胆囊摘除手术时，不要将肝右动脉误认为胆囊动脉结扎造成事故。肝固有动脉还发出胃右动脉，在小网膜内行至幽门上缘，再沿胃小弯向左，与胃左动脉吻合，沿途分支分布于十二指肠上部和胃小弯附近的胃壁。②胃十二指肠动脉：在十二指肠上部后方下降，经胃幽门后方到下缘分为胃网膜右动脉和胰十二指肠上动脉。前者在大网膜两层之间沿胃大弯左行，发出胃支和网膜支分布于胃大弯和大网膜，并与胃网膜左动脉吻合，后者有前、后两支，在胰头与十二指肠降部之间下降，分布到胰头和十二指肠。

3)脾动脉：沿胰的上缘左行，经脾肾韧带达脾门，分数支入脾。脾动脉沿途发出多条细小的胰支至胰体和胰尾，在未进入脾门前发出3~5支胃短动脉，经胃脾韧带至胃底，发出胃网膜左动脉，在大网膜两层之间沿胃大弯右行，与胃网膜右动脉吻合，发出胃支和网膜支分布于胃大弯和大网膜。胃网膜动脉在临床上也可用于冠状动脉搭桥术时的桥接血管。

(5)**肠系膜上动脉**：在腹腔干稍下方，约平第1腰椎高度起自腹主动脉前壁，经胰头和胰体交界的后方下行，经十二指肠水平部的前面进入小肠系膜根，向右髂窝方向走行。由于十二指肠水平部恰好位于腹主动脉与肠系膜上动脉起始部形成的夹角内，当该夹角变小时，易引起压迫性肠梗阻，系指由于肠系膜上动脉压迫十二指肠水平部所引起的十二指肠部分或完全梗阻而出现的一系列症状，称肠系膜上动脉压迫综合征(又称 Wilkie 病)。其分支有：

1)**胰十二指肠下动脉**：于胰头与十二指肠之间，分前、后支分布于胰和十二指肠，并与胰十二指肠上动脉吻合。

2）空肠动脉和回肠动脉：有十数支，发自肠系膜上动脉左侧壁，走在肠系膜内，分布于空肠和回肠。各支动脉的分支再吻合成动脉弓。空肠通常有1~2级动脉弓，回肠的动脉弓多至3~5级，最后一级动脉弓再发出直支入肠壁。空肠和回肠动脉弓的数目是手术过程中区别两者的重要标志之一。

3）回结肠动脉：为肠系膜上动脉右侧壁发出的最下一条分支，分布于回肠末端、盲肠和升结肠。另发出阑尾动脉沿阑尾系膜游离缘至阑尾尖端，并分支营养阑尾。阑尾切除手术时，需要从阑尾系膜中找到阑尾动脉进行结扎。

4）右结肠动脉：在回结肠动脉上方发出向右行，分升、降支与中结肠动脉和回结肠动脉吻合，分支至升结肠。

5）中结肠动脉：在胰的下缘处发出，前行偏右入横结肠系膜，分左、右支分别与左、右结肠动脉吻合，营养横结肠。

（6）肠系膜下动脉：约平第3腰椎高度起于腹主动脉前壁，行向左下方，至左髂窝进入乙状结肠系膜根内，继续下降入小骨盆。分支分布于降结肠、乙状结肠和直肠上部。

1）左结肠动脉：沿腹后壁左行，分升、降支营养降结肠，并与中结肠动脉和乙状结肠动脉吻合。

2）乙状结肠动脉：常为2~3支，进入乙状结肠系膜内，相互吻合成动脉弓，分支分布于乙状结肠。乙状结肠动脉与左结肠动脉和直肠上动脉均有吻合。

3）直肠上动脉：是肠系膜下动脉的直接延续，行至第3骶椎处分为2支，沿直肠上部两侧下降，分布于直肠上部，并与直肠下动脉的分支吻合。

### 四、盆部和下肢的动脉

髂总动脉，左、右各一，在第4腰椎体下缘高度自腹主动脉分出，沿腰大肌内侧向外下方斜行，至骶髂关节前方分为髂内动脉和髂外动脉。

1. 髂内动脉　为一短干，沿盆腔侧壁下行，发出壁支和脏支。

（1）壁支

1）闭孔动脉：沿骨盆侧壁行向前下，穿闭膜管出盆腔，至股内侧部，分布于髋关节和大腿内侧肌群。

2）臀上动脉和臀下动脉：分别经梨状肌上、下孔穿出至臀部，分支营养臀肌和髋关节。

此外，髂内动脉尚发出髂腰动脉及骶外侧动脉，分布于髂腰肌、盆腔后壁以及骶管内结构。

（2）脏支

1）脐动脉：是胎儿时期的动脉干，由髂内动脉的起始部发出，走向内下方，出生后远侧段闭锁形成脐内侧韧带，近侧段仍保留管腔，发出2~3支膀胱上动脉，分布于膀胱尖和膀胱体。

2）膀胱下动脉：沿骨盆侧壁下行，分布于膀胱底、精囊腺和前列腺。女性分布于膀胱和阴道。

3）直肠下动脉：行向内下方，分布于直肠下部，并与直肠上动脉和肛动脉吻合。

4）子宫动脉：沿盆侧壁向内下方行走，进入子宫阔韧带两层之间，在子宫颈外侧2cm处跨过输尿管的前上方并与之交叉，沿子宫颈及子宫侧缘上行，至子宫底，其分支分布于子宫、阴道、输尿管和卵巢，并与卵巢动脉吻合。在做子宫切除手术结扎子宫动脉时，注意勿将输尿管一并结扎而发生医疗事故。临床上，子宫切除术后要注意观察尿量的变化，以防误扎输尿管导致尿路梗阻。

5）阴部内动脉：沿臀下动脉的前方下降，穿梨状肌下孔出盆腔，又经坐骨小孔至坐骨肛门窝，发出肛动脉、会阴动脉、阴茎（蒂）动脉等分支。分布于肛门、会阴部和外生殖器。

**敲黑板**

子宫动脉和输尿管的关系：桥下流水。

2. 髂外动脉　沿腰大肌内侧缘下降，经腹股沟韧带中点深面至股前部，移行为股动脉。其主要分支为腹壁下动脉，经腹股沟管腹环内侧上行入腹直肌鞘，分布于腹直肌下半部并与腹壁上动脉吻合。此外发出一支旋髂深动脉，沿腹股沟韧带外侧半的后方斜向外上，分支营养髂嵴及邻近肌肉，是临床上用作游离髂骨移植的主要血管。

3. 股动脉及压迫止血点　在腹股沟韧带中点深面续于髂外动脉，在股三角内下行，由股前部转至股内侧，进入收肌管，出收肌腱裂孔至腘窝，移行为腘动脉。在腹股沟韧带中点下方可触及股动脉搏动，当下肢出血时，可在此处向后压迫止血。股动脉的内侧为股静脉，外侧为股神经，当需要进行股静脉穿刺和麻醉股神经时，可以先摸到股动脉的搏动，再确定股神经和股静脉的位置。股动脉的分支主要有：股深动脉在腹股沟韧带下方 2~5cm 处发自股动脉，经股动脉后方行向后内下方，沿途发出旋股内侧动脉、旋股外侧动脉和 3~4 支穿动脉。旋股内侧动脉穿经耻骨肌和髂腰肌之间进入深层，分支营养附近肌和髋关节。旋股外侧动脉外行，分数支分布于大腿前群肌和膝关节。各支穿动脉分别在不同高度穿过大收肌止点至股后部，分支营养大腿内侧群肌、后群肌和髋关节。

4. 腘动脉　在收肌腱裂孔处续于股动脉，经腘窝深部下行至腘肌下缘，分为胫前动脉和胫后动脉。此外，腘动脉在腘窝内尚发出数条关节支和肌支，分布于膝关节及邻近肌，并参与膝关节动脉网的组成。

5. 胫后动脉　沿小腿后面浅、深肌之间伴胫神经下行，经内踝与跟腱之间进入足底，分为足底内侧动脉和足底外侧动脉。主要分支有：

（1）腓动脉：从胫后动脉起始处分出，沿腓骨内侧下行，分布于胫、腓骨和附近肌。临床上常取腓骨中段带腓动脉和腓骨滋养动脉（起自腓骨中上段）作为带血管游离骨移植的供骨。

（2）足底内侧动脉：沿足底内侧前行，分布于足底内侧。

（3）足底外侧动脉：沿足底外侧斜行，至第 5 跖骨底处，转向内侧至第 1 跖骨间隙，与足背动脉的足底深支吻合成足底弓。由足底弓发出 4 条足底总动脉，向前又各分 2 支趾足底固有动脉，分布于足趾的相对缘。

6. 胫前动脉　由腘动脉分出后，立即穿小腿骨间膜上端至前面，在小腿前群肌之间下行，至足背（相当于踝关节的前方）移行为足背动脉。胫前动脉沿途分支营养小腿诸伸肌和附近皮肤，并参与膝关节网。

7. 足背动脉及压迫止血点　在踝关节的前方续于胫前动脉，经姆长伸肌腱与趾长伸肌腱之间前行，至第 1 跖骨间隙近侧端分为第 1 跖背动脉和足底深支。足背动脉位置表浅，在踝关节前方，内、外踝连线中点，姆长伸肌腱的外侧可触及其搏动，足部出血时可在该处向深部压迫足背动脉进行止血。该动脉也是下肢脉管炎时判断下肢末梢循环好坏的血管。足背动脉沿途发出数条跗内、外侧动脉至跗骨和跗骨间关节，其尚有以下分支：

（1）弓状动脉：在第 1、2 跗跖关节附近自足背动脉发出，沿跖骨底弓形向外，由弓的凸侧缘发出 3 条跖背动脉，前行至趾的基底部各分为 2 支细小的趾背动脉，分布于第 2~5 趾的相对缘。

（2）第 1 跖背动脉：为足背动脉的终支，沿第 1 跖骨间隙前行，分支分布于姆趾背面两侧缘和第 2 趾背面内侧缘。

（3）足底深支：为足背动脉的另一终支，穿第 1 跖骨间隙至足底，与足底外侧动脉吻合，形成足底动脉弓。

### 五、甲状腺、肾上腺、胃、胰、结肠、直肠的动脉及其来源

1. 甲状腺的动脉

甲状腺的血供丰富，主要源于甲状腺上动脉和甲状腺下动脉，偶尔有甲状腺最下动脉。

（1）甲状腺上动脉：多数起自颈外动脉起始处，少数可起自颈总动脉分叉处或颈总动脉，伴喉上神经外支向前下方，至侧叶上极附近分为前、后两支。

（2）甲状腺下动脉：多数起自锁骨下动脉的甲状颈干，可直接沿前斜角肌内侧缘上行，至第 6 颈椎平面，在颈动脉鞘与椎血管之间弯向内下，近甲状腺侧叶下极再弯向上内，至侧叶后面分为上、下支，分布于甲状腺、甲状旁腺、气管和食管等。

2. 肾上腺的动脉　肾上腺的血供丰富，其动脉有：①肾上腺上动脉：发自膈下动脉；②肾上腺中动脉：发自腹主动脉；③肾上腺下动脉：发自肾动脉。

3. 胃的动脉　胃的动脉，来自腹腔干及其分支，先沿胃大、小弯形成两个动脉弓，再由弓上发出许多小支至胃前、后壁，在胃壁内进一步分支，吻合成网。

1）胃左动脉：起自腹腔干，向左上方经胃胰襞深面至贲门附近，转向前下，在肝胃韧带内沿胃小弯右下行，终支多与胃右动脉吻合。

2）胃右动脉：起于肝固有动脉，也可起于肝固有动脉左支、肝总动脉或胃十二指肠动脉，下行至幽门上缘，转向左上，在肝胃韧带内沿胃小弯走行，终支多与胃左动脉吻合成胃小弯动脉弓，沿途分支至胃前、后壁。

3）胃网膜右动脉：发自胃十二指肠动脉，在大网膜前两层腹膜间沿胃大弯左行，终支与胃网膜左动脉吻合。

4）胃网膜左动脉：起于脾动脉末端或其脾支，经胃脾韧带入大网膜前两层腹膜间，沿胃大弯右行，终支多与

胃网膜右动脉吻合，形成胃大弯动脉弓，行程中分支至胃前、后壁和大网膜。

5）胃短动脉：起于脾动脉末端或其分支，经胃脾韧带至胃底前、后壁。

6）胃后动脉：起于脾动脉或其上极支，上行于网膜囊后壁腹膜后方，经胃膈韧带至胃后壁，分布于胃体后壁的上部。

**4. 胰的动脉** 胰的动脉主要有胰十二指肠上前、后动脉、胰十二指肠下动脉、胰背动脉、胰下动脉、脾动脉胰支及胰尾动脉供应。

**5. 结肠的动脉** 主要起自肠系膜上动脉的回结肠动脉、右结肠动脉及中动脉，以及起自肠系膜下动脉的左结肠动脉和乙状结肠动脉。

**6. 直肠的动脉** 直肠由直肠上动脉、直肠下动脉及骶正中动脉分布，彼此间有吻合。

# 第四节　静　脉

## 一、上腔静脉的组成

上腔静脉为一条粗大的静脉干，由左、右头臂静脉在右侧第1胸肋软骨结合处的后方汇合而成，沿升主动脉右侧垂直下行，至右侧第3胸肋关节处穿纤维心包注入右心房。在注入右心房前，奇静脉自后方弓形向前跨过右肺根注入上腔静脉。上腔静脉收集头颈部、上肢、胸壁和部分胸腔脏器的静脉血。

头臂静脉又称无名静脉，左右各一，分别由同侧颈内静脉和锁骨下静脉在胸锁关节的后方汇合而成。汇合处的夹角称静脉角，是淋巴导管注入静脉的部位。左头臂静脉较长，横过主动脉弓的上缘，斜向右下，右头臂静脉较短，在头臂干的右前方，几乎垂直下降。头臂静脉除收集颈内静脉及锁骨下静脉的血液外，还收集椎静脉、胸廓内静脉和甲状腺下静脉等的血液。

**1. 头颈部的静脉**

（1）颈内静脉　为头颈部静脉回流的主干，上端在颈静脉孔处与颅内的乙状窦相续，初沿颈内动脉，继而沿颈总动脉外侧下行，与颈内动脉和颈总动脉同行在颈动脉鞘内，在胸锁关节的后方与锁骨下静脉汇合成头臂静脉。颈内静脉起始部膨大，在颈内静脉下端也稍膨大，腔内有瓣膜。由于管壁附着于动脉鞘，使管腔经常处于开放状态，有利于头颈部的血液回流，但当颈内静脉损伤时，由于管腔不能闭锁，加之胸腔负压的抽吸作用，易导致空气进入静脉，发生空气栓塞。颈内静脉的属支较多，按它们所在的位置可分为颅内支和颅外支。颅内属支包括来自脑膜、脑、颅骨、视器和位听器等处的静脉，最终经乙状窦注入颈内静脉。颅外属支主要有：

1）面静脉：在眼内眦处起自内眦静脉，斜向外下行于面动脉的后方，在下颌角下方与下颌后静脉前支汇合而成面总静脉，越过颈外动脉的前面至舌骨大角高度注入颈内静脉。面静脉收集面前部软组织的静脉血。面静脉通过内眦静脉，眼上、下静脉与颅内海绵窦相交通。在平口角高度，咬肌前方，借面深静脉经翼静脉丛及导静脉与海绵窦相交通。在口角平面以上的面静脉缺少静脉瓣，因此，上唇、鼻部发生急性炎症时，若处理不当（如挤压等），炎症可沿上述途径向颅内蔓延，造成颅内感染，故临床上将两侧口角至鼻根间的三角区称为"危险三角"。

2）下颌后静脉：由颞浅静脉和上颌静脉在下颌颈的深面汇合而成。下行至腮腺下端分为前、后两支，前支向前下方与面静脉汇合，后支与耳后静脉及枕静脉汇合成颈外静脉。颞浅静脉和上颌静脉均收集同名动脉分布区的静脉血。上颌静脉起自翼静脉丛。

3）翼静脉丛：位于颞下窝内，居于翼内、翼外肌之间，其主要输出静脉为上颌静脉。此外，翼静脉丛还通过卵圆孔及破裂孔的导静脉与颅内的海绵窦相交通，向外借面深静脉与面静脉相交通。

## ［经典例题1］

上腔静脉

A. 由颈内静脉与头臂静脉汇成　　　　　　B. 由颈内静脉与锁骨下静脉汇成

C. 由颈外静脉与头臂静脉汇成　　　　　　D. 由左、右头臂静脉汇成

E. 由颈内静脉与颈外静脉汇成

［参考答案］1. D

（2）锁骨下静脉　在第1肋骨外缘处起始于腋静脉，弓行向内，经锁骨下动脉及前斜角肌的前面，在胸锁关节的后方与颈内静脉汇合成头臂静脉。锁骨下静脉管壁与第1肋骨骨膜、锁骨下肌和前斜角肌表面的筋膜紧密相

连，位置固定，管腔较大，有利于静脉穿刺、输液和心血管造影术等。锁骨下静脉除收集腋静脉的血液外，还有颈外静脉注入。与锁骨下动脉分支伴行的静脉多注入头臂静脉及颈外静脉。

1) 颈外静脉：为颈部最大的浅静脉，在耳下方由下颌后静脉的后支、耳后静脉和枕静脉汇合而成，沿胸锁乳突肌浅面斜行向下，在锁骨中点上方约2cm处穿深筋膜注入锁骨下静脉。当颈外静脉穿经深筋膜时，管壁与筋膜彼此愈着，管腔张开，当静脉破损时，易发生空气栓塞。颈外静脉位置表浅而恒定，活体皮下可见到，临床常在此作静脉穿刺。

2) 颈外静脉的属支：有颈前静脉、肩胛上静脉和颈横静脉等。颈前静脉通常有2条，在胸骨柄上方互相连接成颈静脉弓，并接受甲状腺下静脉的属支。

2. 上肢的静脉　富有瓣膜，分浅静脉和深静脉，最终都汇入腋静脉。

(1) 上肢浅静脉：手指的静脉较丰富，在各手指背面形成两条相互吻合的指背静脉，上行至指根附近分别合成3条掌背静脉。它们在手背中部互相连成不恒定的手背静脉网。

1) 头静脉：起自手背静脉网的桡侧，沿前臂桡侧上行，至肘窝处，借肘正中静脉与贵要静脉相连。本干再沿肱二头肌外侧沟上行，至三角肌与胸大肌间沟，穿深筋膜注入腋静脉或锁骨下静脉。头静脉收集手和前臂桡掌面和背面的浅静脉。当肱静脉高位受阻时，头静脉是上肢血液回流的主要途径。在临床上，头静脉是心导管插入的选择部位之一。

2) 贵要静脉：起自手背静脉网的尺侧，沿前臂尺侧上行，至肘窝处接受肘正中静脉，继续沿肱二头肌内侧沟上行，至臂部中点稍下方，穿深筋膜注入肱静脉，或上行注入腋静脉。贵要静脉收集手和前臂尺侧的浅静脉。由于贵要静脉较粗，其入口处与肱静脉的方向一致，位置表浅恒定，临床上常经贵要静脉进行插管。

3) 前臂正中静脉：起自手掌浅静脉，沿前臂前面上行汇入肘正中静脉或贵要静脉。前臂正中静脉有时在肘窝远侧分叉，分别汇入头静脉和贵要静脉。临床常通过手背和前臂的浅静脉进行药物注射、输血或取血。

(2) 上肢深静脉：从手掌至腋腔部都与同名动脉伴行。

3. 胸部的静脉

(1) 奇静脉：在右膈脚处起自右腰升静脉，经膈进入胸腔，在食管后方沿脊柱右前方上行，至第4胸椎高度，向前勾绕右肺根上方，形成奇静脉弓，于第2肋软骨平面注入上腔静脉。奇静脉主要收集右肋间后静脉、食管静脉、右支气管静脉及半奇静脉的血液。

(2) 半奇静脉：起自左腰升静脉，穿左膈脚处入胸腔，沿脊柱左侧上行，至第9胸椎高度，向右横过脊柱前面，注入奇静脉。半奇静脉主要收集左侧下部肋间后静脉、食管静脉和副半奇静脉的血液。

(3) 副半奇静脉：沿脊柱左侧下行，注入半奇静脉或向右横过脊柱直接注入奇静脉。副半奇静脉收集左侧中、上部肋间后静脉及左支气管静脉的血液。奇静脉在行程中，还收集来自后纵隔器官的静脉血液。因此，奇静脉沟通上、下腔静脉系的重要通道之一。

## 二、下腔静脉的组成

下腔静脉是人体最粗大的静脉干，由左、右髂总静脉在第5腰椎体的右侧汇合而成。沿脊柱前方、腹主动脉右侧上行，经肝的腔静脉沟，穿膈的腔静脉孔入胸腔后，立即穿纤维心包注入右心房。下腔静脉收集下肢、盆部和腹部的静脉血。下腔静脉及其属支组成下腔静脉系。

1. 下腔静脉　属支分为壁支和脏支。

(1) 壁支：有膈下静脉、腰静脉和骶正中静脉，均与同名动脉伴行。腰静脉有4~5对，注入下腔静脉。各腰静脉之间有纵支串联，称为腰升静脉。左、右腰升静脉向上分别移行为半奇静脉和奇静脉，向下分别注入左、右髂总静脉。

(2) 脏支：有右睾丸静脉(女性为右卵巢静脉)、肾静脉、右肾上腺静脉和肝静脉。

1) 睾丸静脉：起自睾丸和附睾，缠绕睾丸动脉，形成蔓状静脉丛。此丛上行经腹股沟管至深环附近形成2条睾丸静脉。它们伴随同名动脉，在腰大肌前方与输尿管成锐角交叉。左睾丸静脉以直角注入左肾静脉，右睾丸静脉以锐角注入下腔静脉。睾丸静脉行程长，加之左侧睾丸静脉以直角汇入肾静脉，血流较右侧缓慢。故睾丸静脉曲张以左侧者多见。在女性卵巢静脉起自卵巢，在子宫阔韧带内形成蔓状静脉丛，经卵巢悬韧带上行，逐渐合并成一条卵巢静脉，伴随卵巢动脉上行，其回流途径与男性相同。

2) 肾静脉：左、右各一，粗大，在肾门处由3~5支静脉集合而成，位于肾动脉前方。左肾静脉较长，在肠系膜上动脉下方，横过腹主动脉的前方，在此处常受两动脉的夹挤影响回流速度，右肾静脉较短，经十二指肠降部的后方。两侧肾静脉横行向内，注入下腔静脉。左、右肾静脉均接受肾及输尿管的静脉血。此外，左肾静脉还收集左睾丸静脉(左卵巢静脉)及左肾上腺静脉。

3)肾上腺静脉：左、右各一，左肾上腺静脉注入左肾静脉，右肾上腺静脉注入下腔静脉。

4)肝静脉：起自肝血窦，其较大的属支行于肝段之间，收集相邻肝段的血液，最后合成肝左静脉、肝中静脉和肝右静脉，由腔静脉窝上部穿出肝实质注入下腔静脉。

2. 肝门静脉　系肝门静脉及其属支组成肝门静脉系。它收集腹腔不成对脏器(肝除外)的静脉血。

(1)肝门静脉的合成：肝门静脉是肝门静脉系的主干，长约6~8cm，通常由肠系膜上静脉和脾静脉在胰颈的后方汇合而成。斜向右上，进入肝十二指肠韧带内，在肝固有动脉和胆总管的后方继续上行，至肝门分为左、右两支入肝，在肝内不断分支，终于肝血窦。肝血窦的血液经肝静脉注入下腔静脉。

(2)肝门静脉的特点：①肝门静脉起、止端均为毛细血管，即起于腹部消化管(直肠下部除外)、脾、胰和胆囊的毛细血管，止于肝血窦。因此，肝门静脉内的血液通过两套血管的物质交换才回流入下腔静脉。②肝门静脉及其属支缺乏静脉瓣。

### (3)肝门静脉的主要属支

1)脾静脉：在脾门处由数条静脉汇合而成。沿胰的后面、脾动脉的下方横行向右，多与肠系膜上静脉以直角汇合成肝门静脉。除收集同名动脉分布区的静脉血外，有的还收纳肠系膜下静脉的血液。脾静脉与左肾静脉接近，临床常据此施行脾肾静脉吻合术。

2)胃短静脉一般4~5条，收集胃底和胃大弯部的静脉血，经胃脾韧带两层之间进入脾的实质，有的胃短静脉注入脾静脉或较大属支。胃网膜左静脉始于胃大弯处，与同名动脉伴行，沿胃大弯左行，收集胃和大网膜的属支，至脾静脉始点附近注入脾静脉或与脾静脉的一个属支相连。

3)肠系膜上静脉：伴随同名动脉右侧上行，走行于小肠系膜内，收集十二指肠至结肠左曲之间肠管及部分胃和胰腺的静脉血。

4)肠系膜下静脉：与同名动脉伴行，收集降结肠、乙状结肠和直肠上部的静脉血，在胰头后方注入脾静脉或肠系膜上静脉，少数注入肠系膜上静脉和脾静脉的汇合处。

5)胃左静脉：与同名动脉伴行，注入肝门静脉。胃左静脉在贲门处接受食管静脉丛的食管支。

6)胃右静脉：与同名动脉伴行，并与胃左静脉吻合，在幽门附近注入肝门静脉。胃右静脉注入肝门静脉前常接受幽门前静脉，此静脉在活体上比较明显，手术时可作为胃与十二指肠分界的标志。

7)胆囊静脉：收集胆囊的血液，注入肝门静脉或其右支。

8)附脐静脉：起自脐周静脉网，沿肝圆韧带至肝，注入肝门静脉左支。

(4)肝门静脉系与上、下腔静脉系间的吻合：肝门静脉系与上、下腔静脉系之间的吻合十分丰富，其主要吻合部位有：

1)肝门静脉系的胃左静脉与上腔静脉系的奇静脉的食管静脉在食管下段相吻合，形成食管静脉丛。

2)肝门静脉系的肠系膜下静脉的直肠上静脉与下腔静脉系的直肠下静脉及肛静脉在直肠下段相吻合，形成直肠静脉丛。

3)肝门静脉系的附脐静脉与上腔静脉系的腹壁上静脉、胸腹壁静脉及下腔静脉系的腹壁下静脉、腹壁浅静脉在脐周围相吻合，形成脐周静脉网。

4)肝门静脉系的肠系膜静脉和脾静脉的小属支，与腔静脉系的腰静脉、低位肋间后静脉、膈下静脉、肾静脉和睾丸(卵巢)静脉等的小属支直接吻合，或通过椎静脉丛相吻合。正常情况下，肝门静脉系与上、下腔静脉系之间的吻合支细小、血流量较少，均按正常方向分别回流入所属静脉系。当肝门静脉发生阻塞(如肝硬化或肝门静脉高压)时，血液不能畅流入肝，则通过上述交通途径形成侧支循环，直接经上、下腔静脉系回流入心。肝门静脉高压时，由于血流量的增加，吻合部位的小静脉变得粗大迂曲，形成静脉曲张。直肠静脉丛容易形成痔，脐周静脉网在脐周围呈放射状分布，临床上称为"海蛇头"，食管静脉丛呈串珠样改变。曲张的静脉一旦破裂，常引起大出血。食管静脉丛破裂发生呕血，直肠静脉丛破裂发生便血。脾静脉和胃肠道血流受阻，常引起脾大及胃肠道淤血，成为腹水产生的原因之一。

3. 髂总静脉　由髂内静脉和髂外静脉在骶髂关节的前方汇合而成。左、右髂总静脉各向内上方斜行。左髂总静脉经右髂总动脉的后方，在第5腰椎体处与右髂总静脉汇合成下腔静脉。髂总静脉收集同名动脉分布区的血液。

（1）髂内静脉：在坐骨大孔的稍上方，由盆部的静脉汇合而成。它伴随同名动脉的后内侧，在骶髂关节的前方，与髂外静脉汇合成髂总静脉。髂内静脉干短粗，无瓣膜。髂内静脉的属支可分为壁支和脏支。

1）壁支：包括臀上静脉、臀下静脉、闭孔静脉和骶外侧静脉。收集同名动脉分布区的静脉血。

2）脏支：包括膀胱静脉、前列腺静脉（男）、子宫静脉（女）、阴道静脉（女）、直肠下静脉、阴部内静脉等，均起自盆腔静脉丛。盆腔静脉丛位于盆腔脏器周围，主要有膀胱静脉丛、前列腺静脉丛、子宫和阴道静脉丛及直肠静脉丛等。各静脉丛之间相互吻合。直肠静脉丛围绕直肠的后方及两侧，在直肠下部更为发达。位于直肠黏膜下层内的称为直肠内静脉丛；在肌层外面的称为直肠外静脉丛。直肠内、外两丛彼此通连。直肠静脉丛经直肠上静脉注入肠系膜下静脉，经直肠下静脉注入髂内静脉，肛静脉经阴部内静脉注入髂内静脉。

（2）髂外静脉：为股静脉的直接延续，本干与同名动脉伴行。收集下肢和腹前壁下部的静脉血。

4. 下肢的静脉　下肢的静脉分为浅静脉和深静脉两种。浅、深静脉间借许多交通支相连。由于受地心引力的影响，下肢血液回流比较困难，所以下肢静脉内的静脉瓣较上肢多。

（1）下肢浅静脉

1）足背弓静脉：由趾背静脉合成，横位于跖骨远侧端皮下。弓的两端沿足的两缘上行，外侧续小隐静脉，内侧续大隐静脉。

2）大隐静脉：为全身最长的皮下静脉。起自足背静脉弓的内侧端，经内踝前方，沿小腿内侧伴随隐神经上行，过膝关节内侧，绕股骨内侧髁后方，再沿大腿内侧上行，并逐渐转至前面，在耻骨结节下外方约3cm处，穿隐静脉裂孔注入股静脉。在隐静脉裂孔附近有5条属支：股内侧浅静脉、股外侧浅静脉、旋髂浅静脉、腹壁浅静脉、阴部外静脉。当下肢静脉曲张，需做大隐静脉高位结扎切除术时，应将其属支全部结扎，以防复发。大隐静脉在内踝前方位置表浅而恒定，是静脉输液或切开的常用部位。

3）小隐静脉：起自足背静脉弓的外侧端，经外踝后方，沿小腿后面中线上行注入腘静脉。大、小隐静脉之间有交通支相互连接，并借穿静脉与深静脉相通。穿静脉内也有瓣膜，开向深静脉。小腿部的穿静脉和瓣膜数目比大腿多。当瓣膜功能不全时，小腿部易发生静脉曲张。

（2）下肢深静脉：从足到小腿的深静脉均与同名动脉伴行，每条动脉有两条伴行静脉。

# 第五节　淋巴系统

## 一、淋巴系统的组成

淋巴系统由淋巴管道、淋巴组织和淋巴器官组成。

1. 毛细淋巴管　毛细淋巴管以膨大的盲端起始，互相吻合成毛细淋巴管网，然后汇合成淋巴管。毛细淋巴管由很薄的内皮细胞构成，内皮细胞之间的间隙较大，无基膜。内皮细胞外面有纤维细丝牵拉，使毛细淋巴管处于扩张状态。因此，组织中的蛋白质、细胞碎片、异物、细菌和肿瘤细胞等容易通过内皮细胞间隙进入毛细淋巴管。小肠绒毛内的毛细淋巴管称中央乳糜管。上皮、角膜、晶状体、软骨、脑和脊髓等处无毛细淋巴管。

2. 淋巴管　淋巴管由毛细淋巴管吻合而成，管壁结构与静脉相似。与静脉比较，淋巴管内有较多的瓣膜。淋巴管瓣膜具有引流淋巴和防止淋巴液逆流的功能。由于淋巴管在瓣膜附着处较狭窄，而相邻瓣膜之间的淋巴管段扩张明显，淋巴管外观呈串珠状或藕节状。淋巴管分浅淋巴管和深淋巴管两类。浅淋巴管位于浅筋膜内，与浅静脉伴行。内脏器官的浅淋巴管位于黏膜和浆膜内。深淋巴管位于深筋膜深面和内脏器官深部，多与血管神经伴行。浅、深淋巴管之间存在丰富的交通。

3. 淋巴干　淋巴管注入淋巴结，由淋巴结发出的淋巴管在膈下和颈根部汇合成较粗大的淋巴干。全身的淋巴干包括成对的腰干、支气管纵隔干、锁骨下干、颈干和1条肠干，共9条。

4. 淋巴导管　淋巴干最终汇合成两条淋巴导管，即胸导管和右淋巴导管，分别注入左、右静脉角。此外，少数淋巴管注入盆腔静脉、肾静脉、肾上腺静脉和下腔静脉。

（1）胸导管：是全身最大的淋巴管，平第12胸椎下缘高度起自乳糜池，经膈的主动脉裂孔进入胸腔，沿脊柱右前方和胸主动脉与奇静脉之间上行，至第5胸椎高度经食管与脊柱之间向左侧斜行，然后沿脊柱左前方上行，经胸廓上口至颈部，在左颈总动脉和左颈内静脉的后方转向前内下方，注入左静脉角。胸导管也可注入左颈内静脉或左锁骨下静脉。胸导管末端有一对瓣膜，阻止静脉血逆流入胸导管。乳糜池位于第1腰椎前方，呈囊状膨大，接受左、右腰干和肠干。肠干内主要含有由肠壁吸收来的脂肪成分，呈乳白色。胸导管在注入左静脉角处接受左颈干、左锁骨下干和左支气管纵隔干。胸导管引流下肢、盆部、腹部、左上肢、左胸部和左头颈部的淋巴，即全身 3/4 区域的淋巴。甲状腺、食管和肝的部分淋巴管可直接注入胸导管。胸导管与肋间淋巴结、纵隔后淋巴结、气管支气管淋巴结和左锁骨上淋巴结之间存在广泛的淋巴侧支通路，胸导管内的肿瘤细胞可转移至这些淋巴结。胸导管常发出较细的侧支注入奇静脉和肋间后静脉。

（2）右淋巴导管：为一短干，长仅 1~1.5cm，由右颈干、右锁骨下干和右支气管纵隔干汇合而成，注入右静脉角。右淋巴导管引流右头颈部、右上肢和右胸部的淋巴，即全身 1/4 的淋巴。

5. 淋巴组织　淋巴组织分为弥散淋巴组织和淋巴小结两类。除淋巴器官内的淋巴组织外，消化、呼吸、泌尿和生殖管道以及皮肤等处含有丰富的淋巴组织，起着防御屏障的作用。

（1）弥散淋巴组织：弥散淋巴组织主要位于消化道和呼吸道的黏膜固有层。

（2）淋巴小结：淋巴小结包括小肠黏膜固有层内的孤立淋巴小结和集合淋巴小结以及阑尾壁内的淋巴小结等。

6. 淋巴器官　淋巴器官包括淋巴结、脾、胸腺和扁桃体。

（1）脾的位置和毗邻：脾位于左季肋部，胃底与膈之间，第 9~11 肋的深面，长轴与第 10 肋一致。正常时在左肋弓下触不到脾。脾的位置可随呼吸和体位不同而变化，站立比平卧时低 2.5cm。脾由胃脾韧带、脾肾韧带、膈脾韧带和脾结肠韧带支持固定。脾呈暗红色，质软而脆。

（2）脾的形态：脾可分为膈、脏两面，前、后两端和上、下两缘。膈面光滑隆凸，对向膈。脏面凹陷，中央处有脾门，是血管、神经和淋巴管出入之处。在脏面，脾与胃底、左肾、左肾上腺、胰尾和结肠左曲相毗邻。前端较宽，朝向前外方，达腋中线。后端钝圆，朝向后内方，距离正中线 4~5cm。上缘较锐，朝向前上方，前部有 2~3 个脾切迹。脾大时，脾切迹是触诊脾的标志。下缘较钝，朝向后下方。

脾是人体最大的淋巴器官，具有储血、造血、清除衰老红细胞和进行免疫应答的功能。因脾功能亢进而行脾切除术时，应同时切除副脾。

二、主要部位淋巴结的位置

1. 锁骨下淋巴结　位于锁骨下方，三角肌与胸大肌间沟内，沿头静脉排列，收纳沿头静脉上行的浅淋巴管，其输出淋巴管注入腋淋巴结，少数注入锁骨上淋巴结。

2. 腋淋巴结　位于腋窝疏松结缔组织内，沿血管排列，按位置分为 5 群。

（1）胸肌淋巴结：位于胸大肌下缘处，沿胸外侧血管排列，引流腹前外侧壁、胸外侧壁以及乳房外侧部和中央部的淋巴，其输出淋巴管注入中央淋巴结和尖淋巴结。乳腺癌转移至胸肌淋巴结时，可在腋前襞的深侧触及肿大的淋巴结。

（2）外侧淋巴结：沿腋静脉排列，收纳除注入锁骨下淋巴结以外的上肢浅、深淋巴管，其输出淋巴管注入中央淋巴结、尖淋巴结和锁骨上淋巴结。

（3）肩胛下淋巴结：沿肩胛下血管排列，引流颈后部和背部的淋巴，其输出淋巴管注入中央淋巴结和尖淋巴结。

（4）中央淋巴结：位于腋窝中央的疏松结缔组织中，收纳上述三群淋巴结的输出淋巴管，其输出淋巴管注入尖淋巴结。

（5）尖淋巴结：沿腋静脉近侧端排列，引流乳腺上部的淋巴，并收纳上述四群淋巴结和锁骨下淋巴结的输出淋巴管，其输出淋巴管合成锁骨下干，左侧注入胸导管，右侧注入右淋巴导管。少数输出淋巴管注入锁骨上淋巴结。

3. 腹股沟淋巴结

（1）腹股沟浅淋巴结：位于腹股沟韧带下方，分上、下两群。上群与腹股沟韧带平行排列，引流腹前外侧壁下部、臀部、会阴和子宫底的淋巴。下群沿大隐静脉末端分布，收纳除足外侧缘和小腿后外侧部外的下肢浅淋巴管。腹股沟浅淋巴结的输出淋巴管注入腹股沟深淋巴结或髂外淋巴结。

（2）腹股沟深淋巴结：位于股静脉周围和股管内，引流大腿深部结构和会阴的淋巴，并收纳腘淋巴结深群和腹股沟浅淋巴结的输出淋巴管，其输出淋巴管注入髂外淋巴结。

三、主要器官的淋巴引流

1. 胃的淋巴引流　胃的淋巴引流方向有 4 个：①胃底右侧部、贲门部和胃体小弯侧的淋巴注入胃上淋巴结；②幽门部小弯侧的淋巴注入幽门上淋巴结，③胃底左侧部、胃体大弯侧左侧部的淋巴注入胃网膜左淋巴结、胰淋巴结和脾淋巴结，④胃体大弯侧右侧部和幽门部大弯侧的淋巴注入胃网膜右淋巴结和幽门下淋巴结。各淋巴引流范围的淋巴管之间存在丰富的交通。

2. 肺的淋巴引流 肺浅淋巴管位于胸膜脏层深面，肺深淋巴管位于肺小叶间结缔组织内，肺血管和支气管的周围。浅、深淋巴管之间存在交通，注入肺淋巴结和支气管肺淋巴结。通过淋巴管，肺的淋巴依次由肺淋巴结、支气管肺淋巴结、气管支气管淋巴结和气管旁淋巴结引流。肺下叶下部的淋巴注入肺韧带处的淋巴结，其输出淋巴管注入胸导管或腰淋巴结。左肺上叶下部和下叶的部分淋巴注入右气管支气管淋巴结上群和右气管旁淋巴结。

3. 乳房的淋巴引流 乳房的淋巴主要注入腋淋巴结，引流方向有 3 个：①乳房外侧部和中央部的淋巴管注入胸肌淋巴结；②上部的淋巴管注入尖淋巴结和锁骨上淋巴结；③内侧部的淋巴管注入胸骨旁淋巴结。乳房内侧部的浅淋巴管与对侧乳房淋巴管交通，内下部的淋巴管通过腹壁和膈下的淋巴管与肝的淋巴管交通。

4. 子宫的淋巴引流 子宫的淋巴引流方向较广。子宫底和子宫体上部的淋巴管：沿卵巢血管上行，注入腰淋巴结，沿子宫圆韧带穿腹股沟管，注入腹股沟浅淋巴结。子宫体下部和子宫颈的淋巴管：沿子宫血管行向两侧，注入髂内、外淋巴结，经子宫主韧带注入闭孔淋巴结，沿骶子宫韧带向后注入骶外侧淋巴结和骶正中淋巴结。

# 第八章 感觉器

## 第一节 视 器

### 一、眼球壁的组成

眼球壁分 3 层，由外向内依次为纤维膜、血管膜和视网膜。

1. 纤维膜 由强韧的纤维结缔组织组成，具有保护作用。可分为角膜和巩膜两部分。

（1）角膜：占眼球纤维膜的前 1/6，无色透明，前凸后凹，有屈光作用。角膜无血管，但有丰富的感觉神经末梢，故角膜的感觉十分敏锐。

（2）巩膜：角膜之后的整个外膜部分均属巩膜，不透明，呈乳白色。在巩膜与角膜交界处，深部有一环形的巩膜静脉窦，巩膜向后与视神经鞘相延续。巩膜在视神经穿出处最厚，愈向前愈薄，但在眼外肌附着处又复增厚。

2. 血管膜 含丰富的血管、神经和色素，呈棕黑色，故又称色素膜。此膜自前向后分为虹膜、睫状体和脉络膜三部分。

（1）虹膜：为眼球血管膜的最前部，呈圆盘状，中央之圆形小孔称为瞳孔，位置稍偏于鼻侧，可随光距变化和光线强弱而缩小或扩大，类似于照相机的光圈。虹膜内有两种不同方向排列的平滑肌：环绕瞳孔呈环形排列的称瞳孔括约肌，受副交感神经支配，瞳孔周围呈放射状排列的称瞳孔开大肌，受交感神经支配。它们分别缩小和开大瞳孔。在弱光下或看远方时，瞳孔开大，在强光下或看近距离物体时瞳孔缩小。在活体，透过角膜可见虹膜和瞳孔。虹膜的颜色有人种差异，黄种人之虹膜多为棕黑色。在同一人种，颜色的深浅也有个体差异，通常是由所含色素的多寡而定。

（2）睫状体：呈环形，位于巩膜与角膜移行处的内面，在眼球的矢状面上呈三角形，是眼球血管膜最肥厚的部分。其后部较平坦，称睫状环，前部有许多向内突出的皱襞，称睫状突。由睫状突发出睫状小带，或称晶状体悬韧带，与晶状体相连。睫状体内有平滑肌，称睫状肌，受副交感神经支配，该肌的收缩与舒张可使睫状小带松弛与紧张，从而调节晶状体的曲度。

（3）脉络膜：约占眼球血管膜的后 2/3。为柔软的薄膜，后方有视神经穿过，外与巩膜疏松结合，其间有淋巴间隙，内面紧贴视网膜的色素层。其功能是输送营养物质，并吸收眼内分散的光线以免扰乱视觉。

3. 视网膜 位于眼球血管膜的内面，根据部位可将视网膜分为虹膜部、睫状体部和脉络膜部。视网膜虹膜部和睫状体部分别贴附于虹膜和睫状体的内表面，无感光作用，合称为视网膜盲部。

（1）视网膜的分部：视网膜分为视部和盲部。视部是视网膜贴附在脉络膜内面的部分，为视器的感光部分，盲部是视网膜帖附在虹膜和睫状体内面的部分。视部以锯状缘与盲部为界。视部的后部最厚，愈向前愈薄。视部的后部亦称眼底，可用检眼镜观察，于视神经的起始处有乳白色圆形隆起，称视神经盘（或称视神经乳头）。视神经盘的中央凹陷，视网膜中央动、静脉即由此穿行。此处无感光细胞，故称生理性盲点。在视神经盘颞侧的稍下方约3.5mm处有一淡黄色区域称黄斑，其中央有一凹陷称中央凹，此处无血管，是视网膜感光最敏锐的部位。

（2）视网膜视部的组织结构：可分2层。外层为色素上皮层，由大量的单层色素上皮细胞组成。内层为神经层，含有多种神经细胞。两层之间有一潜在间隙，容易分离。某些病理情况导致的视网膜脱离症即为此两层之间的分离。

（3）视网膜神经层：视网膜神经层由神经元构成。由外向内依次为感光细胞（视杆细胞和视锥细胞）、双极细胞和神经节细胞。节细胞的轴突向视神经盘处汇聚，穿过脉络膜和巩膜后构成视神经。视神经向后经视神经管入颅腔连于脑。光线进入眼球投射到视网膜上，视杆细胞和视锥细胞接受光的刺激，把刺激转变为神经冲动，经双极细胞传到节细胞，再经视神经传入脑而产生视觉。

二、眼球的内容物

眼球内容物包括房水、晶状体和玻璃体。这些结构透明而无血管分布，具有屈光作用。它们与角膜合称为眼的屈光系统。

1. 眼房和房水循环

（1）眼房：是位于角膜和晶状体、睫状体之间的间隙，被虹膜分隔为较大的眼前房和较小的眼后房，二者借瞳孔相通。在前房内，虹膜和角膜交界处的环形间隙称为虹膜角膜角，又称前房角，此角是房水循环的必经之路。

（2）房水：是澄清的液体，充满眼房内。房水由睫状体产生后自眼后房经瞳孔入眼前房，然后由虹膜角膜角入巩膜静脉窦，再经睫前静脉汇入眼静脉。房水除有屈光作用外，还具有滋养角膜和晶状体以及维持眼内压的作用。房水经常循环更新，在循环障碍时，则充滞于眼房中，引起眼内压增高，可致视力受损，临床称为青光眼。

2. 晶状体　晶状体紧靠虹膜后方，为睫状体所环绕，并以睫状小带与睫状体相连，为一双凸透镜，后面较前面隆突，无色透明，具有弹性，不含血管和神经。晶状体外表包覆具有高度弹性的透明薄膜，叫晶状体囊。晶状体的周围部较软，称晶状体皮质，其中央部较硬，称晶状体核。晶状体若因疾病或创伤而变混浊，则称为白内障。晶状体是眼球屈光系统的主要装置，类似变焦镜头。视近物时，睫状肌收缩，睫状环缩小，使睫状小带松弛，晶状体则由于本身的弹性回缩而变凸，特别是前面的曲度加大，屈光力加强，使物象能聚焦于视网膜上。视远物时，则与此相反。随着年龄的增长，晶状体逐渐失去弹性，睫状肌也逐渐萎缩，调节功能减退，从而出现老视。

3. 玻璃体　玻璃体是无色透明的胶状物质，表面覆有玻璃体囊。它充满于晶状体和视网膜之间，除有屈光作用外，尚有支撑视网膜的作用。若玻璃体发生混浊，可影响视力。若支撑作用减弱，可导致视网膜脱离。

4. 眼的屈光系统　由角膜、房水、晶状体和玻璃体共同完成。其中以角膜和晶状体的屈光作用较强。外界物体发射或反射出来的光线，经过眼的屈光系统后，在视网膜上形成清晰的物像，这种视力称为正视。若眼轴较长或屈光系统的屈光度过大，则物像落在视网膜前，称近视。反之，若眼轴较短或屈光系统的屈光度过小，物像落在视网膜后，则称为远视。由于角膜表面曲度的改变而造成的屈光障碍，临床上称为散光。

三、眼副器

包括眼睑、结膜、泪器、眼外肌以及眶内的筋膜和脂肪等，对眼球起保护、运动和支持作用。

1. 结膜　结膜是一层薄而透明的黏膜，覆盖在眼睑的后面和眼球的前面，富有血管。按其所在部位可分为3部分：①睑结膜：贴附于眼睑后面，与睑板紧密相连，透明而光滑，其深面的血管与睑板腺清晰可见；②球结膜：覆盖于眼球的前面，于角膜缘处移行为角膜上皮，除在角膜缘处与巩膜紧密相连外，其他部分连接疏松，易于移动；③结膜穹隆：位于睑结膜与球结膜的移行处，形成结膜上穹和结膜下穹，多皱襞，便于眼球移动。结膜围成的囊状腔隙称结膜囊，通过睑裂与外界相通。

2. 泪器　泪器由泪腺和泪道组成。

（1）泪腺：位于眶上壁外侧部的泪腺窝内，有10~20条排泄小管开口于结膜上穹的外侧部。泪腺分泌的泪液借瞬眼活动涂于眼球的表面，多余的泪液流向内眦处的泪湖，经泪点入泪小管。

（2）泪道：包括泪点、泪小管、泪囊和鼻泪管。

1）泪点：上、下睑的内侧端各有一乳头状突起，其中央之小孔称为泪点。

2）泪小管：为连接泪点与泪囊的小管，在眼睑的皮下，分为上、下泪小管。它们在与睑缘垂直的方向分别向上、向下走行，继而几乎成直角转向内侧汇聚，共同开口于泪囊上部。

3）泪囊：位于眼眶内侧壁的泪囊窝内，为一膜性囊。上部为盲端，下部移行于鼻泪管。泪囊前面有睑内侧韧带和眼轮匝肌的肌纤维，眼轮匝肌有少量肌束跨过泪囊的深面。该肌收缩闭眼时，可同时牵拉扩大泪囊，囊内产生负压，促使泪液流入。泪液可湿润眼球表面，防止角膜干燥，冲洗微尘。此外，泪液中含溶菌酶，有杀菌作用。

4）鼻泪管：鼻泪管上部包埋于骨性鼻泪管中，与骨膜紧密结合，下部在鼻腔外侧壁黏膜深面，末端开口于下鼻道的外侧壁。

3. 眼外肌　眼外肌包括6条运动眼球的肌和1条提上睑的肌，都是骨骼肌，统称为视器的运动装置

**表 11-1　眼外肌的起止、功能和神经支配**

| 名称 | 起点 | 止点 | 作用 | 神经支配 |
|---|---|---|---|---|
| 上睑提肌 | 视神经管前上方的眶壁 | 上睑皮肤、上睑板 | 上提上睑 | 动眼神经 |
| 上斜肌 | 蝶骨体 | 眼球后外侧赤道后方的巩膜 | 瞳孔转向下外 | 滑车神经 |
| 下斜肌 | 眶下壁内侧份 | 眼球下赤道后方的巩膜 | 瞳孔转向上外 | 下斜肌 |
| 上直肌 | 总腱环 | 眼球赤道以前的巩膜 | 瞳孔转向上内 | 动眼神经 |
| 下直肌 | | | 瞳孔转向下内 | |
| 内直肌 | | | 瞳孔转向内侧 | |
| 外直肌 | | | 瞳孔转向外侧 | 展神经 |

## 第二节　前庭蜗器

前庭蜗器

前庭蜗器俗称为耳，由外耳、中耳和内耳三部分构成。

1. 外耳　外耳包括耳廓、外耳道和鼓膜三部分。

2. 中耳　位于外耳和内耳之间。由鼓室、咽鼓管、乳突窦和乳突小房组成，为颞骨内一系列含气的不规则腔隙，内衬黏膜，且相互延续。中耳是传导声波的主要部分。

（1）鼓室：是颞骨岩部内含气的不规则腔隙，是声波传导的主要途径。鼓室外借鼓膜与外耳道相隔，其内侧与内耳相毗邻，向前经咽鼓管通鼻咽，向后经乳突窦通连乳突小房。鼓室内结构包括听小骨、韧带、肌、血管和神经等。

（2）鼓室的壁：鼓室为一不规则腔隙，由6个壁围成。

1）上壁：称鼓室盖壁，为一分隔鼓室与颅中窝的薄骨板，鼓室炎症可经此侵入颅内。

2）下壁：为颈静脉壁，是分隔鼓室和颈静脉窝的薄层骨板。

3）前壁：为颈动脉壁，即颈动脉管的后壁。此壁的上方有咽鼓管的鼓室口。

4）后壁：为乳突壁，上部有乳突窦的开口，由此向后连于乳突小房。开口稍下方有一锥形突起，称锥隆起，内藏镫骨肌。

5）外侧壁：大部分由鼓膜构成，故又名鼓膜壁，鼓膜上方是颞骨鳞部骨质围成的鼓室上隐窝。

6）内侧壁：由内耳的外侧壁构成，也叫迷路壁。此壁的中部隆凸，叫岬。岬的后上方有一卵圆形的孔，称前窗（或称卵圆窗），为镫骨底封闭。岬的后下方有一圆形的孔，称蜗窗（或称圆窗），在活体有膜封闭，称第二鼓膜。在前庭窗的后上方有一弓形隆起，称面神经管凸，管内有面神经通过。面神经管凸的骨壁甚薄，甚或缺如，在中耳炎症或施行中耳内手术时易侵及面神经。

（3）鼓室内的结构

1）听小骨：位于鼓室内，有3块，即锤骨、砧骨和镫骨。三块骨依次连接，形成听小骨链，连于鼓膜和前庭窗之间。

2）听小骨链：锤骨借柄连于鼓膜，砧骨连于锤骨与镫骨之间，镫骨底封闭前庭窗，三块听小骨以关节和韧带连接成听小骨链，形成一曲轴杠杆系统。当声波振动鼓膜时，带动听小骨链，将声波转换成机械传感效应并加以放大，使镫骨底在前庭窗上来回摆动，从而将声波的振动传入内耳。

3）运动听小骨的肌

A．鼓膜张肌：位咽鼓管上方的鼓膜张肌半管内，止于锤骨柄的上端，具有紧张鼓膜的作用，由三叉神经支配。

B．镫骨肌：位于锥隆起内，止于镫骨，作用是牵拉镫骨底向外方，调节声波对内耳的压力。该肌由面神经支配。

**［经典例题 1］**

听小骨链排列顺序由外向内为

A．砧骨、锤骨、镫骨

B．镫骨、锤骨、砧骨

C．镫骨、砧骨、锤骨

D．砧骨、镫骨、锤骨

E．锤骨、砧骨、镫骨

［参考答案］1. E

（4）咽鼓管：连通咽腔和鼓室，使鼓室和外界的大气压相等，以便鼓膜振动。咽鼓管分骨部和软骨部。骨部即颞骨岩部的咽鼓管半管，以其鼓室口开口于鼓室的前壁。软骨部紧连骨部，其内侧端开口于鼻咽部的侧壁，平对下鼻甲的后方，即咽鼓管咽口。幼儿的咽鼓管较成人短而平，管径也较大，故咽部感染易沿咽鼓管侵入鼓室而致中耳炎症。咽鼓管咽口平时封闭，当吞咽或尽力张口时，其咽口张开，空气可进入鼓室。

3. 内耳　内耳又称迷路，是前庭蜗器的主要部分，由骨迷路和膜迷路组成，位于颞骨岩部的骨质内，在鼓室的内侧壁和内耳道底之间。骨迷路由致密骨质围成，是颞骨岩部骨质中的曲折隧道。膜迷路套在骨迷路内，二者之间的间隙充满外淋巴。膜迷路是套在骨迷路内封闭的膜性管道系统，管内充满内淋巴。内、外淋巴互不相通。位、听觉感受器即位于膜迷路内。

（1）骨迷路：可分 3 部分，即耳蜗、前庭和骨半规管，从前向后沿颞骨岩部的长轴排列。

1）前庭：是位居骨迷路中部的腔隙，内藏膜迷路的椭圆囊和球囊。前庭的后部有 5 个小孔与 3 个骨半规管相通，前部有一大孔，通连耳蜗。前庭的外侧壁即鼓室的内侧壁，有前庭窗和蜗窗，其内侧壁是内耳道的底，有前庭蜗神经穿行。

2）骨半规管：为 3 个"C"形的互成直角排列的小管，分别称为前、后和外骨半规管。外骨半规管凸向外方，呈水平位，故又称水平半规管。前骨半规管凸向上方，与颞骨岩部的长轴垂直，后骨半规管凸向后外，与颞骨岩部的长轴平行。每个骨半规管都有两脚，一个为单骨脚，另一个为壶腹骨脚。壶腹骨脚上有膨大的骨壶腹，前、后骨半规管的单骨脚合成一个总骨脚，因此 3 个骨半规管只有 5 个孔开口于前庭的后上壁。

3）耳蜗：位于前庭的前方，形似蜗牛壳。蜗底朝向后内侧的内耳道底，蜗顶朝向前外侧。耳蜗分为蜗轴和蜗螺旋管两部分。

A．蜗轴；为耳蜗的中央骨质，由骨松质构成，内有蜗神经通过。由蜗顶至蜗底，蜗轴为一横置的圆锥体，向蜗螺旋管内发出骨螺旋板。

B．蜗螺旋管：起于前庭，环绕蜗轴旋转约两圈半，以盲端终于蜗顶。其底圈凸向鼓室内侧壁，构成岬的后部。自蜗轴发出的骨螺旋板突入蜗螺旋管，此板未达蜗螺旋管的对侧壁，其缺空处由膜迷路的蜗管填补封闭。故耳蜗内共有 3 条管道，即上方的前庭阶，起自前庭，于前庭窗处为中耳的镫骨所封闭；中间是膜性的蜗管，其尖端为盲端终于蜗顶处，下方是鼓阶，终于蜗窗上的第二鼓膜。前庭阶和鼓阶在蜗顶处借蜗孔彼此相通。

（2）膜迷路：是套在骨迷路内封闭的膜性管道和囊，借纤维束固定于骨迷路。膜迷路由椭圆囊、球囊、膜半规管和蜗管组成。

1）椭圆囊和球囊：位于骨迷路的前庭部。椭圆囊位于前庭的后上方，球囊位于椭圆囊前下方。椭圆囊后壁 5 个开口，连通 3 个膜半规管。椭圆囊前壁发出椭圆球囊管，与球囊相连，并由此管发出内淋巴管，穿经前庭内侧壁，至颞骨岩部后面，在硬脑膜下扩大为内淋巴囊。内淋巴可经此囊渗透到周围血管丛。球囊较小，其下端借连合管连于蜗管。在椭圆囊内的底和前壁上有椭圆囊斑，在球囊内的前壁上有球囊斑，椭圆囊斑与球囊斑均属位置觉感受器，处在相互成直角的两个平面上。能感受头部静止的位置和直线变速运动的刺激，其神经冲动分别沿前

医学教育网 www.med66.com

庭神经的椭圆囊支和球囊支传入。

2）膜半规管：位于骨半规管内。在3个骨壶腹内的膜半规管亦有相应膨大的膜壶腹，在膜壶腹内壁上有隆起的壶腹嵴，也是位置觉感受器，能感受旋转运动的刺激。3个壶腹嵴相互垂直，可将人体在三维空间中的运动变化转变成神经冲动，经前庭神经壶腹支传入中枢。

3）蜗管：套在蜗螺旋管内，起端以连合管连于球囊，随蜗螺旋管绕蜗轴旋转两圈半，以盲端止于蜗顶。蜗管的横切面呈三角形，有上、外和下三个壁。其上壁为前庭膜，将前庭阶和蜗管隔开，外壁较厚，富有血管，与蜗螺旋管的骨膜相结合，下壁由骨螺旋板和螺旋膜组成，并与鼓阶相隔。螺旋膜亦称基底膜，其上有螺旋器，又称Corti 器，是听觉感受器。

## [经典例题 2]

能感受旋转变速运动刺激的是

A. 蜗管　　　　　B. 螺旋器　　　　　C. 前庭　　　　　D. 椭圆囊斑　　　　　E. 壶腹嵴

[参考答案] 2. E

# 第九章　神经系统

## 第一节　脊　髓

### 一、脊髓的位置和外形

脊髓位于椎管内，全长约 42～45cm，最宽处横径为 1～1.2cm，重约 20～25g，位于椎管内，外包 3 层被膜，与脊柱的弯曲一致。其上端在枕骨大孔处与延髓相连，下端变细呈圆锥状称脊髓圆锥，约平对第 1 腰椎下缘（新生儿可达第 3 腰椎下缘），软脊膜由此向下续为一条结缔组织细丝，即终丝，止于尾骨的背面，起固定脊髓的作用。

脊髓呈前、后稍扁的圆柱形，全长粗细不等，有两个梭形膨大。上方的称颈膨大，从第 4 颈髓节段至第 1 胸髓节段。下方的称腰骶膨大，从第 1 腰髓节段至 3 骶髓节段。两个膨大的形成是由于此处神经细胞和纤维数目增多所致，与四肢的出现有关。膨大的发展与四肢的发展相适应，人类的上肢功能强于下肢，因而颈膨大比腰骶膨大明显。

脊髓表面有 6 条平行的纵沟。前面正中较明显的沟称前正中裂，后面正中较浅的沟为后正中沟。这两条纵沟将脊髓分为左右对称的两半。脊髓的前外侧面有 1 对前外侧沟，有脊神经前根的根丝附着，后外侧面有 1 对后外侧沟，有脊神经后根的根丝附着。此外，在颈髓和胸髓上部，后正中沟和后外侧沟之间，还有一条较浅的后中间沟，是薄束和楔束在脊髓表面的分界标志。

### 二、脊髓节段

脊髓在外形上没有明显的节段标志，每一对脊神经前、后根的根丝附着处即是一个脊髓节段。由于有 31 对脊神经，故脊髓可分为 31 个节段，即颈髓（C）8 个节段、胸髓（T）12 个节段、腰髓（L）5 个节段、骶髓（S）5 个节段和尾髓（Co）1 个节段。

成人脊髓的长度与椎管的长度不一致，所以脊髓的各个节段与相应的椎骨不在同一高度。成人上颈髓节段（$C_1～C_4$）大致平对同序数的椎骨体，下颈髓节段（$C_5～C_8$）和上胸髓节段（$T_1～T_4$）约平对同序数椎骨的上 1 块的椎骨体。中胸髓节段（$T_5～T_8$）约平对同序数椎骨的上 2 块的椎骨体，下胸髓节段（$T_9～T_{12}$）约平对同序数椎骨的上 3 块的椎骨体，腰髓节段约平对第 10～12 胸椎体，骶髓、尾髓节段约平对第 1 腰椎体。

### 三、脊髓的内部结构

1. 灰质　脊髓由围绕中央管的灰质和位于外围的白质组成。在脊髓的横切面上，可见中央有一细小的中央管，围绕中央管周围是呈"H"形的灰质，灰质的外围是白质。

灰质呈暗灰色，主要有神经元的胞体和树突构成，在横切面上呈"H"型，可分为前角、后角和中间带。中央管前、后方的横行部分分别称为灰质前、后联合。在前后角之间的外侧，有由灰白质混杂交织的网状结构。

（1）前角：主要由运动神经元（前角运动神经元）组成。一般将前角运动神经元分为内、外侧两群，内侧群支配躯干肌，外侧群支配四肢肌。位于前角浅部的支配伸肌，深部的支配屈肌。前角运动神经元按照其大小和所支配骨骼肌部位的不同，可分为大、小两型：大型的α运动神经元发出的纤维经脊神经前根加入脊神经，支配骨骼肌肌梭外的肌纤维，引起骨骼肌收缩；小型的γ神经元也经脊神经前根加入脊神经，支配肌梭内的肌纤维，调节肌张力。此外，前角内还有一种小型的闰绍（Renshaw）细胞，对α神经元起抑制作用。

（2）后角

1）后角边缘核：位于后角的边缘，由一些较大的神经元构成。

2）胶状质：在边缘核的前方，由小型神经元构成，主要完成脊髓节段间的联系。

3）后角固有核：位于后角底部、边缘层的前方，以大、中型神经元为主，发出的纤维主要交叉至对侧，形成脊髓丘脑前、侧束，上行至背侧丘脑，传导痛、温觉和粗略触觉的冲动。

4）胸核：也称为背核，仅见于颈8至腰2脊髓节段。位于后角底的内侧，由大型神经元组成，发出纤维组成同侧的脊髓小脑后束。

（3）中间带

1）中间内侧核：位于胸核的前方，其神经元的轴突组成脊髓小脑前束。

2）中间外侧核：位于中间内侧核的外侧，是由中、小型神经元组成的核团。在脊髓胸1（颈8）至腰3（腰2）节段处，向外侧突出形成侧角，为交感神经在脊髓的中枢。在脊髓骶髓2～4节段，相当于中间外侧核的部位，由小型神经元组成的核团称为骶副交感核，是副交感神经在脊髓的中枢部位。

2. 白质　脊髓白质位于灰质的外围，借脊髓表面的纵沟分为3个索，前正中裂与前外侧沟之间为前索，前、后外侧沟之间为外侧索，后外侧沟与后正中沟之间为后索。在灰质前连合的前方有纤维横越，称白质前连合。在各索中，将后根传入的各种感觉信息向上传递到脑的不同部位的纤维，称为上行（感觉）纤维束，起自脑的不同部位，直接或间接止于脊髓前角或侧角，传导运动神经冲动的纤维束，称为下行（运动）纤维束。

（1）上行纤维（传导）束：又称感觉传导束。

1）薄束和楔束：是脊神经后根内侧部的粗有髓纤维在同侧脊髓后索的直接延续。薄束起自同侧第5胸节及以下的脊神经节细胞，楔束起自同侧第4胸节及以上的脊神经节细胞。这些细胞的周围突分别至肌、腱、关节和皮肤的感受器，中枢突经后根内侧部进入脊髓，在后索上行，止于延髓的薄束核和楔束核。薄束在脊髓第5胸节以下占据后索的全部，在胸4以上只占据后索的内侧部，楔束位于后索的外侧部。薄、楔束传导同侧躯干及上、下肢的肌、腱、关节的本体感觉（位置觉、运动觉和震动觉）和皮肤精细触觉（如通过触摸辨别物体纹理粗细和两点距离）信息。当脊髓后索病变时，本体感觉和精细触觉的信息不能向上传至大脑皮质。病人闭目时，不能确定关节和肢体的位置和方向，运动时出现感觉性共济失调。此外，病人的精细触觉也丧失。

2）脊髓丘脑束：后部位于外侧索，前部延伸入前索，可分为脊髓丘脑侧束和脊髓丘脑前束。脊髓丘脑侧束位于外侧索的前部，脊髓小脑前束的内侧，主要传递痛、温觉。脊髓丘脑前束位于前索，前根纤维的内侧和前庭脊髓束的背侧，主要传递触觉和压觉。脊髓丘脑束主要起自后角固有核，纤维经白质前连合时上升1～2个节段，或先上升1～2个节段后经白质前连合至对侧外侧索和前索上行，止于背侧丘脑。当一侧脊髓丘脑束损伤时，损伤下方1～2个节段平面以下的对侧身体部位痛、温觉减退或消失。

（2）下行纤维（传导）束：又称运动传导束。管理骨骼肌的下行纤维束分为锥体系和锥体外系，前者包括皮质脊髓束，后者包括红核脊髓束、前庭脊髓束等。

皮质脊髓束起于大脑皮质中央前回和其他一些皮质区域，下行至延髓锥体交叉处，大部分（约75%～90%）纤维交叉至对侧，称为皮质脊髓侧束，未交叉的纤维在同侧下行为皮质脊髓前束，另有少量未交叉的纤维在同侧下行加入至皮质脊髓侧束，称皮质脊髓前外侧束。

1）皮质脊髓侧束：由对侧经锥体交叉来的纤维，在脊髓外侧索后部、脊髓小脑后束的内侧下行，直至骶髓（约$S_4$）。纤维依次经各节灰质中继后或直接终于同侧前角运动神经元，主要是颈膨大和腰骶膨大的前角外侧核。

2）皮质脊髓前束：未交叉的纤维，在前索最内侧靠近前正中裂下行，只达脊髓中胸部。大多数纤维逐节经白质前连合交叉，中继后终止于对侧前角运动神经元。部分不交叉的纤维，中继后终止于同侧支配躯干的前角运动神经元。

3）皮质脊髓前外侧束：由不交叉的纤维组成，沿侧束的前外侧部下降，大部分终于颈髓，小部分可达腰骶部。皮质脊髓束的纤维到达脊髓灰质后，大部分纤维与中间神经元形成突触，通过中间神经元间接地影响前角运动神经元。也有纤维直接与前角外侧核的运动神经元(主要是支配肢体远端小肌肉的运动神经元)相突触。脊髓前角运动神经元主要接受来自对侧大脑皮质的纤维，也接受来自同侧的少量纤维。支配上、下肢的前角运动神经元只接受对侧大脑皮质的信息，而支配躯干肌的前角运动神经元接受双侧大脑皮质的信息。皮质脊髓束传递的是大脑皮质发出的随意运动信息，当脊髓一侧的皮质脊髓束(上运动神经元)损伤后，出现同侧损伤平面以下的肢体骨骼肌痉挛性瘫痪(表现为随意运动障碍、肌张力增高、腱反射亢进等，也称痉挛性瘫痪或硬瘫)，而躯干肌不瘫痪。对侧上、下肢及躯干痛、温觉障碍。

# 第二节 脑

## 一、脑干的外形

1. 延髓 在枕骨大孔处和脊髓相连，上与脑桥以延髓脑桥沟和髓纹相隔。

(1)腹侧面：前正中裂下端有锥体交叉，前正中裂两侧为锥体，内含锥体束，锥体外侧为前外侧沟，有舌下神经根相连，舌下神经根外侧是橄榄，内有下橄榄核，橄榄的背侧从上到下可见舌咽神经、迷走神经和副神经的根丝。

(2)背侧面：上部参与构成第四脑室底，下部有后正中沟两侧的薄束结节和楔束结节，深面分别为薄束核和楔束核，楔束结节的外上方是小脑下脚。

2. 脑桥 以其膨大的基底部为特征。

(1)腹侧面：延髓脑桥沟内由内向外分别为展神经、面神经和前庭蜗神经。腹面正中为基底沟，外侧为小脑中脚，两者之间为三叉神经根。

(2)背侧面：构成第四脑室底的上部。此处室底的外侧壁为小脑上脚，连于两侧上脚的薄片白质为上髓帆，上髓帆上有滑车神经出脑。

3. 中脑 中间有中脑水管，腹侧面上以视束与间脑为界，下与脑桥上缘相连。

(1)腹侧面：有一对圆柱形大脑脚，两脚之间为脚间窝，脚间窝内有动眼神经出脑，内有许多血管穿入，称后穿质。

(2)背侧面：有2对圆形隆起，分别为上、下丘。下丘以下丘臂连于内侧膝状体，上丘以上丘臂连于外侧膝状体。

4. 菱形窝 即第四脑室底。正中沟将菱形窝分成左右两半，正中沟的两侧各有一纵行隆起，称内侧隆起。内侧隆起的外侧有纵行的界沟，界沟外侧区呈三角形，称前庭区，深方有前庭神经核。前庭区的外侧角上有听结节，内隐蜗神经核。菱形窝的中部有呈白色的横纹，称髓纹，是脑桥与延髓的背侧面分界标志。近髓纹上方的内侧区有面神经丘，深面为展神经核。近髓纹下方是舌下神经三角，内含舌下神经核。舌下神经三角外下方是迷走神经三角，内含迷走神经背核。界沟上端有一在活体呈蓝黑色的小区，叫蓝斑，内含去甲肾上腺素能神经元。

## 二、脑干的内部结构

脑干由灰质和白质构成，还有在脑干特别发达的网状结构。灰质主要含有脑神经核和与感觉、运动传导相关的核团。脑神经核在脑室底排列成有规律的功能柱。界沟内侧为运动性核柱，界沟外侧为感觉性核柱。无论是感觉性还是运动性核柱，凡与内脏相关的均靠近界沟，与身体相关的均远离界沟。

1. 脑神经核

(1)动眼神经核：位于中脑上丘平面，中央灰质腹侧部内，该核发出纤维参与组成动眼神经，支配除上斜肌和外直肌以外的眼外肌和上睑提肌。

(2)动眼神经副核：位于动眼神经核上端的背内侧，发出的纤维加入动眼神经，支配瞳孔括约肌和睫状肌。

(3)滑车神经核：位于中脑下丘平面，发出滑车神经绕中脑水管周围灰质转向背侧，于上髓帆中左右交叉，出脑后支配上斜肌。

(4)三叉神经中脑核：位于中央灰质外缘，从中脑上端下延至脑桥中段，发出纤维组成三叉神经，与咀嚼肌的本体感觉有关。

(5)展神经核：位于脑桥中下部，其发出的展神经出脑后支配外直肌。

(6)面神经核：面神经的相关核团有3个。面神经核位于脑桥下段被盖部网状结构的腹外侧，发出纤维主要支配面肌，孤束核接受面神经中的味觉纤维，核的细胞在孤束周围，上泌涎核在脑桥下部，其纤维随面神经出脑后，支配泪腺、下颌下腺和舌下腺的分泌。

（7）三叉神经运动核：位于展神经核上方外侧，脑桥中段被盖部网状结构的背外侧，发出纤维组成三叉神经运动根加入下颌神经，支配咀嚼肌。

（8）上泌涎核：散于脑桥下段的网状结构中，发出纤维加入面神经，控制舌下腺、下颌下腺和泪腺的分泌。

（9）三叉神经脑桥核：位于脑桥被盖部三叉神经运动核外侧，向下续三叉神经脊束核。三叉神经脑桥核和三叉神经脊束核接受头面部皮肤和黏膜的感觉，其中接受痛、温觉的纤维在延髓内下行形成三叉神经脊髓束，止于三叉神经脊束核，接受触、压觉的纤维止于脑桥核。

（10）前庭神经核：位于第四脑室底前庭区深面，接受传导平衡觉的纤维。

（11）蜗神经核：位于小脑下脚的腹外侧与背侧，接受听觉纤维。

（12）舌下神经核：位于延髓上部舌下神经三角深面，组成舌下神经，支配舌肌。

（13）副神经核：由延髓部与脊髓部组成。前者为疑核下部，发出纤维组成副神经颅根加入迷走神经，支配咽喉肌运动。后者位于脊髓颈段上6节内的副神经核，组成副神经脊髓根，支配胸锁乳突肌和斜方肌运动。

（14）疑核：位于延髓网状结构深部，发出的上部纤维加入吞咽神经，中部纤维加入迷走神经，下部纤维组成副神经颅根，支配咽、喉、软腭肌运动。

（15）迷走神经背核：位于迷走神经三角深面，舌下神经核外侧，发出纤维加入迷走神经，控制颈、胸和腹腔大部脏器的平滑肌、心肌运动和腺体分泌。

（16）下泌涎核：位于延髓部网状结构中，发出纤维加入舌咽神经，控制腮腺分泌。

（17）孤束核：位于延髓后部孤束周围，迷走神经背核的腹外侧，面神经、舌咽神经和迷走神经中的内脏感觉纤维终于此核。

（18）三叉神经脊束核：从脊髓颈段后角胶状质和后角固有核向上直达脑桥，与三叉神经脑桥核相续。三叉神经中传导痛、温觉的纤维终于此核。

2. 非脑神经核

（1）黑质：位于中脑脚底与被盖之间，纤维投射到大脑的新纹状体。黑质是重要的躯体运动调节中枢。

（2）红核：位于中脑上丘高度的被盖中央部，黑质的背内侧，呈一卵圆柱状，从上丘下界向上伸入间脑尾部。红核由颅侧的小细胞部和尾侧的大细胞部组成。小细胞部接受对侧小脑齿状核经小脑上脚传入的纤维，发出的纤维下行投射至下橄榄主核的背侧部，继而发纤维至小脑，大细胞部接受对侧小脑中间核经小脑上脚传入的纤维，其传出纤维交叉至对侧形成被盖腹侧交叉，之后下行组成红核脊髓束，主要兴奋屈肌运动神经元，同时抑制伸肌运动神经元。

（3）薄束核和楔束核：位于延髓中下部薄束结节和楔束结节内，分别接受薄束和楔束的纤维。薄束核和楔束核是向脑的高级部位传递躯干、四肢意识性本体感觉和精细触觉冲动的中继核团。

3. 纤维束白质

（1）上行传导束（感觉传导束）

1）脊髓丘脑系：是脊髓丘脑前束、侧束上升到延髓中部合成脊髓丘脑束（脊髓丘系），传导对侧躯干和上、下肢浅感觉，向上终于丘脑腹后外侧核。

2）内侧丘系：对侧薄束核、楔束核发出的纤维在中央管前方左、右交叉后上行，最后终于丘脑，传导对侧躯干和上、下肢深感觉和粗细触觉。

3）三叉丘系：由三叉神经脊束核、三叉神经脑桥核发出的纤维交叉后在对侧上行，最后终止于丘脑的腹后内侧核，传导对侧头面部的浅感觉。

（2）下行传导束（运动传导束）

1）皮质脊髓束：即大脑皮质运动中枢发出纤维，经过内囊、中脑脚底的中间3/5处、脑桥的基底部、延髓中线两旁、下橄榄核的背侧，在延髓下端，大部分纤维在锥体交叉处越边到对侧成为皮质脊髓侧束，小部分纤维不交叉，为皮质脊髓前束，最后皮质脊髓束终止于脊髓前角运动神经元，支配躯干和四肢骨骼肌的运动。

2）皮质核束：大脑皮质运动中枢发出的纤维，陆续终止于脑神经运动核，支配头面部骨骼肌的运动。皮质脊髓束和皮质核束合称锥体束。其他运动纤维还有发自中脑顶盖，参与完成声、光引起的头、颈和身体反射活动的顶盖脊髓束，发自前庭核，参与兴奋伸肌张力的前庭脊髓束等。

3. 脑干损伤

(1)延髓内侧综合征 又称脊髓前动脉综合征、舌下神经交叉性偏瘫，所涉及的结构和导致的症状包括：皮质脊髓束(延髓锥体)损伤：导致对侧痉挛性偏瘫。内侧丘系损伤：导致对侧上、下肢及躯干意识性本体感觉和精细触觉障碍。舌下神经核或舌下神经根损伤：导致同侧舌肌无力，伸舌时舌尖偏向患侧。

(2)延髓背外侧综合征 又称 Wallenberg 综合征，由椎动脉的延髓支或小脑下后动脉阻塞所致。主要受损结构及临床表现包括：三叉神经脊束受损：病侧头面部痛、温觉障碍；疑核受损：病侧软腭麻痹，构音及吞咽障碍，咽反射减弱或丧失。前庭神经核受损：眩晕、恶心、呕吐及眼球震颤。交感下行纤维受损：病灶侧不全型 Horner 征，主要表现为瞳孔小和(或)眼睑轻度下垂。小脑下脚受损：同侧肢体和躯干共济失调。

(3)脑桥背侧部综合征 通常因小脑下前动脉或小脑上动脉的背外侧支阻塞，引起一侧脑桥侧或颅侧部的被盖梗死所致。主要损伤结构及临床表现(以脑桥尾侧被盖损伤为例)包括：展神经核受损：同侧眼外直肌麻痹，双眼患侧凝视麻痹。面神经核受损：同侧面肌麻痹。前庭神经核受损：眩晕、眼球震颤。三叉神经脊束受损：同侧头面部痛、温觉障碍。脊髓丘脑束受损：对侧上、下肢及躯干痛、温觉障碍。内侧丘系受损：对侧上、下肢及躯干意识性本体感觉和精细触觉障碍。交感神经下行通路受损：下丘脑至下颈段脊髓中间带外侧核的交感神经下行通路受损，同侧 Horner 综合征。小脑下脚和脊髓小脑前束受损：同侧上、下肢共济失调。

(4)脑桥基底部综合征 如为单侧损伤，又称展神经交叉性偏瘫。由基底动脉的脑桥支阻塞所致。主要受损结构及临床表现包括：锥体束受损：对侧上、下肢瘫痪。展神经根受损：同侧眼球外直肌麻痹，眼球不能外展。

(5)大脑脚底综合征 如为单侧损伤，又称动眼神经交叉性偏瘫。由大脑后动脉的分支阻塞所致。主要受损结构和临床表现包括：动眼神经根损伤：同侧除外直肌和上斜肌以外的眼球外肌麻痹，瞳孔散大。皮质脊髓束受损：对侧上、下肢瘫痪。皮质核束受损：对侧面神经和舌下神经的核上瘫。

(6)本尼迪克特综合征 累及一侧中脑被盖的腹内侧部。主要受损结构和临床表现包括：内侧丘系损伤：对侧上、下肢及躯干意识性本体感觉和精细触觉障碍。动眼神经损伤：同侧除外直肌和上斜肌外的所有眼球外肌麻痹，瞳孔散大。红核受损：对侧上、下肢意向性震颤，共济失调。

### 三、小脑

小脑位于颅后窝，第四脑室的背面，通过 3 对小脑脚连于脑干。

1. 小脑的外形 小脑中间狭窄的部分为蚓，两侧膨大为半球，以其背面的原裂和腹面的后外侧裂为界，小脑可分为：①绒球小结叶：位于腹面的后外侧裂内；②前叶：位于腹面的后外侧裂和背面的原裂的前方；③后叶：位于背面的原裂和腹面的后外侧裂的后方，后叶下面有邻近延髓的小脑扁桃体。

2. 小脑的内部结构 小脑表面为小脑皮质，接受大脑和脊髓的运动信息，深面为进出小脑的纤维构成的髓质，髓质内部 4 对中央核，分别为顶核、栓状核、球状核和齿状核，它们发出纤维通过脑干到脊髓、间脑和大脑皮质。

3. 小脑的纤维联系与功能 前庭小脑主要接受前庭神经纤维，经小脑下脚到脊髓前角运动细胞，维持身体平衡，脊髓小脑主要接受脊髓小脑束纤维，经小脑上、下脚进入小脑再至脊髓前角运动细胞，调节肌张力，大脑小脑主要接受经小脑中脚束的脑桥核的纤维，再到红核及皮质，协调运动。

### 四、间脑

1. 间脑的分部 间脑位于端脑和脑干之间，以背侧丘脑为中心，可分为背侧丘脑、上丘脑、下丘脑、后丘脑、底丘脑，间脑的内腔为第三脑室。

2. 背侧丘脑 背侧丘脑又称丘脑，是皮质下感觉中枢，也是大脑皮质和小脑、纹状体、黑质之间的联系枢纽。背侧丘脑由两个卵圆形的灰质团块借丘脑间黏合组成，前端突出部称前结节，后端膨大部称枕。以"Y"形内髓板将内部划分为前核群、内侧核群和外侧核群等。外侧核群分为背侧核群和腹侧核群，腹侧核群由腹前核、腹中间核和腹后核组成，腹后核群又分为腹后内侧核和腹后外侧核等。腹后内侧核接受三叉丘系和孤束核的纤维，腹后外侧核接受躯干和四肢的浅、深感觉纤维，投射到大脑皮质感觉和运动中枢。

3. 后丘脑 后丘脑的内侧膝状体接受下丘臂内外侧丘系的纤维，发出听辐射到大脑听觉中枢，外侧膝状体接受视束的纤维，经视辐射到大脑视觉中枢。

4. 下丘脑 下丘脑由视交叉、灰结节、漏斗、乳头体等结构组成。主要的核团有室旁核、视上核，它们分别通过视上垂体束和室旁垂体束，将加压素和催产素输入垂体后叶。下丘脑是皮质下的内脏活动中枢，参与调节摄食与水的平衡，调节体温和内分泌活动。

### 五、端脑

端脑被大脑纵裂分为两个大脑半球，连接左、右半球的巨大纤维束叫胼胝体。端脑和小脑之间有大脑横裂分割。大脑半球表面的灰质叫皮质，深面的白质叫髓质，髓质内也有4对神经核，称基底核，左、右半球内各有一腔室，叫侧脑室。

1. 端脑主要的沟回和分叶

(1) 大脑半球3条主要脑沟　从半球上缘中点稍后方向前下，斜行于大脑半球上外侧面为中央沟，外侧沟起于半球下面，在半球外侧面，外侧沟行向后上方；顶枕沟在半球内侧面后部。

(2) 大脑半球分叶　额叶是中央沟前方和外侧沟上方的部分，枕叶是顶枕沟和枕前切迹连线以后的部分，顶叶是顶枕沟和枕前切迹连线以前、中央沟后面和外侧沟以上的部分，颞叶是顶枕沟和枕前切迹连线以前、外侧沟以下的部分，岛叶位于外侧沟深面，被额、顶、颞叶所掩盖。

(3) 大脑半球外侧面的主要沟、回

1) 额叶：中央沟和前方的中央前沟之间为中央前回，中央前沟前方以额上沟、额下沟为界分为额上、中、下回。

2) 顶叶：中央沟和后方的中央后沟之间为中央后回，中央后回后方又以和半球上缘平行的顶内沟为界，分为上方的顶上小叶和下方的顶下小叶，顶下小叶内围绕外侧沟末端的是缘上回，围绕颞上沟末端的是角回。

3) 颞叶：以颞上、下沟分为颞上、中、下回。外侧沟的下壁有2~3条横行的脑回，称颞横回。

(4) 大脑半球内侧面的主要沟、回　中央沟前、后分别是中央前、后回延伸过来的皮质，叫中央旁小叶。在内侧面中部有"C"形的白质带叫胼胝体，胼胝体的后下方有一条弓形向上的距状沟，延伸到枕叶后端，距状沟的中点与顶枕沟相连。距状沟和顶枕沟之间是楔叶。距状沟下方是舌回。胼胝体的背面有一条胼胝体沟，此沟上方与之平行的是扣带沟，两沟之间为扣带回。

(5) 大脑半球底面的主要沟、回　颞叶底面外侧一条前后走向的沟是枕颞沟，内侧是与之平行的侧副沟。枕颞沟内、外分别是枕颞内侧回和枕颞外侧回。侧副沟内侧是海马旁回，该回前端向后弯曲部称钩。海马旁回的内侧是海马沟，沟的上方锯齿状的部分是齿状回，海马旁回和齿状回合称海马结构。在额叶的底面，可见嗅球和相连的嗅束，嗅束后端为嗅三角，嗅三角与视束之间为前穿质。由海马旁回、钩、终板旁回、胼胝体下区和扣带回及海马、齿状回等结构构成边缘叶。

2. 端脑的内部结构

(1) 基底核　大脑半球内的基底核位于大脑底部，由纹状体中豆状核和尾状核、屏状核和杏仁体等4对神经核组成。

1) 纹状体：包括豆状核和尾状核。豆状核位于岛叶深部，外侧份为壳，内侧份为苍白球。尾状核和壳称为新纹状体，苍白球又称为旧纹状体。新、旧纹状体参与躯体运动调节，是锥体外系的重要结构。

2) 屏状核：与躯体感觉、视觉、听觉的整合有关。

3) 杏仁体：与内脏活动、内分泌和行为有关。

## [经典例题1]

新纹状体包括

A. 豆状核与尾状核　　　　　　B. 壳与尾状核　　　　　　　C. 苍白球与壳核

D. 下丘脑与尾状核　　　　　　E. 背侧丘脑与苍白球

[参考答案] 1. B

(2) 内囊：投射纤维经过尾状核、丘脑和豆状核的部分称内囊，分3部分：位于尾状核和豆状核之间的前肢，内含额桥束和丘脑前辐射，位于豆状核和丘脑之间的后肢，内含皮质脊髓束、红核脊髓束、丘脑中央辐射、视辐射和听辐射，前、后肢之间是膝部，有皮质核束通过。内囊损伤广泛时，患者会出现对侧偏身感觉丧失（丘脑中央辐射受损）、对侧偏瘫（皮质脊髓束、皮质核束损伤）和对侧偏盲（视辐射受损）的"三偏"症状。

3. 大脑皮质的功能定位

(1) 大脑皮质躯体运动区（4、6区）　位于中央前回和中央旁小叶前部，该区接受中央后回、背侧丘脑腹前核、腹中间核和腹后外侧核的纤维，还发出纤维组成锥体束。

(2) 大脑皮质躯体感觉区（3、1、2区）　位于中央后回和中央旁小叶后部，该区接受背侧丘脑腹后核传来的纤维，司对侧半身痛、温、触、压觉及位置觉和运动觉。

大脑皮质躯体运动区和感觉区的共同特点是：上下倒置，头部在这两个区的投影是在近外侧沟的下部，小腿和会阴投影于旁中央小叶的前、后部，但是头的投影是正置的，左右交叉，即它们与对侧的躯干和上、下肢的运动和感觉有关，人体各部在皮质区投影的大小取决于该部功能重要性和敏感性。

（3）视区（17 区）　位于距状沟两侧的皮质部，接受双眼对侧视野的信息。

（4）听区（41、42 区）　位于颞横回，接受双侧听觉信息。

（5）语言中枢

1）运动性语言中枢（44、45 区）：位于额下回后部（Broca 区），损伤后患者虽能发音，但无说话能力，称运动性失语症。

2）听觉性语言中枢（22 区）：位于颞上回的后部，损伤后患者听觉正常，但是听不懂别人的讲话，也不理解自己所讲的含义，称感觉性失语症。

3）书写中枢（8 区）：位于额中回后部，损伤后手的运动正常，但是不能书写正确的文字，称失写症。

4）视觉性语言中枢（39 区）：位于角回，损伤后视觉正常，但是不能理解曾经认识的文字，称失读症。

一般来说，善用右手者（右利手）语言中枢位于左半球；相反，语言中枢位于右半球。所以左半球又叫优势半球。但从功能上说，左、右半球各有优势，左半球主要与语言、意识、数学分析等相关，右半球主要与音乐、图形和时空概念有关。

# 第三节　脊神经

脊神经与脊髓相连，有 31 对，均为混合性神经，有 4 种纤维成分（躯体感觉、运动，内脏感觉、运动），分5 种神经（颈神经 $C_{1-8}$；胸神经 $T_{1-12}$；腰神经 $L_{1-5}$，骶神经 $S_{1-5}$，尾神经 $Co_1$）。每一对脊神经有前、后两根，又分前支、后支，其前支组成颈丛、臂丛、腰丛、骶丛。

一、脊神经纤维成分和分支

1. 脊神经的纤维成分及其分布和功能。

表 11-2　脊神经的纤维成分及其分布和功能

| 纤维成分 | 性质 | 分布 | 功能 |
|---|---|---|---|
| 感觉纤维 | 躯体感觉 | 皮肤、骨骼肌、腱和关节 | 将皮肤的浅感觉（痛、温、触觉）和肌、腱、关节的深感觉（运动觉、位置觉等）冲动传入中枢 |
| | 内脏感觉 | 内脏、心血管和腺体 | 传导内脏、心血管和腺体的感觉冲动 |
| 运动纤维 | 躯体运动 | 骨骼肌 | 支配骨骼肌运动 |
| | 内脏运动 | 心肌、平滑肌和腺体 | 支配平滑肌和心肌的运动、控制腺体的分泌 |

2. 脊神经的分支及其特点和分布。

表 11-3　脊神经的分支及其特点和分布

| 分支 | 特点 | 分布 |
|---|---|---|
| 前支 | 较粗大，除胸神经前支保持明显的节段性外，其余前支先交织成神经丛，再由丛发出若干神经至相应分布区 | 躯干前、外侧部和四肢的肌和皮肤 |
| 后支 | 较细小，节段性明显 | 项、背部皮肤及深群肌 |
| 脊膜支 | 细小 | 经椎间孔返回椎管内分布 |
| 交通支 | 细小，连于脊神经与交感干神经节之间 | 分为白交通支和灰交通支 |

二、神经丛的组成、位置、主要分支、分布及神经损伤

除胸神经前支保持明显的节段性外，其余前支先交织成丛，再由丛发出若干神经至相应分布区。脊神经前支形成的神经丛有颈丛、臂丛、腰丛和骶丛。

表 11-4　脊神经前支及其形成的神经丛

|  | 组成 | 位置 | 主要分布范围 | 主要的神经 |
|---|---|---|---|---|
| 颈丛 | $C_{1-4}$前支 | 胸锁乳突肌上部的深面 | 头颈部、膈、纵隔等处 | 膈神经、锁骨上神经 |
| 臂丛 | $C_{5-8}$和$T_1$前支 | 穿斜角肌间隙、在腋动脉的周围 | 上肢 | 正中神经、尺神经、肌皮神经、桡神经、腋神经 |
| 胸神经 | $T_{1-12}$前支 | 肋间隙 | 胸腹壁、胸腹膜 | 肋间神经 |
| 腰丛 | $T_{12}$、$L_{1-4}$前支 | 腰大肌的深面 | 下肢的前内侧 | 股神经、闭孔神经 |
| 骶丛 | $L_{4-5}$、$S_{1-5}$、$Co_1$前支 | 小骨盆骶骨和梨状肌的前面 | 臀部，下肢后面 | 坐骨神经、阴部神经 |

**1. 颈丛**

表 11-5　颈丛的主要神经及其组成、分布和损伤后表现

|  | 神经 | 组成 | 分布和损伤后表现 |
|---|---|---|---|
| 皮支 | 枕小神经 | $C_2$ | 行向后上至枕部及耳廓背面的皮肤 |
|  | 耳大神经 | $C_{2-3}$ | 行向上前至耳廓及其附近的皮肤 |
|  | 颈横神经 | $C_{2-3}$ | 也称颈皮神经，行向前至颈前部皮肤 |
|  | 锁骨上神经 | $C_{3-4}$ | 分多支行向下外至颈外侧下部、胸壁上部和肩部的皮肤 |
| 肌支 | 膈神经 | $C_{3-5}$ | 为混合性神经，沿前斜角肌前面下降，穿锁骨下动、静脉之间，经胸廓上口入胸腔，再经肺根前方下行至膈。运动纤维支配膈，感觉纤维分布于心包、胸膜、膈下的腹膜。膈神经受刺激，可出现呃逆现象，膈神经受损，可引起膈肌瘫痪而致呼吸减弱 |

**2. 臂丛**

表 11-6　臂丛的主要神经及其组成、分布和损伤后表现

| 神经 | 组成 | 分布 | 损伤后表现 |
|---|---|---|---|
| 胸长神经 | $C_{5-7}$ | 沿前锯肌表面下降并支配此肌 | 前锯肌瘫痪、上肢做前推动作时，病侧肩胛骨内侧缘和下角离开胸廓而耸起，呈现"翼状肩" |
| 肌皮神经 | $C_{5-7}$ | 向外下斜穿喙肱肌，经肱二头肌和肱肌间下行，发出分支支配上述三肌，其终支在肘关节稍上方的外侧浅出，分布于前臂外侧的皮肤 | 不能屈肘 |
| 胸背神经 | $C_{6-8}$ | 沿肩胛骨外侧缘下行，支配背阔肌 | 背阔肌瘫痪。在乳腺癌根治术清扫腋淋巴结时，应避免损伤 |
| 正中神经 | $C_5-T_1$ | 运动纤维支配大部分的前臂前群肌和部分手肌；感觉纤维分布于手掌桡侧2/3、桡侧3个半手指掌面和中、远节背面的皮肤 | 因鱼际肌群萎缩而手掌显平坦，呈现所谓的"猿手"。运动障碍：屈腕能力减弱，前臂不能旋前，拇、示和中指不能屈曲，拇指不能做对掌运动。感觉障碍：以拇、示、中指末节皮肤最明显 |
| 腋神经 | $C_{5-6}$ | 伴旋肱后动脉绕肱骨外科颈后方至三角肌深面，其肌支支配三角肌和小圆肌，皮支分布于肩部和臂外侧上部的皮肤 | 因三角肌萎缩，肩部失去圆隆外形，骨突耸出，呈现为"方形肩"。运动障碍：臂不能外展，患者不能做梳头、戴帽等动作。感觉障碍：三角肌区皮肤感觉丧失 |
| 桡神经 | $C_5-T_1$ | 运动纤维支配上肢背侧的肌肉；感觉纤维分布于上肢背侧皮肤，手背桡侧半皮肤和桡侧两个半手指近节背面的皮肤 | 肘关节屈曲，前臂呈旋前位，腕部呈"垂腕"状态。运动障碍：不能伸肘、腕和指，拇指不能外展，前臂旋后功能减弱。感觉障碍：以第1、2掌骨间隙背面的"虎口区"皮肤最明显 |

续表

| 神经 | 组成 | 分布 | 损伤后表现 |
|---|---|---|---|
| 尺神经 | $C_7-T_1$ | 运动纤维支配尺侧腕屈肌、指深屈肌尺侧半和部分手肌；感觉纤维分布于手掌尺侧1/3、尺侧1个半手指掌面和手背尺侧2个半指的皮肤 | 小鱼际肌群因萎缩而显平坦，又因骨间肌及第3、4蚓状肌萎缩，掌骨间呈现深沟，第4、5指掌指关节过伸、指间关节屈曲，呈现所谓的"爪形手"。运动障碍：屈腕能力减弱，拇指不能内收，其他各指不能内收和外展，第4、5指末节不能屈曲。感觉障碍：以手内侧缘皮肤最明显 |

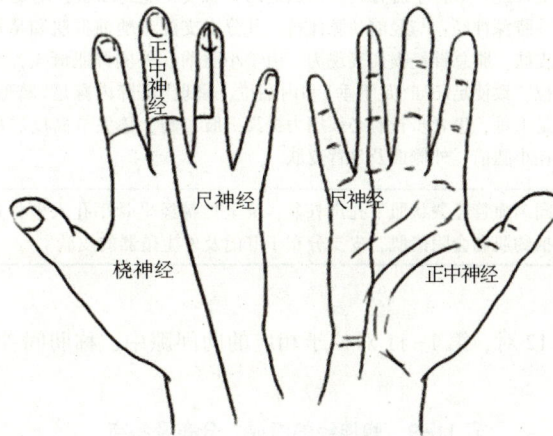

**图 11-15　手部皮神经的分部**

### 3. 腰丛

**表 11-7　臂丛的主要神经及其组成、分布和损伤后表现**

| 神经 | 组成 | 分布损伤后表现 |
|---|---|---|
| 股神经 | $L_{2-4}$ | 运动纤维支配大腿前群肌；感觉纤维分布于大腿前面、小腿内侧面、足内侧缘的皮肤。损伤主要表现为：因大腿前肌群萎缩而大腿变细，髌骨突出；行走时抬腿困难，不能伸小腿，膝反射消失；感觉障碍主要见于大腿前面和小腿内侧面皮肤 |
| 髂腹下神经 | $T_{12}-L_1$ | 分布于腹股沟区的肌和皮肤 |
| 髂腹股沟神经 | $L_1$ | |
| 闭孔神经 | $L_{2-4}$ | 肌支支配大腿内收肌群，皮支分布于大腿内侧皮肤。损伤主要表现为：大腿内收能力减弱，仰卧时患肢不能置于健侧大腿之上；走路时患肢向外侧摆动；大腿内侧皮肤感觉障碍 |
| 生殖股神经 | $L_1$、$L_2$ | 肌支入腹股沟管支配提睾肌，皮支分布于阴囊(大阴唇)及其附近的大腿部皮肤 |

### 4. 骶丛

**表 11-8　骶丛的主要神经及其组成、分布和损伤后表现**

| 神经 | 组成 | 分布和损伤后表现 |
|---|---|---|
| 臀上神经 | $L_4-S_1$ | 伴同名血管经梨状肌上孔出骨盆，支配臀中肌、臀小肌和阔筋膜张肌 |
| 臀下神经 | $L_5-S_2$ | 伴同名血管经梨状肌下孔出骨盆，向后支配臀大肌 |

| 神经 | | 组成 | 分布和损伤后表现 |
|---|---|---|---|
| 坐骨神经 | 胫神经 | L₄-S₃ | 肌支支配小腿后群肌和足底肌；皮支分布于小腿后面和足底的皮肤。损伤表现为：由于小腿后群肌瘫痪，小腿前群和外侧群肌因失去拮抗肌而过度牵拉，致使足呈背屈和外翻位，呈现"钩状足"畸形。运动障碍：足不能跖屈，不能屈趾，不能以足尖站立，内翻力减弱。感觉障碍：主要在小腿后面及足底 |
| | 腓总神经 | L₄-S₂ | 腓浅神经：下行于腓骨长、短肌之间，肌支支配此二肌，皮支分布于小腿外侧、足背和趾背皮肤。腓深神经：与胫前动脉伴行，其分支支配小腿前群肌和足背肌，并分布于第1趾间隙背面的皮肤。腓总神经损伤表现为：由于小腿前、外侧群肌瘫痪，小腿后群肌因失去拮抗肌而过度牵拉，致使足跖屈（足下垂）和内翻位，呈现"马蹄内翻足"畸形。运动障碍：足和趾不能背屈，因足下垂，患者步行时必须用力提高下肢，髋、膝关节高度屈曲，呈跨阈步态。感觉障碍：主要在小腿前、外侧面及足背皮肤 |
| 阴部神经 | | S₂₋₄ | 伴同名血管经梨状肌下孔出骨盆，绕坐骨棘经坐骨小孔入坐骨直肠窝行向前，其肌支支配肛门外括约肌和会阴诸肌，皮支分布于肛门及外生殖器的皮肤 |

### 三、胸神经前支及阶段分布

胸神经前支及阶段分布共有12对，第1~11对位于相应的肋间隙中，称肋间神经，第12对位于第12肋下方，称肋下神经。

**表11-9　胸神经的组成、分布及特点**

| 胸神经 | 组成 | 分布及特点 |
|---|---|---|
| 肋间神经 | T₁₋₁₁ | 肌支支配肋间肌和腹前外侧壁诸肌；皮支除分布于胸腹壁皮肤外，还分布于肋胸膜和腹膜壁层。分布有节段性：T₂-胸骨角，T₄-乳头，T₆-剑突，T₈-肋弓，T₁₀-脐，T₁₂-脐与耻骨联合 |
| 肋下神经 | T₁₂ | |

## 第四节　脑神经

脑神经为周围神经中与脑相连的部分，主要分布于头颈部，也可远至胸腹腔脏器。脑神经共12对，其序号通常用罗马数字表示。脑神经总共含有7种纤维成分。根据所含纤维性质的不同，将脑神经分为仅含感觉纤维的感觉性神经（Ⅰ、Ⅱ、Ⅷ）、仅含运动纤维的运动性神经（Ⅲ、Ⅳ、Ⅵ、Ⅺ、Ⅻ）和既含感觉纤维又含运动纤维的混合性神经（Ⅴ、Ⅶ、Ⅸ、Ⅹ）。

**表11-10　脑神经的名称、性质、进出颅腔的部位、分布及损伤后表现**

| 脑神经 | 与脑相连 | 主要分支 | 性质 | 纤维成分 | 相应的核 | 进出颅腔处 | 分布 | 损伤后表现 |
|---|---|---|---|---|---|---|---|---|
| 嗅神经 | 端脑 | - | 感觉性 | 特殊内脏感觉 | 嗅球 | 筛板的筛孔 | 鼻腔嗅黏膜 | 嗅觉障碍 |
| 视神经 | 间脑 | - | 感觉性 | 特殊躯体感觉 | 外侧膝状体 | 视神经管 | 眼球视网膜 | 视觉障碍 |
| 动眼神经 | 中脑 | - | 运动性 | 躯体运动 | 动眼神经核 | 眶上裂 | 上、下内直肌，下斜肌，上睑提肌 | 眼外斜视，上睑下垂 |
| | | | | 一般内脏运动 | 动眼神经副核 | | 瞳孔括约肌睫状肌 | 对光及调节反射消失 |
| 滑车神经 | | - | 运动性 | 躯体运动 | 滑车神经核 | 眶上裂 | 上斜肌 | 眼不能外下斜视 |

续表

| 脑神经 | 与脑相连 | 主要分支 | 性质 | 纤维成分 | 相应的核 | 进出颅腔处 | 分布 | 损伤后表现 |
|---|---|---|---|---|---|---|---|---|
| 三叉神经 | | 眼神经 | 混合性 | 一般躯体感觉 | 三叉神经脊束核 | 眶上裂 | 头面部皮肤、口腔 | 感觉障碍 |
| | | 上颌神经 | | 一般躯体感觉 | 三叉神经脑桥核 | 圆孔 | — | — |
| | | 下颌神经 | | 一般躯体感觉 | 三叉神经中脑核 | 卵圆孔 | — | — |
| | | | | 特殊内脏-运动 | 三叉神经运动核 | | 咀嚼肌 | 咀嚼肌瘫痪 |
| 展神经 | | - | 运动性 | 躯体运动 | 展神经核 | 眶上裂 | 外直肌 | 眼内斜肌 |
| 面神经 | 脑桥 | - | 混合性 | 特殊内脏感觉 | 孤束核-味觉 | 茎乳孔→内耳门 | 舌前2/3味蕾 | 味觉障碍 |
| | | | | 一般内脏感觉 | 上泌涎核 | | 泪腺、下颌下腺、舌下腺及鼻腔和腭的腺体 | 分泌障碍 |
| | | | | 特殊内脏感觉 | 面神经核 | | 面部表情肌、颈阔肌、茎突舌骨肌、二腹肌后腹 | 额纹消失、眼部能闭合、口角歪向健侧、鼻唇沟变浅 |
| 前庭蜗神经 | | 前庭神经 | 感觉性 | 特殊躯体感觉 | 前庭神经核 | 内耳门 | 平衡器的半规管壶腹嵴、球囊斑和椭圆囊斑 | 眩晕、眼球震颤 |
| | | 蜗神经 | | 特殊躯体感觉 | 蜗神经核 | 内耳门 | 耳蜗螺旋器 | 听力障碍 |
| 舌咽神经 | 延髓 | - | 混合性 | 一般躯体感觉 | 三叉神经脊束核 | 颈静脉孔 | — | — |
| | | | | 一般内脏感觉 | 孤束核 | | 咽、鼓室、咽鼓管、软腭、舌后1/3的黏膜、颈动脉窦、颈动脉球 | 咽后与舌后1/3感觉障碍、咽反射消失 |
| | | | | 特殊内脏感觉 | 孤束核-味觉 | | 舌后1/3味蕾 | 舌后1/3味觉丧失 |
| | | | | 一般内脏感觉 | 下泌涎核 | | 腮腺 | 分泌障碍 |
| | | | | 特殊内脏感觉 | 疑核 | | 茎突咽肌 | — |

续表

| 脑神经 | 与脑相连 | 主要分支 | 性质 | 纤维成分 | 相应的核 | 进出颅腔处 | 分布 | 损伤后表现 |
|---|---|---|---|---|---|---|---|---|
| 迷走神经 | 延髓 | - | 混合性 | 一般躯体感觉 | 三叉神经脊束核 | 颈静脉孔 | 硬脑膜、耳廓及外耳道皮肤 | 耳廓、外耳道皮肤感觉障碍 |
| | | | | 一般内脏感觉 | 孤束核 | | 胸腹腔脏器、咽喉黏膜 | — |
| | | | | 一般内脏感觉 | 迷走神经背核 | | 胸腹腔内脏平滑肌、心肌、腺体 | 心动过速、内脏活动障碍 |
| | | | | 特殊内脏感觉 | 疑核 | | 咽喉肌 | 发音困难、声音嘶哑、发呛、吞咽障碍 |
| 副神经 | | - | 运动性 | 特殊内脏运动 | 疑核、副神经核 | 颈静脉孔 | 胸锁乳突肌、斜方肌 | 一侧胸锁乳突肌瘫痪，头无力转向对侧；斜方肌瘫痪，肩下垂、抬肩无力 |
| 舌下神经 | | - | 运动性 | 躯体运动 | 舌下神经核 | 舌下神经管 | 舌内肌和部分舌外肌 | 舌肌瘫痪、萎缩，伸舌时舌尖偏向患侧 |

[经典例题1]

同侧眼外直肌麻痹，双眼患侧凝视麻痹是

A. 展神经核受损
B. 面神经核受损
C. 前庭神经核受损
D. 脊髓丘脑束受损
E. 内侧丘系受损

[参考答案] 1. A

**敲黑板**

Ⅰ嗅Ⅱ视Ⅲ动眼、Ⅳ滑Ⅴ叉Ⅵ外展、Ⅶ面Ⅷ听Ⅸ舌咽、Ⅹ迷Ⅺ副Ⅻ舌下全。

# 第五节　内脏神经

内脏神经是指主要分布于内脏、心血管、平滑肌和腺体的神经，通过脑神经和脊神经连接于脑和脊髓。内脏神经和躯体神经一样，也包含感觉和运动两种纤维成分，即内脏感觉神经和内脏运动神经。

### 一、内脏运动神经的概念

内脏运动神经支配心肌、平滑肌的运动和腺体的分泌，通常不受人的意志控制，是不随意的，因而又称自主神经。内脏运动神经与躯体运动神经的区别见如下。

表 11-11　内脏运动神经与躯体运动神经的区别

| 区别要点 | 内脏运动神经 | 躯体神经 |
|---|---|---|
| 支配器官 | 支配平滑肌、心肌的运动和腺体的分泌 | 支配骨骼肌 |

续表

| 区别要点 | 内脏运动神经 | 躯体神经 |
|---|---|---|
| 走形 | 自脑和脊髓发出后，必须在内脏神经节中换一次神经元，其节后神经元再发出轴突到达效应器 | 自脑和脊髓发出后，随脑神经和脊神经直达效应器 |
| 纤维成分 | 交感纤维和副交感纤维 | 躯体运动纤维 |
| 起源和分布 | 起源于内脏运动核，该核分布于脑干和脊髓 $T_1 \sim L_3$、$S_{2\sim4}$ 节段的中间带外侧核 | 起源于躯体运动核，该核分布于脑干和脊髓的前角灰质 |
| 纤维性质 | 薄髓或无髓神经纤维 | 粗的有髓纤维，有髓鞘 |
| 纤维分布形式 | 以神经丛的形式分布 | 神经干 |
| 意志支配 | 不受意志支配 | 受意志支配 |

## 二、交感神经与副交感神经的异同

表 11-12　交感神经与副交感神经的异同

| 异同点 | 交感神经 | 副交感神经 |
|---|---|---|
| 低级中枢（节前神经元） | 脊髓胸段和腰髓 1-3 节段的灰质侧角内 | 动眼神经副核、上、下泌涎核，迷走神经背核，骶副交感核 |
| 内脏神经节（节后神经元） | 椎旁节（交感干神经节）椎前节（腹腔神经节等） | 器官旁节（睫状神经节、翼腭神经节、下颌下神经节、耳神经节等）、器官内节 |
| 节前纤维 | 短 | 长 |
| 节后纤维 | 长 | 短 |
| 分布 | 广泛 | 较局限 |
| 功能 | 相互拮抗、协调、统一 | |
| 内脏神经丛 | 心丛、腹腔丛、下腹下丛（盆丛） | |

## 三、牵涉痛

某些内脏器官病变时，常在体表的一定区域产生感觉过敏或疼痛感觉的现象，称为牵涉痛。

表 11-13　内脏器官牵涉痛与脊髓节段的关系

| 内脏器官 | 产生痛觉和感觉过敏区的脊髓节段 |
|---|---|
| 膈 | 颈 4 |
| 心 | 颈 8~胸 5 |
| 胃 | 颈 6~10 |
| 小肠 | 胸 7~10 |
| 阑尾 | 胸（8、9）10~腰 1（右） |
| 肝、胆囊 | 胸 7~10，也有沿膈神经至颈 3~4 |
| 胰 | 胸 8（左） |
| 肾、输尿管 | 胸 11~腰 1 |
| 膀胱 | 骶 2~4（沿副交感）及胸 11~腰 2 |
| 睾丸、附睾 | 胸 12~腰 3 |
| 卵巢及附件 | 腰 1~3 |
| 子宫体部 | 胸 10~腰 1 |
| 子宫颈部 | 骶 1~4（沿副交感） |
| 直肠 | 骶 1~4 |

## 第六节　感觉传导通路

传导通路实际上是复杂反射弧的一部分(传入部和传出部),包括感觉传导通路和运动传导通路。不经过大脑皮质的上、下行传导通路称为反射通路。

各种感觉冲动由感受器经周围神经传入中枢后,通过几次中继,最后传递至大脑皮质的特定区,引起一定的感觉,这种由感受器到脑的神经通路称为上行或感觉传导通路。特点:三级神经元传导;Ⅱ级纤维越边,交叉到对侧;Ⅲ级纤维经过内囊后肢投射。

### 一、躯干、四肢的本体感觉

本体感受器 $\xrightarrow{周围突}$ 脊神经节(Ⅰ) $\xrightarrow{中枢突形成薄束、楔束}$ 薄束核、楔束核(Ⅰ) $\xrightarrow{越边}$ 内侧丘系 $\longrightarrow$ 丘脑腹后外侧核(Ⅲ) $\longrightarrow$ 内囊后肢 $\longrightarrow$ 中央后回上2/3及中央前回

**图11-16　躯干、四肢的本体感觉传导通路**

若在脊髓损伤脊髓丘脑束,对侧伤面1~2节段以下痛、温觉消失,若在脊髓以上损伤此通路,感觉障碍涉及整个对侧躯干和四肢。

### 二、躯干、四肢的浅感觉(痛、温、粗触觉)

皮肤感受器 $\xrightarrow{周围突}$ 脊神经节(Ⅰ) $\xrightarrow{中枢突}$ 脊髓灰质后角(Ⅱ) $\xrightarrow{越边}$ 脊髓丘脑束 $\longrightarrow$ 丘脑腹后外侧核(Ⅲ) $\xrightarrow{丘脑大脑束}$ 内囊后肢 $\longrightarrow$ 中央后回上2/3

**图11-17　躯干、四肢的浅感觉传导通路**

若在脊髓损伤脊髓丘脑束,对侧伤面1~2节段以下痛、温觉消失,若在脊髓以上损伤此通路,感觉障碍涉及整个对侧躯干和四肢。

### 三、头面部的浅感觉(痛、温、粗触觉)

皮肤感受器 $\xrightarrow{周围突}$ 三叉神经节(Ⅰ) $\xrightarrow{中枢突}$ 三叉神经核(Ⅱ) $\xrightarrow{越边}$ 三叉丘系 $\longrightarrow$ 丘脑腹后内侧核(Ⅲ) $\longrightarrow$ 内囊后肢 $\longrightarrow$ 中央后回下1/3

**图11-18　头面部的浅感觉传导通路**

若三叉丘系或其以上的部分受损,对侧头面部痛、温觉和触压觉障碍;若三叉丘系以下受损,则感觉障碍在同侧。

### 四、视觉传导通路

光线 $\longrightarrow$ 神网膜视杆、视锥细胞 $\longrightarrow$ 双极细胞 $\longrightarrow$ 节细胞 $\xrightarrow{轴突}$ 视神经 $\longrightarrow$ 视交叉 $\longrightarrow$ 视束 $\longrightarrow$ 外侧膝状体 $\longrightarrow$ 视辐射 $\longrightarrow$ 视受皮质(17区)

**图11-19　视觉传导通路**

视觉传导通路的不同部位受损害时,可引起不同的视野缺损:①一侧视神经损伤,患侧视野全盲;②视交叉中央部的交叉纤维损伤(如垂体瘤),可引起双眼视野颞侧偏盲;③视交叉外侧部的不交叉纤维损伤,患侧眼的视野鼻侧偏盲;④一侧视束或视辐射或视觉皮质损伤,可引起双眼视野对侧半同向性偏盲(同侧眼的鼻侧视野和对侧眼的颞侧视野偏盲)。

### 五、瞳孔对光反射通路

光照—侧瞳孔 $\longrightarrow$ 视杆、视锥细胞 $\longrightarrow$ 极细胞 $\longrightarrow$ 节细胞 $\xrightarrow{轴突}$ 视神经 $\longrightarrow$ 视交叉 $\longrightarrow$ 视束 $\xrightarrow{上丘臂}$ 顶盖前区 $\longrightarrow$ 双侧动眼神经副核 $\longrightarrow$ 睫状神经节(换元) $\xrightarrow{节后纤维}$ 瞳孔括约肌 $\longrightarrow$ 双侧瞳孔缩小

**图11-20　瞳孔对光反射通路**

当一侧动眼神经受损时,由于反射通路的传出部分中断,光照不能引起患侧眼的瞳孔缩小,即患侧眼的对光反射消失。当一侧视神经受损时,由于反射通路的传入部分中断,光照患侧眼球时,不能引起双侧瞳孔缩小,但当光照健侧眼球时,双侧瞳孔缩小。

## 第七节　运动传导通路

大脑皮质对传入的信息进行分析综合后,再发出冲动,经其下行纤维,直接或经过中继终止于脑干或脊髓运

动神经元，再经周围神经传到效应器，引起反应活动。这种由脑至效应器的神经通路，称为下行或运动传导通路。

大脑皮质对躯体运动的调节是通过锥体系和锥体外系来实现的，两者在功能上互相协调、互相配合，共同完成各项复杂的随意运动。

## 一、锥体系

支配骨骼肌的随意运动。包括上、下两个运动神经元。上运动神经元的胞体主要位于大脑皮质躯体运动区的锥体细胞。这些细胞的轴突组成下行的锥体束，其中下行至脊髓的纤维称为皮质脊髓束；沿途陆续离开锥体束，直接或间接止于脑神经运动核（与骨骼肌有关的）的纤维为皮质核束。下运动神经元的胞体位于脑神经运动核和脊髓前角运动细胞，它们的轴突分别经脑神经和脊神经支配全身骨骼肌的随意运动。

表 11-14　锥体系

| 上运动神经元 | 下行传导束 | 路经重要结构 | 下运动神经元 | 效应器 |
|---|---|---|---|---|
| 中央前回及中央旁小叶前部 | 皮质脑干束 | 内囊膝 | 脑干的脑神经运动核 | 头面部肌肉 |
| | 皮质脊髓束 | 内囊后肢、大脑脚底、脑桥基底部、延髓锥体和锥体交叉 | 脊髓前角运动神经元 | 躯干和四肢骨骼肌 |

锥体系的任何部位损伤都可引起其支配区的随意运动障碍，即瘫痪。临床上可分为两类，即上运动神经元损伤和下运动神经元损伤。

表 11-15　上运动神经元损伤和下运动神经元损伤的鉴别

| 上运动神经元损伤 | 下运动神经元损伤 |
|---|---|
| 核上瘫 | 核下瘫. |
| 痉挛性瘫痪（硬瘫） | 弛缓性瘫痪（软瘫） |
| 肌张力增高 | 肌张力降低 |
| 深反射亢进 | 深反射消失 |
| 浅反射（如腹壁反射、提睾反射等）减弱或消失 | 浅反射消失 |
| 出现病理反射（如 Babinski 征） | 无病理反射 |
| 病程早期肌不萎缩 | 肌因营养障碍而萎缩 |

## 二、锥体外系

锥体外系指锥体系以外的所有躯体运动的传导通路，在种系发生上比较古老，结构远较锥体系复杂，包括大脑皮质、纹状体、背侧丘脑、底丘脑、中脑顶盖、红核、黑质、脑桥核、前庭核、小脑和脑干网状结构等。其主要功能是调节肌张力，协调肌的运动，维持体态姿势和习惯性动作（如走路时双臂自然协调地摆动）等。

主要的锥体外系通路有：皮质—纹状体—背侧丘脑—皮质环路、新纹状体—黑质回路、皮质—脑桥—小脑—皮质环路。

# 第八节　脑和脊髓的被膜

### 脊髓和脑的被膜

脑和脊髓的表面包有 3 层被膜，自外向内依次为硬膜、蛛网膜和软膜。脑和脊髓的 3 层被膜相互延续，有保护、支持脑和脊髓的作用。

1. 脊髓的被膜　脊髓的被膜自外向内为硬脊膜、脊髓蛛网膜和软脊膜。

（1）硬脊膜：由致密结缔组织构成，厚而坚韧，位于椎管内包裹着脊髓。上端附于枕骨大孔边缘，与硬脑膜相延续，下部在第 2 骶椎水平逐渐变细，包裹马尾，末端附于尾骨，硬脊膜向两侧包绕着脊神经根，与脊神经形成脊神经硬膜鞘，后者在椎间孔处与脊神经的外膜相延续。硬脊膜与椎管内骨膜和韧带之间的疏松间隙称为硬膜外隙，其容积约为 100ml，略呈负压，内含疏松结缔组织、脂肪、淋巴管和静脉丛，有脊神经根通过。临床上进行硬膜外麻醉，就是将药物注入此隙，以阻滞脊神经根内的神经传导。在硬脊膜与脊髓蛛网膜之间有潜在的硬膜下隙，内含浆液，向上与颅内硬膜下隙相通。

（2）脊髓蛛网膜：为半透明的薄膜，位于硬脊膜与软脊膜之间，与脑蛛网膜相延续。脊髓蛛网膜与软脊膜之间有较宽阔的间隙称为蛛网膜下隙，蛛网膜下隙内有许多结缔组织小梁，连于蛛网膜与软脊膜之间。蛛网膜下隙内充满清亮的脑脊液。蛛网膜下隙的下部，自脊髓下端至第2骶椎水平扩大为终池，内有马尾。因此，临床上常在第3、4或第4、5腰椎间进行腰椎穿刺，以抽取脑脊液或注入药物而不伤及脊髓。脊髓蛛网膜下隙向上与脑蛛网膜下隙相通。

（3）软脊膜：薄而富有血管，紧贴脊髓表面，并延伸至脊髓的沟裂中，向上经枕骨大孔与软脑膜相延续，向下在脊髓圆锥下端移行为终丝。软脊膜在脊髓两侧脊神经前、后根之间形成齿状韧带，该韧带尖端附于硬脊膜上。脊髓借齿状韧带和脊神经根固定于椎管内，并浸泡于脑脊液中，加上硬膜外隙内的脂肪组织和椎内静脉丛的弹性垫作用，使脊髓不易受外界震荡的损伤。齿状韧带还可作为椎管内手术的标志。

2. 脑的被膜　脑的被膜自外向内依次为硬脑膜、脑蛛网膜和软脑膜。

（1）硬脑膜：坚韧而有光泽，由两层合成。外层为骨内膜层，兼具颅骨内骨膜的作用，内层为脑膜层，较外层坚厚。两层之间有丰富的血管和神经。硬脑膜与颅盖骨连接疏松，易于分离，当颅盖骨骨折或硬脑膜血管损伤出血，可在硬脑膜与颅盖骨之间形成硬膜外血肿。硬脑膜在颅底处与颅骨结合紧密，故颅底骨折时，易将硬脑膜与脑蛛网膜同时撕裂，使脑脊液外漏，如颅前窝骨折时，脑脊液可流入鼻腔，形成脑脊液鼻漏。硬脑膜在脑神经出、入颅处移行为神经外膜，在枕骨大孔的周围与硬脊膜相延续。硬脑膜不仅包被在脑的表面，而且其内层折叠形成板状突起，称硬脑膜隔。硬脑膜在某些部位两层分开，内面衬以内皮细胞，构成硬脑膜窦，窦内含静脉血。硬脑膜主要由颈外动脉的分支脑膜中动脉等供给营养。

1）硬脑膜隔：深入脑各部之间，以更好地保护脑。

①大脑镰：是硬脑膜内层在大脑半球纵裂内垂直向下的折叠，呈镰刀形，伸入两侧大脑半球之间，后端连于小脑幕的上面，下缘游离于胼胝体上方。

②小脑幕：形似幕帐，伸入大脑与小脑之间。后外侧缘附着于枕骨横窦沟和颞骨岩部上缘，前内缘游离形成小脑幕切迹。切迹与鞍背之间形成一环形孔，称小脑幕裂孔，其间有中脑通过。小脑幕将颅腔不完全地分隔成上、下两部。当上部颅脑病变引起颅内压增高时，位于小脑幕切迹上方的海马旁回和钩可能被挤入小脑幕切迹，形成小脑幕切迹疝（也称海马钩回疝）而压迫中脑的大脑脚和动眼神经。

③小脑镰：连于小脑幕后部的下方，自小脑幕下面正中伸入两小脑半球之间。

④鞍膈：位于蝶鞍上方，连于鞍结节和鞍背上缘之间，封闭垂体窝，中央有一小孔容垂体柄通过。

2）硬脑膜窦：窦内含静脉血，窦壁无平滑肌，不能收缩，故损伤时不易止血，而容易形成颅内血肿。

①上矢状窦：位于大脑镰的上缘，前方起自盲孔，向后汇入窦汇。窦汇由上矢状窦与直窦在枕内隆凸处汇合而成。

②下矢状窦：位于大脑镰下缘，其走向与上矢状窦一致，向后汇入直窦。

③直窦：位于大脑镰与小脑幕连接处，由大脑大静脉和下矢状窦汇合而成，向后汇入窦汇。

④横窦：成对，位于小脑幕后外侧缘附着处的枕骨横窦沟内，连于窦汇与乙状窦之间。

⑤乙状窦：成对，位于乙状窦沟内，是横窦的延续，向前内于颈静脉孔处出颅续为颈内静脉。

⑥海绵窦：位于蝶鞍两侧，为硬脑膜两层间的不规则腔隙，形似海绵。两侧海绵窦借海绵间前、后窦而相连。海绵窦内有颈内动脉和展神经通过，窦的外侧壁内，自上而下有动眼神经、滑车神经、眼神经（三叉神经第1支）和上颌神经（三叉神经第2支）通过。海绵窦主要接受大脑中静脉、眼静脉和视网膜中央静脉。

海绵窦与周围的静脉有广泛的联系和交通：a. 向前借眼上静脉、内眦静脉与面静脉交通；b. 向后外经岩上窦、岩下窦连通横窦和颈内静脉；c. 向下经卵圆孔的小静脉与翼静脉丛相通。故面部感染可蔓延至海绵窦，引起海绵窦炎和血栓的形成，进而累及经过海绵窦的神经，出现相应的症状。海绵窦向后借斜坡上的基底窦与椎内静脉丛相通，而椎内静脉丛又与腔静脉系交通。因此，腹、盆部的感染（如直肠的血吸虫卵）或癌细胞可经此途径进入颅内。

⑦岩上窦和岩下窦：分别位于颞骨岩部的上缘和后缘，将海绵窦的血液分别引入横窦和颈内静脉。

硬脑膜窦还借导静脉与颅外静脉相交通，故头皮感染也可能蔓延至颅内。

硬脑膜窦内的血液流向归纳如下：

医学教育网 www.med66.com

上矢状窦 ────────────┐
　　　　　　　　　　　　↓
下矢状窦 ──→ 直窦 ──→ 窦汇 ──→ 横窦 ──→ 乙状窦 ──→ 颈内静脉
海绵窦 ──→ 岩上窦 ──────────────┘
　　　　　　岩下窦 ────────────────────────┘

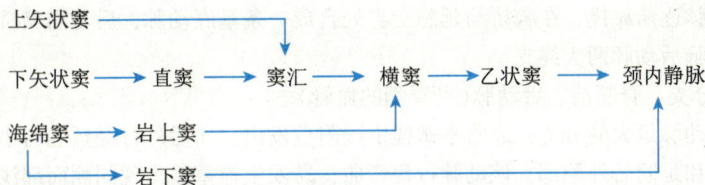

**图 11-21　硬脑膜窦的血液流向**

（2）脑蛛网膜：贴于硬脑膜内面，薄而透明，缺乏血管和神经，与硬脑膜之间有硬膜下隙，向下与脊髓硬膜下隙相通。与软脑膜之间为蛛网膜下隙，此隙内充满脑脊液，向下与脊髓蛛网膜下隙相通。在蛛网膜下隙内还有丰富的蛛网膜小梁，连于蛛网膜与软脑膜之间，具有支持和固定脑的作用。脑蛛网膜在大脑纵裂和大脑横裂处伸入沟内，此外，均跨越脑的沟裂而不伸入沟内，故蛛网膜下隙的大小不一，此隙在某些部位扩大称蛛网膜下池。蛛网膜下池包括位于小脑与延髓之间的小脑延髓池，临床上可在此经枕骨大孔穿刺，抽取脑脊液检查。在视交叉前方有交叉池，中脑的大脑脚之间为脚间池，脑桥腹侧有脑桥池，胼胝体压部与小脑上面之间为大脑大静脉池，也称为 Galen 静脉池或上池，松果体和大脑大静脉突入此池。蛛网膜靠近硬脑膜，特别是在上矢状窦处形成许多绒毛状突起，突入上矢状窦内，称为蛛网膜粒。脑脊液经这些蛛网膜粒渗入硬脑膜窦内，回流入静脉。

（3）软脑膜：薄而富有血管，覆盖于脑的表面并深入沟裂内。在脑室的一定部位，软脑膜及其血管与该部位的室管膜上皮共同构成脉络组织，某些部位的脉络组织及其血管反复分支成丛，连同其表面的软脑膜和室管膜上皮一起突入脑室，形成脉络丛，是产生脑脊液的主要结构。

## 第九节　脑和脊髓的血管

**（一）脑的动脉**

脑的血液供应很丰富，在静息状态下，占体重仅 2% 的脑，约需要全身供血量的 20%，所以脑组织对血液供应的依赖性很强，对缺氧很敏感。脑的动脉来源于颈内动脉和椎动脉。以顶枕沟为界，大脑半球的前 2/3 和部分间脑由颈内动脉分支供血，大脑半球后 1/3 及部分间脑、脑干和小脑由椎动脉供血。因此，按脑的动脉血供来源归纳为颈内动脉系和椎-基底动脉系。此两系动脉在大脑的分支可分为皮质支和中央支，前者供应大脑皮质及其深面的髓质，后者供应基底核、内囊及间脑等。

1. 颈内动脉　起自颈总动脉，自颈部向上至颅底，经颞骨岩部的颈动脉管进入颅内，紧贴海绵窦的内侧壁向前上，至前床突的内侧弯向上，穿出海绵窦而分支。故颈内动脉据其行程可分为 4 段：颈部、岩部、海绵窦部和前床突上部。其中海绵窦部和前床突上部合称为虹吸部，常呈"U"形或"V"形弯曲，是动脉硬化的好发部位，颈内动脉岩部发出颈鼓动脉和翼管动脉，海绵窦部发出眼动脉、垂体支和脑膜支。颈内动脉供应脑部的主要分支有：

（1）大脑前动脉：在视神经上方向前内行，进入大脑纵裂，与对侧的同名动脉借前交通动脉相连，然后沿胼胝体沟向后行。皮质支分布于顶枕沟以前的半球内侧面、额叶底面的一部分和额、顶两叶上外侧面的上部；中央支自大脑前动脉的近侧段发出，经前穿质入脑实质，供应尾状核、豆状核前部和内囊前肢。

（2）大脑中动脉：可视为颈内动脉的直接延续，向外行进入外侧沟内，发出数支皮质支，供应大脑半球上外侧面的大部分和岛叶，其中包括第 I 躯体运动中枢、第 I 躯体感觉中枢和语言中枢。若该动脉发生阻塞供血不足，将出现严重的功能障碍。大脑中动脉途经前穿质时，发出一些细小的中央支，又称豆纹动脉，垂直向上进入脑实质，供应尾状核、豆状核、内囊膝和后肢的前部。豆纹动脉行程呈"S"形弯曲，因血流动力学关系，在高血压动脉硬化时容易破裂（故又名出血动脉）而导致脑出血，将出现严重的功能障碍，甚至危及生命。

（3）脉络丛前动脉：沿视束下面向后外行，经大脑脚与海马旁回钩之间进入侧脑室下脚，终止于脉络丛。沿途发出分支供应外侧膝状体、内囊后肢的后下部、大脑脚底的中 1/3 及苍白球等结构。此动脉细小且行程又长，易被血栓阻塞。

（4）眼动脉：颈内动脉出海绵窦后分出，经视神经管出眶。

（5）后交通动脉：在视束下面行向后，与大脑后动脉吻合，是颈内动脉系与椎-基底动脉系的吻合支。

2. 椎动脉　起自锁骨下动脉第 1 段，穿第 6 至第 1 颈椎横突孔，经枕骨大孔进入颅腔，入颅后行于延髓的前外侧，然后左、右椎动脉逐渐靠拢，在脑桥与延髓交界处合成一条基底动脉，后者沿脑桥腹侧的基底沟上行，至脑桥上缘分为左、右大脑后动脉两大终支。

(1)椎动脉的主要分支：脊髓前、后动脉(见脊髓的血管)。

小脑下后动脉是椎动脉最大的分支，通常平橄榄下端附近发出，向后外行经延髓与小脑扁桃体之间，行程弯曲，供应小脑下面后部和延髓后外侧部。该动脉行程弯曲，易发生栓塞而出现同侧面部浅感觉障碍、对侧躯体浅感觉障碍(交叉性麻痹)和小脑共济失调等。该动脉还发出脉络膜支组成第四脑室脉络丛。

(2)基底动脉的主要分支

小脑下前动脉：自基底动脉起始段发出，经展神经、面神经和前庭蜗神经的腹侧达小脑下面，供应小脑下面的前部。

迷路动脉(内听动脉)：细长，伴随面神经和前庭蜗神经进入内耳，供应内耳迷路。几乎有80%以上的迷路动脉发自小脑下前动脉。

脑桥动脉：为一些细小分支，供应脑桥基底部。

小脑上动脉：近基底动脉的末端发出，绕大脑脚向后，供应小脑上部。

大脑后动脉：是基底动脉的终末分支，绕大脑脚向后，由海马旁回钩向后，沿海马沟转至颞叶和枕叶内侧面，皮质支分布于颞叶的内侧面和底面及枕叶，中央支由起始部发出，经脚间窝入脑实质，供应背侧丘脑、内侧膝状体、外侧膝状体、下丘脑和底丘脑等。大脑后动脉起始部与小脑上动脉根部之间夹有动眼神经，当颅内高压时，海马旁回钩移至小脑幕切迹下方，使大脑后动脉向下移位，压迫并牵拉动眼神经，可导致动眼神经麻痹。

3. 大脑动脉环　也称为Willis环，由两侧大脑前动脉起始段、两侧颈内动脉末端、两侧大脑后动脉借前、后交通动脉连通而共同组成。位于脑底下方，蝶鞍上方，环绕视交叉、灰结节及乳头体周围。此环使两侧颈内动脉系与椎-基底动脉系相交通，在正常情况下大脑动脉环两侧的血液不相混合，而是作为一种代偿的潜在装置。当此环的某一处发育不良或被阻断时，可在一定程度上通过大脑动脉环使血液重新分配和代偿，以维持脑的血液供应。据统计，国人约有48%的大脑动脉环发育不全或异常。不正常的动脉环易出现动脉瘤，前交通动脉和大脑前动脉的连接处是动脉瘤的好发部位。

[经典例题1]

大脑动脉环不包括

A. 大脑前动脉　　　B. 大脑中动脉　　　C. 大脑后动脉　　　D. 颈内动脉　　　E. 后交通动脉

[参考答案] 1. B

(二)脊髓的动脉

脊髓的动脉有两个来源，即椎动脉和节段性动脉。椎动脉发出的脊髓前动脉和脊髓后动脉在下行过程中，不断得到颈、胸和腰部动脉发出的节段性动脉分支的补充，以保障脊髓足够的血液供应。

左、右脊髓前动脉在延髓腹侧合成一干，沿前正中裂下行至脊髓末端。脊髓前动脉行至第5颈椎下方开始有来自节段性动脉分支的补充血液供应。

脊髓后动脉自椎动脉发出后，绕延髓两侧向后走行，沿脊神经后根两侧下行，直至脊髓末端。一般在第5颈节的下方开始有节段性动脉补充供应血液。

脊髓前、后动脉之间借环绕脊髓表面的吻合支互相交通，形成动脉冠，由动脉冠再发分支进入脊髓内部。脊髓前动脉的分支主要分布于脊髓前角、侧角、灰质连合、后角基部、前索和侧索。脊髓后动脉的分支则分布于脊髓后角的其余部分、后索和侧索后部。

由于脊髓动脉的来源不同，有些节段因两个来源的动脉吻合薄弱，血液供应不够充分，容易使脊髓因缺血而损伤，称为危险区。如第1~4胸节(特别是第4胸节)和第1腰节的腹侧面。

# 第十节　脑脊液及其循环

脑脊液是充满脑室系统、蛛网膜下隙和脊髓中央管内的无色透明液体，内含各种浓度不等的无机离子、葡萄糖、微量蛋白、维生素、酶、少量淋巴细胞和神经递质、神经激素等，功能上相当于外周组织中的淋巴，对中枢神经系统起缓冲、保护、运输代谢产物和调节颅内压等作用。脑脊液主要由脑室脉络丛产生，少量由室管膜上皮和毛细血管产生。侧脑室脉络丛产生的脑脊液经室间孔流入第三脑室，与第三脑室脉络丛产生的脑脊液一起，经中脑水管流至第四脑室，再汇合第四脑室脉络丛产生的脑脊液一起，经第四脑室正中孔和两个外侧孔流入蛛网膜下隙。然后，脑脊液再沿蛛网膜下隙流向大脑背面，经蛛网膜粒渗透到硬脑膜窦内回流入血液中。脑脊液总量在成人平均约 150ml，处于不断产生、循环和回流的平衡状态。

脑脊液循环途径归纳如下：

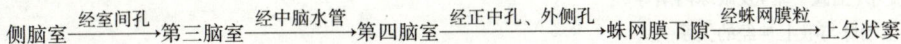

侧脑室 $\xrightarrow{\text{经室间孔}}$ 第三脑室 $\xrightarrow{\text{经中脑水管}}$ 第四脑室 $\xrightarrow{\text{经正中孔、外侧孔}}$ 蛛网膜下隙 $\xrightarrow{\text{经蛛网膜粒}}$ 上矢状窦

**图 11-22 脑脊液循环途径**

# 第十章 内分泌系统

## 第一节 总 论

内分泌系统是机体的调节系统之一，它与神经系统、免疫系统互相调节、沟通信息，形成免疫-神经-内分泌网络，具有维持机体内环境的平衡与稳定、调节机体的生长发育和代谢活动、调控和影响生殖行为的功能。

内分泌系统由内分泌腺、内分泌组织和内分泌细胞组成。内分泌腺与汗腺、消化腺等有导管的外分泌腺不同，它们没有排泄导管。内分泌腺分泌的化学物质称激素，直接渗入毛细血管和毛细淋巴管，再经血流运送至全身，对远距离的特定靶器官和靶细胞发挥作用。因此内分泌腺的血液供应非常丰富。虽然内分泌腺的体积小、重量轻，分泌的激素微量，但对机体生理活动的调节作用很强。并且内分泌腺的结构和功能活动有显著的年龄变化。内分泌组织以细胞团为单位分散存在于机体的其他器官或组织内，如胰腺中的胰岛、卵巢内的卵泡和黄体、睾丸间质细胞等。此外，在消化道、呼吸道、泌尿生殖管道、心血管、皮肤和神经组织中尚有大量散在的内分泌细胞，它们分泌多种激素或激素样物质，在调节机体生理活动中起着重要的作用，构成弥散神经内分泌系统。人体的内分泌腺或内分泌组织包括：垂体、甲状腺、甲状旁腺、肾上腺、胰岛、松果体、胸腺和性腺等。

## 第二节 垂 体

1. 垂体的位置和形态 垂体位于颅底蝶鞍的垂体窝内，借漏斗柄与下丘脑相连，周围被硬脑膜形成的海绵窦包绕。垂体灰红色，呈横椭圆形。

2. 垂体的分叶 垂体可分为腺垂体和神经垂体两部分，腺垂体约占垂体重量的70%。腺垂体包括远侧部、结节部和中间部；神经垂体由神经部和漏斗组成。

(1)远侧部和结节部称垂体前叶，它的分泌活动主要接受下丘脑有关核团产生的释放或抑制因子通过垂体门脉循环渗入前叶进行神经分泌物的调节。垂体前叶能分泌生长激素、催乳激素、促甲状腺激素、促肾上腺皮质激素和促性腺激素。

(2)中间部和神经部称垂体后叶。中间部的黑素细胞能分泌促黑素细胞激素释放或抑制因子，可促进或抑制两栖类黑色素的生成，使皮肤黑素细胞中的黑素颗粒改变而影响皮肤颜色的变化。神经垂体能储存和释放加压素(抗利尿素)及催产素。加压素作用于肾，增加对水的重吸收，减少水分由尿排出；催产素有促进子宫收缩和乳腺泌乳的功能。

## 第三节 甲状腺

(一)甲状腺的形态

甲状腺位于颈前部，棕红色，呈"H"形，分左、右两侧叶，中间以甲状腺峡相连。甲状腺的外面有两层被膜包裹，内层为纤维囊(临床上称真被膜)，包裹甲状腺的表面，并随血管和神经深入腺实质，将腺分为若干大小不等的小叶，外层为甲状腺鞘或假被膜(临床上称外科囊)，由颈部气管前筋膜包绕而成。在甲状腺侧叶内侧和甲状腺峡后面，有甲状腺悬韧带连于甲状软骨、环状软骨和气管软骨环之间，故吞咽时，甲状腺可随喉上下移动。甲状腺两侧叶的后面与4个甲状旁腺及喉返神经相邻，进行甲状腺手术时，必须注意这一解剖关系。甲状腺的大小变化很大，随年龄、季节和营养状态而有所不同。一般女性比男性变化大，如女性在月经期腺体也可能增大。

(二)甲状腺的位置与毗邻

甲状腺的两侧叶位于喉下部和气管颈部的前外侧，上极平甲状软骨中点，下极至第6气管软骨，后方平对第5~7颈椎高度。有时侧叶的下极可伸至胸骨柄的后方，称为胸骨后甲状腺。甲状腺峡位于第 2 ~4 气管软骨前方，少数人甲状腺峡缺如，约有半数人自甲状腺峡向上伸出一锥状叶，长者可达舌骨平面。甲状腺前面由浅至深依次为皮肤、浅筋膜、筋膜浅层、舌骨下肌群和气管前筋膜（甲状腺鞘），但在甲状腺峡前面正中宽 0.5 ~1.0cm 处无肌覆盖。侧叶的后内侧与喉和气管、咽和食管以及喉返神经等相邻，侧叶的后外侧与颈动脉鞘及鞘内的颈总动脉、颈内静脉和迷走神经，以及位于椎前筋膜深面的颈交感干相邻。当甲状腺肿大时，如向后压迫气管和食管，可引起呼吸和吞咽困难，若压迫喉返神经，可出现声音嘶哑，若向后外方压迫交感干，可出现 Horner 综合征，即患侧瞳孔缩小、眼裂变窄（上睑下垂）及眼球内陷等。

（三）甲状腺上动脉与喉上神经的关系

甲状腺上动脉多数起自颈外动脉起始部的前壁，少数可起自颈总动脉分叉处或颈总动脉，伴喉上神经外支行向前下方，至侧叶上极附近分为前、后两腺支。前腺支沿侧叶前缘下行，分布于侧叶前面，并有分支沿甲状腺峡的上缘与对侧支吻合，后腺支沿侧叶后缘下行，与甲状腺下动脉的升支吻合。该动脉沿途的分支有胸锁乳突肌支、喉上动脉和环甲肌支。喉上动脉与喉上神经内支伴行，穿甲状舌骨膜，分布于喉腔声门裂以上的黏膜。喉上神经是迷走神经的分支，起自迷走神经下神经节，沿颈内动脉与咽侧壁之间下行，一般在舌骨大角处分为内、外两支。内支伴喉上动脉穿甲状舌骨膜入喉，分布于声门裂以上的喉黏膜，外支伴甲状腺上动脉行向前下方，在距甲状腺侧叶上极约 1cm 处与动脉分开，弯向内侧，发支支配环甲肌及咽下缩肌。

（四）甲状腺下动脉与喉返神经的关系

1. 甲状腺下动脉多数起自锁骨下动脉的甲状颈干，少数可直接起始于锁骨下动脉或椎动脉，沿前斜角肌内侧缘上行，至第 6 颈椎平面，在颈动脉鞘与椎血管之间弯向内下，近甲状腺侧叶下极再弯向上内，至侧叶后面分为上、下支，分布于甲状腺、甲状旁腺、气管和食管等。

2. 喉返神经是迷走神经的分支。左喉返神经勾绕主动脉弓，右喉返神经勾绕右锁骨下动脉，两者均沿气管与食管之间的沟内上行，至咽下缩肌下缘改名为喉下神经，经环甲关节后方进入喉内，其运动支配除环甲肌以外的所有喉肌，感觉支分布于声门裂以下的喉黏膜。左喉返神经行程较长，位置较深，多行于甲状腺下动脉的后方，右喉返神经行程较短，位置较浅，多行于甲状腺下动脉前方。二者入喉前都经过环甲关节后方，故甲状软骨下角可作为寻找喉返神经的标志。喉返神经通常行经甲状腺鞘之外，多在甲状腺侧叶下极的后方与甲状腺下动脉有复杂的交叉关系。

（五）甲状腺最下动脉

该动脉可起自头臂干、主动脉弓、右颈总动脉或胸廓内动脉等。沿气管前方上升，达甲状腺峡，参与甲状腺动脉之间在腺内、外的吻合。其出现率约为 10%。当低位气管切开或甲状腺手术时应加注意。喉返神经是混合神经，但主要支配大多数喉肌的运动，在其自下而上入喉前与从外向内横行的甲状腺下动脉及其分支相互交叉。国人统计资料显示，喉返神经穿过动脉分支之间者占多数，经过动脉后方者次之，经过动脉前方者较少。在甲状腺外科手术中，钳夹或结扎甲状腺下动脉时，应避免损伤喉返神经。若一侧喉返神经受损可导致声音嘶哑，若两侧喉返神经同时受损，可引起失音、呼吸困难，甚至窒息。

[ 经典例题 1 ]

以下哪项属内分泌组织

A. 肾上腺　　　　　B. 胸腺　　　　　C. 垂体　　　　　D. 松果体　　　　　E. 胰岛

[参考答案] 1. E

# 第十二篇

# 病理生理学·课堂讲义

**本篇主编：庄严**

## 考情分析

学习贵在平时，贵在坚持，只有平时的努力，考场上才毫不费力。

——庄严寄语

### 预测考情概况

| 知识点 | 预测考核内容 | 预测分值 |
| --- | --- | --- |
| 疾病概论 | 健康及亚健康概念，疾病的转归；脑死亡 | 1 |
| 水、电解质代谢紊乱 | 水、钠平衡的正常值；各种脱水的原因；高钾血症及低钾血症 | 2 |
| 酸碱平衡和酸碱平衡紊乱 | 酸碱平衡的调节；常用指标；代谢性酸中毒，代谢性碱中毒，呼吸性酸中毒，呼吸性碱中毒的发病机制 | 1 |
| 缺氧 | 缺氧的类型及各系统的功能与代谢改变 | 1 |
| 发热 | 发热、过热、发热激活物和内生致热原的概念及发热的机制 | 1 |
| 应激 | 应激性溃疡，创伤后应激障碍 | 1 |
| 缺血-再灌注损伤 | 缺血-再灌注损伤发病机制 | 1 |
| 休克 | 休克的微循环机制；四种常见休克的特点 | 1 |
| 凝血与抗凝血平衡紊乱 | 弥散性血管内凝血病因和发病机制及功能与代谢改变 | 1 |
| 心功能不全 | 心功能不全发病机制，功能与代谢改变 | 1 |
| 呼吸功能不全 | 呼吸功能不全发病机制及功能与代谢改变 | 1 |
| 肝功能不全 | 肝性脑病诱因及发病机制 | 1 |
| 肾功能不全 | 肾功能不全发病机制功能与代谢改变 | 2 |

### 易错考点摘要

| 考点 | 考查角度 |
| --- | --- |
| 水、电解质酸碱平衡代谢紊乱 | (1) 正常入血浆渗透压在 $280\sim310mmol/L$ 之间，在此范围的称为等渗，低于此范围的称为低渗，高于此范围的称为高渗。①低渗性脱水的特点是失 $Na^+$ 多于失水，血清 $Na^+$ 浓度<$130mmol/L$，血浆渗透压<$280mmol/L$，伴有细胞外液量的减少。②高渗性脱水的特点是失水多于失钠，血清 $Na^+$ 浓度>$150mmol/L$，血浆渗透压>$310mmol/L$。细胞外液量和细胞内液量均减少。③等渗性脱水的特点是机体水、钠成比例丢失，血容量减少，但血清 $Na^+$ 浓度和血浆渗透压仍在正常范围。<br>(2) 正常血清钾浓度为 $3.5\sim5.5mmol/L$ 血清钾浓度低于 $3.5mmol/L$ 称为低钾血症。高钾血症是指血清钾浓度高于 $5.5mmol/L$。<br>(3) 动脉血 pH 为 $7.35\sim7.45$，平均值为 7.40 |

| 考点 | 考查角度 |
|---|---|
| 应激 | (1)应激是指机体在受到内外环境因素及社会、心理因素刺激时所出现的全身性非特异性适应反应,又称为应激反应。这些刺激因素称为应激原。<br>(2)应激性溃疡的发生机制:①黏膜缺血;②糖皮质激素的作用;③其他因素 |
| 休克 | (1)微循环缺血期微循环灌流的特点是:少灌少流,灌少于流,组织呈缺血缺氧状态。<br>(2)微循环淤血期微循环灌流特点是:灌而少流,灌大于流,组织呈淤血性缺氧状态。<br>(3)微循环衰竭期循环灌流特点是:严重淤滞,不灌不流,功能衰竭 |

### 本篇学习方法或注意事项

病理生理学作为2019年执业医师新增的基础科目,预计今年分值不会太多。主要考察水、电解质酸碱平衡代谢紊乱、发热、应激、休克及多器官衰竭。与临床疾病相关联的知识点。建议考生:

(1)对病理生理学的学习,最好先跟着老师的网课授课思路对重要内容认真听课。边听课边在教材上对考试内容作出标记。

(2)每听完一个章节,做对应章节的考题,然后对照答案找出正确的答案,并加以理解和纠错。

(3)考前再看一遍冲刺班的网课,然后再对曾做过的习题熟悉一遍,就可以达到满意的学习效果。

## Learning plan
# 学习时间规划表

| 第01天　第　章 | 第02天　第　章 | 第03天　第　章 | 第04天　第　章 | 第05天　第　章 | 第06天　第　章 |
|---|---|---|---|---|---|
| 听老师的课　☐<br>复习讲义　☐<br>做习题　☐ | 听老师的课　☐<br>复习讲义　☐<br>做习题　☐ | 听老师的课　☐<br>复习讲义　☐<br>做习题　☐ | 听老师的课　☐<br>复习讲义　☐<br>做习题　☐ | 听老师的课　☐<br>复习讲义　☐<br>做习题　☐ | 听老师的课　☐<br>复习讲义　☐<br>做习题　☐ |
| 第07天　第　章 | 第08天　第　章 | 第09天　第　章 | 第10天　第　章 | 第11天　第　章 | 第12天　第　章 |
| 听老师的课　☐<br>复习讲义　☐<br>做习题　☐ | 听老师的课　☐<br>复习讲义　☐<br>做习题　☐ | 听老师的课　☐<br>复习讲义　☐<br>做习题　☐ | 听老师的课　☐<br>复习讲义　☐<br>做习题　☐ | 听老师的课　☐<br>复习讲义　☐<br>做习题　☐ | 听老师的课　☐<br>复习讲义　☐<br>做习题　☐ |
| 第13天　第　章 | 第14天　第　章 | 第15天　第　章 | 第16天　第　章 | 第17天　第　章 | 第18天　第　章 |
| 听老师的课　☐<br>复习讲义　☐<br>做习题　☐ | 听老师的课　☐<br>复习讲义　☐<br>做习题　☐ | 听老师的课　☐<br>复习讲义　☐<br>做习题　☐ | 听老师的课　☐<br>复习讲义　☐<br>做习题　☐ | 听老师的课　☐<br>复习讲义　☐<br>做习题　☐ | 听老师的课　☐<br>复习讲义　☐<br>做习题　☐ |
| 第19天　第　章 | 第20天　第　章 | 第21天　第　章 | 第22天　第　章 | 第23天　第　章 | 第24天　第　章 |
| 听老师的课　☐<br>复习讲义　☐<br>做习题　☐ | 听老师的课　☐<br>复习讲义　☐<br>做习题　☐ | 听老师的课　☐<br>复习讲义　☐<br>做习题　☐ | 听老师的课　☐<br>复习讲义　☐<br>做习题　☐ | 听老师的课　☐<br>复习讲义　☐<br>做习题　☐ | 听老师的课　☐<br>复习讲义　☐<br>做习题　☐ |
| 第25天　第　章 | 第26天　第　章 | 第27天　第　章 | 第28天　第　章 | 第29天　第　章 | 第30天　第　章 |
| 听老师的课　☐<br>复习讲义　☐<br>做习题　☐ | 听老师的课　☐<br>复习讲义　☐<br>做习题　☐ | 听老师的课　☐<br>复习讲义　☐<br>做习题　☐ | 听老师的课　☐<br>复习讲义　☐<br>做习题　☐ | 听老师的课　☐<br>复习讲义　☐<br>做习题　☐ | 听老师的课　☐<br>复习讲义　☐<br>做习题　☐ |
| 第31天　第　章 | | | | | |
| 听老师的课　☐<br>复习讲义　☐<br>做习题　☐ | | | | | |

注意：每天的学习建议按照"听课→做题→复习讲义"三部曲来进行；另：计划一旦制订，请各位同学严格执行。

# 第一章　疾病概论

**疾病**　是在一定病因作用下，机体内稳态调节紊乱而导致的异常生命活动过程。在疾病过程中，躯体、精神及社会适应上的完好状态被破坏，机体进入内环境稳态失衡、与环境或社会不相适应的状态。

**健康**　不仅是没有疾病或衰弱现象，而是躯体上、精神上和社会适应上的一种完好状态。可见，健康至少包含健壮的体魄、健全的心理精神状态和良好的社会适应状态。

**亚健康**　是指介于健康与疾病之间的一种生理功能低下状态。世界卫生组织的一项调查表明，人群中处于亚健康状态者约占75%。中年人是亚健康的高发人群。

## 一、病因学

(一)病因

1. **病因概念**：是指引起疾病必不可少的、赋予疾病特征或决定疾病特异性的致病因素。

2. 病因的**分类**

**(1)外源性**致病因素

1)**生物**因素：主要包括病原微生物和寄生虫。这类病因引起感染性疾病，其致病性取决于病原体侵入的数量、毒性及侵袭力，亦与机体本身的防御及抵抗力有关。

生物致病因素的作用特点：①病原体有特定的入侵门户和定位。例如，甲型肝炎病毒可从消化道入血，经门静脉到肝，在肝细胞内寄生和繁殖并致病。②病原体必须与机体相互作用才能引起疾病。例如，鸡瘟病毒对人一般无致病作用，因为人对鸡瘟病毒一般无感受性。③病原体作用于机体后，致病微生物常可引起机体的免疫反应；有些致病微生物自身也可发生变异，产生抗药性。

2)**理化**因素：主要包括高温(或寒冷)、高压(或突然减压)、电流、辐射、机械力、噪声、强酸、强碱及毒物等，其致病性主要取决于理化因素本身的作用强度、部位及持续时间。

物理因素的致病特点：①大多数物理性致病因素只引发疾病但不影响疾病的发展；②除紫外线和电离辐射以外，一般潜伏期较短或无潜伏期；③对组织损伤无明显选择性；④致病作用与机体的反应性关系不大。

化学因素的致病特点：①多数化学因素对组织、器官的损伤有一定选择性，如$CCl_4$主要引起肝细胞中毒、汞主要损伤肾脏等；②在疾病发生发展中都起作用，可被体液稀释、中和或被机体解毒；③其致病作用除与毒物本身的性质、剂量有关外，还与其作用部位和整体的功能状态有关；④除慢性中毒外，化学因素致病的潜伏期一般较短。

3)**环境生态**因素：自然资源的过度开发，"三废"处理不善而造成的生态平衡破坏，大气、水和土壤的污染，已成为危害人类健康、导致疾病发生的重要因素。

4)**营养**因素：各种营养素(如糖、脂肪、蛋白质、维生素、无机盐等)、某些微量元素(如氟、硒、锌、碘等)以及纤维素是维持生命活动必需的物质，摄入不足或过多时都可引起疾病。如脂肪、糖、蛋白质等摄入不足可致营养不良，而摄取过量又可导致肥胖或高脂血症等；维生素D缺乏可致佝偻病，而摄取过量又可导致中毒。

5)**社会-心理**因素：长期的紧张工作，不良的人际关系，恐惧、焦虑、悲伤、愤怒等情绪反应，以及自然灾害、生活事件的突然打击等因素，不但可引起精神障碍性疾病，如抑郁等，还可通过精神、心理作用导致机体功能、代谢紊乱及形态结构变化，如高血压、冠心病、溃疡病等的发生发展都与精神、心理因素密切相关。

**(2)内源性**致病因素

1)**遗传**因素：指染色体或基因等遗传物质畸变或变异引起的疾病。染色体畸变包括数目畸变和结构畸变两类，其中常染色体畸变通常可导致先天性智力低下，生长发育迟缓，伴五官、四肢、皮纹及内脏等多发畸形；性染色体畸变表现为性征发育不全，有时伴智力低下等。基因异常包括基因点突变、缺失、插入或倒位等突变类型。这些异常通过改变DNA碱基顺序或碱基类型，致使蛋白质结构、功能发生变化而致病。如甲型血友病是由于位于X染色体上的相关基因缺失、插入或点突变，导致凝血因子Ⅷ缺失、凝血障碍、出血倾向。该病一般男性发病，女性遗传。

**遗传易感性**是指由遗传因素所决定的个体患病风险(相同环境下不同个体患病风险)。

2)先天因素：先天因素指那些损害胎儿发育的因素，而由先天因素引起的疾病被称为先天性疾病。例如，先天性心脏病与妇女怀孕早期患风疹、荨麻疹或其他病毒感染性疾病有关，通常婴儿出生时就已患病。有的先天性疾病是可以遗传的，如多指（趾）、唇裂等；有的先天性疾病不遗传，如先天性心脏病等。

3)免疫因素：免疫反应过强、免疫缺陷或自身免疫反应等免疫因素均可对机体造成影响。例如，机体对异种血清蛋白（破伤风抗毒素）、青霉素等过敏可导致过敏性休克；某些花粉或食物可引起支气管哮喘、荨麻疹等变态反应性疾病。人类免疫缺陷病毒（HIV）感染可破坏 T 淋巴细胞，导致获得性免疫缺陷综合征。当机体对自身抗原发生免疫反应时，可导致自身组织损伤或自身免疫病，如系统性红斑狼疮、类风湿关节炎等。

（二）疾病发生的条件

是指能促进或减缓疾病发生的某种机体状态或自然环境。

条件本身不引起疾病，但可影响病因对机体的作用。例如，结核杆菌是引起结核病的病因，但在生活条件和生活习惯良好、营养充足的人群，一定量的结核杆菌侵入可不引起结核病。然而，在营养不良、居住条件恶劣、过度疲劳等"条件"下，由于机体抵抗力减弱，即使少量结核杆菌进入机体便可引起结核病。

值得注意的是，原因和条件在不同疾病中可以相互转化。

（三）疾病发生的诱因

是指能加强病因的作用而促进疾病发生发展的因素。例如，肝硬化患者因食管静脉曲张破裂而发生上消化道大出血时，可致血氨突然增高而诱发肝性脑病；而暴饮暴食又常常是已经曲张的食管静脉破裂的诱因；肺部感染、妊娠、过量体力活动、过度过快输液、情绪激动等常常是心脏病患者发生心力衰竭的诱因。

（四）疾病发生的危险因素

是指促进特定疾病发生发展的因素。危险因素可能是疾病的致病因素或条件，也可能是该疾病的一个环节。例如，在分析动脉粥样硬化的病因时，常把肥胖、吸烟、运动过少、应激、糖尿病、高血压等称为"危险因素"。

二、发病学

（一）疾病发生发展的一般规律

1. 内稳态失衡：内稳态平衡是生物体内各种自我调节的结果，反馈机制在内稳态中起着重要作用。例如，当甲状腺素分泌过多时，可反馈性抑制下丘脑分泌促甲状腺激素释放激素和腺垂体促甲状腺激素，使甲状腺素的分泌量降至正常水平；反之亦然。当遗传性甲状腺素合成酶缺陷使甲状腺素的合成不足时，上述反馈机制不能发挥作用而导致内稳态失衡，此时促甲状腺激素释放激素的过度分泌将依次引起甲状腺实质细胞大量增生，甲状腺肿，甲状腺素分泌过多，表现为甲状腺功能亢进。

2. 损伤与抗损伤：在疾病发生发展过程中，损伤与抗损伤作用常常同时出现，贯穿始终且不断变化。以烧伤为例，高温引起皮肤、组织坏死大量渗出可导致循环血量减少、血压下降等损伤性变化；同时，机体启动抗损伤反应，如白细胞增加、微动脉收缩、心率加快、心输出量增加等。如果损伤较轻，则通过各种抗损伤反应和恰当的治疗，机体即可恢复健康；反之，若损伤较重，又无恰当和及时的治疗，则病情恶化。

3. 病因与结果交替：指疾病发生发展过程中，由原始病因作用于机体所产生的结果又可作为病因，引起新的后果。这种因果的相互转化常常加重病情，导致恶性循环。例如，由不同原因引起的失血性休克中组织血液灌流进行性下降的过程，是因果交替导致恶性循环而加重损伤的典型范例。

4. 局部与整体关联：疾病可表现为局部变化或全身变化或二者兼有。通过神经体液途径的调节，局部病变可影响整体，而机体的全身功能状态也可影响局部病变的发生发展。例如，毛囊炎可引起局部充血、水肿等炎性反应，还可通过神经体液途径引起白细胞升高、发热、寒战等全身性表现。有些局部改变是全身性疾病的表现，如糖尿病患者局部皮肤瘙痒、溃烂，是全身性血糖持续升高的毒性反应，此时若单纯给予局部治疗而不控制糖尿病则不会得到预期效果。

（二）疾病发生发展的基本机制

1. 神经机制　是指致病因素直接或通过神经反射等机制间接作用于神经系统而引起的调节失衡。例如，流行性乙型脑炎病毒可直接破坏神经细胞，导致高热、意识障碍、惊厥、强直性痉挛和脑膜刺激征等。在大出血致休克时，由于动脉血压降低，对颈动脉窦及主动脉弓处压力感受器的刺激强度减弱，使抑制性传入冲动减少，由此导致交感神经系统反射性地强烈兴奋、外周血管收缩，在回升血压的同时可能导致组织缺血缺氧。此外，长期人际关系紧张、心情抑郁、焦虑、烦恼等，可通过目前尚不完全明确的机制损伤中枢神经系统而导致躯体疾病，被称为身心疾病。

2. 体液机制

（1）概念：指致病因素通过改变体液因子的数量或活性，引起内环境紊乱而致病的过程。

（2）**体液性因子**作用于靶细胞的途径：

1）内分泌：体内一些特殊的分泌细胞分泌的各种化学介质，如激素，通过血液循环输送到身体的各个部分，被远距离靶细胞上的受体识别并发挥作用。

2）旁分泌：某些分泌的信息分子只能对邻近的靶细胞起作用，如神经递质、某些血管活性物质（如一氧化氮、内皮素）等。

3）自分泌：细胞对自身分泌的信息分子起反应，许多生长因子是以这种方式起作用。

4）神经分泌：脊椎动物的丘脑下部-脑垂体或尾部神经细胞可通过神经血管单元、细胞体、轴突和树突等部位分泌神经激素，并通过脑脊液和（或）血液循环至全身发挥作用。

5）内在分泌：指相关分子在细胞内产生后，无需向细胞外分泌而直接在细胞内起作用。例如，甲状旁腺激素相关蛋白除通过上述经典方式影响远隔或近邻细胞的功能外，还可进入细胞核，调节细胞自身的功能。在应激条件下，内质网产生的 caspase-12 可通过内在分泌方式直接影响细胞核的功能。

6）长期情绪紧张引起高血压病的**神经体液机制**

①长期情绪紧张或严重的心理压力可导致大脑皮质和皮质下中枢（主要是下丘脑）功能紊乱，此时血管运动中枢反应性增强，交感神经兴奋，导致去甲肾上腺素释放增加，小动脉紧张性收缩；②交感兴奋还可刺激肾上腺髓质释放肾上腺素，导致心率加快、心输出量增加；③交感兴奋还可引起肾小动脉收缩，促进肾素释放，激活肾素-血管紧张素-醛固酮系统，导致全身血容量增高。上述神经体液机制共同作用的结果是升高血压。

3. 细胞机制

细胞是生物机体最基本的结构、功能单位，致病因素可损伤细胞的代谢、功能和结构，从而引起细胞的自稳调节紊乱。

例如，细胞膜上负责离子主动转运的各种泵失调时，将导致细胞内外离子失衡，造成细胞内 $Na^+$、$Ca^{2+}$ 大量积聚、细胞水肿甚至死亡，最终导致器官功能障碍。线粒体是细胞的能量发电站，有些致病因素可损伤线粒体，抑制三羧酸循环、脂肪酸的 β-氧化、呼吸链的氧化磷酸化耦联等产能过程，造成 ATP 生成不足或同时伴有过氧化物产生增多，细胞功能障碍甚至死亡。

4. 分子机制

从分子医学的角度看，疾病时机体形态和功能的异常实质上是某些特定蛋白质结构或功能的变异所致，而蛋白质的结构和功能除受基因序列的控制外，还受细胞所处环境的影响。因此，基因及其表达调控环境是决定身体健康或患病的基础。由遗传物质或基因（包括 DNA 和 RNA）的变异引起的一类以蛋白质异常为特征的疾病被称为**分子病**。例如，蚕豆病是由于编码葡糖-6-磷酸脱氢酶的基因缺陷所引起的溶血性疾病；镰状细胞贫血和地中海贫血是由血红蛋白（Hb）异常引起的分子病等。

### 三、疾病的转归

### （一）康复

根据康复的程度，分为完全康复和不完全康复。

1. 完全康复

是指疾病所致的损伤完全消失，机体的功能、代谢及形态完全恢复正常。例如，由大出血引起的急性肾功能衰竭，如果能得到及时合理的处理，患者在短时间内可达到完成康复。有些感染性疾病，康复后还可使机体获得特异性免疫力，如天花可获得终身免疫能力。

2. 不完全康复

是指疾病所致的损伤得到控制，主要症状消失，机体通过代偿机制维持相对正常的生命活动。但是，此时疾病基本病理改变并未完全恢复，有些可留有后遗症。

### （二）死亡

死亡是生命活动过程的必然结局，分为生理性和病理性。然而，对死亡的精确判定一直是一个难题。

1. 心肺死亡

指心跳和呼吸的永久性停止。然而，随着起搏器、呼吸机等复苏技术的普及和不断进步，使"心肺死亡"的确诊面临挑战。

2. 脑死亡

是指全脑功能不可逆的永久性丧失以及机体作为一个整体功能的永久性停止。脑死亡的"哈佛标准"为：①自主呼吸停止(脑干是控制呼吸和心跳的中枢，脑干死亡以呼吸、心跳停止为标准。然而，由于心肌具有自发收缩特性，在脑干死亡后的一定时间内还可能有微弱的心跳，因此，自主呼吸停止被认为是临床脑死亡的首要指标)。②不可逆性深度昏迷。③脑干神经反射消失。④脑电波消失。⑤脑血液循环完全停止。

3. 诊断脑死亡的意义

①可协助医务人员判定患者的死亡时间，适时终止复苏抢救。不但可节省卫生资源，还可减轻社会和家庭的经济和情感负担。②有利于器官移植。虽然确定"脑死亡"并非器官移植的需要，然而，由于借助呼吸、循环辅助装置，可使脑死亡者在一定时间内维持器官组织的低水平血液灌注，有利于局部器官移植后的功能复苏，为更多人提供生存和健康生活的机会。

4. 脑死亡与"植物状态"的鉴别植物状态

是指大脑皮质功能严重受损导致主观意识丧失，但患者仍保留皮下中枢功能的一种状态。在植物状态与脑死亡的众多差异中，最根本的区别是植物状态患者仍保持自主呼吸功能。

# 第二章　水、电解质代谢紊乱

一、正常体液环境

(一)体液组成

体液的容量和分布水与溶解于其中的电解质、低分子有机化合物以及蛋白质等构成了人体的体液。

体液的容量、分布、渗透压、pH、电解质含量和比例的相对恒定及电中性是维持正常生命活动的基本条件。体液的总量随年龄和脂肪组织的增加而减少，成人体液总量约占体重的60%。人体体液主要分布在两个不同的区域：细胞内液和细胞外液，其中细胞内液约占体重的40%，细胞外液约占体重的20%。细胞外液包括血浆(约占体重的5%)和组织间液(约占体重的15%)。组织间液中有极少的一部分分布于一些密闭的腔隙(如关节囊、颅腔、胸膜腔、腹膜腔)中，称为第三间隙液或跨细胞液。

[经典例题1]

成人的体液总量约占体重的

A. 40%　　　　B. 50%　　　　C. 60%　　　　D. 70%　　　　E. 80%

[经典例题2]

正常成人血浆占体重的

A. 4%　　　　B. 5%　　　　C. 6%　　　　D. 7%　　　　E. 8%

[参考答案] 1. C；2. B

(二)体液的电解质成分

细胞内液中，$K^+$是主要的阳离子，其次是$Na^+$、$Ca^{2+}$、$Mg^{2+}$，$Na^+$的浓度远低于细胞外液；主要的阴离子是$HPO_4^{2-}$和蛋白质，其次是$HCO_3^-$、$Cl^-$、$SO_4^{2-}$等。细胞外液的组织间液和血浆的电解质在构成和数量上大致相等，阳离子主要是$Na^+$，其次是$K^+$、$Ca^{2+}$、$Mg^{2+}$等，阴离子主要是$Cl^-$，其次是$HCO_3^-$、$HPO_4^{2-}$、$SO_4^{2-}$及有机酸和蛋白质，两者主要区别在于血浆含有较高浓度的蛋白质。细胞膜是具有选择性的半透膜，$O_2$、$CO_2$和水分子可以自由穿过细胞膜，水的跨膜转运由水通道蛋白介导。各种带电荷的离子和大分子量的水溶性分子的跨膜转运需要膜蛋白的介导完成。$Na^+$主要存在于细胞外液，$K^+$主要存在于细胞内液，这种离子浓度梯度的形成主要依靠细胞膜上$Na^+$-$K^+$-ATP酶的作用，$Na^+$-$K^+$-ATP酶每分解1分子ATP，可将2个$K^+$移入细胞内，同时将3个$Na^+$移出至细胞外。此外，各部分体液中所含阴、阳离子的总当量数是相等的，因此体液呈电中性。

[经典例题3]

血浆中主要的阳离子是

A. $Na^+$        B. $K^+$        C. $Ca^{2+}$        D. $Mg^{2+}$        E. $Fe^{2+}$

[参考答案] 3. A

(三)体液的渗透压

维持细胞内液渗透压的离子主要是 $K^+$ 与 $HPO_4^{2-}$，特别是 $K^+$。血浆和组织间液的渗透压 90% ~ 95% 来源于 $Na^+$、$Cl^-$ 和 $HCO_3^-$，主要是 $Na^+$。血浆蛋白质所产生的胶体渗透压极小。正常人血浆渗透压在 280 ~ 310mmol/L 之间，在此范围的称为等渗，低于此范围的称为低渗，高于此范围的称为高渗。

[ 经典例题 4 ]

体液中各部分间渗透压关系是

A. 细胞内高于细胞外          B. 细胞内低于细胞外

C. 血浆低于组织间液          D. 组织间液低于细胞内液

E. 细胞内外液基本相等

[参考答案] 4. E

(四)水的生理功能和水平衡

1. 水的生理功能

水的主要生理功能包括促进和参与物质代谢，调节体温，润滑作用和以结合水的形式在组织器官发挥其特定的生理功能。

2. 水平衡

机体水的来源包括饮水、食物含有的水和代谢水。成人每天饮水量为 1000 ~ 1300ml，食物水含量 700 ~ 900ml，糖、脂肪、蛋白质等营养物质代谢产生的代谢水约 300ml（每 100g 糖氧化时产生 60ml 水，每 100g 脂肪可产生 107ml 水，每 100g 蛋白质可产生 41ml 水）。机体的水主要通过消化道（粪）、皮肤（显性汗和非显性蒸发）、肺（呼吸蒸发）和肾脏（尿）排出。每天由皮肤蒸发的水（非显性汗）约 500ml，呼吸蒸发的水约 350ml，（这两种方式排出的水可视为纯水）健康成人每日经粪便排出的水约 150ml，由尿排出的水为 1000 ~ 1500ml。因此，正常人每天水的摄入和排出处于动态平衡之中，均为 2000 ~ 2500ml。正常成人每天至少必须排出 500ml 尿液才能清除体内的代谢废物，再加上非显性汗和呼吸蒸发以及粪便排水量，每天最低排出的水为 1500ml。为了维持水分出入量的平衡，每天需水量为 1500 ~ 2000ml，称日需要量。正常情况下每日水的出入量保持平衡，尿量则视水分的摄入和其他途径排水的情况而增减。此外，汗液是一种低渗溶液，含 NaCl 约为 0.2%，并含有少量的 $K^+$，显性出汗不仅丢失水分，而且丢失一定的电解质。

(五)钠的生理功能与钠平衡

1. 钠的主要生理功能

钠离子是细胞外液中主要的阳离子，对维持细胞外液渗透压、细胞的代谢和正常功能具有重要作用。在神经、肌肉组织中，钠离子跨膜流动参与了动作电位的形成。在肾脏近曲小管中，$Na^+$ 和 $H^+$ 通过管腔膜上的 $Na^+$-$H^+$ 交换体进行转运，参与机体酸碱平衡的调节；通过管腔膜上 $Na^+$-葡萄糖同向转运体和 $Na^+$-氨基酸同向转运体，$Na^+$ 介导肾小管对葡萄糖和氨基酸的重吸收。在肾脏髓质，$Na^+$ 参与外髓至内髓部渗透梯度的形成和尿液浓缩机制。

[ 经典例题 5 ]

决定细胞外液渗透压的主要因素是

A. 清蛋白     B. 球蛋白     C. $Na^+$     D. $K^+$     E. 尿素

[参考答案] 5. C

2. 钠平衡

正常成人体内含钠总量为 40 ~ 50mmol/kg 体重，其中 60% ~ 70% 是可以交换的，约 40% 是不可交换的，主要存在于骨骼。细胞外液中的钠约占总钠量的 50%，细胞内液中的钠约占总钠量的 10%。血清 $Na^+$ 浓度的正常范围是 135 ~ 145mmol/L，细胞内液 $Na^+$ 浓度仅为 10mmol/L 左右。成人每天饮食摄入钠 100 ~ 200mmol，主要来自食盐。摄入的钠几乎全部由小肠吸收，90% 的 $Na^+$ 经肾随尿排出，摄入多，排出亦多；摄入少，排出亦少。此外，少量的钠随汗液和粪便排出。

(六)体液容量及渗透压的调节

**1. 渗感的作用**

细胞外液渗透压升高、血容量和血压显著降低以及血管紧张素Ⅱ水平升高均能刺激第三脑室前腹侧面与下丘脑视前区前侧即口渴中枢的神经细胞，从而引起口渴的感觉，导致主动饮水。

**2. 抗利尿激素(ADH)**

ADH产生于下丘脑的视上核和室旁核，沿着下丘脑发出的神经纤维运输至神经垂体储存。细胞外液渗透压升高、严重低血压和血容量减少、血管紧张素Ⅱ分泌增多、情绪紧张以及疼痛都可刺激ADH分泌并释放进入循环系统。ADH与肾脏远曲小管和集合管上皮细胞基侧膜上的$V_2$受体结合，激活腺苷酸环化酶/环-磷酸腺苷和蛋白激酶A系统，触发水通道蛋白转位到上皮细胞管腔侧的顶端膜上，形成水通道，从而增加远曲小管和集合管上皮细胞对水的通透性，加强肾小管对水分的重吸收。

**3. 醛固酮**

细胞外液量减少、肾动脉压降低、交感神经系统兴奋、严重的血浆$Na^+$浓度降低或血浆$K^+$浓度增加均可刺激位于肾脏入球动脉血管壁上的球旁细胞分泌肾素。肾素进入血液作用于血管紧张素原使其转变为血管紧张素Ⅰ，后者在肺血管内皮的转化酶作用下转变为血管紧张素Ⅱ。血管紧张素Ⅱ一方面引起血管收缩，另一方面刺激肾上腺皮质球状带细胞分泌醛固酮。醛固酮直接作用于肾小管(远端小管和集合管)上皮细胞，增加肾脏对钠、水的重吸收，并且促进肾脏排$H^+$、排$K^+$。

**4. 钠尿肽家族**

钠尿肽家族包括心房钠尿肽、脑钠尿肽、C-型钠尿肽和尿扩张素。心房钠尿肽释放入血后，主要从四个方面影响水、钠代谢：①减少肾素的分泌；②抑制醛固酮的分泌；③对抗血管紧张素的缩血管效应；④拮抗醛固酮的作用。

**二、水、钠代谢紊乱**

一般根据体液容量和渗透压的变化将水、钠代谢紊乱分为三类，即脱水、水中毒和水肿。

**(一)脱水**

脱水是指人体由于饮水不足或丢失大量水分，不能及时补充，从而引起机体代谢与功能障碍的病理过程。脱水根据其伴有的血钠或渗透压的变化，可分为低渗性脱水、高渗性脱水和等渗性脱水。

**1. 低渗性脱水(低容量性低钠血症)**

低渗性脱水的特点是失$Na^+$多于失水，血清$Na^+$浓度<130mmol/L，血浆渗透压<280mmol/L，伴有细胞外液量的减少。

(1)原因和机制：常见的原因是经肾或肾外途径丢失大量的体液或体液积聚在体腔后处理措施不当所致。

1)经肾丢失：①长期连续使用利尿药，如依他尼酸(利尿酸)与噻嗪类等，抑制肾脏髓袢升支对$Na^+$的重吸收；②肾上腺皮质功能不全，醛固酮分泌不足，肾小管对钠的重吸收减少；③肾实质性疾病，$Na^+$随尿液排出增加；④Ⅱ型肾小管酸中毒时，肾脏近端小管碳酸酐酶活性降低，$HCO_3^-$和$Na^+$重吸收减少，导致$Na^+$随尿排出增加。

2)肾外丢失：①经消化道失液，如呕吐、腹泻或因胃、肠吸引术丢失体液后仅补充水分；②体液积聚在第三间隙，如胸膜炎形成大量胸水，腹膜炎、胰腺炎形成大量腹水等；③经皮肤丢失，大量出汗、大面积烧伤可导致体液和$Na^+$的大量丢失，若只补充水分，可发生低渗性脱水。

(2)对机体的影响

1)低渗性脱水的主要特点：细胞外液容量减少、渗透压降低。严重者细胞外液量显著下降，同时由于细胞外液处于低渗状态，水进一步从细胞外液向渗透压相对较高的细胞内转移，从而进一步减少细胞外液量，患者可发生低血容量性休克。表现为直立性眩晕、血压下降、四肢厥冷、脉搏细速等症状。液体转移进入细胞引起细胞肿胀，脑细胞肿胀可使颅内压升高，患者出现恶心、呕吐、抽搐、谵妄、昏睡，甚至昏迷。严重的脑细胞水肿可引起脑损伤、呼吸中枢抑制，甚至死亡。

2)由于血浆渗透压降低，早期患者无口渴感，ADH分泌亦不增多，尿量无明显减少。如果低钠血症是由于肾脏失钠，患者尿钠含量升高；如果是肾外途径造成水、钠的丢失，肾脏会由于肾血流量减少、肾素-血管紧张素-醛固酮系统的激活而增强对水、钠的重吸收，尿钠和$Cl^-$含量可降低。但是严重呕吐、大量胃酸丢失引起低容量性低钠血症时，由于肾脏增加对氯的重吸收导致尿氯水平降低，但此时碱中毒引起尿液中$HCO_3^-$增加，促进肾钠排泄，故尿钠水平可不降低。在晚期血容量显著降低时，ADH 释放可增多，从而出现少尿。

3）有明显的失水体征：由于血容量减少，血浆胶体渗透压相对升高，组织间液向血管内转移，组织间液明显减少，患者皮肤弹性减退，眼窝凹陷。

### 2. 高渗性脱水(低容量性高钠血症)

高渗性脱水的特点是失水多于失钠，血清 $Na^+$ 浓度>150mmol/L，血浆渗透压>310mmol/L。细胞外液量和细胞内液量均减少。

(1)原因和机制

1）水摄入减少：多见于水源断绝、进食与饮水困难或中枢神经系统损害导致口渴感缺失等情况。

2）水丢失过多：①经呼吸道失水过多；②经皮肤失水过多，见于环境高温、大量出汗、甲状腺功能亢进、发热和大面积烧伤等情况；③经肾失水，中枢性尿崩症时 ADH 产生和释放不足、肾性尿崩症时肾远曲小管和集合管对 ADH 反应缺乏或渗透性利尿(如大量使用甘露醇等脱水剂、糖尿病)导致机体水分丢失过多；④经胃肠道失水过多，见于呕吐、腹泻及消化道引流等情况。

(2)对机体的影响

1）口渴：由于细胞外液高渗，通过渗透压感受器刺激口渴中枢，引起口渴感。

2）细胞外液容量减少和细胞外液渗透压升高，可引起 ADH 分泌增加，加强了肾小管对水的重吸收，因而尿量减少而尿比重增高。

3）细胞外液高渗引起细胞内液向细胞外液转移，引起细胞脱水导致细胞皱缩。因而高渗性脱水时，减少最明显的是细胞内液。脑细胞皱缩可产生一系列临床症状和体征，包括抽搐、嗜睡、昏迷、呼吸麻痹，甚至死亡。严重者脑体积因脱水而显著缩小时，颅骨与脑皮质之间的血管张力增大，因而可导致静脉破裂而出现局部脑出血和蛛网膜下腔出血。

此外，婴幼儿高渗性脱水患者，由于从皮肤蒸发的水分减少导致机体散热减少以及中枢体温调节功能不完善，高渗性脱水可引起体温升高，即脱水热。

### 3. 等渗性脱水

等渗性脱水的特点是机体水、钠成比例丢失，血容量减少，但血清 $Na^+$ 浓度和血浆渗透压仍在正常范围。任何等渗性液体的大量丢失(如呕吐，腹泻，大面积烧伤，大量抽放胸、腹水等)所造成的血容量减少，短期内均属等渗性脱水。此时，细胞外液减少引起一系列适应性反应，包括 ADH 和醛固酮释放。临床表现可见口渴、体位性低血压、甚至休克等，其发生与血容量减少有关。患者可通过不感性蒸发等途径不断丢失水分而转变为高渗性脱水；如果处理不当亦可转变为低渗性脱水。

### (二)水中毒(高容量性低钠血症)

水中毒的特点是患者水潴留使体液量明显增多，血清 $Na^+$ 浓度<130mmol/L，血浆渗透压<280mmol/L，但体钠总量正常或增多。

#### 1. 原因和机制

(1)水的摄入过多：如用无盐水灌肠引起肠道吸收水分过多、精神性饮水过量、静脉输入含盐少或不含盐的液体过多过快，超过肾脏的排水能力。慢性肾功能衰竭或婴幼儿对水、电解质调节能力差时，更易发生水中毒。

(2)水的排出减少：多见于急性肾功能衰竭、ADH 分泌过多、充血性心力衰竭、肝硬化及肾病综合征。充血性心力衰竭心输出量减少，肾脏血流重新分布，肾灌注量降低。肝硬化和肾炎综合征时，血白蛋白减少，导致有效循环血量减少。这些均可引起肾脏排水、排钠障碍，从而提高了细胞外液量，并降低细胞外液中 $Na^+$ 浓度。

#### 2. 对机体的影响

(1)水中毒时细胞外液渗透压降低，水顺渗透压梯度自细胞外向细胞内转移，造成细胞内水肿。脑细胞肿胀和脑组织水肿容易引起颅内压升高和相应的中枢神经系统受压症状，如头痛、恶心、呕吐、记忆力减退、淡漠、神志混乱、失语、嗜睡、视乳头水肿等，严重病例可发生枕骨大孔疝或小脑幕裂孔疝而导致呼吸、心跳停止。轻度或慢性病例，症状常不明显。

(2)细胞外液容量增多，导致患者水肿和体重增加，晚期和重度病人则可出现凹陷性水肿。

(3)细胞外液增多可导致血液稀释，血容量增多，临床上表现为血压升高，实验室检查可见血浆蛋白和血红蛋白浓度降低。

此外，脑细胞水肿亦可见于严重的等容量性低钠血症。等容量性低钠血症的特征是血清 $Na^+$ 浓度<130mmol/

L，血浆渗透压<280mmol/L，细胞外液量正常或仅有轻度升高。此型低钠血症可见于 ADH 异常分泌综合征、糖皮质激素缺乏和甲状腺功能减退。某些恶性肿瘤(如肺燕麦细胞癌、胰腺肿瘤、十二指肠肿瘤、前列腺癌、淋巴瘤、白血病、胸腺瘤等)、中枢神经系统病变(如外伤、出血、炎症等)、肺部疾病(肺结核、肺炎、肺脓肿等)以及某些药物(氯磺丙脲、环磷酰胺、长春新碱等)可异位合成释放 ADH 或刺激 ADH 的释放，导致 ADH 异常分泌综合征。

(三)水肿

水肿是指过多的液体在组织间隙或体腔内积聚引起的病理过程。如水肿发生于体腔内，则称为积水，如胸腔积水、腹腔积水、脑积水等。水肿按波及的范围可分为全身性水肿和局部性水肿，按发病原因可分为肾性水肿、肝性水肿、心性水肿、营养不良性水肿、淋巴性水肿和炎性水肿等(有的水肿至今原因不明，称"特发性水肿")，按发生的器官组织可分为皮下水肿、脑水肿、肺水肿等。

1. 水肿的发病机制

(1)血管内外液体交换平衡失调

1)毛细血管流体静压增高，引起组织液生成增多，超过淋巴回流的代偿能力时，引起水肿。毛细血管流体静压增高的常见原因是静脉压增高。充血性心力衰竭、肿瘤压迫静脉或静脉的血栓形成可使毛细血管的流体静压增高；动脉充血也可引起毛细血管流体静压增高。

2)血浆胶体渗透压降低，血浆白蛋白含量减少可引起血浆胶体渗透压下降，组织液生成增加，进而发生水肿。引起血浆白蛋白含量下降的原因包括：①蛋白质合成障碍，见于肝硬化和严重营养不良；②蛋白质丧失过多，见于肾病综合征；③蛋白质分解代谢增强，见于慢性感染、恶性肿瘤等慢性消耗性疾病。

3)微血管壁通透性增加，血浆蛋白从毛细血管滤出，引起组织间液的胶体渗透压上升和组织间液生成增多，见于各种炎症反应。

4)淋巴回流受阻，含蛋白的体液在组织间隙中积聚，形成淋巴性水肿。常见于恶性肿瘤侵入并堵塞淋巴管，乳腺癌根治术时摘除淋巴管主干上的淋巴结以及丝虫病引起的淋巴管道堵塞。

[经典例题 6]

水肿的概念是指

A. 组织间液或体腔中液体过多　　　B. 体内体液含量过多

C. 细胞内液含量过多　　　D. 细胞外液含量过多

E. 血管内液体过多

[经典例题 7]

下述哪一类水肿不属于全身性水肿

A. 心性水肿　　B. 炎性水肿　　C. 肾性水肿　　D. 肝性水肿　　E. 营养不良性水肿

[经典例题 8]

下述哪一项不是引起血管内外液体交换平衡失调的因素

A. 毛细血管流体静压　　　B. 微血管壁通透性

C. 淋巴回流　　　D. 血浆晶体渗透压

E. 血浆胶体渗透压

[参考答案] 6. A；7. B；8. D

(2)体内外液体交换平衡失调-钠、水潴留

1)肾小球滤过率下降，导致钠、水的潴留。常见于：①广泛的肾小球病变，如急性肾小球肾炎，慢性肾小球肾炎等；②有效循环血量明显减少，如充血性心力衰竭、肾病综合征等使有效循环血量减少、肾血流量下降。

2)近曲小管重吸收钠、水增多：当有效循环血量减少时，近曲小管对钠、水的重吸收增加使肾排水减少，成为某些全身性水肿发病的重要原因。见于：①心房钠尿肽分泌减少；②肾小球滤过分数增加，滤过分数是一种肾脏调节钠重吸收的物理性因素。肾小球滤过率下降，近端小管对钠、水的重吸收并不减少，反而增加，这种现象称为球-管失衡。如充血性心力衰竭时，肾血流减少，出球小动脉比入球小动脉收缩更强烈，出球小动脉阻力增

加，滤过分数(肾小球滤过率/肾血浆流量)增加，从而导致通过肾小球流入肾小管周围毛细血管的血液浓缩，近端小管周围的毛细血管内胶体渗透压升高，毛细血管流体静压下降，于是，近端小管重吸收水、钠增加，导致水、钠潴留。

3)远曲小管和集合管重吸收钠、水增加，见于：①醛固酮含量增高：充血性心力衰竭、肾病综合征及肝硬化腹水，引起有效循环血量减少和醛固酮分泌增加；肝硬化患者肝细胞灭活醛固酮功能减退，导致血中醛固酮含量增高。②抗利尿激素分泌增加。

2. 水肿的特点及对机体的影响

（1）水肿的特点

1)水肿液根据蛋白含量的不同分为漏出液和渗出液：①漏出液的特点是水肿液比重低于1.015；蛋白质的含量低于25g/L；细胞数少于500/100ml。②渗出液的特点是水肿液的比重高于1.018，蛋白质含量可达30~50g/L，可见较多的白细胞。

2)皮下水肿是全身或躯体局部水肿的重要体征。当皮下组织有过多的液体积聚时，皮肤肿胀，用手指按压时可能有凹陷，称为凹陷性水肿或显性水肿。全身性水肿患者在出现凹陷性水肿之前已有组织液增多，体重可增加10%，此时称为隐性水肿。

3)全身性水肿的分布特点：①右心衰竭时体静脉回流障碍，毛细血管流体静压受重力影响，距心脏水平面垂直距离越远的部位，外周静脉压与毛细血管流体静压越高。因此，心性水肿在直立体位时常常见于脚踝部位和下肢。②组织结构疏松、皮肤伸展度大的部位容易容纳水肿液。组织结构致密的部位如手指和足趾等不易发生水肿。因此，肾性水肿由于不受重力的影响首先发生在组织疏松的眼睑部和面部。③肝硬化时由于肝内广泛的结缔组织增生与收缩以及再生肝细胞结节的压迫，肝静脉回流受阻，因此肝性水肿常表现为腹水。

（2）水肿对机体的影响：除炎性水肿具有稀释毒素、运送抗体等抗损伤作用外，其他水肿对机体都有不同程度的不利影响。其影响的大小取决于水肿的部位、程度、发生速度及持续时间。

1)过量的液体在组织间隙中积聚，使细胞与毛细血管间的距离增大，增加了营养物质在细胞间弥散的距离，导致细胞发生营养代谢障碍。

2)影响器官组织的功能，如脑水肿引起颅内压升高，喉头水肿可引起气道阻塞。

三、正常钾代谢、钾代谢紊乱

（一）正常钾代谢

正常人体内的含钾量为50~55mmol/kg体重。其中约90%存在于细胞内，是细胞内主要的阳离子，约7.6%存在于骨组织，约1%存在于跨细胞液，仅1.4%存在于细胞外液。正常人钾的摄入和排出处于动态平衡，摄入钾的90%经肾随尿排出，排钾的规律是多吃多排、少吃少排，但不吃也排。此外，摄入钾的10%随粪便和汗液排出。

钾平衡的调节机体对钾平衡的调节主要依靠两大机制，即细胞内外钾平衡的调节和肾脏对钾平衡的调节。

1. 细胞内外钾平衡的调节 细胞内高钾浓度的维持主要依靠细胞膜上的$Na^+-K^+-ATP$酶，激活$Na^+-K^+-ATP$酶可将钾离子逆浓度差摄入细胞内。

（1）胰岛素可直接刺激$Na^+-K^+-ATP$酶的活性，促进细胞摄钾。

（2）肾上腺素能受体的激活通过cAMP机制激活$Na^+-K^+-ATP$酶促进细胞摄钾。

（3）细胞外液钾离子浓度升高可直接激活$Na^+-K^+-ATP$酶促进细胞摄钾。

（4）酸碱平衡状态：酸中毒促进钾离子移出细胞，而碱中毒促进钾离子进入细胞，估计是每0.1单位的pH变动大约引起0.6mmol/L的血浆钾变动。

（5）反复的肌肉收缩使细胞内钾移出细胞，而细胞外液的钾浓度升高可促进局部血管扩张，增加血流量，这有利于肌肉的活动。

2. 肾脏对钾平衡的调节 钾可自由通过肾小球滤过膜，滤过的钾90%~95%被近曲小管和髓袢重吸收，机体主要依靠远曲小管和集合管对钾的分泌和重吸收进行调节，从而维持体钾的平衡。下列因素影响远曲小管和集合管对钾代谢的调节。

（1）醛固酮促进肾脏排钾。

（2）细胞外液的钾浓度升高可明显增加远曲小管和集合管的排钾。

（3）远曲小管原尿流速增大可促进钾的排泄。

(4)急性酸中毒时肾排钾减少；碱中毒时则肾排钾增多。

(二)钾的生理功能

1. 参与细胞新陈代谢；

2. 维持细胞静息膜电位，静息膜电位的形成主要取决于细胞膜对钾的通透性和膜内外钾浓度差；

3. 调节细胞内外的渗透压和酸碱平衡，细胞内液的渗透压主要取决于钾离子浓度；通过细胞内外的 $H^+$-$K^+$ 交换可以调节酸碱平衡。

(三)钾代谢紊乱

正常血清钾浓度为 3.5～5.5mmol/L，按血钾浓度的高低，钾代谢紊乱可分为低钾血症和高钾血症。

1. 低钾血症

血清钾浓度低于 3.5mmol/L 称为低钾血症。低钾血症患者的体内钾总量不一定减少，但多数情况下，低钾血症常伴有缺钾。

(1)原因和机制

1)钾摄入不足；

2)钾丢失过多；

①经消化道失钾：主要见于严重呕吐、腹泻、胃肠减压及肠瘘等。发生机制包括：a. 直接随消化液丢失大量的钾。消化液大量丢失，引起血容量减少、醛固酮分泌增加使肾排钾增多。胃酸大量丢失还可引起碱中毒，使细胞外钾进入细胞内，促进低钾血症发生。

②经肾失钾：主要见于：a. 长期大量使用髓袢或噻嗪类利尿剂。b. 盐皮质激素过多，见于原发性和继发性醛固酮增多症。Cushing 综合征或长期大量使用糖皮质激素，也可出现低钾血症。c. 肾疾患，尤其是肾间质性疾病如肾盂肾炎和急性肾功能衰竭多尿期肾排钾增多。d. 肾小管性酸中毒。Ⅰ型(远曲小管性)酸中毒，由于远曲小管泌 $H^+$ 障碍，导致 $K^+$-$Na^+$ 交换增加，尿钾排出增多；Ⅱ型(近曲小管性)酸中毒，是一种多原因引起的以近曲小管重吸收多种物质障碍为特征的综合征，表现为由尿中丧失 $HCO_3^-$、$K^+$ 和磷而出现代谢性酸中毒、低钾血症和低磷血症。e. 镁缺失，可使肾小管上皮细胞 $Na^+$-$K^+$-ATP 酶失活，钾重吸收障碍，导致钾丢失过多。

③经皮肤失钾，大量出汗亦可丢失一部分的钾。

3)细胞外钾转入细胞内：主要见于：①碱中毒时 $H^+$ 从细胞内溢出细胞外，细胞外 $K^+$ 进入细胞内；②过量使用胰岛素，一方面使细胞外钾转入细胞内，另一方面可促进细胞糖原合成，使细胞外钾随同葡萄糖转入细胞内；③β 肾上腺素能受体活性增强；④中毒导致钾通道被阻滞；⑤低钾性周期性麻痹。

(2)对机体的影响

1)低钾血症对神经-肌肉的影响：①急性低钾血症，轻症可无症状或仅觉倦怠和全身软弱无力；重症可发生弛缓性麻痹。细胞外液钾浓度急剧降低时，细胞内液钾浓度和细胞外被钾浓度的比值变大，静息状态下细胞内液钾外流增加，细胞静息电位负值增大，与阈电位之间的距离增大，细胞处于超极化阻滞状态，导致神经-肌肉细胞兴奋性降低。②慢性低钾血症时临床表现可不明显。

2)低钾血症对心肌的影响

①低钾血症时心肌生理特性的改变：a. 兴奋性增高：低钾血症时，心肌细胞膜对 $K^+$ 的通透性降低，因而静息电位绝对值减少，与阈电位间距离缩短，心肌兴奋性增高。b. 自律性增高：低钾血症时，心肌细胞膜对 $K^+$ 的通透性下降，复极化 4 期 $K^+$ 外流减慢，而 $Na^+$ 内流相对加速，使快反应自律细胞的自动去极化加速，心肌自律性增高。c. 传导性降低：低钾血症时，心肌细胞膜静息电位绝对值减少，去极化时 $Na^+$ 内流速度减慢，故动作电位 0 期去极化速度减慢和幅度降低，兴奋的扩布因而减慢，心肌传导性降低。d. 收缩性改变：轻度低钾血症时，其对 $Ca^{2+}$ 内流的抑制作用减弱，因而复极化 2 期时 $Ca^{2+}$ 内流增多，心肌收缩性增强；但严重或慢性低钾血症时，可因细胞内缺钾，使心肌细胞代谢障碍，心肌收缩性因而减弱。

②心电图的变化，典型的表现有：代表复极化 2 期的 ST 段压低；相当于复极化 3 期的 T 波低平和 U 波增高(超常期延长所致)；相当于心室动作电位时间的 Q-T 间期延长；严重低钾血症时还可见 P 波增高、P-Q 间期延长和 QRS 波群增宽。

③增加洋地黄类强心药物对心肌的毒性作用，并显著降低其治疗效果。

3)骨骼肌损害：严重缺钾患者，肌肉运动时不能释放足够的钾，以致发生缺血缺氧性肌痉挛、坏死和横纹肌溶解。

4）肾脏损害：形态上主要表现为髓质集合管上皮细胞肿胀、增生等，重者可波及各段肾小管，甚至肾小球，出现间质性肾炎样表现。

5）对酸碱平衡的影响：低钾血症可引起代谢性碱中毒，同时发生反常性酸性尿。其发生机制是：①细胞外液 $K^+$ 浓度减少，此时细胞内液 $K^+$ 外出，而细胞外液 $H^+$ 内移，引起细胞外液碱中毒；②肾小管上皮细胞内 $K^+$ 浓度降低，$H^+$ 浓度增高，造成肾小管 $K^+-Na^+$ 交换减弱而 $H^+-Na^+$ 交换加强，尿排 $K^+$ 减少排 $H^+$ 增多，加重代谢性碱中毒，且尿液呈酸性。

**2. 高钾血症**

高钾血症是指血清钾浓度高于 5.5mmol/L。

（1）原因和机制

1）钾摄入过多：如经静脉输入过多钾盐或输入大量库存血。

2）钾排出减少：主要是肾脏排钾减少，常见于：

①肾功能衰竭：急性肾功能衰竭少尿期、慢性肾功能衰竭晚期；

②盐皮质激素缺乏；

③长期应用潴钾利尿剂，如螺内酯和三氨蝶呤等具有对抗醛固酮保钠排钾的作用。

3）细胞内钾转到细胞外，见于：

①酸中毒；

②高血糖合并胰岛素不足；

③β 肾上腺素能受体阻断剂、洋地黄类药物中毒等通过干扰 $Na^+-K^+-ATP$ 酶活性而妨碍细胞摄钾；

④肌肉松弛剂氯化琥珀胆碱可增加骨骼肌膜对 $K^+$ 通透性，使细胞内钾外溢；

⑤组织分解：如溶血、挤压综合征时，细胞内钾大量释出；

⑥缺氧：缺氧时细胞 ATP 生成不足，细胞膜上 $Na^+-K^+$ 泵运转障碍，细胞外 $K^+$ 不易进入细胞内；

⑦高钾性周期性瘫痪。

（2）对机体的影响

1）高钾血症对神经-肌肉的影响：①急性轻度高钾血症，神经肌肉静息膜电位绝对值减少，与阈电位间距离缩短而兴奋性增高；②急性重度高钾血症，神经肌肉静息膜电位绝对值减少，接近阈电位，细胞膜上的快钠通道失活，细胞处于去极化阻滞状态而不能兴奋，表现为肌肉软弱无力乃至弛缓性瘫痪。

2）高钾血症对心肌的影响

①心肌生理特性的改变：a. 兴奋性改变：急性轻度高钾血症时，心肌的兴奋性增高；急性重度高钾血症时，心肌的兴奋性降低。其发生机制与高钾血症时神经-肌肉的变化机制相似。b. 高钾血症时，细胞膜对 $K^+$ 的通透性增高，复极化 4 期 $K^+$ 外流增加而 $Na^+$ 内流相对缓慢，快反应自律细胞的自动去极化减慢，心肌自律性降低。c. 心肌细胞静息膜电位绝对值变小，去极化的速度减慢、幅度变小，心肌传导性降低。严重高钾血症时，可因严重传导阻滞和心肌兴奋性消失而发生心搏骤停。d. 细胞外液 $K^+$ 浓度增高抑制了复极化 2 期时 $Ca^{2+}$ 的内流，细胞内 $Ca^{2+}$ 浓度降低，心肌收缩性降低。

②心电图的变化：由于复极 3 期钾外流加速，反映复极 3 期的 T 波狭窄高耸，Q-T 间期轻度缩短。由于传导性降低，P 波压低、增宽或消失，P-R 间期延长，QRS 综合波增宽。

③心律失常。

3）高钾血症对酸碱平衡的影响

高钾血症可引起代谢性酸中毒，并出现反常性碱性尿。高钾血症时，细胞外液 $K^+$ 内移，促进细胞内液 $H^+$ 移出细胞，引起细胞外液酸中毒。同时，肾小管上皮细胞内 $K^+$ 浓度增高，$H^+$ 浓度减低，肾小管 $H^+-Na^+$ 交换减弱，而 $K^+-Na^+$ 交换增强，尿排 $K^+$ 增加，排 $H^+$ 减少，加重代谢性酸中毒，且尿液呈碱性。

# 第三章　酸碱平衡和酸碱平衡紊乱

体液必须保持适宜的酸碱度才能维持人体正常的代谢和生理功能，正常入血浆的酸碱度在很窄的弱碱性范围内变动，动脉血 pH 为 7.35~7.45，平均值为 7.40。依靠体内各种缓冲系统以及肺和肾的调节，正常人体内的 pH 总是相对稳定，机体这种处理酸碱物质的含量和比例、维持 pH 在恒定范围的过程称为酸碱平衡。然而，许多因素可以引起机体酸碱负荷过度或调节机制障碍而导致体液酸碱度稳定性破坏，这种病理过程称为酸碱平衡紊乱。

### 一、酸碱的概念及机体酸碱物质的来源

#### (一)酸碱的概念

在化学反应中，凡能释放出 $H^+$ 的化学物质称为酸，例如 HC1 和 $H_2CO_3$ 等；反之，凡能接受 $H^+$ 的化学物质称为碱，如 $NH_3$ 和 $HCO_3^-$ 等。

#### (二)体液中酸碱物质的来源

1. 酸的来源

(1)挥发酸：机体代谢产生大量的 $CO_2$，$CO_2$ 与水结合生成碳酸，是机体在代谢过程中产生最多的酸性物质。碳酸可释出 $H^+$，也可分解形成 $CO_2$，通过肺排出体外，故称之为挥发酸。

(2)固定酸：这类酸性物质不能变成气体由肺排出，而是通过肾脏随尿排出，所以又称非挥发酸。固定酸包括：蛋白质分解代谢产生的硫酸、磷酸和尿酸；糖酵解生成的丙酮酸和乳酸，糖氧化过程生成的三羧酸；脂肪代谢产生的 β-羟丁酸和乙酰乙酸等。此外，机体还会摄入一些酸性食物或酸性药物，如氯化铵和水杨酸等，成为机体酸性物质的另一来源。

2. 碱的来源

体内碱性物质主要来自食物，特别是蔬菜、瓜果中所含的有机酸盐，如柠檬酸盐和草酸盐。体内代谢过程中也可产生一些碱性物质，如 $Na^+$ 或 $K^+$ 可与 $HCO_3^-$ 结合生成碱性盐，氨基酸脱氨基所产生的氨等。氨经肝代谢后生成尿素，故对体液的酸碱度影响不大。

### 二、机体酸碱平衡的调节

机体酸碱平衡的调节机体对体液酸碱度的调节主要通过体液的缓冲系统以及肺、组织细胞和肾的调节作用而实现。

#### (一)血液缓冲系统

血液缓冲系统由弱酸(缓冲酸)及其相对应的缓冲碱组成，主要有碳酸氢盐缓冲系统、磷酸盐缓冲系统、血浆蛋白缓冲系统、血红蛋白和氧合血红蛋白缓冲系统。此外，一些组织也可发挥一定的缓冲作用，如骨骼对慢性代谢性酸中毒的缓冲作用。碳酸氢盐是细胞外液含量最多的缓冲系统，含量占血液缓冲总量的 1/2 以上，缓冲能力强，可以缓冲所有的固定酸，但不能缓冲挥发酸。挥发酸的缓冲主要靠非碳酸氢盐缓冲系统，特别是血红蛋白和氧合血红蛋白缓冲。

#### (二)肺对酸碱平衡的调节

肺通过改变 $CO_2$ 的排出量来调节血浆碳酸的浓度，使血浆中 $HCO_3^-$ 与 $H_2CO_3$ 比值接近正常，以维持 pH 相对恒定。其调节作用迅速，数分钟可达高峰。呼吸运动的调节包括中枢调节和外周调节：

①呼吸运动的中枢调节：肺泡通气量受延髓呼吸中枢控制。呼吸中枢化学感受器对脑脊液和局部细胞外液中 $H^+$ 变化敏感，$H^+$ 浓度升高，兴奋呼吸中枢，使呼吸运动加深加快。血液中的 $H^+$ 不易通过血脑屏障，故血液 pH 的变动对中枢化学感受器的作用较小，而血液 $CO_2$ 能迅速通过血脑屏障，使中枢 $H^+$ 浓度升高，从而兴奋呼吸中枢，所以 $PaCO_2$ 只需升高 2mmHg 就可刺激中枢化学感受器，增强肺通气，从而降低血中 $H_2CO_3$ 浓度。然而，如果 $PaCO_2$ 达到或超过 80mmHg，反而抑制呼吸中枢，产生 $CO_2$ 麻醉。

②呼吸运动的外周调节：主动脉体特别是颈动脉体的化学感受器，能感受缺氧、pH 变化和 $CO_2$ 的刺激。缺氧、pH 降低和 $PaCO_2$ 升高均可刺激外周化学感受器，反射性兴奋呼吸中枢，导致呼吸加深加快。但 $PaCO_2$ 需升高 10mmHg 才刺激外周化学感受器，所以外周化学感受器主要感受缺氧刺激，反射性兴奋呼吸中枢，增加 $CO_2$ 的排出。然而，$PaO_2$ 过低则直接抑制呼吸中枢。

#### (三)组织细胞对酸碱平衡的调节

细胞可通过离子交换对酸碱平衡进行调节，如红细胞、肌细胞等通过 $H^+-K^+$、$H^+-Na^+$、$Na^+-K^+$ 以及 $Cl^--HCO_3^-$ 交换调节酸碱平衡，当细胞外液 $H^+$ 过多，$H^+$ 弥散进入细胞，$K^+$ 则从细胞内移出；反之，细胞外液 $H^+$ 过少，$H^+$ 由细胞内移出，$K^+$ 则进入细胞。所以高钾血症伴发酸中毒，低钾血症伴发碱中毒。此外，酸中毒时骨骼可释放钙盐进行缓冲。

（四）肾对酸碱平衡的调节

肾脏主要通过肾小管上皮细胞的排酸（分泌 $H^+$）保碱（重吸收 $NaHCO_3$ 入血）功能对机体的酸碱平衡进行调节。

1. 近曲小管泌 $H^+$ 和对 $NaHCO_3$ 的重吸收

近曲小管细胞在主动分泌 $H^+$ 的同时，从管腔中回吸收 $Na^+$，两者转运方向相反，称 $H^+$-$Na^+$ 交换，这种 $H^+$-$Na^+$ 交换常伴有 $HCO_3^-$ 的重吸收。肾小管细胞内富含碳酸酐酶，能催化 $H_2O$ 和 $CO_2$ 结合生成 $H_2CO_3$，$H_2CO_3$ 解离出 $H^+$ 和 $HCO_3^-$。细胞内 $H^+$ 经管腔膜上的 $H^+$-$Na^+$ 交换体与滤液中 $Na^+$ 交换，分泌的 $H^+$ 与过滤的 $HCO_3^-$ 结合成 $H_2CO_3$，$H_2CO_3$ 再迅速分解成 $CO_2$ 和 $H_2O$，$H_2O$ 随尿排出，$CO_2$ 又弥散回肾小管上皮细胞。进入细胞内的 $Na^+$ 经侧膜上的 $Na^+$-$K^+$-ATP 酶主动转运入血，使细胞内 $Na^+$ 浓度维持在 10~30mmol/L 的低水平，有利于管腔内 $Na^+$ 吸收进入肾小管上皮细胞，并促进 $H^+$ 的分泌。而肾小管上皮细胞内的 $HCO_3^-$ 经基侧膜的 $Na^+$-$HCO_3^-$ 转运体同向转运进入血液循环。

2. 远曲小管及集合管泌 $H^+$ 和对 $NaHCO_3$ 的重吸收

远曲小管和集合管的闰细胞也可分泌 $H^+$，此细胞又称泌氢细胞，它通过细胞管腔膜 $H^+$-ATP 酶的作用向管腔泌 $H^+$，但不能转运 $Na^+$，属于非 $Na^+$ 依赖的泌氢，同时在小管上皮基侧膜以 $Cl^-$-$HCO_3^-$ 交换的方式重吸收 $HCO_3^-$。远曲肾小管泌 $H^+$ 到集合管管腔后，与管腔滤液中的碱性 $HPO_4^{2-}$ 结合形成可滴定酸 $H_2PO_4^-$ 使尿液酸化，这一过程称为远端酸化作用。

3. $NH_4^+$ 的排出

近曲小管上皮细胞中谷氨酰胺酶水解谷氨酰胺产生大量的 $NH_3$，酸中毒越严重，谷氨酰胺酶的活性越高，产生的 $NH_3$ 越多。$NH_3$ 与细胞内碳酸解离的 $H^+$ 结合成 $NH_4^+$，$NH_4^+$ 通过上皮细胞管腔膜的 $NH_4^+$-$Na^+$ 交换进入管腔，随尿排出；$Na^+$ 与 $HCO_3^-$ 同向转运进入血循环。此外，远曲小管和集合管也可泌 $NH_3$，脂溶性的 $NH_3$ 通过细胞管腔膜自由扩散进入小管腔，可中和尿液中 $H^+$，形成 $NH_4^+$ 随尿排出。

总之，机体通过上述四方面的调节共同维持体内的酸碱平衡，但在作用时间和强度上存在差别。血液缓冲系统反应最为迅速，但缓冲作用不易持久；肺的调节作用效能大，几分钟即开始，30 分钟达最高峰；细胞通过细胞内外离子交换来维持酸碱平衡，3~4 小时后发挥调节作用；肾脏的调节作用发生较慢，常在酸碱平衡紊乱发生后 12~24 小时发挥作用，但效率高且作用持久，同时还可回收碱。

三、机体酸碱平衡的常用检测指标

1. pH 和 $H^+$ 浓度

pH 和 $H^+$ 浓度是酸碱度的指标，血液中 $H^+$ 很少，通常使用 $H^+$ 浓度的负对数即 pH 来表示。动脉血 pH 受血液缓冲对的影响，特别是 $HCO_3^-$ 和 $H_2CO_3$ 的影响，主要取决于 $HCO_3^-$ 与 $H_2CO_3$ 的比值。正常人动脉血 pH 为 7.35~7.45，平均值是 7.40。pH 低于 7.35 为酸中毒；pH 高于 7.45 为碱中毒。pH 在正常范围内，可以表示酸碱平衡正常，也可表示处于酸碱平衡紊乱的代偿阶段或同时存在程度相近的混合型酸、碱中毒，使 pH 变动相互抵消。

2. 动脉血 $CO_2$ 分压

动脉 $CO_2$ 分压（$PaCO_2$）是血浆中呈物理溶解状态的 $CO_2$ 分子产生的张力。由于 $CO_2$ 通过呼吸膜弥散快，$PaCO_2$ 与肺泡通气量成反比，肺泡通气不足，$PaCO_2$ 升高；肺泡通气过度，$PaCO_2$ 低。因此，$PaCO_2$ 是反映呼吸性酸碱平衡紊乱的重要指标。正常 $PaCO_2$ 33~46mmHg，平均为 40mmHg。$PaCO_2$>46mmHg，表示肺通气不足，存在 $CO_2$ 潴留，见于呼吸性酸中毒或代偿后代谢性碱中毒；$PaCO_2$<33mmHg，表示肺通气过度，$CO_2$ 排出过多，见于呼吸性碱中毒或代偿后的代谢性酸中毒。

3. 实际碳酸氢盐和标准碳酸氢盐

实际碳酸氢盐（actual bicarbonate，AB）是指在隔绝空气（实际 $PaCO_2$ 体温和血氧饱和度）的条件下测得的血浆 $HCO_3^-$ 浓度，AB 受呼吸和代谢两方面的影响。

标准碳酸氢盐（standard bicarbonate，SB）是指全血在标准条件（即 $PaCO_2$ 为 40mmHg，温度 38℃，血红蛋白氧饱和度为 100%）下测得的血浆中 $HCO_3^-$ 的量。标准化后 $HCO_3^-$ 不受呼吸因素的影响，因此，SB 是判断代谢因素的指标。正常人 AB 与 SB 相等，正常范围是 22~27mmol/L，平均为 24mmol/L。AB 与 SB 均降低表明有代谢性酸中毒；AB 与 SB 均升高表明有代谢性碱中毒。若 SB 正常，但 AB>SB，表明有 $CO_2$ 滞留，见于呼吸性酸中毒；反之 AB<SB，则表示 $CO_2$ 排出过多，见于呼吸性碱中毒。

4. 缓冲碱

缓冲碱(buffer base，BB)是血液中一切具有缓冲作用的负离子碱的总和。包括血浆和红细胞中的$HCO_3^-$、$Hb^-$、$HbO_2^-$、$Pr^-$和$HPO_4^-$，正常值为45～52mmol/L，平均值为48mmol/L。缓冲碱是反映代谢性因素的指标，代谢性酸中毒时BB减少，代谢性碱中毒时BB升高。

5. 碱剩余

碱剩余(base excess，BE)是指标准条件下，用酸或碱滴定全血标本至pH 7.40时所需的酸或碱的量(mmol/L)。若用酸滴定，使血液标本pH达7.40，则表示被测血液的碱过多，BE用正值表示；如需用碱滴定，说明被测血液标本的碱缺失，BE用负值来表示。全血BE正常值-3.0～+3.0mmol/L，代谢性酸中毒或代偿后的慢性呼吸性碱中毒时BE负值增加；代谢性碱中毒或代偿后的慢性呼吸性酸中毒时BE正值增加。

6. 阴离子间隙

阴离子间隙(anion gap，AG)是指血浆中未测定的阴离子(undetermined anion，UA)与未测定的阳离子(undetermined cation，UC)的差值，即AG=UA-UC。血浆$Na^+$占血浆阳离子总量的90%，称为可测定阳离子；$HCO_3^-$和$Cl^-$占血浆阴离子总量的85%，称为可测定阴离子。血浆中未测定的阳离子包括$K^+$、$Ca^{2+}$和$Mg^{2+}$；未测定的阴离子包括$HPO_4^-$、蛋白质、$SO_4^{2-}$和有机酸阴离子。临床一般仅测定阳离子中的$Na^+$，阴离子中的$Cl^-$和$HCO_3^-$，因血浆中的阴、阳离子总当量数(或总电荷数)完全相等，即$Na^++UC=HCO_3^-+Cl^-+UA$，因此，$AG=UA-UC=Na^+-(HCO_3^-+Cl^-)$。AG正常范围是(12±2)mmol/L。AG可增高也可降低，但增高的意义较大，可帮助区分代谢性酸中毒的类型和诊断混合型酸碱平衡紊乱。AG>16mmol/L，可以判断是否有AG增高性代谢性酸中毒，常见于固定酸增多的情况，如磷酸盐和硫酸盐潴留、乳酸堆积、酮体过多及水杨酸中毒、甲醇中毒等。但AG增高也可见于与代谢性酸中毒无关的情况，如脱水、使用大量含钠盐的药物和骨髓瘤病人释出本周蛋白过多。

四、单纯型酸碱平衡紊乱

(一)代谢性酸中毒

代谢性酸中毒是指细胞外液$H^+$增加和(或)$HCO_3^-$丢失引起的pH下降，其特征为血浆$HCO_3^-$原发性减少。

1. 原因和机制

(1)肾脏排酸保碱功能障碍

见于：①严重肾功能衰竭时，体内固定酸不能由尿中排泄，$H^+$浓度增加导致$HCO_3^-$浓度降低。②重金属(汞、铅等)及药物(磺胺类)中毒使肾小管排酸障碍。③肾小管功能障碍：Ⅰ型肾小管性酸中毒时，远曲小管的泌$H^+$功能障碍，$H^+$在体内蓄积导致血浆$HCO_3^-$浓度进行性下降；Ⅱ型肾小管性酸中毒时，碳酸酐酶活性降低，$HCO_3^-$在近曲小管重吸收减少，导致血浆$HCO_3^-$浓度降低。④应用碳酸酶抑制剂：大量使用碳酸酐酶抑制剂，如乙酰唑胺，可抑制肾小管上皮细胞$H_2CO_3$生成，导致肾小管泌$H^+$和重吸收$HCO_3^-$减少。

(2)$HCO_3^-$直接丢失过多

胰液、肠液和胆汁含有大量的碳酸氢盐，严重腹泻、肠道瘘管或肠道引流可引起$NaHCO_3$大量丢失。此外，大面积烧伤时大量血浆渗出，也可导致$HCO_3^-$丢失。

(3)代谢功能障碍

①乳酸酸中毒：任何原因引起的细胞缺氧都可以使细胞内糖的无氧酵解增强，乳酸生成增加，导致乳酸酸中毒。此外，严重的肝疾患使乳酸利用障碍，也可引起血浆乳酸过高。②酮症酸中毒：多发生于糖尿病、严重饥饿和酒精中毒等情况。糖尿病时胰岛素不足，葡萄糖利用减少，脂肪分解加速，形成过多的酮体(其中β-羟丁酸和乙酰乙酸为酸性物质)，引发酮症酸中毒；在饥饿或禁食情况下，机体脂肪分解加速，也可导致酮症酸中毒。

(4)其他原因

①外源性固定酸摄入过多，$HCO_3^-$被缓冲消耗：大量摄入阿司匹林(乙酰水杨酸)可引起酸中毒；长期或大量服用含氯的盐类药物，如氯化铵、盐酸精氨酸或盐酸赖氨酸，在体内易分解离出HCl，引起酸中毒。②高钾血症时，细胞外$K^+$与细胞内$H^+$交换，引起细胞外$H^+$增加和代谢性酸中毒。③血液稀释、快速输入大量无$HCO_3^-$的液体或生理盐水，使血液中$HCO_3^-$浓度降低，造成稀释性代谢性酸中毒。

2. 分类

代谢性酸中毒分为两类：AG增高型代谢性酸中毒和AG正常型代谢性酸中毒。

(1)AG增高型代谢性酸中毒

AG增高型代谢性酸中毒的特点是AG增高，血氯正常。见于乳酸酸中毒、酮症酸中毒、水杨酸中毒、磷酸和硫酸排泄障碍等。其固定酸的 $H^+$ 被 $HCO_3^-$ 缓冲，对应的乳酸根、β-羟丁酸根、乙酰乙酸根、$H_2PO_4^-$、$SO_4^{2-}$ 或水杨酸根等未测定的阴离子浓度增高，因而血浆 AG 值增大，$Cl^-$ 浓度正常，故又被称为正常血氯代谢性酸中毒。

（2）AG 正常型代谢性酸中毒

其特点是 AG 正常，血氯升高。常见于消化道直接丢失 $HCO_3^-$，肾小管重吸收 $HCO_3^-$ 减少或泌 $H^+$ 障碍、高钾血症、含氯的酸性盐摄入过多和稀释性酸中毒等。

3. 机体的代偿调节

（1）血液的缓冲及细胞内外离子交换的缓冲代偿调节作用

代谢性酸中毒时，血液中增多的 $H^+$ 立即被血浆缓冲系统进行缓冲，血浆 $HCO_3^-$ 及其他缓冲碱不断被消耗；$H^+$ 还可通过离子交换方式进入细胞内被细胞内缓冲系统缓冲，而 $K^+$ 从细胞内移出，这种代偿可引起高钾血症。

（2）肺的代偿调节作用

血液 $H^+$ 浓度升高，刺激颈动脉体和主动脉体化学感受器，反射性引起呼吸中枢兴奋，使呼吸加深加快。呼吸加深加快是代谢性酸中毒的主要临床表现，可快速降低血液中 $H_2CO_3$ 浓度或 $PaCO_2$，使 $[HCO_3^-]/[H_2CO_3]$ 的比值和 pH 趋向正常。肺的代偿是代谢性酸中毒的主要代偿方式，其最大代偿极限是使 $PaCO_2$ 继发性下降到 10mmHg。

（3）肾的代偿调节作用

除肾功能异常引起代谢性酸中毒外，其他原因引起代谢性酸中毒时，肾脏可通过增强排酸保碱能力来发挥代偿作用。在代谢性酸中毒时，肾脏加强泌 $H^+$、泌 $NH_4^+$ 及回收 $HCO_3^-$，从而升高血浆 $HCO_3^-$ 浓度，发挥代偿作用。

（4）用检测指标的变化

代谢性酸中毒时，血气分析指标如下：pH 下降；由于 $HCO_3^-$ 原发性降低，所以 AB、SB、BB 均降低，BE 负值加大；因为呼吸代偿，$PaCO_2$ 继发性下降，AB<SB。

4. 对机体的影响

（1）心血管系统改变

严重的代谢性酸中毒可引起致死性室性心律失常，降低心肌收缩力和血管对儿茶酚胺的反应性。

1）室性心律失常：酸中毒时，细胞外 $H^+$ 进入细胞内与 $K^+$ 交换，$K^+$ 逸出细胞。同时，肾小管上皮细胞泌 $H^+$ 增加，排 $K^+$ 减少。这些因素引起高钾血症。重度高钾血症导致心肌传导阻滞、心室颤动，心肌兴奋性消失，引起致死性心律失常和心跳停止。

2）心肌收缩力降低：其发生的机制可能是：①$H^+$ 增多可竞争性抑制 $Ca^{2+}$ 与心肌肌钙蛋白亚单位结合，抑制心肌的兴奋-收缩耦联，从而降低心肌收缩性；②$H^+$ 浓度升高抑制心肌 $Ca^{2+}$ 内流；③$H^+$ 浓度升高影响心肌细胞肌质网释放 $Ca^{2+}$。酸中毒还可引起肾上腺髓质释放肾上腺素，借此增加心率和心肌收缩力，但严重酸中毒时又可阻断肾上腺素对心脏的作用，引起心肌收缩力减弱。一般 pH 降至 7.2 时，上述两种相反的作用几乎相等，心肌收缩力变化不大。然而，当 pH 降至 7.1 时，则可出现心动过缓，这是因为酸中毒可抑制乙酰胆碱酯酶而使乙酰胆碱浓度升高。

3）血管系统对儿茶酚胺的反应性降低

$H^+$ 增高可降低外周血管对儿茶酚胺的反应性，使血管扩张，血压下降，血管容量不断扩大，回心血量减少。

（2）中枢神经系统改变

代谢性酸中毒可引起中枢神经系统的代谢与功能障碍，表现为意识障碍、知觉迟钝，甚至嗜睡或昏迷，最后可因呼吸中枢和血管运动中枢麻痹导致死亡，其发生机制涉及：①酸中毒时脑组织氧化磷酸化过程减弱，ATP 生成减少，因而能量供应不足；②pH 降低增强脑组织谷氨酸脱羧酶活性，导致抑制性神经递质 γ-氨基丁酸含量增多，从而抑制中枢神经系统的功能。

（3）骨骼系统改变

慢性酸中毒时，骨骼长期释放钙盐进行缓冲，不仅可以影响儿童的骨骼发育，而且可以引起纤维性骨炎和肾性佝偻病，导致成人发生骨软化症。

（二）呼吸性酸中毒

呼吸性酸中毒是指 $CO_2$ 排出障碍或吸入过多引起的 pH 下降，其特征是血浆 $H_2CO_3$ 浓度原发性升高。

1. 原因和机制

（1）呼吸中枢抑制：颅脑损伤、脑炎、脑血管意外、呼吸中枢抑制剂（吗啡、巴比妥类）及麻醉剂用量过大或酒精中毒等，导致 $CO_2$ 排出障碍。

(2)呼吸道阻塞：如喉头痉挛和水肿、溺水、异物堵塞气管、慢性阻塞性肺部疾患、支气管哮喘等均可造成 $CO_2$ 排出障碍。

(3)呼吸肌麻痹：急性脊髓灰、白质炎，脊神经根炎，有机磷中毒，重症肌无力，家族性周期性麻痹及重度低血钾时，呼吸运动减弱，造成 $CO_2$ 排出障碍。

(4)胸廓病变：胸部创伤、严重气胸或胸膜腔积液、严重胸廓畸形等均可严重影响通气功能，造成 $CO_2$ 排出障碍。

(5)肺部疾患：如心源性急性肺水肿、重度肺气肿、肺部广泛性炎症、肺组织广泛纤维化、通气功能障碍合并急性呼吸窘迫综合征等，造成 $CO_2$ 排出障碍。

(6)人工呼吸器管理不当，通气量过小，使 $CO_2$ 排出困难。

(7) $CO_2$ 吸入过多。

2. 分类

呼吸性酸中毒按病程可分为两类：①急性呼吸性酸中毒；②慢性呼吸性酸中毒(一般指 $PaCO_2$ 持续升高达 24 小时以上者)。

3. 机体的代偿调节

呼吸性酸中毒时，呼吸系统往往不能发挥代偿作用，主要靠血液非碳酸氢盐缓冲系统和肾代偿。

(1)由于肾的代偿作用十分缓慢，因此急性呼吸性酸中毒主要靠细胞内外离子交换及细胞内缓冲来代偿。血红蛋白系统是呼吸性酸中毒时较重要的缓冲体系。急性呼吸性酸中毒时，$CO_2$ 在体内潴留生成 $H_2CO_3$，$H_2CO_3$ 离解为 $H^+$ 和 $HCO_3^-$ 后，$H^+$ 与细胞内 $K^+$ 进行交换，$H^+$ 进入细胞可被细胞内蛋白质缓冲。同时，血浆中的 $CO_2$ 迅速弥散入红细胞，生成 $H_2CO_3$，再解离为 $H^+$ 和 $HCO_3^-$，$H^+$ 被血红蛋白和氧合血红蛋白缓冲，$HCO_3^-$ 则与血浆中 $Cl^-$ 交换，代偿结果导致血浆 $HCO_3^-$ 有所增加，而 $Cl^-$ 则降低。

(2)慢性呼吸性酸中毒时，$PaCO_2$ 和 $H^+$ 浓度持续升高，可刺激肾小管上皮细胞内碳酸酐酶和线粒体中谷氨酰胺酶活性，加强肾小管上皮排泌 $H^+$、排 $NH_4^+$ 以及对 $HCO_3^-$ 的重吸收，从而发挥代偿作用，但这种作用的充分发挥常需 3~5 天。肾的代偿是慢性呼吸性酸中毒的主要代偿方式，其最大代偿极限是使 $HCO_3^-$ 继发性升高到 45mmol/L。

4. 常用检测指标的变化

$PaCO_2$ 原发性增高，pH 降低。通过代偿后，代谢性指标继发性升高，AB、SB、BB 值均升高，AB>SB，BE 正值加大。但急性呼吸性酸中毒时，AB、SB 及 BB 可在正常范围。

5. 对机体的影响

呼吸性酸中毒对机体的影响基本上与代谢性酸中毒相似，可引起心律失常、心肌收缩力减弱、外周血管扩张、血钾升高等。此外，$PaCO_2$ 升高可引起一系列血管运动和神经精神方面的障碍。

(1)$CO_2$ 直接舒张血管的作用

高浓度的 $CO_2$ 能直接引起脑血管扩张，使脑血流增加、颅内压增高，常引起持续性头痛。

(2)中枢神经系统功能的影响：严重失代偿性急性呼吸性酸中毒可引发"$CO_2$ 麻醉"，病人表现为精神错乱、震颤、谵妄或嗜睡，甚至昏迷，临床称为肺性脑病。

(三)代谢性碱中毒

代谢性碱中毒是指细胞外液碱增多和(或) $H^+$ 丢失引起的 pH 升高，其特征是血浆 $HCO_3^-$ 原发性增多。

1. 原因和机制

凡是使 $H^+$ 丢失或 $HCO_3^-$ 进入细胞外液增多的因素，都可以引起血浆 $HCO_3^-$ 浓度升高。

(1)酸性物质丢失过多

1)经胃丢失：剧烈呕吐及胃液引流使富含 $HCl$ 的胃液大量丢失。正常情况下胃黏膜壁细胞富含碳酸酐酶，催化 $CO_2$ 和 $H_2O$ 生成 $H_2CO_3$，$H_2CO_3$ 解离为 $H^+$ 和 $HCO_3^-$，$H^+$ 与来自血浆的 $Cl^-$ 形成 $HCl$，进食时分泌到胃腔，而 $HCO_3^-$ 则返回血液，造成血浆中 $HCO_3^-$ 一过性增高，称为"餐后碱潮"。酸性食糜进入十二指肠后，十二指肠上皮细胞与胰腺分泌的大量 $HCO_3^-$ 与 $H^+$ 中和。剧烈呕吐，胃液丢失引起代谢性碱中毒的机制包括：①胃液中 $H^+$ 丢失，$H^+$ 不能中和来自肠液和胰腺的 $HCO_3^-$，肠液中 $HCO_3^-$ 被吸收入血，造成血浆 $HCO_3^-$ 浓度升高；②胃液中 $Cl^-$ 丢失，引起低氯性碱中毒；③胃液中 $K^+$ 丢失，引起低钾性碱中毒；④胃液大量丢失引起有效循环血量减少，导致继发性醛固酮增多，引起代谢性碱中毒。

2）经肾丢失：①应用利尿剂：髓袢利尿剂（速尿）或噻嗪类利尿剂抑制肾髓袢升支对 $Cl^-$ 的主动重吸收，使 $Na^+$ 的被动重吸收减少，导致远曲小管的尿液流量增加、NaCl 含量增高，促进远曲小管和集合管细胞泌 $H^+$、泌 $K^+$，以加强对 $Na^+$ 的重吸收，$Cl^-$ 以氯化铵形式随尿排出。另外，由于肾小管远端流速增加，促进 $H^+$ 的排泌，$H^+$ 经肾大量丢失使 $HCO_3^-$ 大量被重吸收，从而形成低氯性碱中毒。②肾上腺皮质激素过多，这些激素尤其是醛固酮可增加肾脏的保 $Na^+$、保水、排 $H^+$、排 $K^+$ 作用，从而造成低钾性碱中毒。

(2) $HCO_3^-$ 过量负荷

见于消化道溃疡病患者服用过多的 $NaHCO_3$ 或矫正代谢性酸中毒时滴注过多的 $NaHCO_3$；摄入乳酸钠、乙酸钠或大量输入含柠檬酸盐抗凝的库存血，这些有机酸盐在体内氧化产生大量的 $NaHCO_3$；脱水造成的浓缩性碱中毒，使血浆 $NaHCO_3$ 浓度升高。

(3) 低钾血症时 $H^+$ 进入细胞内，造成低钾性碱中毒。

2. 分类

通常按给予生理盐水后代谢性碱中毒能否得到纠正而将其分为两类：盐水反应性碱中毒和盐水抵抗性碱中毒。

(1) 盐水反应性碱中毒：主要见于呕吐、胃液吸引及应用利尿剂后。由于伴随细胞外液减少、有效循环血量不足以及存在低钾和低氯，影响肾排出 $HCO_3^-$ 的能力，给予等张或半张的盐水后，扩充细胞外液、补充 $Cl^-$ 促进过多的 $HCO_3^-$ 经肾排出，从而可以纠正碱中毒。

(2) 盐水抵抗性碱中毒：见于全身性水肿、原发性醛固醇增多症、严重低血钾及 Cushing 综合征等，给予盐水并不能明显纠正这种碱中毒。

3. 机体的代偿调节

(1) 血液的缓冲及细胞内外离子交换的缓冲代偿调节作用

代谢性碱中毒时，血浆 $H^+$ 浓度降低，$OH^-$ 浓度升高，$OH^-$ 可被缓冲系统中弱酸缓冲；同时细胞内 $H^+$ 逸出，细胞外液 $K^+$ 进入细胞，从而发挥代偿作用。

(2) 肺的代偿调节：$H^+$ 浓度降低呼吸中枢受抑制，呼吸变浅变慢，肺泡通气量减少，$PaCO_2$ 或血浆 $H_2CO_3$ 继发性升高，从而使血浆 $HCO_3^-/H_2CO_3$ 的比值接近正常，降低血浆 pH。但这种代偿的作用有限，因为肺泡通气量减少，不仅使 $PaCO_2$ 升高，而且降低 $PaO_2$，$PaO_2$ 降低可兴奋呼吸中枢，从而限制 $PaCO_2$ 过度升高。肺的代偿是代谢性碱中毒的主要代偿方式，其最大代偿极限是使 $PaCO_2$ 继发性升高到 55mmHg。

(3) 肾的代偿调节

血浆 $H^+$ 浓度降低，抑制肾小管上皮的碳酸酐酶和谷氨酰胺酶的活性，导致肾脏泌 $H^+$ 和泌 $NH_4^+$ 减少，$HCO_3^-$ 重吸收减少。

4. 常用检测指标的变化

$HCO_3^-$ 原发性增高，pH 升高，AB、SB 及 BB 均升高，BE 正值加大。由于呼吸抑制，$PaCO_2$ 继发性升高，AB>SB。

5. 对机体的影响

轻度代谢性碱中毒患者通常无症状，或出现与碱中毒无直接关系的临床表现，可能与其他原因，如细胞外液量减少、低钾血症等有关。但是严重的代谢性碱中毒可引起细胞明显的功能代谢变化。

(1) 中枢神经系统功能改变：碱中毒时，因 pH 增高，γ-氨基丁酸转氨酶活性增强，而谷氨酸脱羧酶活性降低，使抑制性神经递质 γ-氨基丁酸分解加强而生成减少，患者表现出烦躁不安、精神错乱、谵妄、意识障碍等中枢神经系统症状。

(2) 血红蛋白氧解离曲线左移：血液 pH 升高可使血红蛋白与 $O_2$ 的亲和力增强，血红蛋白氧解离曲线左移，血红蛋白不易将结合的 $O_2$ 释出，从而造成组织摄取氧不足，导致组织缺氧。

(3) 对神经肌肉的影响：碱中毒时，因血液 pH 升高，血浆游离钙减少，神经肌肉的应激性增高，患者表现为腱反射亢进、面部和肢体肌肉抽动、手足搐搦。若患者伴有明显的低钾血症引起肌肉无力，可不出现抽搐。

(4) 低钾血症：碱中毒时，细胞外 $H^+$ 浓度降低，细胞内 $H^+$ 与细胞外 $K^+$ 交换导致细胞外 $K^+$ 浓度降低；同时，

肾小管上皮细胞 $H^+$ 减少，$H^+-Na^+$ 交换减弱而 $K^+-Na^+$ 交换增强，导致 $K^+$ 大量从尿中丢失。上述因素共同作用导致低钾血症。

(四)呼吸性碱中毒

呼吸性碱中毒是指肺通气过度引起的 $PaCO_2$ 降低、pH 升高，其特征为血浆 $H_2CO_3$ 浓度原发性减少。

1. 原因和机制

(1)低氧血症和肺疾患：缺氧刺激外周化学感受器，反射性兴奋呼吸中枢，使呼吸运动增强，$CO_2$ 排出增多。外呼吸功能障碍如肺炎、肺梗死、间质性肺疾病时，肺牵张感受器和肺毛细血管旁感受器受到刺激导致过度通气，$CO_2$ 排出增多。

(2)呼吸中枢受到直接刺激或精神性过度通气：中枢神经系统疾病，如脑血管意外、脑炎、脑外伤及脑肿瘤等均可刺激呼吸中枢引起过度通气；癔症发作引起精神性通气过度；某些药物如水杨酸、铵盐类等可直接兴奋呼吸中枢，革兰阴性杆菌脓毒症均可引起过度通气。

(3)机体代谢旺盛：高热、甲状腺功能亢进时，机体体温升高和分解代谢亢进刺激引起呼吸中枢兴奋，过度通气，导致 $PaCO_2$ 降低。

(4)人工呼吸机使用不当，通气量过大，引起 $PaCO_2$ 降低。

2. 分类

(1)急性呼吸性碱中毒，指 $PaCO_2$ 在 24 小时内急剧下降而导致 pH 升高。

(2)慢性呼吸性碱中毒。

3. 机体的代偿调节

(1)细胞内外离子交换和细胞内缓冲作用：急性呼吸性碱中毒时，血浆 $H_2CO_3$ 浓度迅速降低，血浆 $HCO_3^-$ 相对增高，$H^+$ 从细胞内移出至细胞外并与 $HCO_3^-$ 结合，从而降低血浆 $HCO_3^-$ 浓度，升高血浆 $H_2CO_3$。另一方面，$HCO_3^-$ 进入红细胞，$Cl^-$ 和 $CO_2$ 逸出红细胞，促使血浆 $H_2CO_3$ 回升。

(2)肾脏代偿调节：急性呼吸性碱中毒时，肾脏来不及代偿。持续较久的慢性呼吸性碱中毒时，碳酸酐酶和谷氨酰胺酶活性降低，导致肾脏泌 $H^+$ 和泌 $NH_3$ 减少，$HCO_3^-$ 重吸收减少，使血浆 $HCO_3^-$ 代偿性降低。肾的代偿是慢性呼吸性碱中毒的主要代偿方式，其最大代偿极限是使 $HCO_3^-$ 继发性下降到 15mmol/L。

4. 常用检测指标的变化

$PaCO_2$ 原发性降低，pH 升高，AB<SB。代偿后，代谢性指标继发性降低，AB、SB 及 BB 均降低，BE 负值加大。但急性呼吸性碱中毒时，AB、SB 及 BB 可在正常范围。

5. 对机体的影响

低碳酸血症可引起脑血管收缩、脑血流量减少。因此，呼吸性碱中毒比代谢性碱中毒更易出现眩晕、四肢及口周围感觉异常及意识障碍。呼吸性碱中毒还可引起低钙血症、低钾血症以及氧解离曲线左移。

# 第四章 缺 氧

一、概述

常用血氧指标

1. 血氧分压($PO_2$)是指物理溶解于血液中的氧所产生的张力。正常动脉血氧分压($PaO_2$)约为 100mmHg，其高低主要取决于吸入气的氧分压和肺的通气与弥散功能。静脉血氧分压($PvO_2$)约为 40mmHg，其变化反映组织细胞对氧的摄取和利用状态。

2. 血氧容量($CO_2max$)是指在氧分压为 150mmHg、温度为 38℃时，100ml 血液中的血红蛋白(Hb)所能结合的氧量，即 Hb 充分氧合后的最大携氧量，取决于血液中 Hb 的含量及其与 $O_2$ 结合的能力。1g Hb 充分氧合时可结合 1.34ml 氧，正常成人 Hb 为 15g/dl，血氧容量为 20ml/dl。

3. 血氧含量($CO_2$)是指 100ml 血液中实际含有的氧量，包括物理溶解和化学结合的氧量，因正常时物理溶解的氧量仅为 0.3ml/dl，可忽略不计。血氧含量取决于血氧分压和血氧容量。正常动脉血氧含量($CaO_2$)约为 19ml/

dl，静脉血氧含量（$CvO_2$）约为14ml/dl。动-静脉氧含量差（$CaO_2-CvO_2$）反映组织的摄氧能力，正常时约为5ml/dl。

4. 血氧饱和度（$SO_2$）是指血液中氧合Hb占总Hb的百分数，约等于血氧含量与血氧容量的比值。正常动脉血氧饱和度（$SaO_2$）为95%～98%，静脉血氧饱和度（$SvO_2$）为70%～75%。$SO_2$主要取决于$PO_2$，二者之间的关系曲线呈"S"形，称为氧合Hb解离曲线，简称氧离曲线。此外，血液pH下降、温度升高、$CO_2$分压升高或红细胞内2，3-DPG增多时，Hb与氧的亲和力降低，氧离曲线右移；反之，氧离曲线左移。

5. 氧分压差　是指驱使氧从血液向组织弥散的动力。

6. $P_{50}$　是指Hb氧饱和度为50%时的血氧分压，反映Hb与氧的亲和力，正常为26～27mmHg。$P_{50}$增大反映Hb与氧的亲和力降低，反之Hb与氧的亲和力增高。

### 二、缺氧的类型

缺氧包括低张性缺氧、血液性缺氧、循环性缺氧和组织性缺氧。

（一）低张性缺氧

1. 概念

低张性缺氧是由于进入血液的氧减少或动脉血被静脉血稀释引起的缺氧，其基本特征是动脉血氧分压降低、血氧含量降低。

2. 原因

（1）吸入气氧分压过低：体内供氧的多少，首先取决于吸入气的氧分压。在海拔3000m以上的高原、高空，或通风不良的坑道、矿井，由于大气压下降或氧含量降低，吸入气体氧分压也相应降低，致使肺泡气氧分压降低，弥散进入血液的氧减少，动脉血氧饱和度降低。

（2）外呼吸功能障碍：肺通气功能障碍可引起肺泡气氧分压降低；肺换气功能障碍时经肺泡弥散到血液中的氧减少，$PaO_2$和血氧含量降低。外呼吸功能障碍引起的缺氧又称呼吸性缺氧。

（3）静脉血分流入动脉：多见于存在右向左分流的先天性心脏病患者，如房间隔或室间隔缺损伴有肺动脉狭窄或肺动脉高压，如法洛四联症，由于右心的压力高于左心，未经氧合的静脉血掺入左心的动脉血中，导致$PaO_2$和血氧含量降低。

3. 血氧变化特点

动脉血氧分压、氧含量、氧饱和度降低，血氧容量正常或增高，动-静脉血氧含量差正常或降低。

4. 血氧改变机制

①进入血液的氧减少，导致$PaO_2$降低。②当$PaO_2$降至60mmHg以下时，血液中与Hb结合的氧量显著减少，导致动脉血氧含量和氧饱和度均显著降低。③急性低张性缺氧时，因Hb无明显变化，血氧容量一般在正常范围；慢性缺氧时，可因红细胞和Hb代偿性增多而使血氧容量增高。④$PaO_2$降低，氧弥散的驱动力减小，血液向组织弥散的氧量减少，动-静脉血氧含量差降低。慢性缺氧时，由于组织利用氧的能力代偿性增强，则动-静脉血氧含量差的变化可不明显。

5. 低张性缺氧与发绀

正常毛细血管血液中脱氧Hb浓度约为2.6g/dl。低张性缺氧时，动、静脉血中的脱氧Hb浓度增高。当毛细血管血液中脱氧Hb达到或超过5g/dl时，皮肤和黏膜呈青紫色，称为发绀。在Hb正常的人，发绀与缺氧同时存在，可根据发绀的程度大致估计缺氧的程度。当Hb过多或过少时，发绀与缺氧常不一致。例如重度贫血患者，Hb可降至5g/dl以下，出现严重缺氧，但不会出现发绀。红细胞增多者，血中脱氧Hb超过5g/dl，出现发绀，但可无缺氧症状。

（二）血液性缺氧

1. 概念

由于Hb含量减少或性质改变，使血液携氧能力降低或与Hb结合的氧不易释出而引起的缺氧。血液性缺氧时，血液中物理溶解的氧量不变，$PaO_2$正常，故又称等张性缺氧。

2. 原因

（1）Hb含量减少：见于各种原因引起的严重贫血。

（2）一氧化碳中毒：CO可与Hb结合形成碳氧Hb（HbCO）。CO与Hb的亲和力是氧的210倍。当吸入气中含有0.1%的CO时，约有50%的Hb与之结合形成HbCO而失去携氧能力。当CO与Hb分子中的某个血红素结合后，将增加其余3个血红素对氧的亲和力，使Hb结合的氧不易释放，氧离曲线左移。同时，CO还可抑制红细胞内糖酵解，使2，3-DPG生成减少，也可导致氧离曲线左移，进一步加重组织缺氧。

（3）Hb性质改变：血红素中的二价铁在氧化剂的作用下氧化成三价铁，形成高铁Hb，导致高铁Hb血症。正常成人血液中的高铁Hb含量不超过Hb总量的1%~2%。当食用大量含硝酸盐的腌菜后，硝酸盐经肠道细菌作用还原为亚硝酸盐，吸收入血后，可使大量Hb氧化成高铁Hb。高铁Hb中的$Fe^{3+}$因与羟基结合牢固，失去结合氧的能力；当Hb分子中的4个$Fe^{2+}$中有一部分被氧化成$Fe^{3+}$后，剩余的$Fe^{2+}$虽能结合氧，但不易解离，导致氧离曲线左移，使组织缺氧若高铁Hb含量超过Hb总量的10%，就可出现缺氧表现。达到30%~50%，则发生严重缺氧，全身青紫、意识障碍甚至昏迷。

（4）Hb与氧的亲和力异常增高：某些因素可增强Hb与氧的亲和力，使氧离曲线左移，氧不易释放，引起组织缺氧。如输入大量库存血，由于库存血中2，3-DPG含量低，使氧离曲线左移；输入大量碱性液体时，血液pH升高，可通过Bohr效应增强Hb与$O_2$的亲和力；Hb基因突变，使Hb与$O_2$的亲和力增高，从而使组织缺氧。

3. 血氧变化特点

$PaO_2$和$SaO_2$正常，血氧含量、血氧容量降低，动-静脉氧含量差减小。

4. 血氧改变机制

①外呼吸功能正常，氧的摄入和弥散正常，$PaO_2$正常。②动脉血氧饱和度主要取决于$PaO_2$，由于$PaO_2$正常，故$SaO_2$正常。③贫血患者Hb含量降低，或CO中毒者血液中HbCO增多，均可使血氧含量降低。④贫血患者Hb含量减少，或CO中毒、高铁Hb形成导致Hb性质改变，均可使血氧容量降低。值得注意的是，血氧容量是在体外用氧充分饱和后测得的Hb最大携氧量，因此，CO中毒时，在体外测得的血氧容量虽可正常，但此时患者血液中的部分Hb已与CO结合形成HbCO，在体内Hb结合的$O_2$是减少的。⑤贫血患者毛细血管床中的平均血氧分压较低，血管-组织间的氧分压差减小，氧向组织弥散的驱动力减小，动-静脉氧含量差减小。在Hb与$O_2$亲和力增强引起的血液性缺氧中，其动脉血氧容量和氧含量可不降低，但由于结合的氧不易释出，故动-静脉血氧含量差小于正常。

5. 皮肤颜色改变

贫血患者皮肤、黏膜苍白；CO中毒者，皮肤、黏膜呈樱桃红色；Hb与$O_2$的亲和力异常增高时，皮肤、黏膜呈鲜红色；高铁Hb血症者，皮肤、黏膜呈棕褐色，又称为肠源性发绀。

（三）循环性缺氧

1. 概念

是指因组织血流量减少使组织供氧量减少所引起的缺氧，又称为低动力性缺氧。其中，因动脉血灌流不足引起的缺氧称为缺血性缺氧，因静脉血回流障碍引起的缺氧称为淤血性缺氧。

2. 原因

（1）全身性循环障碍：见于心力衰竭和休克。心力衰竭病人心输出量减少，向全身各组织器官运送的氧量减少，同时又可因静脉回流受阻，引起组织淤血和缺氧。全身性循环障碍引起的缺氧，易致酸性代谢产物蓄积，发生酸中毒，使心肌收缩力进一步减弱，心输出量降低，加重组织缺氧，形成恶性循环。

（2）局部性循环障碍：见于动脉硬化、血管炎、血栓形成和栓塞、血管痉挛或受压等。因血管阻塞或受压，引起局部组织缺血或淤血性缺氧。

3. 血氧变化特点

动脉血$PO_2$、氧饱和度、氧容量和氧含量正常，动-静脉血氧含量差增大。然而，当全身性循环障碍累及肺，如左心衰竭引起肺水肿或休克引起急性呼吸窘迫综合征，则可因影响肺换气功能而合并呼吸性缺氧，此时，患者的动脉血氧分压、氧含量和氧饱和度可降低。

4. 血氧改变机制

①外呼吸功能正常，氧的摄入和弥散正常，$PaO_2$和氧饱和度正常。②Hb的质和量没有改变，血氧容量和血氧含量正常。③循环障碍使血液流经组织毛细血管的时间延长，细胞从单位容量血液中摄取的氧量增多，同时由于血流淤滞，二氧化碳含量增加，使氧离曲线右移，释氧增加，动-静脉血氧含量差增大。

5. 皮肤颜色改变

缺血性缺氧时皮肤、黏膜苍白；淤血性缺氧时呈暗红色；由于细胞从血液中摄取的氧量较多，毛细血管中脱氧Hb含量增加，易出现发绀。

（四）组织性缺氧

1. 概念

指在组织供氧正常情况下，因细胞利用氧的能力减弱而引起的缺氧。

2. 原因

氧化磷酸化是细胞生成 ATP 的主要途径，而线粒体是氧化磷酸化的主要场所。因此，线粒体损伤是引起组织性缺氧的最常见原因。

(1)线粒体损伤：高温、大剂量放射线照射和细菌毒素等可损伤线粒体，引起线粒体功能障碍和结构损伤，导致细胞生物氧化障碍，ATP 生成减少。

(2)呼吸链抑制：许多药物或毒物可抑制或阻断呼吸链中某一部位的电子传递，使氧化磷酸化过程受阻，引起 ATP 生成减少，组织性缺氧。例如，胍乙啶、鱼藤酮及异戊巴比妥等可与呼吸链酶复合体 I 中的铁硫蛋白结合，从而阻断电子传递。抗霉素 A、苯乙双胍等可抑制呼吸链酶复合体 III 中细胞色素 b(Cyt b)与 Cyt $c_1$ 间的电子传递。氰化物与 Cyt $aa_3$ 铁原子中的配位键结合，形成氰化高铁 Cyt $aa_3$，使 Cyt 氧化酶还原障碍而失去传递电子功能，呼吸链中断，生物氧化受阻。硫化氢可抑制 Cyt c 氧化酶，使电子不能传递给氧。三氧化二砷(砒霜)主要通过抑制 Cyt 氧化酶、酶复合体 IV、丙酮酸氧化酶等蛋白质巯基使细胞利用氧障碍。甲醇通过其氧化产物甲醛与细胞色素氧化酶结合，导致呼吸链中断。

(3)氧化磷酸化解偶联：2,4-二硝基苯酚等解偶联剂虽不抑制呼吸链的电子传递，但可使呼吸链电子传递过程中泵出的 $H^+$ 不经 ATP 合酶的 $F_0$ 质子通道回流，而通过线粒体内膜中其他途径返回线粒体基质，从而使底物氧化产生的能量不能用于 ADP 的磷酸化，使氧化磷酸化解偶联，ATP 生成减少。寡霉素则对电子传递和 ADP 磷酸化均有抑制作用。

(4)呼吸酶合成减少：维生素 $B_1$ 是丙酮酸脱氢酶的辅酶成分，维生素 $B_1$ 缺乏患者可因细胞丙酮酸氧化脱羧和有氧氧化障碍而发生脚气病。维生素 $B_2$(核黄素)是黄素酶的组成成分，维生素 PP(烟酰胺)是辅酶 I 和辅酶 II 的组成成分，这些维生素的严重缺乏可影响氧化磷酸化过程。

3. 血氧变化特点和机制

组织性缺氧发生的关键是细胞对氧的利用障碍，此时动脉血氧分压、氧含量、氧容量和氧饱和度均正常。由于组织对氧的利用减少，静脉血氧分压、氧含量和氧饱和度均高于正常，动-静脉血氧含量差减小。

4. 皮肤颜色改变

细胞用氧障碍，毛细血管中氧合 Hb 升高，患者皮肤可呈红色或玫瑰红色。

**表 12-1 各型缺氧的原因和血氧变化特点**

| 缺氧类型 | 动脉血氧分压($PaO_2$) | 动脉血氧含量($CaO_2$) | 动脉血氧容量($CaO_2max$) | 动脉血氧饱和度($SaO_2$) | 动-静脉血氧含量差($CaO_2-CvO_2$) |
|---|---|---|---|---|---|
| 低张性缺氧 | ↓ | ↓ | N 或↑ | ↓ | N 或↓ |
| 血液性缺氧 | N | ↓ | N 或↓ | N | ↓ |
| 循环性缺氧 | N | N | N | N | ↑ |
| 组织性缺氧 | N | N | N | N | ↑ |

### 三、缺氧时机体的功能与代谢变化

(一)呼吸系统的变化

1. 肺通气量增大

$PaO_2$ 降低可刺激颈动脉体和主动脉体化学感受器，反射性兴奋呼吸中枢，使呼吸加深加快，肺泡通气量增加、肺泡气氧分压、$PaO_2$ 和 $SaO_2$ 提高。又称为低氧通气反应，是对急性缺氧最重要的代偿反应。

2. 高原肺水肿

高原肺水肿是指从平原快速进入 2500m 以上高原时，因低压缺氧而发生的一种高原特发性疾病，临床表现为呼吸困难、严重发绀、咳粉红色泡沫痰或白色泡沫痰、肺部有湿啰音等。发病高峰在进入高原后 48~72 小时，多于夜间发病，起病急，进展快，救治不及时可危及生命。高原肺水肿的发生机制尚不十分明了，可能与下列因素有关：①缺氧引起肺血管收缩，肺动脉压增高，肺毛细血管内压增高，血浆、蛋白和红细胞经肺泡-毛细血管壁漏出至间质或肺泡。②缺氧可引起肺血管内皮细胞通透性增高，液体渗出；缺氧时肺微血管的通透性增高与活性氧释放增多、血管内皮生长因子（VEGF）表达上调，以及白细胞介素-1（IL-1）、肿瘤坏死因子 $\alpha$（TNF-$\alpha$）等炎症介质释放增多有关。③缺氧时外周血管收缩，肺血流量增多，液体容易外漏。④肺水清除障碍。肺泡上皮具有主动转运清除肺泡内液体的功能。缺氧时肺泡上皮的钠、水主动转运系统相关蛋白表达降低，该系统对肺泡内钠和水的清除能力降低。

高原肺水肿有明显的遗传易感性，寒冷、剧烈运动、上呼吸道感染等容易诱发高原肺水肿。高原肺水肿一旦形成，将明显加重机体缺氧。

3. 中枢性呼吸衰竭

当 $PaO_2 < 30mmHg$ 时，可严重影响中枢神经系统的能量代谢，直接抑制呼吸中枢，导致肺通气量减少。中枢性呼吸衰竭表现为呼吸抑制，呼吸节律和频率不规则，出现周期性呼吸甚至呼吸停止。周期性呼吸是异常的呼吸形式，表现为呼吸加强与减弱减慢甚至暂停交替出现，常见的有潮式呼吸和间停呼吸两种形式。潮式呼吸又称陈-施呼吸，其特点是呼吸逐渐增强、增快，再逐渐减弱、减慢，与呼吸暂停交替出现；间停呼吸又称比-奥呼吸，其特点是在一次或多次强呼吸后继以长时间呼吸停止，之后再次出现数次强的呼吸。

（二）循环系统的变化

1. 心脏功能和结构变化

（1）心率：急性轻度或中度缺氧时，低氧通气反应增强，呼吸运动增强，刺激肺牵张感受器，反射性兴奋交感神经，使心率加快，有利于增加血液循环对氧的运输，是机体对缺氧的一种代偿性反应。严重缺氧可直接抑制心血管运动中枢，并引起心肌能量代谢障碍，使心率减慢。

（2）心肌收缩力：缺氧初期，交感神经兴奋，作用于心脏 $\beta$-肾上腺素能受体，使心肌收缩力增强。以后，由于心肌缺氧可降低心肌的舒缩功能，使心肌收缩力减弱。极严重的缺氧可直接抑制心血管运动中枢，引起心肌的能量代谢障碍和心肌收缩蛋白丧失，使心肌收缩力减弱。

（3）心输出量：进入高原初期，心输出量增加，久居高原后，心输出量逐渐回降。低张性缺氧时，心输出量增加的机制主要是交感神经兴奋使心率加快、心肌收缩力增强，以及因呼吸运动增强而致的回心血量增加。心输出量增加有利于增加对器官组织的血液供应，是急性缺氧时的重要代偿机制。极严重的缺氧可因心率减慢、心肌收缩力减弱，使心输出量降低。

（4）心律：严重缺氧可引起窦性心动过缓、期前收缩，甚至发生心室颤动。$PaO_2$ 过度降低可经颈动脉体反射性地兴奋迷走神经，引起窦性心动过缓。缺氧时细胞内、外离子分布改变，心肌细胞内 $K^+$ 减少，$Na^+$ 增多，静息膜电位降低，心肌兴奋性和自律性增高，传导性降低，易发生异位心律和传导阻滞。

（5）心脏结构改变：久居高原、慢性阻塞性肺疾病，由于持久的肺动脉压升高和血液黏滞度增加，使右心室负荷加重，右心室肥大，严重时发生心力衰竭。

2. 血流分布改变

缺氧时，全身各器官的血流分布发生改变，心和脑的血流量增多，而皮肤、内脏、骨骼肌和肾的组织血流量减少。例如，到达 3000m 高原 12 小时后，脑血流量可增加 33%。缺氧时血流重新分布的机制是：①所有血管均有自主神经分布，但不同器官血管的 $\alpha$-肾上腺素受体的密度不同，对儿茶酚胺的反应性不同。皮肤、内脏和肾脏的血管 $\alpha$-肾上腺素受体密度高，缺氧时交感神经兴奋、儿茶酚胺释放增多，这些部位的血管收缩，血流量减少。②局部代谢产物对血管的调节。心脏和脑组织缺氧时产生大量的乳酸、腺苷、$PGI_2$ 等代谢产物，这些代谢产物可引起局部组织血管扩张，从而使组织血流量增多。③不同器官血管对缺氧的反应性不同。缺氧引起心、脑血管平滑肌细胞膜的 $Ca^{2+}$ 激活钾通道（$K_{Ca}$）和 ATP 敏感性钾通道（$K_{ATP}$）开放，钾外流增多，细胞膜超极化，$Ca^{2+}$ 内流减少，血管平滑肌松弛，血管扩张。与之相反，缺氧引起肺血管平滑肌细胞膜钾离子通道关闭，细胞膜去极化 $Ca^{2+}$ 内流增多，血管收缩。

缺氧时血液重新分布有利于保证重要生命器官氧的供应，具有重要的代偿意义。但如果反应过于强烈，则可产生不利的影响。例如，平原人进入高原后，脑血流量增多，有利于保证脑的血液和氧供，但如果脑血流量增加过多，超过脑室和脊髓腔的缓冲能力，则可引起颅内压显著增高，成为剧烈头痛等高原反应症状发生的重要机制。

[经典例题 1]

呼吸衰竭易并发功能性肾衰这是由于

A. 产生广泛性肾小球器质性损伤　　B. 酸中毒导致血清 $K^+$ 浓度增高

C. 肺过度通气，血氧升高　　D. 肾血流量严重减少

E. 易产生急性肾小管坏死

[参考答案] 1. D

3. 肺循环的变化

急性缺氧引起肺血管收缩，慢性缺氧在引起血管收缩的同时还可引起以管壁增厚、管腔狭窄为特征的肺血管结构改建，导致持续的肺动脉高压。

（1）缺氧性肺血管收缩

肺循环的特点是流量大、压力低、阻力小、容量大，有利于使流经肺的血液充分氧合。肺泡气 $PO_2$ 降低可引起该部位肺小动脉收缩，称为缺氧性肺血管收缩（HPR）。HPR 在人及牛、犬、猪等多种动物普遍存在，其生理学意义在于减少缺氧肺泡周围的血流，使这部分血流转向通气充分的肺泡，有利于维持肺泡通气与血流的适当比例，从而可维持较高的 $PaO_2$。此外，正常情况下，由于重力的作用，肺尖部的肺泡通气量较大，而血流量相对不足，该部位肺泡气中的氧不能充分被血液运走。当缺氧引起较广泛的肺血管收缩导致肺动脉压升高时，肺尖部的血流增加，使这部分的肺泡通气得到更充分的利用。由此可以看出，HPR 是对缺氧的一种代偿性反应。但过强的 HPR 则是高原肺水肿发生的重要机制。临床研究发现，高原肺水肿患者的 HPR 和肺动脉压显著高于同海拔健康人。

缺氧引起肺血管收缩的机制在于：①缺氧抑制肺血管平滑肌钾通道。肺动脉平滑肌细胞上有电压依赖性钾通道（$K_v$）、$Ca^{2+}$ 激活钾通道（$K_{Ca}$）和 ATP 敏感性钾通道（$K_{ATP}$），其中 $K_v$ 是决定肺动脉平滑肌细胞静息膜电位的主要钾通道，急性缺氧可抑制该通道的开放，使 $K^+$ 外流减少，细胞膜去极化，电压控制的钙离子通道开放，$Ca^{2+}$ 内流增多引起血管收缩。钾离子通道开放剂和钙离子通道阻断剂均可抑制 HPR。此外，缺氧可使肺动脉平滑肌细胞膜对 $Na^+$、$Ca^{2+}$ 的通透性增高，促使 $Na^+$、$Ca^{2+}$ 内流，导致肌细胞兴奋性与收缩性增高，易于发生 HPR。②缺氧时平滑肌活性氧（ROS）产生增多。缺氧引起肺血管平滑肌细胞线粒体功能障碍，导致活性氧产生增多。ROS 可抑制 $K_v$ 通道，使 $Ca^{2+}$ 内流增多。同时，ROS 可激活肌质网上的雷诺丁受体，促进肌质网释放钙，使细胞内游离钙增多，血管收缩。③缩血管物质增多，舒血管物质减少。肺组织产生的或循环系统中的多种血管活性物质可作用于肺血管，影响肺小动脉的舒缩状态。缺氧时，血栓素 $A_2$、内皮素、血管紧张素Ⅱ、5-羟色胺等缩血管物质产生增多，而一氧化氮、前列环素、肾上腺髓质素、心房利钠因子等舒血管物质产生减少，结果导致肺血管收缩。④交感神经兴奋。肺小动脉 α-肾上腺素受体密度高，与去甲肾上腺素的亲和力大。缺氧时，交感神经兴奋，经 α 受体引起肺血管收缩。有实验证明，肺血管平滑肌的 α-肾上腺素受体基因的表达受氧分压调节，缺氧后肺血管 α 受体增加，β 受体减少。

（2）缺氧性肺动脉高压

慢性缺氧不仅使肺小动脉长期处于收缩状态，还可引起肺血管壁平滑肌细胞和成纤维细胞的肥大和增生，导致肺血管结构改建，表现为无肌型微动脉肌化，小动脉中层平滑肌增厚，管腔狭窄，同时肺血管壁中胶原和弹性纤维沉积，血管硬化，顺应性降低，形成持续的缺氧性肺动脉高压。持久的肺动脉高压，可因右心室后负荷增加而导致右心室肥大以至衰竭。缺氧性肺动脉高压是肺源性心脏病和高原心脏病发生的中心环节。

急性缺氧引起的肺动脉压升高在解除缺氧后迅速恢复正常，而慢性缺氧患者的肺动脉高压在解除缺氧后仅部分恢复，达不到正常水平，说明缺氧性肺动脉高压的发生机制包括血管收缩和结构改建两个方面。①长期缺氧可选择性抑制肺动脉 $K_v$ 通道 α 亚单位的表达，使外向性 $K^+$ 电流减少，细胞膜去极化，$Ca^{2+}$ 内流增加，在引起血管收缩的同时促进平滑肌细胞增殖。②缺氧可引起肺血管内皮细胞、平滑肌细胞和成纤维细胞等释放多种血管活性物质和细胞因子。缺氧时，血管紧张素Ⅱ、内皮素-1 等缩血管物质合成释放增多，它们在引起血管收缩的同时，可促进血管平滑肌细胞增殖。相反，具有舒张血管、抑制平滑肌细胞增殖作用的 NO、$PGI_2$ 等物质释放减少。③缺氧时细胞内 ROS 增多，可激活 RhoA、Rho 激酶，进而提高肌球蛋白轻链的磷酸化水平（MLC-P），引起平滑肌持续收缩。同时，RhoA 可以与缺氧诱导因子-1 一起，上调多种增殖相关的基因表达，促进增殖。④肺血管持续收缩，可通过细胞骨架应力变化等途径促进细胞增殖。

4. 组织毛细血管增生

慢性缺氧可引起组织中毛细血管增生，尤其是心脏和脑的毛细血管增生更为显著。缺氧时毛细血管增生的机制：①缺氧诱导因子-1 增多，上调血管内皮生长因子等基因的表达，进而促进毛细血管增生。②缺氧时 ATP 生

成减少，腺苷形成增多，腺苷可刺激血管生成。组织中毛细血管增生、密度增大，缩短了氧从血管向组织细胞弥散的距离，具有代偿意义。

（三）血液系统的变化

缺氧可使骨髓造血增强及氧合血红蛋白解离曲线右移，从而增加氧的运输和释放，在缺氧的适应中有重要意义。

1. 红细胞和 Hb 增多

慢性缺氧时红细胞增多主要是由骨髓造血增强所致，其机制是：缺氧引起肾小管旁间质细胞内 HIF-1 蛋白含量增多，活性增高，促进促红细胞生成素（EPO）基因表达，使 EPO 合成释放增多。EPO 主要通过抑制原红细胞和早幼红细胞凋亡，促进其生存，从而使红细胞生成增加。同时，Hb 含量增多。

红细胞和 Hb 含量增多可增加血液的氧容量和氧含量，增加组织的供氧量，是机体对慢性缺氧的一种重要代偿性反应。大多数人进入高原后红细胞增加到一定程度后即趋于稳定，但少数人的红细胞会过度增多（Hb 可达 210~280g/L，血细胞比容可达 60%~90%）。此时，因血液黏滞度和血流阻力显著增加，导致微循环障碍，加重组织细胞缺氧，出现头痛、头晕、失眠等多种症状，并易导致血栓形成等并发症，称为高原红细胞增多症。

2. 红细胞内 2，3-DPG 增多，红细胞释氧能力增强

从平原进入高原后，红细胞内 2，3-DPG 含量迅速增高，返回平原后迅速恢复。2，3-DPG 是在红细胞内糖酵解支路中产生的，二磷酸甘油酸变位酶（DPGM）催化其合成，二磷酸甘油酸磷酸酶（DPGP）促进其分解，其功能主要是调节 Hb 与氧的亲和力：①2，3-DPG 与还原 Hb（HHb）结合，使其空间结构稳定，从而结合氧的能力降低；②2，3-DPG 本身为酸性，增多时使红细胞内 pH 降低，通过 Bohr 效应降低 Hb 与氧的亲和力，氧离曲线右移，有利于红细胞释放出更多的氧，供组织、细胞利用。

红细胞内 2，3-DPG 含量多少取决于糖酵解速度、DPGM 和 DPGP 的活性，以及 2，3-DPG 与 Hb 的结合量。缺氧时 2，3-DPG 增多的机制是：①生成增多。低张性缺氧时氧合 Hb（HbO$_2$）减少，脱氧 Hb（HHb）增多。HbO$_2$ 的中央孔穴小，不能结合 2，3-DPG，而 HHb 的中央空穴大，可结合 2，3-DPG。HHb 增多，对 2，3-DPG 的结合增加，红细胞内游离的 2，3-DPG 减少，使 2，3-DPG 对磷酸果糖激酶和 DPGM 的抑制作用减弱，从而使糖酵解增强，2，3-DPG 生成增多。另外，缺氧时代偿性过度通气引起呼吸性碱中毒，以及由于脱氧血红蛋白稍偏碱性，致使 pH 增高，激活磷酸果糖激酶使糖酵解增强，同时促进 DPGM 的活性，2，3-DPG 合成增加。②分解减少。pH 增高可抑制 DPGP 的活性，使 2，3-DPG 分解减少。

# 第五章　发　热

发热是指由于致热原的作用使体温调定点上移而引起的调节性体温升高。

发热不是体温调节障碍，其体温调节功能正常，只是由于调定点上移，将体温调节到较高水平，为调节性体温升高。临床上见到的体温升高，除调节性体温升高即发热外，还有非调节性体温升高，即调定点并未发生移动，而是由于体温调节障碍（如体温调节中枢损伤），或散热障碍（皮肤鱼鳞病和环境高温所致的中暑等）及产热器官功能异常（甲状腺功能亢进）等，体温调节中枢不能将体温控制在与调定点相适应的水平上，是被动性体温升高，故把这类体温升高称为过热。

一、病因和发病机制

（一）发热激活物

发热是由发热激活物作用于机体，激活内生致热原细胞，使之产生和释放内生致热原（endogenous pyrogen，EP），再经一些后续环节引起体温升高。发热激活物又称 EP 诱导物，包括外致热原（exogenous pyrogen）和某些体内产物。

1. 外致热原

来自体外的致热物质称为外致热原。

（1）细菌：①革兰阳性细菌：此类细菌感染是常见的发热原因。这类细菌全菌体、菌体碎片及释放的外毒素，以及细胞壁中的肽聚糖均是重要的致热物质。②革兰阴性细菌：这类菌群的致热性除全菌体和胞壁中所含的

肽聚糖外，其胞壁中所含的内毒素（endotoxin，ET）是主要的致热成分。ET 的主要成分为脂多糖（lipopolysaccharide，LPS），具有高度水溶性，是效应很强的发热激活物。ET 是最常见的外致热原，耐热性高（一般需干热 160℃ 2 小时才能灭活），是血液制品和输液过程中的主要污染物。③分枝杆菌：典型菌群为结核杆菌。其全菌体及细胞壁中所含的肽聚糖、多糖和蛋白质都具有致热作用。

（2）病毒：病毒感染是人体常见的传染病。病毒是以其全病毒体和其所含的血细胞凝集素致热。

（3）真菌：真菌的致热因素是全菌体及菌体内所含的荚膜多糖和蛋白质。

（4）螺旋体：螺旋体感染是引起发热的原因之一。钩端螺旋体内含有溶血素和细胞毒因子等可致热，回归热螺旋体的代谢裂解产物入血后引起高热，梅毒螺旋体内所含的外毒素可导致低热。

（5）疟原虫：疟原虫感染人体后，其潜隐子进入红细胞并发育成裂殖子，当红细胞破裂时，大量裂殖子和代谢产物（疟色素等）释放入血，引起高热。

### 2. 体内产物

（1）抗原抗体复合物：抗原抗体复合物对产 EP 细胞有激活作用。

（2）类固醇：体内某些类固醇（steroid）产物有致热作用，睾酮的中间代谢产物本胆烷醇酮是其典型代表。

（3）体内组织的大量破坏：严重的心脏病急性发作、大手术后、X 线或核辐射等导致机体组织大量破坏，均可引起发热，严重者可持续数天。

### （二）内生致热原

产生内生致热原细胞在发热激活物的作用下，产生和释放的能引起体温升高的物质，称之为内生致热原。

#### 1. 内生致热原的种类

（1）白细胞介素-1（interleukin-1，IL-1）：是由单核细胞、巨噬细胞、内皮细胞、星状细胞、角质细胞及肿瘤细胞等多种细胞在发热激活物的作用下所产生的多肽类物质，目前已发现其有两种亚型：IL-1α 和 IL-1β。IL-1 受体广泛分布于脑内，密度最大的区域位于最靠近体温调节中枢的下丘脑外侧。IL-1 不耐热，70℃ 30 分钟即丧失活性。

（2）肿瘤坏死因子（tumor necrosis factor，TNF）：多种外致热原，如葡萄球菌、链球菌、内毒素等都可诱导巨噬细胞、淋巴细胞等产生和释放 TNF。TNF 也有两种亚型：TNFα 和 TNFβ，二者有相似的致热活性。TNF 也不耐热 70℃ 30 分钟失活。另外，TNFα 在体内和体外都能刺激 IL-1β 的产生，IL-1β 也可诱导 TNFα 的产生。

（3）干扰素（interferon，IFN）：是一种具有抗病毒、抗肿瘤作用的蛋白质，主要由单核细胞和淋巴细胞所产生，有 IFNα、IFNβ 和 IFNγ 三种类型，均与发热有关。IFN 反复注射可产生耐受性。IFN 不耐热，60℃ 40 分钟可灭活。

（4）白细胞介素-6（interleukin-6，IL-6）：是由单核细胞、纤维细胞和内皮细胞等分泌的细胞因子，ET、病毒、IL-1、TNF、血小板生长因子等都可诱导其产生和释放。IL-6 能引起各种动物的发热反应，但作用弱于 IL-1 和 TNF。

（5）巨噬细胞炎症蛋白-1（macrophage inflammatory protein-1，MIP-1）：是内毒素作用于巨噬细胞所诱生的肝素-结合蛋白质。

#### 2. 内生致热原的产生和释放

内生致热原的产生和释放是一个复杂的细胞信息传递和基因表达调控的过程。这一过程包括产 EP 细胞的激活、EP 的产生和释放。所有能够产生和释放 EP 的细胞都称之为产 EP 细胞，包括单核细胞、巨噬细胞、内皮细胞、淋巴细胞、星状细胞以及肿瘤细胞等。当这些细胞与发热激活物如 LPS 结合后，即被激活，从而始动 EP 的合成。

经典的产生内生致热原细胞活化方式主要包括以下两种：

（1）Toll 样受体（Toll-like receptor，TLR）介导的细胞活化：主要为革兰阴性细菌 LPS 激活细胞的方式。在上皮细胞和内皮细胞，首先 LPS 与血清中 LPS 结合蛋白（lipopolysaccharide binding protein，LBP）结合，形成复合物。LBP 将 LPS 转移给可溶性 CD14（sCD14），形成 LPS-sCD14 复合物，再作用于细胞膜上的 TLR，使细胞活化。而在单核/巨噬细胞，LPS 与 LBP 形成复合物后，再与细胞表面 CD14（mCD14）结合，形成三重复合物，再经 TLR 将信号传至细胞内。TLR 将信号通过类似 IL-1 受体活化的信号转导途径，激活核转录因子（NF-κB），启动 IL-1、TNF、IL-6 等细胞因子的基因表达，合成内生致热原。EP 在细胞内合成后即可释放入血。

（2）T 细胞受体（T cell receptor，TCR）介导的 T 淋巴细胞活化途径：主要为革兰阳性细菌的外毒素以超抗原

(SAg)形式活化细胞，此种方式亦可激活 B 淋巴细胞及单核/巨噬细胞。SAg 与淋巴细胞的 TCR 结合后导致多种蛋白酪氨酸激酶(protein tyrosine kinase，PTKs)活化，胞内多种酶类及转录因子参与这一过程。在 T 淋巴细胞活化过程中，磷脂酶(phospholipase C，PLC)和鸟苷酸结合蛋白 p21 ras(Ras)途径具有重要作用。①PLC 途径：PTKs 活化使细胞内 PLC 磷酸化后，分解细胞膜上的磷脂酰肌醇二磷酸生成三磷酸肌醇($IP_3$)和甘油二酯(DAG)；$IP_3$ 可促使胞外 $Ca^{2+}$ 内流及肌质网 $Ca^{2+}$ 释放进而活化核因子 NFAT；DAG 可激活蛋白激酶 C 进而促使多种核转录因子，如 NF-κB 等活化。② Ras 途径：活化的 PTKs 使 Ras 转化为活性形式后，可经 raf-1 激活 MAPK，使 Fos 和 Jun 家族转录因子活化。PLC 途径与 Ras 途径具有协调作用。以上这些核转录因子活化入核后即可启动 T 淋巴细胞活化与增殖，并大量合成与分泌 TNF、IL-1 和 IFN 等。

(三)发热时的体温调节机制

1. 体温调节中枢

发热体温正负调节学说认为，发热体温调节中枢可能由两部分组成，一个是正调节中枢，主要包括视前区-下丘脑前部(POAH)等；另一个是负调节中枢，主要包括中杏仁核、腹中隔和弓状核等。当外周致热信号通过这些途径传入中枢后，启动体温正负调节机制，一方面通过正调节介质使体温上升，另一方面通过负调节介质限制体温升高。正、负调节相互作用的结果决定调定点上移的水平及发热的幅度和时程。因此，发热体温调节中枢是由正、负调节中枢构成的复杂的功能系统。

2. 致热信号传入中枢的途径

(1)EP 通过血脑屏障转运入脑：这是一种较直接的信号传递方式。在血脑屏障的毛细血管床部位分别存在 IL-1、IL-6、TNF 的可饱和转运机制，其可将相应的 EP 特异性地转运入脑。另外，作为细胞因子的 EP 也可能从脉络丛部位渗入或者易化扩散入脑，通过脑脊液循环分布到 POAH。

(2)EP 通过终板血管器作用于体温调节中枢：终板血管器(VOLT)位于视上隐窝上方，紧靠 POAH，是血脑屏障的薄弱部位。该处存在有孔毛细血管，对大分子物质有较高的通透性。EP 可能由此入脑；或是 EP 由分布在此处的巨噬细胞、神经胶质细胞等膜受体识别结合，产生新的信息介质，将致热原的信息传入 POAH。

3. 发热中枢调节介质

进入脑内的 EP 首先作用于体温调节中枢，引起发热中枢介质的释放，从而使调定点改变。发热中枢介质可分为两类：正调节介质和负调节介质。

(1)正调节介质：包括前列腺素 E(prostaglandin E，PGE)、环磷酸腺苷(cAMP)、$Na^+/Ca^{2+}$ 比值、促肾上腺皮质激素释放素和一氧化氮。EP→下丘脑 $Na^+/Ca^{2+}$↑→cAMP↑→调定点上移，可能是多种致热原引起发热的重要途径。

(2)负调节介质：主要包括精氨酸加压素、黑素细胞刺激素、膜联蛋白 A1(又称脂皮质蛋白-1)和白细胞介素-10。由于各种感染性疾病引起的发热很少超过 41℃，因此，发热时体温上升的幅度被限制在特定范围内的现象称为热限(febrile ceiling)。这是机体的自我保护功能和自稳调节机制，具有极其重要的生物学意义。

4. 发热时体温调节的方式及发热的时相

调定点的正常设定值在 37℃ 左右。发热时，来自体内外的发热激活物作用于产 EP 细胞，引起 EP 的产生和释放，EP 再经血液循环到达颅内，在 POAH 或 OVLT 附近，引起中枢发热介质的释放，后者作用于相应的神经元，使调定点上移。体温调节中枢对产热和散热进行调整，从而把体温升高到与调定点相适应的水平。在体温上升的同时，负调节中枢也被激活，产生负调节介质，进而限制调定点的上移和体温的上升。正、负调节相互作用的结果决定体温上升的水平。发热持续一定时间后，随着激活物被控制或消失，EP 及增多的介质被清除或降解，调定点迅速或逐渐恢复到正常水平，体温也相应被调控下降至正常。这个过程大致分为三个时相。

(1)体温上升期

在发热的开始阶段，由于正调节占优势，调定点上移，此时原来的正常体温变成了"冷刺激"，中枢对"冷"信息起反应，发出指令经交感神经到达散热中枢，引起皮肤血管收缩和血流减少，导致皮肤温度降低和散热减少，同时指令到达产热器官，引起寒战和物质代谢加强，产热随之增加。寒战是骨骼肌不随意的节律性收缩，由于是屈肌和伸肌同时收缩，所以不表现外功，肢体不发生伸屈运动，但产热率可比正常增加 4~5 倍。

热代谢特点：机体一方面减少散热，另一方面增加产热，结果使产热大于散热，体温因而升高。

临床表现：由于皮肤温度下降，病人感到发冷或恶寒(其实此时的中心温度已经开始上升)。另外，因立毛肌收缩，皮肤可出现"鸡皮疙瘩"。

（2）高温持续期（高峰期）

当体温升高到调定点的新水平时，便不再继续上升，而是在与新调定点相适应的高水平上波动，称为高温持续期，也称高峰期或稽留期。由于此期中心体温已与调定点相适应，所以寒战停止并开始出现散热反应。

热代谢特点：产热与散热在高水平保持相对平衡。

临床表现：患者有酷热感，因散热的反应皮肤血管扩张、血流量增加，皮温高于正常，病人不再感到寒冷，皮肤的"鸡皮疙瘩"也消失。此外，皮肤温度的升高加强了皮肤水分的蒸发，因而皮肤和口唇比较干燥。此期持续时间因病因不同而异，从几小时（如疟疾）、几天（如大叶性肺炎）到1周以上（如伤寒）。

（3）体温下降期（退热期）

经历了高温持续期后，由于激活物、EP及发热介质的消除，体温调节中枢的调定点返回到正常水平。这时由于血温高于调定点，POAH的温敏神经元发放频率增加，通过调节作用使交感神经的紧张性活动降低，皮肤血管进一步扩张。

热代谢特点：散热增强，产热减少，体温开始下降，逐渐恢复到正常调定点相适应的水平。

临床表现：大量出汗，严重者可致脱水，此期由于高血温及皮肤温度感受器传来的热信息对发汗中枢的刺激，汗腺分泌增加。退热期持续几小时或一昼夜（骤退），甚至几天（渐退）。

## 二、代谢与功能的改变

（一）物质代谢的改变

体温升高时物质代谢加快。一般认为，体温每升高1℃，基础代谢率提高13%，所以发热病人的物质消耗明显增多。如果持久发热，营养物质没有得到相应的补充，病人就会消耗自身的物质，导致消瘦和体重下降。

1. 糖代谢

发热时由于产热的需要，糖的分解代谢加强，糖原贮备减少。尤其在寒战期糖的消耗更大，乳酸的产量也大增。

2. 脂肪代谢

发热时因能量消耗的需要，脂肪分解也明显加强。由于糖原贮备不足，加上发热病人食欲较差，营养摄入不足，机体动员脂肪贮备。另外，交感-肾上腺髓质系统兴奋性增高，脂解激素分泌增加，也促进脂肪加速分解。

3. 蛋白质代谢

正常成人每日需摄入30~45g蛋白质才能维持总氮平衡。发热时由于高体温和EP促进骨骼肌蛋白分解的作用，病人体内蛋白质分解加强，尿氮比正常人增加2~3倍。蛋白质分解加强可为肝脏提供大量游离氨基酸，用于急性期反应蛋白的合成和组织修复。

4. 水、电解质及维生素代谢

在发热的体温上升期，由于肾血流量的减少，尿量也明显减少，$Na^+$和$Cl^-$的排泄也减少。但到退热期因尿量的恢复和大量出汗，$Na^+$、$Cl^-$排出增加。高温持续期的皮肤和呼吸道水分蒸发的增加及退热期的大量出汗可导致水分的大量丢失，严重者可引起脱水。因此，高热病人退热期应及时补充水分和适量的电解质。

（二）生理功能改变

1. 中枢神经系统功能改变

发热使神经系统兴奋性增高，特别是高热（40~41℃）时，病人可能出现烦躁、谵妄、幻觉。有些病人出现头痛（机制不明）。在小儿，高热比较容易引起抽搐（热惊厥），这可能与小儿中枢神经系统尚未发育成熟有关。有些高热病人神经系统可处于抑制状态，出现淡漠、嗜睡等，可能与IL-1的作用有关。

2. 循环系统功能改变

发热时心率加快，体温每上升1℃，心率约增加18次/分，儿童可增加得更快。心率加快主要是由于热血对窦房结的刺激所致。在一定限度内（150次/分），心率增加可增加心输出量，但如果超过此限度，心输出量反而下降。在寒战期间，心率加快和外周血管的收缩，可使血压轻度升高；高温持续期和退热期因外周血管舒张，血压可轻度下降。少数病人可因大汗而致虚脱，甚至循环衰竭，应及时预防。

3. 呼吸功能改变

发热时血温升高可刺激呼吸中枢并提高呼吸中枢对$CO_2$的敏感性，再加上代谢加强、$CO_2$生成增多，共同促使呼吸加快加强，从而有更多的热量从呼吸道散发。

4. 消化功能改变

医学教育网 www.med66.com

发热时消化液分泌减少，各种消化酶活性降低，因而产生食欲减退、口腔黏膜干燥、腹胀、便秘等临床征象。可能与交感神经兴奋、副交感神经抑制以及水分蒸发较多有关。也有实验证明 IL-1 和 TNF 能引起食欲减退。

(三)防御功能改变

发热对机体防御功能的影响既有有利的一面，也有不利的一面。

1. 抗感染能力的改变

有些致病微生物对热比较敏感，一定高温可将其灭活。发热时淋巴细胞、中性粒细胞、巨噬细胞等免疫细胞功能加强。发热还可促进白细胞向感染局部游走和包裹病灶。然而，发热可抑制自然杀伤细胞(NK 细胞)的活性，降低该类免疫细胞的功能，提高内毒素中毒动物的死亡率等。

2. 对肿瘤细胞的影响

发热时产 EP 细胞所产生的大量 EP(IL-1、TNF、IFN 等)，除了引起发热以外，大多具有一定程度的抑制或杀灭肿瘤细胞的作用。另外，肿瘤细胞长期处于相对缺氧状态，对高温比正常细胞敏感，当体温升高到41℃左右时，正常细胞尚可耐受，肿瘤细胞则难以耐受，其生长受到抑制并可被部分灭活。因此，目前发热疗法已被用于肿瘤的综合治疗，尤其是那些对放疗或化疗产生抵抗的肿瘤，发热疗法仍能发挥一定的作用。

3. 急性期反应

急性期反应是机体在细菌感染和组织损伤时所出现的一系列急性时相的反应。EP 在诱导发热的同时，也引起急性期反应。主要包括急性期蛋白的合成增多(详见应激)、血浆微量元素浓度的改变及白细胞计数的改变。急性期反应是机体防御反应的一个组成部分。

综上所述，发热对机体防御功能的影响是利弊并存，可能与发热程度有一定的关系。中等程度的发热可能有利于提高宿主的防御功能，但高热就有可能产生不利的影响。

# 第六章　应　激

## 一、概述

应激是指机体在受到内外环境因素及社会、心理因素刺激时所出现的全身性非特异性适应反应，又称为应激反应。这些刺激因素称为应激原，包括外环境因素、内环境因素和心理社会因素三大类。生理性应激指应激原不十分强烈，且作用时间较短的应激(如体育竞赛、饥饿、考试等)，是机体对轻度的内外环境变化及社会心理刺激的一种重要防御适应反应，它有利于调动机体潜能又不致对机体产生严重影响，又称为良性应激。病理性应激是指应激原强烈且作用时间持久的应激(如休克、大面积烧伤等)，可引起机体自稳态的严重失调，甚至导致应激性疾病，又称为劣性应激。理化、生物因素所致的应激称为躯体应激，而心理、社会因素所致的应激称为心理应激。

全身适应综合征(GAS)是指在剧烈运动、毒物、寒冷、高温及严重创伤等多种有害因素刺激下出现的一整套神经内分泌变化，这些变化既具有一定适应代偿意义，又可导致机体多方面的紊乱与损害。GAS 分为三个时期。

1. 警觉期

在应激原作用后立即出现，为机体防御机制的快速动员期。其神经-内分泌改变以交感-肾上腺髓质系统兴奋为主，并伴有肾上腺糖皮质激素(GC)的分泌增多。这些变化的病理生理意义在于使机体处于"应战状态"，有利于机体进行格斗或逃避。

2. 抵抗期

以交感-肾上腺髓质兴奋为主的反应逐步消退，而肾上腺皮质开始肥大，GC 分泌进一步增多。在本期中，GC 在增强机体的抗损伤方面发挥重要作用。但免疫系统开始受到抑制，胸腺萎缩，淋巴细胞数目减少及功能减退。

3. 衰竭期

机体在经历持续强烈的应激原作用后，其能量贮备及防御机制被耗竭，糖皮质激素受体(GR)的数目及亲和力下降，机体内环境严重失调，相继出现一个或多个器官衰竭，最后归于死亡。

## 二、躯体反应

### (一)神经内分泌反应

1. 交感-肾上腺髓质系统兴奋

应激时重要的神经内分泌反应之一是交感-肾上腺髓质系统的兴奋，表现为血浆去甲肾上腺素(NE)和肾上腺素浓度迅速升高。交感-肾上腺髓质系统的强烈兴奋主要参与调控机体对应激的急性反应。介导一系列的代谢和心血管代偿机制以克服应激原对机体的威胁或对内环境的干扰。其防御意义主要表现在以下方面：①使心率增快、心肌的收缩力增强和外周阻力增加，从而提高心输出量和血压；②使皮肤、腹腔内脏及肾等的血管收缩，而脑血管口径无明显变化，冠状血管和骨骼肌血管扩张，通过使血液重新分布，保证心脏、脑和骨骼肌的血液供应，使应激时的组织供血更充分、合理；③有利于改善肺泡通气，以向血液提供更多的氧；④促进糖原和脂肪分解，满足应激时机体组织增加的能源需求。上述作用促使机体紧急动员，使机体处于一种唤起状态。但强烈的交感-肾上腺髓质系统的兴奋也引起明显的能量消耗和组织分解，导致血管痉挛和促进血小板凝聚，致使某些部位组织缺血、胃肠黏膜糜烂、溃疡、出血和致死性心律失常等。

2. 下丘脑-垂体-肾上腺皮质激素系统(HPA)激活

应激时下丘脑的促肾上腺皮质激素释放激素(CRH)分泌增多。CRH是HPA轴激活的关键环节，能促进垂体分泌促肾上腺皮质激素(ACTH)，使肾上腺皮质分泌GC增多。

GC分泌增多是应激最重要的反应之一，对机体抵抗有害刺激起着极为重要的作用。其提高机体抵抗力的可能机制有：①促进蛋白质分解和糖异生，使应激时肝糖原得到补充，从而将血糖维持在高水平；②允许作用：表现为儿茶酚胺、胰高血糖素和生长素引起脂肪动员增加、糖原分解增加等代谢效应，必须要有GC的存在；③稳定溶酶体膜，防止或减轻溶酶体酶对组织细胞的损害；④抑制中性粒细胞的活化，抑制炎症介质和细胞因子的生成，具有抗炎、抗免疫的自稳作用。

但GC持续增加也会对机体产生一系列不利影响：①明显抑制免疫系统，使机体的免疫力下降，易发生感染；②导致代谢改变，如血脂升高、血糖升高，并参与形成胰岛素抵抗等；③抑制甲状腺轴和性腺轴，导致内分泌紊乱、性功能减退以及儿童生长发育迟缓。

3. 中枢神经系统(CNS)的变化

与应激最密切相关的CNS部位包括大脑皮质、边缘系统、杏仁体、海马、下丘脑、脑桥的蓝斑等结构。这些部位在应激时可出现活跃的神经传导、神经递质和神经内分泌变化，并出现相应的功能改变。

脑干蓝斑及其相关的去甲肾上腺素神经元是交感-肾上腺髓质系统的中枢位点，上行主要与大脑边缘系统有密切的往返联系，成为应激时情绪/认知/行为变化的结构基础。下行则主要至脊髓侧角，行使调节交感-肾上腺髓质系统的功能。应激时蓝斑区NE神经元激活和反应性增高，持续应激还使该脑区的酪氨酸羟化酶(NE合成限速酶)活性升高，蓝斑投射区(下丘脑、海马、杏仁体)的NE水平升高，机体出现紧张、兴奋和专注程度的升高；过度时则会产生焦虑、害怕或愤怒等情绪反应。此外，脑干的去甲肾上腺素能神经元还与室旁核分泌CRH的神经元有直接的纤维联系，是应激时启动HPA轴的重要结构基础。

下丘脑的室旁核(PVN)是HPA轴的中枢位点，其上行主要与杏仁复合体、海马、边缘皮质有广泛的往返联系，与蓝斑亦有丰富的交互联络，其分泌的CRH是应激反应的核心神经内分泌激素，其重要功能是调控应激时的情绪行为反应。目前认为，适量的CRH增多可促进适应，使机体兴奋或有愉快感；但当CRH大量增加，特别是慢性应激时的持续增加则造成适应机制的障碍，出现焦虑、抑郁、食欲与性欲减退等。

4. 其他神经内分泌变化

(1)胰高血糖素和胰岛素：应激时，交感神经兴奋，可以通过作用于胰岛的A细胞使胰高血糖素分泌增多，作用于胰岛的B细胞使胰岛素分泌减少，其结果使血糖水平明显增加，有助于满足机体在应激时对能量的需求。

应激时外周组织还可表现对胰岛素的反应性降低，出现胰岛素抵抗。胰岛素抵抗的生理意义在于减少胰岛素依赖组织(如骨骼肌)对糖的利用，以保证创伤组织和胰岛素非依赖组织(如脑、外周神经等)能获得充分的葡萄糖。

(2)调节水盐平衡的激素：运动、情绪紧张、创伤、疼痛、手术等应激原可引起抗利尿激素(ADH)分泌增加。这些应激原也可激活肾素-血管紧张素-醛固酮系统，使血浆中醛固酮增多。增多的ADH和醛固酮可促进肾小管上皮细胞对水和钠的重吸收，减少尿量，从而有利于维持血容量。

(3)β-内啡肽：多种应激原(创伤、休克、感染等)可使其分泌增多，β-内啡肽有很强的镇痛作用，可减轻创伤患者的疼痛及其诱发的其他不良应激反应。β-内啡肽和 ACTH 都来自阿黑皮素原(POMC)这一共同的前体,因此血中 β-内啡肽水平增高能抑制 ACTH 和 GC 的分泌,此外还能抑制交感-肾上腺髓质系统的活性,以避免这两个系统在应激过程中被过度激活。

除上述变化外,应激时还可引起其他许多神经内分泌的变化,降低的有 TRH、TSH、GnRH、LH、FSH 以及 $T_4$、$T_3$ 等,增高的如催乳素等。

表 12-2 应激时其他内分泌变化

| 名称 | 分泌部位 | 变化 |
| --- | --- | --- |
| β-内啡肽 | 腺垂体等 | 升高 |
| 抗利尿激素或加压素 | 下丘脑(室旁核) | 升高 |
| 促性腺激素释放激素 | 下丘脑 | 降低 |
| 生长素 | 腺垂体 | 急性应激升高,慢性应激降低 |
| 催乳素 | 腺垂体 | 升高 |
| 促甲状腺释放素 | 下丘脑 | 降低 |
| 促甲状腺素 | 垂体前叶 | 降低 |
| $T_4$、$T_3$ | 甲状腺 | 降低 |
| 黄体生成素 | 垂体前叶 | 降低 |
| 促卵泡素 | 垂体前叶 | 降低 |

(二)急性期反应

感染、烧伤、大手术、创伤等应激原可导致体温升高、血糖升高、分解代谢增强、负氮平衡及血浆中的某些蛋白质浓度迅速变化等快速反应。这种反应称为急性期反应(APR),这些蛋白质被称为急性期蛋白(APP)。

正常血浆中 APP 浓度较低。在多种应激原作用下,有些 APP 浓度可升高 1000 倍以上,如 C 反应蛋白(CRP)及血清淀粉样蛋白 A 等;有些 APP 只升高数倍,如 $\alpha_1$-抗胰蛋白酶、$\alpha_1$-酸性糖蛋白、$\alpha_1$-抗糜蛋白酶、纤维蛋白原等;有些 APP 只升高 50% 左右,如铜蓝蛋白、补体 C3 等;少数蛋白质在 APR 时反而减少,如白蛋白、前白蛋白、运铁蛋白等,称为负 APP。

APP 主要由肝脏产生。在炎症、感染等应激状态下,许多细胞因子的血浆水平明显升高。这些细胞因子产生增多后,刺激肝细胞及其他细胞产生及释放 APP。如白细胞介素-1(IL-1)及肿瘤坏死因子-α(TNF-α)可刺激 CRP、血清淀粉样蛋白及补体 C3 的产生,而白细胞介素-6(IL-6)可刺激纤维蛋白原、$\alpha_1$-抗胰蛋白酶及铜蓝蛋白等的产生。

APP 的主要功能为:

1. 抑制蛋白酶

在创伤、感染等应激状态,体内蛋白水解酶增多,过多的蛋白水解酶可引起组织的损害。$\alpha_1$-抗胰蛋白酶、$\alpha_1$-抗糜蛋白酶、$C_1$ 酯酶抑制因子、$\alpha_2$-抗纤溶酶等 APP 为蛋白酶抑制物,能抑制蛋白酶对组织细胞的损伤。

2. 参与凝血和纤溶

增加的凝血因子,如凝血因子Ⅷ和纤维蛋白原可在组织损伤早期促进凝血。而增加的纤溶酶原在凝血后期能促进纤溶系统的激活,有利于纤维蛋白凝块的溶解。

3. 抗感染

C 反应蛋白与细菌细胞壁结合,起抗体样调理作用;激活补体经典途经,促进吞噬细胞的功能;抑制血小板的磷脂酶,减少炎症介质的释放。此外,补体成分具有抗感染作用,纤维连接蛋白能促进单核细胞、巨噬细胞和成纤维细胞趋化活性,从而促进单核细胞的吞噬功能。

4. 结合运输功能

其他如铜蓝蛋白能活化超氧化物歧化酶(SOD),促进氧自由基的清除;结合珠蛋白、铜蓝蛋白、血红素结合蛋白等可与相应的物质结合,避免过多的游离 $Cu^{2+}$、血红素等对机体的危害。

(三)细胞应激反应

当原核或真核单细胞遭遇各种明显的环境变化(如冷、热、低氧、营养缺乏、射线、活性氧等)时,能产生一系列适应性变化，导致基因表达的改变，以增强细胞抗损伤能力和在不利环境下的生存能力。这种反应称为细胞应激。

1. 热休克反应

（1）概念：热休克反应（HSR）是指生物体在热刺激或其他应激原作用下所表现出的以基因表达改变和热休克蛋白（HSP）生成增多为特征的反应。除了热应激，许多其他对机体有害的应激因素，如低氧、缺血、活性氧、基因毒物质、ATP 缺乏、酸中毒、炎症以及感染等也可快速诱导 HSP 的生成。故 HSP 又称为应激蛋白。

（2）HSP 的功能：HSP 是生物体中广泛存在的一组高度保守的细胞内蛋白质。按其分子量分成若干个家族，如 HSP90、HSP70 和 HSP60 等；按其生成方式又可分为组成型 HSP 和诱导型 HSP。其中与应激关系最为密切的是 HSP70 家族，它们在应激时的表达明显增加。在正常状态下，新合成的蛋白质多肽链尚未经过正确的折叠，其疏水基团暴露在外，容易通过疏水基团互相结合、聚集而失去活性。HSP 通过其 C 末端的疏水区与这些新合成的蛋白质结合，防止其聚集，并帮助其完成正确折叠。在应激状态下，细胞内多种蛋白质发生变性。这些变性蛋白的疏水区域暴露在分子表面。这些蛋白质通过疏水基团互相结合、聚集而失去活性，对细胞造成严重损伤。HSP 具有分子伴侣作用，能通过其 C 末端的疏水区与变性蛋白暴露的疏水区域结合，并依赖其 N 端的 ATP 酶活性，促进变性蛋白的复性，防止它们的聚集。而当蛋白质损伤严重不能复性时，HSP 则协助蛋白酶系统对它们进行降解。HSP 可增强机体对多种应激原，如热、内毒素、病毒感染、心肌缺血等的耐受能力，对细胞产生非特异性保护作用。

（3）HSP 表达的调控：应激能促进诱导型 HSP 生成，是因为多种损伤性应激能使原来存在于胞质的热休克因子（HSF）激活。热休克因子是一种转录因子。在非应激状态下，HSF 以单体形式存在于胞质中，与 HSP 结合，不表现转录活性。多种应激原能导致蛋白质变性，变性蛋白通过与 HSP 结合使 HSF 游离并形成三聚体而激活，激活的 HSF 转入核内，与 HSP 基因上游的热休克元件（HSE）结合，促进多种热休克蛋白的表达。

2. 其他类型的细胞应激

除了热应激外，其他应激原如射线、紫外线、低氧、营养缺乏、温度或渗透压改变、过量的活性氧（ROS）、病毒感染、细菌毒素、进入生物体的药物和毒物（如抗癌剂、蛋白质和 RNA 合成抑制剂）也可导致细胞应激反应。细胞应激分为热应激、氧化应激、基因毒性应激、低氧应激、渗压性应激等。一种应激原可导致两种甚至多种细胞应激反应。

细胞的应激反应包括一系列高度有序事件，如细胞对应激原的感知、细胞内信号转导和特定转录因子的激活、基因表达的改变、多种特异性和非特异性保护性蛋白的诱导表达等，同时细胞内一些正常基因的表达则受到抑制。上述反应能去除有害刺激，保护细胞防止损伤，或修复已发生的损伤。若细胞的损伤比较严重，则通过诱导细胞凋亡或其他细胞死亡方式来清除损伤细胞，以维护内环境的稳定。例如，氧化应激是一种由活性氧（ROS）增多或清除减少引起的细胞应激反应。已证明 ROS 能通过激活多条细胞内的信号转导通路和转录因子（如 AP-1 和 NF-κB），诱导含锰离子的超氧化物歧化酶（Mn-SOD）、过氧化氢酶（CAT）和谷胱甘肽过氧化物酶（GSH-Px）等的表达，从而清除 ROS，对细胞发挥特异性的保护作用。此外，NF-κB 还能增强多种抗凋亡基因，如 Bcl-XL、c-FLIP、cIAPs 等的表达，增加细胞在 ROS 作用下的抗凋亡能力，促进细胞的存活。但是若 ROS 生成过多，或者细胞抗氧化的能力不足，氧化应激激活的一些信号分子和通路也可以诱导细胞凋亡。

### 三、应激与疾病

（一）应激性溃疡

应激性溃疡是指在大面积烧伤、严重创伤、休克、脓毒症、脑血管意外等应激状态下所出现的胃、十二指肠黏膜的急性糜烂、溃疡、出血。其病变常较表浅，少数溃疡可较深甚至穿孔。当溃疡侵犯大血管时，可导致消化道大出血。应激性溃疡可在严重应激原作用数小时内出现，其发病率可达 80% 以上。如应激原逐步解除，溃疡可在数日内愈合，而且不留瘢痕。

应激性溃疡的发生机制：

1. 黏膜缺血

应激时由于交感-肾上腺髓质系统兴奋，血液发生重分布而使胃和十二指肠黏膜小血管强烈收缩，血液灌流显著减少。黏膜缺血使黏膜上皮能量代谢障碍，碳酸氢盐及黏液产生减少，使黏膜细胞之间的紧密连接及覆盖于黏膜表面的碳酸氢盐-黏液层所组成的黏膜屏障受到破坏。与此同时，胃腔中的 $H^+$ 将顺浓度差弥散进入黏膜组织中。在胃黏膜缺血的情况下，这些弥散入黏膜内的 $H^+$ 不能被血液中的 $HCO_3^-$ 中和或随血流运走，从而使黏膜组织的 pH 明显降低，导致黏膜损伤。

**2. 糖皮质激素的作用**

应激时明显增多的糖皮质激素一方面抑制胃黏液的合成和分泌，另一方面可使胃肠黏膜细胞的蛋白质合成减少，分解增加，从而使黏膜细胞更新减慢，再生能力降低而削弱黏膜屏障功能。

**3. 其他因素**

应激时发生的酸中毒可使胃肠黏膜细胞中的 $HCO_3^-$ 减少，从而降低黏膜对 $H^+$ 的缓冲能力。同时，十二指肠液中的胆汁酸(来自于胆汁)、溶血卵磷脂及胰酶(来自于胰液)反流入胃，亦可导致胃黏膜损伤。此外，胃肠黏膜富含黄嘌呤氧化酶，在缺血-再灌注时，生成大量氧自由基，可引起黏膜损伤。

**(二)创伤后应激障碍**

创伤后应激障碍(PTSD)是指受到严重而剧烈的精神打击(例如经历恐怖场面、恶性交通事件、残酷战争、凶杀场面或被强暴等)而引起的延迟出现或长期持续存在的精神障碍，一般在遭受打击后数周至数月后发病。其主要表现为：①反复重现创伤性体验，做噩梦；②易出现惊恐反应，如心慌、出汗、易惊醒；③情绪易激惹，不与周围人接触等。大多数患者可恢复，少数呈慢性病程，可长达数年之久。

# 第七章　缺血-再灌注损伤

**一、概述**

尽快恢复缺血组织的血流灌注，防止或减轻细胞受到不可逆的缺血性损伤是治疗缺血性疾病的基本原则。

在缺血组织恢复血流后损伤反而加重，甚至发生不可逆性损伤的现象称为缺血-再灌注损伤。

**二、发生机制**

缺血-再灌注损伤的发生机制主要涉及自由基的作用、细胞内钙超载和白细胞的作用。

**(一)自由基的作用**

**1. 自由基的概念**

自由基是外层电子轨道上含有单个不配对电子的原子、原子团和分子的总称。自由基的种类可分为非脂性自由基、脂性自由基和其他自由基。由氧诱发的自由基称为氧自由基，如超氧阴离子( $\cdot O_2^-$ )和羟自由基( $\cdot OH$ )属于非脂性自由基。单线态氧( $^1O_2$ )及过氧化氢( $H_2O_2$ )不是自由基，但氧化作用很强，与氧自由基共同组成活性氧。自由基的化学性质极为活泼，易于失去电子(氧化)或夺取电子(还原)，特别是其氧化作用强，故具有强烈的引发脂质过氧化作用。

**2. 自由基的代谢**

在生理情况下，氧通常是通过细胞色素氧化酶系统接受 4 个电子还原成水，同时释放能量，但也有 1%～2% 的氧接受一个电子生成 $\cdot O_2^-$ ，再接受一个电子生成 $H_2O_2$ ，或再接受一个电子生成 $\cdot OH$ 。另外，在血红蛋白、肌红蛋白、儿茶酚胺及黄嘌呤氧化酶等氧化过程中也可生成 $\cdot O_2^-$ 。生理情况下，体内两大抗氧化防御系统(酶性抗氧化剂和非酶性抗氧化剂)可以及时清除自由基，所以对机体并无有害影响。在病理条件下，由于活性氧产生过多或抗氧化酶类活性下降，则可引发氧化应激反应，导致细胞损伤甚至细胞死亡。

**3. 缺血-再灌注导致自由基生成增多的机制**

(1)黄嘌呤氧化酶形成增多：缺血时，由于 ATP 减少，膜泵功能障碍，$Ca^{2+}$ 进入细胞激活 $Ca^{2+}$ 依赖性蛋白水解酶，使黄嘌呤脱氢酶大量转变为黄嘌呤氧化酶；而 ATP 的降解产物次黄嘌呤在缺血组织中堆积。再灌注时，大量的分子氧随血液进入缺血组织，黄嘌呤氧化酶催化次黄嘌呤转变为黄嘌呤以及黄嘌呤转变为尿酸的代谢反应中会产生大量的 $\cdot O_2^-$ 和 $H_2O_2$ ，以及更为活跃的 $\cdot OH$ 。

(2)中性粒细胞聚集及激活：中性粒细胞在吞噬活动时耗氧量显著增加，所摄取的氧绝大部分经细胞内 NADPH 氧化酶和 NADH 氧化酶的催化，接受电子形成氧自由基，用以杀灭病原微生物。缺血-再灌注时，大量中性粒细胞聚集并激活，耗氧量显著增加，产生大量氧自由基，称之为呼吸爆发或氧爆发。如果机体清除自由基的酶系统活性不足或抗氧化剂不足时，就可造成组织细胞的损伤。

(3)线粒体膜损伤：线粒体是细胞氧化磷酸化反应的主要场所。缺氧时细胞内氧分压降低及 ATP 生成减少，

$Ca^{2+}$进入线粒体增多，线粒体氧化磷酸化功能障碍，以致进入细胞内的氧经单电子还原而形成的氧自由基增多，而经4价还原形成的水减少。此外，$Ca^{2+}$进入线粒体内可使锰-超氧化物歧化酶（Mn-SOD）减少，对自由基的清除能力降低，进而使自由基水平升高。

（4）儿茶酚胺自氧化增加：在各种应激包括缺氧等情况下，交感-肾上腺髓质系统可分泌大量的儿茶酚胺。过多的儿茶酚胺及其氧化产物，能产生具有细胞毒性的氧自由基，造成细胞损伤。

**4. 自由基引起缺血-再灌注损伤的机制**

自由基性质极为活泼，可与各种细胞成分，如膜磷脂、蛋白质、核酸等发生反应，造成细胞结构损伤和功能代谢障碍。

（1）膜脂质过氧化：细胞膜损伤是自由基损伤细胞的早期表现。自由基同膜脂质不饱和脂肪酸作用引发脂质过氧化反应。①使膜不饱和脂肪酸减少，细胞膜及细胞器膜如线粒体膜、溶酶体膜等液态性、流动性降低及通透性升高，可使细胞外$Ca^{2+}$内流增加；②膜脂质过氧化可激活磷脂酶C和磷脂酶D，进一步分解膜磷脂，增加自由基生成，并促进前列腺素、血栓素$A_2$和白三烯等多种生物活性物质生成；③线粒体膜脂质过氧化导致线粒体功能抑制，ATP生成减少，细胞能量代谢障碍加重。

（2）蛋白质功能抑制：①直接抑制作用：在自由基作用下，细胞结构蛋白和酶的巯基氧化形成二硫键；氨基酸氧化，胞质及膜蛋白交联，直接损伤蛋白质的功能。②间接抑制作用：脂质过氧化可使膜脂质发生交联、聚合，从而间接抑制钙泵、钠泵及$Na^+/Ca^{2+}$交换系统等的功能。

（3）核酸及染色体破坏：自由基特别是·OH可引起染色体畸变、核酸碱基改变或DNA断裂。

**（二）钙超载的作用**

钙超载是指各种原因引起的细胞内钙含量异常增多并导致细胞结构损伤和功能代谢障碍的现象，严重时可造成细胞死亡。

**1. 缺血-再灌注导致钙超载的机制**

细胞内钙超载主要发生在再灌注期，主要是由于钙内流增加。

（1）$Na^+$-$Ca^{2+}$交换异常：生理条件下，$Na^+/Ca^{2+}$交换蛋白以正向转运的方式将细胞内$Ca^{2+}$转移至细胞外，与肌质网和细胞膜钙泵共同维持细胞静息状态时的低钙浓度。病理条件下，如细胞内$Na^+$明显升高或膜正电位等，$Na^+/Ca^{2+}$交换蛋白则以反向转运的方式将细胞内$Na^+$排出，细胞外$Ca^{2+}$进入细胞，这是导致缺血再灌注时$Ca^{2+}$超载的主要途径。

1）细胞内高$Na^+$的作用：缺血时ATP生成减少，导致钠泵活性降低，细胞内$Na^+$含量明显升高。再灌注时缺血细胞重新获得氧及营养物质供应，细胞内高$Na^+$除激活钠泵外，还迅速激活$Na^+/Ca^{2+}$交换蛋白，以反向转运的方式加速$Na^+$向细胞外转运，同时将大量$Ca^{2+}$运入胞质。

2）细胞内高$H^+$的作用：缺血时，由于无氧代谢增强使$H^+$生成增多。再灌注时，细胞内$H^+$浓度激活细胞膜的$H^+$-$Na^+$交换蛋白，促进细胞内$H^+$排出，细胞外$Na^+$内流，细胞内$Na^+$增加，从而促进$Na^+$-$Ca^{2+}$交换，引起胞外$Ca^{2+}$大量内流，加重细胞内钙超载。

（2）蛋白激酶C（PKC）激活：组织缺血、再灌注时，内源性儿茶酚胺释放增加，一方面作用于$\alpha_1$肾上腺素受体，激活G蛋白-磷脂酶C介导的细胞信号转导通路，促进磷脂酰肌醇分解，生成三磷酸肌醇（$IP_3$）和甘油二酯（DG）。其中$IP_3$促进肌质网释放$Ca^{2+}$；DG经激活PKC促进$H^+$-$Na^+$交换，进而增加$Na^+$-$Ca^{2+}$交换，促进胞外$Ca^{2+}$内流，共同使胞质$Ca^{2+}$浓度升高。另一方面，儿茶酚胺作用于$\beta$肾上腺素受体，通过激活腺苷酸环化酶增加L型钙通道的开放，从而促进胞外$Ca^{2+}$内流，进一步加重细胞内钙超载。

（3）生物膜损伤：细胞膜脂质过氧化可使其通透性增强，细胞外$Ca^{2+}$顺浓度差进入细胞，线粒体等细胞器膜损伤可使细胞内$Ca^{2+}$分布异常，加重细胞功能紊乱与结构破坏。

**2. 钙超载导致缺血-再灌注损伤的机制**

钙超载既是缺血-再灌注的结果，又是缺血-再灌注导致细胞损伤的原因。

（1）细胞膜损伤：细胞内$Ca^{2+}$增加可激活磷脂酶类，促使膜磷脂降解，造成细胞膜结构受损。由于膜磷脂降解产物花生四烯酸、溶血磷脂增多，可加重细胞功能紊乱。

（2）线粒体损伤：聚集于胞质内的$Ca^{2+}$被线粒体摄取时可消耗大量ATP，同时进入线粒体的$Ca^{2+}$与含磷酸根的化合物结合，形成不溶性磷酸钙，既干扰线粒体的氧化磷酸化，使ATP生成减少，又损伤线粒体膜而加重细胞能量代谢障碍。

(3)蛋白酶激活 细胞内 $Ca^{2+}$ 增多可增强钙依赖性蛋白酶活性。例如能促使黄嘌呤脱氢酶转变为黄嘌呤氧化酶，使氧自由基生成增多。

(4)加重酸中毒 细胞内 $Ca^{2+}$ 浓度升高可激活某些 ATP 酶，导致细胞高能磷酸盐水解，释放出大量 $H^+$，加重细胞内酸中毒。

(三)白细胞的作用

白细胞聚集、激活介导的微血管损伤在组织缺血-再灌注损伤的发生中起重要作用。

1. 缺血-再灌注时白细胞增多的机制

组织缺血-再灌注时白细胞浸润增加，可能的机制有：①黏附分子生成增多：黏附分子是指由细胞合成的、可促进细胞与细胞之间、细胞与细胞外基质之间黏附的一类大分子物质的总称，如整合素、选择素、细胞间黏附分子、血管细胞黏附分子等，在维持细胞结构完整和细胞信号转导中起重要作用。缺血和再灌注时，多种黏附分子表达增强，引起中性粒细胞与受损血管内皮细胞之间的广泛黏附和聚集。②趋化因子生成增多：组织损伤时，细胞膜磷脂降解，花生四烯酸代谢产物如白三烯(LT)、血小板活化因子(PAF)、补体及激肽等增多，具有很强的趋化作用，吸引大量白细胞进入组织或黏附于血管内皮。同时，中性粒细胞与血管内皮细胞本身也可释放许多具有趋化作用的炎性介质，使微循环中白细胞进一步增加。

2. 白细胞介导缺血-再灌注损伤的机制

(1)微血管损伤：缺血-再灌注时，激活的中性粒细胞与血管内皮细胞之间的相互作用，是造成微血管损伤的决定因素。

1)微血管血液流变学改变：正常情况下，血管内皮细胞与血液中流动的中性粒细胞的相互排斥作用，是保证微血管血液灌流的重要条件。在黏附分子参与下，白细胞黏附在血管内皮细胞上，嵌顿、堵塞微循环血管。加之内皮损伤、血小板黏附、微血栓形成和组织水肿等，更易形成无复流现象(no-reflow phenomenon)。缺血-再灌注时中性粒细胞激活及其致炎细胞因子的释放是引起无复流现象的病理生理学基础。

2)微血管口径的改变：再灌注时，血管内皮细胞肿胀，可导致管腔狭窄。激活的中性粒细胞和血管内皮细胞可释放大量缩血管物质，如内皮素、$TXA_2$、血管紧张素Ⅱ等；而扩血管物质，如一氧化氮、前列环素($PGI_2$)等的合成与释放减少，使微血管口径缩小。此外，微小血栓形成会加重血管堵塞。

3)微血管通透性增高：白细胞释放的炎性介质损伤微血管，使其通透性增高，既能引发组织水肿，又可导致血液浓缩，有助于形成无复流现象。

(2)细胞损伤：激活的中性粒细胞与血管内皮细胞可释放大量的致炎物质，如自由基、蛋白酶、溶酶体酶等，造成周围组织细胞损伤。

# 第八章 休 克

## 一、概念、病因与分类

(一)概念

休克是指机体在严重失血失液、感染、创伤等强烈致病因子的作用下，有效循环血量急剧减少，组织血液灌流量严重不足，引起细胞缺血、缺氧，以致各重要生命器官的功能、代谢障碍或结构损害的全身性危重病理过程。

(二)病因和分类

1. 病因

(1)失血和失液：大量失血常见于创伤、胃溃疡、食管静脉出血、宫外孕、产后大出血和 DIC 等；大量的体液丢失见于剧烈呕吐或腹泻、肠梗阻等，均使有效循环血量锐减。

(2)烧伤：严重的大面积烧伤常伴有血浆的大量渗出而丢失，可造成有效循环血量减少，使组织灌流量不足引起烧伤性休克。其早期与低血容量和疼痛有关，晚期则常因继发感染而发展为感染性休克。

(3)创伤：严重的创伤可因剧烈的疼痛、大量失血和失液、组织坏死而引起休克，称为创伤性休克。

(4)感染：细菌、病毒等病原微生物的严重感染可引起休克，称为感染性休克。

(5)过敏：某些过敏体质的人可因注射某些药物(如青霉素)、血清制剂或疫苗，进食某些食物或接触某些物品(如花粉)后，发生Ⅰ型超敏反应而引起休克，称为过敏性休克。

(6)心脏功能障碍：大面积急性心肌梗死、急性心肌炎、心室壁瘤破裂等心脏病变和心脏压塞、肺栓塞、张力性气胸等影响血液回流和心脏排血功能的心外阻塞性病变，均可导致心排血量急剧减少、有效循环血量严重不足而引起休克，称为心源性休克。

(7)强烈的神经刺激：剧烈疼痛、高位脊髓损伤或麻醉、中枢镇静药过量可抑制交感缩血管功能，使阻力血管扩张，血管床容积增大，有效循环血量相对不足而引起休克，称为神经源性休克。

2. 分类

(1)按病因分类：可按上述病因将休克分为失血性休克、烧伤性休克、创伤性休克、感染性休克、过敏性休克、心源性休克、神经源性休克等，是目前临床上常用的分类方法。

(2)按始动环节分类：大多数休克的发生都存在有效循环血量减少的共同发病学环节。而机体有效循环血量的维持，是由三个因素决定的：①足够的血容量；②正常的血管舒缩功能；③正常心泵功能。各种病因均可通过这三个因素中的一个或几个来影响有效循环血量，使微循环功能障碍导致组织灌流量减少而引起休克。

1)低血容量性休克：是指机体血容量减少所引起的休克。常见病因为失血、失液、烧伤、创伤等。当大量体液丢失或血管通透性增加时，可导致血容量急剧减少，静脉回流不足，心排出量减少和血压下降。典型临床表现为三低一高，即中心静脉压(CVP)、心排血量(CO)及动脉血压降低，外周阻力(PR)增高。

2)血管源性休克：是指由于外周血管扩张，血管床容量增加，大量血液淤滞在扩张的小血管内，使有效循环血量减少且分布异常，导致组织灌流量减少而引起的休克，故又称低阻力性休克或分布异常性休克。正常时机体毛细血管仅有20%开放，80%呈闭合状态，微血管开放闭合交替进行。发生于某些感染性休克、过敏性休克或神经源性休克时。

3)心源性休克：是指由于心脏泵血功能障碍，心排出量急剧减少，使有效循环血量和微循环灌流量显著下降所引起的休克。其病因可分为心肌源性和非心肌源性两类。心肌源性病因常见于大面积心肌梗死、心肌病、严重的心律失常、瓣膜性心脏病等的晚期。非心肌源性病因包括压力性或阻塞性的病因，如急性心脏压塞、心脏肿瘤和张力性气胸，或心脏射血受阻，如肺血管栓塞、肺动脉高压等。

二、发生机制

微循环机制：虽然休克的病因和始动环节不同，但微循环障碍是大多数休克发生的共同基础。微循环是指微动脉和微静脉之间的微血管内的血液循环，是血液和组织进行物质交换的基本结构和功能单位。这些微血管包括：微动脉、后微动脉、毛细血管前括约肌、真毛细血管、直捷通路、动静脉短路和微静脉。微动脉、后微动脉和毛细血管前括约肌又称前阻力血管，决定微循环的灌入血量，并参与全身血压调节和血液分配。真毛细血管又称交换血管，是血管内外物质交换的主要场所。微静脉又称后阻力血管，决定微循环的流出血量，参与回心血量的调节。

微循环主要受神经体液的调节。交感神经支配微动脉、后微动脉和静脉平滑肌，兴奋时通过α肾上腺素受体使血管收缩，血流减少。全身性体液因子如儿茶酚胺、血管紧张素Ⅱ(AngⅡ)、血管加压素(VP)又称抗利尿激素(ADH)、血栓素$A_2$($TXA_2$)和内皮素(ET)等可使微血管收缩；而局部血管活性物质如组胺、激肽、腺苷、$PGI_2$、内啡肽、TNF和一氧化氮等则引起血管舒张；乳酸等酸性产物的堆积则可降低血管平滑肌对缩血管物质的反应性，而导致血管扩张。20世纪60年代提出的休克微循环学说，是以失血性休克为例，将休克病程分为三期。

(一)微循环缺血期

又称休克早期、休克代偿期。

1. 微循环变化特点

此期微循环血液灌流减少，组织缺血缺氧，故亦称缺血性缺氧期。此时全身小血管，包括小动脉、微动脉、后微动脉、毛细血管前括约肌和微静脉、小静脉都持续收缩痉挛，口径明显变小，尤其是毛细血管前阻力血管收缩更明显，前阻力增加，大量真毛细血管网关闭，微循环内血液流速减慢。因开放的毛细血管数减少，血流主要通过直捷通路或动-静脉短路回流，组织灌流明显减少。

此期微循环灌流的特点是：少灌少流，灌少于流，组织呈缺血缺氧状态。

**2. 微循环变化机制**

(1)交感神经兴奋：休克病因作用机体最早最快的反应是交感-肾上腺髓质系统兴奋，使儿茶酚胺大量释放入血，其作用：①α 受体效应：皮肤、腹腔脏器和肾脏的小血管收缩，外周阻力升高，组织器官血液灌流不足，微循环缺血缺氧，但对心脑血管影响不大。②β 受体效应：动-静脉短路开放，血液绕过真毛细血管网直接进入微静脉，使组织灌流量减少，组织缺血缺氧；肺微循环的动-静脉短路大量开放，则可影响静脉血的氧合，使 $PaO_2$ 降低，加重组织缺氧。

(2)其他缩血管体液因子释放：Ang Ⅱ、VP、$TXA_2$、ET 和白三烯类(LTs)物质，均具有缩血管的作用。

**3. 微循环变化的代偿意义**

(1)有助于动脉血压的维持

1)回心血量增加：静脉血管属容量血管，可容纳总血量的 60%～70%。上述缩血管反应，形成了休克时增加回心血量的两道防线：①肌性微静脉、小静脉和肝、脾等储血器官的收缩，可减少血管床容量，迅速而短暂地增加回心血量。这种代偿变化起到了"自身输血"的作用，有利于动脉血压的维持，是"第一道防线"。②由于毛细血管前阻力血管比微静脉收缩强度更大，致使毛细血管中流体静压下降，组织液进入血管。这种代偿变化起到了"自身输液"的作用，是"第二道防线"。

2)心排出量增加：休克早期，心脏尚有足够的血液供应，在回心血量增加的基础上，交感神经兴奋和儿茶酚胺的增多可使心率加快，心收缩力加强，心输出量增加，有助于血压的维持。

3)外周阻力增高：在回心血量和心输出量增加的基础上，全身小动脉痉挛收缩，可使外周阻力增高，血压回升。

(2)有助于心、脑血液供应

不同器官血管对交感神经兴奋和儿茶酚胺增多的反应性是不一致的。皮肤、骨骼肌以及内脏血管的 α 受体分布密度高，对儿茶酚胺的敏感性较高，收缩明显。而冠状动脉则以 β 受体为主，激活时引起冠状动脉舒张；脑动脉则主要受局部扩血管物质影响，只要血压不低于 60mmHg，脑血管可通过自身调节维持脑血流量的相对正常。此期血液重新分布，保证了心、脑重要生命器官的血液供应。

**4. 临床表现**

患者表现为脸色苍白、四肢湿冷、出冷汗、脉搏加快、脉压减小、尿量减少、烦躁不安。该期患者血压可骤降(如大失血)，也可略降，甚至因代偿作用可正常或轻度升高，但是脉压会明显缩小。所以，不能以血压下降与否作为判断早期休克的指标。此期应尽早去除休克病因，及时补充血容量，恢复有效循环血量。

**(二)微循环淤血期**

又称可逆性休克失代偿期或称休克进展期。

**1. 微循环变化特点**

血液流速显著减慢，红细胞和血小板聚集，白细胞滚动、贴壁、嵌塞、血黏度增大，血液"泥化"淤滞，微循环淤血，组织灌流量进一步减少，缺氧更为严重，故又称微循环淤血性缺氧期。这是因为微动脉、后微动脉和毛细血管前括约肌收缩性减弱甚至扩张，大量血液涌入真毛细血管网。微静脉虽也表现为扩张，但因血流缓慢、细胞嵌塞，使微循环流出道阻力增加，毛细血管后阻力大于前阻力而导致血液淤滞于微循环中。

此期微循环灌流特点是：灌而少流，灌大于流，组织呈淤血性缺氧状态。

**2. 微循环变化机制**

(1)微血管扩张机制：进入微循环淤血期后，尽管交感-肾上腺髓质系统持续兴奋，血浆儿茶酚胺浓度进一步增高，但微血管却表现为扩张，与下面两个因素有关：①酸中毒使血管平滑肌对儿茶酚胺的反应性降低：微循环缺血期长时间的缺血缺氧引起二氧化碳和乳酸堆积，血液中 $H^+$ 增高，致使微血管对儿茶酚胺反应性下降，收缩性减弱。②扩血管物质生成增多：长期缺血缺氧、酸中毒可刺激肥大细胞释放组胺增多；ATP 分解增强，其代谢产物腺苷在局部堆积；细胞分解破坏后大量释出 $K^+$；激肽系统激活，使缓激肽生成增多。酸中毒与上述扩血管物质联合作用，使微血管扩张，血压进行性下降，心、脑血液供应不能维持，休克早期的代偿机制逐渐丧失，全身各脏器缺血缺氧的程度加重。

（2）血液瘀滞机制：①白细胞黏附于微静脉：在缺氧、酸中毒、感染等因素的刺激下，炎症细胞活化，TNF、IL-1、血小板活化因子（PAF）等炎症因子和细胞表面黏附分子大量表达，白细胞滚动、黏附于内皮细胞。白细胞黏附于微静脉，增加了微循环流出通路的血流阻力，导致毛细血管中血流淤滞；②血液浓缩：组胺、激肽等物质生成增多，可导致毛细血管通透性增高，血浆外渗，血液浓缩，血细胞比容增高，血液黏度增加，红细胞和血小板聚集，进一步减慢微循环血流速度，加重血液泥化瘀滞。

3. 失代偿及恶性循环的产生

本期因微血管反应性下降，血液大量淤滞在微循环内，回心血量急剧减少；自身输液停止；心、脑血液灌流量减少；导致整个循环系统功能恶化，形成恶性循环。

4. 临床表现

患者的临床表现主要为：①血压和脉压进行性下降，血压常明显下降，脉搏细速，静脉萎陷；②大脑血液灌流明显减少导致中枢神经系统功能障碍，患者神智淡漠，甚至昏迷；③肾血流量严重不足，出现少尿甚至无尿；④微循环淤血，使脱氧血红蛋白增多，皮肤黏膜发绀或出现花斑。休克由代偿期进入了失代偿期。此时如果治疗方案正确，休克仍是可逆的，否则，休克将进入难治期。

（三）微循环衰竭期

又称难治期、DIC 期、不可逆期。

1. 微循环变化特点

微血管发生麻痹性扩张，毛细血管大量开放，微循环中可有微血栓形成，血流停止，出现不灌不流状态，组织几乎完全不能进行物质交换，得不到氧气和营养物质供应，甚至可出现毛细血管无复流现象，即指在输血补液治疗后，血压虽可一度回升，但微循环灌流量仍无明显改善，毛细血管中淤滞的血流也不能恢复流动的现象。

> 此期微循环灌流特点是：严重淤滞，不灌不流，功能衰竭。

2. 微循环变化机制

长期严重的酸中毒、大量一氧化氮和局部代谢产物的释放以及血管内皮细胞和血管平滑肌的损伤等，均可使微循环衰竭，导致微血管麻痹性扩张或 DIC 的形成。

（1）微血管麻痹性扩张：机制尚不完全清楚，可能既与酸中毒有关，也与一氧化氮和氧自由基等炎症介质生成增多有关。

（2）DIC 形成：其机制为：①血液流变学的改变：血液浓缩、血细胞聚集使血黏度增高，使血液处于高凝状态。②凝血系统激活：严重缺氧、酸中毒或脂多糖等损伤血管内皮细胞，使组织因子大量释放，启动外源性凝血系统；内皮细胞损伤还可暴露胶原纤维，激活因子XII，启动内源性凝血系统；同时，在严重创伤、烧伤时组织大量破坏可导致组织因子的大量表达释放；各种休克时红细胞破坏释放的 ADP 等可启动血小板的释放反应，促进凝血过程。

③$TXA_2$-$PGI_2$ 平衡失调：休克时内皮细胞的损伤，既可使 $PGI_2$ 生成释放减少，也可因胶原纤维暴露，使血小板激活、黏附、聚集，生成和释放 $TXA_2$ 增多。因为 $PGI_2$ 具有抑制血小板聚集和扩张小血管的作用，而 $TXA_2$ 则具有促进血小板聚集和收缩小血管的作用，上述 $TXA_2$-$PGI_2$ 的平衡失调，可促进 DIC 的发生。

3. 微循环变化的严重后果

微循环的无复流及微血栓形成，导致全身器官的持续低灌流，内环境受到严重破坏，特别是溶酶体酶的释放以及细胞因子、活性氧等的大量产生，造成组织器官和细胞功能的损伤，严重时可导致多器官功能障碍或衰竭，甚至死亡。

4. 临床表现

本期休克病情危重，其临床表现为：①循环衰竭：出现进行性顽固性低血压，采用升压药难以恢复；心音低弱，脉搏细弱而频速，中心静脉压下降；浅表静脉塌陷等。②并发 DIC：出现出血、贫血、皮下瘀斑等典型临床表现，使休克进一步恶化。③重要器官功能障碍：血液灌流停止，加重细胞损伤，使心、脑、肺、肝、肾等重要器官功能代谢障碍加重，可出现呼吸困难、少尿或无尿、意识模糊，甚至昏迷等多器官功能不全或衰竭的临床表现。

上述典型的三期微循环变化，常见于失血、失液性的休克。而其他休克虽有微循环功能障碍，但不一定遵循以上典型的三期变化。如严重过敏性休克的微循环障碍可能从淤血性缺氧期开始；严重感染或烧伤引起的休克，可能直接进入微循环衰竭期，很快发生 DIC 或多器官功能障碍。

### 三、功能与代谢变化

(一)代谢紊乱

休克时物质代谢变化一般表现为氧耗减少，糖酵解加强，糖原、脂肪和蛋白分解代谢增强，合成代谢减弱。脓毒性休克时出现的这种现象，称为"脓毒性自身分解代谢"，休克早期由于病因引起的应激反应，可出现一过性高血糖和糖尿，这与血浆中胰高血糖素、皮质醇及儿茶酚胺浓度升高有关。上述激素促进脂肪分解及蛋白质分解，导致血中游离脂肪酸、甘油三酯、极低密度脂蛋白和酮体增多，血中氨基酸特别是丙氨酸水平升高，尿氮排出增多，出现负氮平衡。特别在脓毒性休克、烧伤性休克时，骨骼肌蛋白分解增强，氨基酸从骨骼肌中溢出向肝脏转移，促进急性期蛋白合成。

休克过程中机体因高代谢状态，能量消耗增高，所需氧耗量增大而导致组织氧债增大。氧债指机体所需的氧耗量与实测氧耗量之差。氧债增大说明组织缺氧，主要原因有：①组织利用氧障碍：微循环内微血栓形成使血流中断，组织水肿导致氧弥散到细胞的距离增大，使细胞摄取氧受限；②能量生成减少：休克时由于线粒体的结构和功能受损，使氧化磷酸化发生障碍，ATP 生成减少。

休克时电解质与酸碱平衡紊乱主要为：①代谢性酸中毒：原因是微循环障碍及组织缺氧，使线粒体氧化磷酸化受抑，无氧酵解增强及乳酸生成增多；同时肝功能受损不能将乳酸转化为葡萄糖，肾功能受损不能将乳酸排除，结果导致高乳酸血症及代谢性酸中毒。②呼吸性碱中毒：休克早期，创伤、出血、感染等刺激可引起呼吸加深加快，通气量增加，$PaCO_2$ 下降，导致呼吸性碱中毒。休克后期由于休克肺的发生，通气、换气功能障碍又可出现呼吸性酸中毒，使机体处于混合性酸碱失衡状态。③高钾血症：原因是休克时 ATP 生成减少，使细胞膜上的钠泵运转失灵以及酸中毒所致。

(二)器官功能障碍

休克过程中由于微循环功能障碍及全身炎症反应综合征(SIRS)，常引起重要器官受损，甚至导致多器官功能障碍综合征(MODS)或多器官衰竭。

1. 肺功能障碍

肺是休克引起 MODS 时最常累及的器官，其发生率可高达 83%~100%。在休克早期，创伤、出血和感染等刺激呼吸中枢，使呼吸加快，通气过度，可表现为呼吸性碱中毒。随着休克的进展，可出现以动脉氧分压进行性下降为特征的急性呼吸衰竭。一般在脉搏、血压和尿量都趋于平稳之后突然发生，出现严重的间质性肺水肿、肺泡水肿、充血、出血、局部性肺不张、微血栓形成和肺泡透明膜形成，称为急性呼吸窘迫综合征(ARDS)或休克肺。休克肺的发生机制主要与致休克因子和泛滥的炎症介质直接或间接损伤了肺泡毛细血管膜有关。

2. 肾功能障碍

肾脏是休克时易受损害的重要器官。各类休克常伴发急性肾功能不全，严重时发生肾功能衰竭，称为休克肾。临床表现为少尿或无尿、氮质血症、高钾血症和代谢性酸中毒。休克早期表现为急性功能性肾衰竭。发生机制是：①有效循环血量减少引起交感神经兴奋，儿茶酚胺增多，使肾小动脉收缩，导致肾缺血；②肾缺血激活肾素-血管紧张素-醛固酮系统，使肾小动脉收缩，肾血流量更加减少，导致尿量减少；③醛固酮和抗利尿激素分泌增多，使肾小管对钠、水的重吸收增多，尿量进一步减少。如及时恢复肾血液灌流量，可使肾功能恢复，如果休克时间延长，将会导致肾小管发生缺血性坏死，引起器质性肾功能衰竭，肾功能短时间内难以恢复正常。

3. 胃肠道功能障碍

胃肠道也是休克时易受损害的器官之一。休克早期有效循环血量减少，机体因代偿而进行血液重新分布，使胃肠道最早发生缺血和酸中毒，继而引起肠壁淤血水肿、消化液分泌减少、胃肠运动减弱、黏膜糜烂甚至形成溃疡。此时，肠黏膜上皮受损，肠道屏障功能削弱，肠道细菌大量繁殖，大量内毒素甚至细菌移位进入血液循环和淋巴系统，启动全身性炎症反应，引起肠源性内毒素血症或肠源性菌血症和脓毒性休克。细菌透过肠黏膜侵入肠外组织的过程称为细菌移位。有些患者血中细菌培养阳性，有感染症状，但找不到感染灶，可能是肠源性细菌感染或肠源性内毒素血症所引起，称为"非菌血症性临床脓毒症"。

4. 肝功能障碍

休克时有效循环血量减少和微循环功能障碍，都可引起肝血流量减少，影响肝实质细胞和库普弗细胞的能量代谢；细菌内毒素移位入血首先经门静脉循环到达肝脏，可直接损害肝实质细胞，也可活化肝库普弗细胞，后者表达释放 TNF-α、IL-1 等多种炎症介质而损伤肝细胞，使肝对毒素的清除功能削弱，蛋白合成能力下降。这些变化反过来又加重内毒素血症对机体的损伤，形成恶性循环。此外，肝功能障碍还可使乳酸代谢受阻，加重休克微循环障碍引起的酸中毒。

5. 心功能障碍

在心源性休克，心功能障碍是原发性改变。在其他类型休克早期，由于机体的代偿，能够维持冠状动脉血流量，心泵功能一般不会受明显影响。但如果血压进行性下降，也会并发心泵功能障碍，使心排出量降低，甚至出现急性心力衰竭，其机制与下列因素有关：①休克时交感神经兴奋，心肌收缩力增强，心肌耗氧量增加，氧债增大而加重心肌缺氧，最终导致心肌收缩力下降；交感兴奋也会使心率加快，心室舒张期缩短而减少冠状动脉灌流时间，使冠脉血流量减少而导致心肌供血不足。②休克时常出现代谢性酸中毒和高钾血症，增多的 $H^+$ 通过影响心肌兴奋-收缩耦联而使心肌收缩力减弱；高钾血症时易出现严重的心律失常，使心排出量下降。③休克时炎症介质增多，TNF 等可损伤心肌细胞。④细菌感染或出现肠源性内毒素血症时，内毒素也可直接或间接损伤心肌细胞，抑制心功能。⑤休克并发 DIC 时，心脏微循环中有微血栓形成，可能导致局灶性坏死和出血，加重心功能障碍。

## 四、几种常见休克的特点

### (一)失血性休克

失血后是否引起休克，取决于失血量和失血速度：一般 15~20 分钟内失血少于全身总血量的 10%~15% 时，机体可通过代偿使血压和组织灌流量基本保持在正常范围内；若在 15 分钟内快速大量失血超过总血量的 20%(约 1000ml)，则超出了机体的代偿能力，即可引起心排血量和平均动脉压下降而发生失血性休克。

如果失血量超过总血量的 45%~50%，会很快导致死亡。发展过程基本上遵循缺血性缺氧期、淤血性缺氧期、微循环衰竭期逐渐发展的特点，具有"休克综合征"的典型临床表现。失血性休克易并发急性肾衰竭和肠源性内毒素血症，这是向休克难治期发展的重要原因之一。

### (二)感染性休克

感染性休克是指病原微生物(如细菌、病毒、真菌等)感染所引起的休克，即脓毒性休克，是临床上常见的休克类型之一，可见于流行性脑脊髓膜炎、细菌性痢疾、大叶性肺炎和腹膜炎等严重感染性疾病。

$G^-$菌感染引起的脓毒性休克在临床最为常见，细菌所释放的内毒素即脂多糖(LPS)是其重要的致病因子。如给动物直接注射 LPS，可引起脓毒性休克类似的表现，称为内毒素性休克。

感染性休克的死亡率高达 60% 左右，其发生机制十分复杂，与休克的三个始动环节均有关。感染灶中的病原微生物及其释放的各种毒素均可刺激单核-巨噬细胞、中性粒细胞、肥大细胞、内皮细胞等，表达释放大量的炎症介质，引起 SIRS，促进休克的发生发展。其中某些细胞因子和血管活性物质可增加毛细血管通透性，使大量血浆外渗，导致血容量减少，或引起血管扩张，使血管床容量增加，导致有效循环血量相对不足。此外，细菌毒素及炎症介质可直接损伤心肌细胞，造成心泵功能障碍。感染性休克按其血流动力学变化可分为两种类型：

1. 高动力型休克

指病原体或其毒素侵入机体后，引起高代谢和高动力循环状态，即出现发热、心排出量增加、外周阻力降低、脉压增大等临床特点，又称为高排低阻型休克或暖休克。临床表现为皮肤呈粉红色、温热而干燥，少尿，血压下降及乳酸酸中毒等。感染性休克大多先表现为高动力型休克，可继续发展为低动力型休克。

2. 低动力型休克

低动力型休克具有心排出量减少、外周阻力增高、脉压明显缩小等特点，又称低排高阻型休克或称冷休克。临床上表现为皮肤苍白、四肢湿冷、少尿或无尿、血压明显下降及乳酸酸中毒，类似于一般低血容量性休克。

### (三)过敏性休克

过敏性休克又称变应性休克，属 I 型变态反应即速发型变态反应，常伴有荨麻疹以及呼吸道和消化道的过敏症状，发病急骤，如不紧急使用缩血管药，可导致死亡。其发生主要与休克的两个始动环节有关：①过敏反应使血管广泛扩张，血管床容量增大；②毛细血管通透性增高使血浆外渗，血容量减少。

（四）心源性休克

心源性休克的始动环节是心泵功能障碍导致的心输出量迅速减少。此型休克特点表现为血压在休克早期就显著下降，其微循环变化发展过程基本与低血容量性休克相同，死亡率高达 80%。根据血流动力学的变化可分为两型：①低排高阻型：大多数患者表现为外周阻力增高，与血压下降、减压反射受抑而引起交感-肾上腺髓质系统兴奋和外周小动脉收缩有关；②低排低阻型：少数患者表现为外周阻力降低，可能是由于心肌梗死或心室舒张末期容积增大和压力增高，刺激了心室壁的牵张感受器，反射性抑制了交感中枢，导致外周阻力降低所致。

# 第九章　弥散性血管内凝血

弥散性血管内凝血（DIC）是指在某些致病因子的作用下，大量促凝物质入血，凝血因子和血小板被激活，使凝血酶增多，微循环中形成广泛的微血栓，继而因凝血因子和血小板大量消耗，引起继发性纤维蛋白溶解功能增强，机体出现以止、凝血功能障碍为特征的病理生理过程。主要临床表现为出血、休克、器官功能障碍和微血管病性溶血性贫血等，是一种危重的综合征。

## 一、病因和发病机制

（一）病因

表 12-3　DIC 的病因

| 类型 | 所占比例 | 主要疾病 |
| --- | --- | --- |
| 感染性疾病 | 31%~43% | 革兰阴性或阳性菌感染、败血症等；病毒性肝炎、流行性出血热、病毒性心肌炎等 |
| 肿瘤性疾病 | 24%~34% | 胰腺癌、结肠癌、食管癌、胆囊癌、肝癌、胃癌、白血病、前列腺癌、肾癌、膀胱癌、绒毛膜上皮癌、卵巢癌、子宫颈癌、恶性葡萄胎等 |
| 妇产科疾病 | 4%~12% | 流产、妊娠中毒症、子痫及先兆子痫、胎盘早期剥离、羊水栓塞、子宫破裂、宫内死胎、腹腔妊娠、剖宫产手术等 |
| 创伤及手术 | 1%~5% | 严重软组织创伤，挤压伤综合征，大面积烧伤，前列腺、肝、脑、肺、胰腺等脏器大手术；器官移植术等 |

（二）发病机制

1. 组织因子释放，外源性凝血系统激活，启动凝血过程

严重的创伤、烧伤、大手术等导致的组织损伤，肿瘤组织坏死，白血病放、化疗后所致的细胞大量破坏等，可释放大量组织因子入血，激活外源性凝血系统，启动凝血过程。

2. 血管内皮细胞损伤，凝血、抗凝调控失调

缺氧、酸中毒、严重感染等原因，均可损伤血管内皮细胞，导致：①释放组织因子，启动外源性凝血系统。②抗凝作用降低。③产生组织型纤溶酶原激活物减少，PAI-1 增多，使纤溶活性降低。④使一氧化氮、前列腺素等产生减少，其抑制血小板黏附、聚集的功能降低；基底膜胶原暴露，血小板的黏附、活化和聚集功能增强。⑤胶原暴露后，可激活 FⅫ，启动内源性凝血系统，并可激活激肽和补体系统，促进 DIC 的发生。

3. 血细胞大量破坏，血小板被激活

（1）红细胞大量破坏：异型输血、疟疾等，释放大量 ADP 等促凝物质，促进血小板黏附、聚集，导致凝血；红细胞膜磷脂可浓缩并局限 FⅦ、FⅨ、FⅩ 及凝血酶原等，生成大量凝血酶，促进 DIC 的发生。

（2）白细胞的破坏或激活：白血病患者放、化疗导致白细胞大量破坏，释放组织因子样物质，激活外源性凝血系统。内毒素、白细胞介素-1、肿瘤坏死因子 α 等可诱导血液中的单核细胞和中性粒细胞表达组织因子，启动凝血。

（3）血小板的激活：血栓性血小板减少性紫癜时，血小板起原发性作用。

### 4. 促凝物质进入血液

急性坏死性胰腺炎时，大量胰蛋白酶入血，可激活凝血酶原，促进凝血酶生成。蛇毒，如锯鳞蝰蛇毒可直接将凝血酶原变为凝血酶。某些肿瘤细胞也可分泌促凝物质，激活 FX 等，羊水中含有组织因子样物质。

多数情况下，DIC 的病因通过多种机制引起 DIC 的发生、发展。例如：严重感染是临床上引起 DIC 最常见的原因。严重感染时，由于机体凝血功能增强，抗凝和纤溶功能不足，以及血小板、白细胞激活等，使凝血与抗凝血平衡发生紊乱，促进微血栓的形成，导致 DIC 的发生、发展。

## 二、影响因素

### (一)单核吞噬细胞系统功能受损

单核吞噬细胞系统具有吞噬功能，也可清除纤溶酶、纤维蛋白降解产物(FDP)等。当其吞噬功能严重障碍或由于吞噬了大量坏死组织、细菌等，使其功能"封闭"时，可促进 DIC 发生。

例如：全身性 Shwartzman 反应时，由于第一次注入小剂量内毒素，使单核吞噬细胞系统功能"封闭"，第二次注入内毒素时易引起 DIC。

### (二)肝功能严重障碍

主要的抗凝物质，如蛋白 C、AT-Ⅲ 以及纤溶酶原等均在肝脏合成。FⅨa、FⅩa、FⅪa 等凝血因子也在肝脏灭活。当肝功能严重障碍时，可使凝血、抗凝、纤溶过程失调。肝细胞大量坏死时可释放组织因子等，促进 DIC 的发生。

### (三)血液高凝状态

妊娠第三周开始，孕妇血液中血小板及凝血因子(Ⅰ、Ⅱ、Ⅴ、Ⅶ、Ⅸ、Ⅹ、Ⅻ等)逐渐增多；而 AT-Ⅲ、组织型纤溶酶原激活物等降低；胎盘产生的 PAI 增多。随着妊娠时间的增加，血液渐趋高凝状态，妊娠末期最明显。故当产科意外时，易发生 DIC。酸中毒可损伤血管内皮细胞，使凝血因子的酶活性增高，肝素的抗凝活性减弱，并促进血小板的聚集，这些均使血液处于高凝状态，促进 DIC 的发生发展。

### (四)微循环障碍

休克等原因导致微循环严重障碍时，血液瘀滞，甚至"泥化"，此时，红细胞聚集，血小板黏附、聚集；微循环障碍所致的缺血、缺氧可引起酸中毒及血管内皮细胞损伤等；巨大血管瘤、低血容量也都可促进 DIC 的发生发展。

此外，临床上不适当地应用纤溶抑制剂(如 6-氨基己酸)等药物，过度抑制了纤溶系统，导致血液黏度增高等也可促进 DIC 的发生发展。

## 三、功能与代谢变化

### (一)出血

出血常为 DIC 患者最初的症状，可有多部位出血，机制可能为：

### 1. 凝血物质被消耗而减少

在 DIC 发生、发展过程中，大量血小板和凝血因子被消耗，肝脏和骨髓代偿不足，使凝血过程发生障碍，导致出血。

### 2. 纤溶系统激活

血液中 FⅫ 激活的同时，激肽系统也被激活，产生激肽释放酶，使纤溶酶原变成纤溶酶，激活纤溶系统。纤溶酶是活性较强的蛋白酶，可降解纤维蛋白，水解凝血因子，使凝血功能发生障碍，引起出血。

### 3. 纤维蛋白(原)降解产物形成

在凝血过程中，凝血酶使纤维蛋白原转变为纤维蛋白单体，最终形成交联的纤维蛋白多聚体。纤溶系统激活后，纤溶酶分解纤维蛋白原，裂解出纤维肽 A(FPA)和纤维肽 B(FPB)，余下为 X 片段，继续被分解为 D 片段和 Y 片段，Y 片段可继续分解为 D 和 E 片段。纤溶酶水解纤维蛋白(原)产生的各种片段，统称为纤维蛋白(原)降解产物(FgDP 或 FDP)。这些片段有明显的抗凝作用，如 X、Y、D 片段可妨碍纤维蛋白单体聚合，Y、E 片段有抗凝血酶作用。此外，多数碎片可与血小板膜结合，降低血小板的黏附、聚集、释放等功能。因此，FDP 形成是导致 DIC 出血的一种非常重要的机制。各种 FDP 片段检查在 DIC 的诊断中具有重要意义，主要有"3P"试验和 D-二聚体的检查。

(1)"3P"试验：即血浆鱼精蛋白副凝试验。其原理是：鱼精蛋白可与 FDP 结合，将其加入患者血浆后，血浆中原与 FDP 结合的纤维蛋白单体与 FDP 分离后彼此聚合，形成不溶的纤维蛋白多聚体。DIC 患者呈阳性反应。

(2)D-二聚体检查：D-二聚体是纤溶酶分解纤维蛋白多聚体的产物。原发性纤溶亢进时，因血中没有纤维蛋白多聚体形成，故 D-二聚体不增高。D-二聚体是反映继发性纤溶亢进的重要指标。

4. 微血管损伤

导致微血管壁通透性增强，这也是 DIC 出血的机制之一。

(二)器官功能障碍

DIC 时，大量微血栓引起微循环障碍，可导致缺血性器官功能障碍。这些微血栓既可在局部形成，亦可来自别处。微血栓主要阻塞局部的微循环，造成器官缺血、局灶性坏死。严重或持续时间较长可致器官功能衰竭。不同脏器受累可有不同的临床表现。肾上腺受累可引起肾上腺皮质出血性坏死，导致沃-弗综合征。垂体受累发生坏死，可致希恩综合征。由于 DIC 的累及范围、病程及严重程度不同，轻者可影响个别器官的部分功能，重者可累及多个器官，同时或相继出现两种或两种以上脏器功能障碍，即发生多器官功能衰竭，这也是 DIC 引起患者死亡的重要原因之一。

(三)休克

急性 DIC 时常伴有休克，DIC 和休克可互为因果，形成恶性循环。DIC 导致休克的原因如下：①大量微血栓形成，阻塞微血管，使回心血量明显减少。②广泛出血可使血容量减少。③心肌损伤使心输出量减少。④FⅫ的激活可激活激肽系统、补体系统和纤溶系统，产生一些血管活性物质，如激肽、补体成分(C3a、C5a)。C3a、C5a 可使嗜碱性粒细胞和肥大细胞释放组胺等，激肽、组胺均可使微血管平滑肌舒张，管壁通透性增强，外周阻力降低，回心血量减少。⑤FDP 的某些成分可增强组胺、激肽的作用，促进微血管的扩张。

(四)贫血

DIC 患者可出现微血管病性溶血性贫血。患者外周血涂片中可见一些特殊的形态各异的红细胞，统称为裂体细胞或红细胞碎片。碎片脆性高，易发生溶血。原因是在凝血反应的早期，纤维蛋白丝在微血管腔内形成细网，当血流中的红细胞通过网孔时，被黏着、滞留或挂在纤维蛋白丝上，然后这些红细胞在血流不断的冲击下发生破裂。当微循环受阻时，红细胞还可通过血管内皮细胞间的裂隙，被挤压到血管外，出现扭曲、变形、破碎。除机械作用外，某些 DIC 的病因也可使红细胞变形能力降低，容易破碎。

# 第十章　心功能不全

## 一、概述

心功能不全是指各种原因引起心脏结构和功能的改变，使心室泵血量和(或)充盈功能低下，以至不能满足组织代谢需要的病理生理过程，在临床上表现为呼吸困难、水肿及静脉压升高等静脉淤血和心排血量减少的综合征。心力衰竭是指心功能不全的失代偿阶段，两者在本质上是相同的，可以通用。

(一)病因

心功能不全的病因可以归纳为心肌收缩性降低、心室负荷过重和心室舒张及充盈受限。

1. 心肌收缩性降低

心肌梗死、心肌炎和心肌病时，心肌细胞发生变性、坏死及组织纤维化，导致收缩性降低。而心肌缺血和缺氧首先引起心肌能量代谢障碍，久之亦合并有结构异常，导致心脏泵血能力降低。阿霉素等药物和酒精亦可以损害心肌的代谢和结构，抑制心肌的收缩性。

2. 心室负荷过重

(1)前负荷过重：心室的前负荷是指心脏收缩前所承受的负荷，相当于心室舒张末期容量或压力，又称容量负荷。左心室前负荷过重主要见于二尖瓣或主动脉瓣关闭不全引起的心室充盈量增加；右心室前负荷过重主要见于房室间隔缺损出现左向右分流时，以及三尖瓣或肺动脉瓣关闭不全。严重贫血、甲状腺功能亢进、动-静脉瘘及维生素 $B_1$ 缺乏引起的脚气性心脏病时，由于外周血管阻力降低，回心血量增加，左、右心室容量负荷都增加。

(2)后负荷过重：后负荷是指心室射血时所要克服的阻力，又称压力负荷。通常用动脉血压反映左心后负荷的变化。左心室后负荷过重主要见于高血压、主动脉缩窄和主动脉瓣狭窄等；而肺动脉高压和肺动脉瓣狭窄则加重右心室后负荷。

3. 心室舒张及充盈受限

是指在静脉回心血量无明显减少的情况下，因心脏本身的病变引起的心脏舒张和充盈障碍。

**[经典例题1]**

高血压病引起心衰主要是由于

A. 心脏容量负荷过重      B. 心肌结构受损

C. 心肌能量代谢障碍      D. 右心室压力负荷过重

E. 左心室压力负荷过重

[参考答案] 1. E

(二)心功能不全的诱因

凡是能增加心脏负荷，使心肌耗氧量增加和(或)供血供氧减少的因素皆可能成为心力衰竭的诱因。

引起心力衰竭较常见的诱因是感染，特别是呼吸道感染。除致病微生物及其产物可以直接损伤心肌外，感染引起的发热可导致交感神经兴奋，增加心率和心肌耗氧量。如果合并呼吸道病变，如支气管痉挛、黏膜充血和水肿等，还使肺循环阻力增加，加重右心室负荷。心律失常尤其是快速型心律失常，如室上性心动过速、伴有快速心室律的心房颤动和心房扑动等可诱发心力衰竭。心率增快可使心肌耗氧量增加，亦可使舒张期缩短，既减少冠脉供血，又引起心室充盈不足。此外，快速型心律失常引起的房、室收缩不协调，也可导致心排血量下降。缓慢型心律失常，如高度房室传导阻滞等，当每搏心排血量的增加不能弥补心率减少造成的心排血量降低时可诱发心力衰竭。妊娠期血容量增加，且血浆容量增加超过红细胞数量的增加，因此易出现稀释性贫血及心脏负荷加重。妊娠特别是分娩时疼痛、精神紧张，使交感-肾上腺髓质系统兴奋，除增加心率外，还引起外周小血管收缩，加重心脏后负荷。

此外，使用某些可抑制心肌收缩力的药物以及洋地黄中毒、过量或过快输液可加重心脏前负荷而诱发心力衰竭；电解质代谢紊乱，特别是钾离子可通过干扰心肌兴奋性、传导性和自律性引起心律失常；酸中毒主要通过干扰心肌钙离子转运而抑制心肌的收缩性。此外，劳累、气温变化、情绪波动、外伤与手术等均可加重心脏负荷，诱发心力衰竭。

**二、代偿反应**

生理条件下，心排血量可以随着机体代谢需要的升高而增加，这主要是通过对心率，心室前、后负荷和心肌收缩性的调控实现的。心脏泵血功能受损时，可以激活神经-体液调节机制，以减轻心排血量，减少对机体的损伤，这是心功能减退时介导心内与心外代偿与适应反应的基本机制。

(一)神经-体液调节机制

在神经-体液调节机制中，最为重要的是交感-肾上腺髓质系统和肾素-血管紧张素-醛固酮系统的激活。

1. 交感神经系统激活    心排血量减少可以通过颈动脉窦和主动脉弓的压力感受器激活交感-肾上腺髓质系统，表现为交感神经活性升高，血浆儿茶酚胺浓度升高。交感神经兴奋可使心肌收缩性增强、心率增快，心排血量增加，提高心脏本身的泵血功能，并通过对皮肤、腹腔内脏等阻力血管的收缩维持动脉血压，保证重要器官的血流灌注。

2. 肾素-血管紧张素-醛固酮系统激活

肾脏低灌流、交感神经系统兴奋和低钠血症等都可以激活肾素-血管紧张素-醛固酮系统。AngⅡ增加可以通过直接的缩血管作用及与去甲肾上腺素的协同作用维持血流动力学稳态。AngⅡ可以升高肾灌注压，通过肾内血流重分布维持肾小球血流量，从而维持肾小球滤过率。醛固酮增加可引起钠潴留，通过维持循环血量保持心排血量正常。

此外，钠尿肽家族在心功能损伤及代偿过程中也发挥重要的作用。心房肌主要合成和分泌心房钠尿肽(ANP)，心室肌主要合成和分泌B型钠尿肽(BNP)。在分泌入血液循环的过程中，BNP被蛋白水解酶裂解成具有生物学活性的BNP和无生物学活性的N末端B型钠尿肽(NT-proBNP)。NT-proBNP比BNP具有更长的半衰期及更高的稳定性，其浓度可反映短暂时间内新合成的而不是贮存的BNP释放，因此能更好地反映BNP通路的激活。钠尿肽类激素具有利钠排尿，扩张血管和抑制肾素及醛固酮的作用。心脏负荷增加或心室扩大，心肌细胞受牵拉而合成并释放BNP/NT-proBNP入血，血浆BNP/NT-proBNP含量升高。动态监测血中BNP/NT-proBNP浓度已成为心力衰竭诊断和鉴别诊断、风险分层以及评估预后的重要生化指标。

在神经-体液机制的调控下，机体对心功能降低的代偿反应可以分为心脏本身的代偿和心外代偿两部分。

（二）心脏本身的代偿

反应心脏本身的代偿形式包括心率增快、心脏紧张源性扩张、心肌收缩性增强和心室重塑。

1. 心率加快　心功能不全时，由于损伤的心脏每搏输出量相对固定，难以增加，心率加快成为决定心排血量的主要因素。心率加快的机制主要是：①心排血量减少，经主动脉弓和颈动脉窦压力感受器反射性引起心率加快；②心脏泵血减少使心腔内剩余血量增加，刺激右心房和大静脉的容量感受器，反射性引起交感神经兴奋；③合并缺氧者，可经主动脉体和颈动脉体化学感受器反射性引起心率加快。心率加快会增加心肌耗氧量；特别是当成人心率>180次/分时，会明显缩短心脏舒张期，不但减少冠脉灌流量，使心肌缺血、缺氧加重，而且缩短心室充盈时间，减少充盈量，心排血量反而降低。

2. 心脏紧张源性扩张

根据 Frank-Starling 定律，肌节长度在 1.7～2.2μm 的范围内，心肌收缩能力随心脏前负荷（心肌纤维初长度）的增加而增加。当心脏收缩功能受损时，由于每搏出量降低，使心室舒张末期容积增加，心肌纤维初长度增大（肌节长度不超过 2.2μm），此时心肌收缩力增强，代偿性增加每搏输出量，这种伴有心肌收缩力增强的心腔扩大称为心脏紧张源性扩张，有利于将心室内过多的血液及时泵出。但是，当舒张末期容积或压力过高时，心室扩张使肌节长度超过 2.2μm，有效横桥的数目反而减少，心肌收缩力降低，每搏输出量减少。

3. 心肌收缩性增强

心功能受损时，由于交感-肾上腺髓质系统兴奋，儿茶酚胺增加，通过激活 β 肾上腺素受体，导致胞质 $Ca^{2+}$ 浓度升高而发挥正性变力作用。在心功能损害的急性期，心肌收缩性增强有助于维持心排血量和血流动力学稳态。当慢性心力衰竭时，心肌 β 肾上腺素受体减敏，血浆中虽存在大量儿茶酚胺，但正性变力作用的效果显著减弱。

4. 心室重塑

（1）心肌细胞重塑：心肌细胞重塑包括心肌细胞肥大和心肌细胞表型的改变。

1）心肌肥大：心肌肥大是指心肌细胞体积增大，在细胞水平上表现为细胞直径增宽，长度增加；在器官水平表现为心室质（重）量增加，心室壁增厚。心肌肥大可分为：①向心性肥大：心脏在长期过度的后负荷作用下，收缩期室壁张力持续增加，心肌肌节呈并联性增生，心肌细胞增粗。其特征是心室壁显著增厚而心腔容积正常甚或减小，使室壁厚度与心腔半径之比增大，常见于高血压性心脏病及主动脉瓣狭窄。②离心性肥大：心脏在长期过度的前负荷作用下，舒张期室壁张力持续增加，心肌肌节呈串联性增生，心肌细胞增长，心腔容积增大；而心腔增大又使收缩期室壁应力增大，进而刺激肌节并联性增生，使室壁有所增厚。离心性肥大的特征是心腔容积显著增大与室壁轻度增厚并存，室壁厚度与心腔半径之比基本保持正常，常见于二尖瓣或主动脉瓣关闭不全。

2）心肌细胞表型改变：在机械信号和化学信号刺激下，在成年心肌细胞中处于静止状态的胎儿期基因被激活，心肌所合成的蛋白质的种类变化所引起细胞的心肌细胞"质"的改变。表型转变的心肌细胞在细胞膜、线粒体、肌质网、肌原纤维及细胞骨架等方面均与正常心肌有差异，从而导致其代谢功能与结构发生变化。

（2）非心肌细胞及细胞外基质的变化：心室重构时，Ang Ⅱ、去甲肾上腺素和醛固酮等都可促进成纤维细胞活化或增殖，分泌大量的胶原及细胞外基质，同时又合成降解胶原的间质胶原酶和明胶酶等，通过对胶原合成与降解的调控，使胶原网络结构的生物化学组成（如 Ⅰ 型与 Ⅲ 型胶原的比值）和空间结构都发生改变，引起心肌间质重塑。这一方面会降低室壁的顺应性而使僵硬程度相应增加，影响心脏舒张功能。另一方面，冠状动脉周围的纤维增生和管壁增厚，使冠状循环的储备能力和供血量降低。同时心肌间质的增生与重塑还会影响心肌细胞之间的信息传递和舒缩的协调性，影响心肌细胞的血氧供应，促进心肌的凋亡和纤维化。

（三）心脏以外的代偿

1. 增加血容量

慢性心功能不全时的主要代偿方式之一是增加血容量，进而使静脉回流及心排血量增加。

血容量增加的机制有：①心排血量和有效循环血量减少，引起交感神经兴奋，肾血流量下降，肾小管重吸收钠、水增多，血容量增加。②肾素-血管紧张素-醛固酮系统激活，促进远曲小管和集合管对水钠的重吸收。③随着钠的重吸收增加，以及 Ang Ⅱ 的刺激，抗利尿激素的合成与释放增加；加上淤血的肝脏对抗利尿激素的灭活减少，使血浆抗利尿激素水平增高，促进远曲小管和集合管对水的重吸收。④抑制钠、水重吸收的激素减少：心力衰竭时促进钠、水排出的 $PGE_2$ 和心房钠尿肽的合成和分泌减少，促进钠、水潴留。一定范围内的血容量增加可提高心排血量和组织灌流量，但长期过度的血容量增加可加重心脏负荷。

**2. 血流重新分布**

心功能不全时，交感-肾上腺髓质系统兴奋，引起全身血流重新分布，主要表现为皮肤、骨骼肌与内脏器官的血流量减少，其中以肾血流量减少最明显，而心、脑血流量不变或略增加。这样既防止血压下降，又保证重要器官的血流量。

**3. 红细胞增多**

心功能不全时，体循环淤血和血流速度减慢可引起循环性缺氧，肺淤血和肺水肿又可引起乏氧性缺氧。缺氧刺激肾间质细胞分泌促红细胞生成素增加，后者促进骨髓造血功能，使红细胞和血红蛋白生成增多，以提高血液携氧的能力，改善机体缺氧。

**4. 利用氧的能力增加**

心功能不全时，组织细胞利用自身代谢、功能结构的调整，使细胞利用氧的能力增强。如改善细胞内呼吸功能、使细胞从糖酵解获能、肌红蛋白含量增多等。

### 三、发病机制

心肌收缩能力降低是造成心脏泵血功能减退的主要原因，可以由心肌收缩相关的蛋白改变、心肌能量代谢障碍和心肌兴奋-收缩耦联障碍分别或共同引起。

**（一）心肌数量减少与心肌结构改变**

**1. 心肌细胞数量减少**

心肌梗死、心肌炎及心肌病等可导致心肌细胞变性、坏死而使心肌细胞数量减少；而缺血、炎症等亦可引起心肌细胞凋亡，而导致心肌收缩能力降低。

**2. 心肌结构改变**

①在分子水平上，肥大心肌的表型改变，胎儿期基因过表达，而一些参与细胞代谢和离子转运的蛋白质等合成减少。②在细胞水平，过度肥大的心肌内肌丝增加超过线粒体的增加，肌节不规则叠加，肌原纤维排列紊乱，心肌收缩力降低。③在器官水平上，心腔扩大而室壁变薄。扩张的心室几何结构发生改变，横径增加使心脏由正常的椭圆形变成球状，心室扩张使乳头肌不能锚定房室瓣，主动脉和肺动脉瓣环扩大，可造成功能性瓣膜反流，导致心室泵血功能进一步降低。

**（二）心肌能量代谢障碍**

心肌的能量代谢包括能量产生、储存和利用三个环节。心力衰竭这三个环节都可能发生障碍，但以能量生成减少最为常见。

**1. 能量生成障碍**

生理状态下，维持心脏收缩和代谢所必需的 ATP 主要来自线粒体的氧化代谢，极少量来源于糖酵解。心肌缺血是造成心肌能量生成不足的最常见原因，休克、严重贫血等也可以减少心肌的供血供氧，引起心肌能量生成障碍。表现为心肌有氧氧化能力受损，脂肪酸氧化减少，心肌代谢从优先利用脂肪酸向利用葡萄糖转变，糖酵解加速，造成心肌能量生成减少。此外，维生素 $B_1$ 缺乏引起的丙酮酸氧化脱羧障碍，也使心肌细胞有氧氧化障碍，导致 ATP 生成不足。

**2. 能量储备减少**

心肌以 ATP 和磷酸肌酸的形式储存能量，其中磷酸肌酸是心肌细胞内储存能量的主要形式。损伤心肌内磷酸肌酸激酶同工酶发生转换，导致磷酸肌酸激酶活性降低，使储能形式的磷酸肌酸含量减少。

**3. 能量利用障碍**

心肌对能量的利用是指把 ATP 储存的化学能转化成为心肌收缩的机械做功的过程，位于肌球蛋白头部的 $Ca^{2+}-Mg^{2+}-ATP$ 酶是决定心肌对 ATP 进行有效利用的物质基础。肥大心肌的肌球蛋白头部的 ATP 酶活性降低，利用 ATP 的能力降低。

**（三）心肌兴奋-收缩耦联障碍**

$Ca^{2+}$ 在将心肌兴奋的电信号转化为收缩的机械活动中起重要的作用，任何影响心肌对 $Ca^{2+}$ 转运和分布的因素都会导致心肌兴奋-收缩耦联障碍。心力衰竭时，肌质网钙释放蛋白的含量或活性降低，向胞质释放 $Ca^{2+}$ 减少，供给心肌收缩的 $Ca^{2+}$ 不足；肌质网 $Ca^{2+}-ATP$ 酶含量或活性降低，使舒张期肌质网摄取 $Ca^{2+}$ 减少，延缓心肌舒张，亦减少肌质网存的 $Ca^{2+}$ 量。此外，细胞膜 L 型钙通道的功能障碍，导致细胞外 $Ca^{2+}$ 内流受阻。在酸中毒时，由于 $H^+$ 与肌钙蛋白的亲和力比 $Ca^{2+}$ 大，$H^+$ 占据了肌钙蛋白上的 $Ca^{2+}$ 结合位点，$Ca^{2+}$ 与肌钙蛋白结合减少，心肌收缩功能降低。酸中毒还可引起高钾血症，减少钙离子内流。

## [经典例题2]

在心肌舒缩功能方面起重要作用的是

A. $H^+$　　　B. $Na^+$　　　C. $K^+$　　　D. $Ca^{2+}$　　　E. $Mg^{2+}$

[参考答案] 2. D

（四）心肌顺应性降低

任何使心室充盈量减少、弹性回缩力降低和心室僵硬度增加的疾病都可以引起心室舒张功能降低。心室顺应性是指心室在单位压力变化下所引起的容积改变（dV/dp），其倒数 dp/dV 即为心室僵硬度。高血压及肥厚性心肌病时心室壁增厚，心肌炎症、纤维化及间质增生等均可引起心室壁成分改变，导致心室顺应性下降。

（五）心室壁舒缩活动不协调

在心肌损伤时，由于病变呈区域性分布，病变轻的区域心肌舒缩活动减弱，病变重的心肌完全丧失收缩功能，非病变心肌功能相对正常，甚至代偿性增强。不同功能状态的心肌共处一室，必然使整个心脏的舒缩活动不协调。无论是房室活动不协调还是两侧心室不同步舒缩，心排血量均有明显降低。

### 四、功能与代谢改变

心功能不全时主要以心排血量降低引起的器官组织灌流量减少和肺循环或体循环静脉淤血为特征，表现为相应的症候群。

（一）心排血量减少

1. 心脏泵血功能降低

（1）心排血量减少及心脏指数降低。

（2）左室射血分数降低：左室射血分数（LVEF）是每搏输出量占左心室舒张末容积的百分比，在静息状态下正常值为55%~65%，是评价左心室射血效率的常用指标，能较好地反映心肌收缩功能的变化。心力衰竭时，每搏输出量降低而左心室舒张末容积增大，射血分数降低。按照左室射血分数的改变，可将心力衰竭分为射血分数降低型和射血分数保留型心力衰竭。

（3）心室充盈受损：通常以肺毛细血管楔压（PCWP）反映左心房压和左心室舒张末压；以中心静脉压（CVP）反映右心房压和右心室舒张末压。由于射血分数降低、心室射血后剩余血量增多，心室容量负荷增大，心室充盈受限。在心力衰竭早期阶段即可出现心室舒张末压升高。

（4）心率增快：心悸往往是心力衰竭患者最早和最明显的症状。而过快的心率不但可使心排血量转而降低，且可造成心肌缺血、缺氧而加重心肌损害。

2. 器官血流重新分配

（1）动脉血压的变化：急性心力衰竭时（如急性心肌梗死），由于心排血量锐减，导致动脉血压下降，甚至发生心源性休克。慢性心力衰竭时，由于交感-肾上腺系统神经兴奋，外周阻力增大、心率加快以及血容量增多等，动脉血压可维持在正常范围。而在因慢性心力衰竭出现心功能急剧恶化而入院的患者中，由于交感神经-体液调节系统的过度激活，患者可出现动脉血压升高。

（2）器官血流重新分配

1）肾血流量减少：心排血量减少通过对压力感受器和肾球旁装置的刺激使肾血流量明显减少，肾小球滤过率减少和肾小管重吸收增加，患者尿量减少，出现钠、水潴留，亦可伴有氮质血症。

2）骨骼肌血流量减少：由于心力衰竭患者的血管内皮功能受损，运动时的扩血管反应减弱，骨骼肌的血液灌注不足。长期低灌注可导致骨骼肌萎缩、氧化酶活性降低及线粒体数减少等，使心力衰竭患者承受体力活动的能力降低，出现疲乏无力等。

3）脑血流量减少：随着心排血量的进一步减少，脑血流量也可以减少。脑供血不足可引起头晕、头痛、失眠、记忆力减退和烦躁不安等表现。部分患者在变换体位时出现头晕、晕厥等直立性低血压的表现。当心排血量急性减少时，可导致脑缺血发生短暂性意识丧失，称为心源性晕厥。严重者晕厥发作可持续数秒并伴有四肢抽搐、呼吸暂停、发绀等临床表现，称为阿斯综合征。

4）皮肤血流量减少：心力衰竭时，皮肤血流量减少，表现为皮肤苍白、皮肤温度降低。如果合并缺氧，可出现发绀。

(二)静脉淤血

根据静脉淤血的主要部位分为体循环淤血和肺循环淤血。

1. 体循环淤血

体循环淤血见于右心衰竭及全心衰竭，主要表现为体循环静脉系统的过度充盈、静脉压升高、内脏充血和水肿等。

(1)静脉淤血和静脉压升高：右心衰竭时因钠、水潴留及右室舒张末期压力升高，使上、下腔静脉回流受阻，静脉异常充盈，静脉压升高，表现为下肢和内脏的淤血。右心淤血明显时出现颈静脉充盈或怒张。按压肝脏后颈静脉异常充盈，称为肝颈静脉反流征阳性。

(2)肝大及肝功能损害：由于下腔静脉回流受阻，肝淤血和肝静脉压升高，导致肝大，局部有压痛。长期右心衰竭，还可造成心源性肝硬化。

(3)胃肠功能改变：慢性心力衰竭时，由于胃肠道淤血及动脉血液灌流不足，可出现消化系统功能障碍，表现为消化不良、食欲不振、恶心、呕吐、腹泻等。

(4)水肿：水肿是右心衰竭以及全心衰竭的主要临床表现之一，称为心性水肿，在体位低的下肢表现最为明显，严重者还可伴发腹水及胸水等。毛细血管血压增高是心性水肿的始发因素，而肾血流量减少可引起肾小球滤过率降低和醛固酮增加，造成钠、水潴留，促进水肿的发展。

2. 肺循环淤血

肺循环淤血主要见于左心衰竭患者，肺淤血、肺水肿的共同表现是呼吸困难，为患者气短及呼吸费力的主观感觉。

(1)呼吸困难发生的基本机制：①肺淤血、肺水肿导致肺顺应性降低，要吸入同样量的空气，需要增加呼吸肌做功，消耗更多的能量，故患者感到呼吸费力；②支气管黏膜充血、肿胀及气道内分泌物导致气道阻力增大；③肺毛细血管压增高和间质水肿使肺间质压力增高，刺激肺毛细血管旁J受体，引起反射性浅快呼吸。

(2)呼吸困难的表现形式

1)劳力性呼吸困难：患者仅在体力活动时出现呼吸困难，休息后消失，称为劳力性呼吸困难，为左心衰竭最早的表现。其机制是：①体力活动时四肢血流量增加，回心血量增多，肺淤血加重；②体力活动时心率加快，舒张期缩短，左心室充盈减少，肺循环淤血加重；③体力活动时机体需氧量增加，但衰竭的左心室不能相应地提高心排血量，因此机体缺氧进一步加重，刺激呼吸中枢，使呼吸加快加深，出现呼吸困难。

2)夜间阵发性呼吸困难：患者夜间入睡后因突感气闷、气急而惊醒，被迫坐起，可伴有咳嗽或咳泡沫样痰，发作较轻者在坐起后有所缓解，经一段时间后自行消失。严重者可持续发作，咳粉红色泡沫样痰，甚至发展为急性肺水肿。

其发生机制是：①患者入睡后由端坐位改为平卧位，下半身静脉回流增多，水肿液吸收入血液循环也增多，加重肺淤血。②入睡后迷走神经紧张性增高，使小支气管收缩，气道阻力增大。③熟睡后中枢对传入刺激的敏感性降低，只有当肺淤血程度较为严重、动脉血氧分压降低到一定程度时，方能刺激呼吸中枢，使患者感到呼吸困难而惊醒。若患者在气促咳嗽的同时伴有哮鸣音，则称为心性哮喘。

3)端坐呼吸：患者在静息时出现呼吸困难，平卧时加重，故需被迫采取端坐位或半卧位以减轻呼吸困难的程度，称为端坐呼吸。其机制是：①端坐位时下肢血液回流减少，肺淤血减轻；②膈肌下移，胸腔容积增大，肺活量增加，通气改善；③端坐位可减少下肢水肿液的吸收，使血容量降低，减轻肺淤血。端坐呼吸是左心衰竭造成严重肺淤血的表现。

4)急性肺水肿：为急性左心衰竭的主要临床表现。由于突发左心室排血减少，引起肺静脉和肺毛细血管压力急剧升高，毛细血管壁通透性增大，血浆渗出到肺间质与肺泡而引起急性肺水肿。患者可出现发绀、气促、端坐呼吸、咳嗽、咳粉红色(或无色)泡沫样痰等症状和体征。

左心衰竭引起长期肺淤血，肺循环阻力增加，使右心室后负荷增加，久之可引起右心衰竭。当病情发展到全心衰竭时，由于部分血液淤积在体循环，肺淤血可较单纯左心衰竭时有所减轻。

针对心力衰竭的主要发病环节，除消除诱发心力衰竭的病因与诱因外，还需减轻心脏的前负荷和后负荷，以及改善心肌的收缩和舒张性能，而调整神经-体液系统失衡及干预心室重塑是防治心力衰竭的中心环节。血管紧张素转换酶抑制剂(ACEI)通过抑制循环和心脏局部的肾素-血管紧张素系统，延缓心室重构；并可作用于激肽酶Ⅱ，抑制缓激肽的降解，减少胶原沉积，促进一氧化氮和前列环素产生，改善急性心肌梗死后冠状动脉血流。对于不能耐受 ACEI 者，可用血管紧张素受体阻断剂(ARB)替代。儿茶酚胺长期升高对心脏具有明显的损害作用。

(3)β 肾上腺素受体阻断剂可防止交感神经对衰竭心肌的恶性刺激，改善慢性心力衰竭患者的心室重构，提高生存质量，降低患者的病死率。醛固酮拮抗剂螺内酯也有减轻心室重构的心脏保护作用。

# 第十一章　呼吸功能不全

## 一、基本概念

1. 呼吸衰竭　指在氧浓度($FiO_2$)为 20% 的海平面上，由于外呼吸功能严重障碍，导致 $PaO_2$ 低于 60mmHg 或同时伴有 $PaCO_2$ 增高至 50mmHg 以上的病理过程。当 $FiO_2$ 不是 20% 时，用呼吸衰竭指数(RFI)作为诊断呼吸衰竭的指标($RFI=PaO_2/FiO_2$)

2. Ⅰ型呼吸衰竭　指单纯低氧血症型呼吸衰竭，血气特点为 $PaO_2<60mmHg$，$PaCO_2$ 降低或正常。

3. Ⅱ型呼吸衰竭　指低氧血症伴高碳酸血症型呼吸衰竭，血气特点为 $PaO_2<60mmHg$，同时伴有 $PaCO_2>50mmHg$。

## 二、病因和发病机制

(一)肺通气功能障碍

肺通气障碍包括限制性和阻塞性通气不足。

1. 限制性通气不足　指吸气时肺泡的扩张受限引起的肺泡通气不足，常见病因和机制：

(1)呼吸肌活动障碍：中枢或周围神经的器质性病变如脑外伤、脑血管意外、脑炎、脊髓灰质炎、多发性神经炎等；由过量镇静药、安眠药、麻醉药所引起的呼吸中枢抑制；呼吸肌本身的收缩功能障碍如呼吸肌疲劳、营养不良所致呼吸肌萎缩；由低钾血症、缺氧、酸中毒等所致呼吸肌无力等。

(2)胸廓的顺应性降低：严重的胸廓畸形、胸膜纤维化等可限制胸部的扩张。

(3)肺的顺应性降低：如严重的肺纤维化或肺泡表面活性物质减少可降低肺的顺应性，使肺泡扩张的弹性阻力增大而导致限制性通气不足。

(4)胸腔积液和气胸：胸腔大量积液或张力性气胸压迫肺，使肺扩张受限。

2. 阻塞性通气不足　指气道狭窄或阻塞所致的通气障碍，可分为中央性与外周性。

(1)中央性气道阻塞：指气管分叉处以上的气道阻塞。阻塞若位于胸外(如声带麻痹、炎症、水肿等)，吸气时气体流经病灶引起的压力降低，可使气道内压明显低于大气压，导致气道狭窄加重；呼气时则因气道内压大于大气压而使阻塞减轻，故患者表现为吸气性呼吸困难。如阻塞位于中央气道的胸内部位，吸气时由于胸膜腔内压降低使气道内压大于胸膜腔内压，故使阻塞减轻；呼气时由于胸膜腔内压升高而压迫气道，使气道狭窄加重，患者表现为呼气性呼吸困难。

(2)外周性气道阻塞：内径小于 2mm 的小支气管阻塞，吸气时随着肺泡的扩张，细支气管受周围弹性组织牵拉，其口径变大和管道伸长；呼气时则小气道缩短变窄，患者主要表现为呼气性呼吸困难；用力呼气时由于"等压点"上移，可引起小气道闭合。

(3)慢性支气管炎引起呼吸困难的机制：大支气管内黏液腺增生，小气道管壁炎性充血水肿、炎症细胞浸润、上皮细胞与成纤维细胞增生、细胞间质增多，二者均可引起气道管壁增厚狭窄；气道高反应性和炎症介质可引起支气管痉挛；炎症累及小气道周围组织，引起组织增生和纤维化可压迫小气道；气道炎症使表面活性物质减少，表面张力增加，使小气道缩小而加重阻塞；黏液腺及杯状细胞分泌增多可加重炎性渗出物形成黏痰堵塞小气道。由于少气道的阻塞，患者在用力呼气时，气体通过阻塞部位形成的压差较大，使阻塞部位以后的气道压低于正常，以致等压点由大气道上移至无软骨支撑的小气道，在用力呼气时小气道外的压力大于小气道内的压力，使气道阻塞加重，甚至使小气道闭合。

(4)肺气肿引起呼吸困难的机制：由于蛋白酶与抗蛋白酶失衡，如炎症细胞释放的蛋白酶过多或抗蛋白酶不足，可导致细支气管与肺泡壁中弹性纤维降解，肺泡弹性回缩力下降，此时胸内负压降低(即胸膜腔内压升高)，可压迫小气道，导致小气道阻塞；肺气肿患者肺泡扩大而数量减少，使细支气管壁上肺泡附着点减少，肺泡壁通过密布的附着点牵拉支气管壁是维持细支气管的形态和口径的重要因素，附着点减少则牵拉力减少，可引起细支气管缩小变形，阻力增加，气道阻塞；由于上述因素造成肺气肿患者胸膜腔内压力（气道外的压力）增高，用力呼气时使等压点上移至小气道，引起小气道闭合而出现呼气性呼吸困难。

3. 肺泡通气不足时的血气变化　总肺泡通气量不足会使肺泡气氧分压（$P_AO_2$）下降和肺泡气二氧化碳分压（$P_ACO_2$）升高，因而流经肺泡毛细血管的血液不能被充分动脉化，导致 $PaO_2$ 降低和 $PaCO_2$ 升高，后者是反映总肺泡通气量变化的最佳指标。

（二）肺换气功能障碍　主要指由肺泡膜面积减少或肺泡膜异常增厚和弥散时间缩短引起的气体弥散障碍。

1. 原因和机制

①肺泡膜面积减少：正常成人肺泡总面积约为 $80m^2$。静息时参与换气的面积为 $35\sim40m^2$，运动时增大。由于储备量大，只有当肺泡膜面积减少一半以上时，才会发生换气功能障碍。肺泡膜面积减少见于肺实变、肺不张、肺叶切除等。②肺泡膜厚度增加：肺泡膜的薄区，为气体交换的部位，它是由肺泡上皮、毛细血管内皮及两者共有的基底膜所构成，其厚度不到 $1\mu m$，是气体交换的部位。虽然气体从肺泡腔到达红细胞内还需经过肺泡表面的液体层、血管内血浆和红细胞膜，但总厚度不到 $5\mu m$，故正常气体交换很快。当肺水肿、肺泡透明膜形成、肺纤维化及肺泡毛细血管扩张等导致血浆层变厚时，可因弥散距离增宽使弥散速度减慢。

2. 血气变化

①肺泡膜病变患者在静息时一般不出现血气异常。因为正常静息时，血液流经肺泡毛细血管的时间约为 0.75 秒，而血液氧分压只需 0.25 秒就可升至肺泡气氧分压水平。肺泡膜病变时虽然弥散速度减慢，但在静息时气体交换在 0.75 秒内仍可达到血气与肺泡气的平衡，因而不发生血气的异常。②在体力负荷增加使肺血流加快时，血液和肺泡接触时间缩短，导致低氧血症。肺泡膜病变加上肺血流增快只会引起 $PaO_2$ 降低，不会使 $PaCO_2$ 增高。因为 $CO_2$ 在水中的溶解度比 $O_2$ 大，故弥散速度比 $O_2$ 快，能较快地弥散入肺泡使 $PaCO_2$ 与 $P_ACO_2$ 取得平衡。只要患者肺泡通气量正常，就可保持 $PaCO_2$ 正常。如果存在代偿性通气过度，则可使 $PaCO_2$ 低于正常。

（三）肺泡通气与血流比例失调

1. 部分肺泡通气不足

（1）原因和机制：支气管哮喘、慢性支气管炎、阻塞性肺气肿等引起的气道阻塞，以及肺纤维化、肺水肿等引起的限制性通气障碍的分布往往是不均匀的，可导致肺泡通气的严重不均。病变重的部分肺泡通气明显减少，而血流未相应减少，甚至还可因炎性充血等使血流增多（如大叶性肺炎早期），使其显著降低，以致流经这部分肺泡的静脉血未经充分动脉化便掺入动脉血内。这种情况类似动-静脉短路，故称功能性分流，又称静脉血掺杂。

正常成人由于肺内通气分布不均匀形成的功能性分流约占肺血流量的 3%，慢性阻塞性肺疾病严重时，功能性分流可增加到肺血流量的 30%~50%，从而严重地影响换气功能。

（2）血气改变

部分肺泡通气不足时，病变肺区的 $V_A/Q$ 可低达 0.1 以下，流经此处的静脉血不能充分动脉化，其氧分压与氧含量降低而二氧化碳分压与含量则增高。这种血气变化可引起代偿性呼吸运动增强和总通气量恢复正常或增加，主要是使无通气障碍或通气障碍较轻的肺泡通气量增加，以致该部分肺泡的 $V_A/Q$ 显著大于 0.8，流经这部分肺泡的血液 $PO_2$ 显著升高，但氧含量则增加很少（由氧解离曲线特性决定），而二氧化碳分压与含量均明显降低（由二氧化碳解离曲线决定）。来自 $V_A/Q$ 降低区与 $V_A/Q$ 增高区的血液混合而成的动脉血的氧含量和氧分压均降低，二氧化碳分压和含量则可正常。如代偿性通气增强过度，尚可使 $PaCO_2$ 低于正常。如肺通气障碍的范围较大，加上代偿性通气增强不足，使总的肺泡通气量低于正常，则 $PaCO_2$ 高于正常。

表 12-4　功能性分流时肺动脉血的血气变化

| | 病变肺区 | 健康肺区 | 全肺 | | |
|---|---|---|---|---|---|
| $V_A/Q$ | <0.8 | >0.8 | =0.8 | >0.8 | <0.8 |
| $PaO_2$ | ↓↓ | ↑↑ | ↓ | ↓ | ↓ |
| $CaO_2$ | ↓↓ | ↑ | | ↓ | ↓ |
| $PaO_2$ | ↑↑ | ↓↓ | N | ↓ | ↑ |
| $CaCO_2$ | ↑↑ | ↓↓ | N | ↓ | ↑ |

注：N 为正常，$PaO_2$ 为动脉血氧分压，$PaCO_2$ 为动脉血二氧化碳分压；$CaO_2$ 为动脉血氧含量，$CaCO_2$ 为动脉血二氧化碳含量。

2. 部分肺泡血流不足

(1) 原因和机制：肺动脉栓塞、弥散性血管内凝血、肺动脉炎、肺血管收缩等，都可使部分肺泡血流减少，$\dot{V}_A/\dot{Q}$ 可显著大于正常，患部肺泡血流减少而通气多，肺泡通气不能充分被利用，称为无效腔样通气。正常人的生理无效腔 ($V_D$) 约占潮气量 ($V_T$) 的30%，疾病时功能性无效腔 ($V_{Df}$) 可显著增多，使 $V_D/V_T$ 高达60%~70%，从而导致呼吸衰竭。

(2) 部分肺泡血流不足时的血气改变：部分肺泡血流不足时，病变肺区肺泡 $\dot{V}_A/\dot{Q}$ 可高达10以上，流经的血液 $PaO_2$ 显著升高，但其氧含量却增加很少（由氧离曲线特性决定）；而健康肺区却因血流量增加而使其 $\dot{V}_A/\dot{Q}$ 低于正常，这部分血液不能充分动脉化，其氧分压与氧含量均显著降低，二氧化碳分压与含量均明显增高。最终混合而成的动脉血 $PaO_2$ 降低，$PaCO_2$ 的变化则取决于代偿性呼吸增强的程度，可以降低、正常或升高。

表 12-5　无效腔样通气时肺动脉血的血气变化

| | 病变肺区 | 健康肺区 | 全肺 | | |
|---|---|---|---|---|---|
| $V_A/Q$ | >0.8 | <0.8 | =0.8 | >0.8 | <0.8 |
| $PaO_2$ | ↑↑ | ↓↓ | ↓ | ↓ | ↓ |
| $CaO_2$ | ↑ | ↓↓ | ↓ | ↓ | ↓ |
| $PaCO_2$ | ↓↓ | ↑↑ | N | ↓ | ↑ |
| $CaCO_2$ | ↓↓ | ↑↑ | N | ↓ | ↑ |

注：N 为正常，$PaO_2$ 为动脉血氧分压，$PaCO_2$ 为动脉血二氧化碳分压；$CaO_2$ 为动脉血氧含量，$CaCO_2$ 为动脉血二氧化碳含量。

(四) 解剖分流增加

生理情况下，肺内部分静脉血经支气管静脉和极少的肺内动静脉交通支直接流入肺静脉。这些解剖分流的血流量正常占心输出量的2%~3%。支气管扩张症可伴有支气管血管扩张和肺内动-静脉短路开放，使解剖分流量增加，静脉血掺杂异常增多而导致呼吸衰竭。解剖分流的血液完全未经气体交换过程，故称为真性分流。在肺实变和肺不张时，病变肺泡完全失去通气功能，但仍有血流，流经的血液完全未进行气体交换而掺入动脉血，类似解剖分流。吸入纯氧可有效地提高功能性分流的 $PaO_2$，而对真性分流的 $PaO_2$ 则无明显作用，用这种方法可对二者进行鉴别。

三、常见呼吸系统疾病导致呼吸功能衰竭的机制

在呼吸衰竭的发病机制中，单纯通气不足、单纯弥散障碍、单纯肺内分流增加或单纯无效腔增加的情况较少见，往往是几个因素同时存在或相继发生作用。例如在急性呼吸窘迫综合征时，既有由肺不张引起的肺内分流，有微血栓形成和肺血管收缩引起的无效腔样通气，还有由肺水肿引起的气体弥散功能障碍等。

1. 急性呼吸窘迫综合征 (ARDS)　ARDS 是由急性肺损伤 (ALI) 引起的一种急性呼吸衰竭。

急性肺损伤的原因很多，可以是化学因素，如吸入毒气、烟雾、胃内容物等；物理因素，如化学损伤、放射性损伤等；生物因素，如肺部冠状病毒感染引起的严重急性呼吸综合征 (SARS) 等；或全身性病理过程，如休克、大面积烧伤、败血症等；或由某些治疗措施，如做体外循环、血液透析等所致。

急性肺损伤的发生机制复杂。有些致病因子可直接作用于肺泡膜，进而引起肺损伤；有的则主要通过激活白细胞、巨噬细胞和血小板间接地引起肺损伤。大量中性粒细胞在趋化因子，如肿瘤坏死因子 α (TNFα)、白细胞介素 (IL-8)、脂多糖 (LPS)、补体 5a (C5a)、白三烯 $B_4$ (LTB$_4$)、血栓素 $A_2$ (TXA$_2$)、血小板活化因子 (PAF)、纤维蛋白降解产物 (FDPs) 等作用下，聚集于肺，黏附于肺泡毛细血管内皮，释放氧自由基、蛋白酶和炎症介质等，损伤肺泡上皮细胞及毛细血管内皮细胞。血管内膜的损伤和中性粒细胞及肺组织释放的促凝物质，导致血管内凝血，形成微血栓，后者通过阻断血流进一步引起肺损伤，通过形成纤维蛋白降解产物及释放 $TXA_2$ 等血管活性物质进一步使肺血管通透性增高。

[经典例题 1]

急性呼吸窘迫综合征的主要发病机制是

A. 致病因子损伤肺泡-毛细血管膜

B. 致病因子损伤肺泡上皮细胞

C. 致病因子损伤血管内皮细胞

D. 血小板聚集形成微血栓

E. 中性粒细胞释放氧自由基、蛋白酶损伤肺泡-毛细血管膜

[参考答案] 1. E

急性肺损伤引起呼吸衰竭的机制是由于肺泡-毛细血管膜的损伤及炎症介质的作用使肺泡上皮和毛细血管内皮通透性增高，引起渗透性肺水肿，致肺弥散性功能障碍。肺泡Ⅱ型上皮细胞损伤使表面活性物质生成减少，加上水肿液的稀释和肺泡过度通气消耗表面活性物质，使肺泡表面张力增高，肺的顺应性降低，形成肺不张。肺不张、肺水肿以及炎症介质引起的支气管痉挛均可引起肺泡通气量降低，导致肺内功能性分流增加；肺内DIC及炎症介质引起的肺血管收缩，可导致无效腔样通气增加。肺弥散功能障碍、肺内功能性分流和无效腔样通气均使$PaO_2$降低，导致Ⅰ型呼吸衰竭。在上述机制中，肺泡通气血流比例失调是ARDS患者呼吸衰竭的主要发病机制。

患者由于$PaO_2$降低对血管化学感受器的刺激和肺充血、水肿对肺泡毛细血管旁J感受器的刺激，使呼吸运动加深加快，导致呼吸窘迫和$PaCO_2$降低。因此，ARDS患者通常发生Ⅰ型呼吸衰竭。当肺部广泛病变时，肺总通气量减少，引起$PaCO_2$升高，患者出现Ⅱ型呼吸衰竭。

## [经典例题 2]

ARDS发生呼吸衰竭主要机制是

A. 通透性肺水肿

B. 肺不张

C. 肺泡通气血流比例失调

D. 死腔样通气

E. J感受器刺激呼吸窘迫

[参考答案] 2. C

2. 慢性阻塞性肺疾病(COPD)

COPD指由慢性支气管炎和肺气肿引起的慢性气道阻塞，简称"慢阻肺"，其共同特征是管径小于2mm的小气道阻塞和阻力增高。

COPD是引起慢性呼吸衰竭的最常见的原因。其机制涉及：①阻塞性通气障碍：炎症细胞浸润、充血、水肿、黏液腺及杯状细胞增殖、肉芽组织增生引起的支气管壁肿胀；气道高反应性、炎症介质作用引起的支气管痉挛；黏液分泌多、纤毛细胞损伤引起的支气管阻塞；小气道阻塞、肺泡弹性回缩力降低引起的气道等压点上移。②限制性通气障碍：Ⅱ型上皮细胞受损及表面活性物质消耗过多引起的肺泡表面活性物质减少；营养不良、缺氧、酸中毒、呼吸肌疲劳引起的呼吸肌衰竭。③弥散功能障碍：肺泡壁损伤引起的肺泡弥散面积减少和肺泡膜炎性增厚。④肺泡通气与血流比例失调：气道阻塞不均引起的部分肺泡低通气；微血栓形成引起的部分肺泡低血流。

### 四、呼吸衰竭时酸碱平衡及电解质紊乱及其发生机制

Ⅰ型和Ⅱ型呼吸衰竭时均有低氧血症，因此均可引起代谢性酸中毒；Ⅱ型呼吸衰竭时低氧血症和高碳酸血症并存，因此可有代谢性酸中毒和呼吸性酸中毒；ARDS患者由于代偿性呼吸加深加快，可出现代谢性酸中毒和呼吸性碱中毒；若给呼吸衰竭患者应用人工呼吸机、过量利尿剂或$NaHCO_3$等则可引起医源性呼吸性或代谢性碱中毒。一般而言，呼吸衰竭时常发生混合性酸碱平衡紊乱。

(一)代谢性酸中毒

严重缺氧时无氧代谢加强，乳酸等酸性产物增多，可引起代谢性酸中毒。此外，呼吸衰竭时可能出现功能性肾功能不全，肾小管排酸保碱功能降低，以及引起呼吸衰竭的原发疾病或病理过程，如感染、休克等均可导致代谢性酸中毒。此时血液电解质主要有以下变化：①血清钾浓度增高：由于酸中毒可使细胞内$K^+$外移及肾小管排$K^+$减少，导致高血钾；②血清氯浓度增高：代谢性酸中毒时由于$HCO_3^-$降低，可使肾排$Cl^-$减少，故血$Cl^-$常增高。

(二)呼吸性酸中毒

Ⅱ型呼吸衰竭时，大量二氧化碳潴留可引起呼吸性酸中毒，此时可有高血钾和低血氯。

造成低血氯的主要原因是：高碳酸血症使红细胞中$HCO_3^-$生成增多，后者与细胞外$Cl^-$交换使$Cl^-$转移入细胞；酸中毒时肾小管上皮细胞产生$NH_3$增多，$NaHCO_3$重吸收增多，使尿中$NH_4Cl$和$NaCl$的排出增加，均使血清$Cl^-$降低。

当呼吸性酸中毒合并代谢性酸中毒时，血$Cl^-$可正常。

(三)呼吸性碱中毒

Ⅰ型呼吸衰竭时，因缺氧引起肺过度通气，可发生呼吸性碱中毒。此时病人可出现血钾降低，血氯增高。

### 五、肺源性心脏病的发生机制

呼吸衰竭可累及心脏，主要引起右心肥大与衰竭，即肺源性心脏病。其发病机制如下：

1. 肺泡缺氧和 $CO_2$ 潴留所致血液 $H^+$ 浓度过高，可引起肺小动脉收缩（$CO_2$ 本身对肺血管起扩张作用），使肺动脉压升高，从而增加右心后负荷。

2. 肺小动脉长期收缩、缺氧均可引起无肌型肺微动脉肌化，肺血管平滑肌细胞和成纤维细胞肥大增生，胶原蛋白与弹性蛋白合成增加，导致肺血管壁增厚和硬化，管腔变窄，由此形成持久而稳定的慢性肺动脉高压。

3. 长期缺氧引起的代偿性红细胞增多症可使血液的黏度增高，也会增加肺血流阻力和加重右心的负荷。

4. 有些肺部病变如肺小动脉炎、肺毛细血管床的大量破坏、肺栓塞等也能成为肺动脉高压的原因。

5. 缺氧和酸中毒降低心肌舒、缩功能。

6. 呼吸困难时，用力呼气则使胸膜腔内压异常增高，心脏受压，影响心脏的舒张功能，用力吸气则胸膜腔内压异常降低，即心脏外面的负压增大，可增加右心收缩的负荷，促使右心衰竭。

此外，肺源性心脏病患者心功能失代偿时有半数肺动脉楔压增高，说明有左心功能不全，其中也可能有部分病例合并有冠心病；ARDS 的死亡病例中也有半数发生左心衰竭，这些都支持肺部疾病可累及左心的观点。其机制为：①低氧血症和酸中毒同样使左心室肌收缩性降低；②胸膜腔内压的高低同样也影响左心的舒缩功能；③右心扩大和右心室压增高将室间隔向左侧推移，可降低左心室的顺应性，导致左室舒张功能障碍。

### 六、肺性脑病的发生机制

由呼吸衰竭引起的脑功能障碍称为肺性脑病。Ⅱ型呼吸衰竭患者肺性脑病的发病机制与高碳酸血症、酸中毒和缺氧引起的脑水肿和神经元功能障碍有关。

1. 酸中毒和缺氧对脑血管的损伤　酸中毒使脑血管扩张。$PaCO_2$ 升高 10mmHg 约可使脑血流量增加 50%。

缺氧也使脑血管扩张。缺氧和酸中毒还能损伤血管内皮使其通透性增高，导致脑间质水肿。缺氧使细胞 ATP 生成减少，影响 $Na^+$-$K^+$ 泵功能，可引起细胞内 $Na^+$ 及水增多，形成脑细胞水肿。脑充血、水肿使颅内压增高，压迫脑血管，更加重脑缺氧，由此形成恶性循环，严重时可导致脑疝形成。此外，脑血管内皮损伤尚可引起血管内凝血，这也是肺性脑病的发病因素之一。

2. 酸中毒和缺氧对脑细胞的损伤

正常脑脊液的缓冲作用较血液弱，其 pH 也较低，$PCO_2$ 比动脉血高。因血液中的 $HCO_3^-$ 及 $H^+$ 不易通过血脑屏障进入脑脊液，故脑脊液的酸碱调节需时较长。呼吸衰竭时脑脊液的 pH 变化比血液更为明显。当脑脊液 pH 低于 7.25 时，脑电波变慢，pH 低于 6.8 时脑电活动完全停止。神经细胞内酸中毒一方面可增加脑谷氨酸脱羧酶活性，使 γ-氨基丁酸生成增多，导致中枢抑制；另一方面增强磷脂酶活性，使溶酶体水解酶释放，引起神经细胞和组织的损伤。

部分肺性脑病患者表现为神经兴奋、躁动，可能因发生代谢性碱中毒所致。然而酸中毒的患者也有 1/3 表现为神经兴奋，其机制尚不清楚。

### [经典例题3]（共用备选答案）

A. 过量麻醉药、镇静药使用　　　B. 胸腔积液　　　C. 气胸
D. 阻塞性肺病　　　　　　　　　E. 肺部炎症
(1) 急性呼吸衰竭最常见的原因是
(2) 慢性呼吸衰竭最常见的原因是
[参考答案] 3. A、D

# 第十二章　肝性脑病

### 一、概念

肝性脑病是指在排除其他已知脑疾病前提下，继发于肝功能障碍的一系列严重的神经精神综合征，可表现为

人格改变、智力减弱、意识障碍等特征，并且这些特征为可逆的。肝性脑病晚期发生不可逆性昏迷，甚至死亡。

## 二、发病机制

对肝性脑病的认知已超过百年，通常认为脑组织无明显结构变化，但最近研究发现，肝性脑病存在特异性神经病理学改变，脑组织主要受累细胞为星形胶质细胞。继发于急性肝功能不全的肝性脑病病理学表现为星形胶质细胞肿胀及明显的细胞毒性脑水肿，临床表现为颅内压明显增高，常有脑疝形成；而继发于慢性肝功能不全的肝性脑病病理学特征为 Alzheimer Ⅱ 型星形胶质细胞增多症及轻度脑水肿，而其急性发作时亦有颅内压增高。

肝性脑病的发生主要是由于脑组织的功能和代谢障碍所引起。主要有氨中毒学说、假性神经递质学说、血浆氨基酸失衡学说及 γ-氨基丁酸(gamma aminobutyric acid，GABA)学说。每个学说都能从一定角度解释肝性脑病的发生发展，并对肝性脑病的临床治疗提供了理论依据。

### (一)氨中毒学说

自 1890 年始，大量研究证明氨与肝性脑病相关。实验动物摄入含氨物质可致昏迷、死亡，其脑内氨水平增加约 3 倍；肝硬化患者摄入含氨物质出现行为异常及类似于肝性脑病的症状；临床上约 80% 的肝性脑病患者血及脑脊液中氨水平升高，且降血氨治疗有效；针对肝硬化腹水患者采用阳离子交换树脂降腹水过程中，由于树脂吸收钠盐而释放铵离子，患者形成间歇性脑病。这些研究结果为氨中毒学说的确立提供了充分的依据。

氨中毒学说的基础是星形胶质细胞功能受损。星形胶质细胞为神经元提供乳酸、α-酮戊二酸、谷氨酰胺及丙氨酸等营养物质，星形胶质细胞功能异常可以直接影响神经元的功能及代谢，并参与肝性脑病的发生发展。

1. 血氨增高的原因　正常人氨的生成和清除之间维持着动态平衡，血氨浓度不超过 59μmmol/L。当氨生成增多而清除不足时，可使血氨水平增高。

(1)尿素合成减少，氨清除不足：体内产生的氨在肝脏进入鸟氨酸循环，合成尿素而解毒。鸟氨酸循环有如下特点：①酶促反应的速度随底物(鸟氨酸、瓜氨酸、精氨酸)浓度的增高而加快；②该过程消耗能量，2 分子氨经鸟氨酸循环生成 1 分子尿素，消耗 4 分子的 ATP。

肝性脑病时血氨增高主要是由于肝脏疾病所致的鸟氨酸循环障碍。肝功能严重障碍时，由于代谢障碍，供给鸟氨酸循环的 ATP 不足，鸟氨酸循环的酶系统严重受损，以及鸟氨酸循环的各种底物缺失等均可使由氨合成尿素明显减少，导致血氨增高。

(2)氨的产生增多：血氨主要来源于肠道产氨：①肠道内的蛋白质经消化变成氨基酸，在肠道细菌释放的氨基酸氧化酶作用下产氨；②经肠-肝循环弥散入肠道的尿素，在细菌释放的尿素酶作用下也可产氨。正常时，肠道每天产氨约 4g，经门静脉入肝，转变为尿素而被解毒。肝脏功能严重障碍时，氨的产生增多，是由于：①门静脉血流受阻，肠黏膜淤血、水肿，肠蠕动减弱以及胆汁分泌减少等，使消化吸收功能降低，导致肠道细菌活跃，可使细菌释放的氨基酸氧化酶和尿素酶增多，肠道产氨增加。②未经消化吸收的蛋白成分在肠道潴留，肠道产氨增加。③肝硬化晚期合并肾功能障碍，尿素排除减少，弥散入肠道的尿素增加。如果合并上消化道出血，肠道内增多的血液蛋白质经细菌分解产氨进一步增加。④肾脏也可产生少量氨，主要是在肾小管上皮细胞的谷氨酰胺酶作用下分解产氨。如果尿 pH 偏低，进入管腔的 $NH_3$ 与 $H^+$ 结合成 $NH_4^+$ 被排出。但肝功能障碍患者伴有呼吸性碱中毒或应用碳酸酐酶抑制剂利尿，肾小管腔中 $H^+$ 减少，生成 $NH_4^+$ 减少，而 $NH_3$ 弥散入血增加，血氨增高。⑤肝性脑病患者昏迷前，出现明显的躁动不安、震颤等肌肉活动增强的表现，肌肉的腺苷酸分解代谢增强，使肌肉产氨增多。

肠腔内 pH 可影响肠道氨的吸收。因此，口服乳果糖降血氨，主要因其在肠道不易吸收，且易被细菌分解产生乳酸、醋酸，降低肠腔内 pH，减少氨的吸收。

2. 氨对脑的毒性作用

$NH_3$ 属弱碱性，血中仅占 1%，且主要以铵离子($NH_4^+$)形式存在，$NH_4^+$ 不易通过血脑屏障，而 $NH_3$ 可自由通过血脑屏障进入脑内。血氨增高，氨入脑增多。血脑屏障通透性增高时，即使血氨不升高，进入脑内的氨也可增多。细胞因子、自由基等可使血脑屏障通透性增高，氨入脑增多，从而加重肝性脑病，这也是部分病例循环中氨浓度不高，但发生严重肝性脑病的原因。氨对脑组织的毒性作用如下：

(1)氨使脑内神经递质发生改变：正常状态下，脑内兴奋性神经递质与抑制性神经递质保持平衡。而脑内氨水平升高则直接影响脑内神经递质的水平。在肝性脑病的发生发展过程中，神经传递障碍所起的作用要强于且早于能量代谢障碍。①对谷氨酸能神经传递的作用。谷氨酸为脑内主要兴奋性神经递质，脑内氨水平增高可直接影响谷氨酸水平及谷氨酸能神经传递。在肝性脑病进展到昏迷前期以前，氨可明显抑制 α-酮戊二酸脱氢酶活性，但对丙酮酸脱氢酶作用相对较小，因而在葡萄糖代谢过程中造成酮戊二酸蓄积，其经转氨基作用获取氨生成谷氨酸，患者表现为兴奋性增强。随着肝病进展，脑内氨进一步增加，谷氨酸在谷氨酰胺合成酶（只表达于星形胶质细胞）作用下，与氨结合生成谷氨酰胺，以解除氨毒性作用。但由于谷氨酰胺增多，发挥近似于抑制性神经递质的作用，同时诱导星形胶质细胞肿胀、大量自由基生成等变化。肝性脑病晚期，当脑内氨水平极度增高时，丙酮酸脱氢酶及 α-酮戊二酸脱氢酶活性均受到抑制，因而三羧酸循环过程受抑，谷氨酸生成减少，神经传递障碍。此外，临床上部分患者全脑谷氨酸水平降低，但表现为兴奋性神经活动增强。其主要原因为突触间隙谷氨酸水平增高，这可能与氨刺激的钙依赖性谷氨酸过度释放，或与低表达兴奋性氨基酸转运体 2 所致的谷氨酸摄取减少有关。②增强抑制性神经元活动。氨水平增高可介导抑制性神经元活动增强，如 GABA、甘氨酸等神经活动变化等，有关 GABA 及其受体在肝性脑病发生发展过程中的作用将在 GABA 学说部分讨论。③对其他神经递质的影响。

在肝性脑病晚期，由于氨抑制丙酮酸脱氢酶活性，从而抑制了丙酮酸的氧化脱羧，使乙酰辅酶 A 生成减少，导致乙酰辅酶 A 与胆碱结合生成中枢兴奋性递质乙酰胆碱减少。

综上所述，脑内氨增高，一方面使中枢兴奋性递质谷氨酸、乙酰胆碱等减少；同时谷氨酰胺、GABA 等抑制性递质活动增强，脑内神经递质平衡失调，导致中枢神经系统功能紊乱。

**[经典例题 1]**

下述哪一物质不是促进肝性脑病发生的神经毒质

A. 硫醇　　　B. 酚类　　　C. 短链脂肪酸　　　D. 胺类　　　E. 多巴胺

[参考答案] 1. E

（2）干扰脑细胞能量代谢：脑内贮存的糖原极少，因而脑内能量主要来源于入脑葡萄糖的有氧氧化过程。肝性脑病发生时，尤其是晚期，脑内葡萄糖代谢率明显降低。主要表现为糖酵解增强，乳酸堆积，而 ATP 和磷酸肌酸水平降低。进入脑内的氨增多，可引起如下后果：①抑制丙酮酸脱氢酶的活性，妨碍丙酮酸氧化脱羧过程，使 NADH 和乙酰辅酶 A 生成减少，进而三羧酸循环过程停滞，可使 ATP 产生减少；②抑制酮戊二酸脱氢酶，使三羧酸循环反应过程不能正常进行，ATP 产生减少；③α-酮戊二酸经转氨基生成谷氨酸的过程消耗了大量 NADH，NADH 是呼吸链中完成递氢过程的重要物质，其大量消耗使 ATP 产生减少；④大量的氨与谷氨酸结合生成谷氨酰胺时，消耗了大量 ATP；⑤$Na^+$-$K^+$-ATP 酶活化，消耗 ATP。

（3）氨对神经细胞膜的影响：氨增高可干扰神经细胞膜 $Na^+$-$K^+$-ATP 酶活性，影响细胞内外 $Na^+$、$K^+$ 分布。细胞膜对铵离子的选择性通透强于钾离子，铵离子可与钾离子竞争入胞，结果细胞外钾离子浓度增高。细胞内外 $Na^+$、$K^+$ 分布异常直接影响膜电位、细胞的兴奋及传导等活动。

（4）氨对线粒体的影响：氨增高可导致位于线粒体内膜的膜通透转换孔开放，线粒体跨膜电位下降或消失，线粒体肿胀，能量代谢障碍及大量氧自由基生成等。

（二）假性神经递质学说

食物中蛋白质在消化道中经水解产生氨基酸。其中芳香族氨基酸——苯丙氨酸和酪氨酸，经肠道细菌释放的脱羧酶的作用，分别被分解为苯乙胺和酪胺。正常情况下，苯乙胺和酪胺进入肝脏，在单胺氧化酶作用下，被氧化分解而解毒。当肝功能严重障碍时，由于肝脏的解毒功能低下，或苯乙胺和酪胺经侧支循环绕过肝脏直接进入体循环，使其血中浓度增高。尤其是当门静脉高压时，由于肠道淤血，消化功能降低，使肠内蛋白分解过程增强时，将有大量苯乙胺和酪胺入血。

脑干网状结构的主要功能是保持清醒状态或维持唤醒功能，因而又称为脑干网状结构上行激动系统。去甲肾上腺素和多巴胺等为脑干网状结构中的主要神经递质。肝功能严重障碍时，苯乙胺和酪胺大量入脑，在脑干网状结构的神经细胞内，在 β-羟化酶作用下，分别生成苯乙醇胺和羟苯乙醇胺。苯乙醇胺和羟苯乙醇胺在化学结构上与正常（真性）神经递质去甲肾上腺素和多巴胺相似，但生理效应极弱，被称为假性神经递质（false neurotransmitter）。当假性神经递质增多时，可取代去甲肾上腺素和多巴胺被神经元摄取，并贮存在突触小体的囊泡中。但其被释放后的生理效应则远较去甲肾上腺素和多巴胺弱，脑干网状结构上行激动系统的唤醒功能不能维持，从而发生昏迷。

假性神经递质学说的建立主要依据两个方面：第一，肝性脑病患者脑内多巴胺、去甲肾上腺素等神经递质减少。第二，应用左旋多巴可以明显改善肝性脑病患者的状况。左旋多巴可进入脑内，在脑内转变成多巴胺和去甲肾上腺素，使正常神经递质增多，并与假性神经递质竞争，使神经传导功能恢复，促进患者苏醒。

（三）氨基酸失衡学说

肝性脑病患者或门-体分流术后，常表现血浆氨基酸失平衡：支链氨基酸减少，而芳香族氨基酸增多，两者比值由正常的 3.0~3.5 下降至 0.6~1.2。

1. 血浆氨基酸失衡的原因

肝脏功能严重障碍时，肝细胞灭活胰岛素和胰高血糖素能力降低，使二者浓度增高，但胰高血糖素升高更显著，导致血中胰岛素/胰高血糖素比值降低，分解代谢增强。其中胰高血糖素使组织蛋白分解代谢增强，大量芳香族氨基酸由肝和肌肉释放入血，而肝功能严重障碍时，芳香族氨基酸的降解能力降低；同时因肝脏的糖异生途径障碍，使芳香族氨基酸转变为糖的能力降低。这些均可使血中芳香族氨基酸含量增高。

支链氨基酸主要在骨骼肌中进行代谢，胰岛素可促进肌肉组织摄取和利用支链氨基酸。肝功能严重障碍，血中胰岛素水平增高，支链氨基酸进入肌肉组织增多，因而使其血中含量减少。此外，在骨骼肌及脑组织，血氨增高可增强支链氨基酸代谢。当血氨水平升高时，支链氨基酸的氨基通过转氨基作用与 $\alpha$-酮戊二酸结合生成谷氨酸，进而与氨结合生成谷氨酰胺而发挥解毒作用。这一解毒过程中，由于大量支链氨基酸提供氨基而转化为相应的酮酸，造成支链氨基酸水平降低。

2. 芳香族氨基酸与肝性昏迷

生理情况下，芳香族氨基酸与支链氨基酸同属电中性氨基酸，借同一载体转运系统通过血脑屏障并被脑细胞摄取。血中芳香族氨基酸的增多和支链氨基酸的减少，则必然使芳香族氨基酸主要是苯丙氨酸、酪氨酸进入脑内增多。

正常神经递质的生成过程为：神经细胞内的苯丙氨酸在苯丙氨酸羟化酶作用下，生成酪氨酸；酪氨酸在酪氨酸羟化酶作用下，生成多巴；多巴在多巴脱羧酶作用下，生成多巴胺；多巴胺在多巴胺 $\beta$-羟化酶作用下，生成去甲肾上腺素。

当进入脑内的苯丙氨酸和酪氨酸增多时，高水平苯丙氨酸可抑制酪氨酸羟化酶的活性，从而使正常神经递质生成减少。苯丙氨酸可在芳香族氨基酸脱羧酶作用下，生成苯乙胺，进一步在 $\beta$-羟化酶作用下生成苯乙醇胺。

而高水平酪氨酸也可在芳香族氨基酸脱羧酶作用下生成酪胺，进一步在 $\beta$-羟化酶作用下生成羟苯乙醇胺。因而，苯丙氨酸和酪氨酸进入脑内增多使脑内产生大量假性神经递质，抑制正常神经递质的合成及作用。

由此可见，血中氨基酸的失平衡可使脑内产生大量假性神经递质，并使正常神经递质的产生受到抑制。最终导致昏迷。

## [经典例题 2]

肝性脑病患者血液中的芳香族氨基酸含量增多的毒性影响是使

A. 支链氨基酸浓度减少　　　　　　　B. 支链氨基酸浓度增加

C. ATP 减少　　　　　　　　　　　　D. 假性神经递质增多

E. 真性神经递质减少

[参考答案] 2. D

（四）GABA 学说

GABA 属于抑制性神经递质，GABA 能神经元活动变化与肝性脑病的发生发展密切相关。GABA-A 受体（又称 GABA/苯二氮䓬类受体）为亲离子型受体，由 2 个 α 亚单位和 2 个 β 亚单位组成，其中 β 亚单位含 GABA 受体，而 α 单位含苯二氮䓬类受体，GABA 和苯二氮䓬类物质作为 GABA-A 受体复合物激动剂，可活化 GABA-A 受体。当突触前神经元兴奋时，GABA 从囊泡中释放，通过突触间隙与突触后神经元胞膜上的 GABA 受体结合，使细胞膜对 $Cl^-$ 通透性增高，由于细胞外的 $Cl^-$ 浓度比细胞内高，因而，$Cl^-$ 由细胞外进入细胞内，产生超极化，从而发挥突触后抑制作用。GABA 也具有突触前抑制作用，当 GABA 作用于突触前的轴突末梢时，也可使轴突膜对 $Cl^-$ 通透性增高，但由于轴浆内的 $Cl^-$ 浓度比轴突外高，因而，$Cl^-$ 反由轴突内流向轴突外，进而产生去极化，使末梢在冲动到来时，释放神经递质的量减少，从而产生突触前抑制作用。

GABA 学说建立的基础是因 GABA 能神经元抑制性活动增强。GABA 能神经元活动增强可能与脑内 GABA 浓度增加、GABA-A 受体复合物完整性及其与配体的结合能力变化，以及内源性 GABA-A 受体变构调节物质浓度增加等有关，早期 GABA 学说认为，肝功能不全时，血浆中 GABA 累积增加，血脑屏障通透性增高，GABA 入脑增多参与了肝性脑病的发生发展。但最近大量研究表明,脑内 GABA、内源性苯二氮䓬类物质并不增加,同时 GABA-A 受体复合物完整性也未发生变化。因而,解释肝性脑病时 GABA 能神经元抑制性活动增强目前更多基于 GABA-A 受体复合物与配体的结合能力变化以及内源性 GABA-A 受体变构调节物质增加等方面。

肝性脑病的发病机制较为复杂,并非单一因素所致,随着研究的深入,诸多因素间的内在联系及其相互作用得以揭示。氨中毒学说已成为解释肝性脑病发病机制的中心环节,与其他学说之间的联系越来越密切。

第一,脑内氨增高,诱导突触间隙 GABA 水平增高,增强 GABA-A 受体复合物与其配体结合能力,通过外周型苯二氮䓬受体诱导神经类固醇类物质生成增多,并变构调节 GABA-A 受体活性,从而使中枢抑制作用增强。

第二,高血氨可引起血浆氨基酸的失衡。因为高血氨可使胰高血糖素增多,进而使胰岛素分泌增多,促使血中芳香族氨基酸含量增高,胰岛素增加及氨的解毒作用促使支链氨基酸减少。

第三,高血氨所致的脑内谷氨酰胺的增多可促进中性氨基酸进入脑内,而减少其从脑内流出,入脑的支链氨基酸通过转氨基作用参与氨的解毒过程,而芳香族氨基酸则可能参与假性神经递质的生成,因而这一过程与假性神经递质生成及氨基酸失衡均相关。

### 三、诱因

1. 氨的负荷增加

氨的负荷过度是诱发肝性脑病最常见的原因。肝硬化病人常见的上消化道出血、过量蛋白饮食、输血等外源性氮负荷过度,可通过促进血氨增高而诱发肝性脑病。由于肝肾综合征等所致的氮质血症、低钾性碱中毒或呼吸性碱中毒、便秘、感染等内源性氮负荷过重等,也常诱发肝性脑病。

2. 血脑屏障通透性增强

一些神经毒质正常时不能通过血脑屏障,血脑屏障通透性的增高,可使神经毒质入脑增多,参与肝性脑病发病过程。细胞因子水平增高、能量代谢障碍等可使血脑屏障通透性增高。严重肝病患者合并的高碳酸血症、脂肪酸以及饮酒等也可使血脑屏障通透性增高。

3. 脑敏感性增高

严重肝病患者,体内各种神经毒质增多,使脑对药物或氨等毒性物质的敏感性增高,因而,当使用止痛、镇静、麻醉以及氯化铵等药物时,则易诱发肝性脑病。感染、缺氧、电解质紊乱等也可增强脑对毒性物质的敏感性而诱发肝性脑病。

总之,凡能增加毒性物质的来源,提高脑对毒性物质的敏感性以及使血脑屏障通透性增高的因素,均可成为肝性脑病的诱因,促进肝性脑病的发生。

# 第十三章　肾功能不全

肾功能不全是指各种病因引起肾功能严重障碍,出现水、电解质和酸碱平衡紊乱,代谢废物及毒物在体内潴留,并伴有肾脏内分泌功能障碍的病理过程。根据肾功能不全发病的急缓和病程的长短,分为急性肾功能不全和慢性肾功能不全。

急性肾功能不全大多数可逆,而慢性肾功能不全呈进行性发展。急、慢性肾功能不全发展到严重阶段时都可出现尿毒症。肾功能不全与肾功能衰竭没有本质的区别,前者包括肾功能障碍由轻到重的全过程,而后者指的是肾功能不全的晚期阶段。

### 一、急性肾功能衰竭

急性肾功能衰竭(ARF)是指各种原因在短期内(通常数小时至数天)引起双肾泌尿功能急剧障碍,以致机体内环境出现严重紊乱的病理过程,其临床表现主要为氮质血症、水中毒、高钾血症和代谢性酸中毒。多数患者伴有少尿(成人每日尿量<400ml)或无尿(成人每日尿量<100ml),即少尿型 ARF。少数患者尿量并不减少,但肾脏排泄功能障碍,氮质血症明显,称为非少尿型 ARF。

（一）病因

引起 ARF 的病因很多,根据发病环节可将其分为肾前性、肾性和肾后性三大类。但无论是肾前性或肾后性损伤,如果损伤严重或持续较久,均可转为肾性 ARF。

### 1. 肾前性 ARF

肾前性 ARF 是指肾脏血液灌流量减少所致的 ARF，肾脏尚无器质性病变，一旦肾血液灌流量恢复，肾功能即可恢复。所以这种肾功能衰竭又称功能性肾功能衰竭或肾前性氮质血症。常见于各型休克早期。血容量减少、心泵功能障碍或血管床容积增大引起有效循环血量减少和肾血管强烈收缩，导致肾血液灌流量和肾小球滤过率（GFR）显著降低，出现尿量减少和氮质血症等内环境紊乱。

### 2. 肾性 ARF

肾性 ARF 指由于各种原因引起肾实质病变而产生的 ARF，又称器质性肾功能衰竭。肾性 ARF 是临床常见的危重病症，根据损伤的组织学部位可分为肾小管、肾小球、肾间质和肾血管损伤，其主要病因如下。

（1）急性肾小管坏死：急性肾小管坏死（ATN）是引起肾性 ARF 最常见、最重要的原因，约占肾性 ARF 的 80%。导致 ATN 的因素主要包括：

1）肾缺血和再灌注损伤：如肾前性肾功能衰竭的各种病因（如休克）在早期未能得到及时的纠正，持续的肾缺血将引起 ATN，即由功能性肾功能衰竭转为器质性肾功能衰竭。此外，休克复苏后的再灌注损伤也是导致 ATN 的主要因素。

2）肾中毒：引起肾中毒的毒物很多，可概括为外源性肾毒物和内源性肾毒物两类。常见的外源性肾毒物包括：①药物：如氨基糖苷类抗生素、四环素族和两性霉素 B 等，静脉注射或口服 X 线造影剂也可直接损伤肾小管；②有机溶剂：如四氯化碳、乙二醇和甲醇等；③重金属：如汞、铋、铅、锑、砷等化合物；④生物毒素：如生鱼胆、蛇毒、蜂毒等。内源性肾毒物主要包括血红蛋白、肌红蛋白和尿酸等。如在血型不合的输血或疟疾等引起的溶血，挤压综合征等严重创伤引起的横纹肌溶解症，过度运动、中暑等引起的非创伤性横纹肌溶解症等情况下，从红细胞和肌肉分别释出的血红蛋白和肌红蛋白经肾小球滤过而形成肾小管色素管型，堵塞并损害肾小管，引起 ATN。

在许多病理条件下，肾缺血与肾毒物常同时或相继发生作用。例如肾毒物可引起局部血管痉挛而致肾缺血；反之，肾缺血时也常伴有毒性代谢产物在体内蓄积。

（2）肾小球、肾间质和肾血管疾病：见于急性肾小球肾炎、狼疮性肾炎、多发性结节性动脉炎和过敏性紫癜性肾炎等引起的肾小球损伤；急性间质性肾炎、药物过敏及巨细胞病毒感染等导致的肾间质损伤；肾小球毛细血管血栓形成和微血管闭塞等微血管疾病，以及肾动脉粥样栓塞和肾动脉狭窄等大血管病变。

### 3. 肾后性 ARF

由肾以下尿路（从肾盏到尿道口）梗阻引起的肾功能急剧下降称肾后性 ARF，又称肾后性氮质血症。常见于双侧输尿管结石、盆腔肿瘤和前列腺肥大等引起的尿路梗阻。尿路梗阻使梗阻上方的压力升高，引起肾盂积水，肾间质压力升高，肾小球囊内压升高，导致肾小球有效滤过压下降而引起 GFR 降低，出现少尿、氮质血症和酸中毒等。肾后性 ARF 早期并无肾实质损害，如及时解除梗阻，肾泌尿功能可迅速恢复。

### （二）发病机制

不同原因所致 ARF 的机制不尽相同，但其中心环节均为 GFR 降低。肾前性及肾后性 ARF 时 GFR 降低的机制已如前述，下面主要围绕急性肾小管坏死（ATN）引起的少尿型 ARF，阐述肾性 ARF 的发病机制。

### 1. 肾血管及血流动力学异常

虽然 ATN 时细胞损伤以肾小管上皮细胞为主，但引起肾功能障碍和内环境持续紊乱的中心环节仍是 GFR 降低。在急性肾功能衰竭的初期，有肾血流量减少和肾内血液分布异常，而且肾缺血的程度与形态学损害及功能障碍之间存在着平行关系。肾血管及血流动力学的异常是 ARF 初期 GFR 降低和少尿的主要机制。

（1）肾灌注压降低：当动脉血压低于 80mmHg、有效循环血量减少程度超过肾脏自身调节的范围时，肾脏血液灌流量即明显减少，GFR 降低。

（2）肾血管收缩：肾皮质血管收缩的机制主要与以下因素有关：

1）交感-肾上腺髓质系统兴奋：在 ATN 时，因有效循环血量减少或毒物的作用，致使交感-肾上腺髓质系统兴奋，血中儿茶酚胺水平升高，通过刺激 α-肾上腺素受体使肾血管收缩，肾血流量减少，GFR 降低。皮质肾单位分布在肾皮质外 1/3，其入球小动脉对儿茶酚胺敏感，因而皮质呈缺血改变。

2）肾素-血管紧张素系统（RAS）激活：①有效循环血量减少使肾血管灌注压降低，入球小动脉壁受牵拉程度减小，可刺激肾小球球旁细胞分泌肾素；②交感神经兴奋时释放的肾上腺素和去甲肾上腺素亦可刺激球旁细胞释放肾素。肾素促使肾内血管紧张素Ⅱ（AngⅡ）生成增加，引起入球小动脉及出球小动脉收缩。因肾皮质中的肾素含量丰富，故 RAS 系统激活，致使肾皮质缺血更甚。

3)肾内收缩及舒张因子释放失衡：肾缺血或肾中毒使肾血管内皮细胞受损，可引起血管内皮源性收缩因子（如内皮素）分泌增多以及血管内皮源性舒张因子（如一氧化氮）释放减少。此外，急性肾衰竭时，肾内具有血管扩张作用的 $PGE_2$ 和 $PGI_2$ 产生减少。收缩与舒张因子释放的失衡可加强肾血管的持续收缩，使 GFR 降低。

（3）肾毛细血管内皮细胞肿胀：肾缺血、缺氧及肾中毒时，ATP 生成不足，$Na^+-K^+-ATP$ 酶活性减弱，细胞内钠、水潴留，导致细胞水肿。随着细胞水肿的发生，细胞膜通透性改变，大量的 $Ca^{2+}$ 涌入细胞内，形成细胞内 $Ca^{2+}$ 超载。细胞内游离钙增加又可妨碍线粒体的氧化磷酸化功能，使 ATP 生成更加减少，从而形成恶性循环。肾细胞水肿，特别是肾毛细血管内皮细胞肿胀可使血管管腔变窄，血流阻力增加，肾血流量减少。

（4）肾血管内凝血：急性肾功能衰竭患者血液黏度升高，血和尿中纤维蛋白降解产物（FDP）增多，部分病人的肾小球毛细血管内有纤维蛋白和血小板沉积。应用抗凝剂对某些急性肾功能衰竭患者有一定疗效。这些都提示肾内 DIC 可能在急性肾功能衰竭的发病机制中起一定作用。

2. 肾小管损伤　ATN 时，肾小管细胞可因缺血、缺血后再灌流、毒物以及缺血与中毒共同作用引起损伤，导致肾小管细胞的重吸收与分泌功能紊乱，以及肾小管细胞的坏死和凋亡。

肾小管细胞损伤的机制与细胞能量代谢和膜转运系统功能的变化密切相关，主要包括 ATP 产生减少、$Na^+-K^+-ATP$ 酶活性降低、自由基产生增加与清除减少和细胞内游离钙增高等。此外，炎性反应在肾小管细胞损伤中的作用近年来也受到重视。尤其在肾缺血-再灌注损伤过程中，肾小管上皮细胞和肾实质细胞所产生的炎性因子和活性氧可引起中性粒细胞激活并向损伤部位聚集而加重细胞损伤。肾小管细胞的严重损伤和坏死脱落可导致肾小管阻塞、原尿返漏和管-球反馈机制失调。

（1）肾小管阻塞：肾缺血、肾毒物引起肾小管坏死时，脱落的细胞和碎片、异型输血时的血红蛋白、挤压综合征时的肌红蛋白等均可在肾小管内形成各种管型，阻塞肾小管管腔，使原尿不易通过，引起少尿。同时，由于管腔内压升高，使肾小球囊内压增加，有效滤过压降低，导致 GFR 减少。

（2）原尿返漏：在持续肾缺血和肾毒物作用下，肾小管上皮细胞变性、坏死、脱落，原尿通过受损肾小管壁处返漏入周围肾间质，除直接造成尿量减少外，还引起肾间质水肿，压迫肾小管，造成囊内压升高，使 GFR 减少，出现少尿。

（3）管-球反馈机制失调：管-球反馈是在肾单位水平上的自身调节，即当肾小管液中的溶质浓度和流量改变时，其信号通过致密斑和肾小球旁器感受、放大和传递，从而改变肾小球的灌流和 GFR，达到平衡。增加致密斑的 NaCl 浓度可使单个肾单位 GFR 下降 50%。在 ATN 时，近曲小管对 $Na^+$ 和 $Cl^-$ 的重吸收减少，使远曲小管内液中的 NaCl 浓度持续升高，可导致管-球反馈异常激活，使入球小动脉收缩，GFR 持续降低。

3. 肾小球滤过系数降低

GFR 的大小不仅取决于肾小球有效滤过压，还与肾小球滤过系数（$K_f$）密切相关。肾小球滤过率=滤过系数×有效滤过压。$K_f$ 代表肾小球的通透能力，与滤过膜的面积及其通透性的状态有关。

肾缺血和肾中毒时 $K_f$ 降低，也是导致 GFR 降低的机制之一。$K_f$ 的降低与肾小球毛细血管内皮细胞肿胀、足细胞足突结构变化、滤过膜上的窗孔大小及密度减少有关。此外，肾缺血或肾中毒可促进 Ang Ⅱ 和血栓素 $A_2$ 等释放，这些因子可引起肾小球系膜细胞收缩，从而导致肾小球滤过面积减少、$K_f$ 降低。

（三）功能代谢变化（少尿型）

少尿型 ARF 的发病过程包括少尿期、移行期、多尿期和恢复期四个阶段。

1. 少尿期

为病情最危重阶段，可持续数天至数周，持续愈久，预后愈差。此期不仅尿量显著减少，而且还伴有严重的内环境紊乱，常有以下主要的功能代谢变化。

（1）尿的变化：①少尿或无尿：发病后尿量迅速减少而出现少尿（<400ml/d）或无尿（<100ml/d）。少尿的发生是由于肾血流减少、肾小管损害及滤过系数降低等因素综合作用所致。②低比重尿：常固定于 1.010～1.015，是由于肾小管损伤造成肾脏对尿液的浓缩和稀释功能障碍所致。③尿钠高：肾小管对钠的重吸收障碍导致尿钠含量增高。④血尿、蛋白尿、管型尿：由于肾小球滤过障碍和肾小管受损，尿中可出现红细胞、白细胞和蛋白质等；尿沉渣检查可见透明、颗粒和细胞管型。

功能性 ARF 时，肾小管功能未受损，其少尿主要是由于 GFR 显著降低，以及远曲小管和集合管对钠、水的重吸收增加所致。而器质性 ARF 则同时有肾小球和肾小管的损伤。因此，功能性 ARF 和由 ATN 引起的肾性 ARF 虽然都有少尿，但尿液成分有本质上的差异，这是临床鉴别诊断的重要依据。鉴别功能性与器质性 ARF，对于判断预后和指导治疗都具有重要意义。

表12-6 功能性与器质性ARF尿液变化的不同特点

| | 功能性ARF(肾前性肾衰竭) | 器质性ARF(ATN少尿期) |
|---|---|---|
| 尿比重 | >1.020 | <1.015 |
| 尿渗透压(mmol/L) | >700 | <250 |
| 尿钠 | <20 | >40 |
| 尿/血肌酐比值 | >40：1 | <20：1 |
| 尿蛋白 | 阴性或微量 | +~++++ |
| 尿沉渣镜检 | 轻微 | 显著，褐色颗粒管型 红、白细胞及变性上皮细胞 |
| 甘露醇利尿效应 | 佳 | 差 |

(2)水中毒：由于尿量减少，体内分解代谢加强以致内生水增多以及因治疗不当输入葡萄糖溶液过多等原因，可发生体内水潴留并从而引起稀释性低钠血症。除可发生全身软组织水肿以外，水分还可向细胞内转移而引起细胞内水肿。严重时可发生脑水肿、肺水肿和心力衰竭，为ARF的常见死因之一。

(3)高钾血症：是ARF患者的最危险变化，常为少尿期致死原因。其主要发生原因：①尿量减少使钾随尿排出减少；②组织损伤和分解代谢增强，使钾大量释放到细胞外液；③酸中毒时，细胞内钾离子外逸；④低钠血症，使远曲小管的钾钠交换减少；⑤输入库存血或食入含钾量高的食物或药物等。高钾血症可引起心脏传导阻滞和心律失常，严重时可出现心室颤动或心脏停搏。

(4)代谢性酸中毒：具有进行性、不易纠正的特点。其发生原因：①GFR降低，使酸性代谢产物在体内蓄积；②肾小管分泌$H^+$和$NH_3$能力降低，使$NaHCO_3$重吸收减少；③分解代谢增强，固定酸产生增多。酸中毒可抑制心血管系统和中枢神经系统，影响体内多种酶的活性，并促进高钾血症的发生。

(5)氮质血症：指血中尿素、肌酐、尿酸等非蛋白氮(NPN)含量显著升高。氮质血症的发生机制主要是由于肾脏排泄功能障碍和体内蛋白质分解增加所致。ARF少尿期，氮质血症进行性加重。

2. 移行期

当尿量增加到每日大于400ml时，标志着病人已度过危险的少尿期进入移行期，提示肾小管上皮细胞已开始修复再生，是肾功能开始好转的信号。在移行期，由于肾功能尚处于刚开始修复阶段，肾脏排泄能力仍低于正常，因此，氮质血症、高钾血症和酸中毒等内环境紊乱还不能立即改善。

3. 多尿期

每日尿量可达3~5L甚至更多。一般而言，少尿期体内蓄积的水分和尿素氮等代谢产物越多，多尿期尿量也越多。

多尿期产生多尿的机制是：①肾血流量和肾小球滤过功能渐恢复正常；②肾小管上皮细胞开始再生修复，但是新生的肾小管上皮细胞功能尚不成熟，钠、水重吸收功能仍低下；③肾间质水肿消退，肾小管内管型被冲走，阻塞解除；④少尿期中潴留在血中的尿素等代谢产物经肾小球大量滤出，产生渗透性利尿。

多尿期早期阶段血中尿素氮等仍明显增高，此后，随着尿量继续增加，水肿消退，尿素氮等逐渐趋于正常。此外，由于尿量明显增加，水和电解质大量排出，易发生脱水、低钾血症和低钠血症。多尿期持续1~2周，可进入恢复期。

4. 恢复期

多尿期过后，肾功能已显著改善，尿量逐渐恢复正常，血尿素氮和血肌酐基本恢复到正常水平，水、电解质和酸碱平衡紊乱得到纠正。此时，坏死的肾小管上皮细胞已被再生的肾小管上皮细胞所取代，但肾小管功能需要数月甚至更长时间才能完全恢复。

ATN引起的ARF病情虽然很严重，但是只要处理得当，病情可以逆转，多数患者肾功能可逐渐恢复正常。少数患者由于肾小管上皮细胞和基底膜破坏严重，出现肾组织纤维化而转变为慢性肾功能衰竭。

二、慢性肾功能衰竭

各种慢性肾脏疾病引起肾单位慢性进行性、不可逆性破坏，以致残存的肾单位不足以充分排除代谢废物和维持内环境恒定，导致代谢废物和毒物在体内积聚，水、电解质和酸碱平衡紊乱，以及肾内分泌功能障碍，并伴有一系列临床症状的病理过程，称为慢性肾功能衰竭(CRF)。CRF发展呈渐进性，病程迁延，病情复杂，常以尿毒症为结局而导致死亡。

凡能造成肾实质慢性进行性破坏的疾患，均可引起CRF。包括原发性和继发性肾脏疾病两类。引起CRF的原发性肾脏疾病包括慢性肾小球肾炎、肾小动脉硬化症、慢性肾盂肾炎、肾结核等。继发于全身性疾病的肾损害主要包括糖尿病肾病、高血压性肾损害、过敏性紫癜肾炎、狼疮性肾炎等。以往认为，慢性肾小球肾炎是CRF最常见的原因。近年发现，糖尿病肾病和高血压性肾损害所致的CRF逐年增多。

(一)发病机制

CRF的发病机制复杂，迄今为止尚无一种理论或学说能完全阐述清楚。目前认为，CRF进行性发展有多种病理生理过程参与，这一系列过程的相互作用、共同发展，导致肾单位不断损伤，肾功能进行性减退，最终发展为终末期肾功能衰竭。

1. 原发病的作用

各种慢性肾脏疾病和继发于全身性疾病的肾损害导致肾单位破坏、使其功能丧失的机制不尽相同，有些疾病以损伤肾小球为主，有些疾病则以损害肾小管及破坏肾间质为主。主要包括以下几个方面：

①炎症反应：如慢性肾小球肾炎、慢性肾盂肾炎、肾结核等；②缺血：如肾小动脉硬化症、结节性动脉周围炎等；③免疫反应：如膜性肾小球肾炎、肾毒性血清性肾炎、系统性红斑狼疮等；④尿路梗阻：如尿路结石、前列腺肥大等；⑤大分子沉积：如淀粉样变性等。

2. 继发性机制

大量研究证实，导致CRF的各种原发病造成肾单位破坏，使肾功能损伤到达一定程度后，即使原发病因去除，病情仍然进展，这表明继发性机制在后续肾损伤中起着重要的作用。目前认为，继发性病变主要涉及以下机制：

(1)健存肾单位假说与过度滤过假说：健存肾单位假说认为，各种损害肾脏的因素持续不断地作用于肾脏，造成部分肾单位功能丧失，而另一部分损伤较轻或未受损伤的"残存"或"健存"肾单位加倍工作以进行代偿，从而适应机体需要。当代偿不足以完成肾脏的排泄和调节等功能时，机体则表现出代谢废物和毒物潴留，水、电解质及酸碱平衡紊乱等CRF的症状。肾小球过度滤过假说(又称"三高假说")对健存肾单位假说进行了修正。该学说认为，部分肾单位被破坏后，健存肾单位血流动力学发生改变，单个健存肾单位的血流量和血管内流体静压增高，使GFR相应增高，形成肾小球高压力、高灌注和高滤过的"三高"状态。健存肾单位的过度灌注和过度滤过导致肾小球纤维化和硬化，进一步破坏健存肾单位，导致继发性肾单位丧失，从而促进肾功能衰竭的进展。

(2)矫枉失衡假说：该假说认为，慢性肾衰竭时机体内环境失衡并非完全由于肾脏清除减少所致，也可能是机体为了矫正某些内环境紊乱而引起的新的内环境失衡。例如，GFR降低使肾排磷减少，出现高磷血症并进而引起血钙减低，机体通过分泌甲状旁腺素(PTH)抑制近端小管对磷的重吸收，促进磷的排出，从而降低血磷和升高血钙，这样可使血中钙和磷在相当长的时间内维持正常。但因健存肾单位进行性地减少，GFR越来越低，PTH的分泌也越来越多，引起甲状旁腺功能亢进。PTH的降血磷、增血钙作用依赖健存肾单位增加磷排出，慢性肾衰竭晚期，由于健存肾单位数量太少，高水平的PTH仍不足以维持磷的充分排出，血磷乃显著增高，血钙则显著降低。持续增多的PTH还可引起肾性骨营养不良(或肾性骨病)。

(3)系膜细胞增殖和细胞外基质产生增多：CRF时，体内积聚的多种物质如内毒素、免疫复合物、糖基化终末产物、各种炎性介质和细胞因子均可导致肾小球系膜细胞增殖，使细胞外基质产生增加并沉积，从而导致肾小球纤维化和硬化。

3. 肾小管-间质损伤

肾小管-间质损伤的主要病理变化为肾小管肥大或萎缩，肾小管腔内细胞显著增生、堆积、堵塞管腔，间质炎症与纤维化。肾小管-间质损伤的机制主要与慢性炎症、慢性缺氧、肾小管高代谢、高血压、局血脂、高血糖等有关。

(二)功能代谢变化

1. 尿的变化

(1)尿量的改变：慢性肾功能衰竭的早期和中期主要表现为夜尿和多尿，晚期发展成为少尿。

1)夜尿：CRF患者，早期即有夜间排尿增多的症状，夜间尿量和白天尿量相近，甚至超过白天尿量，这种情况称之为夜尿。

2)多尿：成人24小时尿量超过2000ml称为多尿。CRF患者发生多尿的机制主要是由于尿液未经浓缩或浓缩不足所致，包括：①原尿流速增快：肾血流集中在健存肾单位，使其GFR增高，原尿生成增多，流经肾小管时流速增快，与肾小管接触时间过短，肾小管来不及充分重吸收，导致尿量增多②渗透性利尿：健存肾单位滤出的原尿中溶质（如尿素等）含量代偿性增高，产生渗透性利尿；③尿液浓缩功能障碍：肾小管髓袢血管少，较易受损，从而使$Cl^-$主动重吸收减少，导致髓质高渗环境形成障碍，使尿液浓缩功能降低，尿量增多。

CRF时，多尿的出现能排出体内一部分代谢产物（如$K^+$等），有一定代偿意义，但由于肾单位广泛破坏，肾小球滤过面积减少，滤过的原尿总量少于正常，不足以排出体内不断生成的代谢产物。因此，在出现多尿的同时，血中非蛋白氮（NPN）仍可不断升高。

3)少尿：CRF晚期，由于肾单位极度减少，尽管有功能的每一个肾单位生成尿液仍多，但24小时总尿量还是少于400ml。

（2）尿渗透压的变化

1)低渗尿：因测定方法简便，临床上常以尿比重来判定尿渗透压变化。正常尿比重为1.003~1.030。CRF早期，肾浓缩能力减退而稀释功能正常，出现低比重尿或低渗尿。

2)等渗尿：CRF晚期，肾浓缩功能和稀释功能均丧失，以致尿比重常固定在1.008~1.012之间，尿渗透压为260~300mmol/L，因此值接近于血浆晶体渗透压，故称为等渗尿。

（3）尿成分的变化

1)蛋白尿：正常尿液中存在痕量蛋白，包括来源于血浆和尿路分泌的，一般低于150mg/24h。每日尿蛋白持续超过150mg称为蛋白尿。CRF时，由于肾小球毛细血管壁屏障、足细胞的细胞骨架结构以及它们的裂隙膜或肾小球基底膜的损伤，导致大量蛋白质滤过，同时伴有肾小管重吸收功能受损，因此可出现蛋白尿。蛋白尿的程度与肾功能受损严重程度成正相关。

2)血尿：尿沉渣镜检每高倍镜视野红细胞超过3个，称为血尿。若出血量达到或超过1ml/L时，即呈现肉眼血尿。CRF时，由于肾小球基底膜断裂，红细胞通过该裂缝时受血管内压力挤压而受损，受损的红细胞随后通过肾小管各段又受不同渗透压的作用，表现出变形红细胞血尿。

3)管型尿：尿中管型的出现表示蛋白质在肾小管内凝固，其形成与尿液酸碱度、尿蛋白的性质和浓度以及尿量有密切关系。CRF时，肾小管内可形成各种管型，随尿排出，其中以颗粒管型最为常见。

2. 氮质血症

CRF时，由于肾小球滤过下降导致含氮的代谢终产物在体内蓄积，进而引起血中非蛋白氮（NPN）含量增高。其中最常见的NPN包括血浆尿素氮、血浆肌酐以及血浆尿酸氮。

（1）血浆尿素氮：CRF患者血浆尿素氮（BUN）的浓度与肾小球滤过率的变化密切相关，但不呈线性关系。BUN值还受外源性（蛋白质摄入量）与内源性（感染、肾上腺皮质激素的应用、胃肠出血等）尿素负荷的大小影响。

（2）血浆肌酐：血浆肌酐是人体肌肉代谢的产物，其含量改变在CRF早期也不明显，只是在晚期才明显升高。与BUN不同，血肌酐含量不受蛋白摄入量的影响。而且，内生肌酐清除率与GFR的变化呈平行关系，因此临床上常采用内生肌酐清除率来判断病情的严重程度。

（3）血浆尿素氮：慢性肾功能不全时，血浆尿素氮虽有一定程度的升高，但较尿素、肌酐为轻。

3. 水、电解质和酸碱平衡紊乱

（1）水钠代谢障碍：CRF时，由于有功能肾单位的减少以及肾浓缩与稀释功能障碍，肾脏对水代谢的调节适应能力减退。如果水负荷突然发生变化，易引起水代谢紊乱，表现为两个方面：①在摄水不足或由于某些原因丢失水过多时，由于肾对尿浓缩功能障碍，易引起血容量降低和脱水等；②当摄水过多时，由于肾稀释能力障碍，又可导致水潴留、水肿和水中毒等。

（2）钾代谢障碍：CRF时，虽然GFR降低，但由于早期和中期患者尿量没有减少，而且醛固酮代偿性分泌增多、肾小管上皮和集合管泌钾增多以及肠道代偿性排钾增多，可使血钾长期维持在相对正常的水平。但是CRF时，机体对钾代谢平衡的调节适应能力减弱，在内源性或外源性钾负荷剧烈变化的情况下可出现钾代谢失衡。

低钾血症见于：①厌食而摄钾不足；②呕吐、腹泻使钾丢失过多；③长期应用排钾利尿剂，使尿钾排出增多。

晚期可发生高钾血症，机制为：①晚期因尿量减少而排钾减少；②长期应用保钾类利尿剂；③酸中毒；④感染等使分解代谢增强；⑤溶血；⑥含钾饮食或药物摄入过多。

(3)镁代谢障碍：CRF 晚期由于尿量减少，镁排出障碍，引起高镁血症。若同时用硫酸镁降低血压或导泻，更易造成严重的血镁升高。高镁血症常表现为恶心、呕吐、血管扩张、全身乏力、中枢神经系统抑制等。当血清镁浓度>3mmol/L 时可导致反射消失、呼吸麻痹、神志昏迷和心跳停止等严重症状。

(4)钙、磷代谢障碍

1)高磷血症：CRF 早期，由于 GFR 降低，肾脏排磷减少，血磷暂时性升高并引起低钙血症，后者导致甲状旁腺功能亢进，使 PTH 分泌增多。PTH 可抑制健存肾单位肾小管对磷的重吸收，使肾脏排磷增多，血磷可恢复正常。

因此，CRF 患者血磷浓度可在较长的时间内保持相对正常的水平。但随病情进展，GFR 极度降低时，继发性增多的 PTH 已不能使聚集在体内的磷充分排出，血磷浓度将显著增高。

2)低钙血症：其原因有：①血液中钙、磷浓度的乘积为一常数，血磷浓度升高，血钙浓度必然降低；②由于肾实质破坏，1, 25-(OH)$_2$D$_3$生成不足，肠钙吸收减少；③血磷升高时，肠道磷酸根分泌增多，磷酸根可在肠内与食物中的钙结合形成难溶解的磷酸钙，从而妨碍肠钙的吸收；④肾毒物损伤肠道，影响肠道钙的吸收。

CRF 患者血钙降低但很少出现手足搐搦，主要因为患者常伴有酸中毒，使血中结合钙趋于解离，故而游离钙浓度得以维持。同时 H$^+$离子对神经肌肉的应激性具有直接抑制作用，因此在纠正酸中毒时要注意防止低钙血症引起的手足搐搦。

(5)代谢性酸中毒：CRF 患者发生代谢性酸中毒的机制主要包括：①肾小管排 NH$_4^+$减少：CRF 早期，肾小管上皮细胞产 NH$_3$减少，泌 NH$_4^+$减少使 H$^+$排出障碍；②GFR 降低：当 GFR 降至 10ml/min 以下时，硫酸、磷酸等酸性产物滤过减少而在体内蓄积，血中固定酸增多；③肾小管重吸收 HCO$_3^-$减少：继发性 PTH 分泌增多可抑制近曲小管上皮细胞碳酸酐酶活性，使近曲小管泌 H$^+$和重吸收 HCO$_3^-$减少。

**4. 肾性骨营养不良**

肾性骨营养不良是指 CRF 时，由于钙、磷及维生素 D 代谢障碍，继发性甲状旁腺功能亢进，酸中毒和铝积聚等所引起的骨病，包括儿童的肾性佝偻病和成人的骨质软化、纤维性骨炎、骨质疏松和骨囊性纤维化等。其发病机制：

(1)高血磷、低血钙与继发性甲状旁腺功能亢进：机制见前(钙、磷代谢障碍)。由于 PTH 的溶骨作用，使骨质脱钙，导致骨质疏松，严重时局部钙、磷乘积可大于 70 而形成局部钙结节。血钙降低可导致骨质钙化障碍。

(2)维生素 D$_3$活化障碍：1, 25-(OH)$_2$D$_3$具有促进肠钙吸收和骨盐沉积等作用。CRF 时，由于 25-(OH)$_2$D$_3$活化成 1, 25-(OH)$_2$D$_3$能力降低，使活性维生素 D$_3$生成减少，导致骨盐沉着障碍而引起骨软化症；同时，肠吸收钙减少，使血钙降低，从而导致骨质钙化障碍，并加重继发性甲状旁腺功能亢进而引起骨质疏松和纤维性骨炎。

(3)酸中毒：CRF 时，多伴有持续的代谢性酸中毒，可通过以下机制促进肾性骨营养不良的发生：①由于体液中 H$^+$持续升高，于是动员骨盐来缓冲，促进骨盐溶解；②酸中毒干扰 1, 25-(OH)$_2$D$_3$的合成；③酸中毒干扰肠吸收钙。

(4)铝积聚：慢性肾功能衰竭时，由于肾脏排铝功能减弱，此时患者又长期血液透析以及口服用于结合肠道内磷的药物(如氢氧化铝、碳酸铝凝胶等)，铝被吸收并在体内潴留，发生铝积聚。铝可以直接抑制骨盐沉着，干扰骨质形成过程，导致骨软化。此外，铝在骨内沉积还可抑制成骨细胞的功能，使骨质形成受阻，引起再生障碍性骨病，而 1, 25-(OH)$_2$D$_3$减少也可促进铝在骨内沉积，加重骨质软化。

**5. 肾性高血压**

因肾实质病变引起的高血压称为肾性高血压，为继发性高血压中最常见的一种类型。慢性肾衰竭患者伴发高血压的机制主要与下列因素有关：

(1)钠、水潴留：CRF 时肾脏对钠、水的排泄能力下降，可出现钠、水潴留，从而引起血容量增多，心脏收缩加强，心输出量增加，血压升高。主要由钠、水潴留所致的高血压称为钠依赖性高血压。对该类高血压患者限制钠盐摄入和应用利尿剂以加强尿钠的排出，可以收到较好的降压效果。

(2)肾素分泌增多：主要见于慢性肾小球肾炎、肾小动脉硬化症等疾病引起的 CRF，由于常伴随肾血液循环障碍，使肾相对缺血，激活肾素-血管紧张素系统，使血管紧张素 Ⅱ 形成增多。血管紧张素 Ⅱ 可直接引起小动脉收缩和外周阻力增加，又能促使醛固酮分泌，导致钠、水潴留，并可兴奋交感-肾上腺髓质系统，引起儿茶酚胺释放和分泌增多，故可导致血压上升。这种主要由于肾素和 Ang Ⅱ 增多引起的高血压称为肾素依赖性高血压。对此类患者限制钠盐摄入和应用利尿剂，不能收到良好的降压效果。只有采用药物疗法(如血管紧张素转化酶抑制剂等)抑制肾素-血管紧张素系统的活性，消除血管紧张素Ⅱ对血管的作用，才有明显的降压作用。

(3)肾脏降压物质生成减少：肾单位大量破坏，致使激肽、$PGE_2$、$PGA_2$ 和 Ang1-7 等降压物质产生减少，也是引起肾性高血压的原因之一。

6. 出血倾向

CRF 患者常伴有出血倾向，表现为皮下瘀斑和黏膜出血，如鼻出血、胃肠道出血等。这主要是由于体内蓄积的毒性物质(如尿素、胍类、酚类化合物等)抑制血小板的功能所致。血小板功能障碍表现为：①血小板第3因子(属磷脂，是Ⅸ、Ⅹ、凝血酶原活化场所)的释放受到抑制，因而凝血酶原激活物生成减少；②血小板的黏着和聚集功能减弱，因而出血时间延长。

7. 肾性贫血

CRF 患者大多伴有贫血，且贫血程度与肾功能损害程度往往一致。

肾性贫血的发生机制：①促红细胞生成素生成减少，导致骨髓红细胞生成减少；②体内蓄积的毒性物质(如甲基胍)对骨髓造血功能的抑制；③毒性物质抑制血小板功能所致的出血；④毒性物质使红细胞破坏增加，引起溶血；⑤肾毒物可引起肠道对铁和叶酸等造血原料的吸收减少或利用障碍。

[经典例题1]

(共用备选答案)

A. 肾素　　　　　B. 血管紧张素　　　C. 醛固酮　　　　D. 抗利尿激素　　　E. 心房肽

(1)促进肾小管重吸收水的是

(2)促进肾小管重吸收钠的是

(3)抑制肾小管重吸收钠水的是

[参考答案] 1. D、C、E

# 参考文献

[1]医师资格考试指导用书专家组，医学综合指导用书[M]．北京：人民卫生出版社，2018.

[2]医师资格考试指导用书专家组，实践技能指导用书[M]．北京：人民卫生出版社，2018.

[3]葛均波，徐永健，王辰，内科学第9版[M]．北京：人民卫生出版社，2018.

[4]陈孝平，汪建平，赵继宗，外科学第9版[M]．北京：人民卫生出版社，2018.

[5]谢幸，孔北华，段涛，马丁，妇产科学第9版[M]．北京：人民卫生出版社，2018.

[6]王卫平，孙锟，常立文，儿科学第9版[M]．北京：人民卫生出版社，2018.

[7]万学红，卢雪峰，诊断学第9版[M]．北京：人民卫生出版社，2018.

## 致亲爱的读者

感谢您选择 "梦想成真" 系列辅导丛书，本套丛书自出版以来，其严谨细致的专业内容和清晰简洁的编撰风格受到了广大读者的一致好评。若在学习中，您有任何的疑问或者需要我们提供帮助，请随时联系我们。

邮箱：mxcc@cdeledu.com